角膜

Cornea
Surgery of the Cornea and Conjunctiva

第4版
下卷

主　编　Mark J Mannis, MD, FACS
　　　　Edward J Holland, MD

主　译　史伟云

副主译　高　华

人民卫生出版社

图书在版编目（CIP）数据

角膜：全 2 册 /（美）马克·曼尼斯
（Mark J. Mannis）主编；史伟云主译 . —北京：人民
卫生出版社，2018
　ISBN 978-7-117-27331-2

　Ⅰ.①角…　Ⅱ.①马…②史…　Ⅲ.①角膜疾病－诊
疗　Ⅳ.①R772.2

　中国版本图书馆 CIP 数据核字（2018）第 196449 号

人卫智网	www.ipmph.com	医学教育、学术、考试、健康， 购书智慧智能综合服务平台
人卫官网	www.pmph.com	人卫官方资讯发布平台

图字：01-2017-5559

　　　　　　　　　　　角　　膜
　　　　　　　　　　　（上、下卷）

主　　　译：史伟云
出版发行：人民卫生出版社（中继线 010-59780011）
地　　　址：北京市朝阳区潘家园南里 19 号
邮　　　编：100021
E - mail：pmph @ pmph.com
购书热线：010-59787592　010-59787584　010-65264830
印　　　刷：北京人卫印刷厂
经　　　销：新华书店
开　　　本：889×1194　1/16　　总印张：122
总 字 数：3779 千字
版　　　次：2018 年 11 月第 1 版　2018 年 11 月第 1 版第 1 次印刷
标准书号：ISBN 978-7-117-27331-2
定价（上、下卷）：998.00 元
打击盗版举报电话：010-59787491　E-mail：WQ @ pmph.com
　　　（凡属印装质量问题请与本社市场营销中心联系退换）

角膜

Cornea
Surgery of the Cornea and Conjunctiva

第 4 版
下卷

主　编　Mark J Mannis，MD，FACS
　　　　Edward J Holland，MD

主　译　史伟云

副主译　高 华

译校人员（按姓氏拼音排序）

蔡　岩	陈百华	陈　敏	陈　蔚	陈文生	陈颖欣	程　钧
崔乐乐	邓应平	董　诺	董燕玲	杜之渝	傅少颖	傅　瑶
高　华	高明宏	高晓唯	龚　岚	何　彦	赫天耕	洪佳旭
洪　晶	黄林英	黄　挺	黄晓丹	黄一飞	冀建平	贾　卉
姜　洋	晋秀明	李爱朋	李方烃	李贵刚	李海丽	李明武
李素霞	李　炜	李　莹	栗占荣	梁庆丰	林　祥	刘红玲
刘明娜	刘　莛	刘祖国	马　林	潘志强	彭荣梅	亓晓琳
荣　蓓	邵春益	史伟云	孙旭光	陶　冶	田　磊	万鹏霞
王富华	王　华	王　骞	王君怡	王　蕾	王丽强	王勤美
王　婷	王　雁	王智崇	吴　迪	吴　洁	吴　元	肖湘华
谢汉平	谢华桃	徐海峰	徐建江	徐　梅	晏丕松	晏晓明
杨　荻	杨燕宁	杨于力	殷鸿波	袁　进	原公强	翟华蕾
张　琛	张　红	张　慧	张静静	张立军	张明昌	张樱楠
赵　敏	赵少贞	郑钦象	祝　磊			

人民卫生出版社

ELSEVIER

Elsevier (Singapore) Pte Ltd.

3 Killiney Road

#08-01 Winsland House I

Singapore 239519

Tel: (65) 6349-0200

Fax: (65) 6733-1817

Cornea, 4th edition

© 2017, Elsevier Inc. All rights reserved.

First edition 1997

Second edition 2005

Third edition 2011

ISBN-13: 978-0-323-35757-9

This translation of Cornea, 4th edition by Mark J. Mannis and Edward J. Holland was undertaken by People's Medical Publishing House and is published by arrangement with Elsevier (Singapore) Pte Ltd.

Cornea, 4th edition by Mark J. Mannis and Edward J. Holland 由人民卫生出版社进行翻译，并根据人民卫生出版社与爱思唯尔（新加坡）私人有限公司的协议约定出版。

《角膜》（第4版）（史伟云 主译）

ISBN: 978-7-117-27331-2

主译简介

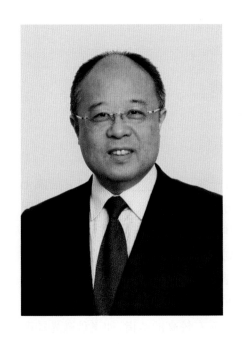

史伟云

眼科学博士
二级教授、主任医师、博士生导师
山东省眼科研究所　党委书记、所长
山东省眼科医院　院长

师从谢立信院士。从事眼科医教研一线工作 37 年，是国内极少独立完成各类角膜移植手术超万例的专家。现任中华医学会眼科分会常委、角膜病学组组长；中国研究型医院眼科分会副主任委员。第 13 届全国人大代表，泰山学者攀登计划专家。

临床方面：针对我国角膜供体严重匮乏和角膜病诊疗技术落后两大难题做出突出贡献。提出生物组织脱细胞的渗透压平衡理论，彻底解决了角膜脱细胞的关键理论和技术问题，研发的新型生物工程脱细胞角膜基质材料临床应用效果完全达到了人板层角膜供体水平，可解决我国 50% 以上的角膜供体匮乏问题。建立了共焦显微镜指导角膜病诊疗技术体系，创新了适合我国国情的系列复杂疑难角膜手术方式，显著提高成功率，降低并发症，并节省角膜供体，在国内外推广。建立了首个国际角膜移植手术技术培训基地。

科研教学方面：先后主持 863 项目、973 课题、国家自然科学基金重点项目和面上项目等 30 余项。获国家科技进步二等奖 2 项（第一位和第二位），山东省科技进步一等奖 4 项，出版《角膜手术学》专著，与谢立信院士合著《角膜病学》，参编《角膜移植学》、《眼表疾病学》等书籍。发表论文 300 余篇，获国家发明专利授权 10 项，成果转让 2 项。作为研究生导师，带教博硕士研究生 80 余名。

副主译简介

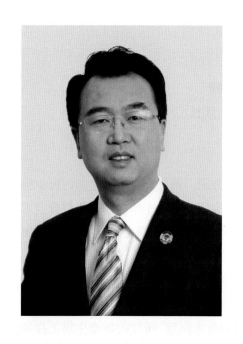

高 华

眼科学博士
教授、主任医师、博士后合作导师
山东省眼科研究所 副所长
山东省眼科医院 副院长

眼科学博士，从事眼科医教研一线工作17年。师从谢立信院士和史伟云教授。中华医学会眼科分会角膜病学组委员，中国研究型医院眼科分会常委、美国眼科学会国际会员。"山东省优秀创新团队"核心成员，山东省"泰山学者攀登计划岗位"学术团队核心成员。

临床方面：主要从事角膜、眼表和外眼疾病的诊治以及角膜屈光手术治疗。每年完成各类手术1000余例。在各类角膜和外眼手术，尤其是在各类激光辅助的角膜手术方面有较高的造诣，如飞秒激光辅助的角膜移植手术、暴露后弹力层的深板层角膜移植手术、个体化全飞秒激光近视手术治疗、眼表疾病综合治疗等方面具有丰富的临床诊治和手术经验。

科研教学方面：为国家"973计划"课题核心成员。作为首位申请者主持国家自然科学基金4项；发表学术论文70余篇，其中国外SCI收录论文30余篇。与史伟云教授共同主编《常用眼表手术》；《角膜移植手术集锦》系列教学光盘主要制作者；《飞秒激光屈光手术学》等书籍编委。获得国家科技进步二等奖2项（第5、10位），获山东省科技进步一等奖2项（第2、4位）；获山东省青年科技奖和山东省十佳青年医师称号。作为研究生导师，共带教研究生15名。

Foreword to the Chinese Language Edition of *Cornea*

The history of Chinese ophthalmology is long and distinguished but relatively unknown to the Western world, largely because of language barriers. Yet the first surviving Chinese text of ophthalmology was written as long ago as 250 B.C. during the Han Dynasty. The very ancient tradition of Chinese ophthalmology joined the annals of the Western medical world in the 20th century as global communication blossomed from the internet. The proliferation of basic and clinical sciences in China and the venerable centers of Chinese academic ophthalmology have secured China's important role in our specialty.

It is a great honor for the authors of this two-volume text on diseases and surgery of the cornea and external eye to see this book emerge in a Chinese translation. It is our hope that this text, written by some of the most respected experts in the subspecialty of cornea and external disease, will serve corneal specialists and general ophthalmologists throughout the Chinese-speaking world. While the advancement of knowledge is fueled by our study of new basic and clinical science in our professional journals, textbooks remain invaluable tools for the enhancement of clinical practice. We hope that this "tool", now available in Chinese, will help to advance the clinical sciences for its readers.

We would like to express our sincerest gratitude to Professors Lixin Xie, Weiyun Shi, Hua Gao; and the 37 members of the Chinese Cornea Society as well as more than 50 contributing translators for the monumental task of rendering this text into Chinese. This prodigious accomplishment, spearheaded by experts at the Shandong Eye Institute, will surely enhance clinical practice in China. We join you in the celebration of this source of clinical knowledge in our subspecialty.

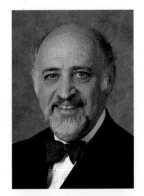

Mark J. Mannis, MD, FACS
Natalie Fosse Endowed Chair in Vision Science Research
Professor and Chair
Department of Ophthalmology & Vision Science
University of California Davis Eye Center
Sacramento, CA, USA

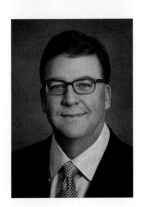

Edward J. Holland, MD
Director of Cornea
Cincinnati Eye Institute
Professor of Ophthalmology
University of Cincinnati
Cincinnati, OH, USA

中国眼科历史悠久、人才辈出，现存最早涉及眼科的书籍可追溯至公元前 250 年的汉朝，但由于语言障碍，在西方世界却鲜为人知。随着全球互联网技术的兴起，中国眼科在 20 世纪跻身世界之流。随着中国基础和临床医学的蓬勃发展以及中国眼科学术中心的成立，奠定了中国眼科在国际上的重要地位。

《角膜》中文译本的出版对于原书作者来说是莫大的荣幸。这本书由眼科亚专科角膜和外眼疾病领域的知名专家撰写，我们希望它能够帮助整个华语世界的角膜医生和综合眼科医生。尽管眼科学各类期刊中不断更新的基础研究和临床研究都推动了眼科的发展进步，但教科书仍然是提高医生临床操作能力的瑰宝。我们由衷地希望《角膜》中文译本能够充分发挥其价值。

在此，我们向谢立信教授、史伟云教授、高华教授、37 位中华医学会眼科学分会角膜病学组委员以及学组委员推荐的 50 多位译者表达最诚挚的敬意。此书能够出版得幸于山东省眼科研究所的号召。我们将与您共同庆祝《角膜》中文译本的出版。

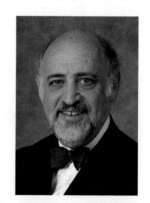

Mark J. Mannis, MD, FACS
Natalie Fosse Endowed Chair in Vision Science Research
Professor and Chair
Department of Ophthalmology & Vision Science
University of California Davis Eye Center
Sacramento, CA, USA

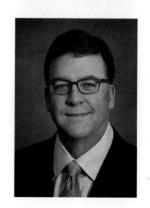

Edward J. Holland, MD
Director of Cornea
Cincinnati Eye Institute
Professor of Ophthalmology
University of Cincinnati
Cincinnati, OH, USA

序

　　我国角膜病学组流行病学调查显示,中国约有角膜病患者 3337 万,其中角膜盲患者 302 万。另一方面,我国从事角膜病专业的医生相对匮乏,角膜盲的防治仍然面临巨大的挑战。近年来,我国眼科角膜病专业的基础研究和临床诊治都有了长足的发展,新技术的引进极大地提升了我国角膜病专业的诊疗水平,同时也使我们在国际上有了更多的话语权,但是我们还需要进一步的开放和交流。

　　由爱思唯尔(Elsevier)出版社出版的 *Cornea* 一书,无论在角膜疾病的临床诊治,还是相关的基础研究方面都可以称作是角膜病领域的一本经典之作,已经出版第 4 版。目前最新版本由美国加利福尼亚大学 Davis 眼科中心的 Mark J. Mannis 教授和辛辛那提大学 Edward J. Holland 教授共同主编,由 340 名全球角膜领域的专家参与了此书的编写,内容非常翔实。因此,将本书及时翻译成中文版,把国外角膜病领域防治的丰富经验作为借鉴,使我国的角膜医生从中受益,并结合中国角膜病防治的特点,更有目的地开展角膜病防治,对加快提高我国角膜病专业的临床诊治水平和人才培养都有着积极的意义。

　　我在拜读学习的同时,也特别感谢国外学者以及国内同行对推动我国角膜病专业的发展所做出的贡献!

中国工程院院士

眼科学教授　　　**谢立信**

青岛眼科医院院长

2018 年 8 月 20 日于青岛

序

著名的爱思唯尔（Elsevier）出版社出版的巨著 *Cornea* 已经连续出版 4 版，在国际上很畅销，堪称角膜领域经典之作。人民卫生出版社组织翻译、出版其中文版，这将是国内角膜书籍出版领域一件里程碑式的事件。

为了确保这套《角膜》著作翻译的质量，我们前期进行了大量的筹备工作，翻译人员组成为第十一届中华医学会眼科学分会角膜病学组的现任委员和前任委员 37 名，以及由这些委员推荐的在角膜领域有丰富临床经验的博士和副教授等 95 人。翻译的章节分配也尽量考虑到译者所在领域的学术成就和经验。翻译工作由译者自审校对 3 遍及以上、译者间互审、副主译全面统筹再审，主译终审定稿。在翻译审定过程中，各位译者认真负责，翻阅了大量的参考资料，本书共添加译者注 30 余处，其中发现原著中错误 10 余处。

该套书共分为上下两卷，共 14 篇，175 章。系统介绍了角膜的基础知识、检查、鉴别诊断、眼库、眼部解剖、结膜、角膜疾病、巩膜和前部葡萄膜、角膜移植、治疗性手术、人工角膜、眼表移植、屈光手术等内容，内容十分翔实。在翻译过程中，我们逐步领略到该书有很多值得学习之处，作者不仅在学术上有很深的造诣，如深板层角膜移植、角膜内皮移植、人工角膜等章节写的都很精彩，而且他们的文笔和学风也值得我们学习和借鉴。

本书内容详尽，对角膜疾病的基础与临床手术和治疗进行了深入的介绍。由于原著由 300 多名知名角膜专业的专家编著而成，每个章节有各自的独立性，导致在前后章节中对交叉出现的疾病及治疗出现了一些重复现象，此外由于国内外学者文化和语言习惯方面的差异，因此在翻译和阅读的时候存在不同于国内书籍的感觉。

本书从 2017 年 6 月 17 日启动翻译工作，到本书交稿仅 9 个月时间。时间紧，任务重，且由于部分新的临床治疗内容国内并没有完全开展等原因，因此，在翻译过程中难免有不完美或不正确之处，敬请读者理解并给予指出。此外，全国科技名词审定委员会并没有完全收录和统一相关名词，本书在翻译过程中充分参考了人民卫生出版社出版的《中华眼科学》、《角膜病学》、历版《眼科学》教材等书目。有一些最新的名词由于没有统一的翻译，也尽量根据译者的临床经验进行翻译并备注英文名词。

本书在翻译过程中也得到了人民卫生出版社领导和编辑的大力支持，同时感谢两位原版主编 Mark J. Mannis 教授和 Edward J. Holland 教授欣然接受邀请给本书写了序言，感谢北京核工业医院王超副主任医师以及爱思唯尔的联系和推荐。同时也感谢编写秘书张晓玉、官圣佳和贾艳妮等医生在编写工作中付出的大量文字工作。感谢 95 名译者的辛勤努力和其家人的支持使得本书得以顺利出版。最后感谢读者对本书的关注和阅读。

主　译：史伟云

副主译：高　华

2018 年 8 月 28 日于济南

前言

自上一版《角膜》出版以来,角膜和外眼疾病的亚专科诊治经历了重大的转变。新的诊断技术显著提高了我们发现疾病的能力。新的药物和其他治疗方法已经改变了许多疾病的治疗规范。同时,新的手术技术对手术疗效影响显著。新的治疗方法不仅疗效更佳,并且可以在发病早期就选择手术治疗。

此次出版的《角膜》一书紧跟角膜病专科领域的前沿创新成果,大量修订了已有章节,并且新增了许多章节以及新的手术视频。为能有效治疗患有角膜和外眼疾病的患者,所有编辑和作者共同努力,为住院医生、进修医生、临床医生和研究人员提供了最新的学习资料。我们希望第 4 版《角膜》一书能在未来几年为角膜疾病患者带来福音。

Mark J Mannis, MD, FACS

Edward J Holland, MD

致谢

第 4 版《角膜》是众多知名专家共同协作努力的成果。我们十分感谢特约作者和共同执笔的作者,感谢他们在角膜病及外眼疾病方面提供的最前沿的信息,为本书的出版做出了杰出贡献。此外,我们同样感谢这些作者始终坚持严谨的编辑要求,以保证本书的按时出版。

长期以来,我们与出版商爱思唯尔出版社的合作十分愉快,因为我们与出版社都有共同的目标:尽所能为读者提供最高水准的印刷版和电子版医学教科书。在此特别感谢爱思唯尔出版社的 Sharon Nash 和 Russell Gabbedy 推动和指导我们完成本书的出版。

最后要感谢我们的家人,一直以来为这本杰出教科书的出版提供了支持和帮助。

献词

我们将这套书奉献给因角膜疾病而致盲的患者，尽管此时我们无法提供有效的帮助，但希望在未来能对这些患者有所帮助。

Mark J Mannis, MD, FACS

Edward J Holland, MD

向创始编辑致谢

Jay H. Krachmer, MD

Mark J. Mannis, MD, FACS

Edward J. Holland, MD

1997 年出版的第 1 版《角膜》作为引领医学市场的书籍,涵盖了角膜基础知识、诊断、药物和手术治疗以及角膜和相关的外眼疾病。世界各地从业医生和实习医生不断地使用本书,使得本书从三卷书开始,现在已经发展成为一个提供印刷、在线、电子书和视频内容的完整多媒体资源。我们感谢创始编辑团队 20 多年以来的不懈努力,他们的专业知识和奉献精神,使《角膜》一书得以广泛应用并取得丰硕成果。

爱思唯尔出版社

译校人员名单 （按姓氏拼音排序）

蔡 岩	中国人民解放军第四七四医院	李贵刚	华中科技大学同济医学院附属同济医院
陈百华	中南大学湘雅二医院	李海丽	北京大学第一医院
崔乐乐	温州医科大学附属眼视光医院	李明武	北京大学国际医院
陈 敏	山东省眼科研究所　青岛眼科医院	李素霞	山东省眼科研究所　山东省眼科医院
陈 蔚	温州医科大学附属眼视光医院	李 炜	厦门大学眼科研究所
陈文生	厦门大学眼科研究所	李 莹	北京协和医院
陈颖欣	沈阳军区总医院	栗占荣	河南省眼科研究所　河南省立眼科医院
程 钧	山东省眼科研究所　青岛眼科医院	梁庆丰	首都医科大学附属北京同仁医院
邓应平	四川大学华西医院		北京市眼科研究所
董 诺	厦门大学附属厦门眼科中心	林 祥	厦门大学眼科研究所
董燕玲	山东省眼科研究所　青岛眼科医院	刘红玲	哈尔滨医科大学附属第一医院眼科医院
杜之渝	重庆医科大学附属第二医院	刘明娜	山东省眼科研究所　山东省眼科医院
傅少颖	哈尔滨医科大学附属第一医院眼科医院	刘 莛	中国人民解放军陆军军医大学大坪医院
傅 瑶	上海交通大学医学院附属第九人民医院	刘祖国	厦门大学眼科研究所
高 华	山东省眼科研究所　山东省眼科医院	马 林	天津市眼科医院
高明宏	沈阳军区总医院	潘志强	首都医科大学附属北京同仁医院
高晓唯	中国人民解放军第四七四医院	彭荣梅	北京大学第三医院
龚 岚	复旦大学附属眼耳鼻喉科医院	亓晓琳	山东省眼科研究所　山东省眼科医院
何 彦	中南大学湘雅二医院	荣 蓓	北京大学第一医院
赫天耕	天津医科大学总医院	邵春益	上海交通大学医学院附属第九人民医院
洪佳旭	复旦大学附属眼耳鼻喉科医院	史伟云	山东省眼科研究所　山东省眼科医院
洪 晶	北京大学第三医院	孙旭光	首都医科大学附属北京同仁医院
黄林英	武汉大学人民医院		北京市眼科研究所
黄 挺	中山大学中山眼科中心	陶 冶	中国人民解放军总医院
黄晓丹	浙江大学医学院附属第二医院	田 磊	首都医科大学附属北京同仁医院
黄一飞	中国人民解放军总医院		北京市眼科研究所
冀建平	中山大学中山眼科中心	万鹏霞	中山大学附属第一医院
贾 卉	吉林大学第一医院	王富华	山东省眼科研究所　山东省眼科医院
姜 洋	北京协和医院	王 华	中南大学湘雅医院
晋秀明	浙江大学医学院附属第二医院	王 骞	厦门大学附属厦门眼科中心
李爱朋	吉林大学第一医院	王君怡	山东省眼科研究所　青岛眼科医院
李方烃	北京大学人民医院	王 蕾	哈尔滨医科大学附属第一医院眼科医院

王丽强	中国人民解放军总医院	杨 荻	昆明医科大学第一附属医院
王勤美	温州医科大学附属眼视光医院	杨燕宁	武汉大学人民医院
王 婷	山东省眼科研究所　山东省眼科医院	杨于力	陆军军医大学第一附属医院
王 雁	天津市眼科医院　南开大学	殷鸿波	四川大学华西医院
	天津医科大学	袁 进	中山大学中山眼科中心
王智崇	中山大学中山眼科中心	原公强	山东省眼科研究所　山东省眼科医院
吴 迪	天津市眼科医院　南开大学	翟华蕾	山东省眼科研究所　青岛眼科医院
	天津医科大学	张 琛	天津医科大学眼科医院
吴 洁	西安市第一医院　陕西省眼科研究所	张 红	哈尔滨医科大学附属第一医院眼科医院
吴 元	北京大学第一医院	张 慧	昆明医科大学第一附属医院
肖湘华	西安市第一医院　陕西省眼科研究所	张静静	山东省眼科研究所　山东省眼科医院
谢汉平	陆军军医大学第一附属医院	张立军	大连市第三人民医院
谢华桃	华中科技大学同济医学院附属协和医院	张明昌	华中科技大学同济医学院附属协和医院
徐海峰	山东省眼科研究所　青岛眼科医院	张樱楠	首都医科大学附属北京同仁医院
徐建江	复旦大学附属眼耳鼻喉科医院	赵 敏	重庆医科大学附属第一医院
徐 梅	重庆医科大学附属第一医院	赵少贞	天津医科大学眼科医院
晏丕松	重庆医科大学附属第二医院	郑钦象	温州医科大学附属眼视光医院
晏晓明	北京大学第一医院	祝 磊	河南省眼科研究所　河南省立眼科医院

原作者名单

Richard L Abbott MD
Thomas W. Boyden Endowed Chair in
Ophthalmology
Health Sciences Professor
Cornea and External Diseases
UCSF Department of Ophthalmology
Research Associate
Francis I. Proctor Foundation
San Francisco, CA, USA
Chapter 115

Nisha R Acharya MD
Professor of Ophthalmology
Director, Uveitis Service
F.I. Proctor Foundation
University of California, San Francisco
San Francisco, CA, USA
Chapter 101

Anthony J Aldave MD
Walton Li Chair in Cornea and Uveitis
Chief, Cornea and Uveitis Division
Director, Cornea and Refractive Surgery
Fellowship
The Jules Stein Eye Institute
Los Angeles, CA, USA
Chapter 70

Eduardo C Alfonso MD
Medical Director, Ocular Microbiology
Laboratory
Professor, Edward W D Norton Chair in
Ophthalmology
Bascom Palmer Eye Institute
University of Miami
Miami, FL, USA
Chapter 80

Richard C Allen MD, PhD, FACS
Professor
Section of Ophthalmology
Department of Head and Neck Surgery
University of Texas MD Anderson
Cancer Center
Houston, TX, USA
Chapter 28

Zaina Al-Mohtaseb MD
Assistant Professor; Associate Residency
Program Director
Department of Ophthalmology
Baylor College of Medicine
Houston, TX, USA
Chapter 173

M Camille Almond MD
Comprehensive Ophthalmology, Cornea,
Refractive and Ocular Surface Disease
Partner
BayCare Eye Specialists
Green Bay, WI, USA
Chapter 103

Shomoukh Al-Shamekh MD
Research Fellow
Department of Ophthalmology
King Saud University
Riyadh, Saudi Arabia
Chapter 58

Lênio Souza Alvarenga MD, PhD
Country Medical Director-Brazil
Roche Pharmaceuticals
São Paulo, Brazil
Chapter 42

Wallace LM Alward MD
Professor
Frederick C. Blodi Chair in Ophthalmology
Department of Ophthalmology and
Visual Sciences
University of Iowa
Carver College of Medicine
Iowa City, IA, USA
Chapter 56

Renato Ambrósio Jr MD, PhD
Associate Professor of Post Graduation
in Ophthalmology
Universidade Federal de São Paulo &
Pontific Catholic University of Rio de
Janeiro
Rio de Janeiro, Brazil
Chapters 13; 168

Andrea Y Ang MBBS, MPH, FRANZCO
Consultant Ophthalmologist
Lions Eye Insitute
Royal Perth Hospital
Perth, Australia
Chapter 54

Marcus Ang MBBS, MMED, MCI, FAMS,
FRCSEd
Consultant
Corneal and External Eye Disease Service
Singapore National Eye Centre
Singapore
Chapter 127

Mohammad Anwar FRCSEd, FRCOphth
Senior Consultant Ophthalmic
Surgeon
Cornea and External Diseases
Magrabi Eye Hospital
Dubai, UAE
Chapter 117

Penny A Asbell MD, FACS, MBA
Professor of Ophthalmology
Director of Cornea and Refractive Services
Director of the Cornea Fellowship Program
Department of Ophthalmology
Icahn School of Medicine at Mount Sinai
New York, NY, USA
Chapter 98

Dimitri T Azar MD
B.A. Field Chair of Ophthalmologic
Research
Professor and Head
Department of Ophthalmology and
Visual Science
Illinois Eye and Ear Infirmary
Chicago, IL, USA
Chapters 164; 165

Irit Bahar MD, MHA
Associate Professor
Ophthalmology Department
Rabin Medical Center
Tel Aviv University
Tel Aviv, Israel
Chapter 52

Annie K Baik MD
Associate Professor
Department of Ophthalmology
University of California, Davis
Sacramento, CA, USA
Chapter 116

Neal P Barney MD
Professor
Department of Ophthalmology and
Visual Sciences
University of Wisconsin
School of Medicine and Public Health
Madison, WI, USA
Chapter 47

Brendan C Barry BA
Clinical Research Coordinator
Ophthalmology
Icahn School of Medicine at Mount Sinai
New York, NY, USA
Chapter 98

Allon Barsam MD, MA, FRCOphth
Director Cornea and Refractive Surgery
Department of Ophthalmology
Luton and Dunstable University Hospital
UCL Partners
UK
Chapter 147

Rebecca M Bartow MD
Department of Ophthalmology
Marshfield Clinic
Marshfield, WI, USA
Chapter 62

Jules Baum MD
Research Professor
Department of Ophthalmology
Tufts University School of Medicine
Boston, MA, USA
Chapter 41

Michael W Belin MD
Professor of Ophthalmology and
Vision Science
University of Arizona
Tucson, AZ, USA
Chapters 13; 154; 163

Jason H Bell MD
Senior Resident
University of Cincinnati
University of Cincinnati Medical Center
Cincinnati, OH, USA
Chapter 145

Beth Ann Benetz CRA, FOPS
Professor
Case Western Reserve University
University Hospitals Case Medical Center
Cleveland, OH, USA
Chapter 14

Roger W Beuerman PhD
Senior Scientific Director and Professor
Singapore Eye Research Institute and
Duke-NUS SRP Neuroscience and
Behavioral Disorders
Singapore
Chapter 3

Joseph M Biber MD
Cornea, Cataract, and Refractive Specialist
Partner
Horizon Eye Care
Charlotte, NC, USA
Chapters 76; 100

Andrea D Birnbaum MD, PhD
Assistant Professor of Ophthalmology
Northwestern University
Feinberg School of Medicine
Chicago, IL, USA
Chapters 101; 106

Kelley J Bohm BS
Cornea Clinical Research Fellow
Department of Ophthalmology
Weill Cornell Medical College
New York City, NY, USA
Chapter 33

Charles S Bouchard MD, MA
John P. Mulcahy Professor and Chairman
Department of Ophthalmology
Loyola University Health System
Maywood, IL, USA
Chapter 5

Jay C Bradley MD
West Texas Eye Associates
Cornea, External Disease, & Refractive
Surgery
Lubbock, TX, USA
Chapter 113

James D Brandt MD
Professor & Vice-Chair of International
Programs and New Technology
Director, Glaucoma Service
Department of Ophthalmology &
Vision Science
University of California, Davis
Sacramento, CA, USA
Chapter 116

Cat N Burkat MD, FACS
Associate Professor
Oculoplastic, Orbital, & Facial
Cosmetic Surgery
Department of Ophthalmology and
Visual Sciences
University of Wisconsin-Madison
Madison, WI, USA
Chapter 27

Massimo Busin MD
Professor of Ophthalmology
"Villa Igea" Private Hospital
Forli, Italy
Chapter 130

Oleksiy Buznyk MD, PhD
Cornea and Oculoplastic Surgeon
Department of Eye Burns, Ophthalmic
Reconstructive Surgery, Keratoplasty and
Keratoprosthesis
Filatov Institute of Eye Diseases & Tissue
Therapy of the NAMS of Ukraine
Odessa, Ukraine
Chapter 136

J Douglas Cameron MD, MBA
Professor
Departments of Ophthalmology and Visual
Neuroscience and Laboratory Medicine
and Pathology
University of Minnesota School of Medicine
Minneapolis, MN, USA
Chapters 2; 38

Mauro Campos MD
Professor
Department of Ophthalmology and
Visual Sciences
Federal University of São Paulo
São Paulo, Brazil
Chapter 172

Emmett F Carpel MD
Adjunct Professor
Department of Ophthalmology
University of Minnesota
Minneapolis, MN, USA
Chief, Division of Ophthalmology
Minneapolis VA Health Care System
Minneapolis, MN, USA
Medical Director and Chief of Staff
Phillips Eye Institute
Minneapolis, MN, USA
Chapter 73

H Dwight Cavanagh MD, PhD, FACS
Professor and Vice Chair Emeritus of
Ophthalmology
Medical Director, Transplant Services Center
at UT Southwestern Medical Center
Dallas, TX, USA
Chapter 15

Jean SM Chai MBBS, FAMS, FRCSEd
Consultant
Corneal and External Eye Disease Service
Singapore National Eye Centre
Singapore
Chapter 156

Winston Chamberlain MD, PhD
Associate Professor
Department of Ophthalmology
Casey Eye Institute
Oregon Health and Science University
Portland, OR, USA
Chapter 17

Clara C Chan MD, FRCSC, FACS
Assistant Professor
Department of Ophthalmology and
Vision Sciences
University of Toronto
Toronto, ON, Canada
Chapters 110; 153; 158; 169

Bernard H Chang MD
Private Practice
Cornea Consultants of Nashville
Nashville, TN, USA
Chapter 87

Edwin S Chen MD
Cornea and Anterior Segment
Scripps Memorial Hospital, La Jolla
La Jolla, CA, USA
Chapter 129

Michael C Chen MD
Assistant Professor of Ophthalmology
Penn State Eye Center
Penn State Milton S. Hershey Medical
Center
Hershey, PA, USA
Chapter 111

Neil Chen BSc
Clinical Intern
Comite MD
New York, NY, USA
Chapter 98

Kenneth C Chern MD, MBA
Managing Partner, Peninsula
Ophthalmology Group
Associate Clinical Professor
Department of Ophthalmology and
Visual Sciences
University of California, San Francisco and
the Francis I. Proctor Foundation
San Francisco, CA, USA
Chapter 79

James Chodosh MD, MPH
DG Cogan Professor of Ophthalmology
Massachusetts Eye and Ear Infirmary
Harvard Medical School
Boston, MA, USA
Chapters 150; 155

Elaine W Chong MBBS, MEpi, PhD,
FRANZCO
Consultant Ophthalmologist
Royal Victorian Eye & Ear Hospital
Melbourne, Victoria, Australia
Chapter 141

Mazen Y Choulakian MD, FRCSC
Assistant Professor of Ophthalmology
Faculty of Medicine and Health Sciences
Université de Sherbrooke
Sherbrooke, QC, Canada
Chapters 42; 61

Gary Chung MD
Private Practice
Evergreen Eye Centers
Federal Way, WA, USA
Chapter 91

Joseph B Ciolino MD
Assistant Professor of Ophthalmology
Department of Ophthalmology
Massachusetts Eye and Ear Infirmary
Boston, MA, USA
Chapter 154

Jessica Ciralsky MD
Assistant Professor
Department of Ophthalmology
Weill Cornell Medical College
New York, NY, USA
Chapter 5

Maria Soledad Cortina MD
Assistant Professor of Ophthalmology
University of Illinois Eye and Ear Infirmary
Department of Ophthalmology and
Visual Sciences
Chicago, IL, USA
Chapters 90; 165

Alexandra Z Crawford BA, MBChB
Ophthalmology Registrar
Department of Ophthalmology
University of Auckland
Auckland, New Zealand
Chapter 94

Jose de la Cruz MD
Assistant Professor
Department of Ophthalmology
University of Illinois Eye and Ear Infirmary
Chicago, IL, USA
Chapter 151

Mausam R Damani MD
Cornea Fellow
Department of Ophthalmology &
Vision Science
UC Davis Eye Center
Sacramento, CA, USA
Chapter 108

Paulo Elias C Dantas MD, PhD
Professor of Ophthalmology
Department of Ophthalmology, Corneal
and External Disease Service
Santa Casa of São Paulo
São Paulo, Brazil
Chapter 84

Mahshad Darvish-Zargar MDCM, MBA,
FRCSC
Assistant Professor
Department of Ophthalmology
McGill University
Montreal, QC, Canada
Chapters 59; 62

Richard S Davidson MD
Professor of Ophthalmology and Vice Chair
for Quality and Clinical Affairs
Cataract, Cornea, and Refractive Surgery
University of Colorado Eye Center
University of Colorado School of Medicine
Aurora, CO, USA
Chapter 85

Sheraz M Daya MD, FACP, FACS, FRCS(Ed),
FRCOphth
Medical Director
Centre for Sight
London, UK
Chapters 153; 158

Ali R Djalilian MD
Associate Professor of Ophthalmology
Department of Ophthalmology and
Visual Sciences
University of Illinois at Chicago
Chicago, IL, USA
Chapters 33; 124; 153; 158; 159

Eric D Donnenfeld MD, FACS
Clinical Professor of Ophthalmology
New York University Medical Center
Ophthalmology
New York, NY, USA
Chapters 138; 147

Steven P Dunn MD
Professor
Department of Ophthalmology
Oakland University William Beaumont
School of Medical
Rochester, MI, USA
Chapter 48

Ralph C Eagle Jr MD
Director, Department of Pathology
Wills Eye Hospital
Philadelphia, PA, USA
Chapter 18

Allen O Eghrari MD
Assistant Professor of Ophthalmology
Wilmer Eye Institute
Johns Hopkins University
School of Medicine
Baltimore, MD, USA
Chapter 11

Richard A Eiferman MD, FACS
Clinical Professor of Ophthalmology
University of Louisville
Louisville, KY, USA
Chapter 138

Joseph A Eliason MD
Clinical Professor of Ophthalmology
Department of Ophthalmology
Stanford University
School of Medicine
Palo Alto, CA, USA
Chapter 30

Daniel Elies MD
Cornea and Refractive Surgery Unit
Instituto de Microcirugía Ocular (IMO)
Barcelona, Spain
Chapter 143

Per Fagerholm MD, PhD
Professor Emeritus
Department of Clinical and Experimental
Medicine – Ophthalmology
Faculty of Health
University of Linköping
Linköping, Sweden
Chapter 136

Marjan Farid MD
Associate Professor of Ophthalmology
Director of Cornea, Cataract, and
Refractive Surgery
Gavin Herbert Eye Institute
University of California, Irvine
Irvine, CA, USA
Chapters 112; 170

Asim V Farooq MD
Fellow in Cornea and External Disease
Department of Ophthalmology and
Visual Sciences
Washington University in St. Louis
St. Louis, MO, USA
Chapter 124

William J Faulkner MD
Director
Urgents Clinic
Cincinnati Eye Institute
Cincinnati, OH, USA
Chapter 9

Blake V Fausett MD, PhD
Oculoplastics Fellow
Cincinnati Eye Institute
University of Cincinnati
College of Medicine
Department of Ophthalmology
Cincinnati, OH, USA
Chapter 28

Robert S Feder MD, MBA
Professor of Ophthalmology
Chief Cornea/External Disease
Northwestern University
Feinberg School of Medicine
Chicago, IL, USA
Chapter 72

Vahid Feiz MD
Private Practice
California Eye Clinic
Walnut Creek, CA, USA
Chapter 21

Sergio Felberg MD
Professor of Ophthalmology
Department of Ophthalmology, Corneal
and External Disease Service
Santa Casa of São Paulo
São Paulo, Brazil
Chapter 84

Matthew T Feng MD
Private Practice
Price Vision Group
Indianapolis, IN, USA
Co-Medical Director
Indiana Lions Eye & Tissue Transplant Bank
Indianapolis, IN, USA
Chapter 134

Luigi Fontana MD, PhD
Director
Ophthalmic Unit
Arcispedale Santa Maria Nuova – IRCCS
Reggio Emilia, Italy
Chapter 118

Gary N Foulks MD
Emeritus Professor
Department of Ophthalmology and
Vision Science
University of Louisville
Louisville, KY, USA
Chapters 31; 114

Denise de Freitas MD
Professor
Department of Ophthalmology and
Visual Sciences
Paulista School of Medicine, São Paulo
Hospital, Federal University of São Paulo
(UNIFESP)
São Paulo, Brazil
Chapters 32; 123

Anat Galor MD, MSPH
Staff Physician, Associate Professor of
Clinical Ophthalmology
Bascom Palmer Eye Institute
University of Miami
Miami, FL, USA
Chapter 80

Prashant Garg MD
Consultant Ophthalmologist, Tej Kohli
Cornea Institute
Senior Ophthalmologist, Tej Kohli Cornea
Institute, Kallam Anji Reddy Campus
L V Prasad Eye Institute
Hyderabad, India
Chapters 82; 92

Sumit Garg MD
Assistant Professor
Vice Chair of Clinical Ophthalmology
Gavin Herbert Eye Institute
University of California, Irvine
Irvine, CA, USA
Chapters 112; 170

William G Gensheimer MD, Maj, USAF
Chief of Cornea Service
Warfighter Eye Center
Malcolm Grow Medical Clinics and Surgery
Center (MGMCSC)
Joint Base Andrews, MD, USA
Chapter 85

Elham Ghahari MD
Cornea Research Fellow
Department of Ophthalmology and
Visual Sciences
University of Illinois at Chicago
Chicago, IL, USA
Chapter 159

David B Glasser MD
Assistant Professor
Department of Ophthalmology
Johns Hopkins University
School of Medicine
Baltimore, MD, USA
Chapter 26

Kenneth M Goins MD
Professor of Clinical Ophthalmology
Corneal and External Diseases
University of Iowa Hospitals and Clinics
Iowa City, IA, USA
Chapters 9; 126

Kimberly K Gokoffski MD, PhD
Resident Physician
Department of Ophthalmology &
Vision Science
Univerisity of California, Davis
School of Medicine
Sacramento, CA, USA
Chapters 4; 35

Debra A Goldstein MD, FRCSC
Professor
Director, Uveitis Service
Director, Uveitis Fellowship
Department of Ophthalmology
Northwestern University
Feinberg School of Medicine
Chicago, IL, USA
Chapter 106

Jeffrey R Golen MD
Assistant Professor in Cornea, External
Disease, and Refractive Surgery
University of Virginia
Department of Ophthalmology
Charlottesville, VA, USA
Chapter 79

Jose Gomes MD, PhD
Associate Professor & Director
Anterior Segment & Ocular Surface
Advanced Center
Department of Ophthalmology
Federal University of Sao Paulo
(UNIFESP/EPM)
Sao Paulo, SP, Brazil
Chapter 157

John A Gonzales MD
Assistant Professor
Department of Ophthalmology
F.I. Proctor Foundation
University of California, San Francisco
San Francisco, CA, USA
Chapter 101

John D Gottsch MD
Professor of Ophthalmology
Wilmer Eye Institute
Johns Hopkins University
School of Medicine
Baltimore, MD, USA
Chapter 11

Steven A Greenstein MD
Cornea Fellow
Cornea and Laser Eye Institute – Hersh
Vision Group
Teaneck, NJ, USA
Department Ophthalmology
Harvard Medical School
Boston, MA, USA
Chapter 148

Darren G Gregory MD
Associate Professor
Department of Ophthalmology
University of Colorado
School of Medicine
Denver, CO, USA
Chapter 50

Mark A Greiner MD
Assistant Professor
Cornea and External Diseases
Department of Ophthalmology and
Visual Sciences
University of Iowa
Carver College of Medicine
Iowa City, IA, USA
Chapters 9; 126; 131

May Griffith PhD
Professor of Regenerative Medicine
Department of Clinical and
Experimental Medicine
Linköping University
Linköping, Sweden
Chapter 136

Oscar Gris MD
Cornea and Refractive Surgery Unit
Instituto de Microcirugía Ocular (IMO)
Barcelona, Spain
Chapter 143

Erich B Groos Jr MD
Partner
Cornea Consultants of Nashville
Nashville, TN, USA
Chapter 87

William D Gruzensky MD
Pacific Cataract and Laser Institute
Olympia, WA, USA
Chapter 45

Jose L Güell MD
Director of Cornea and Refractive
Surgery Unit
IMO. Instituto Microcirugia Ocular of
Barcelona
Associate Professor of Ophthalmology
UAB. Autònoma University of Barcelona
Barcelona, Spain
Chapters 143; 174

Frederico P Guerra MD
Medical Director of Centro Oftalmológico
Jardim Icaraí
Rio de Janeiro, Brazil
Director of the Cornea Department of the
Federal Hospital of Ipanema
Rio de Janeiro, Brazil
Chapter 168

Preeya K Gupta MD
Assistant Professor of Ophthalmology
Cornea and Refractive Surgery
Duke University Eye Center
Durham, NC, USA
Chapters 55; 114

M Bowes Hamill MD
Professor of Ophthalmology
Cullen Eye Institute
Baylor College of Medicine
Department of Ophthalmology
Houston, TX, USA
Chapters 93; 146

Kristin M Hammersmith MD
Assistant Surgeon
Cornea Service
Wills Eye Hospital
Instructor, Thomas Jefferson Medical
College
Philadelphia, PA, USA
Chapter 18

Pedram Hamrah MD, FACS
Director, Center for Translational Ocular
Immunology
Director, Anterior Segment Imaging, Boston
Image Reading Center
Cornea Service, New England Eye Center
Tufts Medical Center
Associate Professor, Department of
Ophthalmology
Tufts University School of Medicine
Boston, MA, USA
Chapter 124

Sadeer B Hannush MD
Attending Surgeon
Cornea Service, Wills Eye Hospital
Department of Ophthalmology
Sidney Kimmel Medical College of Thomas
Jefferson University
Medical Director
Lions Eye Bank of Delaware Valley
Philadelphia, PA, USA
Chapters 109; 152

David R Hardten MD
Minnesota Eye Consultants
Director of Research, Cornea, Refractive
Surgery
Department of Ophthalmology
University of Minnesota & Minnesota Eye
Consultants
Minnetonka, MN, USA
Chapter 167

David G Heidemann MD
Department of Ophthalmology
William Beaumont Hospital
Royal Oak, MI, USA
Chapter 48

Peter S Hersh MD
Clinical Professor
Director, Cornea and Refractive Surgery
Department of Ophthalmology
Rutgers Medical School
Newark, NJ, USA
Chapter 148

Darren C Hill MD
Resident Physician, PGY1
Penn State College of Medicine
Hershey, PA, USA
Chapter 138

Ana Luisa Hofling-Lima MD
Head Professor at Ophthalmology
Department Escola Paulista de Medicina
UNIFESP/EPM
São Paulo, Brazil
Chapter 149

Edward J Holland MD
Director, Cornea Services
Cincinnati Eye Institute
Professor of Clinical Ophthalmology
University of Cincinnati
Cincinnati, OH, USA
*Chapters 50; 53; 77; 108; 153; 157; 158;
159; 160*

Gary N Holland MD
Professor of Ophthalmology
Jack H. Skirball Chair in Ocular
Inflammatory Diseases
Cornea-External Ocular Disease Division /
Uveitis Service
Department of Ophthalmology
David Geffen School of Medicine at UCLA
UCLA Stein Eye Institute
Los Angeles, CA, USA
Chapter 65

Stephen Holland MD
Resident
Department of Ophthalmology
Loyola University Chicago Stritch School
of Medicine
Maywood, IL, USA
Chapter 103

Augustine R Hong MD
Assistant Professor
Department of Ophthalmology
Washington University
St. Louis, MO, USA
Chapter 75

Marc A Honig MD
Clinical Instructor
Wilmer Eye Institute, Johns Hopkins
University School of Medicine
Clinical Assistant Professor
Department of Ophthalmology and
Visual Sciences
University of Maryland School of Medicine
Baltimore, MD, USA
Chapter 137

Christopher T Hood MD
Clinical Assistant Professor
Ophthalmology and Visual Sciences
W.K. Kellogg Eye Center
University of Michigan Medical School
Ann Arbor, MI, USA
Chapter 65

Eliza N Hoskins MD
Cornea Consultant
The Permanente Medical Group
Walnut Creek, CA, USA
Chapter 115

Joshua H Hou MD
Assistant Professor
Department of Ophthalmology and Visual
Neurosciences
University of Minnesota
Minneapolis, MN, USA
Chapter 2

Kimberly Hsu MD
Clinical Fellow
Department of Ophthalmology
University of Illinois Eye and Ear Infirmary
Chicago, IL, USA
Chapter 151

Andrew JW Huang MD, MPH
Professor of Ophthalmology
Department of Ophthalmology and
Visual Sciences
Washington University
St. Louis, MO, USA
Chapter 75

David Huang MD, PhD
Peterson Professor of Ophthalmology
Department of Ophthalmology
Casey Eye Institute
Oregon Health and Science University
Portland, OR, USA
Chapter 17

Jennifer I Hui MD, FACS
Founder The Eyelid Institute
(Palm Desert, CA)
Assistant Professor
Department of Ophthalmology
Loma Linda University School of Medicine
Loma Linda, CA, USA
Chapter 29

Alfonso Iovieno MD, PhD
Cornea and Ocular Surface Unit
Arcispedale Santa Maria Nuova – IRCCS
Reggio Emilia, Italy
Chapter 118

Joseph D Iuorno MD
Commonwealth Eye Care Associates
Richmond, VA, USA
Chapter 91

W Bruce Jackson MD, FRCSC
Professor
Department of Ophthalmology
University of Ottawa Eye Institute
Ottawa, ON, Canada
Chapter 164

Deborah S Jacobs MD
Medical Director
Boston Foundation for Sight
Needham, MA, USA
Associate Professor of Ophthalmology
Harvard Medical School
Boston, MA, USA
Chapter 97

Frederick A Jakobiec MD, DSc
Henry Willard Williams Professor Emeritus
of Ophthalmology and Pathology
Former Chief and Chairman
Department of Ophthalmology
Massachusetts Eye and Ear Infirmary and
Harvard Medical School
Director, David Glendenning Cogan
Laboratory of Ophthalmic Pathology
Massachusetts Eye and Ear Infirmary
Boston, MA, USA
Chapters 36; 39

Bennie H Jeng MD, MS
Professor and Chair
Department of Ophthalmology and
Visual Sciences
University of Maryland
School of Medicine
Baltimore, MD, USA
Chapters 65; 115

James V Jester PhD
Professor of Ophthalmology
Gavin Herbert Eye Institute
University of California, Irvine
Orange, CA, USA
Chapter 15

Madhura G Joag MD
Research Scholar
Cornea
Bascom Palmer Eye Institute
Miami, FL, USA
Chapter 20

David R Jordan MD, FRCSC
Professor of Ophthalmology
University of Ottawa Eye Institute
Ottawa, ON, Canada
Chapter 34

Raageen Kanjee MD
Ophthalmology Resident
Department of Ophthalmology
University of Manitoba
Winnipeg, MB, Canada
Chapter 106

Carol L Karp MD
Professor of Ophthalmology
Bascom Palmer Eye Institute
University of Miami
Miami, FL, USA
Chapters 17; 20; 37

Stephen C Kaufman MD, PhD
Professor and Vice-Chairman of
Ophthalmology
Director of Cornea and Refractive Surgery
State University of New York – Downstate
Brooklyn and Manhattan, NY, USA
Chapter 19

Jeremy D Keenan MD, MPH
Associate Professor of Ophthalmology
Francis I. Proctor Foundation and
Department of Ophthalmology
University of California, San Francisco
San Francisco, CA, USA
Chapter 43

Robert C Kersten MD, FACS
Professor of Clinical Ophthalmology
University of California, San Francisco
San Francisco, CA, USA
Chapter 27

Stephen S Khachikian MD
Cornea Fellow
Department of Ophthalmology
Albany Medical College
Albany, NY, USA
Chapter 163

Rohit C Khanna MD
Director Gullapalli Pratibha Rao
International Centre for Advancement of
Rural Eye Care
Consultant Ophthalmologist, Tej Kohli
Cornea Institute
L V Prasad Eye Institute
Hyderabad, India
Chapter 82

Timothy T Khater MD, PhD
Cornea, External Disease, Cataract, &
Refractive Surgery Specialist
West Texas Eye Associates
Lubbock, TX, USA
Chapter 113

Eric J Kim BS
Research Fellow in Cataract and Refractive
Surgery
Department of Ophthalmology
Baylor College of Medicine
Houston, TX, USA
Chapter 12

Michelle J Kim MD
Resident Physician
Department of Ophthalmology
Duke Eye Center
Durham, NC, USA
Chapter 55

Stella K Kim MD
Joe M. Green Jr. Professor of Clinical
Ophthalmology
Ruiz Department of Ophthalmology and
Visual Science
University of Texas Health, Medical School
Houston, TX, USA
Chapter 66

Terry Kim MD
Professor of Ophthalmology
Duke University School of Medicine
Chief, Cornea and External Disease Service
Director, Refractive Surgery Service
Duke University Eye Center
Durham, NC, USA
Chapter 55

Shigeru Kinoshita MD, PhD
Professor and Chair
Department of Frontier Medical Science
and Technology for Ophthalmology
Kyoto Prefectural University of Medicine
Kyoto, Japan
Chapter 135

Colin M Kirkness
Formerly Tennent Professor of
Ophthalmology
Department of Ophthalmology
Faculty of Medicine
University of Glasgow
Glasgow, UK
Chapter 60

Stephen D Klyce PhD, FARVO
Adjunct Professor of Ophthalmology
Icahn School of Medicine at Mount Sinai
New York, NY, USA
Chapter 12

Douglas D Koch MD
Professor and Allen Mosbacher, and Law
Chair in Ophthalmology
Cullen Eye Institute, Department of
Ophthalmology
Baylor College of Medicine
Houston, TX, USA
Chapter 173

Thomas Kohnen MD, PhD, FEBO
Professor and Chair
Department of Ophthalmology
Goethe University
Frankfurt, Germany
Visiting Professor
Cullen Eye Institute
Baylor College of Medicine
Houston, TX, USA
Chapter 174

Noriko Koizumi MD, PhD
Professor
Department of Biomedical Engineering
Doshisha University
Kyotanabe, Japan
Chapter 135

Daniel Kook MD, PhD
Smile Eyes Eye Clinic
Munich Airport, Germany
Chapter 174

Regis P Kowalski MS, M(ASCP)
Professor
Department of Ophthalmology
School of Medicine
University of Pittsburgh
Pittsburgh, PA, USA
Chapter 10

Friedrich E Kruse MD
Professor and Chair of Ophthalmology
Department of Ophthalmology
University of Erlangen-Nuremberg
Erlangen, Germany
Chapter 133

Edward Lai MD
Assistant Professor of Ophthalmology
Department of Ophthalmology
Weill Cornell Medical College
New York, NY, USA
Chapter 5

Peter R Laibson MD
Director Emeritus
Cornea Department
Wills Eye Hospital
Philadelphia, PA, USA
Chapter 69

Jonathan H Lass MD
Charles I Thomas Professor
Department of Ophthalmology and
Visual Sciences
Case Western Reserve University
University Hospitals Eye Institute
Cleveland, OH, USA
Chapter 14

Samuel H Lee MD
Cornea and External Disease
Sacramento Eye Consultants
Sacramento, CA, USA
Chapter 64

W Barry Lee MD, FACS
Medical Director, Georgia Eye Bank
Cornea and Refractive Surgery Service
Eye Consultants of Atlanta/Piedmont
Hospital
Atlanta, GA, USA
Chapters 78; 128

Michael A Lemp MD
Clinical Professor of Ophthalmology
Georgetown University and George
Washington University
Washington, DC, USA
Chapters 3; 8; 31

Jennifer Y Li MD
Associate Professor
Department of Ophthalmology &
Vision Science
University of California, Davis
Sacramento, CA, USA
Chapters 23; 89; 125

Yan Li PhD
Research Assistant Professor
Department of Ophthalmology
Casey Eye Institute
Oregon Health and Science University
Portland, OR, USA
Chapter 17

Thomas M Lietman MD
Professor, Director of Francis I. Proctor
Foundation
Departments of Ophthalmology and
Epidemiology and Biostatistics
University of California, San Francisco
San Francisco, CA, USA
Chapter 43

Michele C Lim MD
Professor of Ophthalmology
Vice Chair and Medical Director
UC Davis Eye Center
University of California, Davis
School of Medicine
Sacramento, CA, USA
Chapter 116

Lily Koo Lin MD
Associate Professor
Department of Ophthalmology &
Vision Science
University of California, Davis
Health System
Sacramento, CA, USA
Chapters 4; 35

T Peter Lindquist MD
Associate Medical Director, Georgia
Eye Bank
SouthEast Eye Specialists
Cornea, External Disease and Refractive
Surgery
Chattanooga, TN, USA
Chapters 40; 128

Thomas D Lindquist MD, PhD
Formerly Director, Cornea and External
Disease Service
Department of Ophthalmology
Group Health Cooperative
Bellevue, WA, USA
Clinical Professor
Department of Ophthalmology
University of Washington
School of Medicine
Seattle, WA, USA
Medical Director, SightLife
Seattle, WA, USA
Chapters 40; 44

Timothy P Lindquist MD
Durrie Vision
Overland Park, KS, USA
Clinical Instructor
Department of Ophthalmology
University of Kansas
Kansas City, KS, USA
Chapter 44

Richard L Lindstrom MD
Founder and Attending Surgeon, Minnesota
Eye Consultants
Adjunct Clinical Professor Emeritus
University of Minnesota
Department of Ophthalmology
Associate Director
Minnesota Lions Eye Bank
Board Member
University of Minnesota Foundation
Visiting Professor
UC Irvine, Gavin Herbert Eye Institute
Irvine, CA, USA
Chapter 175

David Litoff MD
Kaiser Permanente
Chief of Ophthalmology
Assistant Clinical Professor
Department of Ophthalmology
University of Colorado
Lafayette, CO, USA
Chapter 24

Yu-Chi Liu MD, MCI
Clinician
Cornea and External Eye Disease Service
Singapore National Eye Centre
Singapore
Chapter 171

Eitan Livny MD
Anterior Segment, Cornea and Cataract
Specialist
Department of Ophthalmology
Rabin Medical Center
Petach Tiqva, Israel
Chapter 52

Lorena LoVerde MD
Associate Professor
Department of Ophthalmology
University of Cincinnati
Cincinnati, OH, USA
Chapter 157

Careen Y Lowder MD, PhD
Staff, Cole Eye Institute
Cleveland Clinic Foundation
Cleveland, OH, USA
Chapter 65

Allan Luz MD, PhD
Corneal Director of Hospital de Olhos
de Sergipe
Department of Ophthalmology and
Visual Science
Federal University of São Paulo
São Paulo, Brazil
Chapter 13

Marian S Macsai MD
Chief, Division of Ophthalmology
NorthShore University HealthSystem
Professor, University of Chicago Pritzker
School of Medicine
Glenview, IL, USA
Chapters 139; 144

Mark Maio FOPS
President
InVision, Inc
Alpharetta, GA, USA
Chapter 7

Jackie V Malling RN, CEBT
Chief Strategy Officer
Saving Sight
Kansas City, KS, USA
Chapter 25

Amanda C Maltry MD
Assistant Professor
Department of Ophthalmology and Visual
Neuroscience
University of Minnesota School of Medicine
Minneapolis, MN, USA
Chapter 38

Paramdeep S Mand MD
Associate
Department of Ophthalmology
Kaiser Permanente
Riverside, CA, USA
Chapter 30

Felicidad Manero MD
Ophthalmology
IMO (Instituto de Microcirugía Ocular)
Barcelona, Spain
Chapter 143

Mark J Mannis MD, FACS
Natalie Fosse Endowed Chair in Vision
Science Research
Professor and Chair
Department of Ophthalmology &
Vision Science
University of California Davis Eye Center
Sacramento, CA, USA
*Chapters 42; 51; 60; 70; 108; 111; 125;
142; 160*

Tova Mannis MD
Clinical Fellow
F.I. Proctor Foundation
University of California, San Francisco
San Francisco, CA, USA
Chapter 60

Carlos E Martinez MD, MS
Chairman of Ophthalmology
Long Beach Memorial Hospital
Long Beach, CA, USA
Chapter 12

Csaba L Mártonyi FOPS
Emeritus Associate Professor
Department of Ophthalmology and
Visual Sciences
University of Michigan Medical School
Ann Arbor, MI, USA
Chapter 7

Maite Sainz de la Maza MD, PhD
Associate Professor
Department of Ophthalmology
Hospital Clinic of Barcelona
Barcelona, Spain
Chapter 100

Hall T McGee MD, MS
Cornea & External Disease Specialist
Everett & Hurite Ophthalmic Association
Pittsburgh, PA, USA
Chapter 6

Charles NJ McGhee MBChB, PhD, DSc,
FRCS, FRCOphth, FRANZCO
Maurice Paykel Professor and Chair of
Ophthalmology
Director, New Zealand National Eye Centre
Department of Ophthalmology
Faculty of Medical & Health Sciences
University of Auckland
Auckland, New Zealand
Chapter 94

Jodhbir Mehta BSc, MBBS, FRCS(Ed)
Associate Professor
Corneal and External Disease Service
Singapore National Eye Centre
Singapore
Chapter 171

David M Meisler MD
Consultant, Cornea and External Diseases
Cleveland Clinic Foundation
Cleveland, OH, USA
Chapter 65

Woodford S Van Meter MD
Professor
Department of Ophthalmology
University of Kentucky School of Medicine
Lexington, KY, USA
Chapter 110

Jay J Meyer MD, MPH
Cornea and Anterior Segment Fellow
Department of Ophthalmology
New Zealand National Eye Centre
University of Auckland
Auckland, New Zealand
Chapter 94

Shahzad I Mian MD
Terry J. Bergstrom Professor
Associate Chair, Education
Residency Program Director
Associate Professor
University of Michigan
Department of Ophthalmology
Ann Arbor, MI, USA
Chapter 95

Darlene Miller DHSc, MPH, CIC
Research Associate Professor
Department of Ophthalmology
Bascom Palmer Eye Institute
University of Miami
Miller School of Medicine
Miami, FL, USA
Chapter 80

Naoyuki Morishige MD, PhD
Associate Professor
Department of Ophthalmology
Yamaguchi University
Graduate School of Medicine
Ube, Japan
Chapter 1

Merce Morral MD, PhD
Anterior Segment Diseases, Cornea,
Cataract and Refractive Surgery Specialist
Instituto Oftalmología Ocular (IMO)
Barcelona, Spain
Chapter 143

Majid Moshirfar MD, FACS
Professor of Clinical Ophthalmology,
Co-director of Cornea & Refractive Surgery
Division
Department of Ophthalmology
University of California, San Francisco
San Francisco, CA, USA
Chapter 138

Adam Moss MD, MBA
McCannel Eye Clinic
Edina, MN, USA
Chapter 121

Asadolah Movahedan MD
Resident of Ophthalmology
Department of Ophthalmology
University of Chicago
Chicago, IL, USA
Chapter 124

Parveen Nagra MD
Asssistant Surgeon
Wills Eye Hospital
Assistant Professor
Jefferson Medical College
Philadelphia, PA, USA
Chapter 18

Afshan A Nanji MD, MPH
Assistant Professor
Department of Ophthalmology
Casey Eye Institute
Oregon Health and Science University
Portland, OR, USA
Chapter 17

Leslie C Neems MD
Ophthalmology Resident Physician
Northwestern University
Feinberg School of Medicine
Chicago, IL, USA
Chapter 72

Kristiana D Neff MD
Partner
Carolina Cataract & Laser Center
Charleston, SC, USA
Chapter 53

J Daniel Nelson MD, FACS
Professor of Ophthalmology
University of Minnesota
Associate Medical Director
HealthPartners Medical Group
Minneapolis, MN, USA
Chapter 2

Jeffrey A Nerad MD
Partner, Cincinnati Eye Institute
Professor of Ophthalmology
University of Cincinnati
Cincinnati, OH, USA
Chapter 28

Marcelo V Netto MD, PhD
Department of Ophthalmology
University of São Paulo
São Paulo, Brazil
Medical Director
Instituto Oftalmológico Paulista
São Paulo, Brazil
Chapter 168

Jacqueline Ng MD
Department of Ophthalmology
Cornea Division
University of California, Irvine
Gavin Herbert Eye Institute
Irvine, CA, USA
Chapter 170

Lisa M Nijm MD, JD
Medical & Surgical Director
Warrenville EyeCare and LASIK
Warrenville, IL, USA
Assistant Clinical Professor of
Ophthalmology
University of Illinois Eye and Ear Infirmary
Department of Ophthalmology and
Visual Sciences
Chicago, IL, USA
Chapters 88; 108

Ken K Nischal MD, FRCOphth
Professor of Ophthalmology
Director of Pediatric Ophthalmology
Strabismus and Adult Motility
UPMC Eye Center
Children's Hospital of Pittsburgh of UPMC
University of Pittsburgh
Pittsburgh, PA, USA
Chapter 122

Teruo Nishida MD, DSc
Professor Emeritus
Department of Ophthalmology
Graduate School of Medicine
Yamaguchi University
Ube, Japan
Chapter 1

M Cristina Nishiwaki-Dantas MD
Professor of Ophthalmology
Department of Ophthalmology, Corneal
and External Disease Service
Santa Casa of São Paulo
São Paulo, Brazil
Chapter 84

Rudy MMA Nuijts MD, PhD
Professor of Ophthalmology
University Eye Clinic Maastricht
Medical University Center Maastricht
Maastricht, The Netherlands
Chapter 174

Robert B Nussenblatt MD, MPH
Formerly Chief, Laboratory of Immunology
National Eye Institute, NIH
Bethesda, MD, USA
Chapter 101

Karen W Oxford MD
Director, Cornea and Refractive Surgery
Pacific Eye Associates
Clinical Professor of Ophthalmology
California Pacific Medical Center
San Francisco, CA, USA
Chapter 115

David A Palay MD
Associate Clinical Professor
Department of Ophthalmology
Emory University School of Medicine
Atlanta, GA, USA
Chapter 22

Sotiria Palioura MD, PhD
Instructor
Department of Ophthalmology
Bascom Palmer Eye Institute
University of Miami
Miller School of Medicine
Miami, FL, USA
Chapter 66

Deval R Paranjpe MD, ScB
Assistant Professor of Ophthalmology
Drexel University College of Medicine
Pittsburgh, PA, USA
Chapter 60

Mansi Parikh MD
Assistant Professor
Casey Eye Institute
Oregon Health and Sciences University
Portland, OR, USA
Chapter 56

Matthew R Parsons MD
Chief
Corneal Service
Excel Eye Center
Provo, UT, USA
Chapter 88

Sirichai Pasadhika MD
Director of Vitreoretinal Services
Devers Eye Institute
Legacy Health System
Portland, OR, USA
Affiliate Instructor
Casey Eye Institute
Oregon Health & Science University
Portland, OR, USA
Chapter 102

Dipika V Patel PhD, MRCOphth
Associate Professor
Department of Ophthalmology
New Zealand National Eye Centre
University of Auckland
Auckland, New Zealand
Chapter 94

Charles J Pavlin MD, FRCS(Can)
Formerly Professor, University of Toronto
Department of Ophthalmology
Mount Sinai Hospital
Toronto, ON, Canada
Chapter 16

Eric S Pearlstein MD
Clinical Assistant Professor
Department of Ophthalmology
SUNY Downstate Medical Center
Brooklyn, NY, USA
Chapter 99

Jay S Pepose MD, PhD
Professor of Clinical Ophthalmology and
Visual Sciences
Washington University School of Medicine
St. Louis, MO, USA
Chapter 175

Robert J Peralta MD
Ophthalmic Plastic and Reconstructive
Surgery
Kaiser Permanente
Oakland, CA, USA
Chapter 6

Mauricio A Perez MD
Cornea, Cataract & Refractive Surgery
Department
Clínica de Enfermedades de la Visión /
Clínica Las Condes / Hospital Salvador /
Fundación Imagina
Volunteer Faculty University of Chile
Santiago, Chile
Chapters 110; 164

Victor L Perez MD
Professor of Ophthalmology
Walter G. Ross Chair in Ophthalmic
Research
Bascom Palmer Eye Institute
University of Miami
Miller School of Medicine
Miami, FL, USA
Chapters 49; 66

Alicia Perry BA
Ophthalmic Consultants of Long Island
New York, NY, USA
Chapter 138

W Matthew Petroll PhD
Professor
Department of Ophthalmology
UT Southwestern Medical Center
Dallas, TX, USA
Chapter 15

Stephen C Pflugfelder MD
Professor
Ophthalmology
Baylor College of Medicine
Houston, TX, USA
Chapter 33

Francis W Price Jr MD
President
Price Vision Group
Indianapolis, IN, USA
President of the Board
Cornea Research Foundation of America
Indianapolis, IN, USA
Chapter 134

Marianne O Price PhD, MBA
Executive Director
Cornea Research Foundation of America
Indianapolis, IN, USA
Chapter 134

Louis E Probst MD
National Medical Director
TLC The Laser Eye Centers
Chicago, IL, USA
Chapters 166; 169

Michael B Raizman MD
Ophthalmic Consultants of Boston
Associate Professor of Ophthalmology
Tufts University School of Medicine
Boston, MA, USA
Chapter 100

Leela V Raju MD
Eye Physicians and Surgeons
Clinical Instructor
New York Eye and Ear Infirmary
Brooklyn, NY, USA
Chapter 173

Gullapalli N Rao MD
Chair
L V Prasad Eye Institute
Hyderabad, India
Chapter 82

Duna Raoof MD
Cornea, Cataract, and Refractive Surgery
Specialist
Harvard Eye Associates
Laguna Hills, CA, USA
Clinical Instructor
Harbor-University of California Los Angeles
Torrence, CA, USA
Chapters 150; 155

Christopher J Rapuano MD
Professor, Department of Ophthalmology
Sidney Kimmel Medical College at Thomas
Jefferson University
Chief, Cornea Service
Wills Eye Hospital
Philadelphia, PA, USA
Chapters 18; 137; 140

Jagadesh C Reddy MD
Assistant Ophthalmologist
Tej Kohli Cornea Institute, Kallam Anji
Reddy Campus
L V Prasad Eye Institute
Hyderabad, India
Chapter 92

Ellen Redenbo CDOS, ROUB, CRA
Imaging Center Supervisor
Department of Ophthalmology
UC Davis Eye Center
Sacramento, CA, USA
Chapter 16

James J Reidy MD
Associate Professor
Vice Chair of Clinical Affairs
Department of Ophthalmology and
Visual Science
University of Chicago Medicine and
Biological Sciences
Chicago, IL, USA
Chapter 74

Charles D Reilly MD
Managing Partner
Rashid, Rice, Flynn and Reilly Eye
Associates
Clinical Assistant Professor
Department of Ophthalmology
University of Texas Health Science Center
San Antonio
San Antonio, TX, USA
Chapters 51; 161

Adimara da Candelaria Renesto MD
Fellow of Refractive Surgery
Department of Ophthalmology and
Visual Sciences
Federal University of São Paulo
Vision Institute IPEPO
São Paulo, Brazil
Chapter 172

Andri K Riau MSc
Research Associate
Tissue Engineering and Stem Cell Group
Singapore Eye Research Institute
Singapore
Chapter 171

Lorena Riveroll-Hannush MD
Clinical Director
Oxford Valley Laser Vision Center
Langhorne, PA, USA
Cornea Service
Asociación Para Evitar La Ceguera
Hospital Dr. Luis Sánchez Bulnes
Mexico City, Mexico
Chapters 109; 152

Allison E Rizzuti MD
Clinical Assistant Professor
Department of Ophthalmology
State University of New York, Downstate
Medical Center
Brooklyn, NY, USA
Chapter 19

Danielle M Robertson OD, PhD
Associate Professor
Department of Ophthalmology
University of Texas Southwestern
Medical Center
Dallas, TX, USA
Chapter 97

Ashley Rohr MD
Cornea Fellow
Department of Ophthalmology
Manhattan Eye, Ear, and Throat Hospital/
Northshore-LIJ Health System
New York, NY, USA
Chapters 139; 144

David S Rootman MD, FRCSC
Professor, University of Toronto
Toronto Western Hospital
Toronto, ON, Canada
Chapter 164

James T Rosenbaum MD
Chief of Ophthalmology
Devers Eye Institute
Legacy Health System
Portland, OR, USA
Professor
Departments of Ophthalmology, Medicine,
and Cell Biology
Casey Eye Institute
Oregon Health & Science University
Portland, OR, USA
Chapter 102

Alan E Sadowsky MD
Adjunct Assistant Professor
Department of Ophthalmology
University of Minnesota
Fairview Medical Group
Fridley, MN, USA
Chapter 63

Shizuya Saika MD, PhD
Professor and Chairman
Department of Ophthalmology
Wakayama Medical University
School of Medicine
Wakayama, Japan
Chapter 1

Mario J Saldanha DO, FRCS, FRCOphth
Cornea, External Disease and Refractive
Surgery Fellow
Ophthalmology
Toronto Western Hospital
University of Toronto
Toronto, ON, Canada
Chapter 169

James J Salz MD
Clinical Professor, Ophthalmoloygy
University of Southern California
Keck Medical School
Los Angeles, CA, USA
Chapter 162

Virender S Sangwan MD
Dr. Paul Dubord Chair in Cornea
Director, Center for Ocular Regeneration
(CORE)
Director, Srujana-Center for Innovation
Kallam Anji Reddy Campus
L V Prasad Eye Institute
Hyderabad, India
Chapter 92

Caterina Sarnicola MD
Resident
University of Ferrara
Ferrara, Italy
Chapter 120

Enrica Sarnicola MD
Resident
University of Siena
Siena, Italy
Chapter 120

Vincenzo Sarnicola MD
Director
Private Practice
"Clinica degli occhi Sarnicola"
Grosseto, Italy
Professor
Department of Ophthalmology
University of Siena
Siena, Italy
Chapter 120

Ibrahim O Sayed-Ahmed MD
Research Fellow
Cornea
Bascom Palmer Eye Institute
Miami, FL, USA
Chapter 20

Rony R Sayegh MD
Assistant Professor
Department of Ophthalmology
University Hospitals Case Medical Center
Case Western Reserve University
School of Medicine
Cleveland, OH, USA
Chapter 14

Gregory A Schmidt BS, CEBT
Iowa Lions Eye Bank
Coralville, IA, USA
Chapter 126

Miriam T Schteingart MD
Physician
Andersen Eye Associates
Saginaw, MI, USA
Chapter 104

Ivan R Schwab MD, FACS
Professor of Ophthalmology
Department of Ophthalmology
University of California, Davis
Sacramento, CA, USA
Chapters 64; 86

Brian L Schwam MD
Vice President and Chief Medical Officer
Johnson and Johnson Vision Care
Jacksonville, FL, USA
Chapter 100

Gary S Schwartz MD
Adjunct Associate Professor
Department of Ophthalmology
University of Minnesota
School of Medicine
Minneapolis, MN, USA
Chapters 53; 77; 157; 158

Vincenzo Scorcia MD
Associate Professor
Department of Ophthalmology
University of Magna Graecia
Catanzaro, Italy
Chapter 130

H Nida Sen MD, MHS
National Eye Institute
National Institutes of Health
Bethesda, MD, USA
Chapter 101

Boris Severinsky OD, MOptom
Contact Lens Service
Department of Ophthalmology
Hadassah University Hospital
Jerusalem, Israel
Chapter 97

Kevin J Shah MD
Staff Surgeon
Department of Ophthalmology
Cole Eye Institute, Cleveland Clinic
Foundation
Cleveland, OH, USA
Chapters 77; 131; 160

Mehdi Shajari MD
Department of Ophthalmology
Goethe University
Frankfurt, Germany
Chapter 174

Neda Shamie MD
Cornea, Refractive and Cataract Surgeon
Advanced Vision Care
Los Angeles, CA, USA
Chapter 132

Brett Shapiro MD
Attending Ophthalmologist
Kaiser Permanente, Hawai'i Region
Wailuku, Maui, HI, USA
Chapter 21

Raneen Shehadeh-Mashor MD
Ophthalmologist, Corneal specialist
Department of Ophthalmology, Bnai Zion
Medical Center
Institute – Technion
Haifa, Israel
Chapter 57

Shigeto Shimmura MD, PhD
Associate Professor
Department of Ophthalmology
Keio University School of Medicine
Tokyo, Japan
Chapter 119

Thomas S Shute MD, MS
Department of Ophthalmology and
Visual Sciences
Washington University School of Medicine
St. Louis, MO, USA
Chapter 75

Patricia B Sierra MD
Cornea, Cataract and Refractive Surgery
Sacramento Eye Consultants
Sacramento, CA, USA
Chapter 167

Francisco Bandeira e Silva MD
Post-graduation Student
Department of Ophthalmology
Paulista School of Medicine
Federal University of São Paulo
São Paulo, Brazil
Chapter 149

Kavitha R Sivaraman MD
Fellow, Cornea and External Disease
Bascom Palmer Eye Institute
University of Miami Miller
School of Medicine
Miami, FL, USA
Chapter 37

Craig A Skolnick MD
President
Skolnick Eye Institute
Jupiter, FL, USA
Chapter 96

Allan R Slomovic MSc, MD, FRCS(C)
Marta and Owen Boris Endowed Chair in
Cornea and Stem Cell Research
Professor of Ophthalmology
University of Toronto
Research Director, Cornea Service
University Health Network
President, Canadian Ophthalmological
Society
Toronto Western Hospital
Toronto, ON, Canada
Chapters 52; 57

Michael E Snyder MD
Board of Directors, Cincinnati Eye Institute
Chair, Clinical Research Steering
Committee
Volunteer Faculty, University of Cincinnati
Cincinnati, OH, USA
Chapter 145

Renée Solomon MD
Private Practice
New York, NY, USA
Chapter 138

Sarkis H Soukiasian MD
Assistant Professor of Ophthalmology
Tufts University School of Medicine
Director, Corneal and External Disease
Department of Ophthalmology
Lahey Health
Burlington, MA, USA
Chapter 41

Luciene Barbosa de Sousa MD
Head of Cornea Section
Federal University of São Paulo
São Paulo, Brazil
Chapter 70

Sathish Srinivasan FRCSEd, FRCOphth,
FACS
Consultant Corneal Surgeon
Joint Clinical Director
Department of Ophthalmology
University Hospital Ayr
Ayr, Scotland, UK
Chapter 57

Anna M Stagner MD
Ophthalmic Pathology Fellow
David Glendenning Cogan Laboratory of
Ophthalmic Pathology
Massachusetts Eye and Ear Infirmary
Boston, MA, USA
Chapters 36; 39

Christopher E Starr MD
Associate Professor of Ophthalmology
Director, Cornea, Cataract & Refractive
Surgery Fellowship
Director, Refractive Surgery Service
Director, Ophthalmic Education
Weill Cornell Medical College
New York Presbyterian Hospital
New York, NY, USA
Chapter 33

Roger F Steinert MD
Irving H Leopold Professor
Chair of Ophthalmology
Professor of Biomedical Engineering
Director, Gavin Herbert Eye Institute
University of California
Irvine, CA, USA
Chapters 112; 170

Bazil TL Stoica MD
Oculoplastic Fellow
Department of Ophthalmology
University of Ottawa
Ottawa, ON, Canada
Chapter 34

Michael D Straiko MD
Associate Director of Corneal Services
Devers Eye Institute
Legacy Health System
Portland, OR, USA
Chapter 131

Alan Sugar MD
Professor and Vice-Chair
Ophthalmology and Visual Sciences
W.K. Kellogg Eye Center
University of Michigan Medical School
Ann Arbor, MI, USA
Chapter 95

Joel Sugar MD
Professor and Vice-Head
Ophthalmology and Visual Sciences
Illinois Eye and Ear Infirmary
University of Illinois College of Medicine
Chicago, IL, USA
Chapters 67; 90

Christopher N Ta MD
Professor
Byers Eye Institute at Stanford
School of Medicine
Palo Alto, CA, USA
Chapter 46

Khalid F Tabbara MD
Adjunct Professor
Department of Ophthalmology
Wilmer Institute
Johns Hopkins University
Baltimore, MD, USA
Medical Director
The Eye Center
Riyadh, Saudi Arabia
Chapter 105

Donald TH Tan FRCSG, FRCSE, FRCOphth, FAMS
Arthur Lim Professor in Ophthalmology
Ophthalmology and Visual Sciences
Academic Clinical Program, Duke-NUS
Graduate Medical School, Singapore
Singapore National Eye Centre
Singapore
Chapters 127; 141; 156

Maolong Tang PhD
Research Assistant Professor
Department of Ophthalmology
Casey Eye Institute
Oregon Health and Science University
Portland, OR, USA
Chapter 17

Joseph Tauber MD
Tauber Eye Center
Kansas City, MO, USA
Chapter 107

Shabnam Taylor MD
Resident Physician
Department of Ophthalmology
University of California, Davis
Sacramento, CA, USA
Chapter 89

Mark A Terry MD
Director, Corneal Services, Devers Eye
Institute
Professor, Clinical Ophthalmology
Oregon Health Sciences University
Portland, OR, USA
Chapter 129

Howard H Tessler MD
Professor Emeritus of Ophthalmology
University of Illinois at Chicago
Chicago, IL, USA
Chapters 104; 106

Theofilos Tourtas MD
Consultant Ophthalmic Surgeon
Corneal and External Disease Service
Department of Ophthalmology
University of Erlangen-Nuremberg
Erlangen, Germany
Chapter 133

Elias I Traboulsi MD, MEd
Professor
Cole Eye Institute
Cleveland Clinic Lerner College of
Medicine
Case University
Cleveland, OH, USA
Chapter 58

William Trattler MD
Director of Cornea
Center for Excellence in Eye Care
Miami, FL, USA
Chapter 162

Matthew GJ Trese MA
Clinical Research Intern
Department of Ophthalmology and
Visual Sciences
Kellogg Eye Center, University of Michigan
Ann Arbor, MI, USA
Chapter 95

David T Tse MD, FACS
Professor of Ophthalmology
Dr Nasser Ibrahim Al-Rashid Chair in
Ophthalmic Plastic Orbital Surgery and
Oncology
Bascom Palmer Eye Institute
Miami, FL, USA
Chapter 29

Elmer Y Tu MD
Professor of Clinical Ophthalmology
Department of Ophthalmology and
Visual Science
University of Illinois Eye and Ear Infirmary
Chicago, IL, USA
Chapter 81

Pravin K Vaddavalli MD
Consultant Ophthalmologist
Tej Kohli Cornea Institute
LV Prasad Eye Institute
Hyderabad, India
Chapter 82

Felipe A Valenzuela MD
Clinical Fellow
Department of Ophthalmology
Bascom Palmer Eye Institute
University of Miami
Miller School of Medicine
Miami, FL, USA
Chapter 49

Gary A Varley MD
Cincinnati Eye Institute
Cincinnati, OH, USA
Chapter 9

David D Verdier MD
Clinical Professor
Department of Surgery, Ophthalmology
Division
Michigan State University
College of Human Medicine
Grand Rapids, MI, USA
Chapter 110

Laura A Vickers MD
Chief Resident
Duke University Eye Center
Durham, NC, USA
Chapter 114

Ana Carolina Vieira MD, PhD
Cornea and External Diseases Specialist
Department of Ophthalmology
State University of Rio de Janeiro
Rio de Janeiro, Brazil
Chapters 86; 142

Jesse M Vislisel MD
Fellow
Department of Ophthalmology and
Vision Science
University of Iowa
Iowa City, IA, USA
Chapter 9

An Vo MD
Cornea and External Disease Fellow
Department of Ophthalmology
Icahn School of Medicine at Mount Sinai
New York, NY, USA
Chapter 98

Rosalind C Vo MD
Associate Physician
Southern California Permanente Medical
Group
Los Angeles, CA, USA
Clinical Instructor
UCLA David Geffen School of Medicine
Los Angeles, CA, USA
Chapter 70

John A Vukich MD
Clinical Adjunct Assistant Professor of
Ophthalmology and Visual Sciences
University of Wisconsin Madison
School of Medicine
Madison, WI, USA
Chapter 175

Matthew Wade MD
Assistant Professor of Ophthalmology
Gavin Herbert Eye Institute
University of California
Irvine, CA, USA
Chapters 112; 170

Jay C Wang MD
Ophthalmology Resident
Department of Ophthalmology
Massachusetts Eye and Ear Infirmary
Boston, MA, USA
Chapter 154

Li Wang MD, PhD
Associate Professor
Department of Ophthalmology
Baylor College of Medicine
Houston, TX, USA
Chapter 173

George O Waring III MD, FACS, FRCOphth
Formerly Founding Surgeon
InView
Atlanta, GA, USA
Chapter 5

George O Waring IV MD, FACS
Assistant Professor of Ophthalmology
Director of Refractive Surgery
Adjunct Assistant Professor of
Bioengineering
Medical University of South Carolina
Clemson University
College of Engineering and Science
Storm Eye Institute
Charleston, SC, USA
Chapter 161

Michael A Warner MD
Clinical Instructor
Oregon Health and Sciences University
Portland, OR, USA
Chapters 36; 39

Mitchell P Weikert MD
Associate Professor
Department of Ophthalmology
Baylor College of Medicine
Houston, TX, USA
Chapters 12; 173

Jessica E Weinstein MD
Resident Physician
Department of Ophthalmology
Louisiana State Health Sciences Center
New Orleans, LA, USA
Chapter 71

Jayne S Weiss MD
Professor and Chair, Department of
Ophthalmology
Associate Dean of Clinical Affairs,
Herbert E Kaufman, MD Endowed Chair
in Ophthalmology
Professor of Pharmacology and Pathology
Director, Louisiana State University Eye
Center of Excellence
Louisiana State University
School of Medicine
New Orleans, LA, USA
Chapters 68; 71

Julia M Weller MD
Cornea Fellow
Department of Ophthalmology
University of Erlangen-Nuremberg
Erlangen, Germany
Chapter 133

Kirk R Wilhelmus MD, PhD
Professor Emeritus
Department of Ophthalmology
Baylor College of Medicine
Houston, TX, USA
Chapter 83

Samantha Williamson MD
Clinical Fellow
Department of Ophthalmology
University of Illinois Eye and Ear Infirmary
Chicago, IL, USA
Chapters 67; 151

Steven E Wilson MD, FARVO
Professor of Ophthalmology
Cole Eye Institute
Cleveland Clinic
Cleveland, OH, USA
Chapter 168

Elizabeth Yeu MD
Assistant Professor of Ophthalmology
Eastern Virginia Medical School
Virginia Eye Consultants
Cornea, Cataract, Anterior Segment and
Refractive Surgery
Norfolk, VA, USA
Chapter 163

Charles Q Yu MD
Assistant Professor
Illinois Eye and Ear Infirmary
University of Illinois Chicago
Chicago, IL, USA
Chapter 46

Dagny Zhu MD
Resident Physician
Department of Ophthalmology
University of Southern California
Los Angeles, CA, USA
Chapter 132

Mohammed Ziaei MBChB (Hons),
FRCOphth
Corneal Fellow
Moorfields Eye Hospital
London, UK
Chapter 147

视频列表

视频剪辑	题目	视频提供者
50.1	冷冻保存的羊膜在急性期 Stevens-Johnson 综合征（SJS）治疗中的应用：第一部分	Darren G. Gregory
50.2	冷冻保存的羊膜在急性期 SJS 治疗中的应用：第二部分	Darren G. Gregory
50.3	冷冻保存的羊膜在急性期 SJS 治疗中的应用：第三部分	Darren G. Gregory
110.1	使用 Barron 环钻和间断缝合技术的穿透性角膜移植	Mauricio A. Perez，David S. Rootman
110.2	使用 Hanna 环钻和间断缝合技术的穿透性角膜移植	Mauricio A. Perez，David S. Rootman
110.3	使用活结缝合技术的穿透性角膜移植	Clara C. Chan，Mauricio A. Perez
110.4	使用连续缝合技术的穿透性角膜移植	Mauricio A. Perez，Allan R. Slomovic
111.1	穿透性角膜移植术中出现爆发性脉络膜上腔出血，用 Cobo 临时人工角膜成功处理	Michael C. Chen，Mark J. Mannis
112.1	捐献者的准备	Marjan Farid，Roger F. Steinert，Sumit Garg，Matthew Wade
112.2	切开和缝合	Marjan Farid，Roger F. Steinert，Sumit Garg，Matthew Wade
112.3	激光切口	Marjan Farid，Roger F. Steinert，Sumit Garg，Matthew Wade
112.4	飞秒激光辅助的前部深板层角膜移植	Marjan Farid，Roger F. Steinert，Sumit Garg，Matthew Wade
117.1	大泡技术的前部深板层角膜移植手术：视频演示	Mohammad Anwar
118.1	前部板层角膜移植手术技术：基质层离	Luigi Fontana
118.2	前部板层角膜移植手术技术：治疗性自动板层角膜移植术 1（ALTK1）	Luigi Fontana
118.3	前部板层角膜移植手术技术：治疗性自动板层角膜移植术 2（ALTK2）	Luigi Fontana
118.4	前部板层角膜移植手术技术：大泡技术	Luigi Fontana
118.5	前部板层角膜移植手术技术：钝性针头大泡技术	Luigi Fontana
118.6	前部板层角膜移植手术技术：供体准备	Luigi Fontana
119.1	圆锥角膜患者后弹力层破裂	Shigeto Shimmura
120.1	钝性针头大泡技术，气泡检测，切开气泡的新方法	Vincenzo Sarnicola，Enrica Sarnicola，Caterina Sarnicola
120.2	空气 - 粘弹剂泡技术（AVB）	Vincenzo Sarnicola，Enrica Sarnicola，Caterina Sarnicola
120.3	手工逐层剖切	Vincenzo Sarnicola，Enrica Sarnicola，Caterina Sarnicola
120.4	dDALK 术中后弹力层破裂的处理	Vincenzo Sarnicola，Enrica Sarnicola，Caterina Sarnicola
120.5	不完全全层环形切除植床	Vincenzo Sarnicola，Enrica Sarnicola，Caterina Sarnicola
120.6	完全全层环形切除植床	Vincenzo Sarnicola，Enrica Sarnicola，Caterina Sarnicola
120.7	过度环切和穿孔	Vincenzo Sarnicola，Enrica Sarnicola，Caterina Sarnicola
120.8	术后外伤导致后弹力层剥离	Vincenzo Sarnicola，Enrica Sarnicola，Caterina Sarnicola
126.1	眼库改良的 SCUBA 技术预制 DMEK 植片	Mark A. Greiner，Gregory A. Schmidt，Kenneth M. Goins

续表

视频剪辑	题目	视频提供者
130.1	超薄 DSAEK 手术	Massimo Busin，Vincenzo Scorcia
131.1	DMEK 植入器	Michael D. Straiko
131.2	虹膜周边切除术	Kevin J. Shah，Michael D. Straiko，Mark A. Greiner
132.1	使用 SCUBA 技术预制 DMEK 植片过程中植片撕裂	Dagny Zhu，Neda Shamie
134.1	礼帽型 PKP 下的 DSEK 手术和 Laplace 法则	Matthew T. Feng，Francis W. Price，Jr.，Marianne O. Price
134.2	缝线直接打结固定	Matthew T. Feng，Francis W. Price，Jr.，Marianne O. Price
136.1	重组Ⅲ型人胶原（RHCIII）植入术	May Griffith，Oleksiy Buznyk，Per Fagerholm
141.1	使用纤维蛋白胶的原发翼状胬肉切除联合自体结膜移植	Donald T.H. Tan，Elaine W. Chong
141.2	使用纤维蛋白胶的复发翼状胬肉切除和广泛的筋膜囊切除联合自体结膜移植	Donald T.H. Tan，Elaine W. Chong
143.1	如何辨别羊膜的正反面	Jose L. Güell，Oscar Gris，Daniel Elies，Felicidad Manero，Merce Morral
143.2	几例羊膜移植的手术视频	Jose L. Güell，Oscar Gris，Daniel Elies，Felicidad Manero，Merce Morral
143.3	包括四个主要步骤的改良 Gundersen 方法	Jose L. Güell，Oscar Gris，Daniel Elies，Felicidad Manero，Merce Morral
143.4	两步法治疗单侧全角膜缘干细胞缺乏	Jose L. Güell，Oscar Gris，Daniel Elies，Felicidad Manero，Merce Morral
145.1	虹膜重叠缝合	Michael E. Snyder，Jason H. Bell
145.2	PCIOL 向下折叠并植入的 50 例连续人工虹膜手术	Michael E. Snyder，Jason H. Bell
145.3	定制的虹膜注射装置和囊袋内折叠植入	Michael E. Snyder，Jason H. Bell
151.1	人工角膜装配和手术方法	Jose de la Cruz
155.1	Boston Ⅱ型人工角膜手术技术	Duna Raoof，James Chodosh
156.1	骨齿人工角膜手术第一阶段	Jean S.M. Chai，Donald T.H. Tan
156.2	骨齿人工角膜手术第二阶段	Jean S.M. Chai，Donald T.H. Tan
158.1	LR-CLAU（自体结膜角膜缘移植）	Edward J. Holland，Gary S. Schwartz，Sheraz M. Daya，Ali R. Djalilian，Clara C. Chan
158.2	KLAL（异体角膜缘移植）	Edward J. Holland，Gary S. Schwartz，Sheraz M. Daya，Ali R. Djalilian，Clara C. Chan
158.3	CLAU-KLAL（自体结膜角膜缘移植 - 异体角膜缘移植）辛辛那提改良技术	Edward J. Holland，Gary S. Schwartz，Sheraz M. Daya，Ali R. Djalilian，Clara C. Chan
160.1	穿透性角膜移植后联合 LR-CLAL/KLAL 手术（辛辛那提技术）	Kevin J. Shah，Edward J. Holland，Mark J. Mannis
165.1	LASEK 手术中 Azar 制瓣方式	Dimitri T. Azar，Ramon C. Ghanem
166.1	个体化飞秒激光 LASIK 手术技术	Louis E. Probst
167.1	飞秒激光 LASIK	Patricia B. Sierra，David R. Hardten
169.1	前房气泡干扰瞳孔跟踪	Louis E. Probst，Clara C. Chan，Mario J. Saldanha
171.1	小切口基质透镜取出术	Jodhbir Mehta
172.1	LASIK 术后角膜扩张—基质内 CXL 和角膜基质环	Adimara da Candelaria Renesto，Mauro Campos

续表

视频剪辑	题目	视频提供者
173.1	飞秒激光辅助的散光性角膜切开术	Zaina Al-Mohtaseb，Leela V. Raju，Li Wang，Mitchell P. Weikert，Douglas D. Koch
174.1	Artisan 人工晶状体植入术	Thomas Kohnen，Mehdi Shajari，Jose L. Güell，Daniel Kook，Rudy M.M.A. Nuijts
174.2	散光性 Artisan 人工晶状体植入术	Thomas Kohnen，Mehdi Shajari，Jose L. Güell，Daniel Kook，Rudy M.M.A. Nuijts
174.3	Artiflex 人工晶状体植入术	Thomas Kohnen，Mehdi Shajari，Jose L. Güell，Daniel Kook，Rudy M.M.A. Nuijts
174.4	ICL 植入术	Thomas Kohnen，Mehdi Shajari，Jose L. Güell，Daniel Kook，Rudy M.M.A. Nuijts
174.5	虹膜夹持型人工晶状体患者的 LASIK 术	Thomas Kohnen，Mehdi Shajari，Jose L. Güell，Daniel Kook，Rudy M.M.A. Nuijts
175.1	小孔 KAMRA 角膜嵌入环植入术	Richard L. Lindstrom，Jay S. Pepose，John A. Vukich

所有视频总时长：2 小时 41 分钟。

目录

上　卷

第八篇　巩膜和葡萄膜　　　　　　　　　　　　　　　　　　　　　　　　1177

下　　卷

第九篇　角膜移植　　　　　　　　　　　　　　　　　　　　　　　　　　1253

第九篇

角膜移植

第 108 章

现代角膜移植进展

Lisa M. Nijm，Mark J. Mannis，Mausam R. Damani，Edward J. Holland

关键概念

- 20 世纪现代角膜移植的演变发展和循证医学
- 1906 年报道证实的第一例成功角膜移植
- 现代穿透性角膜移植的发展基于 Ramon Gastroviejo 对手术技巧的改进及 R.Townley Paton 对眼库系统建立的推动
- 现代角膜移植倾向于角膜成分移植，前部和后部板层技术再次引起重视
- 对眼表生理和角膜缘干细胞缺乏的新认识丰富了眼表移植的理论

本章纲要

从 1906 年 Eduard Konrad Zirm 成功完成第一例角膜移植到现代飞秒激光辅助的手术，角膜移植术的发展是非常快速的[1]。在一代代优秀眼科医生的不懈努力和奉献精神推动下，角膜移植复明手术不断发展[2~4]。本章将详细介绍这段历史进程和角膜移植从穿透性移植到多元化技术转变的里程碑式进展。

角膜移植术的早期发展

历史上第一次关于角膜移植的概念是由 Franz Reisinger 在 1824 年提出的[1,5]。其概念被 Astley Cooper、Karl Himly、Gottlieb Mossner、Johannes Dieffenbach 及 Samuel Bigger 进一步丰富[1]。首次报道的关于角膜移植的试验是在兔眼上进行的，后来逐渐在鸡及鸽子的模型上进行了进一步的尝试，但结果不尽相同。1840 年 Michael Marcus 首次概括了角膜移植手术的基本原则，其中包括对供体及受体角膜组织的处理，要求植床和植片相似的形状及尺寸，缩短移植手术时间、减少操作造成的供体组织损伤以及防止眼内容物脱出[1,6]。同年，Franz Mühlbauer 也首次提出了使用三角形板层植片行前部板层角膜移植术[1]。

然而早期的大部分尝试都以失败告终，因此在随后的几十年内对于角膜移植术的探索逐渐冷却下来，研究的热点转向于人工角膜。到 19 世纪晚期 Arthur von Hippel 进一步丰富了板层角膜移植的理论，设计的圆形的机械性环钻，再次引起了人们对角膜移植的关注[7]。在 Dürr 和 Fox 各自报道了其关于板层角膜移植术的研究进展后，角膜移植受到了进一步关注[1]。Dürr 提出了一种由应用周边角膜的带结膜瓣的三角形板层植片完成的板层角膜移植术，而 Fox 介绍了使用全厚的兔角膜组织行板层角膜移植的手术尝试[1]。1878 年 G.F.Sellerbeck 报道了使用一个简单的手工环钻实施的首例人角膜移植，其中强调了不带结膜瓣的健康供体角膜组织的重要性[1,8]。

Eduard Zirm（图 108.1）在 1906 年成功完成了首例人角膜移植手术[1,9]。值得注意的是他当时手术的病例在现在看来也是属于高难度的手术。患者为生石灰入眼导致双眼碱烧伤的农民[1]，其供体来源于一

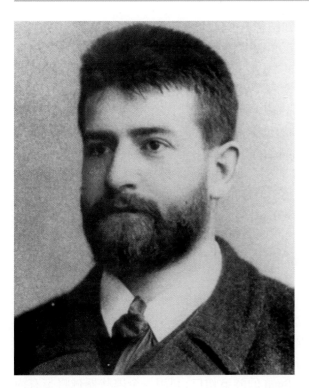

图 108.1 Eduard Konrad Zirm(1863~1944)成功完成首例穿透性角膜移植术

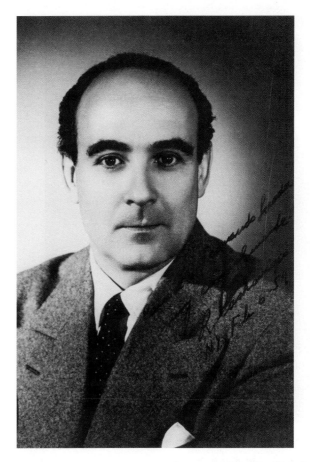

图 108.2 Ramon Castroviejo(1904~1987)研究了许多在穿透性角膜移植术中沿用至今的技术和设备

个 11 岁的男孩[1]。供体采用 von Hippel 设计的 5mm 的圆形环钻取下,术后 6.5 个月植片仍然保持透明。基于这个过程,Zirm 阐述了角膜移植手术的几条基本原则,主要包括:来源于人的健康的供体组织、严格的无菌操作技术、生理盐水保护植片避免毒性化学物质的损害、使用重叠缝合技术固定植片以及严格把握手术适应证。

现代角膜移植技术

尽管 Zirm 阐述了几个角膜移植手术的基本原则,但是经过许多人不懈地努力,从早期的方法到现代角膜移植技术的过渡仍旧经历了大约 50 年。Anton Elschnig、Tudor Thomas、Vladimir Filatov、Zdanko Nizetic、Joszef Imre Jr、Adolph Franceschetti、Hermenegildo Arruga、Walther Löhlein、Mauno Vannas 及 Benjamin Rycroft 等在新的环钻模型的发明、改变缝线固定的方法及扩大手术适应证方面的研究,促进了手术向现代角膜移植技术的发展[1,10-14]。然而是 Ramon Castroviejo 对现代角膜移植术的研究和发展产生了里程碑式的影响(图 108.2)。

Castroviejo 从临床和基础层面研究角膜移植,他基于临床成功手术技巧的发展研究兔角膜移植模型和临床人角膜移植术[15,16]。改良手术技巧、将方形植片改良为圆形植片、将缝合方式由重叠缝合改为并列缝合[15]。Castroviejo 同时致力于手术器械的改良,提高了角膜移植手术的成功率,其中许多器械沿用至今[17-19]。

除了 Castroviejo 的技术创新,其他值得注意的对现代角膜移植发展有显著意义的事件,包括手术显微镜的发展和单股尼龙纤维缝合材料的应用[20]。1945 年 R.Townley Paton(图 108.3)建立的第一个眼库成为现代眼库发展的奠基石,有利于角膜移植在全国各地开展[21]。在旧金山 Max Fine 的研究证实,对于无晶状体眼的大泡性角膜病变可以采用角膜移植术治疗[22]。同时 A.Edward Maumenee 的免疫学发现和局部激素的应用对于现代角膜移植手术的成功有积极的影响[23,24]。

伴随现代角膜移植取得的成功其手术方式不断发展。尽管在过去的三十年里角膜移植手术的创新主要来自于板层角膜移植术的多元化及更好的临床结果,但穿透性角膜移植术仍是最常见的手术方式。

9

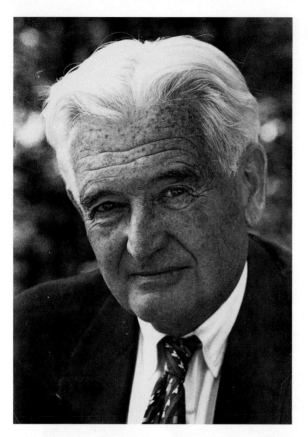

图 108.3　R.Townley Paton(1901~1984)在美国建立第一个眼库,成为眼库组织之父

从穿透性角膜移植术回到板层角膜移植术的演变

板层角膜移植术在 19 世纪晚期开始发展。1914 年 Anton Elsching 为一位角膜基质炎的患者使用 Von Hippel 环钻成功完成首例板层角膜移植[1,25],他后续的 174 个病例的研究报告启发了 Vladimir Filatov 等对部分板层角膜移植术优势的进一步研究[26]。在 Barraquer、Filatov、Paufique 等的努力下板层角膜移植术在 20 世纪初得到进一步发展[27-30]。然而到了 20 世纪中期由于板层角膜移植术存在层间雾状混浊、瘢痕形成及上皮植入等问题,使得穿透性角膜移植术有了一个迅速发展时期[31]。

由于穿透性角膜移植术在技术层面和基础研究层面的发展,手术的目的不再仅限于成功移植,进一步要求光学透明、减少散光、可预见性改善角膜屈光度、降低复发率及减少免疫排斥的发生[32]。进而随着病理生理学的发展,眼科医生逐渐认识到对于许多病例没有必要替换整个角膜,事实上只替换病变部分可能更好,尽可能维持受体角膜的完整性[33]。这

些认知结合已证实的开天窗式角膜移植手术的风险,使板层角膜移植术的研究再次引起关注。事实上在过去的 20 年里最神奇的创新就在于板层角膜移植术的再发展。从后部板层角膜移植术(posterior lamellar keratoplasty,PLK)发展到自动取材后弹力层剥除角膜内皮移植术(descement stripping automated endothelial keratoplasty,DSAEK)治疗内皮性病变,前部深板层角膜移植术(deep anterior lamellar keratoplasty,DALK)更适用于治疗角膜基质病变,表层角膜移植术(ocular surface transplantation)适用于治疗上皮性病变。

自动取材后弹力层剥除角膜内皮移植术

1998 年 Melles 等描述了一种后部板层角膜移植术,这种手术方式采用弯刀在角膜深度的 80%~90% 范围分离受体和供体角膜组织,使用基质内环钻和弯剪切除分离受体的后基质和内皮细胞[34-36],再通过巩膜上 9mm 的隧道切口,利用一个匙状器械将带有内皮细胞层和部分后基质的 7.5mm 的供体角膜组织植入受体眼内[34]。之后前房内注入无菌空气顶压植片以贴附于植床[34]。2002 年该技术经过改良将供体植片对折后通过 5mm 的巩膜隧道切口植入,无需缝合[37]。Terry 和 Ousley 在美国开发了新的器械完成了相似的手术,并将其命名为深板层角膜内皮移植术(deep lamellar endothelial keratoplasty,DLEK)[38]。同期角膜手术医生开始了 DLEK 手术方式的试验性改良。Rob Schultze[32]、Kenneth Goins[39]及 Francisco Sanchez Leon[32]建议使用显微角膜板层刀制备供体角膜组织,Thomas John[40]介绍了一种通过将供体组织染色来直观的观察植片位置的方法。

部分研究结果显示 DLEK 是一种成功的手术方式,术后角膜内皮计数接近于穿透性角膜移植术[41-44]。但是由于深基质层界面的光学变形 DLEK 手术后的平均视力为 0.4 到 0.5 之间[33,45,46]。另外该手术操作的时间较长,要求较精准的手术技巧,才能在供体和受体基质内手工剖切出光滑的界面[32]。这些问题促进了该手术方式的进一步改良和简化。

2004 年 Melles 等提出了单纯用器械剥除后弹力层和内皮细胞层后植入 9mm 的角膜植片的手术方式[47]。该手术方式被定义为角膜后弹力层剥除内皮移植术(descement stripping endothelial keratoplasty,DSEK)。Price 报道了数百例成功的手术案例,术后视力快速恢复,最佳矫正视力可达到 0.6~0.8 之间[48]。Gorovoy 首次提出了使用显微角膜板层刀制备供体角

膜组织来代替手工分离板层[50]。相继有使用显微角膜板层刀或飞秒激光预切割制备供体角膜组织的手术广泛开展,该手术方式被定义为自动取材后弹力层剥除角膜内皮移植术(DSAEK)。

即使是最有经验的手术医生也报道了 DSAEK 与 DLEK 相比有许多植片脱落的病例[48-50],但简化的手术过程和最佳矫正视力的明显提高仍旧使 DSAEK 手术成为角膜内皮病变患者的首选手术方式。如何改良植片植入的手术技巧以减少术中内皮细胞的丢失是进一步研究的焦点[32]。尚需要前瞻性的数据来证实哪种手术方式能够延长植片存活时间。

角膜后弹力层内皮移植术

在 DSAEK 被提出几年后,Melles 等进一步提出了角膜后弹力层内皮移植术(descement membrane endothelial keratoplasty,DMEK),即单纯移植后弹力层和内皮细胞的移植方式[51,52]。这种新技术包含制作一个 9.0mm 的成卷的供体组织,通过 3.5mm 的透明角膜切口植入被剥除后弹力层的受体前房内。供体组织通过 30 分钟的气泡顶压,之后采用气液交换过程使内皮移植片固定在适当的位置[51]。总结早期 DMEK 患者的病例发现最常见的手术失败的原因,包括植片正反位置颠倒、植片脱落及操作过程中内皮细胞丢失[53,54]。在 DMEK 手术被引入的随后几年,眼科医生对该手术进行了多项改良,并提高了手术的成功率:①供体角膜术前贴上标注方向的标签和术中使用光学相干断层成像系统(optical coherence tomography,OCT)来辅助明确植片的正反方向[56];②采用六氟化硫气体代替空气以降低再次进行前房注气的概率;③采用专业的推射器和植入技术减少操作时间和内皮细胞的丢失[55]。去除供体基质组织是 DMEK 优于 DSAEK 的方面,通过提供一个更光滑的角膜后表面降低高阶像差,术后视力比 DSAEK 更好。相比于 DSAEK 患者 5%~14% 的排斥率和穿透性角膜移植患者 13%~17% 的排斥率,由于移植更少的异体组织,DMEK 患者的早期免疫排斥发生率降低至 1% 以下。尽管 DMEK 优于 DSAEK,但其广泛开展还要克服供体制备、手术时间长及内皮细胞丢失过多等诸多问题[57,58]。

前部深板层角膜移植术

除了从内皮方面考虑板层角膜移植的发展外,

近几年创新的焦点也集中在改良前部板层角膜移植技术。前部深板层角膜移植术目前被多数人认可为治疗圆锥角膜的手术方案。去除受体病变的前部基质层而保留健康的内皮细胞层。然而早期的并发症如层间雾状混浊、角膜瘢痕及上皮植入等提示我们剥除深层基质以暴露后弹力层可能获得与穿透性角膜移植术相同的屈光介质和术后视力[59]。在 20 世纪 70 年代晚期 Malbran 和 Gasset 实现了深板层的分离及单纯剥除供体角膜内皮细胞的全厚植片的板层角膜移植[60,61]。大约有 80% 的圆锥角膜患者术后视力超过 0.5。然而深层分离延长了手术的时间,增加了手术的难度和术中改行穿透性角膜移植术的概率。

1985 年 Archila 提出了一种改良的深板层角膜移植术,他使用带 26G 针头的结核菌素注射器在后弹力层前的基质内注射 1cm³ 的空气[62]。注射的空气将后弹力层与基质层分离,使用细钝的小铲和角膜剪很容易剥除基质层。Price 和 Chau 分别在 1989 年和 1992 年相继报道了该手术技巧,都提出空气分离技术需要进一步的改良,因为角膜基质瘢痕明显或病变的区域通常很难分离[63,64]。1994 年 Sugita 和 Kondo 报道了包含 120 只眼的连续病例,他们使用环钻切割至受体角膜大约 3/4 厚度后,采用标准的板层分离技术剥除前部基质层,用 27G 的套管使用生理盐水进行水分离后,使用细钝的小铲分离水肿的基质暴露中央 5mm 的光学区的后弹力层[65]。但是该技术后弹力层的穿孔率达到 39%,术中通过前房空气填充封闭穿孔区[65]。术后平均视力达到 0.6,术中发生穿孔对术后视力未造成明显影响[65]。1998 年 Morris 等改良了 Sugita 的技术,即在水分离之后使用黏弹剂,同时在角膜缘穿刺放液以降低分离最后的基质纤维时的后弹力层的张力[66]。

尽管不断改进技术,前部板层角膜移植术成功的最关键因素在于完成后弹力层与基质之间的分离,这是阻碍 DALK 成为主流趋势的绊脚石。但是 2002 年 Anwar 和 Teichmann 介绍的大泡技术成为前部板层手术的主要变革[67]。他们试图通过在环钻凹槽的深处向中央角膜基质内注射空气大泡以分离后弹力层[67],结果却形成脱离于后弹力层的白色半透明圆盘状基质[67],但掌握这项技术仍是比较困难[31],但是 Anwar 对技术的改良提供了一种可持续性和重复性更好的方法来分离前部板层,比早期使用的方法穿孔率更低(181 只眼中穿孔率 9%)[68]。

9

飞秒激光的应用

角膜移植手术的变革如果没有提到手术器械的变革是不完整的。手术器械的变革在角膜移植手术发展的每个阶段都存在。飞秒激光代表了这方面的最新变革[69]，飞秒激光切削组织精确可控制深度和直径被广泛应用于角膜移植手术。在内皮移植手术中飞秒激光代替手工角膜板层刀来制备内皮植片，而在前部板层角膜移植中飞秒激光用于根据患者患者角膜厚度提前个体化设定切割深度[70-72]。在穿透性角膜移植中飞秒激光可以帮助手术医师更灵活制备合适形状的角膜植片使植片和植床能完美对合、更少的缝合及更少的散光[73-75]。

眼表重建术

角膜缘干细胞缺乏(limbal stem cell deficiency, LSCD)是目前角膜病专家面临的最大挑战。在过去的几十年里对于 LSCD 的处理原则发生了戏剧性的变化。在认识角膜缘的解剖和生理学功能之前，由于对于视力恢复唯一有效的治疗方案是反复的表层角膜切削术或角膜移植术，所以患有严重 LSCD 患者的预后都很差。以往手术方案最终失败的根本原因在于没有解决角膜缘的病因，因此角膜不能正常上皮化。为了让这些疑难患者在视力上达到康复，在过去的几十年里眼科医生报道了各种各样的眼表重建术的手术方式。1964 年 Jose Barraquer 在第一届世界角膜大会上报道了最早的关于严重眼表疾病的治疗[76]。

他介绍了从对侧眼取角膜缘上皮及角结膜上皮用于治疗眼表浅层烧伤。1977 年在这个领域的 Richard Thoft 又报道了结膜移植治疗单眼化学烧伤的病例[77]，但是这种治疗方案由于没有解决角膜缘干细胞的问题，所以无法恢复眼表的功能。

Thoft 的角膜上皮成形术发表于 1984 年[78]，在 1990 年得到进一步改良[79]，他使用周边角膜的半透明区进行移植，这是首次采用同种异体移植治疗严重眼表疾病(ocular surface diease, OSD)。这项技术利用尸体角膜来治疗双眼的 LSCD。但是这种方法只有少量的角膜缘干细胞被移植。

然而直到 20 世纪 70 年代的 Davenger 和 Evensen[80]及 80 年代 Schermer[81]、Kinoshita、Potten[82]等的研究发现了角膜缘干细胞的定位及功能后，LSCD 的处理原则才被成功的阐述。这些研究兴起了保护或替代病变或消失的角膜缘干细胞的内科及外科治疗。了解了结膜在严重 OSD 中的作用，对于处理 LSCD 也很重要。

1989 年 Kenyon 和 Tseng 首次将角膜缘干细胞疗法用于临床，他们使用来自健康对侧眼的结膜和角膜缘组织进行自体移植治疗单眼 LSCD，对于严重的单眼 LSCD 患者这种治疗方法沿用至今[83]。Tsai 和 Tseng 在 1994 年首次提出了使用尸眼的角膜缘组织行同种异体角膜缘移植(keratolimbal allograft, KLAL)，发展到今天这种手术方式有很多变异术式[84]。1995 年 Kwitko 首次提出使用亲属提供的眼表细胞[85]。在他的治疗方案中，使用来自兄弟姐妹或父母的结膜移植片治疗 LSCD。Kenyon 和 Rapoza 改良了该项技术，从亲属获得活体角膜缘和结膜，并提出了早期版本的活体相关的结膜角膜缘同种异体移植技术(Living-Related Conjunctival Limbal Allograft, LR-CLAL)[86]。组织采集和手术技巧的不断提升改善了 LSCD 患者的预后[87]。不论是 LR-CLAL 还是 KLAL，同种异体组织的排斥会导致眼表移植的失败。Holland 等提倡严格遵守器官移植免疫抑制方案，其中包括基于受体危险因素的个体化免疫抑制方案和减少排斥概率的诱导治疗[88]。他们的研究表明采用器官移植方案能够改善预后，这些患者全身免疫抑制得到很好的耐受[89]。

最近组织工程技术的发展引导我们使用体外扩增的角膜缘上皮/干细胞进行眼表重建。Pellegrini[90]、Daya[91]及 Sangwan[92]等的研究证实了一系列的体外技术。从对侧眼、亲属少量角膜缘活体组织中或尸眼角膜缘组织中获得的上皮干细胞在体外适当的载体上扩增后移植到病变的角膜上。

未来眼表移植的发展在于获取患者自身骨髓的自体多能干细胞体外扩增诱导分化为角膜缘细胞和上皮细胞。这将避免了寻找合适供体和排斥的问题。

Rho 激酶抑制剂

Kinoshita 等的研究提出了使用非手术方式治疗内皮病变的可能性。最初的体外研究证明在培养的角膜内皮细胞中通过药物抑制 Rho 激酶(Rho-Associated Kinase, ROCK)信号通路能够抑制细胞凋亡、增强细胞黏附和增殖能力[93]。将动物实验中使用的 ROCK 抑制剂 Y-27632 小范围临床初步用于 8 例(8 只眼)大泡性角膜病变患者。所有眼经历经角膜的冷冻后给予每天 6 次的 Y-27632 点眼持续一周。

弥漫性水肿的患者没有明显的改善,而对于中央角膜水肿的 Fuchs 病变的患者表现为角膜厚度的降低、角膜透明度的改善和视力的恢复,持续治疗至少能维持24个月[94]。尽管这些初步研究结果令人振奋,但可能剥落中央病变内皮细胞的过程导致内皮的重塑而并非 ROCK 抑制剂的直接作用。需要更多的对比研究去证实 ROCK 抑制剂的作用[95]。在编写此书的同时,前房注射细胞联合 ROCK 抑制剂的临床试验正在日本开展。

总结

从角膜移植的诞生到现代移植术的发展和变迁表明角膜疾病病理学认识的提高和技术的革新促进了这项新技术的逐步发展。尽管这项新技术以惊人的变革在新世纪不断发展,世界范围内仍有成千上万的患者因角膜盲失明。更新的手术技术、先进的设备、眼库的革新和细胞疗法的潜能将共同提高角膜移植术治疗角膜盲的治愈率。

(史伟云 译)

参考文献

1. Mannis MJ, Mannis AA. *Corneal transplantation: a history in profiles.* Belgium: JP Wayenborgh; 1999.
2. Filatov VP. Transplantation of the cornea. *Arch Ophthalmol* 1935;**13**: 321–3.
3. Barraquer JI. Queratolieusis para la correccion de la myopia. *Arch Soc Am Oftalmol Optom* 1964;**5**:27–48.
4. Castroviejo R. Preliminary report of a new method of corneal transplant. *Proc Staff Meet Mayo Clin* 1931;**6**:417–18.
5. Reisinger F. Die Keratoplastik: ein Versuch zur Erweiterung der Augenheilkunst. *Bayerische Annalen* 1824;**1**:207–15.
6. Marcus M. Angabe eines Operationsverfahren zur Ausführung der Transplantatio Corneae. In: Schmidt CC, editor. *Jahrbücher der in-und ausländischen gesamten Medicin.* Leipzig: Otto Weigand; 1841. p. 89.
7. von Hippel A. Eine neue Methode der Hornhauttransplantation. *Arch für Ophthalmol* 1888;**34**:105–30.
8. Sellerbeckiv GF. Über Keratoplastik. *Arch für Ophthalmol* 1878;**24**:1–46.
9. Zirm E. Eine erfolgreiche totale Keratoplastik. *Archiv für Ophthalmol* 1906;**64**:580–93.
10. Thomas JWT. Transplantation of cornea: a preliminary report on a series of experiments on rabbits, together with a demonstration of four rabbits with clear corneal grafts. *Trans Ophthalmol Soc UK* 1930;127–41.
11. Friede R. Zur Klinik der durchgreifenden optischen Keratoplastik. *Klin Monatsbl Augenheilk* 1938;**101**:1–20.
12. Nizetic A. Hantrepan zur Hornhautüberpflanzung. *Klin Monatsbl Augenheilk* 1938;**100**:258–9.
13. Francechetti A. Corneal grafting. *Trans Ophthalmol Soc UK* 1949;**69**: 17–35.
14. Arruga H. *Ocular surgery.* Hogan MJ, Chaparro LE (transl). New York: McGraw-Hill; 1952.
15. Castroviejo R. Keratoplasty. Comments on technique of corneal transplantation. Source and preservation of donor's material. Report of new instruments. Part I. *Am J Ophthalmol* 1941;**24**:1–20.
16. Castroviejo R. Keratoplasty. Comments on technique of corneal transplantation. Source and preservation of donor's material. Report of new instruments. Part II. *Am J Ophthalmol* 1941;**24**:130–55.
17. Castroviejo R. New instruments: a new needle holder. *Trans Am Ophthalmol Soc* 1950;**48**:331–2.
18. Castroviejo R. Suture marker for keratoplasty. *Trans Am Ophthalmol Soc* 1958;**56**:409–10.
19. Castroviejo R. Suturing forceps for cataract and corneal surgery. *Trans Am Ophthalmol Soc* 1965;**63**:355–7.
20. Roper-Hall MJ. Microsurgery in ophthalmology. *Br J Ophthalmol* 1967; **51**(6):408–14.
21. Paton D. The founder of the first eye bank: R. Townley Paton, MD. *Refractive and Corneal Surg* 1991;**7**:190–5.
22. Fine M. Techniques of keratoplasty. In: Bronson N, Paton RT, editors. *Advance in keratoplasty: international ophthalmology clinics,* vol. 10. Boston: Little, Brown.; 1970 No. 2.
23. Maumenee AE. The immune concept: its relationship to corneal homotransplantation. *Ann NY Acad Sci* 1955;**59**:453–61.
24. Maumenee AE. The influences of donor recipient sensitization on corneal grafts. *Am J Ophthalmol* 1951;**34**:142–52.
25. Elsching A. Über Keratoplastik. *Ber ophthalmol Ged* 1920;**42**:331.
26. Filatov VP. Transplantation of the cornea. *Arch Ophthalmol* 1935;**13**: 321–47.
27. Barraquer JI. Lamellar keratoplasty (special technique). *Ann Ophthalmol* 1972;**4**(6):437–69.
28. Paufique L, Charleux J. Lamellar keratoplasty. In: Casey T, editor. *Corneal grafting.* New York: Appleton-Century-Crofts; 1972. p. 121–76.
29. Polack FM. Lamellar keratoplasty. Malbran's "peeling off" technique. *Arch Ophthalmol* 1971;**86**(3):293–5.
30. McCulloch C, Thompson GA, Basu PK. Lamellar keratoplasty using full thickness donor material. *Trans Am Ophthalmol Soc* 1963;**61**: 154–80.
31. Lee B, Mannis M. The return of lamellar keratoplasty. *Vis Pan Amer* 2009; 164–7.
32. Terry M. Endothelial keratoplasty: history, current state and future directions. *Cornea* 2006;**25**(8):873–8.
33. Terry MA, Ousley PJ. Deep lamellar endothelial keratoplasty (DLEK): visual acuity, astigmatism and endothelial survival in a large prospective series. *Ophthalmology* 2005;**112**:1541–9.
34. Melles GR, Eggink FA, Lander F, et al. A surgical technique for posterior lamellar keratoplasty. *Cornea* 1998;**17**:618–26.
35. Melles GR, Lander F, Beekhuis WH, et al. Preliminary clinical results of posterior lamellar keratoplasty for a case of pseudophakic bullous keratopathy. *Am J Ophthalmol* 1999;**127**:340–1.
36. Melles GR, Lander F, van Dooren BT, et al. Preliminary clinical results of posterior lamellar keratoplasty through a sclerocorneal pocket incision. *Ophthalmology* 2000;**107**:1850–7.
37. Melles GR, Lander F, Nieuwendaal C. Sutureless, posterior lamellar keratoplasty. *Cornea* 2002;**21**:325–7.
38. Terry MA, Ousley PJ. Deep lamellar endothelial keratoplasty in the first United States patients: early clinical results. *Cornea* 2001;**20**: 239–43.
39. Goins K. Surgical alternatives to penetrating keratoplasty II: endothelial keratoplasty. *Int Ophthalmol* 2008;**28**(3):233–46.
40. John T. Use of iodocyanine green in deep lamellar endothelial keratoplasty. *J Cataract Refract Surg* 2003;**29**:437–43.
41. Shimazaki J, Shimmura S, Ishioka M, et al. Randomized clinical trial of deep lamellar keratoplasty vs penetrating keratoplasty. *Am J Opthalmol* 2002;**134**:159–65.
42. Geerling G, Duncker GI, Krumeich J, et al. Lamellar keratoplasty back to the future? *Ophthalmologe* 2005;**102**:1140–8, 1150–1151.
43. Watson SL, Ramsay A, Dart JK, et al. Comparison of deep lamellar keratoplasty and penetrating keratoplasty in patients with keratoconus. *Ophthalmology* 2004;**111**(9):1676–82.
44. Van Dooren BTH, Mulder P. Nieuwendaale CP: Endothelial cell density after posterior lamellar keratoplasty; 5 to 7 year follow-up. *Am J Ophthalmol* 2007;**144**(3):471–3.
45. Amayem AF, Terry MA, Helal MH, et al. Deep lamellar endothelial keratoplasty (DLEK): surgery in complex cases with severe postoperative visual loss. *Cornea* 2005;**24**:587–92.
46. Fogla R, Padmanabhan P. Initial results of small incision deep lamellar endothelial keratoplasty (DLEK). *Am J Ophthalmol* 2006;**141**:346–51.
47. Melles GR, Wijdh RH, Nieuwendaal CP. A technique to excise the Descemet membrane from a recipient cornea (descemetorhexis). *Cornea* 2004;**23**:286–8.
48. Price FW, Price MO. Descemet's stripping with endothelial keratoplasty in 200 eyes. Early challenges and technique to enhance donor adherence. *J Cataract Refract Surg* 2006;**32**:411–18.
49. Chen ES, Terry MA, Shamie N, et al. Descemet-stripping automated endothelial keratoplasty: six-month results in a prospective study of 100 eyes. *Cornea* 2008;**27**(5):514–20.
50. Gorovoy MS. Descemet-stripping automated endothelial keratoplasty. *Cornea* 2006;**25**:886–9.
51. Melles GR, Ong TS, Ververs B, et al. Descemet membrane endothelial keratoplasty (DMEK). *Cornea* 2006;**25**:987–90.
52. Dapena I, Ham L, Melles GR. Endothelial keratoplasty: DSEK/DSAEK or DMEK – the thinner the better? *Curr Opin Ophthalmol* 2009;**20**(4): 299–307.
53. Ham L, Dapena I, van Luijk C, et al. Descemet membrane endothelial keratoplasty (DMEK) for Fuchs endothelial dystrophy: review of the first 50 consecutive cases. *Eye* 2009;**23**(10):1990–8.
54. Ham L, van der Wees J, Melles GR. Causes of primary donor failure in Descemet membrane endothelial keratoplasty. *Am J Ophthalmol* 2008; **145**(4):639–44.
55. Terry MA, Straiko MD, Veldman PB, et al. Standardized DMEK technique: reducing complications using prestripped tissue, novel glass injector, and sulfur hexafluoride (SF6) gas. *Cornea* 2015;**34**(8):845–52.

56. Cost B1, Goshe JM, Srivastava S, et al. Intraoperative optical coherence tomography-assisted Descemet membrane endothelial keratoplasty in the DISCOVER study. *Am J Ophthalmol* 2015;**160**(3):430–7.

57. Terry MA. Endothelial keratoplasty: why aren't we all doing Descemet membrane endothelial keratoplasty? *Cornea* 2012;**31**(5):469–71.

58. Price MO, Price FW. Descemet's membrane endothelial keratoplasty surgery: update on the evidence and hurdles to acceptance. *Curr Opin Ophthalmol* 2013;**24**:329–35.

59. Terry MA. The evolution of lamellar grafting techniques over 25 years. *Cornea* 2000;**19**:611–16.

60. Malbran E, Stefani C. Lamellar keratoplasty in corneal ectasia. *Ophthalmologica* 1972;**164**:50–70.

61. Gasset A. Lamellar keratoplasty in the treatment of keratoconus: conectomy. *Ophthalmic Surg* 1979;**10**:26–33.

62. Archila E. Deep lamellar keratoplasty dissection of host tissue with intrastromal air injection. *Cornea* 1985;**3**:217–18.

63. Price F. Air lamellar keratoplasty. *Refract Corneal Surg* 1989;**5**:240–3.

64. Chau G, Dilly S, Sheard C, et al. Deep lamellar keratoplasty on air with lyophilized tissue. *Br J Ophthalmol* 1992;**76**:646–50.

65. Sugita J, Kondo J. Lamellar keratoplasty and deep lamellar keratoplasty. *Folia Ophthalmol Jpn* 1994;**45**:1–3.

66. Morris E, Kirwan J, Sujatha S, et al. Corneal endothelial specular microscopy following deep lamellar keratoplasty with lyophilized tissue. *Eye* 1998;**12**:619–22.

67. Anwar M, Teichmann KD. Big bubble technique to bare Descemet's membrane in anterior lamellar keratoplasty. *J Cataract Refract Surg* 2002;**28**(3):398–403.

68. Anwar M, Teichmann KD. Deep lamellar keratoplasty: surgical techniques for anterior lamellar keratoplasty with and without barring of Descemet's membrane. *Cornea* 2002;**21**(4):374–83.

69. Soong HK, Malta JB. Femtosecond lasers in ophthalmology. *Am J Ophthalmol* 2009;**147**(2):189–97.

70. Soong HK, Malta JB, Mian SI, et al. Femtosecond laser-assisted lamellar keratoplasty. *Arq Bras Oftalmol* 2008;**71**(4):601–6.

71. Cheng YY, Pels E, Nuijts RM. Femtosecond-laser-assisted Descemet's stripping endothelial keratoplasty. *J Cataract Refract Surg* 2007;**33**(1):152–5.

72. Cheng YY, Hendrikse F, Pels E, et al. Preliminary results of femtosecond laser-assisted Descemet stripping endothelial keratoplasty. *Arch Ophthalmol* 2008;**126**(10):1351–6.

73. Bahar I, Kaiserman I, Lange AP, et al. Femtosecond laser versus manual dissection for top hat penetrating keratoplasty. *Br J Ophthalmol* 2009;**93**(1):73–8.

74. Por YM, Cheng JY, Parthasarathy A. Outcomes of femtosecond laser-assisted penetrating keratoplasty. *Am J Ophthalmol* 2008;**145**(5):772–4.

75. Cheng YY, Tahzib NG, van Rij G, et al. Femtosecond laser-assisted inverted mushroom keratoplasty. *Cornea* 2008;**27**(6):679–85.

76. World Cornea Congress I, Washington DC, 1964.

77. Thoft RA. Conjunctival transplantation. *Arch Ophthalmol* 1977;**95**:1425–7.

78. Thoft RA. Keratoepithelioplasty. *Am J Ophthalmol* 1984;**97**:1–6.

79. Turgeon PW, Nauhein RC, Roat MI, et al. Indications for keratoepithelioplasty. *Arch Ophthalmol* 1990;**108**:33–6.

80. Davanger M, Evensen A. Role of the peri-corneal papillary structure in renewal of corneal epithlium. *Nature* 1971;**229**:560–1.

81. Schermer S, Galvin S, Sun T-T. Differentiation-related expression of a major 64K corneal keratin in vivo and in culture suggests limbal location of corneal epithelial stem cells. *J Cell Biol* 1986;**103**:49–62.

82. Potten CS, Loeffler M. Epidermal cell proliferation. I. Changes with time in the proportion of isolated, paried, and clustered tabeled cells in sheets of murine epidermis. *Virchows Arch [B]* 1987;**53**:286–300.

83. Kenyon KR, Tseng SCG. Limbal autograft transplantation for ocular surface disorders. *Ophthalmology* 1989;**96**:709–23.

84. Tsai RJF, Tseng SCG. Human allograft limbal transplantation for corneal surface reconstruction. *Cornea* 1994;**13**:389–400.

85. Kwitko S, Raminho D, Barcaro S, et al. Allograt conjunctival transplantation for bilateral ocular surface disorders. *Ophthalmology* 1995;**102**:1020–5.

86. Kenyon KR, Rapoza PA. Limbal allograft transplantation for ocular surface disorders. *Ophthalmology* 1995;**102**(Suppl.):101–2.

87. Holland EJ, Schwartz GS, Daya SM. Surgical techniques for ocular surface reconstruction. In: Krachmer JK, Mannis MJ, Holland EJ, editors. *Cornea, surgery of the cornea and conjunctiva, 3e*, vol. 2. Mosby Elsevier; 2011.

88. Chan CC, Holland EJ. Immunosuppression in ocular surface stem cell transplantation. In: Holland EJ, Mannis MJ, Barry Lee W, editors. *Ocular surface disease: Cornea, conjunctiva and tear film*. Saunders Elsevier; 2013.

89. Holland EJ, Mogilishetty G, Skeens HK, et al. Systemic immunosuppresion in ocular surface stem cell transplantation: Results of a 10-year experience. *Cornea* 2012;**31**(6):655–61.

90. Pellegrini G, Rama P, Di Rocco A, et al. Concise review: hurdles in a successful example of limbal stem cell-based regenerative medicine. *Stem Cells* 2014;**32**:26–34.

91. Daya SM, Watson A, Sharpe JR, et al. Outcomes and DNA analysis of ex vivo expanded stem cell allograft for ocular surface reconstruction. *Ophthalmology* 2005;**112**:470–7.

92. Sangwan VS, Basu S, Vemuganti GK, et al. Clinical outcomes of xeno-free autologous cultivated limbal epithelial transplantation: a 10-year study. *Br J Ophthalmol* 2011;**95**:1525–9.

93. Okumura N, Koizumi N, Ueno M, et al. The new therapeutic concept of using a rho kinase inhibitor for the treatment of corneal endothelial dysfunction. *Cornea* 2011;**30**(Suppl. 1):S54–9.

94. Koizumi N, Okumura N, Ueno M, et al. New therapeutic modality for corneal endothelial disease using Rho-associated kinase inhibitor eye drops. *Cornea* 2014;**33**(Suppl. 11):S25–31.

95. Koizumi N, Okumura N, Ueno M, et al. Rho-associated kinase inhibitor eye drop treatment as a possible medical treatment for Fuchs corneal dystrophy. *Cornea* 2013;**32**(8):1167–70.

9

第109章

角膜移植的术前注意事项和决策

Sadeer B. Hannush, Lorena Riveroll-Hannush

关键概念

- 角膜移植的主要趋势从穿透性角膜移植术转向特定层面的角膜成分移植。
- 术前评估不仅包括一般的药物治疗史,还要关注角膜病变的明确层面。
- 角膜移植的分类包括眼表重建术、前部或后部板层角膜移植术、穿透性角膜移植术和人工角膜移植。
- 后部板层角膜移植术(DSAKE、DMEK、DMET 和 PDEK)已经演变为不可逆性内皮病变患者的主要手术选择方案。
- 穿透性角膜移植术仍然是治疗基质合并内皮病变及严重角膜瘢痕的重要手术方案。
- 人工角膜移植作为不能进行常规角膜移植手术(板层或穿透)时的可选择方案。

本章纲要

概论
总结

在过去的二十年,角膜手术,尤其是角膜移植术的思维模式逐渐转换。半个多世纪以来,角膜手术医生整体倾向于采用穿透性角膜移植术,而非光学或药物治疗,为视力明显受影响的角膜病患者恢复视力。尽管手术医生认识到病变可能没有累及全层角膜,也清楚的认识到要接受全层角膜植片移植恢复视力的患者,在术前及术后过程中需要面临的挑战,相比于板层角膜移植术后早期视力不尽如人意的效果,很多年来穿透性角膜移植术仍是大多数角膜病手术的选择方案。在过去 20 年里手术技巧和器械的改进,使手术医生选择不同目标层面进行手术的治疗方案,即特定层面的角膜移植术或选择性角膜成分移植术成为可能[1,2]。美国眼库组织的统计数据表明从 2014 年以来,美国一半以上的角膜移植手术是部分板层角膜移植[3]。

概论

回顾历史,准备行角膜移植术患者的术前注意事项,包括但并不仅限于评估角膜病理学变化对视力损害程度,针对患者个体适合的手术、手术时间、围术期和术中注意事项,以及唯一的手术方案,即穿透性角膜移植术确定后,患者对术后参与冗长的随访过程的提前准备。术前评估包括全身及眼部病史、眼部及眼表附属器官的详细检查(包括视力、外眼检查、裂隙灯显微镜检查、眼压测量及散瞳眼底检查)。这些注意事项到现在为止仍然很重要,但是角膜移植思维模式逐渐转向于关注眼部的术前评估,以确定病理学变化在角膜层面的定位,从而选择合适的个体化手术方案。以下是所有的角膜移植手术:

1. 眼表重建术
2. 前部板层角膜移植术(anterior lamellar keratoplasty,ALK)
3. 后部板层角膜移植术
4. 穿透性角膜移植术
5. 永久性人工角膜移植术

眼表重建术

出现以下情况时考虑该手术:

1. 干眼
2. 神经营养性疾病
3. 角膜缘干细胞缺乏

眼表重建术主要包括但不仅限于泪点栓塞、睑裂缝合术、表层角膜切削术、羊膜移植术(图 109.1)及角膜缘干细胞移植术,角膜缘干细胞移植术在本文其他章节详细介绍。

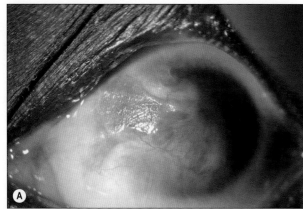

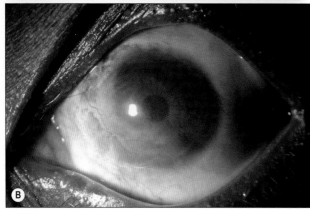

图 109.1 （A）16 岁男孩眼部碱烧伤。（B）该眼经角膜切削术联合羊膜移植术后 3 个月

前部板层角膜移植术

实施前部板层角膜移植术（anterior lamellar keratoplasty，ALK）通常表明病变位于角膜前部的 85%~95%，明确的保留后弹力层和内皮[4]。

适应证

1. 角膜扩张（圆锥角膜、球形角膜、透明角膜边缘变性）

2. 角膜营养不良（颗粒状及格子状等）

3. 感染后角膜瘢痕（细菌性、真菌性、病毒性、寄生虫性及非典型性）

4. 非穿孔性外伤造成的角膜瘢痕

禁忌证

绝对禁忌：内皮功能障碍

1. 后部营养不良（Fuchs、后部多形性病变）

2. 角膜水肿和大泡性角膜病变（人工晶状体眼和无晶状体眼）

3. 内皮细胞计数很低的非滴状角膜内皮营养不良

4. 虹膜角膜内皮综合征

相对禁忌：上皮功能障碍

1. 角膜缘干细胞功能缺乏（无虹膜畸形及化学伤等）

2. 慢性眼表疾病（重症角结膜干燥症及神经营养性角膜炎等）

优点

1. 保留受体内皮和后弹力层

2. 对供体角膜内皮没有要求：
避免植片内皮型免疫排斥
降低植片发生排斥的概率

3. 尽可能去除较多的病变角膜组织，例如圆锥角膜的全部扩张区域

4. 可以降低缝线及损伤导致的散光

5. 因为在手术全程中眼球基本上维持密闭状态，可以避免来自后房的压力，降低了脉络膜上腔渗漏及出血的发生。

缺点

1. 手术操作困难

2. 推测层间界面对光学效果有影响，随着板层剖切深度加深对光学效果的影响会降低

手术方法

板层角膜切除

这个过程不包括将供体组织移植给受体，它主要包括处理影响了前弹力层和前部大部分基质的角膜病变（例如 Reis-Bücklers、Thiel-Behnke、颗粒状及 Avellino 角膜营养不良）

1. 手工剥离技术

2. 显微角膜板层刀辅助的角膜切除术

3. 准分子激光辅助的治疗性角膜切削术

4. 飞秒激光辅助的角膜切削术

板层角膜切除术具有操作过程简便的优点。缺点包括获得的层间界面相对不规则和发生上皮下雾状混浊的可能。术中适当的使用丝裂霉素可能减少后者的发生。通常使用浓度为 0.2mg/ml（0.02%）的丝裂霉素作用于剥除了前部板层后残留的基质床 30 秒 ~2 分钟。

构造性、重建性和板层角膜移植术

这是一系列恢复眼球完整性的手术，通常是达到

光学透明和视力恢复的第一步。例如用于透明角膜边缘变性的新月形植片及用于近穿孔或已穿孔的补丁植片。

治疗性自动板层角膜移植术

尽管手工分离角膜板层在很大程度上被舍弃,但一些手术医师仍然提倡该方法,尤其是针对深层切除,手工切除的安全性和界面混浊的发生率更低的争议,因为深层界面角膜基质细胞的密度更低。治疗性自动板层角膜移植术(automated lamellar therapeutic keratoplasty,ALTK)通常使用显微角膜板层刀分离植片和植床[5]。这种手术方案适用于角膜病变累及前部板层的 1/2~2/3 的深度。

前部深板层角膜移植术

前部深板层角膜移植术(deep anterior lamellar keratoplasty,DALK)属于前部板层角膜移植的一种,它利用后弹力层和角膜基质之间的潜在腔隙将角膜基质从后弹力层上完整的分离,保留受体的内皮及其基底膜后弹力层[6,7]。已有数个辅助进行 DALK 的技术报道,其中常用的是 Anwar 的大泡技术[8,9]。供体组织移植于植床前去除内皮细胞和后弹力层。与显微角膜板层刀辅助的板层角膜移植术相比,DALK 的优势在于它能够治疗累及全层角膜基质的病变而保留后弹力层和内皮细胞。而且后弹力层前界面的光学影响不明显,从而消除了困扰板层角膜移植数十年的影响视力提高的问题(图 109.2)。DALK 的局限性在于在后弹力层或其附近操作有发生穿孔的可能,有时要求转换到全层角膜植片。DALK 在美国以外的地区广泛开展,尤其在欧洲和亚洲。2014 年 DALK 只占美国角膜移植手术的 2%[3]。

2013 年英国诺丁汉大学的眼科专家们观察到深板层角膜移植手术过程中的大泡(big bubble,BB)将前部基质从后弹力层和内皮层分离时带有一层后基质,它有独一无二的特性,可能与前部的前弹力层没什么不同[10]:

1. 它的厚度为 5~15μm
2. 有 5~8 层
3. 可能没有细胞
4. 有很高的爆破压力(>700mmHg,后弹力层大约为 20~30mmHg)
5. 与小梁网相连续

他们描述了深板层角膜移植可能形成的两种气泡(BBs)

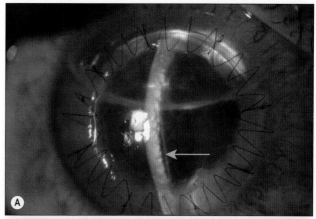
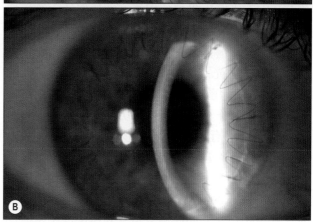

图 109.2 (A)圆锥角膜行前部深板层角膜移植术后 1 天,示受体后弹力层与供体植片分离(箭头)。(B)该患者后弹力层复位后 1 周,在供体角膜基质和受体后弹力层之间未见明显界面

1. 1 型气泡
发生于后弹力层前膜的**前部**
通常从中心扩展到周边
不容易扩散
不容易进入前房
2. 2 型气泡
发生于后弹力层前膜的**后部**和后弹力层(descemet membrane,DM)的前部之间
通常从周边扩散到中央
容易进入前房

德国埃朗根的眼科专家同样致力于后弹力层前膜的研究[11],在以下两个方面有重要发现:

1. 用电子显微镜证明后弹力层周围 3~4μm 范围内存在角膜基质细胞而并非无细胞结构。

2. 认为这种结构仅是最后层的角膜基质,它的性能与其他角膜基质相似,但是在形成大泡时易于同后弹力层和内皮细胞一起与基质分离。

飞秒激光辅助的板层角膜移植术

飞秒激光辅助的板层角膜移植术(femtosecond laser-assisted lamellar keratoplasty,FALK),采用飞秒激光进行供体和受体角膜的板层分离[12]。这一手术名称受到显微角膜板层刀使用者的质疑,但与显微角膜板层刀相比,激光的优点在于进行深层切削的预测性更好,更少的层间雾状混浊。另外,由于飞秒激光切割可制作直角边缘,可以将植片像井盖一样扣在植床上,然后戴上角膜绷带镜,减少了缝合[12]。大多数 FLAK 手术医生仍然使用缝线。他们认为给植床和植片除了制备直角边缘的其他类型的切口(如之字形、礼帽形、蘑菇形)更有利于切口的愈合、更早的拆线和减少散光。F-DALK 是指采用飞秒激光切除角膜组织(切除前部板层)的技术,在插入针头形成大泡之前先制作植片和植床的切口嵌合结构。飞秒激光辅助可能有助于大泡的形成和切口更好的对位、愈合和减少缝线造成的散光,但这种观点尚存在争议[13,14]。这种技术的局限性有两方面,首先激光机的费用是 30 万美元,而显微角膜板层刀的费用为 5 万美元。此外同时制备植片和植床的手术时间明显延长了,而且需要协调将患者从准分子激光中心移送到手术室,进一步完成手术的过程。有部分手术医生已经采用在眼库飞秒激光制作完成的供体组织以节约手术时间。

后部板层角膜移植术

尽管半个世纪前就报道了第一例角膜内皮移植术,但最近 15 年角膜内皮移植术才对于内皮功能失代偿的治疗产生重大的影响。对于各种不同的角膜内皮移植有不同的定义,主要包括后部板层角膜移植术(posterior lamellar keratoplasty,PlK)、内皮板层移植术(endothelial lamellar keratoplasty,ELK)、深板层内皮移植术(deep lamellar endothelial keratoplasty,DLEK)、角膜后弹力层剥除内皮移植术(descemet stripping endothelial keratoplasty,DSEK)和自动取材后弹力层剥除角膜内皮移植术(descemet stripping automated lamellar keratoplasty,DSAEK)[15,16],这些是目前最普遍开展的手术方式,2014 年占美国所有角膜移植手术的 50% 以上[3]。尽管角膜后弹力层内皮移植术(descement membrane endothelial keratoplasty,DMEK)[17]只占角膜内皮移植术的一小部分(2014 年占 11%)[3],但最近逐渐得到普及。其他手术方案包括对于 Fuchs 角膜内皮营养不良的患者单纯剥除中央区的后弹力层而不移植组织(Colby K,个人交流);移植后弹力层前膜和后弹力层及内皮的后弹力层前膜角膜内皮移植术(pre-descemet membrane endothelial keratoplasty,PDEK)[18];将 DMEK 植片植入前房后自行展开的后弹力层内皮转移(descemet membrane endothelial transfer,DMET);体外扩增内皮细胞的研究已经起步(Kinoshita S,个人交流)。后部板层角膜移植适用于不可逆性角膜细胞内皮功能失代偿[2,19~22]。

适应证

1. 后部角膜营养不良(Fuchs,非滴状角膜内皮和后部多形性病变)

2. 无晶状体眼和人工晶状体眼的角膜水肿和大泡性角膜病变

3. 虹膜角膜内皮综合征(Iridocorneal endothelial syndrome,ICE)

4. 其他原因的角膜内皮细胞功能失代偿(外伤,异物及年龄等)

禁忌证

1. 角膜扩张

2. 角膜基质营养不良

3. 其他原因引起的角膜瘢痕或混浊(感染、角膜基质炎、角膜脂样变性及外伤等)

4. 前部角膜营养不良和变性(Reis-Bücklers、Salzmann 及 Meesmann 等)

内皮移植相比于穿透性角膜移植的优点

1. 视力恢复快

2. 没有缝线相关的并发症

3. 降低了植片排斥的发生率

4. 保持眼球的完整性有利于防止外伤引起的眼球破裂

5. 可预见的角膜变形(toricity)和极少的地形图形态变化

6. 可预见的小的远视漂移(0.5~1.5D)

内皮移植的缺点

1. 对角膜手术医生来说为全新的手术

2. 对技术层面的要求,有明显的学习曲线

3. 术中潜在的明显的供体内皮细胞丢失

4. 植片脱位有一定的发生率

5. 层间雾状混浊的可能

手术方法

DSAEK 涉及剥除受体角膜一定区域的后弹力层。供体角膜植片的制备可以由手术医生或在眼库完成。制备的过程包括将供体角巩膜组织放置于人工前房,使用显微角膜板层刀切出 300~500μm 的厚度,以适当的直径(通常 8.0~9.0mm)的环钻冲切后部板层组织,然后将后板层内皮组织植入前房,通过空气填充将其固定于受体角膜的后表面(图 109.3)。移植的组织通常厚度为 50~150μm,包含后弹力层、内皮细胞和一层后基质。供体组织越薄发生植片脱离的概率越低[21],而且视力恢复越快。最新对该技术的改良尝试包括单纯从供体角膜获取后弹力层作为内皮细胞的载体,这种手术方式被定义为后弹力层角膜

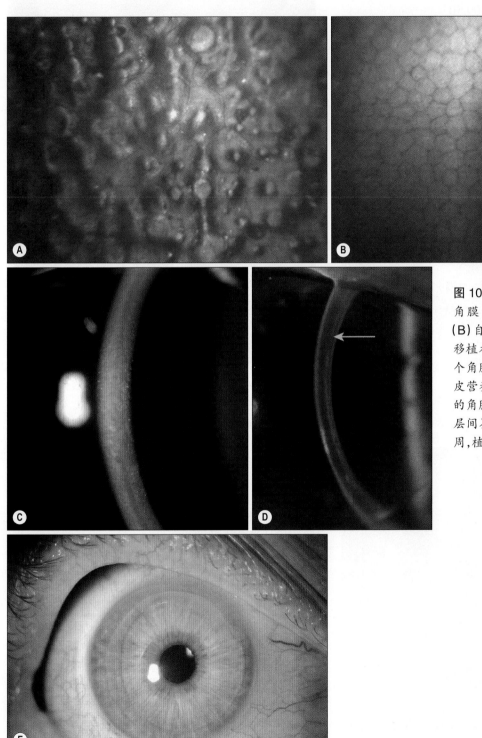

图 109.3 (A)共焦显微镜显示 Fuchs 角膜内皮营养不良的角膜后表面。(B)自动取材后弹力层剥除角膜内皮移植术(DSAEK)后的植片内皮,同一个角膜(A 和 B)证实了 Fuchs 角膜内皮营养不良存在角膜小滴。(C)透明的角膜植片。(D)残留 30% 气泡显示层间界面(箭头)。(E)DSAEK 术后 6 周,植片和受体基质透明

内皮移植术(DMEK)[17,23]。由于组织非常薄(15~25μm)容易在前房内卷曲。展开卷曲的供体组织是目前该手术的主要挑战(图 109.4A 和 B)。包含后弹力层前膜植片的 PDEK[18]手术可能更容易展开卷曲的组织。由于角膜内皮移植手术中大部分的内皮丢失发生于植片植入受体前房的过程中,一系列的推注器及植入器被研发生产以改进这个问题,例如 Neusidl 角膜植入器(Neusidl Corneal Inserter, NIC)(图 109.5A) 和 Busin 滑铲(Busin glide)(图 109.5B)。

穿透性角膜移植术

由于 20 世纪 60 年代及 70 年代角膜移植手术技术及眼库的巨大发展,穿透性角膜移植术(penetrating keratoplasty, PK)成为不可逆性角膜明显混浊患者视力恢复的标准治疗方法。尽管随着选择性板层角膜移植的快速发展,穿透性角膜移植手术量有明显下

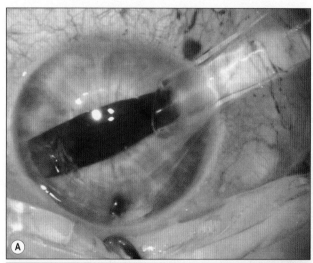

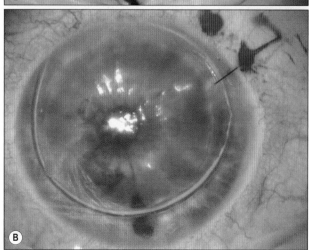

图 109.4 （A)后弹力层角膜内皮移植(DMEK)术中植片植入到前房内立即卷曲。(B)展开的 DMEK 植片在 SF6 及空气的填塞下贴附于受体角膜基质后表面

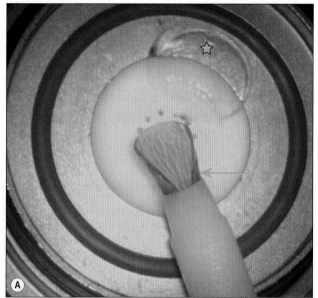

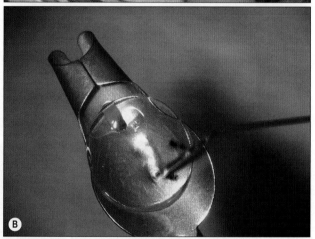

图 109.5 （A)放入了角膜植片的 Neusidl 角膜植入器离开供体角膜帽(星号)部分收回植入器内(箭头)。(B)植入眼内前的在 Busin 滑铲内的内皮植片

降,在 2014 年 PK 仍然占到了美国角膜移植手术量的40%[3]。PK 仍然是适用于病变累及除上皮细胞外全层疾病的治疗方法[24]。

适应证

1. 内皮和基质合并病变(例如 Fuchs 角膜营养不良伴角膜扩张,斑块状角膜营养不良)

2. 严重的角膜混浊,通过病史或检查不能确定内皮的情况

3. 圆锥角膜急性水肿期后弹力层破裂,成功实施深板层角膜移植术受到挑战

4. 其他原因引起的角膜混浊及没有其他手术方案可选择的情况

相对禁忌证

1. 继发于角膜缘干细胞缺乏的角膜上皮功能不良(无虹膜、化学伤),神经营养性病变及干眼

2. 角膜基质新生血管,尤其累及超过两个象限

3. 多次移植失败(2次及以上)

优点

1. 历史悠久的标准手术

2. 相对良好的成绩记录,体内最成功的组织移植

3. 除了上皮和表层替换了所用病变的角膜组织

缺点

1. 术后视力恢复周期长

2. 存在一定的植片排斥发生率(根据情况 10%~90%)

3. 缝线的并发症:暴露、新生血管及感染

4. 植片与受体连接薄弱:存在外伤切口哆开及眼球破裂的风险

5. 不可估计的角膜变形和屈光不正的程度

手术方法

穿透性角膜移植术

传统的穿透性角膜移植术使用不锈钢环钻和10-0 或 11-0 尼龙线或聚酯线

飞秒激光辅助的穿透性角膜移植术

飞秒激光辅助的穿透性角膜移植术(femtosecond laser-assisted penetrating keratoplasty,FAPK)设计制备的供体和受体切口以一种钥匙与锁扣的方式(如之字型、礼帽型、蘑菇型等[25])对合在一起。供体与受体更好地对合可能不需要更多的缝合,能更快的愈合以减少散光,从而比传统的穿透性角膜移植术(不锈钢环钻)更早的恢复视力。

永久性人工角膜移植手术

永久性人工角膜移植(permanent keratoprosthesis,KPro)手术适用于无法行之前介绍的其他四种角膜移植手术方式的严重影响视力的角膜疾病[26]。

适应证

1. 多次角膜移植失败的患眼

2. 干细胞缺乏状态(无虹膜等),可作为角膜缘干细胞移植的替代方案

3. 角膜基质四个象限新生血管长入(图 109.6A)

相对禁忌证

1. Stevens - Johnson 综合征

2. 眼瘢痕性类天疱疮

3. 严重碱烧伤

优点

1. 视力恢复快

2. 给其他手术方式没有希望的患者提供恢复视力的机会

缺点

1. 对角膜手术医师来说是新技术

2. 植片溶解及脱落的风险

3. 感染的风险(假体周围性角膜炎、眼内炎)

4. 继发性青光眼

手术方法

一个带光学元件的假体装置放置于载体角膜组织(波士顿人工角膜)(图 109.6B)直接移植到患者的

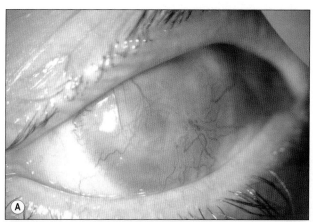

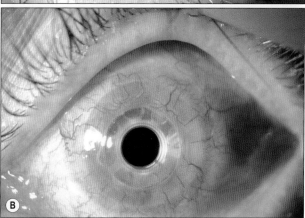

图 109.6 (A)角膜深层基质内弥漫性新生血管,不适于行角膜移植术。(B)该患者行波士顿 1 型人工角膜术后

角膜上（AlphaCor）或将其植入到牙齿上处理后嵌入眼球（骨牙角膜）进行视觉传导。自 2003 年以来波士顿人工角膜的成功率是令人振奋的[27,28]。这些方案对于其他方法不能恢复视力的个体来说是视力恢复的唯一希望。

总结

在过去的 15 年，角膜疾病的手术治疗发生了思维模式的转换。角膜手术医生不再依靠单一的武器 - 穿透性角膜移植术来治疗光学或药物无法解决的明显影响视力的角膜疾病。他们现在收集了一系列基于角膜特定层面的手术方法（如选择层面的角膜移植）。角膜手术医生受到的挑战是要掌握各种手术方案，其中一部分是技术要求，同时获得恰当实施每种手术方法所需要的知识，包括术前评估和术后处理。在随后的章节中，这些手术方法的细节将被讨论。角膜手术医生需要整体的看待患者。角膜移植术前需要考虑和决策，影响每个患者术后视力恢复和提高生活质量的许多因素。

（史伟云 译）

参考文献

1. Terry MA. The evolutions of lamellar grafting techniques over twenty-five years. *Cornea* 2000;**19**:611–16.
2. Terry M. Endothelial keratoplasty: history, current state and future direction. *Cornea* 2006;**25**(8):873–8.
3. Eye Bank Association of America. *Statistical report on eye banking activity for 2014*. April 2015.
4. Melles GRJ, Lander F, Rietveld FJR, et al. A new surgical technique for stromal anterior lamellar keratoplasty. *Br J Ophthalmol* 1999;**83**:327–33.
5. Busin M, Zambianchi L, Arffa RC. Microkeratome-assisted lamellar keratoplasty for the surgical treatment of keratoconus. *Ophthalmology* 2005; **112**:987–97.
6. Ang M, Mehta JS, Arundhati A, et al. Anterior lamellar keratoplasty over penetrating keratoplasty for optical, therapeutic, and tectonic indications: a case series. *Am J Ophthalmol* 2009;**147**(4):697–702.
7. Fontana L, Parente G, Tassinari G. Clinical outcomes after deep anterior lamellar keratoplasty using the big-bubble technique in patients with keratoconus. *Am J Ophthalmol* 2007;**143**:117–24.
8. Anwar M, Teichmann KD. Big Bubble technique to bear Descemet's membrane in anterior lamellar keratoplasty. *J Cataract Refract Surg* 2002; **28**:398–403.
9. Sarnicola V, Toro P, Gentile D, et al. Descemet's DALK and predescemetic DALK. Outcomes in 236 cases of keratoconus. *Cornea* 2010;**29**:53–9.
10. Dua HS, Faraj LA, Said DG, et al. Human corneal anatomy redefined: a novel pre-Descemet's layer (Dua's layer). *Ophthalmology* 2013;**120**: 1778–85.
11. Schöltzer-Schrehardt U, Bachmann BO, Tourtas T, et al. Ultrastructure of the posterior corneal stroma. *Ophthalmology* 2015;**122**(4):693–9.
12. Yoo SH, Kymionis GD, Koreishi A, et al. Femtosecond laser-assisted sutureless anterior lamellar keratoplasty. *Ophthalmology* 2008;**115**(8): 1303–7.
13. Price FW, Price MO, Grandin JC, et al. Deep anterior lamellar keratoplasty with femtosecond-laser zigzag incisions. *J Cataract Refract Surg* 2009; **35**(5):804–8.
14. Shehadeh-Mashor R, Chan C, Yeung S, et al. Long-term outcomes of femtosecond laser–assisted mushroom configuration deep anterior lamellar keratoplasty. *Cornea* 2013;**32**(4):390–5.
15. Azar DT, Jain S, Sambursky R. A new surgical technique of microkeratome-assisted deep lamellar keratoplasty with a hinged flap. *Arch Ophthalmol* 2000;**118**:1112–15.
16. Busin M, Arffa J, Sebastiani A. Endokeratoplasty as an alternative to penetrating keratoplasty for the surgical treatment of diseased endothelium: initial results. *Ophthalmology* 2000;**107**:2077–82.
17. Melles GRJ, Ong TS, Ververs B, et al. Descemet membrane endothelial keratoplasty (DMEK). *Cornea* 2006;**25**:987–90.
18. Agarwal A, Dua H, Narang P, et al. Pre-Descemet's endothelial keratoplasty (PDEK). *Br J Ophthalmol* 2014;**98**(9):1181–5.
19. Goins K. Surgical alternatives to penetrating keratoplasty II: endothelial keratoplasty. *Int Ophthalmol* 2008;**28**(3):233–46.
20. Gorovoy MS. Descemet stripping automated endothelial keratoplasty. *Cornea* 2006;**25**:886–9.
21. Price FW, Price MO. Descemet's stripping with endothelial keratoplasty in 200 eyes: early challenges and techniques to enhance donor adherence. *J Cataract Refract Surg* 2006;**32**:411–18.
22. Terry MA, Ousley PJ. Deep lamellar endothelial keratoplasty (DLEK): visual acuity, astigmatism, and endothelial survival in a large prospective series. *Ophthalmology* 2005;**112**:1541–9.
23. Terry MA, Straiko MD, Veldman PB, et al. Standardized DMEK technique: reducing complications using prestripped tissue, novel glass injector and sulfur hexafluoride (SF6) Gas. *Cornea* 2015;**34**(8):845–52.
24. Laibson PR. Current concepts and techniques in corneal transplantation. *Curr Opin Ophthalmol* 2002;**13**:220–3.
25. Buratto L, Bohm E. The use of the femtosecond laser in penetrating keratoplasty. *Am J Ophthalmol* 2007;**143**:737–42.
26. Dohlman CH, Nouri M. *Keratoprosthesis surgery. Smolin and Thoft's the cornea*. 4th ed. Philadelphia, PA: Lippincott, Williams and Wilkins; 2005. p. 1085–95.
27. Zerbe LB, Belin MW, Joseph B, et al.; Boston Type 1 Keratoprosthesis Study Group. Results from the Multicenter Boston Type 1 Keratoprosthesis Study. *Ophthalmology* 2006;**113**(10):1779–84.
28. Srikumaran D, Munoz B, Aldave AJ, et al. Long-term outcomes of Boston Type 1 keratoprosthesis implantation: a retrospective multicenter cohort. *Ophthalmology* 2014;**121**:2159–64.

9

第110章

穿透性角膜移植:手术基本原则

Clara C. Chan,Mauricio A. Perez,David D. Verdier,Woodford S. Van Meter

关键概念

- 穿透性角膜移植(penetrating keratoplasty,PK)对于不适合板层角膜移植的角膜病患者具有重要治疗作用。
- PK 能够显著恢复角膜透明性,但术后散光或屈光参差问题仍然有待解决。
- PK 术后失败的危险因素包括既往角膜移植手术失败、青光眼、虹膜前粘连、虹膜后粘连、角膜新生血管、无晶状体眼或人工晶状体眼以及手术时间过长。
- 医生有必要告知患者角膜移植术后合理的视力预期以及后续治疗方法。
- 简练而精准的 PK 手术步骤才能最大限度保障患者的手术安全、保证植片与植床愈合、降低手术缝线引起的散光。

本章纲要

引言

穿透性角膜移植(penetrating keratoplasty,PK)是指使用供体角膜替代全层受体角膜的角膜移植手术。根据角膜原发疾病的不同,PK 手术目的包括:①恢复中央角膜或视轴区透明性;②最大限度降低严重角膜病变的屈光不正;③美容性手术;④控制感染;⑤减轻疼痛。

在过去 70 年的大多时间里,PK 被认为是角膜移植手术的金标准。而在过去的十年间,成分角膜移植有替代 PK 的趋势,其原理是仅替代病变的角膜层而保留其他正常的角膜组织。与 PK 相比,角膜内皮移植术(endothelial keratoplasty,EK)在治疗角膜内皮失代偿方面具有压倒性的优势[1-5]。同样地,对于进展期圆锥角膜、基质型角膜营养不良和无法进行治疗性激光角膜切削的角膜基质瘢痕来说,前部板层角膜移植成为首选术式[6,7]。

2014 年,美国眼库联盟报道有 36 919 枚供体角膜被用于 PK,与 2005 年的 45 821 枚相比,下降了 19%。同年在美国开展了 28 691 例 EK,与 2005 年的 1429 例相比,足足增长了 20 倍。而 1953 例前部板层角膜移植手术则比 2005 年的 869 例增长了 2 倍[8,9]。波士顿 I 型人工角膜由 2005 年的 183 例增长至 2014 年的 1163 例[10]。

PK 成功率定义为术后一年的植片透明率,在众多研究中达到甚至超过 90%[11-19]。但如果就此认为 PK 是简单常见且要求不高的手术那就错了。目前成功 PK 的定义已经发生了改变。术者不仅要追求角膜移植术后植片的长期透明性,还要达到良好的屈光结果,即良好的矫正视力和裸眼视力与功能。为到达这个目的,新型设备不断被开发和应用,包括术后角膜地形图引导的准分子激光切削手术、飞秒激光技术,二者均可用于角膜植床的制备和术后角膜屈光状态的矫正[20-22]。有争议的是,澳大利亚的研究表明 PK 的长期预后优于板层角膜移植[23]。

患者选择的影响因素

年龄

理论上来说,老年人接受 PK 手术的一个优点是免疫系统发生角膜植片排斥反应的概率较低[24-26]。但是高龄也是发生脉络膜上腔出血的一个独立危险因素,需要采取额外的预防措施阻止其发生。

精神异常

轻度、中度智障患者进行 PK 能极大地受益[27,28],术者不应该将他们排除在外。家庭成员的支持与参与对这些病例非常重要,并有助于提高角膜移植手术的远期成功率。

眼部共存疾病

活动性炎症或者感染会增加植片失败的风险,因此应当在 PK 术前优先进行治疗。免疫性角膜溶解、疱疹病毒性角膜炎葡萄膜炎或棘阿米巴性角膜炎在病情稳定数月后再行角膜移植手术植片更容易存活[29]。

眼表疾病是角膜移植手术失败的主要原因。眼表疾病应在术前优先进行控制,并在术后长期维持。未经治疗的眼表疾病会降低植片透明度,从而导致手术失败甚至更糟的后果[30]。角膜缘干细胞缺乏的患者应在 PK 术前优先进行干细胞移植[31-36]。伴有干眼、神经营养性角膜炎、睫毛异常或者暴露性角膜炎的患者需要酌情给予环孢素滴眼液、泪小点栓塞、睫毛拔除或电解,甚至重症患者需行睑裂缝合[37,38]。眼睑异常最好在角膜移植术前进行矫正。

术前青光眼是植片失败的一个危险因素,Ing 及其他人发现青光眼使其风险提高了 2.5 倍[15,39-41]。眼压升高加速角膜内皮细胞的丢失[42,43]。青光眼引流装置与植片失败高度相关,很少有植片在五年的随访中保持透明[44-47]。抗青光眼手术的最佳时机(PK 术前、术中或术后)和最佳手术方式(前房或平坦部青光眼引流装置,对比是否应用抗代谢药物的滤过性手术)目前尚未明确[48-50]。新型抗青光眼手术的发展,尤其是微创青光眼手术(micro invasive glaucoma surgery,MIGS),具有维持眼前节解剖完整性的优势,为合并青光眼的 PK 患者带来植片存活的希望。眼压最好在 PK 术前就控制好,以便能更好地保护视神经和角膜内皮。眼压控制不良的青光眼是 PK 术中发生脉络膜上腔出血的一个独立危险因素[51,52]。

建立合理的手术预期

医生应当在术前与患者充分沟通,探讨角膜移植手术的目的并建立合理的手术预期,有助于提高患者的满意度。医生应当告知患者,穿透性角膜移植术后 1 年或者更长时间才能获得最佳视力。还应当告知患者术后视力通常受到高度屈光不正,如近视或远视、规则和不规则散光的影响。为获得更好的矫正视力,患者可能需要在术后进行多种手段治疗,如接触镜、框架眼镜、激光手术等多种方法治疗。

手术环境和麻醉

在合理的麻醉监护下,大多数患者能够在门诊手术室进行穿透性角膜移植手术。无论是否联合眼睑阻滞麻醉(Van Lint 或 Nadbath[52]),球后阻滞麻醉、球周阻滞麻醉或球结膜下麻醉都是常规方法,多使用长效麻醉药物如 0.5% 布比卡因联合短效麻醉药物如 2% 利多卡因进行麻醉[53]。全身麻醉多用于眼球破裂的患者、脉络膜出血高危的患者或其他状况如青少年、智障患者、聋哑患者或语言障碍患者。

术前准备

控制感染

尽管尚未得到科学证据支持,但是术前使用抗生素有助于降低眼内手术相关眼内炎的发病率[54-57]。预防性使用抗生素的问题包括更多耐药菌群的选择、耐药细菌的发展、过敏反应和经济支出。大部分手术者在术前 1~3 天使用广谱、相对非致敏性的抗生素。

眼内炎最常见的细菌来源于患者眼周菌群[58,59]。术前治疗和清除睑缘炎非常重要。同样术前眼睑准备也很重要,特别注意清除睑缘鳞屑,使用贴膜包裹睫毛并使用聚维酮碘溶液冲洗。术前即刻使用 1%~5% 聚维酮碘溶液冲洗眼表,能够显著降低术后眼内炎的发病率[60-63]。在角膜切开之前应当将聚维酮碘冲洗干净,避免可能的眼内毒性。

控制眼压

青光眼应在术前得到充分控制。完全的眼睑与眼外肌麻醉对于降低术中肌肉收缩引起的眼压波动非常重要。术前按压眼球能够进一步降低眼压,有助于降低术中开天窗时的后房压力,减少玻璃体脱出和脉络膜出血的风险[64~66]。Bourne 等[67]发现术前眼部按压能够降低有晶状体眼的角膜移植术后的角膜内皮细胞丢失率。术前使用 Honan 球或其他类似装置在 30mmHg 压迫眼球 30 分钟,有助于充分控制眼压。术者应该知道使用喉罩麻醉不能降低眼压。

晶状体处理

对于有晶状体眼的患者,不联合白内障手术时,应在穿透性角膜移植术前使用 2% 匹罗卡品滴眼,每 5 分钟一次,连续两次从而缩小瞳孔保护透明晶状体。如果需要联合白内障手术,就应当在术前散瞳,并在白内障摘除后向眼内注入乙酰胆碱或卡巴胆碱缩瞳来保护眼后节组织。

供体角膜处理

术者本人应该核实供体组织、供体病史及检查结果。即便眼库仔细核查过的角膜供体,在手术时仍然可能被发现有缺陷,包括角膜浸润、玻璃异物或其他异物残留、瘢痕或裂伤或者其他病变。一个越来越严重的问题是接受过屈光手术的角膜会被误捐给眼库,而眼库人员难以发现这种情况[68~72]。术者应当确保 PK 植片的质量。

供体保存液通常包含抗细菌药物。有证据表明:为了使抗生素起效,需要将保存液恢复到室温以备使用[73]。在患者接受手术前,需要将供体角膜从低温保存箱中转移出来,以便能够有 60 分钟的温度恢复时间。

是否需要对供体角巩膜环进行培养仍然存在争议。角巩膜环培养结果和术后眼内炎病原的一致性较差。PK 术后眼内炎的患者有 3% 与角巩膜环的真菌培养结果一致,而仅有 1% 与细菌培养结果一致[74]。很多单位都已经放弃在 PK 术前对角巩膜环进行培养,因为缺乏预测感染性并发症的价值且增加了患者不必要的经济负担[75,76]。

预防脉络膜上腔出血

暴发性脉络膜上腔出血是术者最担心的术中并发症。相较其他眼科手术,PK 术中发生暴发性脉络膜上腔出血概率更高,为 0.45%~1.08%[77~79]。有既往手术史患者发生概率更高[77,79,80]。Ingraham 等发现全麻患者发生暴发性脉络膜上腔出血的概率为 0.56%,而局部麻醉患者的概率为 4.3%。数个病例回顾分析发现全身麻醉是一个危险因素,特别是当患者麻醉不全时出现强烈反抗和咳嗽的时候[79,81]。其他危险因素包括高龄、青光眼、既往玻璃体手术史、心跳

过速、高血压、动脉粥样硬化、抗凝治疗和既往脉络膜上腔出血史[77,78,80,82~85]。

脉络膜上腔出血的最佳治疗是采取预防措施。在允许的情况下应该中止患者的抗凝治疗。尽可能控制患者的血压、心动过速和焦虑。术前充分降低眼压、术中应该缓慢进入前房,避免房水快速流出和眼压快速下降导致脉络膜血管破裂。切穿角膜的同时可以注入高黏性黏弹剂增加前房压力。对于高危患者应该考虑全麻同时避免不全麻醉时患者的强烈反抗和咳嗽。全麻可以降低玻璃体压力,从而降低脉络膜上腔出血风险。喉罩麻醉并不能降低眼压。术中尽量减少"开天窗"时间,比如提前准备好角膜供体、玻璃体切割设备和带缝合的人工晶状体等可能会用到的器材。同样的概念也适用于联合白内障手术。只要角膜透明度允许,缝合角膜后再行超声乳化都应该是我们的首选。术者充分做好手术规划且手术快速简洁是十分重要的。

如果发现脉络膜上腔出血的任何征兆,如出现暗色脉络膜脱离、眼内容物前移或者患者主诉急性严重眼痛,采取的首要措施应是尽快缝合眼球。如果不能尽快使眼球密闭,可使用暂时替代物,如使用 Cobo 人工角膜来使前房恢复压力,做控制脉络膜上腔出血的最后努力。如果眼内容物不能复位、前房无法重建,可考虑行巩膜切开术[79,86]。

有晶状体眼行穿透性角膜移植的手术步骤

不同的手术医生手术步骤可能有所不同,但 PK 手术有 2 个必要原则:①取得规整、散光度数最小的手术缝合切口;②减少角膜内皮细胞损伤。(参考手术视频 110.1、110.2、110.3 及 110.4)

放入开睑器

选择合适大小的开睑器以便使开睑器自身或者间接通过眼睑对眼球造成的压力最小。压力导致的眼球压迫可导致角膜环钻切口不规则、缝合不规整及术后散光增加[87]。为此,我们建议避免使用 Lieberman 型开睑器(螺旋撑杆式),而是使用有弹性的钢丝式开睑器。在极个别情况下,可行外眦切开帮助降低过高的眶压。

缝合巩膜固定环

巩膜固定环可使用 5-0 涤纶线、7-0 聚羟基乳酸

线或丝线进行缝合,缝合深度为巩膜的一半,注意不要缝合过深(图110.1)。参考手术视频110.1。根据眼球开放程度,从周边往角膜缘缝合会更容易些。固定环的直径选择应该比睑裂开放程度略小,避免对眼球造成压迫。缝线可适度留长,便于将其夹紧在手术巾上协助固定眼球位置;也可直接常规剪除多余缝线。巩膜环缝合时力度应柔和不要过紧,防止对巩膜造成额外牵引力,使眼球变形。缝合力度适中,使用镊子可使巩膜环轻度转动。在巩膜硬度不够的情况下,一旦眼球被打开巩膜环可起到支撑巩膜的作用。

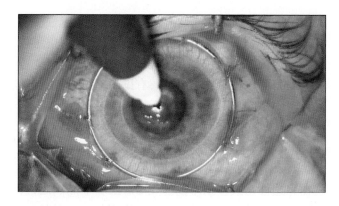

图110.2 标记受体角膜

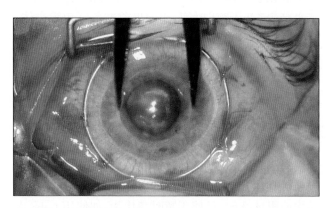

图110.1 巩膜固定环在位良好,使用卡尺测量角膜横径

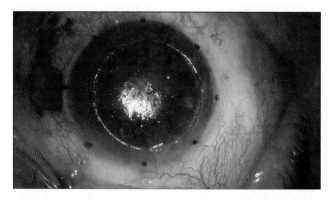

图110.3 在受体干燥的角膜表面标记

有些手术医生更喜欢使用上下直肌的牵引缝线而非巩膜固定环,特别是在有晶状体眼PK手术巩膜发生塌陷的可能性很小的情况下。另一种观点是不使用巩膜固定环以避免眼球变形及散光[87-89]。因此很多医生仅仅在儿童、无晶状体眼或者有脉络膜上腔出血危险因素的患者中使用巩膜固定环。

标记受体角膜

图110.2展示术者标记视轴,即角膜中央的位置。供体植片通常居于植床正中央,或者居于瞳孔轴,后者可能轻度向鼻侧偏移。如果视轴与瞳孔轴两者距离较远,可选择二者的中间位置。植床可用手持式环钻在干燥的角膜表面进行标记(图110.3)。参考手术视频110.1、110.2、及110.3。如果对标记位置不满意,可以根据居中程度和大小重新标记。当制备角膜供体的时候,可以在角膜表面覆盖湿润的吸血海绵避免手术显微镜的光损伤[90,91]。在进行角膜环钻钻切之前,有些手术医生使用8刀或12刀角膜缝线标记器,以便更好地对合植片与植床缝合[92-94]。

钻切植床的环钻直径取决于几个因素,包括植床角膜大小、角膜原发病及排斥发生风险。供体角膜组织环钻直径一般比植床大0.25mm,这是因为供体是从内皮面冲切,要比同等直径从角膜上皮面切取角膜的实际小0.25mm[95,96]。对于直径大于12.5mm的大角膜患者,常规植床使用8.25或8.5mm的环钻;对于直径小于11.5mm的小角膜患者,则常规使用7.5或7.75mm的环钻。

角膜植片有些时候不得不偏中心或者直径偏大以便能够充分替代病变角膜,比如一些周边角膜溃疡或者急性感染。轻度偏中心移植患者能够较好耐受,但是如果偏中心比较严重会导致术后高度散光。对于角膜内皮数量或质量不好的患者,比如Fuchs角膜内皮营养不良和大泡性角膜病变,如果无法行角膜内皮移植,可以选择较大直径角膜植片以便获得更多的健康角膜内皮。直径超过8.5mm的角膜植片由于距离角膜缘更近,术后发生移植术后排斥的风险更高[98,99]。对于角膜基质新生血管、既往移植排斥或者手术年龄小于50岁的患者,由于排斥发生的概率更高,使用大直径角膜植片应相对谨慎[24,26,100]。

前部板层角膜移植是进展期圆锥角膜的首选,除非患者角膜基质瘢痕明显或者板层移植失败才选择穿透性角膜移植。角膜锥体通常位于角膜下部,手术

9

时应该充分切除避免残留和疾病复发[101,102]。角膜圆锥形成程度在术前应该充分评估,这是因为手术显微镜难以分辨圆锥。最好在裂隙灯显微镜的裂隙条带下评估圆锥变薄部分,也可用钴蓝光协助分辨圆锥周围的 Fleischer 金属沉积环(图110.4)。圆锥角膜患者还可采用同等大小植片和植床的策略,这种相对较小直径的植片有助于降低术后的近视[103~106]。术者应当了解这种相对较小直径的植片缝合要做到较好的水密性好有一定挑战,可能需要额外的缝线缝合。

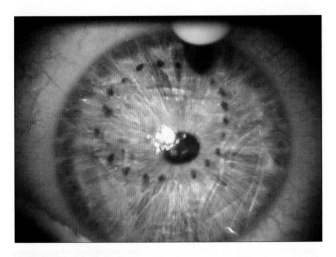

图 110.4　使用记号笔标示 Fleischer 环

钻切冲切供体角膜

供体角膜是使用带冲切手柄和切割枕的一次性环钻制备的(图110.5)。最新的现代冲切装置[87,107~109]或者飞秒激光[110]有助于获得圆形、切缘整齐且角膜内皮损伤较小的植片。当术者准备角膜植床的时候,供体组织应保存于保存液。

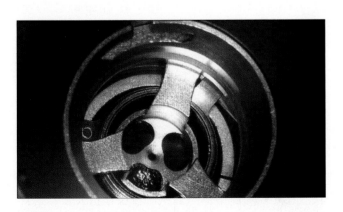

图 110.5　角膜环钻冲切供体角膜

环钻钻切病变角膜

角膜植床是使用一次性手动角膜环钻垂直钻切病变角膜。在切穿角膜之前,可通过角膜侧切口在前房内先行注入黏弹剂,以缓冲切穿角膜时的作用力。有些术者喜欢在环钻即将切穿角膜的时候使用尖刀切个小口进入前房,这种策略有助于角膜后切口形成凸起。在角膜环切过程中,保持对角膜最小的压力,以使环钻在切穿入前房或者到达后弹力层前的时候动作轻柔。前房切穿的标志是角膜表面出现房水或者当压力加大时前房变浅。由于角膜各部位厚度不完全一样,即使术者完全垂直角膜进行环切,通常角膜起始切穿区域开口也就一个钟点左右。环钻完全切穿进入前房导致眼压下降过快会提高脉络膜上腔出血的风险。除非有联合白内障手术或者玻璃体手术的计划,否则可以通过角膜起始切口注入氯乙酰胆碱或卡巴胆碱缩瞳保护晶状体。

受体切口可用斜面角膜剪完成,剪除角膜的时候在 45~90° 之外用有精细的齿镊夹住病变角膜(图110.6)。操作时剪刀尖应该时刻被观察到,剪切方向应该轻度向上避免损伤虹膜。为了使散光最小,病变角膜的切除应该尽量垂直于角膜平面;然而轻度内斜的角膜切缘能够使角膜切口后部形成凸起,使角膜切口水密性更好。

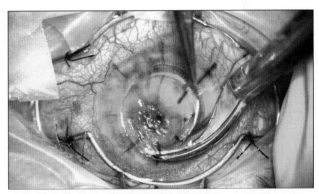

图 110.6　使用角膜剪剪除患者病变角膜

植床的剩余角膜组织应该使用弯剪或者 Vannas 剪刀修剪,但修剪时应该十分谨慎和仔细,因为过度修剪角膜会使切口出现渗漏及切口对合不良;开天窗时间应该降低到最短。

植床与植片对合不良是导致术后散光的主要原因[86,111,112]。术后散光也有可能部分源自供体角膜自身散光及植片与植床性状不匹配。然而,角膜环切误差是导致术后散光的主要因素。许多医生采用负压环钻比如 Hessberg-Barron 和 Hanna 角膜环钻系统来制作整齐、垂直的角膜切口[109,113~120]。不同环钻系统的刀口锋利度、切除特点和环钻刀直径不同,术者切换不同环钻系统时应加以注意[121,122]。

飞秒激光也可用来制作供体和角膜植床,其优点包括切口精准,术后散光少,且可以制作不同形状的边切口(之字形、蘑菇形、礼帽形)来增加切口的稳定性、减少缝合时间[123~126]。

前房注入黏弹剂

前房注满分散性黏弹剂有助于支撑前房、协助植片与植床对位和保护内皮细胞。

供体角膜放置于植床

角膜组织应该用精细的有齿镊在上皮层和基质接合部夹持,或者直接将角膜放置于 Paton 型角膜托,再将其转移至前房预注黏弹剂的植床上。术者需要注意夹持供体角膜时尽量不要触碰到角膜内皮面。

Belmont 等报道在手术缝合前旋转供体角膜并使用术中角膜散光计测量,直至获得最佳反射球面再行缝合有助于降低拆线后的角膜散光[127]。

用 10-0 尼龙线间断缝合最主要的头 4 针

10-0 尼龙线间断缝合的第一针一般是放在 12 钟点位,也可考虑在 11 钟点位和 1 钟点位缝。但由于第三针和第四针是在水平位,第一针若在 11 钟点位或 1 钟点位,后续缝合会相对比较困难。使用有齿镊夹住供体角膜上皮 - 角膜基质结合处,缝合时跨过供体和植床,出针点应在镊子夹取处正下方。缝合深度为 90% 角膜厚度以避免角膜切口裂开,要求植片和植床的角膜前弹力层对合[128]。采用 "3 环 -1 环 -1 环" 打结法线结较紧;或者使用活结能够精准调节角膜张力。黏弹剂注入前房可以帮助维持植片方向和前房深度。缝线第二针是在 6 钟点位,这一针对于组织对合和术后散光是最重要的。第一针和第二针的缝合应该正好将植片一分为二。缝合第二针时首先穿过植片,微调下方植片角度使第一针和第二针等分植片再穿过植床完成缝合(图 110.7)。缝合完成后前房应该重新形成,术者也应再次核对植片与植床对合情况。如果有必要,第二针可拆除重缝。第三针为 3 钟点位,第四针为 9 钟点位。植片与植床对合情况应该时刻检查,确保缝线等分供体,松脱的缝线应重缝(参考手术视频 110.1、110.2 和 110.3)。

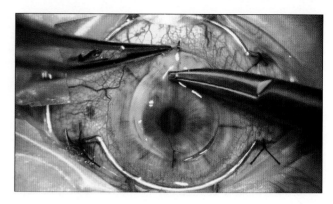

图 110.7 缝合 PK 手术第二针

完成缝合

额外的 8~12 针应该用 10-0 的尼龙线间断缝合紧密,不应过紧,保持植片与植床对合良好(图 110.8~110.11)。需要的时候可用黏弹剂或者平衡盐溶液做前房成形。缝线结应该置于供体侧,使其尽量远离角膜缘,可用快速轻按植片测试前房形成是否良好。还有一种缝合方式,是在完成 8 针间断缝合后,使用 16 针连续缝合,其深度也是 90% 角膜厚度,连

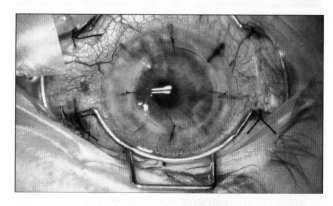

图 110.8 完成 PK 手术前 4 针缝合

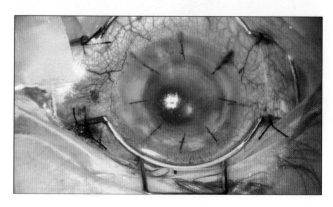

图 110.9 完成 PK 手术前 8 针缝合

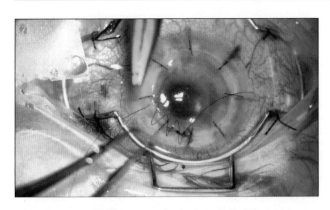

图 110.10 连续缝合

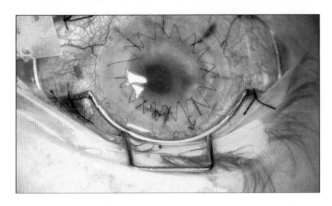

图 110.11 在角膜植片中埋入缝线结

续缝合结打在 12 钟点位角膜基质内。连续缝合间距应该一致,勿要与间断缝合重叠,从而使缝线整体保持和谐(视频 110.4)。缝线张力可用镊子轻轻拨动缝线评估并予调整。角膜切口对合程度可用吸血海绵检验密闭性。对于有微渗漏的切口可额外缝合或者拆除原有缝线再行缝合。"X"型缝合对于难处理的渗漏具有较好的作用(图 110.12)。

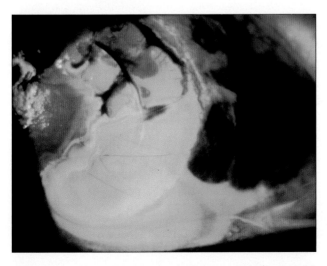

图 110.12 溪流试验阳性,间断缝合切口处有房水渗漏

手术缝合技巧包括单纯间断缝合、单纯连续缝合、间断联合连续缝合、双连续缝合。这些技巧都被证明是有效的缝合方式且在降低术后散光方面没有相对优势。尽管如此,仍有几个手术要点需要强调。首先,最常见的角膜移植缝合错误是缝合过紧。缝合过紧是很多角膜移植医生的通病,需要加以注意。缝合过紧可导致伤口愈合不好、角膜变平、远视和严重散光。由于缝线经常要放置数月以上,这些问题将迁延且变得难以处理。其次,角膜线结应该埋于角膜。暴露的缝线结会导致眼部刺激症状,乃至巨乳头性结膜炎[129]。再次,植片和植床的对合如何达到最佳仍然存在争议。

植片与植床的上皮/前弹力层对合可能更为重要,而非内皮对合。对合不好时,角膜表面产生的问题远远超过角膜内皮。散光与上皮/前弹力层愈合不佳关系密切[130,131]。由于手术操作的原因,尽管术者努力将缝针穿过植床的深度大于植片的深度,但实际上在植片与植床交界处植片覆盖植床的情况比植床覆盖植片的情况更常见。

连续缝合第一针一般为放射性地放在植床上,距离间断缝合前四针约四分之一钟点位开始。第二针距离上一间断缝合约四分之三钟点位缝合植片与植床。依照此"1/4~3/4"原则完成剩余连续缝合可使缝合保持形状一致(连续缝合距离等于两针间断缝合间距的一半)。连续缝合最后一针与起始第一针在同一个钟点,但仅穿过植片。缝合仍为"3-1-1"式打结法,线结埋于植片与植床交界的基质。

有些术者认为逆扭矩式连续缝合有助于降低术后散光[131,132],然而其他术者则认为并没有什么帮助[133,134]。

手术切口缝合技巧

当植片和植床厚度不完全一致的时候,重要的是保证植片和植床的前弹力层对合良好。双齿镊(如 Pollack 镊子)有助于稳定供体角膜方便缝合起初几针。

理想的角膜缝合应该尽量靠近后弹力层,植片和植床针距应该一致。PK 缝线第二针对于切口对合和角膜散光最为关键。术者应当注意无论是在植片还是植床,第二针与第一针应该成 180°角。

由于具有适中的弹性、张力和生物相容性,尼龙线是行角膜移植最有效的缝线材料。聚丙烯或者聚酯纤维缝线可导致角膜基质纤维化[135],且由于他们

9

缺乏弹性,在角膜水肿消除后会带来额外损害。

角膜缝合过程中应该保持前房形成且有压力状态从而起到保护角膜内皮和维持正常角膜张力的目的。在缝合最初四针后如果切口有渗漏或者后节压力升高,可在前房注入平衡盐溶液或者黏弹剂。总的来说,在缝合 8 针后角膜切口应该实现水密。

正如之前提到的,目前有多种 PK 手术的角膜缝合方法。没有任何一种缝合方法优于其他[136~138](表110.1)。间断缝合联合连续缝合方式具有可以选择性拆线调整术后散光状态且同时可避免切口哆开[139~141]。同理其连续缝合在术后可适当调节切口,对控制术后早期散光有一定帮助[143~145](参见手术视频 110.4)。PK 角膜切口的愈合需要多年,如果术后 9~12 个月拆除缝线有可能会出现切口裂开[146~149]。对于切口愈合不均匀或者使用连续缝合会出现缝线变松的患者,间断缝合是最合适的缝线方法,特别是对于角膜基质血管化或者植片 - 植床结合部有炎症的患者。其他缝合方法包括单纯连续缝合[150]、双连续缝合[142,151]和双重连续缝合配合术后调整[152]。

无论使用何种缝合方式,直到拆除所有缝线后才能预测最终的散光状态。视力通常在拆除所有角膜缝线后提高,因为角膜不规则散光有所缓解[153]。

缝线的重新调整以使散光最小化

有些术者使用手术显微镜自带的或手持式角膜屈光计检查散光状况。这一步应该在拆除巩膜固定环后进行。价廉的塑料环(Karickhoff 角膜镜、DORC 角膜镜或者类似器械)甚至安全别针的圆形端均可

有效地用于评估角膜散光状态。在评估散光前,应该使用平衡盐溶液使前房压力恢复至正常压力同时切口水密应良好(参见手术视频 110.1、110.2、110.3 及 110.4)。手术中的角膜切口渗漏在术后不容易通过传统加压包扎或者绷带镜使其愈合。此时应该重新缝合或者加缝一针。手术台上可以使用 McNeill 和 Wessels 等描述的手术技巧调整连续缝线的扁平子午线和陡子午线来降低散光度数。过紧的间断缝线可以拆除重新缝合。

目前,眼内像差测量仪(美国德州 Alcon 公司)、Calypso 测量仪(德国 Carl Zeiss 公司)、Holo 测量仪(美国加州 Clarity 医疗器械公司)或者创新照明设备(美国南达科他 Ring light 公司)被认为是术中调整角膜缝线的新式工具。

术中用药

术毕可在球结膜下或者筋膜囊下注射 4mg 地塞米松;结膜下注射 20mg 庆大霉素和球结膜下注射 25 mg 头孢唑林或者其他合适抗生素。有些术者在术后给予患者四代喹诺酮类抗生素滴眼或者在结膜囊下直接给药。虽然有术者担心非甾体抗炎药的上皮毒性和角膜溶解风险,它仍然可以在术后短期内用于控制眼部疼痛。如果角膜表面愈合不良可考虑行临时性睑裂缝合[154~156]。

睑裂缝合是一种应用频率不高的手术选择[38]。睑裂缝合可使用双股丝线、尼龙线、聚丙烯线行褥式缝合,睑缘灰线缝合间距为 3mm,可使用棉垫减轻张力[157,158]。边缘或者中央式睑裂缝合均可。在角膜

表 110.1　角膜缝合技巧

	优点	缺点	手术技巧
单纯间断缝合	角膜移植标准缝合方式;儿童患者、植床新生血管化患者、既往移植排斥或者炎症性疾病患者首选	拆除缝线时切口有哆开风险,因此可避免复诊拆除全部缝线	使用 160° 针距为 6mm 的缝针;正常缝合 16 针,儿童患者缝合 24 或者 32 针;线结埋于植片以降低新生血管化倾向
间断联合连续缝合	可早期拆除间断缝线	血管化角膜和感染性角膜炎不能使用该方法	8 针间断缝合后再行 16 针连续缝合,或者 12 针间断和 12 针连续缝合;间断缝线线结埋入角膜后再行连续缝合
其他缝合方式:单纯连续缝合双连续缝合(图 110.14~110.15)	能够大幅度调整散光	相比于间断缝合,术后难以再行调整,因此多数术者不使用	

重新上皮化的过程中,睑裂缝合能够有效地维持几周,且之后缝线可以被安全地拆除。对于这部分患者也应考虑行泪小点栓塞。PK 术后应当确保眼睑没有闭合不全以防出现暴露性角膜病变。可考虑使用暂时性眼罩或使用医用胶布使睑裂闭合联合保护性眼盾。

术后缝线调整

术后缝线调整对于 PK 术后视力恢复非常重要。在切口完全愈合前应尽早调整缝线,以利于缝线拆除后角膜基质胶原重构改变角膜形状。

如果角膜散光状态较为理想,则可以保持角膜缝线直至有拆除指征。如角膜植片排斥、角膜瘢痕形成、角膜新生血管化、患者不适、缝线断裂或感染。传统而言,PK 缝线可保留至术后 12 个月。

拆除角膜缝线后可使角膜变平。缝线所在轴线和调整散光的能力可用于评估被拆除缝线的综合调节散光能力,能够为术者提供更多的调节选项[159]。

变松的间断缝线由于不提供结构上的支撑,可以在任何时候予以拆除且不影响切口愈合。松脱的缝线可损伤角膜上皮,因此是移植术后感染[160~164]和发生眼内炎的危险因素[165,166]。

在裂隙灯下使用镊子调整连续缝线的张力可大幅降低角膜散光[167~173],但存在切口裂开的风险[174]。

拆除 16 针的连续缝线可以使用 30G 针的斜面间断式切断连续缝合的表面缝线(8 次)。然后再将 30G 针头的钝面伸入连续缝线下面将其挑起,此后可用镊子容易地去除连续缝线。

特殊情况

屈光手术后行 PK 的患者

LASIK 术后患者行 PK 手术存在角膜板层之间裂开的风险。如果角膜瓣有往植片环切区域之外延伸的趋势,待屈光手术后 6 个月角膜瓣愈合后再行 PK 术是明智之选。如果角膜瓣丢失,通常有足够植床角膜基质组织能与植片对合良好。

放射状角膜切开术患者行 PK 手术存在一些需要注意的问题。放射状角膜切口无法愈合完全,在其术后 9 年行 PK 手术时行角膜环切或者缝合时仍然可以发现有切口裂开的现象[175~179]。在角膜环钻前,可对植片与植床结合部周边的放射状角膜切开切口行间断缝合或者连续缝合,以便稳定角膜并帮助预防切口裂开[180,181]。

旋转式自体角膜移植

病变同侧的自体角膜移植可将累及中央角膜的病灶与周边透明角膜旋转对调(图 110.13)。为了获得足够的透明角膜,可使用偏中心环切,充分替换病变角膜再行缝合[182~186]。该术式可以避免移植排斥且术后内皮细胞丢失速率较低[187,188]。对于儿童患者或者高危角膜移植患者可考虑该术式。

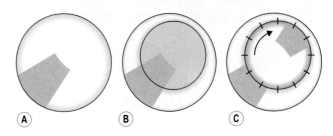

图 110.13 旋转式自体角膜移植。(A)中央角膜混浊。(B)偏心式钻取病变角膜。(C)旋转自体角膜并予缝合

自体对侧角膜移植

患者对侧眼无视功能但有透明角膜,则患侧眼行 PK 手术可考虑行自体对侧角膜移植。患者对侧无功能眼作为供体,为患者有增视希望的患侧眼提供透明植片。虽然这种情形不常见,但具有完全避免移植排斥风险的优点[189]。

使 PK 术后临床疗效最大化

患者宣教有助于提高疗效。对于有肢体接触运动和其他眼外伤风险的患者应该建议佩戴防护眼镜。

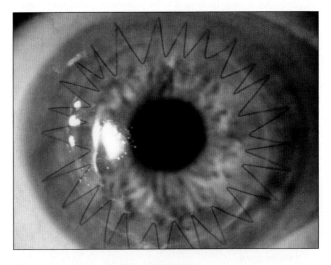

图 110.14 10-0 尼龙线行连续缝合

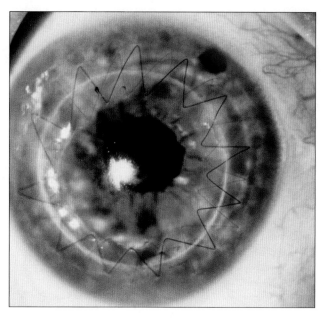

图 110.15　10-0 和 11-0 尼龙线行双重连续缝合

应当告知患者移植术后排斥、感染和缝线松脱的症状和体征，并强调及时就诊的重要性。应该鼓励 PK 患者如有不适及时报告，同时医生也应及时予以诊治。标示角膜移植术后排斥体征的印刷品、写下用药时间表、每次复诊时更新和回顾病情均有助于提高患者的依从性。

　　在医学临床工作中，很少有什么东西比在裂隙灯下看到一个透明的角膜移植更珍贵。精心制作作且植片长期存活的 PK 手术能使患者获益匪浅。

（洪佳旭 译　徐建江 校）

参考文献

1. Melles GRJ, Eggink FAGJ, Lander F, et al. A surgical technique for posterior lamellar keratoplasty. *Cornea* 1998;**17**:618–26.
2. Terry MA, Ousley PJ. Deep lamellar endothelial keratoplasty visual acuity, astigmatism, and endothelial survival in a large prospective series. *Ophthalmology* 2005;**112**:1541–8.
3. Gorovoy MS. Descemet-stripping automated endothelial keratoplasty. *Cornea* 2006;**25**:886–9.
4. Price FW Jr, Price MO. Descemet's stripping with endothelial keratoplasty in 200 eyes. Early challenges and techniques to enhance donor adherence. *J Cataract Refract Surg* 2006;**32**:411–18.
5. Melles GRJ, Ong TS, Ververs B, et al. Preliminary clinical results of Descemet membrane endothelial keratoplasty (DMEK). *Am J Ophthalmol* 2008;**145**:222–7.
6. Anwar M, Teichmann KD. Big–bubble technique to bare Descemet's membrane in anterior lamellar keratoplasty. *J Cataract Refract Surg* 2002; **28**:398–403.
7. Koreishi AF, Starr CE, Pettinelli DJ, et al. Phototherapeutic keratectomy (PTK) versus penetrating keratoplasty (PKP) in the treatment of lattice corneal dystrophy. *Invest Ophthalmol Vis Sci* 2003;**44**:3867–B570.
8. Eye Bank Association of America. *2009 Eye banking statistical report.* Washington, DC: Eye Bank Association of America; 2010.
9. Eye Bank Association of America. *2014 Eye banking statistical report.* Washington, DC: Eye Bank Association of America; 2015.
10. Dohlman CH. personal communication, 2015.
11. Price FW Jr, Whitson WE, Marks RG. Graft survival in four common groups of patients undergoing penetrating keratoplasty. *Ophthalmology* 1991;**98**:322–8.
12. Price FW Jr, Whitson WE, Collins KS, et al. Five-year corneal graft sur-

13. Vail A, Gore SM, Bradley BA, et al.; on behalf of Corneal Transplant Follow-up Study Collaborators. Corneal graft survival and visual outcome. A multi-center study. *Ophthalmology* 1994;**101**:120–7.
14. Ing JJ, Ing HH, Nelson LR, et al. Ten year post-operative results of penetrating keratoplasty. *Ophthalmology* 1998;**105**:1855–65.
15. Waldock A, Cook JD. Corneal transplantation: How successful are we? *Br J Ophthalmol* 2000;**84**:813–15.
16. Pramanik S, Musch DC, Sutphin JE, et al. Extended long-term outcomes of penetrating keratoplasty for keratoconus. *Ophthalmology* 2006;**113**: 1633–8.
17. Wagoner MD, Ba-Abbad R, King Khaled Eye Specialist Hospital Cornea Transplant Study Group. Penetrating keratoplasty for keratoconus with or without vernal keratoconjunctivitis. *Cornea* 2009;**28**: 14–18.
18. Thompson RW, Price MO, Bowers PJ, et al. Long-term graft survival after penetrating keratoplasty. *Ophthalmology* 2003;**110**:1396–402.
19. Corneal Donor Study Group. The effect of donor age on corneal transplantation outcome. Results of the cornea donor study. *Ophthalmology* 2008;**115**:620–6.
20. Bahar I, Levinger E, Kaiserman I, et al. IntraLase-enabled astigmatic keratotomy for postkeratoplasty astigmatism. *Am J Ophthalmol* 2008; **146**(6):897–904.
21. Binbaum F, Wiggerman A, Maier PC, et al. Clinical results of 123 femtosecond laser-assisted penetrating keratoplasties. *Graefes Arch Clin Exp Ophthalmol* 2013;**251**(1):95–103.
22. Nubile M, Carpineto P, Lanzini M, et al. Femtosecond laser arcuate keratotomy for the correction of high astigmatism after keratoplasty. *Ophthalmology* 2009;**116**(6):1083–92.
23. Coster DJ, Lowe MT, Keane MC, et al. A comparison of lamellar and penetrating keratoplasty outcomes: a registry study. *Ophthalmology* 2014;**121**(5):979–87.
24. Alldredge OC, Krachmer JH. Clinical types of corneal transplant rejection. Their manifestations, frequency, preoperative correlates, and treatment. *Arch Ophthalmol* 1981;**99**:599–604.
25. Boisjoly HM, Bernard PM, Dubé I, et al. Effect of factors unrelated to tissue matching on corneal transplant endothelial rejection. *Am J Ophthalmol* 1989;**107**:647–54.
26. Maguire MG, Stark WJ, Gottsch JD, et al. Risk factors for corneal graft failure and rejection in the collaborative corneal transplantation studies. *Ophthalmology* 1994;**101**:1536–47.
27. McElvanney AM, Adhikary HP. Penetrating keratoplasty in the mentally retarded. *Eye (Lond)* 1997;**11**:786–9.
28. Garcia Garcia GP, Martinez JB. Outcomes of penetrating keratoplasty. Retarded patients with keratoconus. *Cornea* 2008;**27**:980–7.
29. Killingsworth DW, Stern GA, Driebe WT, et al. Results of therapeutic penetrating keratoplasty. *Ophthalmology* 1993;**100**:534–41.
30. Claerhout I, Beele H, Van den Abeele K, et al. Therapeutic penetrating keratoplasty: clinical outcome and evolution of endothelial cell density. *Cornea* 2002;**21**:637–42.
31. Holland EJ. Epithelial transplantation for the management of severe ocular surface disease. *Trans Am Ophthalmol Soc* 1996;**94**:677–54.
32. Croasdale CR, Schwartz GS, Malling JV, et al. Keratolimbal allograft: recommendations for tissue procurement and preparation by eye banks, and standard surgical technique. *Cornea* 1999;**18**:52–8.
33. Tsubota K, Satake Y, Kaido M, et al. Treatment of severe ocular-surface disorders with corneal epithelial stem-cell transplantation. *N Engl J Med* 1999;**340**:1697–703.
34. Solomon A, Ellies P, Anderson DF, et al. Long-term outcome of keratolimbal allograft with or without penetrating keratoplasty for total limbal stem cell deficiency. *Ophthalmology* 2002;**109**:1159–66.
35. Holland EJ, Djalilian AR, Schwartz GS. Management of aniridic keratopathy with keratolimbal allograft: a limbal stem cell transplantation technique. *Ophthalmology* 2003;**110**:125–30.
36. Shimazaki J, Shimmura S, Tsubota K. Donor source affects the outcome of ocular surface reconstruction in chemical or thermal burns of the cornea. *Ophthalmology* 2004;**111**:38–44.
37. Roberts CW, Carniglia PE, Brazzo BG. Comparison of topical cyclosporine, punctal occlusion, and a combination for the treatment of dry eye. *Cornea* 2007;**26**:805–9.
38. Cosar CB, Cohen EJ, Rapuano CJ, et al. Tarsorrhaphy. Clinical experience from a cornea practice. *Cornea* 2001;**20**:787–91.
39. Yamagami S, Suzuki Y, Tsuru T. Risk factors for graft failure in penetrating keratoplasty. *Acta Ophthalmol Scand* 1996;**74**:584–8.
40. Williams KA, Roder D, Esterman A, et al. Factors predictive of corneal graft survival. Report from the Australian Corneal Graft Registry. *Ophthalmology* 1992;**99**:403.
41. Price MO, Thompson RW Jr, Price FW Jr. Risk factors for various causes of failure in initial corneal grafts. *Arch Ophthalmol* 2003;**121**: 1087–92.
42. Reinhard T, Kallmann C, Cepin A, et al. The influence of glaucoma history on graft survival after penetrating keratoplasty. *Graefes Arch Clin Exp Ophthalmol* 1997;**235**:553–7.
43. Reinhard T, Böhringer D, Sundmacher R. Accelerated chronic endothelial cell loss after penetrating keratoplasty in glaucoma eyes. *J Glaucoma*

vival. A large, single-center patient cohort. *Arch Ophthalmol* 1993;**111**: 799–805.

2001;**10**:446–51.

44. Price FW Jr, Price MO. Is it worthwhile to combine penetrating kerato-plasty with glaucoma drainage implants? *Cornea* 2008;**27**:261–2.

45. Ritterband DC, Shapiro D, Trubnik V, et al. Penetrating keratoplasty with pars plana glaucoma drainage devices. *Cornea* 2007;**25**:1060–6.

46. Kwon YH, Taylor JM, Hong S, et al. Long-term results of eyes with penetrating keratoplasty and glaucoma drainage tube implant. *Ophthalmology* 2001;**108**:272–8.

47. Arroyave CP, Scott IU, Fantes FE, et al. Corneal graft survival and intra-ocular pressure control after penetrating keratoplasty and glaucoma drainage device implantation. *Ophthalmology* 2001;**108**:1978–85.

48. WuDunn D, Alfonso E, Palmberg PF. Combined penetrating kerato-plasty and trabeculectomy with mitomycin C. *Ophthalmology* 1999;**106**:396–400.

49. Ayyala RS, Pieroth L, Vinals AF, et al. Comparison of mitomycin C trabeculectomy, glaucoma drainage device implantation, and laser neodymium: YAG cyclophotocoagulation in the management of intrac-table glaucoma after penetrating keratoplasty. *Ophthalmology* 1998;**105**:1550–6.

50. Ishioka M, Shimazaki J, Yamagami J, et al. Trabeculectomy with mito-mycin C for post-keratoplasty glaucoma. *Br J Ophthalmol* 2000;**84**:714–17.

51. Ingraham HJ, Donnenfeld ED, Perry HD. Massive suprachoroidal hem-orrhage in penetrating keratoplasty. *Am J Ophthalmol* 1989;**108**(6):670–5.

52. Speaker MG, Guerriero PN, Met JA, et al. A case-control study of risk factors for intraoperative suprachoroidal expulsive hemorrhage. *Ophthalmology* 1991;**98**(2):202–9.

53. Muraine M, Calenda E, Watt L, et al. Peribulbar anesthesia during kera-toplasty: a prospective study of 100 cases. *Br J Ophthalmol* 1999;**83**:104–9.

54. Christy NE, Lall P. Postoperative endophthalmitis following cataract surgery: effects of subconjunctival antibiotics and other factors. *Arch Ophthalmol* 1973;**90**:361–6.

55. Starr MB. Prophylactic antibiotics for ophthalmic surgery. *Surv Ophthal-mol* 1983;**27**:353–73.

56. Hughes DS, Hill RJ. Infectious endophthalmitis after cataract surgery. *Br J Ophthalmol* 1994;**78**:227–32.

57. Chitkara DK, Manners T, Chapman F, et al. Lack of effect of preoperative norfloxacin on bacterial contamination of anterior chamber aspirates after cataract surgery. *Br J Ophthalmol* 1994;**78**:772–4.

58. Sherwood DR, Rich WJ, Jacob JS, et al. Bacterial contamination of intraocular and extraocular fluids during extracapsular cataract extrac-tion. *Eye (Lond)* 1989;**3**:308–12.

59. Speaker MG, Milch FA, Shah MK, et al. Role of external bacterial flora in the pathogenesis of acute postoperative endophthalmitis. *Ophthal-mology* 1991;**98**:639.

60. Apt L, Isenberg S, Yoshimori R, et al. Chemical preparation of the eye in ophthalmic surgery. III. Effect of povidone-iodine on the conjunc-tiva. *Arch Ophthalmol* 1984;**102**:728–9.

61. Isenberg SJ, Apt L, Yoshimori R, et al. Chemical preparation of the eye in ophthalmic surgery. IV. Comparison of povidone-iodine on the conjunctiva with a prophylactic antibiotic. *Arch Ophthalmol* 1985;**103**:1340–2.

62. Speaker MG, Menikoff JA. Prophylaxis of endophthalmitis with topical povidine-iodine. *Ophthalmology* 1991;**98**:1769–75.

63. Nentwich MM, Ta CN, Kreutzer TC, et al. Incidence of postoperative endophthalmitis from 1990 to 2009 using povidone-iodine but no intracameral antibiotics at a single academic institution. *J Cataract Refract Surg* 2015;**41**(1):58–66.

64. Kirsch RE, Steinman W. Digital pressure, an important safeguard in cataract surgery. *Arch Ophthalmol* 1955;**54**:697–703.

65. Quist LH, Stapleton SS, McPherson SD Jr. Preoperative use of the Honan intraocular pressure reducer. *Am J Ophthalmol* 1983;**95**:536–8.

66. Jay WM, Carter H, Williams B, et al. Effect of applying the Honan intraocular pressure reducer before cataract surgery. *Am J Ophthalmol* 1985;**100**:523–7.

67. Bourne WM. Reduction of endothelial cell loss during phakic penetrat-ing keratoplasty. *Am J Ophthalmol* 1980;**89**:787–90.

68. Michaeli-Cohen A, Lambert AC, Coloma F, et al. Two cases of a penetrat-ing keratoplasty with tissue from a donor who had undergone LASIK surgery. *Cornea* 2002;**21**:111–13.

69. Ousley PJ, Terry MA. Use of a portable machine for screening donor tissue for prior refractive surgery. *Cornea* 2002;**21**:745–50.

70. Priglinger SG, Neubauer AS, May CA, et al. Optical coherence tomogra-phy for the detection of laser in situ keratomileusis in donor corneas. *Cornea* 2003;**22**:46–50.

71. Mootha VV, Dawson D, Kumar A, et al. Slit lamp, specular, and light microscopic findings of human donor corneas after laser-assisted in situ keratomileusis. *Arch Ophthalmol* 2004;**123**:686–92.

72. Hick S, Laliberte JF, Meunier J, et al. Topographic screening of donor eyes for previous refractive surgery. *J Cataract Refract Surg* 2006;**32**:309–17.

73. Hwang DG, Nakamura T, Trousdale MD, et al. Combination antibiotic supplementation of corneal storage medium. *Am J Ophthalmol* 1993;**115**:299–308.

74. Whilhelmus KR, Hassan SS. The prognostic role of donor corneoscleral rim cultures in corneal transplantation. *Ophthalmology* 2007;**114**:440–5.

75. Wiffen SJ, Weston BC, Maguire LJ, et al. The value of routine donor corneal rim cultures in penetrating keratoplasty. *Arch Ophthalmol* 1997;**115**:719–24.

76. Everts RJ, Fowler WC, Chang DH, et al. Corneoscleral rim cultures: lack of utility and implications for clinical decision-making and infection prevention in the care of patients undergoing corneal transplantation. *Cornea* 2001;**20**:586–9.

77. Ingraham HJ, Donnenfeld ED, Perry HD. Massive suprachoroidal hem-orrhage in penetrating keratoplasty. *Am J Ophthalmol* 1989;**108**:670–5.

78. Speaker MG, Guerriero PN, Met JA, et al. A case-control study of risk factors for intraoperative suprachoroidal expulsive hemorrhage. *Oph-thalmology* 1991;**98**:202–9.

79. Price FW Jr, Whitson WE, Ahad KA, et al. Suprachoroidal hemorrhage in penetrating keratoplasty. *Ophthalmic Surg* 1994;**25**:521–5.

80. Purcell JJ Jr, Krachmer JH, Doughman DJ, et al. Expulsive hemorrhage in penetrating keratoplasty. *Ophthalmology* 1982;**89**:41–3.

81. Taylor DM. Expulsive hemorrhage. *Am J Ophthalmol* 1974;**78**:961.

82. Arnold PN. Study of acute intraoperative suprachoroidal hemorrhage. *J Cataract Refract Surg* 1992;**18**:489–94.

83. Kay MD, Epstein RJ, Torczynski E. Histopathology of acute intraopera-tive suprachoroidal hemorrhage associated with transscleral intraocular lens fixation. *J Cataract Refract Surg* 1993;**19**:83–7.

84. Davison JA. General anesthesia and AISH. *J Cataract Refract Surg* 1993;**19**:814–15, reply to Epstein RJ.

85. Moshfeghi DM, Kim BY, Kaiser PK, et al. Appositional suprachoroidal hemorrhage: A case-control study. *Am J Ophthalmol* 2004;**138**:959–63.

86. Maumenee AE, Schwartz MF. Acute intraoperative choroidal effusion. *Am J Ophthalmol* 1985;**100**:147–54.

87. Olson RJ. The effect of scleral fixation ring placement and trephine tilting on keratoplasty wound size and donor shape. *Ophthalmic Surg* 1981;**12**:23–6.

88. Serdarevic ON, Renard GJ, Pouliquen Y. Randomized clinical trial comparing astigmatism and visual rehabilitation after penetrating kera-toplasty with and without intraoperative suture adjustment. *Ophthal-mology* 1994;**101**:990–9.

89. Rudd JC, Weis J, Connors R, et al. Introduction of corneal astigmatism through placement of a scleral fixation ring in eye bank eyes. *Cornea* 2001;**20**:864–5.

90. McDonald HR, Irvine AR. Light-induced retinopathy from the operating microscope in extracapsular cataract extraction and intraocular lens implantation. *Ophthalmology* 1983;**90**:945–51.

91. Stamler JF, Blodi CF, Verdier D, et al. Microscope light-induced macu-lopathy in combined penetrating keratoplasty, extracapsular cataract extraction, and intraocular lens implantation. *Ophthalmology* 1988;**95**:1142–6.

92. Lanier JD. Symmetrical marking of both donor and recipient corneas in penetrating keratoplasty. *Ophthalmic Surg Lasers* 1997;**28**:338–42.

93. Geggel HS. Technique to minimize asymmetric suture placement during penetrating keratoplasty. *Cornea* 2002;**21**:17–21.

94. VanRensburg PDJ, Raber IM, Orlin SE. A simple method for accurate centering of the Hessburg-Barron suction trephine during penetrating keratoplasty. *Ophthalmic Surg Lasers* 1997;**28**:1025–6.

95. Troutman RC. Astigmatic considerations in corneal graft. *Ophthalmic Surg* 1979;**10**:21–6.

96. Olson RJ. Variation in corneal graft size related to trephine technique. *Arch Ophthalmol* 1979;**97**:1323–5.

97. Van Rij G, Cornell FM, Waring GO 3rd, et al. Postoperative astigmatism after central versus eccentric penetrating keratoplasties. *Am J Ophthal-mol* 1985;**99**:317–20.

98. Sharif KW, Casey TA. Penetrating keratoplasty for keratoconus: compli-cations and long-term success. *Br J Ophthalmol* 1991;**75**:142–6.

99. Tuft SJ, Gregory WM, Davison CR. Bilateral penetrating keratoplasty for keratoconus. *Ophthalmology* 1995;**102**:462–8.

100. Wilson SE, Kaufman HE. Graft failure after penetrating keratoplasty. *Surv Ophthalmol* 1990;**34**:325–56.

101. Krachmer JH, Feder RS, Belin MW. Keratoconus and related nonin-flammatory corneal thinning disorders. *Surv Ophthalmol* 1984;**28**:293–322.

102. Kremer I, Eagle RC, Rapuano CJ, et al. Histologic evidence of recurrent keratoconus seven years after keratoplasty. *Am J Ophthalmol* 1995;**119**:511–12.

103. Wilson SE, Bourne WM. Effect of recipient–donor trephine size disparity on refractive error in keratoconus. *Ophthalmology* 1989;**96**:299–304.

104. Girard LJ, Esnaola N, Rao R, et al. Use of grafts smaller than the opening for keratoconic myopia and astigmatism. A prospective study. *J Cataract Refract Surg* 1992;**18**:380–4.

105. Javadi MA, Mohammadi MJ, Mirdehghan SA, et al. A comparison between donor–recipient corneal size and its effect on the ultimate refractive error induced in keratoconus. *Cornea* 1993;**12**:401–5.

106. Doyle SJ, Harper C, Marcyniuk B, et al. Prediction of refractive outcome in penetrating keratoplasty for keratoconus. *Cornea* 1996;**15**:441–5.

107. Brightbill FS, Polack FM, Slappey T. A comparison of two methods for cutting donor corneal buttons. *Am J Ophthalmol* 1973;**75**:500–6.

9

108. Clinch TE, Fung KL, Laibson PL. Corneal endothelial cell loss following trephination. *Ophthalmic Surg* 1988;**19**:703–5.
109. Pflugfelder SC, Roussel TJ, Denham D, et al. Photogrammetric analysis of corneal trephination. *Arch Ophthalmol* 1992;**110**:1160–6.
110. Yong MP, Cheng JY, Parthasarathy A, et al. Outcomes of femtosecond laser-assisted penetrating keratoplasty. *Am J Ophthalmol* 2008;**145**: 772–4.
111. Olson RJ. Corneal curvature changes associated with penetrating keratoplasty: a mathematical model. *Ophthalmic Surg* 1980;**11**:838–42.
112. Swinger CA. Postoperative astigmatism. *Surv Ophthalmol* 1987;**31**: 219–48.
113. Hessburg PC, Barron M. A disposable corneal trephine. *Ophthalmic Surg* 1980;**11**:730–3.
114. Pouliquen Y, Ganem J, Hanna K, et al. New trephine for keratoplasty (Hanna trephine). *Dev Ophthalmol* 1985;**11**:99–102.
115. Krumeich J, Binder PS, Knulle A. The theoretical effect of trephine tilt on postkeratoplasty astigmatism. *CLAO J* 1988;**14**:213–19.
116. van Rij G, Waring GO 3rd. Configuration of corneal trephine opening using five different trephines in human donor eyes. *Arch Ophthalmol* 1988;**106**:1228–33.
117. Waring GO 3rd, Hanna KD. The Hanna suction punch block and trephine system for penetrating keratoplasty. *Arch Ophthalmol* 1989;**107**: 1536–9.
118. Wilbanks GA, Cohen S, Chipman M, et al. Clinical outcomes following penetrating keratoplasty using the Barron-Hessburg and Hanna corneal trephine systems. *Cornea* 1996;**15**:589–98.
119. Wiffen SJ, Maguire LJ, Bourne WM. Keratometric results of penetrating keratoplasty with the Hessburg-Barron and Hanna trephine systems using a standard double-running suture technique. *Cornea* 1997;**16**: 306–13.
120. Cohen KL, Holman RE, Tripoli NK, et al. Effect of trephine tilt on corneal button dimensions. *Am J Ophthalmol* 1986;**101**:722–5.
121. Olson RJ. Variation in disposable corneal trephine sharpness. *Ophthalmic Surg* 1984;**15**:590–1.
122. Perlman EM. Unusual refractive errors induced by interchanging trephines during penetrating keratoplasty. *Refract Corneal Surg* 1989;**5**: 271–3.
123. Farid M, Kim M, Steinert RF. Results of penetrating keratoplasty performed with a femtosecond laser zigzag incision. Initial report. *Ophthalmology* 2007;**114**:2208–12.
124. Cheng YY, Tahzib NG, von Rig G, et al. Femtosecond laser-assisted inverted mushroom keratoplasty. *Cornea* 2008;**27**:679–85.
125. Bahar I, Kaiserman I, Lange AP, et al. Femtosecond laser versus manual dissection for top hat penetrating keratoplasty. *Br J Ophthalmol* 2009; **93**:73–8.
126. Price FW, Price MO. Femtosecond laser shaped penetrating keratoplasty: One-year results utilizing a top-hat configuration. *Am J Ophthalmol* 2008;**145**:210–14.
127. Belmont SC, Troutman RC, Buzard KA. Control of astigmatism aided by intraoperative keratometry. *Cornea* 1993;**12**:397–400.
128. Eve FR, Troutman RC. Placement of sutures used in corneal incisions. *Am J Ophthalmol* 1976;**82**:786–9.
129. Sugar A, Meyer RF. Giant papillary conjunctivitis after keratoplasty. *Am J Ophthalmol* 1981;**91**:239–42.
130. Lang GK, Green WR, Maumenee AE. Clinicopathologic studies of keratoplasty eyes obtained post mortem. *Am J Ophthalmol* 1986;**101**: 28–40.
131. Rowsey JJ. *Prevention and correction of corneal transplant astigmatism. Cornea, refractive surgery, and contact lens: transactions of the New Orleans Academy of Ophthalmology*. New York: Raven Press; 1987.
132. Troutman RC. *Microsurgery of the anterior segment of the eye*, vol. 2. St Louis: Mosby; 1977.
133. Olson RJ. Prevention of astigmatism in corneal transplant surgery. *Int Ophthalmol Clin* 1988;**28**:37–45.
134. Vajpayee RB, Sharma V, Sharma N, et al. Evaluation of techniques of single continuous suturing in penetrating keratoplasty. *Br J Ophthalmol* 2001;**85**:134–8.
135. Holland EJ, Tchah H, Dobler AA, et al. A comparison of suture types in the stimulation of corneal inflammation. *Invest Ophthalmol Vis Sci* Suppl 1990;**31**(4):270.
136. Karabatsas CH, Cook SD, Figueiredo FC, et al. Combined interrupted and continuous versus single continuous adjustable suturing in penetrating keratoplasty. A prospective, randomized study of induced astigmatism during the first postoperative year. *Ophthalmology* 1998; **105**:1991–8.
137. Spadea L, Cifariello F, Bianco G, et al. Long-term results of penetrating keratoplasty using a single or double running suture technique. *Graefes Arch Clin Exp Ophthalmol* 2002;**240**:415–19.
138. Javadi MA, Naderi M, Zare M, et al. Comparison of the effect of three suturing techniques on post keratoplasty astigmatism in keratoconus. *Cornea* 2006;**25**:1029–33.
139. Stainer GA, Perl T, Binder PS. Controlled reduction of postkeratoplasty astigmatism. *Ophthalmology* 1982;**89**:668–76.
140. Binder PS. Selective suture removal can reduce postkeratoplasty astigmatism. *Ophthalmology* 1985;**92**:1412–16.
141. Binder PS. The effect of suture removal on postkeratoplasty astigmatism.
142. Musch DC, Meyer RF, Sugar A, et al. Corneal astigmatism after penetrating keratoplasty: the role of suture technique. *Ophthalmology* 1989;**96**: 698–703.
143. McNeill JI, Wessels IF. Adjustment of single continuous suture to control astigmatism after penetrating keratoplasty. *Refract Corneal Surg* 1989;**5**: 216–23.
144. Van Meter WS, Gussler JR, Soloman KD, et al. Postkeratoplasty astigmatism control: single continuous suture adjustment versus selective interrupted suture removal. *Ophthalmology* 1991;**98**:177–83.
145. McNeill JI, Aaen VJ. Long-term results of single continuous suture adjustment to reduce penetrating keratoplasty astigmatism. *Cornea* 1999;**18**:19–24.
146. Brown SI, Tragakis MP. Wound dehiscence with keratoplasty: complication of the continuous-suture technique. *Am J Ophthalmol* 1971;**72**: 115–16.
147. Binder PS, Abel R Jr, Polack FM, et al. Keratoplasty wound separations. *Am J Ophthalmol* 1975;**80**:109–15.
148. Renucci AM, Bogossian Maranson F, Culbertson WW. Wound dehiscence after penetrating keratoplasty: Clinical characteristics of 51 cases treated at Bascom Palmer Eye Institute. *Cornea* 2006;**25**:524–9.
149. Das S, Whiting M, Taylor HR. Corneal wound dehiscence after penetrating keratoplasty. *Cornea* 2007;**26**:526–9.
150. Boruchoff SA, Jensen AD, Dohlman CH. Comparison of suturing techniques in keratoplasty for keratoconus. *Ann Ophthalmol* 1975;**7**: 433–6.
151. McNeill JI, Kaufman HE. A double running suture technique for keratoplasty: earlier visual rehabilitation. *Ophthalmic Surg* 1977;**8**:58–61.
152. Clinch TE, Thompson HW, Gardner BP, et al. An adjustable double running suture technique for keratoplasty. *Am J Ophthalmol* 1993;**116**: 201–6.
153. Kagaya F, Tomidokoro A, Tanaka S, et al. Fourier series harmonic analysis of corneal topography following suture removal after penetrating keratoplasty. *Cornea* 2002;**21**:256–9.
154. Serdarevic ON, Renard GJ, Pouliquen Y. Randomized clinical trial of penetrating keratoplasty. Before and after suture removal comparison of intraoperative and postoperative suture adjustment. *Ophthalmology* 1995;**102**:1497–503.
155. Shimazaki J, Shimmura S, Tsubota K. Intraoperative versus postoperative suture adjustment after penetrating keratoplasty. *Cornea* 1998;**17**: 590–4.
156. Vinciguerra P, Epstein D, Albè E, et al. Corneal topography-guided penetrating keratoplasty and suture adjustment: New approach for astigmatism control. *Cornea* 2007;**26**:675–82.
157. Koenig SB, Harris GJ. Temporary suture tarsorrhaphy after penetrating keratoplasty. *Cornea* 1991;**10**:121–2.
158. Mader TH, Rumel Y, Lynn MJ, et al. Changes in keratometric astigmatism after suture removal more than one year after penetrating keratoplasty. *Ophthalmology* 1993;**100**:119–27.
159. Burk LL, Waring GO 3rd, Radjee B, et al. The effect of selective suture removal on astigmatism following penetrating keratoplasty. *Ophthalmic Surg* 1988;**19**:849–54.
160. Fong LP, Ormerod LD, Kenyon KR, et al. Microbial keratitis complicating penetrating keratoplasty. *Ophthalmology* 1988;**95**:1269–75.
161. Bates AK, Kirkness CM, Ficker LA, et al. Microbial keratitis after penetrating keratoplasty. *Eye (Lond)* 1990;**4**:74–8.
162. Tuberville AW, Wood TO. Corneal ulcers in corneal transplants. *Curr Eye Res* 1981;**1**:479–85.
163. Harris DJ, Stulting RD, Waring GO 3rd, et al. Late bacterial and fungal keratitis after corneal transplantation. *Ophthalmology* 1988;**95**:1450–7.
164. Varley GA, Meisler DM. Complications of penetrating keratoplasty: graft infections. *Refract Corneal Surg* 1991;**7**:62–6.
165. Weiss JL, Nelson JD, Lindstrom RL, et al. Bacterial endophthalmitis following penetrating keratoplasty suture removal. *Cornea* 1984-/1985; **3**:278–80.
166. Forstot SL, Abel R Jr, Binder PS. Bacterial endophthalmitis following suture removal after penetrating keratoplasty. *Am J Ophthalmol* 1975;**80**: 509–12.
167. Binder PS. Selective suture removal can reduce post keratoplasty astigmatism. *Ophthalmology* 1985;**92**:1412–16.
168. Binder PS. Reduction of post keratoplasty astigmatism in selective suture removal. *Dev Ophthalmol* 1984;**11**:86–90.
169. Binder PS. The effect of suture removal can reduce post keratoplasty astigmatism. *Am J Ophthalmol* 1988;**105**:637–45.
170. Feldman ST, Brown SI. Reduction of astigmatism after keratoplasty. *Am J Ophthalmol* 1987;**103**:477–8.
171. McNeill JI, Wessels IF. Adjustment of single continuous suture to control astigmatism after penetrating keratoplasty. *Refract Corneal Surg* 1989;**5**: 216–23.
172. Van Meter WS, Gussler JR, Soloman KD, et al. Post keratoplasty astigmatism control. Single continuous suture adjustment versus selective interrupted suture removal. *Ophthalmology* 1991;**98**:177–83.
173. Lin TC, Wilson SE, Reidy JJ, et al. An adjustable single running suture technique to reduce post keratoplasty astigmatism. *Ophthalmology* 1990; **97**:934–8.
174. Abou-Jaoude ES, Brooks M, Katz DG, et al. Spontaneous wound dehis-

Am J Ophthalmol 1988;**105**:637–45.

cence after removal of single continuous penetrating keratoplasty suture. *Ophthalmology* 2002;**109**:1291–6.

175. Deg JK, Binder PS. Wound healing after astigmatic keratotomy in human eyes. *Ophthalmology* 1987;**94**:1290–8.

176. Binder PS, Nayak SK, Deg JK, et al. An ultrastructural and histochemical study of long–term wound healing after radial keratotomy. *Am J Ophthalmol* 1987;**103**:432–40.

177. Binder PS, Waring GO 3rd, Arrowsmith PN, et al. Histopathology of traumatic corneal rupture after radial keratotomy. *Arch Ophthalmol* 1988;**106**:1584–90.

178. Jester JV, Villaseñor RA, Schanzlin DJ, et al. Variations in corneal wound healing after radial keratotomy: possible insights into mechanisms of clinical complications and refractive effects. *Cornea* 1992;**11**:191–9.

179. McNeill JI. Corneal incision dehiscence during penetrating keratoplasty nine years after radial keratotomy. *J Cataract Refract Surg* 1993;**19**:542–3.

180. Beatty RF, Robin JB, Schanzlin DJ. Penetrating keratoplasty after radial keratotomy. *J Refract Surg* 1986;**2**:207–14.

181. McNeill JI, Wilkins DL. A purse-string suture for penetrating keratoplasty following radial keratotomy. *Refract Corneal Surg* 1991;**7**:392–4.

182. Gundersen T, Calnan A. Corneal autografts, ipsilateral and contralateral. *Arch Ophthalmol* 1965;**73**:164–8.

183. Stocker FW. Rotating autokeratoplasty. *South Med J* 1969;**62**:1183–4.

184. Groden LR, Arentsen JJ. Ipsilateral rotating autokeratoplasty. *Ann Ophthalmol* 1983;**15**:899–900.

185. Murthy S, Bansal AK, Sridhar MS, et al. Ipsilateral rotational autokeratoplasty. An alternative to penetrating keratoplasty in nonprogressive central corneal scars. *Cornea* 2001;**20**:455–7.

186. Jonas JB, Rank RM, Budoe WM. Autologous ipsilateral rotating penetrating keratoplasty. *Am J Ophthalmol* 2001;**131**:427–30.

187. Birnbaum F, Reinhard J, Böhringer D, et al. Endothelial cell loss after autologous rotational keratoplasty. *Graefes Arch Clin Exp Ophthalmol* 2005;**243**:57–9.

188. Bertelmann E, Hartmann C, Scherer M, et al. Outcome of rotational keratoplasty: comparison of endothelial cell loss in autografts vs allografts. *Arch Ophthalmol* 2004;**122**:1437–40.

189. Akhmedova E, Goebels S, Low U, et al. Autologous contralateral keratoplasty in a patient with disciform herpetic corneal scar and contralateral macular toxoplasmotic scar. *Klin Monbi Augenheilkd* 2015;**232**(6):785–7.

9

第 111 章

穿透性角膜移植术中并发症

Michael C. Chen, Mark J. Mannis

关键概念

- 穿透性角膜移植术中并发症可与麻醉、安装固定环、环钻钻切、眼内结构损伤及出血有关。
- 当出现术中并发症时,最好在术中予以处理,充分的术前准备有利于成功处理术中并发症。
- 对玻璃体腔正性压力的预防和处理可以降低术中并发症的危险。
- 在高危患者中准备玻璃体切除设备有助于预防和处理并发症。

本章纲要

麻醉相关并发症
缝合固定环引起巩膜穿孔
与环钻钻切相关的并发症
与眼内结构损伤相关的并发症
与玻璃体腔压力高相关的并发症
暴发性脉络膜上腔出血

大多数的穿透性角膜移植术中并发症与手术技术有关,可以通过适当的手术训练和谨小慎微地处理手术操作中的细节来避免或适当的处理。本章节对穿透性角膜移植术中可能出现的并发症、降低术中并发症发生的危险以及处理方法进行了综述。

麻醉相关并发症

穿透性角膜移植术中要求充分的止痛制动。大多数情况下,球后阻滞麻醉或球周阻滞麻醉就可以达到上述麻醉效果。虽然很少见,局部神经阻滞麻醉仍存在风险,包括眼球穿通伤、眼球贯穿伤、球后出血、脉络膜上腔出血、视神经损伤、视网膜血管阻塞、长期

眼外肌麻痹、癫痫发作、脑干麻醉以及心肺抑制[1,2]。球周阻滞麻醉比球后阻滞麻醉更受青睐,因为前者可以获得与后者相似的麻醉效果,但并发症的发生率较低[1,3,4]。

全身麻醉的优点是可以避免球周压力升高,尤其适用于年轻的、焦虑的、不能合作或平卧位不舒服的患者[5]。但是对于有全身系统性疾病的患者,全身麻醉会显著增加发病率和死亡率[6]。

缝合固定环引起巩膜穿孔

在穿透性角膜移植术中,对于巩膜弹性大的儿童、玻璃体切除术后、无晶状体眼或前房型人工晶状体需要取出的患者,为了防止巩膜塌陷,协助缝合供体角膜,可能需要用 Flieringa 环(图 111.1A)或 McHeill-Goldman 开睑器以固定眼球[7,8]。在放入这些装置时,缝针可能引起巩膜穿孔。如果巩膜穿孔发生在睫状体平坦部以后,可能会引起视网膜撕裂和视网膜脱离。当发现巩膜穿孔时,需要进行巩膜外冷冻术,并且术后需密切随访。为了减少因巩膜穿孔引起的视网膜并发症,在缝环的时候应该选择合适大小的环,缝针应在睫状体平坦部或其前方进针。

为了减少巩膜穿孔的发生,使用铲针比三角针更好。由于在缝合固定环时最大的挑战是缝线针头通过巩膜时不能直接观察巩膜,因此出现了一种改良的技术,即是在缝合固定环的位置先做 4 个小的结膜放射状切口以便于直视观察[9]。

与环钻钻切相关的并发症

环钻大小不匹配

穿透性角膜移植术中常使用略大的供体植片

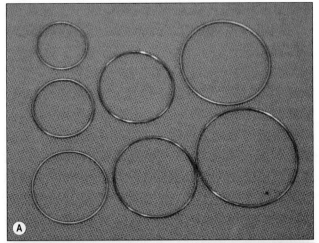

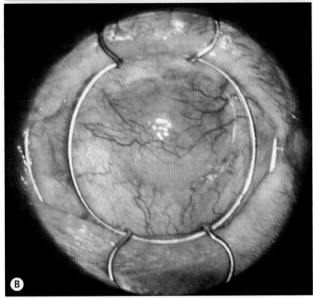

图111.1　（A）不同大小的 Flieringa 环。（B）使用 McHeill-Goldman 开睑器撑开眼睑并固定眼球

（0.25~0.5mm）[10,11]。除了重度圆锥角膜会使用偏小的供体角膜[12]，若供体角膜过小会导致切口难以水密、引起远视及因虹膜角膜房角结构拥挤引起的眼压升高[13]。

需要特别仔细地确认供体角膜大小和受体环钻大小没有弄反。如果出现这种错误，当受体角膜还没有被钻切，或仅仅被部分被钻切而没有进入前房时，在确保可以包围病变组织的前提下，受体角膜需要改用比供体角膜环钻直径小 0.25mm 的环钻。当环钻已经进入前房，只能使用小的供体角膜，手术医生需要意识到潜在的风险。如果需要植入人工晶状体，人工晶状体度数需要调整 2~3D 以矫正远视。术后需要密切随访眼压。

偏中心环切

尽管发生概率很低，偏中心钻切可引起严重的术后角膜散光[14,15]。如果供体角膜只是被钻切了部分深度，可以换用稍大的环钻，并调整到中心位置来纠正并完成环切。在圆锥角膜患者中，患者角膜表面不规则给中心放置环钻带来困难，这些患者可以在使用环钻前先在中央角膜烧灼以使角膜表面更为规则[16]。

供体角膜植片损伤

在环切供体角膜的时候不可避免的引起角膜内皮细胞丢失。在人工前房上用负压环钻并在角膜前表面进行操作，与在角膜后表面徒手制作相比，可以降低角膜内皮细胞损伤[17]。用徒手钻切时，如果环钻未能一次性成功，供体角膜可能严重受损。如果供体角膜在使用环钻冲切时位置稍有偏移，再次钻切会引起植片变小并偏中心。

供体角膜在转移至患者时可能掉落，导致角膜内皮损伤并可能污染角膜材料。因此应在移除受体组织前准备好供体角膜，以免上述情况发生。如果发生了，手术应在进入眼内前停止。受体角膜移除后，建议手术者在手术结束前都不要丢弃受体角膜，以确保术中出现无法使用供体角膜进行合适的角膜移植时有后备方案关闭切口。

后弹力层残留

将受体角膜移除时，角膜剪可能无意间在后弹力层前剪除角膜基质，从而使后弹力层残留。手术后可能形成双前房（图111.2），并由于纤维化和残留的混浊的后弹力层导致视力下降；直接损伤和/或与邻近供体角膜内皮之间房水循环下降可加速供体角膜内皮细胞丢失[18]。因此在移除受体角膜的过程中，虹膜结构需要仔细分离，虹膜要轻柔地用镊子抓住并确认没有后弹力层残留。术后若发现后弹力层残留，处理方式包括观察、Nd:YAG 激光切开残膜[18-20]及手术切除[21,22]。

与眼内结构损伤相关的并发症

虹膜-晶状体损伤

在部分区域或 360° 全层切穿的环切可能损伤虹膜或晶状体，尤其是在角膜厚度薄或穿孔角膜。为了避免此并发症，建议在环切前将前房注满黏弹剂[23]。

9

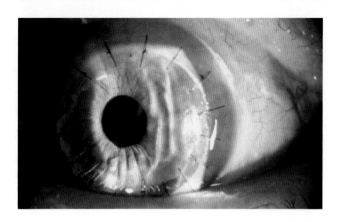

图 111.2　角膜移植术后由残留的受体后弹力层形成假前房（双前房）

穿孔的眼球由于眼压低很难进行环切[24,25]。单独使用氰基丙烯酸胶黏剂或联合使用硬性角膜接触镜[26]可以暂时封闭穿孔部位形成前房。Hessburg-Barron 环钻[27]等真空环钻，在低眼压的眼中可能更为安全[28]。

前房内注射缩瞳剂可以减少透明晶状体的损伤，比如 0.01% 乙酰胆碱[29]。如果晶状体囊膜已经损伤，可以行白内障囊外摘除术。患者可以术中植入人工晶状体待二期人工晶状体植入，或一期植入后房型人工晶状体。术前对有晶状眼患者进行人工晶状体度数测量，尤其是预计可能出现因玻璃体腔正性压力而将眼前节结构向前推移的患者。

后囊撕裂

在穿透性角膜移植联合白内障囊外摘除术的过程中，晶状体后囊可能被不小心撕裂。据报道有 31% 的患者囊膜破裂合并玻璃体脱出[30]。小的囊膜撕裂不伴有玻璃体脱出时通常没有关系，可以小心地在睫状沟内或囊袋内固定植入后房型人工晶状体。

穿透性角膜移植联合白内障囊外摘除术时，可以预备玻璃体切除设备。如果出现后囊膜破裂伴玻璃体脱出，前段玻璃体切除可以清除前房、后房内的玻璃体以及前段玻璃体。如果没有清除脱出的玻璃体，会增加角膜内皮功能失代偿以及黄斑囊样水肿的风险[31,32]。

与玻璃体腔压力高相关的并发症

玻璃体腔正性压力可引起晶状体 - 虹膜隔前移，增加虹膜和透明晶状体在环切过程中损伤的风险，且一旦受体角膜被移除，增加了眼内容物脱出的风险。

在穿透性角膜移植联合白内障囊外摘除的患者中，这也使得吸除晶状体皮质更加困难，很可能出现后囊破裂和玻璃体脱出。此外玻璃体腔正性压力也增加了缝合供体角膜的难度，增加了由于与虹膜或晶状体接触而引起的角膜内皮的损伤，也增加了虹膜嵌顿在切口的风险。

引起玻璃体腔正性压力的原因包括眼外压力因素和眼内压力因素。局部神经阻滞麻醉、静脉淤血、眼轮匝肌或眼外肌张力增加可引起眼外压力升高。脉络膜渗出或出血、灌注液过多增加眼球内容量（少见）等原因可引起眼内压力升高[33]。玻璃体腔正性压力还可以与全身疾病相关，比如肥胖、肺水肿等[34-36]。

成功的预防及处理玻璃体腔正性压力可以降低术中并发症的发生。应该注意确保患者不是处于头低脚高体位（trendelenburg position），即头低位，并且开睑器没有压迫眼球。由于在局部神经阻滞麻醉后即刻的眼压升高幅度差异很大[37,38]，神经阻滞麻醉后进行眼球按压，可以一定程度通过减少玻璃体腔容积[39,40]，帮助降低眼压。眼球按压可以通过手指按摩[41,42]、Honan 球[34,43,33]或橡皮球[45]等装置来完成（图 111.3）。

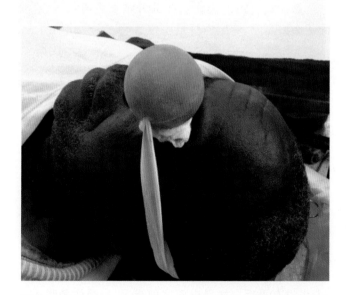

图 111.3　"Super Pinkie"，即术前使用橡皮球及弹性绷带按压眼球

眼压和玻璃体腔容积还可以通过脱水剂来降低，比如甘露醇、甘油等[46]。静脉滴注 15%~25% 甘露醇，0.25~2.0gm/kg，30~60 分钟[47]。Mauger 等发现使用 12.5mg 低剂量的甘露醇，可以在 30 分钟内降低眼压，2 小时后回到基础水平[48]。口服 50% 甘油，1.0~1.5gm/kg，口服 1 小时后达到最大的降眼压幅度，作用

持续 3~5 小时[49]。但在有心脏和肾脏功能不全的患者中要谨慎使用[50]。

即使有了这些预防手段,仍会出现玻璃体腔正性压力。在人工晶状体眼的患者中,术中人工晶状体后的眼内组织压力可以通过在角膜缘后或虹膜前用 27G 针穿刺来降低[51]。一些术者已经指出在睫状体平坦部进行中心玻璃体切除可以成功缓解玻璃体腔正性压力[35,52,53]。同样使用 21G 或 23G 的穿刺针在睫状体平坦部进行玻璃体腔穿刺也可以控制玻璃体腔正性压力[54,55]。

在手术开天窗阶段为避免晶状体虹膜隔无阻力性前移,有报道可以将供体角膜节段性缝合在铺盖有粘弹剂的植床上[56~58]。在完整切除病变角膜前可通过这种缝合方式维持手术期间的前房稳定性。

眼前节出血相关并发症

术中出血至前房内可导致术后的前房积血。在某些特殊病例如无晶状体眼患者,积血到达玻璃体腔后则清除非常慢,延缓视力恢复。高度血管化的角膜在环钻钻切时可能出血。在部分钻切后可稍等数分钟让血液凝固,使出血量最小化。前房内出血也可来源于有过炎症或者缺血病史的虹膜新生血管。当取出前房型人工晶状体时,如果晶状体襻嵌入虹膜组织,这一操作引起的损伤也可导致出血[59]。

出血严重或者出血点无法定位电凝的患者,可使用 1:1000 肾上腺素浸于吸血海绵或者 100~1000U/ml 凝血酶直接置于出血区帮助止血[60,61]。如果出血无法控制,缝合供体角膜恢复眼压通常可以止血。

暴发性脉络膜上腔出血

毋庸置疑,在穿透性角膜移植术中最灾难性的并发症就是暴发性脉络膜上腔出血。读者可参照 Chu 和 Green 的综述来了解这个问题[62]。据报道,在穿透性角膜移植术中出现暴发性脉络膜上腔出血的发生率为 0.45%[63]~1.08%[64]。如果在手术过程中开天窗的时候发生,将会引起眼内容物脱出(图 111.4)。

脉络膜上腔出血可以发生在所有的内眼手术中。有很多危险因素,包括年龄大、高血压等[62]。一项大样本的病例对照研究发现,青光眼、眼压升高、长眼轴、动脉硬化以及术中心动过速是发生脉络膜上腔出血的危险因素[65]。突然在术中压迫眼球、由于

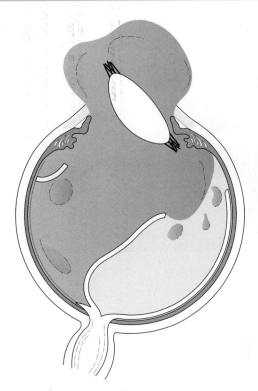

图 111.4 角膜移植术中出现暴发性脉络膜上腔出血时,晶状体、虹膜、玻璃体及视网膜脱出

Valsalva 动作引起巩膜上静脉压力升高也增加了脉络膜上腔出血的可能[63,66~68]。而行穿透性角膜移植的患者独有的危险因素包括长时间的低眼压、巩膜塌陷的机会增加以及眼内组织结构的移位。上述因素都使得患者容易发生睫状长、短动脉的破裂,这也是引起脉络膜上腔出血的最常见的病理生理机制[67~69]。但麻醉方式的选择是否对出现脉络膜上腔出血有影响仍存在争议。有研究者认为球后阻滞麻醉会增加静脉回流阻力从而增加脉络膜上腔出血的风险[64],但也有研究者认为全身麻醉,尤其是麻醉不充分时,患者出现的强烈反抗和挣扎,会增加脉络膜上腔出血的风险[63,66~68,70]。

虽然出现暴发性脉络膜上腔出血后常常预示着视力预后差,及时的诊断有可能进一步提高术后效果。最重要的且手术者第一步要做的是:填塞眼球以期升高眼压并防止眼内容物脱出。理想状态下,术者应该关闭切口并且使眼球重新形成。但是,当在开天窗时发生了出血,术者可能很难及时将受体或供体角膜复位。填塞眼球可以通过手指按压,或最理想的,用 Cobo 临时人工角膜,因为这样可以同时按压眼球并观察眼内情况(图 111.5)(视频 111.1)。

Verhoeff 在 1915 年第一次指出在发现脉络膜上腔出血时进行后巩膜切开术引流,从而将出血引流向后,重获正常的眼前节解剖结构[71]。但近年来,这个

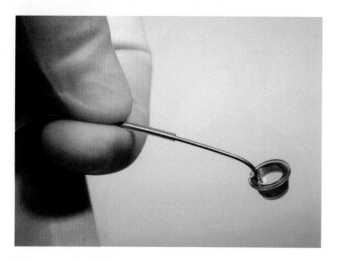

图 111.5 Cobo 临时人工角膜

方法开始被质疑,因为 Lakhnpal 等发现即刻对玻璃体切除术后发生脉络膜上腔出血的患者进行后巩膜切开引流预后欠佳;他们进一步通过动物模型证实,即刻进行后巩膜切开引流会增加脉络膜上腔的出血量并且出血会扩展到视网膜前和玻璃体腔[73]。

填塞一段时间后,出血开始凝固,术者有机会用受体或供体角膜关闭伤切口。在通常情况下,10-0 尼龙缝线不足以获得密闭缝合,更粗型号的尼龙线或丝线可以用来缝合直至眼球情况稳定。当切口关闭后,应该尝试使用消毒空气或平衡盐溶液进行前房成形。

绝大多数的脉络膜上腔出血通过仔细的计划和准备可以避免,包括发现患者可能存在的危险因素使用合适的麻醉方法和患者体位以及手术团队在术前准备好应对方案等。

综上所述,所有术中并发症最好在手术中得以解决,当然,术前有计划的预防措施比并发症出现后的处理更为有效。

(洪佳旭 译 徐建江 校)

参考文献

1. Davis DB 2nd, Mandel MR. Efficacy and complication rate of 16 224 consecutive peribulbar blocks. A prospective multicenter study. *J Cataract Refract Surg* 1994;**20**:327–37.
2. Kumar CM, Dowd TC. Complications of ophthalmic regional blocks: their treatment and prevention. *Ophthalmologica* 2006;**220**:73–82.
3. Muraine M, Calenda E, Watt L, et al. Peribulbar anaesthesia during keratoplasty: a prospective study of 100 cases. *Br J Ophthalmol* 1999;**83**:104–9.
4. Weiss JL, Deichman CB. A comparison of retrobulbar and periocular anesthesia for cataract surgery. *Arch Ophthalmol* 1989;**107**:96–8.
5. Wang X, Dang GF, Li YM, et al. General anesthesia versus local anesthesia for penetrating keratoplasty: a prospective study. *Int J Ophthalmol* 2014;**7**:278–82.
6. Hammill BG, Curtis LH, Bennett-Guerrero E, et al. Impact of heart failure on patients undergoing major noncardiac surgery. *Anesthesiology* 2008;**108**:559–67.
7. Flieringa HJ. Procedure to prevent vitreous loss. *Am J Ophthalmol* 1953;**36**:1618–19.
8. McNeill JI, Goldman KN, Kaufman HE. Combined scleral ring and blepharostat. *Am J Ophthalmol* 1977;**83**:592–3.
9. Young AL, Leung GY, Cheng LL, et al. Modification of Flieringa ring fixation. *Eye (Lond)* 2005;**19**:608.
10. Heidemann DG, Sugar A, Meyer RF, et al. Oversized donor grafts in penetrating keratoplasty. A randomized trial. *Arch Ophthalmol* 1985;**103**:1807–11.
11. Bourne WM, Davison JA, O'Fallon WM. The effects of oversize donor buttons on postoperative intraocular pressure and corneal curvature in aphakic penetrating keratoplasty. *Ophthalmology* 1982;**89**:242–6.
12. Girard LJ, Esnaola N, Rao R, et al. Use of grafts smaller than the opening for keratoconic myopia and astigmatism. A prospective study. *J Cataract Refract Surg* 1992;**18**:380–4.
13. Olson RJ, Kaufman HE. A mathematical description of causative factors and prevention of elevated intraocular pressure after keratoplasty. *Invest Ophthalmol Vis Sci* 1977;**16**:1085–92.
14. Chern KC, Meisler DM, Wilson SE, et al. Small-diameter, round, eccentric penetrating keratoplasties and corneal topographic correlation. *Ophthalmology* 1997;**104**:643–7.
15. Riedel T, Seitz B, Langenbucher A, et al. Morphological results after eccentric perforating keratoplasty. *Ophthalmologe* 2001;**98**:639–46.
16. Busin M, Zambianchi L, Franceschelli F, et al. Intraoperative cauterization of the cornea can reduce postkeratoplasty refractive error in patients with keratoconus. *Ophthalmology* 1998;**105**:1524–9, discussion 9–30.
17. Radner W, Skorpik C, Loewe R, et al. Effect of trephination technique on the ultrastructure of corneal transplants: guided trephine system v posterior punch technique. *Br J Ophthalmol* 1999;**83**:1172–7.
18. Choi JS, Oh JY, Wee WR. A case of corneal endothelial deterioration associated with retained Descemet's membrane after penetrating keratoplasty. *Jpn J Ophthalmol* 2009;**53**:653–5.
19. Kremer I, Dreznik A, Tessler G, et al. Corneal graft failure following Nd:YAG laser membranotomy for inadvertent retained Descemet's membrane after penetrating keratoplasty. *Ophthalmic Surg Lasers Imaging* 2012;**43**:Online e94–8.
20. Masket S, Tennen DG. Neodymium:YAG laser optical opening for retained Descemet's membrane after penetrating keratoplasty. *J Cataract Refract Surg* 1996;**22**:139–41.
21. Khokhar S, Agarwal T, Gupta S, et al. Shifting bubble-guided sutureless technique for performing descemetorhexis for retained Descemet's membrane after penetrating keratoplasty. *Int Ophthalmol* 2014;**34**:125–8.
22. Sinha R, Vajpayee RB, Sharma N, et al. Trypan blue assisted descemetorhexis for inadvertently retained Descemet's membranes after penetrating keratoplasty. *Br J Ophthalmol* 2003;**87**:654–5.
23. Gruber PF, Schipper I, Kern R. Use of Healon for corneal trephination in penetrating keratoplasty. *Ophthalmic Surg* 1984;**15**:773.
24. Maguen E, Nesburn AB, Macy JI. Combined use of sodium hyaluronate and tissue adhesive in penetrating keratoplasty of corneal perforations. *Ophthalmic Surg* 1984;**15**:55–7.
25. Hirst LW, Stark WJ, Jensen AD. Tissue adhesives: new perspectives in corneal perforations. *Ophthalmic Surg* 1979;**10**:58–64.
26. Kobayashi A, Shirao Y, Segawa Y, et al. Temporary use of a customized, glued-on hard contact lens before penetrating keratoplasty for descemetocele or corneal perforation. *Ophthalmic Surg Lasers Imaging* 2003;**34**:226–9.
27. Hessburg PC, Barron M. A disposable corneal trephine. *Ophthalmic Surg* 1980;**11**:730–3.
28. Phillips RL. Vacuum trephination of the hypotonous eye. *Ophthalmic Surg* 1983;**14**:513–14.
29. Barraquer JI. Acetylcholine as a miotic agent for use in surgery. *Am J Ophthalmol* 1964;**57**:406–8.
30. Bersudsky V, Rehany U, Rumelt S. Risk factors for failure of simultaneous penetrating keratoplasty and cataract extraction. *J Cataract Refract Surg* 2004;**30**:1940–7.
31. Leibowitz HM, Laing RA, Chang R, et al. Corneal edema secondary to vitreocorneal contact. *Arch Ophthalmol* 1981;**99**:417–21.
32. Berger BB, Zweig KO, Peyman GA. Vitreous loss managed by anterior vitrectomy. Long-term follow-up of 59 cases. *Arch Ophthalmol* 1980;**98**:1245–7.
33. Gifford H Jr. A study of the vitreous pressure in cataract surgery. *Trans Am Ophthalmol Soc* 1946;**44**:435–92.
34. Johansen TR, Mannis MJ, Macsai MS, et al. Obesity as a factor in penetrating keratoplasty. *Cornea* 1999;**18**:12–18.
35. Konomi K, Shimazaki J, Shimmura S, et al. Efficacy of core vitrectomy preceding triple corneal procedure. *Br J Ophthalmol* 2004;**88**:1023–5.
36. McNamara BA, McNamara JS. Pulmonary edema presenting as positive vitreous pressure. *Ann Ophthalmol* 1991;**23**:97–9.
37. Morgan JE, Chandna A. Intraocular pressure after peribulbar anaesthesia: is the Honan balloon necessary? *Br J Ophthalmol* 1995;**79**:46–9.
38. Bowman R, Liu C, Sarkies N. Intraocular pressure changes after peribulbar injections with and without ocular compression. *Br J Ophthalmol* 1996;**80**:394–7.
39. Obstbaum SA, Robbins R, Best M, et al. Recovery of intraocular pressure and vitreous weight after ocular compression. *Am J Ophthalmol* 1971;**71**:1059–65.
40. Robbins R, Blumenthal M, Galin MA. Reduction of vitreous weight by

ocular massage. *Am J Ophthalmol* 1970;**69**:603–7.

41. Kirsch RE, Steinman W. Digital pressure, an important safeguard in cataract surgery. *AMA Arch Ophthalmol* 1955;**54**:697–703.

42. Kirsch RE. Further studies on the use of digital pressure in cataract surgery. I. Optimal length of time for applications of digital pressure. *AMA Arch Ophthalmol* 1957;**58**:641–6.

43. Martin NF, Stark WJ, Maumenee AE, et al. Use of the Honan intraocular pressure reducer at The Wilmer Institute. *Ophthalmic Surg* 1982;**13**:101–3.

44. Quist LH, Stapleton SS, McPherson SD Jr. Preoperative use of the Honan intraocular pressure reducer. *Am J Ophthalmol* 1983;**95**:536–8.

45. Shammas HJ, Milkie CF. Constant mild compression of the eye as an alternative to ocular massage. *Ophthalmic Surg* 1980;**11**:262–3.

46. Robbins R, Galin MA. Effect of osmotic agents on the vitreous body. *Arch Ophthalmol* 1969;**82**:694–9.

47. DailyMed. Online: <http://dailymed.nlm.nih.gov/dailymed/drugInfo.cfm?setid=8ad3145e-00e7-4412-b9a5-06f00f264f30>.

48. Mauger TF, Nye CN, Boyle KA. Intraocular pressure, anterior chamber depth and axial length following intravenous mannitol. *J Ocul Pharmacol Ther* 2000;**16**:591–4.

49. Virno M, Cantore P, Bietti C, et al. Oral glycerol in ophthalmology. *Am J Ophthalmol* 1963;**55**:1133–42.

50. Kolker AE. Hyperosmotic agents in glaucoma. *Invest Ophthalmol* 1970;**9**:418–23.

51. McCartney DL, Gottsch JD, Stark WJ. Managing posterior pressure during pseudophakic keratoplasty. *Arch Ophthalmol* 1989;**107**:1384–6.

52. Shimomura Y, Hosotani H, Kiritoshi A, et al. Core vitrectomy preceding triple corneal procedure in patients at high risk for increased posterior chamber pressure. *Jpn J Ophthalmol* 1997;**41**:251–4.

53. Schanzlin DJ, Smith RE. Management of an intact vitreous face in penetrating keratoplasty. *Ophthalmic Surg* 1983;**14**:427–8.

54. Gross RH, Shaw EL. Management of increased vitreous pressure during penetrating keratoplasty using pars plana anterior vitreous aspiration. *Cornea* 2001;**20**:251–4.

55. Vongthongsri A, Jakpaiwong W, Preechanon A, et al. Anterior vitreous tapping to manage positive vitreous pressure during triple procedures. *Ophthalmology* 2005;**112**:875–8.

56. Faktorovich EG, Rabinowitz YS. Method for safer penetrating keratoplasty in patients with low scleral rigidity. *J Cataract Refract Surg* 1999;**25**:882–4.

57. Loden JC, Price FW Jr. Price graft-over-host technique to manage positive pressure during penetrating keratoplasty. *J Cataract Refract Surg* 1998;**24**:736–8.

58. Chen W, Ren Y, Zheng Q, et al. Securing the anterior chamber in penetrating keratoplasty: an innovative surgical technique. *Cornea* 2013;**32**:1291–5.

59. Koenig SB, Solomon JM. Removal of closed-loop anterior chamber intraocular lenses during penetrating keratoplasty. *Cornea* 1987;**6**:207–8.

60. Mannis MJ, Sweet E, Landers MB 3rd, et al. Uses of thrombin in ocular surgery. Effect on the corneal endothelium. *Arch Ophthalmol* 1988;**106**:251–3.

61. Hull DS, Chemotti MT, Edelhauser HF, et al. Effect of epinephrine on the corneal edothelium. *Am J Ophthalmol* 1975;**79**:245–50.

62. Chu TG, Green RL. Suprachoroidal hemorrhage. *Surv Ophthalmol* 1999;**43**:471–86.

63. Price FW Jr, Whitson WE, Ahad KA, et al. Suprachoroidal hemorrhage in penetrating keratoplasty. *Ophthalmic Surg* 1994;**25**:521–5.

64. Ingraham HJ, Donnenfeld ED, Perry HD. Massive suprachoroidal hemorrhage in penetrating keratoplasty. *Am J Ophthalmol* 1989;**108**:670–5.

65. Speaker MG, Guerriero PN, Met JA, et al. A case-control study of risk factors for intraoperative suprachoroidal expulsive hemorrhage. *Ophthalmology* 1991;**98**:202–9, discussion 10.

66. Purcell JJ Jr, Krachmer JH, Doughman DJ, et al. Expulsive hemorrhage in penetrating keratoplasty. *Ophthalmology* 1982;**89**:41–3.

67. Taylor DM. Expulsive hemorrhage: some observations and comments. *Trans Am Ophthalmol Soc* 1974;**72**:157–69.

68. Taylor DM. Expulsive hemorrhage. *Am J Ophthalmol* 1974;**78**:961–6.

69. Manschot WA. The pathology of expulsive hemorrhage. *Am J Ophthalmol* 1955;**40**:15–24.

70. Groh MJ, Seitz B, Handel A, et al. Expulsive hemorrhage in perforating keratoplasty–incidence and risk factors. *Klin Monbl Augenheilkd* 1999;**215**:152–7.

71. Verhoeff F. Scleral puncture for expulsive subchoroidal hemorrhage following sclerotomy scleral puncture for postoperative separation of choroid. *Ophthalmol Rec* 1915;**24**:55–9.

72. Lakhanpal V, Schocket SS, Elman MJ, et al. Intraoperative massive suprachoroidal hemorrhage during pars plana vitrectomy. *Ophthalmology* 1990;**97**:1114–19.

73. Lakhanpal V. Experimental and clinical observations on massive suprachoroidal hemorrhage. *Trans Am Ophthalmol Soc* 1993;**91**:545–652.

9

第112章

飞秒激光辅助的穿透性角膜移植

Marjan Farid,Roger F. Steinert,Sumit Garg,Matthew Wade

关键概念

- 使用飞秒激光进行角膜移植手术始于 2006 年,截至目前,已有学者提出多种环切模式,其目的在于改善切口结构和愈合。

- 环切的形状包括"蘑菇形"和"之字形(zig-zag)"结构,可以个性化定制参数以配合供体和受体组织精确对齐以及缝合切口。该技术同时提供更大的切口接触面积以利于切口的快速愈合。

- 研究表明,与传统的环钻进行的角膜移植手术相比,飞秒激光辅助的角膜移植术(femtosecond laser enabled keratoplasty,FLEK)能够更快地恢复最佳视力,术后散光更低更规则,并且可以更早地拆除缝线。

- 飞秒激光可用于前部深板层角膜移植术(deep anterior lamellar keratoplasty,DALK)治疗前部角膜基质病变。飞秒激光 DALK 消除了内皮排斥的风险,并且仍然保持个性化环切模式的优点。

- 飞秒激光在前部板层角膜移植(anterior lamellar keratoplasty,ALK)以及内皮移植(endothelial keratoplasty,EK)中的应用正在不断拓展。飞秒激光可以为 ALK 和 EK 手术提供更加精确的个性化角膜供体材料。

本章纲要

引言

飞秒激光技术在角膜移植手术领域取得了巨大的进步。这种超快速激光通过在角膜内的精确深度释放微气泡造成组织光爆破。这些微气泡聚集形成平面从而进行组织切割。该技术最初被用于激光原位角膜磨镶术(laser in-situ keratomileusis,LASIK)角膜瓣的切割。软件及硬件技术的进一步发展使得激光脉冲能够以圆形团旋转并从一个深度延伸到另一个深度,从而允许制作各种非平面图案的全厚度角膜切割。

早期的实验室研究表明,与传统环钻切割的穿透性角膜移植(penetrating,keratoplasty,PK)切口相比,飞秒激光制作的"礼帽(top-hat)"形穿透性角膜移植手术切口增加切口的生物力学稳定性,使其抑制切口渗漏的能力增加 7 倍,并使散光减少[1,2]。在后续的实验室研究及活体人眼手术中,使用飞秒激光切割 PK 切口,确定了各种生物力学稳定的切口形态,包括"礼帽形"、"蘑菇形"、"之字形"以及"铁砧形(anvil)"(图 112.1A-D)。从生物力学角度来看,与传统标准角膜钻切 PK "对接"连接(图 112.1E)相比,这些切口都能提供更多的愈合表面积与更高的稳定性。

在传统的 PK 手术中,供体与受体前表面未对准、组织分布不精确造成的旋转错位、缝合张力过大及不均匀、术后伤口愈合缓慢且不均衡是术后视力不佳的主要原因。因此,角膜环切技术和缝线缝合是造成这些光学问题的主要因素。与传统的环钻切口相比,激光手术切口的目标是制作结构更稳定及可预测的切口形态,使得患者视力恢复更快,视觉质量更好。

飞秒激光辅助的角膜移植术的早期手术效果显示:供体与受体角膜前表面能更好地自然对合,降低了术后角膜形变的可能性。切口密闭性提高,使得术者仅靠缝线张力即可对合切口,降低了缝线本身造成的变形扭曲。此外,这些切口表面积的增加,提高了切口抗拉强度,使得患者的安全性得到改善,同时能够允许术者早期拆除角膜缝线。而且 FLEK 早期研

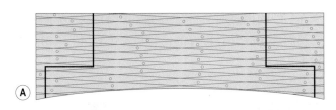

图 112.1A　"礼帽形"切口示意图

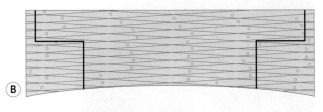

图 112.1B　"蘑菇形"切口示意图

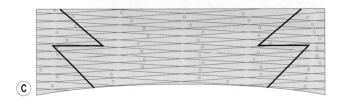

图 112.1C　"之字形"切口示意图

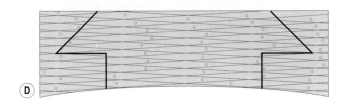

图 112.1D　"铁砧形"切口示意图

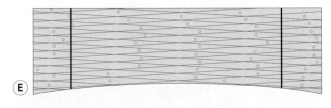

图 112.1E　"传统"常规切口示意图

究表明其术后视力恢复更快,以及和传统环钻刀 PK 手术相差无几甚至略好的散光状态[3~8]。最近的病例对照研究也显示 FLEK 具有更大的降低术后散光优势[9,10]。

第一个完成全层角膜移植手术的飞秒激光平台由 IntraLase(IntraLase Femtosecond Laser,AMO,Irvine, California)设计制造。使用这种飞秒激光的穿透性角膜移植手术被称为 IntraLase 辅助角膜移植术 (IntraLase enabled keratoplasty,IEK)。现在其他几种

飞秒激光平台也已被批准用于角膜切割,并常规应用于角膜移植手术,且具有类似的术后视力及屈光状态。这些平台包括 VisuMax(Carl Zeiss Meditec AG, Jena,Germany)Femto LDV(Ziemer Ophthalmic Systems AG,Port,Switzerland)[9,11~14]。为了统一所有平台的命名,现使用术语"飞秒激光辅助角膜移植术(FLEK)"。

术前评估和手术流程

在进行 FLEK 之前,术者应该仔细评估患者是否符合适应证。尽管飞秒激光在均匀瘢痕组织中显示出良好的切割穿透性,但在某些情况下,严重的周边角膜新生血管及瘢痕化可能是相对禁忌证。既往青光眼滤过手术患者是飞秒激光手术的禁忌证,这是由于术后形成的滤过泡或房水引流装置可导致患者全周角膜缘无法与界面平齐。此外,小睑裂患者术前应进行仔细评估,以确保吸引环在激光手术过程中持续保持吸力。目前更新更快的激光模式可以在 30~90 秒完成整个角膜的切割,具体时间取决于具体病例情况。与之前的激光模式相比,手术时间以及患者的满意度均得以显著改善。在术前评估中,术者应特别注意测量角膜直径(特别是垂直直径),以确定所需供体的角膜直径。建议利用前节光学相干断层扫描(Visante OCT,Carl Zeiss Meditec,Inc., Dublin,California)、Pentacam(Oculus USA,Lynwood, Washington)或超声等手段进行术前角膜厚度地形图测量,充分评估并设置飞秒激光切割深度。供体角膜由飞秒激光切割,需要设置与受体角膜具有相同的特征和环切形状以便对合。手术者应当使用同样的预定程序参数。另一个选择是供体角膜由手术者在人工前房上操作,根据眼库事先设定参数进行"预先切割"。许多眼库已经可以使用飞秒激光,目前可以为手术医生提供个性化的预切割植片。(视频 112.1)

由于飞秒激光操作通常不在同一手术室,需要将完成激光角膜切割的患者转移到手术室,因此需保留部分未切割的后部桥样角膜组织,以防止房水渗漏。这对于确保患者在转移过程中保持眼球完整性至关重要。一些研究表明,侧切连桥比板层连桥稳定性更强,允许患者安全地从激光室转移至手术室[15,16]。具体来说,在人工前房的"礼帽形"切割结构中,前部侧切连桥中位破裂压力约为超过 735mmHg,板层连桥中位破裂压力约为 350mmHg。全层切割的中位破裂压力约为 140mmHg[15]。应当特别注意特定激光的参数设定(即能量、光斑、分隔和线性分隔)可以影

9

响切口的稳定性。在临床工作中,发现板层切口连桥切口延伸,而侧切连桥则不会出现切口延伸,这也支持侧切连桥优先选择的观点[16]。在最近的一项研究中,有学者比较了多种飞秒激光制备的切口形态,显示与全层切口相比,完整组织保留具有高抗破裂性[17]。关于飞秒激光制作的"之"字形切口,考虑到安全性术者需保留70μm后组织连桥,使用锋利刀片易于完成全层切割进入前房,同时保留平滑的前部组织切割轮廓,保持"锁-钥"结构。前侧切连桥结构需要手工刀片完成切割,增加前部组织轮廓不规则的可能性,使植床与植片匹配欠佳。激光切割模式总是从后向前进行。如果在激光开始时看到小气泡,则激光能量位于前房房水中,并且正在进行全层切割。如果全层切割不是预期操作,可以通过抬起脚踏板来停止激光。如果激光没有达到后弹力层,重新设置后表面深度,激光在深基质中重新开始从而保护尚未切割到的角膜组织连桥。

一般情况下,局部麻醉足以使激光切割患者感觉舒适。重要的是确保患者界面居中以使植片居中。FLEK编程和定制的切割模式有多种选择。例如,之字形切口的激光参数包括从深基质向前基质以30°角向周边延伸的后侧切口。后侧切口与第二切口相交,第二切口是距离前角膜表面320μm的宽度为0.5mm的板层环。板层环从周边向中心延伸。板层切口之后与第三切口相交,第三切口是以30°角朝向周边角膜表面前进的前侧切口。术者根据个人选择,切口的前径可以设定为8、8.5、9mm。由于患者的结合面限制,每个激光前径是有最大值的。供体角膜和受体切口应设置相同的参数。每个模式都有其特定的激光参数,可根据手术医生的选择进行调整。目前软件升级后可在受体和供体角膜上进行放射状对准标记制作,使得缝合更精确并改善角膜散光。

在飞秒激光切割之后,术眼应当预防性使用抗生素眼药水滴眼并进行遮盖。然后将患者转移到手术室,进行球后阻滞麻醉或全身麻醉。

使用Sinskey钩钝性分离受体角膜帽以暴露激光切口。在大多数情况下,激光切口可整齐地分开。在致密角膜瘢痕区域,可能需要使用手术刀或手术剪进行部分锐性分离。360°钝性分离激光切口后,角膜刀穿刺进入前房,并用角膜剪完成后基质剪切[3]。使用标准的角膜缝合技术进行供体角膜缝合(图112.2A-C)。之字形切口缝合的学习曲线最简单:针可以轻易地从可视化的供体角膜板层顶点进入到相应的受体角膜板层中,缝合深度约50%的角膜厚度。缝线位

于在"Z"的内点时,"之"字形切口的生物力学在深层及前部角膜具有良好的伤口对合。(图112.3A-B)(视频112.2和112.3)

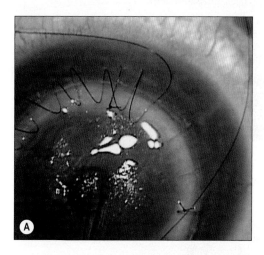

图112.2A　术中图片显示10-0尼龙线24针连续缝合技术

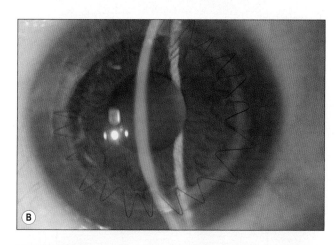

图112.2B　术后1个月裂隙灯照片显示10-0尼龙线24针连续缝合

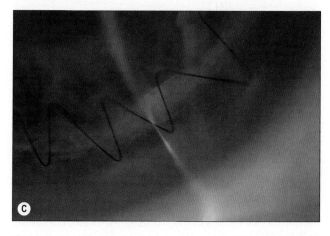

图112.2C　高倍放大照片显示术后1个月连续缝合植片与植床界面结合部表面光滑

9

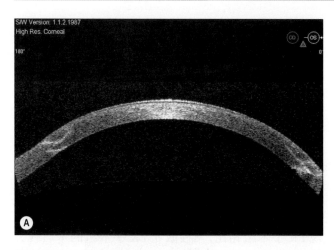

图 112.3A　"之"字形切口：术后 1 个月 OCT 显示植片植床前后表面对合极好

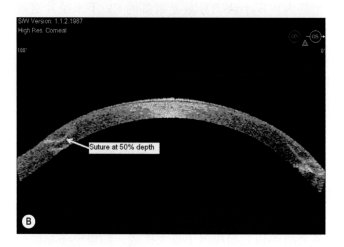

图 112.3B　"之"字形切口：彩色图像突出显示之字形切口。标注缝线深度在约 50% 角膜厚度，后部组织对合良好

结果

FLEK 术后结果显示，供体与受体之间具有更大的切口表面积，切口对合更好，愈合更快更好，并降低了缝线导致的散光。

术后一年检查结果显示，与传统 PK 相比，"礼帽样"FLEK 手术角膜内皮细胞丢失率相当，愈合速度更快，术后平均拆线时间缩短至 7 个月[5]。Hoffart 等人使用 Femtec 飞秒激光后也报道了类似的视觉改善和屈光效果[14]。值得注意的是，目前，Femtec 仅允许直线切割。Bahar 等使用 IntraLase 飞秒激光进行"礼帽样"FLEK 手术得出类似结果：与传统 PK 手术相比，其角膜内皮细胞计数更高、缝线拆除更早；与手工制备"礼帽样"PK 手术相比，其术后散光更低、最佳框架眼镜矫正视力（BSCVA）更好。[7]。Kamiya 等最近使用 VisuMax 飞秒激光进对 20 眼行 FLEK 手术，发现其视力恢复比传统 PK 手术的 20 只眼更好，角膜散光更低。Levinger 等将"蘑菇样"FLEK 手术与传统的 PK 手术进行比较，发现 FLEK 组散光降低和内皮细胞计数增加[10]。

尽管比较各种 FLEK 切割模式的临床对照研究尚未完成，但"之字形"切割可能具有生物力学优势。倾斜的前侧切口允许供体和受体组织之间的平滑过渡。这种自然对合易于缝合并且预防垂直错位和扭转。之字形建立了一个密闭的密封切口，360° 的"拉链"效果，抗切口崩裂性强。我们前期临床结果显示"锯齿"切割组与传统 PK 手术组之间在术后 1 个月、术后 3 个月平均角膜地形散光有显著差异。术后 3 个月，之字形切割组平均散光为 3D，传统手术组为 4.46D。具有正常黄斑和视神经功能（之字形切割组 32 例，传统手术组 14 例）的患者，术后第 1 个月及第 3 个月最佳框架眼镜矫正视力的具有显著性差异，术后第 3 个月最佳矫正视力≥0.5 的比例锯齿切割组为 81%，传统手术组为 45%（p=0.03）[8]。之字形切割增大了自然对合面积，改善了切口的自然对齐，减少了光学变形，配合水密性切口和低缝合线张力，使得散光度降低。此外，与传统手术相比，飞秒激光具有较少的组织操作和损伤，切口水肿可能会更快恢复。Chamberlain 等的研究也显示，之字形切割 FLEK 手术组较传统 PK 手术组的前高阶像差呈现下降的趋势[18]。前表面高阶像差的减少转化为更为规则的角膜散光和角膜地形，允许植片接受屈光手术矫正残余散光，包括 LASIK 和散光型 IOL 手术。而且接受 FLEK 手术的患者对硬性角膜接触镜的依赖性降低。已发表的其他几项研究也指出 FLEK 手术患者具有良好的远期安全性及更好视力预后[19-24]。

加州大学欧文分校 Gavin Herbrt 眼科研究所最新的回顾研究入选了自 2006 年以来接受 FLEK 的 400 只眼，持续随访这些患者时间长达 6 年。其初步结果显示术后 3 个月，平均主觉验光散光≤3D，平均角膜地形性散光≤4D。在视力≥0.8 的亚组中，大部分患者术后 3 个月达到该潜在视力，并在整个随访期间保持该视力。"向内缝合"（suture in）与"向外缝合"（suture out）缝合方式在我们的观察结果中没有显示出明显的差异（结果待发表）。

飞秒激光辅助板层角膜移植

深板层角膜移植

2009 年由 Farid 及 Price 医生独立提出采用之字

形切割剖面的飞秒激光辅助的前部深板层角膜移植术(femtosecond laser deep anterior lamellar keratoplasty, femto-DALK)[25,26]。femto-DALK 技术具有 FLEK 的优势,包括供体与受体对合更好、伤口愈合表面积增大、缝线拆除更早、散光更低。这些 DALK 的优势适用于前部及角膜基质疾病[27-31]。此外与手工 DALK 相比,femto-DALK 操作更简单。个性化的飞秒激光环切制备了距离内皮层约 50~100μm 的后基质切口,使得针头或钝性针头在后弹力层(descemet membrane, DM)前方更精确地通过。这种角膜板层深度精确性有助于成功的大泡分离或 DM 暴露(视频 112.4)。如果 DM 在剖切或分离过程中出现穿孔,转换成穿透性角膜移植仍是可行的,同时可保持飞秒激光切口的优势[25]。Buzzonetti 等已经描述了一种制作角膜后基质通道的技术,即通过激光在内皮层上方 50μm 处制作一定深度的钝管基质隧道使其能够在合适的平面进行大泡分离[32]。该研究小组还发表了一项研究成果,使用 femto-DALK 技术采用"蘑菇形"切口治疗 35 例圆锥角膜患者。术后 12 个月,平均术后 BCVA 达到 0.8(区间:0.5~1.0),平均等效球镜为 −3.5 ± 1.7D(区间:−0.25~1.50D),平均角膜散光为 4.8 ± 3.1D(区间:3.0~6.50D)。该研究中大泡分离成功率为 82%,只有两名患者转为全层角膜移植[33]。有研究报道在已行放射状角膜切开术(RK)的角膜上成功地进行了 femto-DALK 手术[34]。术者仍然需要注意是,尽管非常罕见,术后角膜上皮和角膜基质排斥仍可能发生[35]。有研究报道采用 Visumax 飞秒激光进行的 femto-DALK 手术具有类似的临床预后[36]。Shehadeh-Mashor 等最近也报道了接受 femto-DALK 手术蘑菇形切口 19 例(眼)与接受传统 DALK 手术 19 例(眼)早期视力恢复情况,结果与上诉研究类似[37]。

前部板层角膜移植术

前部板层角膜移植术(anterior lamellar keratoplasty, ALK)越来越多地被用于治疗前部角膜营养不良、瘢痕以及其他局限于角膜前部基质病变的患者。Yoo 等描述了一项飞秒激光辅助的 ALK 无缝线技术,制备界面光滑深度恰好位于角膜病变的角膜板层。他们的研究结果显示,该术式平均提高矫正远视力 3.8 行[38]。在对 13 名患者的随访研究中,Shousha 等发现接受无缝线飞秒激光辅助的 ALK 手术的患者的矫正远视力一年后显著改善,与术前相比,未引起明显散光或等效球镜改变[39]。其他几项研究也报道在使用飞秒激光辅助的 ALK 进行深板层手术中,患者视

力提高且未导致术后明显散光[40,41]。

角膜内皮移植术

飞秒激光在角膜内皮移植术(endothelial keratoplasty, EK)中的使用一直存在争议,不同研究报道的结果也有所不同。飞秒激光制备的内皮植片中,植片脱位率和内皮细胞丢失率均较高[42]。Cheng 等将一组 80 只眼角膜内皮疾病的患者随机分为飞秒激光 EK 手术组与常规穿透性角膜移植(PK)手术组。飞秒激光 EK 手术组术后散光明显减少。但是与常规 PK 手术组相比,飞秒激光 EK 手术组的术后视力显著降低。这可能是由于飞秒激光造成胶原纤维粗糙,造成界面混浊引起[43]。其他几组研究报道使用角膜内皮压平法飞秒激光制备的 EK 手术植片更规则和更平滑,但是飞秒激光可能降低活性内皮细胞数[44,45]。Trinh 等报道了使用飞秒激光切割 EK 供体植片,再使用准分子激光使界面更光滑[46]。目前采用尚未有这种方式制备供体的可行性和视力预后的临床研究结果报道。

多个研究组正在研究如何使用连续的深基质切割以改善界面质量和平滑度。与前基质相比,深基质的生物力学性质和胶原结构不同,在深层基质中形成连续且平滑的板层切割仍然困难。后部基质层固有的松散板层胶原纤维对于飞秒激光模拟微角膜刀制备光滑的切割面提出了重大挑战。扫描电子显微镜(scanning electron microscopy images, SEM)扫描飞秒激光切割后的深基质切面,发现其为不规则的、较粗糙的界面并出现同心圆周环。另外,在较深层设置较高能量导致角膜内皮损伤的临床报道也使飞秒激光在角膜内皮移植中的应用存在争议[53]。

最后,制备连续光滑的深基质飞秒激光平面不仅将有助于 EK 手术供体制备,而且还可以与 DALK 手术方法一样,无需担忧大气泡及其潜在的后弹力层穿孔风险。目前相关开发人员正在积极研究,希望通过改变能量水平、光斑大小模式和使用重复激光切割模式制作更平滑的深板层切割面。

(洪佳旭 译　徐建江 校)

参考文献

1. Ignacio TS, Nguyen TB, Chuck RS, et al. Top-hat wound configuration for penetrating keratoplasty using the femtosecond laser: a laboratory model. *Cornea* 2006;**25**:336-40.
2. Steinert RF, Ignacio TS, Sarayba MA. Top-hat shaped penetrating keratoplasty using the femtosecond laser. *Am J Ophthalmol* 2007;**143**(4): 689-91.
3. Farid M, Kim M, Steinert RF. Results of penetrating keratoplasty performed with a femtosecond laser zigzag incision: initial report. *Ophthalmology* 2007;**114**(12):2208-12.

4. Buratto L, Bohm E. The use of the femtosecond laser in penetrating keratoplasty. *Am J Ophthalmol* 2007;**143**(5):737–42.
5. Price FW, Price MO. Femtosecond laser shaped penetrating keratoplasty: one-year results utilizing a top-hat configuration. *Am J Ophthalmol* 2008;**145**(2):210–14.
6. Cheng YY, Tahzib NG, van Rij G, et al. Femtosecond laser-assisted inverted mushroom keratoplasty. *Cornea* 2008;**27**(6):679–85.
7. Bahar I, Kaiserman I, Lange AP, et al. Femtosecond laser versus manual dissection for top-hat penetrating keratoplasty. *Br J Ophthalmol* 2009;**93**(1):73–8.
8. Farid M, Steinert RF, Gaster RN, et al. Comparison of penetrating keratoplasty performed with a femtosecond laser zig-zag incision versus conventional blade trephination. *Ophthalmology* 2009;**116**:1638–43.
9. Kamiya K, Kobashi H, Shimizu K, et al. Clinical outcomes of penetrating keratoplasty performed with the VisuMax femtosecond laser system and comparison with conventional penetrating keratoplasty. *PLoS ONE* 2014;**9**(8):e105464.
10. Levinger E, Trivizki O, Levinger S, et al. Outcomes of "mushroom" pattern femtosecond laser-assisted keratoplasty versus conventional penetrating keratoplasty in patients with keratoconus. *Cornea* 2014;**33**(5):481–5.
11. Seitz B, Brunner H, Viestenz A, et al. Inverse mushroom-shaped nonmechanical penetrating keratoplasty using a femtosecond laser. *Am J Ophthalmol* 2005;**139**(5):941–4.
12. Meltendorf C, Schroeter J, Reinhold B, et al. Corneal trephination with the femtosecond laser. *Cornea* 2006;**25**(9):1090–2.
13. Holzer MP, Rabsilber TM, Auffarth GU. Penetrating keratoplasty using femtosecond laser. *Am J Ophthalmol* 2007;**143**(3):524–6.
14. Hoffart L, Proust H, Matonti F, et al. Short-term results of penetrating keratoplasty performed with the femtec femtosecond laser. *Am J Ophthalmol* 2008;**146**(1):50–5.
15. McAllum P, Kaiserman I, Bahar I, et al. Femtosecond laser top hat penetrating keratoplasty: Wound burst pressures of incomplete cuts. *Arch Ophthalmol* 2008;**126**(6):822–5.
16. Price FW, Price MO, Jordan CS. Safety of incomplete incision patterns in femtosecond laser-assisted penetrating keratoplasty. *J Cataract Refract Surg* 2008;**34**:2009–103.
17. Kopani KR, Page MA, Holiman J, et al. Femtosecond laser-assisted keratoplasty: full and partial-thickness cut wound strength and endothelial cell loss across a variety of wound patterns. *Br J Ophthalmol* 2014;**98**(7):894–9.
18. Chamberlain W, Omid N, Lin A, et al. Comparison of corneal surface higher-order aberrations after endothelial keratoplasty, femtosecond laser-assisted keratoplasty, and conventional penetrating keratoplasty. *Cornea* 2012;**31**(1):6–13.
19. Chamberlain WD, Rush SW, Mathers WD, et al. Comparison of femtosecond laser-assisted keratoplasty versus conventional penetrating keratoplasty. *Ophthalmology* 2011;**118**:486–91.
20. Gaster RN, Dumitrascu O, Rabinowitz YS. Penetrating keratoplasty using femtosecond laser-enabled keratoplasty with zig-zag incisions versus a mechanical trephine in patients with keratoconus. *Br J Ophthalmol* 2012;**96**(9):1195–9.
21. Birnbaum F, Wiggermann A, Maier PC, et al. Clinical results of 123 femtosecond laser-assisted penetrating keratoplasties. *Graefes Arch Clin Exp Ophthalmol* 2013;**251**(1):95–103.
22. Proust H, Baeteman C, Matonti F, et al. Femtosecond laser-assisted decagonal penetrating keratoplasty. *Am J Ophthalmol* 2011;**151**:29–34.
23. Tan JC, Heng WJ. One-year follow-up of femtosecond laser-assisted penetrating keratoplasty. *Clin Ophthalmol* 2013;**7**:403–9.
24. Canovetti A, Malandrini A, Lenzetti I, et al. Laser-assisted penetrating keratoplasty: 1-year results in patients using a laser-welded anvil-profiled graft. *Am J Ophthalmol* 2014;**158**(4):664–70.
25. Farid M, Steinert RF. Deep anterior lamellar keratoplasty performed with the femtosecond laser zigzag incision for the treatment of stromal corneal pathology and ectatic disease. *J Cataract Refract Surg* 2009;**35**:809–13.
26. Price FW, Price MO, Grandin JC, et al. Deep anterior lamellar keratoplasty with femtosecond-laser zigzag incisions. *J Cataract Refract Surg* 2009;**35**:804–8.
27. Tan DT, Parthasarathy A. Deep anterior lamellar keratoplasty for keratoconus. *Cornea* 2007;**26**(8):1025.
28. Park KA, Ki CS, Chung ES, et al. Deep anterior lamellar keratoplasty in Korean patients with Avellino dystrophy. *Cornea* 2007;**26**(9):1132–5.
29. Parthasarathy A, Tan DT. Deep lamellar keratoplasty for acanthamoeba keratitis. *Cornea* 2007;**26**(8):1021–3.
30. Villarrubia A, Pérez-Santonja JJ, Palacín E, et al. Deep anterior lamellar keratoplasty in post-laser in situ keratomileusis keratectasia. *J Cataract Refract Surg* 2007;**33**(5):773–8.
31. Fogla R. Deep anterior lamellar keratoplasty in the management of keratoconus. *Indian J Ophthalmol* 2013;**61**(8):465–8.
32. Buzzonetti L, Laborante A, Petrocelli G. Standardized big-bubble technique in deep anterior lamellar keratoplasty assisted by the femtosecond laser. *J Cataract Refract Surg* 2010;**36**:1631–6.
33. Buzzonetti L, Petrocelli G, Valente P. Femtosecond laser and big-bubble deep anterior lamellar keratoplasty: a new chance. *J Ophthalmol* 2012;**2012**:264590.
34. Chamberlain W, Cabezas M. Femtosecond-assisted deep anterior lamellar keratoplasty using big-bubble technique in a cornea with 16 radial keratotomy incisions. *Cornea* 2011;**30**:233–6.
35. Mosca L, Fasciani R, Mosca L, et al. Graft rejection after femtosecond laser-assisted deep anterior lamellar keratoplasty: Report of 3 cases. *Cornea* 2011;**30**:912–16.
36. Lu Y, Shi YH, Yang LP, et al. Femtosecond laser-assisted deep anterior lamellar keratoplasty for keratoconus and keratectasia. *Int J Ophthalmol* 2014;**7**(4):638–43.
37. Shehadeh-Mashor R, Chan CC, Bahar I, et al. Comparison between femtosecond laser mushroom configuration and manual trephine straight-edge configuration deep anterior lamellar keratoplasty. *Br J Ophthalmol* 2014;**98**(1):35–9.
38. Yoo SH, Kymionis GD, Koreishi A, et al. Femtosecond laser-assisted sutureless anterior lamellar keratoplasty. *Ophthalmology* 2008;**115**:1303–7.
39. Shousha MA, Yoo SH, Kymionis GD, et al. Long-term results of femtosecond laser-assisted sutureless anterior lamellar keratoplasty. *Ophthalmology* 2011;**118**:315–23.
40. Jabbarvand M, Hashemian H, Khodaparast M, et al. Femtosecond laser-assisted sutureless anterior lamellar keratoplasty for superficial corneal opacities. *J Cataract Refract Surg* 2014;**40**(11):1805–12.
41. Almousa R, Samaras KE, Khan S, et al. Femtosecond laser-assisted lamellar keratoplasty (FSLK) for anterior corneal stromal diseases. *Int Ophthalmol* 2014;**34**(1):49–58.
42. Cheng YY, Schouten JS, Tahzib NG, et al. Efficacy and safety of femtosecond laser-assisted corneal endothelial keratoplasty: a randomized multicenter clinical trial. *Transplantation* 2009;**88**:1294–302.
43. Cheng YY, Hendrikse F, Pels E, et al. Preliminary results of femtosecond laser-assisted Descemet stripping endothelial keratoplasty. *Arch Ophthalmol* 2008;**126**:1351–6.
44. Liu YC, Teo EP, Adnan KB, et al. Endothelial approach ultrathin corneal grafts prepared by femtosecond laser for Descemet stripping endothelial keratoplasty. *Invest Ophthalmol Vis Sci* 2014;**55**(12):8393–401.
45. Bernard A, He Z, Gauthier AS, et al. Femtosecond laser cutting of endothelial grafts: comparison of endothelial and epithelial applanation. *Cornea* 2015;**34**(2):209–17.
46. Trinh L, Saubamea B, Auclin F, et al. Femtosecond and excimer laser-assisted endothelial keratoplasty (FEFLEK): a new technique of endothelial transplantation. *J Fr Ophtalmol* 2014;**37**(3):211–19.
47. Kimakura M, Sakai O, Nakagawa S, et al. Stromal bed quality and endothelial damage after femtosecond laser cuts into the deep corneal stroma. *Br J Ophthalmol* 2013;**97**(11):1404–9.
48. Marian A, Nada O, Legare F, et al. Smoothness assessment of corneal stromal surfaces. *J Cataract Refract Surg* 2013;**39**(1):118–27.
49. Mootha VV, Heck E, Verity SM, et al. Comparative study of Descemet stripping automated endothelial keratoplasty donor preparation by Moria CBm microkeratome, horizon microkeratome, and IntraLase FS60. *Cornea* 2011;**30**(3):320–4.
50. Phillips PM, Phillips LJ, Saad HA, et al. "Ultrathin" DSAEK tissue prepared with a low-pulse energy, high-frequency femtosecond laser. *Cornea* 2013;**32**(1):81–6.
51. Ziebarth NM, Dias J, Hurmeric V, et al. Quality of corneal lamellar cuts quantified using atomic force microscopy. *J Cataract Refract Surg* 2013;**39**(1):110–17.
52. Dickman MM, van Maris MP, van Marion FW, et al. Surface metrology and 3-dimensional confocal profiling of femtosecond laser and mechanically dissected ultrathin endothelial lamellae. *Invest Ophthalmol Vis Sci* 2014;**55**(5):5183–90.
53. Liu T, Zhang J, Sun D, et al. Comparative study of corneal endothelial cell damage after femtosecond laser assisted deep stromal dissection. *Biomed Res Int* 2014;**2014**:731565.

9

第 113 章

术后处理

Jay C. Bradley, Timonthy T.Khater

关键概念

- 术后常规复查对于穿透性角膜移植术后植片的长期存活至关重要。
- 术后早期最常见并发症不仅包括眼压升高和伤口渗漏，植片上皮愈合不良也不容忽视。
- 手术因素以及患者自身特质都将影响手术成功率。
- 散光是术后视力下降的最主要原因。
- 青光眼是常见的远期并发症，其相应的药物或手术治疗与移植成功率息息相关。

本章纲要

引言

虽然穿透性角膜移植（penetrating keratoplasty, PK）已逐渐被角膜内皮移植术（endothelial keratoplasty, EK）超过, PK 现今仍是一种极为常见的角膜移植术式[1]。以术后 5 年角膜植片仍保持透明为标准，低危患者中 PK 手术成功率为 95%, 不过其高危患者手术失败率会显著增加[1~4]。

角膜移植的手术成功率比其他器官移植手术更高的原因在于角膜的无血管化及免疫豁免状态。角膜保存技术的进步、保存液及抗生素的使用使得角膜供体材料可用时间延长。最新手术方法及技术改善了患者的早期预后并减少了术中并发症。

每个患者的术前适应证及相关危险因素均是独特的, 因此需根据患者角膜移植术式及其他联合手术来制定术后护理和视觉重建计划。角膜移植术后管理的重点在于通过向患者宣教, 以避免、早期发现及治疗并发症、对术后的新症状及早进行评估、对眼部及全身情况进行治疗, 并建立有效的术后护理常规。

大部分有经验的角膜病手术医生均清楚角膜移植患者术后面临很多问题及挑战, 甚至在低危患者、无术中并发症的情况下也依然存在。随着 EK 的普及, PK 手术指征也已经随之发生了变化, 有眼部手术史或移植失败病史的患者占据了相对较高的比例[1~4]。而这些既往史也给 PK 术后管理带来了新的风险和挑战。

在 PK 术后常规随访方面,每个角膜病专家都有自己的不同见解。虽然标准化的随访方案有利于进行学术研究,但患者个体化的反应及需求也会对疗效产生影响。PK 所追求的终极意义上的成功,不仅仅是获得解剖学上透明的角膜植片,更重要的是改善患者的视功能。

术后即刻护理

术后 24 小时

PK 术后 24 小时内的护理重点在于维持切口完整性、预防感染、控制可能出现的高眼压问题及患者舒适度。

围术期使用抗生素可预防切口感染、抑制术中细菌种植[5]。理想的预防性抗生素需选用广谱杀菌类药物,且该药需具备低毒性、低致敏性、高效能、高溶解度,使用后在泪液、角膜基质和前房中都能达到有效药物浓度。针对以上要求,新一代氟喹诺酮类药物是当前的最佳选择。术后早期感染多数由革兰氏阳性菌引起,针对此类细菌可考虑结膜下注射头孢唑林或头孢他啶,也可选用抗生素眼膏来润滑眼表、预防眼表感染[6]。

围术期预防性抗青光眼药物的使用也较为广泛,特别是在行联合手术患者(PK 联合白内障手术、玻璃体切割术或虹膜粘连分离术)、患者存在术前炎症反应、术中缝线过紧或使用了大剂量黏弹剂等情况下[7~10]。对于有青光眼病史的患者,术后早期出现高眼压的风险较高,故需在围术期继续使用之前的药物,同时可考虑口服碳酸酐酶抑制剂。此外也可考虑结膜下注射激素,进行全身麻醉的患者也可球周注射布比卡因。

手术结束后采用纱布包扎术眼,纱布表面覆以有孔眼罩(fox shield)。术后患者的日常饮食和活动根据不同麻醉方式进行相应处理。一般说来,术后需鼓励患者进行中等程度的活动,但一定要强调避免术眼的直接外伤。

手术过程中球周注射长效麻醉制剂如布比卡因,可极大缓解患者术后早期眼痛症状。术后眼痛的治疗可通过口服非甾体类消炎药对乙酰氨基酚来解决;对部分严重病例可考虑采用麻醉制剂。若患者前房结构较为复杂,需避免使用含阿司匹林的药物。术后

早期显著的疼痛具有警示作用,可能提示发生预期以外的并发症,术者此时需对患者进行紧急眼部检查。高危患者 PK 术后早期可常规给予全身性激素治疗。对于术前发生过疱疹病毒感染,特别是有过角膜基质炎的患者,在围术期常需采用阿昔洛韦或伐昔洛韦进行预防性抗病毒治疗[11]。

在高危患者口服和局部使用激素同时,可联合口服硫唑嘌呤、环孢素 A 和他克莫司口服治疗。这些药物有较好的耐受性,除非患者术前有明显并存病[12,13]。

早期术后护理

术后 1~7 天

角膜移植术后第一周的随访要点在于重建角膜上皮、控制炎症、预防感染以及治疗其他手术并发症。PK 术后的第一次随访要关注有无即刻并发症,需在术后的 24~36 小时内完成。

术后访视需注意甄别患者有无伴随外眼或眼睑疾病。轻度的睑裂闭合不全可给予不含防腐剂的凝胶、滴眼液或眼膏;严重者需行睑裂缝合治疗。对于术前眼睑结构异常的患者及因带状疱疹病毒性角膜炎等原因造成角膜神经营养不良的患者,PK 术中联合睑裂缝合大有裨益。

术后需重点评估手术切口、角膜水肿程度、前房反应及眼前节整体状态。使用荧光素有助于对角膜上皮情况、眼表湿润度、缝线松紧度作出明确评价。溪流试验可用于观察切口有无房水渗漏(必要时可轻压眼球后观察)。

压平眼压计适用于较为规则的角膜表面。对于不规则的角膜形态或睑裂缝合术后的患者,Tonopen 或 ICare 眼压计能获得更为精准的眼压测量结果。术后第一天出现的眼压升高多见于以下患者:术前有青光眼病史、术中联合白内障摘除联合人工晶状体植入术(三联手术)、无晶状体眼、术中需进行前房成形以及术中使用过量黏弹剂[7~10]。术中出现中度眼压升高常表现为角膜上皮水肿,尤其是植床边缘,这可能导致植片基质相对紧缩。重度眼压升高将导致植片弥漫性水肿、再上皮化延迟。

术后早期高眼压的治疗首选局部 β 受体阻滞剂,其次是碳酸酐酶抑制剂及溴莫尼定。必要时可使用前列腺素类药物,但这类药物可导致眼部炎症反应及黄斑水肿,尤其在人工晶状体眼中。对于极度眼压升高患者,也可考虑全身使用碳酸酐酶抑制剂和高渗

9

剂。在排除前房玻璃体疝之后,可按压角膜切口边缘或进行前房穿刺放出部分房水降低眼压。

大部分术后早期青光眼可简单处理,但医生务必仔细观察患者的前房和虹膜情况。瞳孔阻滞导致的高眼压、浅前房,可用扩瞳药或激光虹膜周切术进行治疗。需要加以甄别的是脉络膜上腔出血时虹膜隔前移,也会造成瞳孔阻滞。

重度切口渗漏常表现为浅前房、低眼压及溪流试验阳性。针孔漏或轻度切口渗漏常常可通过加压包扎、降低眼压、使用眼膏或治疗性软性角膜接触镜治疗。较严重切口渗漏需调整缝线或重新缝合。

一旦完成前房评估,即可考虑进行局部及全身用药。可根据不同患者角膜移植手术类型、术中并发症及术后早期眼部状态,采用与之匹配的治疗方案。如果所有术后早期患者均采用固定治疗方案,可能诱发更多药物性角膜炎,而高危或病情复杂患者的病情将难以控制。

一般说来,术后局部激素类药物首选泼尼松龙或二氟泼尼酯,至少一日四次;对于重度炎症患者,可将用药频率提升至每小时一次。睡前可使用地塞米松或氯替泼诺眼膏,以维持睡眠状态的激素浓度。需常规使用氟喹诺酮类抗生素或多黏菌素治疗直至植片上皮完全愈合。考虑到植片上皮本身较为脆弱及术后多种滴眼液中防腐剂的毒性,首选不含防腐剂的人工泪液。

为防止意外发生,无论是局部用药还是全身用药,包括激素、碳酸酐酶抑制剂、抗生素,都需要在明确患者用药史及全身情况,且排除用药禁忌后方可使用。对于有晶状体眼或术眼炎症反应严重的患者,可使用睫状肌麻痹剂来缓解睫状肌痉挛。1% 阿托品、0.25% 东莨菪碱、5% 后马托品用药为一日两次,而 1% 环喷托酯可增至一日四次。PK 术后患者夜间睡眠时需佩戴至少一周的有孔眼罩,高危患者需相应延长佩戴时间。术后应当鼓励患者进行日常活动,在可耐受的前提下,逐步进行增量体育锻炼,但在早期锻炼过程中仍需佩戴防护眼镜或眼罩。此外进行高危运动时,患者需终生佩戴安全眼镜或护目镜[14]。

术后第一天需反复检查患者角膜上皮缺损情况,尤其观察有无植片角膜上皮愈合欠佳或者反复脱落。如需使用治疗性软性角膜接触镜,优先考虑基弧较平坦的接触镜,避免因为结膜水肿导致基弧较陡峭的角膜接触镜与眼表的接触过紧。术后早期出现新发或形态特殊的角膜上皮缺损,如果常规治疗无效,即使患者既往无疱疹病毒感染史,也可能与单纯疱疹病毒感染有关[15]。

角膜移植术后一周内,患者如有明显不适,如疼痛加剧、眼部刺激症状、视力下降或眼红加重,应立即告知医生。PK 术后眼内炎发病率与白内障术后类似。早期诊断和积极治疗可提高此类患者的总体视力预后。

术后护理

术后 1~12 周

术后 1 周 ~3 月间角膜植片变化最大且产生并发症风险最高。护理重点为预防植片排斥及感染、黄斑囊样水肿及术后早期角膜散光。

角膜移植术后患者需接受定期随访,直到角膜上皮完全愈合。角膜上皮愈合后一般需停止使用局部抗生素;激素应继续甚至加量使用以控制炎症。

术后第一周随访要点是观察有无早期眼内炎。PK 术后早期抗生素使用目标是治疗所有潜在细菌感染。早期眼内炎致病菌多为革兰氏阳性菌,这类细菌多为眼表正常菌群。选择早期预防性抗生素应针对这类细菌。晚期眼内炎发生多与治疗性角膜接触镜、缝线溶解有关,此类致病菌多为革兰氏阴性菌[16]。

PK 术后持续性炎症反应、葡萄膜炎复发及早期眼内炎三者间的鉴别诊断较为困难。眼内炎视力预后较差,术者应更高度警惕,对于可疑病例应更为积极地诊断及治疗。

不同术者制定术后常规随访时间间隔存在差异,取决于患者临床特点及手术过程。每次随访,术者均需评估所有潜在手术并发症。应关注角膜基质新生血管,尤其是累及植片时[17]。记录植片水肿及后弹力层皱褶程度,可用超声角膜测厚仪检查角膜厚度。角膜内皮方面需着重观察有无 KP,可用后照法观察角膜内皮状态。持续加重的房水闪辉可能与植片排斥高发生率有关,因此应对前房反应进行分级记录[18]。

术后随访时需仔细甄别任何潜在植片排斥表现。上皮排斥线最早出现于植片周边,并随着时间推移逐渐向中央发展。上皮排斥线为角膜上皮异常隆起,可被荧光素或虎红着染。出现角膜上皮排斥时,术眼处于相对安静或轻度炎症状态。该体征平均在术后 3 个月左右出现,发生率高达 14%[1-4]。

虽然上皮排斥是一个相对自限性的过程,提示植片上皮正逐渐被受体自身角膜上皮所替代。但大多数情况下上皮排斥线的出现预示着内皮排斥的发生。术者对于上皮排斥患者需要更为积极地使用激素,相应的,随访时也应更为谨慎。

上皮下浸润(subepithelial infiltrates,SEIs)多为植片排斥反应的部分体征,表现为上皮下灰白色圆形浸润灶、直径约 0.2~0.5mm、局限于植片内,其发病率高达 15%。使用局部激素可使浸润消退。不过较大或较为致密浸润愈后可能遗留轻微上皮下混浊或瘢痕。

基质排斥表现为角膜植片周边向中央扩散的雾状混浊或浸润。它与内皮排斥相关,并常伴随基质新生血管。典型的内皮排斥表现为边缘清晰的色素沉着线(Khodadoust 线),形似多个 KP 相连而成。Khodadoust 线可越过内皮面进展,在进展前缘出现角膜内皮水肿及受累内皮面的弥漫性 KP。内皮排斥可导致内皮失功,出现基质及上皮水肿。内皮排斥伴随症状还包括结膜充血、睫状充血及不同程度的前房反应。内皮排斥反应通常发生在角膜的一个象限内伴深层角膜新生血管长入,好发于植床与植片交界处、缝线暴露或溶解处。内皮排斥的危险因素包括低龄、既往眼前节手术史、术前青光眼、虹膜前粘连的象限、基质新生血管的象限、既往角膜移植史、眼表疾病史、既往疱疹病毒感染史、遗传性过敏症、植片直径过大或不规则、植片直径过小、供体与受体之间 ABO 血型不相容[3]。

局部激素对于上皮排斥和上皮下浸润疗效显著。内皮排斥的起始治疗也可给予局部激素频点,并联合以下一种和几种给药方式:结膜下注射激素、口服泼尼松片、静脉滴注甲泼尼龙或睡前涂地塞米松眼膏。治疗时可加用睫状肌麻痹剂;合并单纯疱疹病毒性角膜炎的患者可预防性使用抗病毒药物[11]。局部使用以人工泪液为溶剂的 1% 环孢素 A 滴眼液或以油为溶剂 2% 环孢素 A 滴眼液能有效降低高危患者植片排斥风险[19]。口服环孢素 A 和他克莫司片剂可作为局部及全身使用激素的辅助手段,该疗法用于预防植片排斥但不能用于急性角膜移植排斥反应[19]。对于某些顽固性病例,可考虑前房或静脉注射曲安奈德等更为直接的治疗[20]。用于光凝基质血管的激光已成功治愈了部分角膜新生血管病例,也能用于预防植片排斥及脂质沉积。激光光凝术可联合贝伐单抗(Avastin)进行治疗[21]。

如无并发症,PK 术后 6 个月内激素需逐渐减量。局部激素的选择及疗效在不同医生之间、不同病患之间差异较大,通常需根据患者临床表现及病程来调整。需要缓慢减量的患者通常可选择 0.125% 醋酸泼尼松龙、0.25% 或 0.1% 氟米龙或者 0.5% 或 0.2% 氯替泼诺。

每一次术后随访时均需测量患者眼压。约 10%~20% 患者在经过长期局部激素使用后会出现眼压升高,此时可考虑更改激素类型、减少激素用量、加用抗青光眼药物等方法进行治疗;同时需明确与眼压升高有关的危险因素,包括有无进行性周边前房粘连、有无眼内出血、瞳孔阻滞、色素播散及测量误差等。环孢素 A 滴眼液可作为激素替代用药,用于协助降低患者眼压及真菌性角膜炎患者 PK 术后的治疗[22]。对于 PK 术后持续性高眼压,可考虑选择激光小梁成形术替代其他损伤更大的手术用于降低眼压[7]。

PK 术后角膜上皮内生的发生率很低,多发生于 PK 术后 1~12 周或缝线调整后。它表现为炎症性、进展性线条,边缘光滑或卷曲、高折光率,可累及植片及植床。角膜上皮内生即使频点激素也无效,如果确诊较晚,患者视力预后较差[23]。

一旦植片上皮愈合且稳定,术者可将注意力转移至角膜散光问题。早期角膜散光很大程度上与角膜移植手术方式及缝合方式有关。有研究报道了某些缝合技术有助于取得理想的患者术后散光结果,但由于手术因素及不同术者之间缝合技巧的差异,最佳缝合方式至今没有定论[24]。

PK 术后用裂隙灯仔细观察患者角膜可发现:过紧缝线诱导产生"甜甜圈效应",即在缝线附近角膜组织较为陡峭而中央角膜比较平坦。与此同时,缝线过紧处可见放射性角膜上皮及内皮应力线。在另一方面,缝线过松与切口前缘张开相关,同时可使缝线处角膜平坦而中央角膜相对陡峭。

术者在进行缝线调整之前需要利用角膜地形图、手持式角膜镜或其他设备来评估角膜散光以及角膜缝线松紧度情况(图 113.1)。既往有新生血管、角膜植片直径较大、儿童等较为复杂的患者倾向于选择间断缝合。早期缝线调整或拆除适用于所有缝合技术,对早期视功能重建具有较好疗效[25]。

一旦确定角膜散光原因及角膜缝线调整方案,依从性较好患者可直接在门诊裂隙灯下拆除角膜缝线。表面麻醉后嘱其非术眼固视。拆除间断缝合缝线时刀面应透过上皮且背离中央角膜方向,挑起缝线并拆除,以避免患者突然移动损伤植片。缝线拆除位置通常选择植片与植床交界处,此时两个断端均突出于上皮面。夹住缝线断端并沿着术时埋线结方向拉出缝线。如缝线无法被拉出或断裂,可夹住另一个断端以相反方向将缝线拉出(图 113.2)。

对于连续缝合的角膜缝线,使用显微平镊抓住角膜上皮面缝线。调整缝线时最好将显微平镊垂直

9

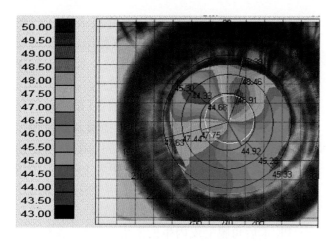

图 113.1　角膜地形图诊断 PK 术后患者的角膜异常散光，陡峭子午线 49°上的 4D 散光，可旋转连续缝线或选择性拆除间断缝线来调整缝线降低散光

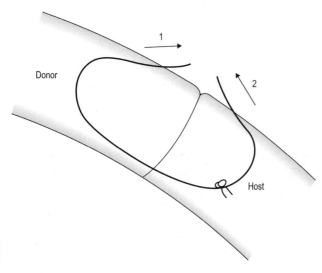

图 113.2　对于单根缝线的拆除，可选择植片与植床交界表面，挑起缝线后将其断开。继而可以按照术时埋线的方向(1)将其拆除，线结在此过程中可经过植片与植床交界面。如果上述方法不能将缝线顺利拆除，则可夹住另一端，反向(2)将其拉出

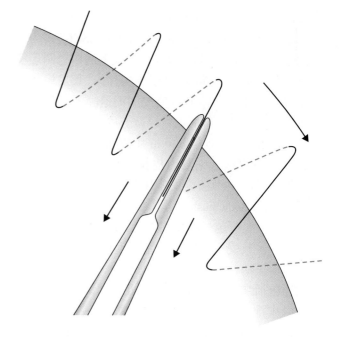

图 113.3　调整连续缝线。连续缝线任一环可由显微平镊夹住缝线一端，再以顺着缝线长轴的方向拉动。PK 术后早期患者角膜植片上皮愈合后即可贴着角膜表面进行连续缝线调整，晚期则需将缝线拎高来进行缝线调整

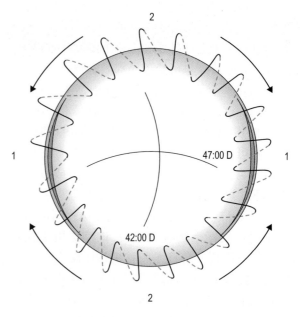

图 113.4　对于 5.0D 角膜源性逆规散光进行缝线调整。首先在陡峭子午线(1)方向分开角膜上皮，而后将缝线沿着从平坦子午线(2)往陡峭子午线的方向(箭头)调整，最后用角膜镜对散光变化进行评估

于角膜表面，以避免其造成缝线扭曲或缝线松紧度不均，致使缝线松脱或断裂(图 113.3)。术后早期可将相对缝线较松区域往过紧区域处调节，不需要剪断缝线。植片与植床处的上皮逐渐愈合后，调整缝线需要借助调位勾(sinskey hook)(图 113.4)。对于同时使用间断及连续缝合的患者，优选切断过紧的间断缝线(图 113.5)。当调整连续缝线不扰动切口时，散光轻度过矫也是可接受的。

拆线或调整缝线时机应该根据患者年龄、手术方式及缝合技术来选择。术后早期拆线相对切口愈合后的晚期拆线对散光影响更大[25]。通过早期精确地

评估及处理残余角膜散光可大大缩短 PK 术后视功能重建时间。早期角膜缝线调整对缝线全拆后角膜长期散光的影响目前尚不明确[24]。

在缝线拆除或调整前后均需预防性使用抗生素

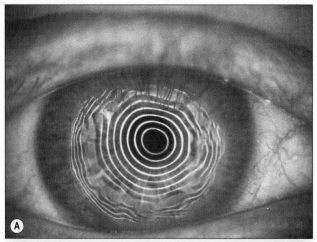

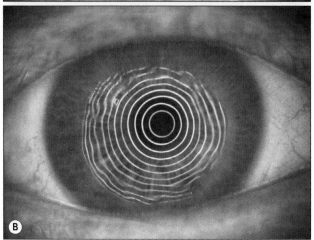

图 113.5 （A）采用 12 针间断缝合联合 12 针连续缝合的 PK 患者术后角膜镜图像。角膜散光仪:41.50D×45.75D×58。主觉验光度数:-3.50D+4.50D×63=0.6。（B）术后 3 月拆除位于 1、2、8 点钟方位的间断缝线后，角膜散光仪:44.75D×44.75D,主觉验光度数:-1.75D+1.00D×153=0.8

以防止感染。由于拆除缝线后存在散光过矫风险,PK 术后早期仅在散光 >3.0D 时才可考虑调整缝线。

伴有新生血管的缝线需尽早拆除,以预防缝线溶解、污染、角膜炎和角膜溃疡[16]。连续缝线断裂后需移除、加固或重新缝合。若要拆除连续缝线,则最好将缝线全部拆除。过早拆除缝线或拆除老年患者缝线,特别是长期使用激素类滴眼液患者,拆线后即使轻微外伤也可引起切口哆开[14]。总体而言,拆线时仅保留足以维持角膜的最少缝线并控制 PK 术后早期散光。

PK 术后眼后节并发症的处理对于角膜术者相当棘手。术后随访通常关注眼前节情况及并发症,直至屈光介质透明和视功能恢复,而很少强调眼后节随访。部分 PK 术后患者伴有严重术前慢性黄斑囊样水肿。黄斑囊样水肿可源自患者术前原发病,特别是接

受角膜移植的无晶状体或人工晶状体眼相关大泡性角膜病变、既往角膜移植失败史、严重眼前节创伤或术前有慢性感染性角膜病等。由于对黄斑囊样水肿及其药物治疗认识的不断加深,术者应善于诊断并治疗此类疾病。

当 PK 术后眼前节状况良好但视力较差时,应怀疑患者是否存在黄斑水肿。一经确诊应开展相关治疗,必要时更改患者用药方案。多数黄斑囊样水肿患者未经特殊治疗也能自愈,而另一些则需要用局部全身治疗,必要时可请视网膜专科医生会诊。

术后三个月以上

术后三个月常规护理着眼于患者最终视功能重建、处理远期并发症及避免医源性问题。角膜移植术后最终屈光不正及其相应处理方式是衡量角膜移植手术成功与否的重要指标。

最新手术方式及术后缝线调整有助于改善角膜移植术后早期屈光状态,但缝线拆除后术眼屈光状态仍可有显著变化[24]。角膜移植术后术眼屈光度数可波动变化,因此需要多次精确验光。一般认为切口愈合后,患者屈光状态才算稳定。利用角膜总散光度数 1/2~2/3 的柱镜置于散光陡峭轴上矫正患者散光,可显著提高患者术后视力。与自然散光相比,相同度数的 PK 术后散光可选择更低度数柱镜进行矫正。高度散光提示需再次评价调整缝线足量与否。屈光参差,尤其是屈光参差严重的,可使用 slab-off 工艺镜片、分别矫正远视及近视或不使用框架眼镜矫正。

对于另一眼有高度散光、屈光参差或无晶状体的患者,术眼可佩戴角膜接触镜矫正视力。球面硬性透气性角膜接触镜(rigid gas-permeable lenses,RGPs)可成功用于患者的视功能重建,甚至重度角膜散光患者。

初配 RGP 眼镜,基弧的选择应参考角膜最平坦处 K 值且镜片直径需稍大于角膜移植片直径。理想镜片应具有足够的顶点间隙、中心定位及移动度。对于角膜不规则散光、高度散光及角膜移植片不居中的患者,RGP 中心定位相对困难,因此需要直径较大、底部加厚设计的棱镜稳定法镜片(prism ballast)或双环曲面镜片。对于连续缝合尚未拆线的角膜移植患者,直径较小 RGP 眼镜可获得较好中心定位。此外还可利用高透氧性反几何角膜塑形镜和巩膜镜矫治 PK 术后散光,后者可用于复杂病例。

软性角膜接触镜一般用于无晶状体眼患者、屈光

参差儿童及非主视眼有低度残余散光者。常用透氧性高、基弧低于最平坦处 K 值的软镜矫正上述患者。患者常需长时间佩戴接触镜,需密切随访。

角膜移植术后长期使用糖皮质激素局部滴眼可引起一系列医源性并发症。PK 术后可出现角膜知觉明显减退及角膜植片神经营养不良。使用糖皮质激素,可使感染性结晶状角膜病变及其他迟发型非特异性植片感染风险增加,且致病菌多为不典型微生物[16]。此外,术后长期使用糖皮质激素滴眼可诱发上皮型病毒性角膜炎及继发性青光眼[15]。

有晶状体眼患者 PK 手术后使用局部糖皮质激素应尽早逐渐减量并停药,特别是低危角膜移植患者。无晶状体眼、人工晶状体眼患者或某些高危人群,在 PK 术后应选择最小有效剂量的激素局部滴眼。患者术后应避免常规免疫接种(如流感疫苗等),否则排斥风险可能增加[26,27]。由于角膜切口难以形成永久性牢固愈合,从事高危活动的患者应佩戴保护眼镜。长期随访的角膜移植患者应接受定期详细检查。

婴幼儿术后护理

6 岁以下婴幼儿及儿童角膜移植术后护理,需要角膜病专科医生、儿科医生、麻醉师、患儿父母等多方协作、配合完成。手术成功只是第一步,植片透明、早期视功能重建及弱视治疗对于恢复儿童患者视力十分必要。

患儿 PK 术后前节炎症反应通常比较强烈。术后早期除常规给予患儿局部频点激素及 2% 环孢素滴眼液外,还需使用睫状肌麻痹剂,结膜下注射或全身应用激素药物以缓解炎症反应[19]。围术期用药包括抗生素以及成人两倍频次的局部激素滴眼液。配合度不佳的婴幼儿,一旦不使用加压包扎,需用有孔眼罩保护术眼,避免手抓或误伤。患儿术后应密切随访,术后早期检查、眼压测量、缝线调整或拆除均需在麻醉下进行。眼压需频繁监测,尤其是伴有先天性眼前节发育异常并进行相关联合手术者。

婴幼儿角膜上皮和基质愈合非常快,术后早期即可出现缝线松脱、暴露,继发性新生血管与排斥反应。婴幼儿患者 PK 术后数周内可能需要每隔数天进行随访复查,直至缝线完全拆除。大龄儿童 PK 术后数月内每周随访一次,直至缝线全部拆除。缝线一旦暴露应及时拆除,同时合理使用抗生素预防感染。

婴幼儿尚处于视觉发育期,术后应进行及时有效的视觉康复训练以避免不可逆的斜视及弱视。对于术后高度近视、高度散光、屈光参差以及无晶状体眼患者,斜弱视矫正难度较大[28]。

无晶状体眼患者儿应在术中或术后几天内适配角膜接触镜,并在麻醉下进行随访复查。同时尽早对非手术眼进行遮盖训练,以预防并治疗术眼弱视;同时应避免过度遮盖对侧眼造成继发弱视。角膜病变累及双眼的患儿,应根据自身耐受情况,尽早开展另一眼手术。视觉发育成熟的儿童及青少年术后仍需定期随访。第一年内至少每月随访一次。由于限制儿童活动及避免外伤的难度较大,应鼓励患儿经常佩戴保护性眼镜。

患儿行再次 PK 手术视力预后相对不佳[28]。因此应采取各种措施努力使首次 PK 手术获得成功,包括对父母及亲属的良好宣教、密切随访、及时拆线、联合使用局部激素和环孢素 A 控制炎症降低排斥反应。成功使用这些治疗措施可能使视力受损患儿获得终生有用视力。

术后早期并发症

现代显微手术技巧、眼库技术和角膜保存方法的改进使得 PK 术后早期并发症发生率有所降低。一旦出现并发症,角膜病医生应及时准确地诊断,给予恰当的处理,避免术后早期植片衰竭并提高植片远期存活率。

切口渗漏和错位

术后早期出现眼压降低、前房变浅甚至消失提示存在切口渗漏或针孔漏的可能。瞳孔阻滞或脉络膜脱离也可能引起术后浅前房,需与本症相鉴别。溪流试验可显示渗漏部位,即使在前房消失的患者中也可有阳性发现。

一旦发现前房变浅且切口或针孔漏,应紧急手术重新缝合。术中应同时处理虹膜嵌顿。植片与虹膜、晶状体或人工晶状体长时间接触会导致不可逆的内皮细胞损伤。

轻度房水渗漏且前房成形良好时,可使用绷带包扎术眼或佩服角膜接触镜。房水生成抑制剂也可能有效。若为连续缝合,旋转拉紧缝线可促进切口渗漏闭合。

持续性的切口或针孔渗漏可导致长期瘘道形成、周边虹膜前黏、青光眼、眼内炎或上皮内生。如果非手术方法干预 24~48 小时后仍存在房水渗漏,应行手术治疗。对于间断缝合切口,如发现针孔渗漏,可先拆除该缝线,观察切口是否发生错位或裂开,如有切口对合不良,需要重新缝合。

间断缝合切口的缝线松脱或断裂可能导致前部切口对合不规则或错位,可不伴房水渗漏。如引起高度散光,可使用绷带镜协助切口复位。若失败则需重新缝合。

术后早期切口哆开常见于角膜植床过薄或植床溶解坏死的患者,也可见于眼压控制不佳(高于40mmHg)青光眼患者[29]。全层角膜切口哆开需要手术重新缝合。如发生虹膜脱出嵌顿伤口,时间较短者应尽量予以回纳,慎行虹膜剪除,避免眩光。如虹膜脱出时间大于 24 小时或脱出组织坏死糜烂,应予以切除。

组织黏合剂虽然未获得批准但可用于角膜穿孔伤的修补[30]及 PK 术后切口渗漏[31]。组织黏合剂的使用受限于穿孔的大小及周围组织情况。

避免切口渗漏首先需要良好的切口条件。植片与植床对合良好、组织分布均匀对称、缝合部位恰当,是确保切口水密的基本条件。为保证植片与植床的良好对合,首选需要制备合适的植床。制作小的(不超过 0.5mm)略凸起的植床后缘,可增加植片与植床的接触面积,有助于减少切口渗漏(图 113.6)。植床后缘凸起应整齐、形态对称且薄,从而减少术后散光及植片前移位。近年来,眼科医生已成功应用飞秒激光技术辅助角膜移植手术,它可用于制备角膜植片与植床[32]。

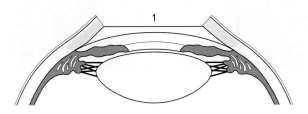

图 113.6 环钻切削植床使其后缘轻度凸起(1)以避免切口渗漏

间断缝合的缝线应放射状分布且穿过植片与植床的深基质;不宜穿过角膜全层,否则会引起房水渗漏并诱发感染。植床与植片缝合完毕后,应检查切口是否渗漏。如发现渗漏,需增加额外缝线。对于针孔渗漏,可用带非切削血管针(noncutting vascular needle)的 10-0 聚丙烯缝线垂直缝合(图 113.7)。

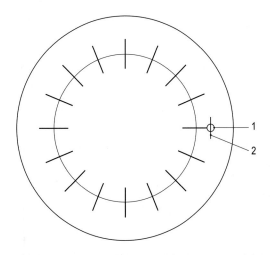

图 113.7 10-0 聚丙烯缝线(2)缝合针孔漏(1)

持续性角膜上皮缺损

PK 术后早期,角膜植片重新上皮化以及完整上皮屏障功能的维持对植片的存活至关重要。干眼、各种原因所致角膜缘干细胞缺乏(如碱烧伤、Stevens-Johnson 综合征、眼部类天疱疮)、神经营养不良性角膜病变、眼睑或睑板腺病变等眼表异常患者,术后发生持续性上皮缺损(persistent epithelial defects,PED)及植片失败的风险较高。应及时采取有效措施促进植片上皮再生修复并重建上皮的完整性。

对于眼表环境健康的植片而言,术后植片完全上皮化通常较为顺利,但仍有部分患者出现上皮愈合不良[33]。除前面所提到的眼表疾病外,术前已存在的角膜知觉减退、前部睑缘炎、睑板腺功能障碍、供体角膜保存时间过长、受体年龄较大等,都与角膜上皮病变发生发展相关[34]。

供体角膜上皮活性状态取决于以下几个因素:供体疾病史、死亡与保存间隔时间、供体材料的处理方法、保存液类型、供体角膜保存时间。完整的角膜上皮对术后上皮愈合至关重要,因此术前就需去除影响上皮愈合的因素[35]。严重的角结膜干燥症患者,术前应行泪点栓塞治疗。角膜缘干细胞功能严重受损者,应先行角膜缘干细胞移植,再考虑 PK 手术。

病毒性角膜炎患者 PK 术后 PED 发病率为 0~44%[36,37]。急性炎症期行手术治疗者或并发角膜穿孔者,PED 发病率较高。因此应尽量在眼部炎症控制后开展 PK 手术。对于急性炎症期患者,围术期口服抗病毒药物可降低 PED 的发生。

在过去,术者通常在 PK 术中去除供体角膜上皮。随后研究表明,去除供体角膜上皮并不能减少植片排

9

斥或植片失败的风险,相反,完整的供体角膜上皮可降低术后植片上皮缺损的发生率[38]。术后即刻出现的植片上皮缺损通常与术中操作损伤或上皮干燥脱落有关。术后角膜上皮愈合时间与保存和手术期间供体角膜上皮的完整程度直接相关[39]。如果患者术前已存在影响植片再上皮化的危险因素,术中应选择上皮完整的供体角膜。同时术中避免造成供体上皮损伤或过度干燥。

在缝合植片与植床的过程中,应保持植片上皮湿润并加以保护。植片过度干燥和过量冲洗都会损伤角膜上皮。与平衡盐溶液相比,术中使用黏弹剂对角膜上皮的保护效果更好,术后 1 周植片上皮愈合程度更高[40]。单纯使用平衡盐溶液可导致上皮疏松。植床与植片错位、缝线导致的眼表不规则都会抑制角膜上皮细胞迁移、影响泪膜分布、造成角膜上皮愈合障碍。

术后角膜上皮缺损的防治措施包括临时性或永久性睑裂缝合、佩戴角膜绷带镜、胶原膜或羊膜移植术。使用不含防腐剂的人工泪液并避免药物毒性对保护角膜上皮十分必要。一旦出现上皮缺损,需要积极治疗。缺损时间超过 1 周者,上皮愈合将更加缓慢。缺损时间超过 3 周者,角膜基质瘢痕及溃疡的发生率显著上升。

亲水性角膜绷带镜可用于 PED 短期治疗。治疗时应使用局部广谱抗生素滴眼预防感染,并注意密切随访。长效的高透氧性的亲水型巩膜接触镜适用于对其他治疗无效的 PED 患者[41]。泪点栓塞可用于水液缺乏型干眼、神经营养性角膜病变等多种原因引起的 PED。泪点栓塞适用于轻中度 PED,重度 PED 需行泪点烧烙永久性栓塞治疗。

角膜移植手术结束时或术后早期行临时性或永久性睑裂缝合是预防角膜上皮缺损最有效的手段[42]。睑裂缝合减少角膜暴露面积,提高自身泪液或人工泪液的治疗效果。睑裂缝合应尽量覆盖术后角膜植片上皮缺损的区域。临时性睑裂缝合可采用某些特殊的黏合剂短时间黏合上下睑缘[43],但黏合剂若附着于睑结膜面则会影响角膜上皮化。大面积的睑裂缝合不利于术后眼部检查,并且可使得睑缘发生扭曲变形,因此将肉毒素 A 局部注射提上睑肌,造成保护性的上睑下垂可达到同样的治疗目的[44]。

加压包扎疗效有限且不利于局部点药,已被多数手术医生弃用。胶原膜及软性角膜接触镜也可用于术后角膜上皮缺损的预防和治疗。巩膜镜可增加角膜表面氧浓度、湿度,保护并促进角膜重新上皮化。

即使上皮缺损仍有复发,羊膜移植在 PK 术后 PED 患者中仍获得良好的治疗效果[45]。

术后局部用药应避免造成角膜上皮毒性损伤。糖皮质激素局部滴眼可抑制角膜上皮愈合及损伤修复,因此对于术后出现 PED 的患者,谨慎使用糖皮质激素滴眼液,将其用量减到最小[46]。如植片上皮缺损持续存在,可用口服激素替代局部激素滴眼液。

已有报道表明局部应用表皮生长因子、眼源性生长因子、纤连蛋白、P 物质以及胰岛素样生长因子 I 可以促进角膜上皮愈合[47]。对于顽固性 PED,自体血清滴眼液能获得良好疗效,适用于 PK 术后存在角膜上皮延迟愈合倾向患者的治疗[48]。

当角膜上皮缺损治疗无效时,应考虑疱疹病毒感染的可能性。由于大多数患者体内都携带有处于潜伏期的单纯疱疹病毒,PK 可能导致病毒激活,即使这些患者此前并无活动性病毒感染角膜炎的病史[49]。病毒感染所致上皮缺损一般最早出现于角膜植床植片接合处,可能形状无特异性(图 113.8)。病毒培养或免疫荧光染色等检查手段可辅助诊断疱疹病毒感染,有利于眼科医生开展抗病毒治疗。

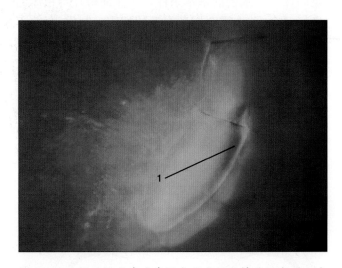

图 113.8　活动性疱疹病毒性角膜炎所致持续性角膜上皮缺损(1)

丝状角膜炎

PK 术后丝状角膜炎常见[33]。它多发于术后早期,通常可见角膜上皮丝状物附着于植片与植床交界处缝线周围。丝状物难以被荧光素染色,但虎红染色对其着色良好。丝状物黏附累及植片与植床交界或植床时,患者可有异物感及眼红。

轻度不适症状的患者可使用低渗人工泪液治疗。症状严重者，应用镊子轻柔祛除丝状物，并用低渗人工泪液和／或乙酰半胱氨酸局部滴眼治疗。其他治疗方法包括泪点栓塞及佩戴软性角膜绷带镜。

缝线相关并发症

缝线暴露

缝合时应注意缝线张力适度，并将线头和线结埋入角膜组织中，以避免缝线暴露。缝线暴露会刺激角膜局部新生血管长入、诱发炎症反应，从而增加术后移植排斥的风险。

发生线头或线结暴露时，应尝试在裂隙灯下用镊子牵拉缝线进行调整，将线头重新埋入角膜组织。如果缝线无法调整，应给予局部抗生素滴眼，并密切观察有无感染及角膜新生血管。当角膜切口愈合时，可尽早拆除暴露的缝线。一旦出现缝线断裂、松脱或角膜切口周围新生血管长入，应立即拆线。

缝线相关感染

暴露的缝线使得病原微生物易于侵入角膜基质，而且是缝线相关性脓肿的危险因素。其他危险因素还包括佩戴软性角膜接触镜及局部使用激素治疗。缝线相关性脓肿会导致角膜瘢痕、切口错位、角膜穿孔、眼内炎及植片衰竭。

出现缝线相关性脓肿时应首先拆除感染的缝线并进行病原体培养。连续缝合者能否拆线，取决于剩余缝线是否可以保证角膜切口闭合无渗漏。在培养及药敏试验结果不明确时，首先使用强效广谱抗生素控制感染，然后根据培养及药敏结果调整用药。在治疗起始阶段，不宜使用激素局部滴眼，可全身应用糖皮质激素预防移植排斥反应。感染控制后可谨慎使用激素滴眼液。

缝线相关免疫浸润

术后早期可出现缝线相关免疫反应引起的角膜浸润。它与缝线相关感染性角膜浸润之间的鉴别十分重要（框 113.1）。前者通常表现为多处缝线周边同时出现浸润病灶、多位于植片与植床交界处的植床侧，一般不伴局部角膜上皮缺损（图 113.9）。而缝线感染造成的角膜浸润通常是孤立病灶，可位于植片与植床交界处的任一部位，一般伴有局部角膜上皮缺损（图 113.10）。

框 113.1　缝线相关免疫反应、感染的区别
缝线相关免疫反应
多发
多见于植床一侧
无上皮缺损
无前房反应
缝线感染脓肿
单发
可见于植床、植片两侧
可合并上皮缺损
伴有前房反应

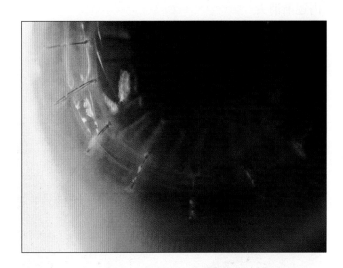

图 113.9　角膜植片可见多处缝线相关免疫性浸润灶

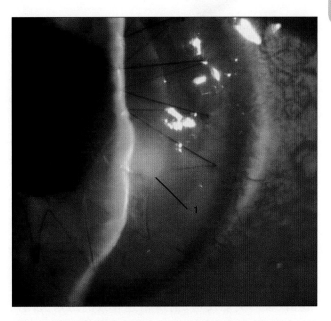

图 113.10　角膜植片可见一处缝线感染引起的孤立浸润灶

如发生免疫性角膜浸润,需足量使用糖皮质激素药物治疗,待反应控制后方可逐渐减少用药量。

Kaye 点

Kaye 首先描述了供体角膜中央距离缝线 1~2mm 散在白色小点[50]。Kaye 点早期多出现于肿胀的供体角膜边缘的凹陷区(图 113.11)。Kaye 点与角膜糜烂或荧光素染色无关,患者常无自觉症状。该症平均于术后 6.5 周发作,但偶尔于术后 1~2 周发病。Kaye 点与术后用药、排斥、感染等均无关。组织病理学提示 Kaye 点实为不同时期变性的角膜上皮细胞。缝线拆除后典型 Kaye 点由角膜周边往中央移动,并于 30 天内逐渐消失。

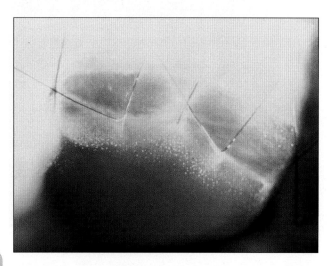

图 113.11 植片边缘的 Kaye 点

眼压升高

眼压升高会导致角膜内皮细胞损伤[51],因此 PK 术后控制眼压至关重要。PK 术后青光眼常见于无晶状体眼或角膜移植联合白内障手术的患者[52]。

PK 术后高眼压与小梁网塌陷有关[53]。PK 切口导致后弹力层连续性中断,致使小梁网前部结构失去支撑。同时,缝合过紧、缝线跨距过长、环钻直径过大、受体角膜直径过小、植片植床等大、受体周边角膜过厚均是 PK 术后高眼压的危险因素[54]。采用过大的植片在术后早期可导致眼压相对较低[55]。手术方式不同也会不同程度地影响患者术后眼压。

造成术后早期高眼压的其他因素包括:黏弹剂残留、眼内炎症反应、前房粘连导致的房角关闭及瞳孔阻滞。对于高风险患者,手术结束时可局部给予预防性降压药物。若术后眼压持续升高,则继续用药。局部治疗无法控制时,可给予全身性脱水剂。

如药物治疗仍无法有效控制眼压,则可在裂隙灯下用显微镊在手术切口处引流前房内的黏弹剂或房水。如以上保守治疗均无效,可考虑手术治疗。

术后炎症反应

术后炎症反应通常可应用皮质糖皮质激素控制。若炎症不能控制可导致前房纤维蛋白渗出增加,诱发瞳孔阻滞。前房纤维蛋白渗出起始治疗为局部激素类滴眼液每小时频点。使用散扩瞳药预防瞳孔后黏及瞳孔阻滞。若此方案无效,可考虑眼周和 / 或全身使用糖皮质激素。

组织型纤溶酶原激活物(tissue plasminogen activator,TPA)可将纤溶酶原转化为纤维蛋白,以起到溶解纤维蛋白的作用。眼内注射 TPA 可成功治疗 PK 术后前房纤维蛋白渗出[56]。TPA 可用于严重前房纤维蛋白渗出且激素治疗无效的患者。

虹膜前粘连

闭角型青光眼、植片排斥或衰竭可导致 PK 术后虹膜前粘连[57]。其危险因素包括植片过大、无晶状体眼或人工晶状体眼患者[58]。此外,高褶虹膜、既往手术史及外伤史也更易产生虹膜前粘连。

为预防 PK 术后虹膜前粘连,PK 术中任何微小虹膜前粘连都应分离。采用较大角膜植片可降低术后虹膜前粘连及房角关闭的概率[59]。对于植片直径较大或高褶虹膜的患者,可在 PK 术中采用虹膜周切术[60]。手术切口的良好对合、精细的缝合技术可有效避免术中原发性或术后因伤口渗漏继发的虹膜膨出[61]。

预防 PK 术后虹膜粘连首选散瞳剂,但植片直径较大或后房型人工晶状体眼的患者应慎用。积极控制术后炎症反应对于预防虹膜粘连也十分重要。

术后小的粘连可以使用散瞳剂或缩瞳剂予以治疗,对于粘连较小且较为稳定者,可首选观察而非手术,以免诱发更多术后并发症。粘连处需密切观察随访有无植片排斥反应发生。如果虹膜前粘连继续发展,可在粘连区域边缘虹膜根部行氩激光虹膜根切术,以阻止其进展。如果虹膜粘连范围超过 50% 的房角,应尽早行手术治疗,防止前房及小梁网发生不可逆性损伤。

瞳孔阻滞

前房较浅或消失、角膜切口缝合紧密时提示瞳孔阻滞或脉络膜脱离的发生。两者的区别在于瞳孔阻滞通常伴随高眼压,而脉络膜脱离常伴有低眼压。不过瞳孔阻滞有时也可见于正常眼压或低眼压患者。虹膜后粘连或玻璃体经瞳孔、虹膜周切口膨出等体征有助于瞳孔阻滞的确诊。

瞳孔阻滞的药物治疗包括多次使用散瞳剂、睫状肌麻痹剂散大瞳孔;局部使用 β 受体阻滞剂、碳酸酐酶抑制剂、高渗剂控制眼压。如有炎症,可用局部及全身使用糖皮质激素控制炎症反应。

由于长时间浅前房可导致虹膜前粘连,药物治疗无效时可行虹膜周边切除术。根据前房深度选择激光或手术治疗,部分患者可联合玻璃体切割手术。

脉络膜脱离和脉络膜上腔出血

PK 术后早期脉络膜脱离通常由葡萄膜渗漏引起。手术炎症可引起低眼压和 / 或血管通透性的改变[62]。开天窗后脉络膜及脉络膜上腔之间压力梯度的突然改变会瞬间引起葡萄膜渗漏。一旦发生脉络膜脱离,房水生成减少而通过葡萄膜巩膜途径流出增多,将进一步加重低眼压和脉络膜脱离。脉络膜脱离和低眼压患者必须首先排除切口渗漏的诊断。

PK 术后脉络膜脱离常呈自限性。若脉络膜持续脱离,其伴随的低眼压、虹膜隔前移可能导致虹膜前粘连、闭角型青光眼、瞳孔阻滞及黄斑囊样水肿。如果房角受累超过 48~72 小时且脉络膜脱离持续存在,建议行手术引流联合前房成形术。

PK 术后早期偶可并发脉络膜上腔出血,常表现为突发性眼痛及视力下降。其危险因素包括高龄、动脉粥样硬化性血管疾病、高血压及青光眼[63]。避免患者过度劳累,这也可能是危险因素之一。对于 PK 术后脉络膜上腔出血的患者,必须密切随访,观察出血吸收情况,必要时手术切开引流。

前房积血

PK 术后前房积血并不常见,但是在大范围房角分离、虹膜成形、虹膜周切术后其发生率增加。多数前房积血可自行吸收,但如果伴随眼压升高则需积极治疗。建议使用散瞳剂防止虹膜后粘连,同时应用局部糖皮质激素控制眼内炎症。

若积血不能自行吸收,病程越长,虹膜后粘连、周边虹膜前黏及角膜血染的发生率越高。药物治疗无效的高眼压或长时间的前房出血可行手术干预。

瞳孔散大固定

PK 术后瞳孔固定、散大称 Urrets-Zavalia 综合征,发病率较低。它在圆锥角膜患者中多见。它还与唐氏综合征及 PK 术前的圆锥角膜患者相关[64]。抗副交感神经药(如阿托品、东莨菪碱)及肾上腺素类药物也与 Urrets-Zavalia 综合征相关。其病理机制可能在于瞳孔扩张时虹膜过度收缩,继发瞳孔括约肌缺血、萎缩所致。因此当圆锥角膜患者需要扩瞳时,推荐局部使用温和且短效的药物[64]。

术后感染

PK 术后早期细菌或真菌感染可能是由供体材料污染、植床病灶切除不彻底或环境中微生物获得性感染导致。植片感染通常于 24~48 小时内发病,伴随症状包括睫状充血、植片水肿、黏液脓性分泌物,偶尔出现植片或缝线周围浸润灶。

发生术后感染性角膜炎的危险因素包括持续性角膜上皮缺损、佩戴角膜接触镜、缝线松动或断裂、使用糖皮质激素以及角结膜干燥症。术后早期感染性角膜炎确诊后,应立即行革兰氏染色、细菌培养及药敏试验;同时在获得药敏结果前应立即使用广谱抗生素进行治疗。若植片感染范围较广,需考虑进行二次 PK 以预防眼内炎发生。

PK 术后眼内炎发生率从 0.2%~0.77% 不等[65]。供体角巩膜环微生物培养阳性者,其受体眼内炎发病率可增加 12~22 倍[65],因此术后早期对这类患者应严密随访。

因此,角膜保存液中添加抗生素、PK 术中使用抗生素冲洗植片、术后预防性使用抗生素及提高受体免疫力对预防 PK 术后感染至关重要[66]。如果角膜移植患者自身免疫力低下或术后长期大剂量使用糖皮质激素,其术后感染可能性将升高。

若捐献者因感染性疾病去世,其角膜供体被污染的可能性较高,因此必须严格检查捐献者病史记录及有无败血症[67]。此外捐献前使用过呼吸机的患者病原菌培养阳性率较高[68]。建议在移植手术前 1 小时再将供体材料放至室温环境。虽然复温时间超过 1

小时可能会提高抗菌效果,但其对供体角膜组织的影响尚不清楚[69]。

原发性供体衰竭

原发性供体功能衰竭表现为 PK 术后立即出现的植片不可逆性水肿,多由供体角膜内皮细胞失代偿、角膜保存不当或手术创伤造成。角膜水肿通常在术后几天内发生,对糖皮质激素及高渗溶液治疗不敏感。

为降低原发性供体衰竭发生的风险并提高植片长期存活率,应保证供体角膜内皮细胞密度不低于 $2000/mm^2$,储存时间少于 7 天[70]。术前对所有角膜应进行仔细检查有无局部损伤。使用 Honan 压力球、眼部按摩或术前静脉滴注甘露醇浓缩玻璃体从而降低术中眼压。

在植片缝合过程中,使用黏弹剂来覆盖眼内结构及植片周边角膜,从而保护植片内皮细胞,稳定植片位置以利于手术操作[71]。术中应尽量最低程度地移动植片,同时避免手术器械对植片内皮的直接接触。

原发性供体衰竭一经确诊,就应该在眼部炎症反应控制后尽快进行再次移植。对可疑患者应至少观察植片透明度 3 周,再决定是否再次行移植术[72]。原发性供体衰竭相对罕见,所有确诊病例均需详细记录。对于此类患者,需追述其所用的供体培养液、术中所用的灌注液、黏弹剂及眼内用药。另外衰竭的植片需送检培养并告知提供植片的眼库。

角膜后膜

角膜后膜的诊断困扰了很多代眼科医生学者。虽然角膜后膜罕见,但角膜上皮内生及其破坏性后果是眼科医生最为担心的问题。幸运的是,并非所有角膜后膜均由角膜上皮内生引起。纤维组织内生、不同程度的炎症及退行性病变也可能产生角膜后膜性混浊。

上皮内生

历史背景

上皮内生最早描述于 1892 年[73],研究表明其为角膜上皮通过未完全愈合的切口长入前房,并过度生长所致[74]。随着时间推移,更精确的组织病理学研究及更好的诊断技术促进了上皮内生的早期诊断、改进了治疗方案并促使患者预后更好。

发病率及病因

由于上皮内生临床确诊困难、完全依赖其病理诊断来确诊可能会造成漏诊,因此对其临床发病率的研究需谨慎。而几乎所有类型的眼外伤及眼部手术均与上皮内生相关。Terry 等估计 0.6% 眼外伤及眼部手术患者会发生上皮内生[75]。晶状体摘除术是上皮内生的最常见原因[76]。其中囊内摘除术式发病率远多于囊外摘除术,以穹隆为基底球结膜切开术远多于以角膜缘为基底者[77]。当前显微外科技术,包括无缝线透明角膜切口及超声乳化等可减少上皮内生。但是也有现代透明角膜切口行白内障手术后发生上皮内生的报道[78]。研究表明上皮内生预后差,白内障摘除术后行眼摘的眼球中上皮内生发病率为 7.2%~45.7%[79,80]。

相比于白内障摘除术,PK 术后上皮内生发生率较低,既往报道最高为 0.27%[81],为上皮内生的第三个常见病因。此外,包括青光眼手术、翼状胬肉切除术、晶状体后囊切开、横贯角膜的缝合(McCannel)在内的眼部手术也可能导致上皮内生。

病理学机制

尽管上皮内生危险因素已被证实,但是上皮内生的发病机制仍未完全明确。内生的上皮来源于表层结膜和/或角膜上皮。眼球摘除后的病理切片显示表层上皮通过瘘道进入前房形成内生的上皮。此外,内生的上皮中偶有杯状细胞,提示其来源为结膜上皮。但是 PK 术后上皮内生患者并未发现杯状细胞,提示其内生的上皮可能来源于角膜上皮细胞[85]。

无论何种上皮来源,上皮内生必须有入口通向前房,此为该症的必要非充分条件。绝大多数情况下,上皮内生可致伤口延迟愈合,甚至不愈合;在切口边缘出现瘘管、滤过泡或组织嵌顿。然而仅有入口尚不足以导致上皮内生。前房内游离结膜、角膜或睫状体细胞通常是退化,少数可形成囊肿,因此还需考虑同时存在的其他诱发因素。

健康角膜上皮细胞的接触抑制作用可抑制上皮细胞生长,反之则可促进上皮细胞生长[86]。此外,光滑的表面(例如晶状体囊袋或纤维蛋白表面)有利于侵入上皮细胞的移动[87]。另外,低眼压时血-房水屏障受损,眼内炎症反应可提供上皮增殖必需的生长因子[88]。无论如何,更好的动物模型有助于更好地了解其发病机制并提供更精确的治疗[89]。

9

诊断

上皮内生的诊断不仅基于其临床体征,有以下复杂手术史也要高度怀疑:切口对合欠佳或有组织嵌顿。既往学者认为缝合时使用丝线,患者为无晶状体眼,以穹隆为基底的结膜瓣等也是上皮内生的高危因素[77]。

上皮内生发病时间从术后 4 天至 38 年不等[90]。其症状包括眼部酸痛、畏光及视力模糊。临床检查眼压可正常、升高或降低。切口处可能有嵌顿组织、结膜滤过泡或瘘道。值得注意的是,角膜后表面、虹膜可见呈扇形、边缘卷起的灰线,此为上皮内生的进展处(图 113.12)[91]。上皮内生可常年稳定不发展,也可在几天、几周内迅速进展(图 113.13)。角膜带状变性时其上皮层呈无血管性,深基质层可出现血管生长[91]。患者前房内可见上皮细胞,典型的上皮细胞体积较白细胞大。上皮内生可致瞳孔变形及葡萄膜外翻;上皮膜遮挡可导致虹膜纹理不清[91]。

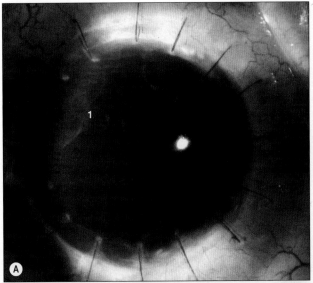

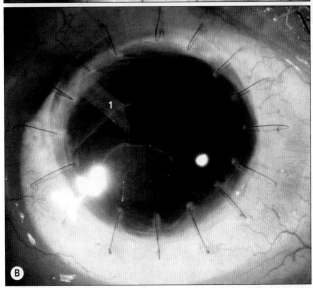

图 113.13 (A)3 次穿透性角膜移植术后 2 年发生上皮内生。B 图中可见前期青光眼手术的引流管。(B)三周后术眼发生上皮内生,呈进行性发展。进展迅速的内生上皮组织较纤维组织内生更常见,同时可见青光眼术后引流管

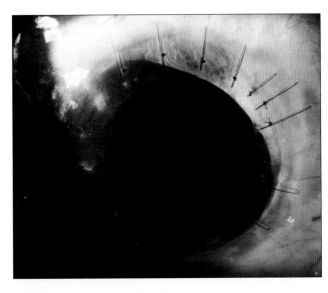

图 113.12 二次穿透性角膜移植术后 3 个月发生上皮内生。组织病理学发现首次移植失败的植片发生上皮内生,术后上皮内生的特点为:周边上皮呈 360° 包裹角膜周边,随即向角膜中心进展

溪流试验可检测是否存在切口渗漏,房角镜检查可观察虹膜嵌顿、晶状体皮质、晶状体囊、玻璃体等[82]。虹膜、角膜后表面组织活检有助于明确诊断[92]。通常使用氩激光光凝及角膜内皮镜检查即可确诊[93]。设置氩激光时长 0.1~0.2s、光斑大小 100~500μm 及功率 100~500mW[92],在上皮内生处周围均匀的打上激光,打激光处虹膜变白(图 113.14)。使用角膜内皮镜在角膜内皮后表面发现上皮边缘,即可确诊[94]。上皮细胞呈现中心较暗、周边较亮的细胞形态,类似虹膜角膜内皮综合征。

共聚焦显微镜有助于诊断上皮内生[95],表现为角膜后膜与角膜上皮细胞类似,均有高反光核。上皮内生诊断需要结合临床表现、角膜内皮镜、氩激光光凝或共聚焦显微镜结果。

角膜后表面或虹膜见复层非角化鳞状上皮即可诊断为上皮内生(图 113.15)[96],可见上皮下内皮细胞缺失或者向上皮化生[89]。

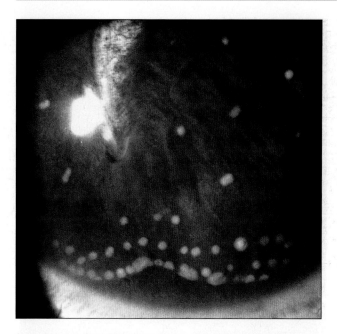

图 113.14　角膜裂伤修复术后 18 个月发生上皮内生。虹膜上可见氩激光(0.1 秒、功率 100mV、100~500μm 大小激光斑)治疗后的白色虹膜及正常虹膜。激光斑位于上皮内生的进展边缘

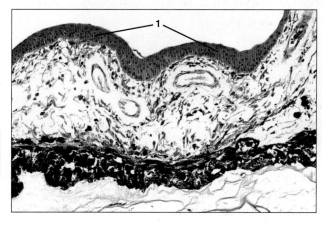

图 113.15　虹膜、上皮内生组织病理学图片。虹膜前可见眼表上皮结构(1)。内生的上皮具有角膜特征且缺乏杯状细胞。HE 染色,×50 倍。(Courtesy of Ralph C.Eagle Jr,MD)

上皮内生与青光眼

上皮内生眼可发展为青光眼。青光眼是其最常见的并发症也是导致患者眼球摘除的常见原因。上皮内生发病最初由于滤过泡或瘘管因素,眼压可能低于正常值[97]。但是瘘口关闭后可发生青光眼。多种因素导致青光眼的发生发展,浅前房及慢性虹膜睫状体炎可引起周边房角粘连,最终导致继发性闭角型青光眼。当内生的上皮从虹膜累及晶状体、玻璃体前表面时可发展为瞳孔阻滞。不过继发性开角型青光眼

在上皮内生中最为常见。内生的上皮层下可见小梁网,常形成"假房角"。

无论上皮内生相关青光眼的发生机制如何,控制其高眼压较为棘手。常规抗青光眼用药对于快速进展的前房内上皮内生疗效欠佳。此时可能需要行睫状体破坏性手术[97];也可尝试使用抗代谢药物,例如5- 氟尿嘧啶(5-fluorouracil,5-FU),然而当 5- 氟尿嘧啶停止使用后常常又会出现前房内上皮内生复发或滤过失败[98];有报道显示可使用 Molteno 引流管治疗[99]。最好的治疗可能是尽早完全清除上皮膜。

治疗

在 1930~1960 年间,由于当时手术治疗结果普遍不理想,主流的治疗方法是局部放射治疗。后来由于放射治疗损伤晶状体及其他眼部结构以及它无法根除弥漫性上皮侵入而被弃用[100]。

上皮内生治疗的关键在于早期诊断及早期彻底清除。在术前及术中对上皮内生处的定位并完全切除、封闭所有瘘管能最大限度清除病灶并避免眼球摘除[76]。大量改良手术技巧也有效地避免了手术中损伤正常组织。

由于手术切除本身有创,也有医生选择其他方法,包括使用 5-FU,丝裂霉素 C(mitomycin C,MMC)以及内镜下光凝术[101~103]。其中 5-FU 及 MMC 都被广泛应用,然而使用 MMC 时需注意防止其进入前房避免造成灾难性后果[102]。

角膜移植术后可局部使用肾上腺皮质激素、睫状肌麻痹剂及房水分泌抑制剂[97]。青光眼药物治疗效果差,需手术干预。必要时可推迟角膜移植手术,直至炎症及青光眼得到良好控制[104]。

纤维内生

纤维内生指创面周围纤维组织的增殖及侵袭,与上皮内生多处表现相似但存在明显不同。目前研究已阐明其发病机制,但是对其深入的理解远远不够。

发病率及病因

由于纤维内生常常难以诊断并且时常伴发上皮内生,因而不同报道中它发病率差异很大[76]。此外,纤维内生通常不会导致眼球摘除,因此也很难取得可靠的病理诊断。众所周知 PK 是导致纤维内生的常见手术;失败角膜植片病理标本经常可见纤维内生[105]。白内障手术也是纤维内生常见病因,考虑到手术量,

它可能是最主要病因。几乎所有贯穿眼球的手术都有可能促进纤维增殖,但促进或抑制纤维增生的原因仍未明确。

病理学机制

纤维内生与上皮内生的临床危险因素相似;然而促使发生纤维内生而非上皮内生的原因尚不清楚。成纤维细胞和内生上皮细胞的来源不同。与上皮内生不同,纤维内生通常进展缓和且不一定伴有瘘道。

诊断

纤维内生与上皮内生的诊断均需要临床医生高度警惕和详细检查(表113.1)。纤维内生术前及术中危险因素与上皮内生类似。复杂性手术如伴有玻璃体丢失、创缘伴低眼压或内皮损伤的组织嵌顿会促使纤维增殖。其他危险因素包括周边虹膜粘连、术后感染、前房积血及青光眼引流管植入术[106,107]。

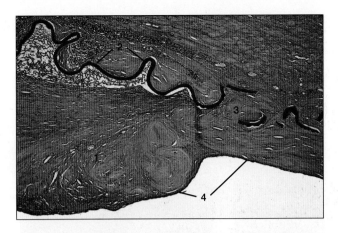

图113.16 纤维内生。大块纤维组织(1)位于褶皱的后弹力层(2)后方,通过后弹力层断离处(3)与角膜基质连接。术中玻璃体被切除。术后可见位于内生纤维表面的薄层内生上皮(4)。PAS染色,放大倍数 ×25

既往没有有效的辅助检查可用于确诊纤维内生,共聚焦显微镜的出现改变了这一局面[108]。共聚焦纤维镜下纤维内生表现为高反光纤维样层。纤维内生进展较上皮内生缓和,临床医生有足够时间通过一系列检查来加以确诊。

治疗

纤维内生病情进展较上皮内生缓慢。消炎药、抗青光眼或治疗角膜水肿等药物通常已足够,甚至增生纤维会自行瘢痕化然后消退。但是纤维增殖有时会失控。激素及激光治疗效果有限[109]。

随着技术进步,手术治疗成为另一种可能。与上皮内生不同,增殖纤维组织无需全部清除,处理纤维增殖继发的不良反应即可。使用黏弹剂分离侵及视轴的增殖纤维组织是一种有效的微创手段[110]。此外小梁切除及睫状体破坏手术可用于继发青光眼的患者;角膜植片衰竭可行二次PK;纤维增殖累及眼后节可行玻璃体切割手术。

表113.1 上皮内生与纤维内生

	上皮内生	纤维内生
细胞学来源	角膜或结膜上皮	上皮下结缔组织,角膜基质成纤维细胞等
临床表现	常见瘘道及滤过泡;边缘较厚,多呈扇形;无血管	模糊、不规则边缘;可有血管
辅助检查	虹膜激光光凝;角膜内皮镜、共聚焦显微镜检查	无
病程	通常较为急进	通常较为缓和或稳定

纤维内生症状为非特异性,患者通常无不适主诉。然而体征检查可发现创缘附近角膜后表面的半透明膜,其边缘模糊不规则。与上皮内生不同,纤维内生膜的基质中可见血管。

该并发症预后各异。纤维内生膜很少有功能性后遗症。偶尔可见纤维膜覆盖房角进入后房引起炎症及组织收缩,后者可导致视网膜脱离、黄斑囊样水肿或眼球痨。其诱发青光眼病情相对上皮内生所致青光眼缓和。

即使做了详细临床检查,许多病例还是只能通过病理检查确诊(图113.16)。PK术后纤维内生可为角膜基质细胞从后弹力层破口进入并增殖形成纤维组织。

鉴别诊断

不是所有的角膜后表面膜性混浊都是上皮内生或纤维内生所致,也可能是术后一过性的混浊。斜向透明角膜切口(尤其联合超声乳化时)在水密后可表现为混浊;后弹力层收缩时其边缘可变厚发白,易与上皮内生混淆(图113.17)。长期角膜与玻璃体接触导致的周边角膜水肿、术源性内皮损伤或者后弹力层脱离都可使手术切口周围角膜变白混浊[111]。

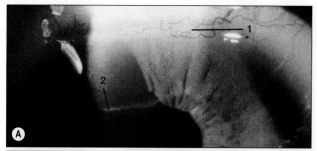

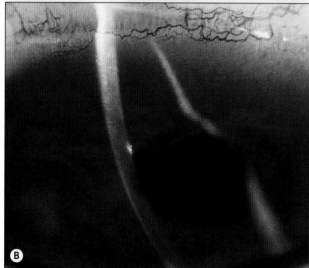

图 113.17 （A）角膜缘高度倾斜且未缝合的白内障切口被误诊为角膜后膜。患者为白内障术后三个月，图中可见巩膜损伤处出现新生血管(1)及从外部切口处至前房可见一条白线(2)。（B）裂隙灯下观察患眼。鉴别上述白线来源于上皮内生还是纤维内生的方法包括病史、观察到板层角膜切口在内皮层前面及白线起自表层切口终至内层切口且位于中周角膜。真性角膜后膜有内外两侧

角膜后膜并不一定都来自于穿透性角膜切口。角膜内皮可纤维化生并在角膜后形成混浊的膜性结构。眼外伤、炎症、感染及其他刺激均可损伤角膜内皮导致内皮再生，刺激后弹力层过度增殖。值得注意的是，有报道发现碱烧伤、单纯疱疹病毒性角膜炎、角膜冻伤及前房炎症可使角膜内皮细胞迁移至致密后弹力层表面，分泌并产生纤维膜[112]。最后，外伤及手术刺激虹膜基质黑色素细胞增殖造成角膜后表面色素膜的形成。

角膜后表面膜性混浊的诊断及治疗相当棘手。上皮内生需要早期诊断和及时治疗，但同时需与其他病变加以鉴别。涵盖手术细节及术后病程的病史记录、全面的检查及术后随访均非常重要。角膜后膜的发病机制亟待研究，这有助于在未来实现个体化治疗。

角膜移植术后散光的治疗

随着显微手术的提高、眼库的发展和早期植片排斥诊疗水平的不断进步，角膜移植术成功率有了极大提高。最新数据表明成功率可达 90%[113]。穿透性角膜移植术后患者视力恢复尤为重要，但是术后散光及双眼屈光参差却严重影响患者术后视力、双眼视觉功能及患者满意度。研究表明角膜移植术后散光平均在 4~6D[113]，并受术前、术中及术后因素影响，如薄角膜、角膜新生血管，供体与受体角膜偏中心环切、圆锥角膜患者周边病变未完全切除及边缘性角膜变性等。切口愈合情况、供体角膜散光及缝合力度、长度、深度和部位都对散光有一定的影响(框 113.2)[113]。

框 113.2　角膜移植术后散光的影响因素	
植片因素	**供体 - 受体相互作用**
植片直径	植片过大或者过小
内源性散光	切口状态
植片边缘状况	术后外伤
植片形状	**手术因素**
受体因素	缝线紧张度
角膜边缘变薄及扩张	缝合长度
巩膜扩张	缝合深度
瘢痕	缝合角度
无晶状体状态	眼压
外伤	缝合技术
创面周围状况	人工晶状体植入
角膜上皮修复情况	术后拆线时机
角膜形状	术者经验
术前角膜溶解	未垂直钻切
	放置巩膜环

文献报道角膜移植术后散光结果受测量方法的影响。主觉验光为整体屈光数值，包含晶状体散光值。手动角膜散光计提供中央角膜直径 3mm 屈光数值，但无法测量不规则散光。只有当角膜水平线与子午线垂直时，角膜散光计或显性折射轴检查对于 PK 术后散光手术调整才是可靠的[114]。与之相比，研究表明角膜移植术后陡轴的两条子午线通常夹角不是 180 度且平轴子午线线并不总是与之互相垂直(图 113.18)[114]。

角膜地形图则能提供最全面有用的角膜形状信息[114]。它能够突出 PK 术后角膜辐射状、不对称、非球面的特征。移植后角膜可表现为多种形态，包括对称领结形、不对称领结形、圆形、及不规则形(图

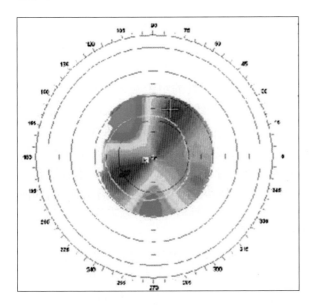

图 113.18　角膜移植术后散光示例。注意陡轴与平轴并不互相垂直

113.19)[114]。它还可提供其他角膜参数分析,如模拟角膜散光计及提供角膜规则及不对称指数。Orbscan 裂隙扫描角膜地形图仪(Bausch & Lomb,Rochester,NY)及 Scheimpflug 角膜地形图仪还能够检测角膜前后表面信息,有利于 PK 术后角膜检查。

术前危险因素

造成角膜移植术后散光的术前影响因素包括供体的屈光度及散光度未知。角膜膨隆、圆锥角膜及透明角膜边缘变性患者通常需要大直径且适度向下偏位的植片。受体角膜植床异常,如角膜膨隆的周边角膜变薄,需完全切除,否则将会影响散光预后。低龄儿童巩膜偏软也是相关影响因素。

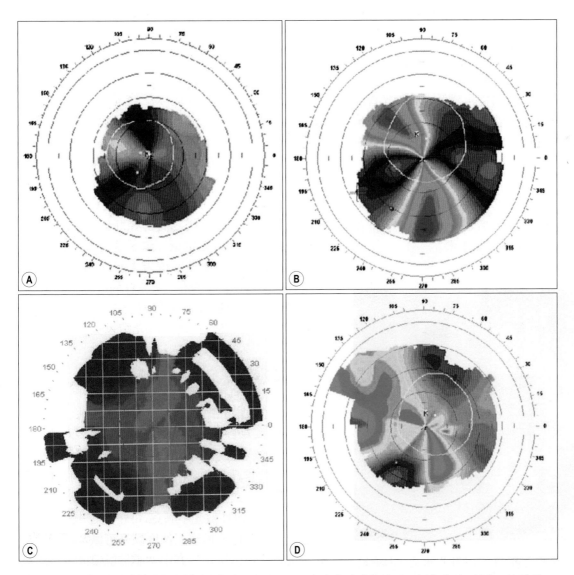

图 113.19　角膜移植术后散光类型。(A)对称领结形。(B)非对称领结形。(C)圆形。(D)不规则形

术中危险因素

从钻切到缝合,角膜移植手术每一环节均可能影响术后的散光状态。

植片直径

多数术者使用 7.0~8.5mm 直径的植片,略大于植床 0.25~0.5mm。值得注意的是,植片从内皮面钻取往往会比环钻直径小 0.2mm,因此当植片直径超过环钻直径 0.2mm 以上才是真正大于环钻直径[115]。研究表明植片直径大于植床对术后散光没有显著影响[55]。无论有晶状体眼还是无晶状体眼,直径稍大的植片术后角膜曲率会更陡,但与等直径植片相比,二者散光情况无显著差异[116]。

由于术后排斥率高,许多术者都避免使用大直径(大于 8.75mm)植片进行进行穿透性角膜移植。多数研究证实植片直径在 7.0~8.0mm 之间时,排斥反应发生率与植片大小相关,但也有研究持不同观点认为二者无相关性且术后植片可长期存活[117,118]。

大植片(大于 8.75mm)可能可降低术后散光程度(图 113.20)[119]。植片直径介于 7.0~8.5mm 之间的植片对术后散光影响不大[120]。植片直径小于 7.0mm 时可因切口不规则导致术后中央角膜散光增加[121]。

在部分角膜扩张(透明角膜边缘变性、部分圆锥角膜)的患者中,周边角膜也可出现病变。使用小直径植片会使病灶残留,导致预后不良。这类患者推荐首选大直径角膜植片(LDPKs)做手术。

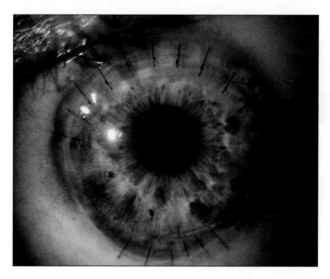

图 113.20　大直径的角膜植片。(图片来自 Edward J. Holland,MD.)

组织对合

角膜供体与受体形状差异对合欠佳也会引起明显的术后散光。切口处的组织缺损会使该轴的弦长减少,从而使该子午线的角膜变陡。相反,角膜组织过多的子午线角膜变平[122]。同样,供体与受体边缘之间的错位也会改变弦的长度,因此植片边缘位于植床之上或之下会导致角膜变平和变陡。术者缝合时应注意供体与受体角膜上皮边缘的对合情况。

环钻钻切因素

组织钻切不整齐、切口不规则或是椭圆形切口也会影响术后散光。环钻倾斜或是偏中心会造成椭圆形植床。倾斜 20° 可使椭圆长轴与短轴之间相差 0.5mm[123]。

巩膜支撑环

多数术者主张使用如 McNeil-Goldmann 或是 Flieringa 环等巩膜支撑环支撑眼球,尤其是有玻璃体切割手术史或无晶状体眼拟行 PK 的患者。但另一方面,巩膜环缝合过紧可使眼球变形,造成术后散光。

缝合技术

缝合方式与术后散光息息相关。角膜移植缝合方法包括单纯连续缝合(SR)、双连续缝合(DR)、间断缝合。(I)以及间断联合单连续或双连续缝合(CIR)。文献报道不同缝合方法之间的相互优劣结果不一,最优的缝合方式尚无定论。除了缝合方式外,缝合部位也同样重要。在钻取植床之前,可用 8 刀或 12 刀角膜定位器作植床点位。头四针的缝合尤其重要,特别是 6 点位的缝合对组织对合及术后散光影响最大。

术后危险因素

患者术后散光耐受能力取决于其年龄、职业、屈光参差程度、双目视及主观期望值。若患者对术后屈光满意,缝线可保留;缝线断开或者出现缝线相关并发症如植片排斥伴角膜新生血管、缝线松脱等需拆除。一般患者最多可耐受 3.50D 残余散光。如果患者对术后缝线源性散光不满意,可在术后 3~6 月切口稳定稳定时选择性拆线。低度散光可佩戴框架镜或 RGP 角膜接触镜矫正。其中角膜接触镜既可矫正高度散光引起的子午线扩张,也可纠正由高度近视引起的双眼物象不等[124]。尽管如此，仍有 8%~20% 角膜移植术后患者无法通过上述方法矫正其散光[125]。例如类风湿性关节炎患者可能无法熟练佩戴及护理角膜接触镜；干眼患者对角膜接触镜耐受性较差。当患者因某种原因无法耐受角膜接触镜或在拆完所有缝线后仍对散光不满意，可在完全拆线 2 个月且屈光状态稳定时考虑手术治疗[124]。手术治疗方式包括单纯组织松解切开、松解切开联合加压缝合、组织楔形切除、板层角膜切除、激光光学角膜切削术及激光原位角膜磨镶术。组织切开可在植片 - 植床交界处或者植片上面（图 113.21）进行，后者又称为"散光角膜切开术"（astigmatic keratotomy，AK）。弧形角膜切开指在角膜基质或植片与植床交界处进行一条或多条弧形切开。植片 - 植床交界处的松解切口可以是不同弧度的切口，而 AK 切口既可以是弧形也可以是纵向或横向切口。

松解切口和 AK 切口会产生耦合效应。"耦合"是指切口所在子午线曲率减少而与之垂直的子午线曲率增加。当耦合比（上述曲率减少值与增加值之比）为 1.0 时，球面等值不变；当大于 1.0 时，会造成远视偏移；当小于 1.0 时，则造成近视偏移[126]。AK 切口较植片弯曲变直时会导致等效球径的近视偏移，而较植片与植床边缘弯曲时则导致远视偏移[124]。

松解切开术

多数术者会使用弧形松解切开方式作为控制 PK 术后散光的首选[124]，其优势包括操作简便、3~6 周后即趋于稳定及较散光性角膜切开术（AK）矫正散光幅度更大[124]。它的缺点包括潜在过矫可能性、切口愈合不稳定以及角膜穿孔等（图 113.22）。

公式化计算图表（nomogram）已用于评价切口参数对降低自然散光的影响程度[127]。研究表明未接受角膜移植的角膜被切开后，其散光变化度与切口数

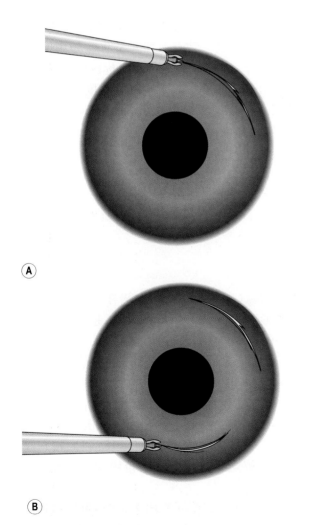

图 113.21 松解切开部位可位于植片与植床交界处（A）或在植片内（B）。（绘图：Katie Moser）

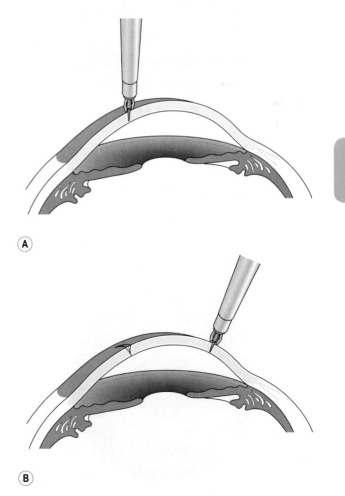

图 113.22 角膜松解切开术（relaxing incision）通常需达 90% 的角膜深度。（绘图：Katie Moser）

量、切口长度及患者年龄、性别等相关[128]。在 PK 术后,上述图表可能不适用于天生散光的矫正。建议术者结合临床实际、上述图表及个人经验制定方案进行矫正[128]。

松解切开部位的选择基于散光陡峭的轴位。相比角膜曲率计及验光,首选角膜地形图进行检查(图113.23)。如上所述,和天生散光不同,PK 术后散光两条半子午线并非呈 180°。因此在做组织松解切开时不应遵循 180° 方向而应沿着角膜地形图显示的最陡的子午线进行。

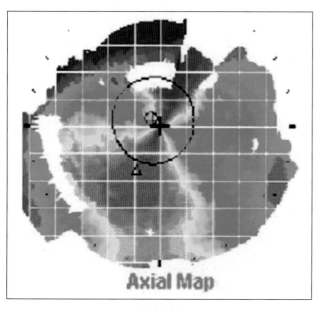

图 113.23　角膜地形图显示最陡的子午线方向协助定位切开松解部位

如果松解切开术无法纠正散光,可在松解处 90°的植片与植床交界处进行加压缝合(图 113.24)。其

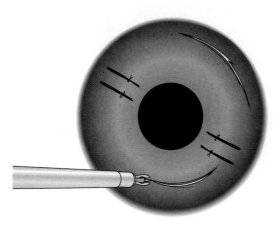

图 113.24　松解切开联合加压缝合。加压缝合处与松解处呈 90° 角

目的是使散光轻度过矫,以便术后选择性拆线时进一步调整散光。

散光性角膜切开术

尽管散光性角膜切开术(astigmatic keratotomy, AK)效果常无法准确预判,它仍被用于治疗 PK 术后散光。如上所述,术者参考计算图表手术时仍需根据自身经验加以调整。散光的治疗基于验光检查或角膜地形图所得屈光度及轴向,弧形或横向 AK 切口通常位于 6mm 或 7mm 光学区。切开部位通常位于视轴中央(即使植片偏中心)[124]。植片过度偏中心以至于切口无法位于 7mm 光学区内时,术者可选择在植片与植床交界处内侧 0.5~1mm 处进行角膜切开。若植片位置严重偏中心或植片直径过小,可在 5mm 光学区内进行切开。有些术者会在植床作角膜切开,但有学者认为植床切开无效,提倡行二次 PK 术。在 5mm 光学区内行角膜切开容易导致高度不规则散光,应尽量避免[113,124]。

术前可用 A 超在拟切开部位所在的光学区及子午线测量角膜厚度。钻石刀切开至 90% 角膜厚度,逐个部位切开。切开前可先标记目标区域弧线。散光性角膜切开术可显著减少术后散光度数,但结果难以预料。联合加压缝合虽更为复杂但矫正散光度数更多,且术者可通过选择性拆线进一步调节散光[129]。

飞秒激光已用于散光性角膜切开术且疗效良好。飞秒激光辅助散光性角膜切开与传统手工切开疗效相似,但在切口深度、长度、弧度方面更加可控、更精准。

楔形切除

楔形切除(wedge resections)指在角膜组织中切除一个楔形区域,常用于矫正 PK 术后超高度数散光(8.0~10.0D)[113,124]。楔形切除的原理在于增大平坦轴子午线曲率,通过耦合效应代偿性地减少陡峭轴子午线曲率。平坦轴子午线增大的曲率通常是陡峭轴子午线减少曲率的两倍,因此会导致轻度近视偏移[113,124]。楔形切除比松解切开更难预测结果且术后屈光稳定所需时间更长,因此楔形切除一般在松解切开术或散光性角膜切开术无效时考虑。

楔形切除切开深度同样约为角膜 90% 深度,在标记最平子午线后用钻石刀植片与植床界面作长约 3 个钟点的切口,随后在植床作第二个新月形切口,再切除相应组织。通常每切除 0.1mm 角膜组织可减少 1~2D 散光[131]。切口需用 10-0 尼龙线间断缝合 5~7 针,并于术后 1~2 个月选择性拆线。角膜楔形切除后屈光状态可能需要数月才能达到稳定。

准分子激光原位角膜磨镶术

虽然临床上已应用上述方法,但其预后难以预测。准分子激光原位角膜磨镶术(laser in-situ keratomileusis,LASIK)为术者提供了矫正 PK 术后散光的新选择。LASIK 矫正 PK 术后球镜度数安全且可预测,但是应用它矫正 PK 术后散光结果差异较大[132]。LASIK 角膜瓣本身即可影响术后散光,因此选择分期手术可能会更精确,如待板层角膜切开后角膜状态稳定后再二期行激光矫正[133]。

不同术者选择 PK 术后 LASIK 时机不同,通常至少需要术后 12~17 个月[113]。多数术者更倾向于选择激光屈光性角膜切削术(photorefractive keratectomy,PRK)而非 LASIK,其主要原因在于 LASIK 术中负压吸引环的高眼压有发生切口哆开的风险。

激光光学角膜切削术

除了负压吸引环引起的高眼压诱发切口哆开的风险之外,LASIK 还可造成角膜上皮内生、术中出血及散光矫正不佳。激光屈光性角膜切削术既可纠正屈光不正也可以避免上述角膜瓣相关的问题。

丝裂霉素 C(mitomycin C,MMC)是一种抗代谢药物,可用于预防 PK 术后再行 PRK 患者的上皮下纤维化[134]。Skeens 与 Holland 发现 PK 术后患者进行 PRK 时联合使用 0.02%MMC 10 秒,术后角膜球镜度数减少 42.6%,柱镜度数减少 38.8%,柱镜拓扑值则减少 45.2%[135]。同时患者裸眼视力提高 40%,而最佳框架眼镜矫正视力(BSCVA)提高 33%。未见入组病例出现视力下降及 MMC 应用相关并发症。在术后平均 9 个月的随访期内(1~34 个月),所有植片均保持透明。有些术者倾向于使用 PRK 联合 MMC 而非 LASIK 来治疗 PK 术后屈光不正,以避免角膜瓣相关的并发症。

综上所述,PK 术后散光是由多种术前、术中及术后因素共同引起。除上述治疗外,散光矫正型人工晶状体植入在减少散光及其他屈光异常方面也有一定疗效[136]。当所有调整措施都无效时,可行二次角膜移植。因此,PK 术可被理解为两个阶段的手术:第一阶段为替换病变角膜;第二阶段为改善屈光不正(图 113.25)。

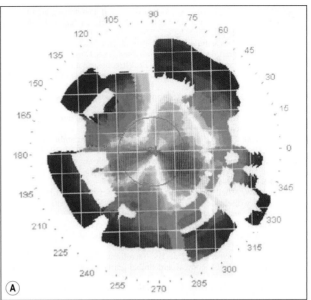

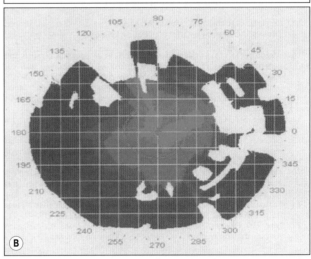

图 113.25 (A)一侧深板层角膜移植术后患者拆线前有 2.87D 的散光。(B)拆线后的植片区域角膜地形图呈圆形,散光度数减至 0.75D

总结

术后随访及处理对于 PK 术成功与否至关重要。对高危患者术后并发症进行预判并积极采取相应预防措施。对于已发生的并发症应当积极且妥善处理,促进患者早期视功能恢复,提高植片远期存活率。

(洪佳旭 译 徐建江 校)

参考文献

1. Eye Bank Association of America. *Eye banking statistical report*. 2007.
2. Thompson RW Jr, Price MO, Bowers PJ, et al. Long-term graft survival after penetrating keratoplasty. *Ophthalmology* 2003;**110**(7):1396–402.
3. Panda A, Vanathi M, Kumar A, et al. Corneal graft rejection. *Surv Ophthalmol* 2006;**52**(4):375–96.

4. Beckingsale P, Mavrikakis I, Al-Yousuf N, et al. Penetrating keratoplasty: outcome from a corneal unit compared to national data. *Br J Ophthalmol* 2006;**90**:728–31.

5. Hassan SS, Wilhelmus KR, Dahl P, et al. Infections disease risk factors of corneal graft donors. *Arch Ophthalmol* 2008;**126**(2):235–9.

6. Hariprasad Sm, Mieler WF, Holz Er. Vitreous and aqueous penetration of orally administered gatifloxacin in humans. *Arch Ophthalmol* 2003;**121**(3):345–50.

7. Ayyala RS. Penetrating keratoplasty and glaucoma. *Surv Ophthalmol* 2000;**45**(2):91–105.

8. Frana ET, Arcieri ES, Arcieri RS, et al. A study of glaucoma after penetrating keratoplasty. *Cornea* 2002;**21**(3):284–8.

9. Banitt M, Lee RK. Management of patients with combined glaucoma and corneal transplant surgery. *Eye (Lond)* 2009;**23**(10):1972–9.

10. Al-Mohaimeed M, Al-Shahwan S, Al-Torbak A, et al. Escalation of glaucoma therapy after penetrating keratoplasty. *Ophthalmology* 2007;**114**(12):2281–6.

11. Beck RW, Asbell PA, Cohen EJ, et al. Oral acyclovir for herpes simplex virus eye disease: effect on prevention of epithelial keratitis and stromal keratitis. *Arch Ophthalmol* 2000;**118**(8):1030–7.

12. Poon AC, Forbes JE, Dart JK, et al. Systemic cyclosporin A in high risk penetrating keratoplasty: a case-control study. *Br J Ophthalmol* 2001;**85**(12):1464–9.

13. Sloper CM, Powell RJ, Dua HS. Tacrolimus (FK 506) in the management of high-risk corneal and limbal grafts. *Ophthalmology* 2001;**108**:1838–44.

14. Jeganathan SV, Jhanji V, Lamoureux E, et al. Resuturing following penetrating keratoplasty: a retrospective analysis. *Br J Ophthalmol* 2008;**92**:893–5.

15. Rezenda RA, Uchoa UBC, Raber IM, et al. New onset of herpes simplex virus epithelial keratitis after penetrating keratoplasty. *Am J Ophthalmol* 2004;**137**(3):415–19.

16. Wagonner MD, Al Swailem SA, Sutphin JE, et al. Bacterial keratitis after penetrating keratoplasty: incidence, microbiological profile, graft survival, and visual outcome. *Ophthalmology* 2007;**114**(6):1073–1079.e2.

17. Inoue K, Amano S, Oshika T, et al. Risk factors for corneal graft failure and rejection in penetrating keratoplasty. *Acta Ophthalmol Scand* 2001;**79**(3):251–5.

18. Ma DH, See LC, Chen JJ. Long-term observation of aqueous flare following penetrating keratoplasty. *Cornea* 2003;**22**(5):413–19.

19. Banerjee S, Dick Ad. Recent developments in the pharmacological treatment and prevention of corneal graft rejection. *Expert Opin Investig Drugs* 2003;**12**(1):29–37.

20. Maris PJG, Correnti AJ, Donnenfeld ED. Intracameral triamcinolone acetonide as treatment for endothelial allograft rejection after penetrating keratoplasty. *Cornea* 2008;**27**(7):847–50.

21. Gerten G. Bevacizumab (avastin) and argon laser to treat neovascularization in corneal transplant surgery. *Cornea* 2008;**27**(10):1195–9.

22. Perry HD, Donnenfeld ED, Kanellopoulos AJ, et al. Topical cyclosporin A in the management of postkeratoplasty glaucoma. *Cornea* 1997;**16**(3):284–8.

23. Chen SH, Pineda R 2nd. Epithelial and fibrous downgrowth: mechanisms of disease. *Ophthalmol Clin North Am* 2002;**15**(1):41–8.

24. Frost NA, Wu J, Lai TF, et al. A review of randomized controlled trials of penetrating keratoplasty techniques. *Ophthalmology* 2006;**113**(6):942–9.

25. Shimazazaki J, Shimmujra S, Tsubota K. Intraoperative versus postoperative suture adjustment after penetrating keratoplasty. *Cornea* 1998;**17**(6):590–4.

26. Steinemann TL, Koffler BH, Jennings CD. Corneal allograft rejection following immunization. *Am J Ophthalmol* 1988;**106**(5):575–8.

27. Soloman A, Frucht-Pery J. Bilateral simultaneous corneal graft rejection after influenza vaccination. *Am J Ophthalmol* 1996;**121**(6):708–9.

28. Aasuri MK, Garg R, Gokhle N, et al. Penetrating keratoplasty in children. *Cornea* 2000;**19**(2):140–4.

29. Binder PS, Abel R Jr, Polack FM, et al. Keratoplasty wound separations. *Am J Ophthalmol* 1975;**80**(1):109–15.

30. Webster RG Jr, Slansky HH, Refojo MF, et al. The use of adhesive for the closure of corneal perforations. Report of two cases. *Arch Ophthalmol* 1968;**80**:705–9.

31. Leahey AB, Gottsch JD, Stark WJ. Clinical experience with N-butyl cyanoacrylate (nexacryl) tissue adhesive. *Ophthalmology* 1993;**100**(2):173–80.

32. Mian SI. Shtein RM: Femtosecond-assisted corneal surgery. *Curr Opin Ophthalmol* 2007;**18**(4):295–9.

33. Rotkis WM, Chandler JW, Forstot SL. Filamentary keratitis following penetrating keratoplasty. *Ophthalmology* 1982;**89**:946–9.

34. Feiz V, Mannis MJ, Kandavel G, et al. Surface keratopathy after penetrating keratoplasty. *Trans Am Ophthalmol Soc* 2001;**99**:159–68, discussion 168–170.

35. Friedenwald JS, Buschke W. Mitotic and wound-healing activities of the corneal epithelium. *Arch Ophthalmol* 1944;**32**:410–13.

36. Cobo LM, Coster DJ, Rice NS, et al. Prognosis and management of corneal transplantation for herpetic keratitis. *Arch Ophthalmol* 1980;**98**:1755–9.

37. Foster CS, Duncan J. Penetrating keratoplasty for herpes simplex keratitis. *Am J Ophthalmol* 1981;**92**:336–43.

38. Stulting RD, Waring GO 3rd, Bridges WZ, et al. Effect of donor epithelium on corneal transplant survival. *Ophthalmology* 1988;**95**(6):803–12.

39. Meyer RF, Bobb KC. Corneal epithelium in penetrating keratoplasty. *Am J Ophthalmol* 1980;**90**:142–7.

40. Reed DB, Mannis MJ, Hills JF, et al. Corneal epithelial healing after penetrating keratoplasty using topical Healon versus balanced salt solution. *Ophthalmic Surg* 1987;**18**(7):525–8.

41. Rosenthal P, Cotter JM, Baum J. Treatment of persistent corneal epithelial defect with extended wear of a fluid-ventilated gas-permeable scleral contact lens. *Am J Ophthalmol* 2000;**130**(1):33–41.

42. Panda A, Pushker N, Bageshwar LM. Lateral tarsorrhaphy: is it preferable to patching? *Cornea* 1999;**18**(3):299–301.

43. Donnenfeld ED, Perry HD, Nelson DB. Cyanoacrylate temporary tarsorrhaphy in the management of corneal epithelial defects. *Ophthalmic Surg* 1991;**22**(10):591–3.

44. Adams GGW, Kirkness CM, Lee JP. Botulinum toxin A induced protective ptosis. *Eye (Lond)* 1987;**1**:603–8.

45. Seitz B, Das S, Sauer R, et al. Amniotic transplantation for persistent corneal epithelial defects in eyes after penetrating keratoplasty. *Eye (Lond)* 2009;**23**(4):840–8.

46. Gasset AR, Lorenzetti DW, Ellison EM, et al. Quantitative corticosteroid effect on corneal wound healing. *Arch Ophthalmol* 1969;**81**:589–91.

47. Ho PC, Davis WH, Elliott JH, et al. Kinetics of corneal epithelial regeneration and epidermal growth factor. *Invest Ophthalmol* 1974;**13**(10):804–9.

48. Schrader S, Wedel T, Moll R, et al. Combination of serum eye drops with hydrogel bandage contact lenses in the treatment of persistent epithelial defects. *Graefes Arch Clin Exp Ophthalmol* 2006;**244**(10):1345–9.

49. Remeijer L, Doornenbal P, Geerards AJ, et al. Newly acquired herpes simplex virus keratitis after penetrating keratoplasty. *Ophthalmology* 1997;**104**(4):648–52.

50. Kaye DB. Epithelial response in penetrating keratoplasty. *Am J Ophthalmol* 1980;**89**:381–7.

51. Bigar F. Specular microscopy of the endothelium. In: Straub W, editor. *Developments in ophthalmology*, vol. 6. Basel: Karger; 1982.

52. Irvine AR, Kaufman HE. Intraocular pressure following penetrating keratoplasty. *Am J Ophthalmol* 1969;**68**(5):835–44.

53. Zimmerman TJ, Olson R, Waltman S, et al. Transplant size and elevated intraocular pressure postoperatively. *Arch Ophthalmol* 1978;**96**:2231.

54. Olson RJ, Kaufman HE. A mathematical description of causative factors and prevention of elevated intraocular pressure after keratoplasty. *Invest Ophthalmol Vis Sci* 1977;**16**:1085–92.

55. Bourne WM, Davison JA, O'Fallon WM. The effects of oversize donor buttons on postoperative intraocular pressure and corneal curvature in aphakic penetrating keratoplasty. *Ophthalmology* 1982;**89**(3):242–6.

56. Snyder RW, Sherman MD, Allinson RW. Intracameral tissue plasminogen activator for treatment of excessive fibrin response after penetrating keratoplasty. *Am J Ophthalmol* 1990;**109**(4):483–4.

57. Bourne WM. Reduction of endothelial cell loss during phakic penetrating keratoplasty. *Am J Ophthalmol* 1980;**89**:787–90.

58. Rowsey JJ, Gaylor JR. Intraocular lens disasters, peripheral anterior synechia. *Ophthalmology* 1980;**87**(7):646–64.

59. Foulks GN, Perry HD, Dohlman CH. Oversize corneal donor grafts in penetrating keratoplasty. *Ophthalmology* 1979;**86**:490–4.

60. Cohen EJ, Kenyon KR, Dohlman CH. Iridoplasty for prevention of post-keratoplasty angle closure and glaucoma. *Ophthalmic Surg* 1982;**13**(12):994–6.

61. Ainslie D. Recent advances in keratoplasty. *Br J Ophthalmol* 1974;**58**:335.

62. Bellows AR, Chylack LT Jr, Hutchinson BT. Choroidal detachment. *Ophthalmology* 1981;**88**:1107.

63. Purcell JJ, Krachmer JH, Doughman DJ, et al. Expulsive hemorrhage in penetrating keratoplasty. *Ophthalmology* 1982;**89**(1):41–3.

64. Tuft SJ, Buckley RJ. Iris ischaemia following penetrating keratoplasty for keratoconus (Urrets-Zavalia syndrome). *Cornea* 1995;**14**:618–22.

65. Leveille AS, McMullan FD, Cavanagh HD. Endophthalmitis following penetrating keratoplasty. *Ophthalmology* 1983;**90**:38–9.

66. Kloess PM, Stulting RD, Waring GO 3rd, et al. Bacterial and fungal endophthalmitis after penetrating keratoplasty. *Am J Ophthalmol* 1993;**115**:309–16.

67. Chittum ME, Grutzmacher RD, Oiland DM, et al. Contamination of corneal tissue from infected donors. *Arch Ophthalmol* 1985;**103**:802–4.

68. Karjalainen K, Vannas A. Bacterial contamination of donor corneas. *Ophthalmic Surg* 1984;**15**:770–2.

69. Baum J, Barza M, Kane A. Efficacy of penicillin G, cefazolin, and gentamicin in M-K medium at 4°C. *Arch Ophthalmol* 1978;**96**:1262–4.

70. Wilhelmus KR, Stulting RD, Sugar J, et al. Primary corneal graft failure. A national reporting system. Medical Advisory Board of the Eye Bank Association of America. *Arch Ophthalmol* 1995;**113**:1497–502.

71. Polack FM, Demong T, Santaella H. Sodium hyaluronate (Healon) in keratoplasty and IOL implantation. *Ophthalmology* 1981;**88**:425–31.

72. Van Rensburg PD, Raber IM, Laibson PR, et al. Management of primary corneal graft failure. *Cornea* 1998;**17**:208–11.

73. Collins ET, Cross FR. Two cases of epithelial implantation cyst in the anterior chamber after extraction of cataract. *Trans Ophthalmol Soc U K*

1892;**12**:175.

74. Guaita M. Proliferation de l'endothelium cornéen sur l'iris et le champ pupillaire après l'extraction de la cataracte. *Arch D'opht* 1893; **13**:507.

75. Terry TL, Chisolm JF Jr, Schonberg AL. Studies on surface epithelium invasion of the anterior segment of the eye. *Am J Ophthalmol* 1939; **22**:1083.

76. Weiner MJ, Trentacoste J, Pon DM, et al. Epithelial downgrowth: a 30-year clinicopathological review. *Br J Ophthalmol* 1989;**73**:6.

77. Blodi FC. Failures of cataract extractions and their pathologic explanation. *J Iowa Med Soc* 1954;**44**:514–16.

78. Knauf HP, Rowsey JJ, Margo CE. Cystic epithelial downgrowth following clear-corneal cataract extraction. *Arch Ophthalmol* 1997;**115**:668–9.

79. Schulze RR, Duke JR. Causes of enucleation following cataract extraction. *Arch Ophthalmol* 1965;**73**:74.

80. Dunnington JH. Ocular wound healing with particular reference to the cataract incision. *Arch Ophthalmol* 1956;**56**:639.

81. Sugar A, Meyer RF, Hood I. Epithelial downgrowth following penetrating keratoplasty in the aphake. *Arch Ophthalmol* 1977;**95**:464.

82. Theobald GD, Haas JS. Epithelial invasion of the anterior chamber following cataract extraction. *Ophthalmology* 1948;**52**:470.

83. Zavala EY, Binder PS. The pathologic findings of epithelial ingrowth. *Arch Ophthalmol* 1980;**98**:2007.

84. Abbott RI, Spencer WH. Epithelialization of the anterior chamber after transcorneal (McCannel) suture. *Arch Ophthalmol* 1978;**96**:482.

85. Yamaguchi T, Polack FM, Valenti J. Electron microscopy study of epithelial downgrowth after penetrating keratoplasty. *Br J Ophthalmol* 1981;**65**:374.

86. Sidrys LA, Demong T. Epithelial downgrowth after penetrating keratoplasty. *Can J Ophthalmol* 1982;**17**:29.

87. Bruner WE, Green WR, Stark WJ. A case of epithelial ingrowth primarily involving the lens capsule. *Ophthalmic Surg* 1986;**17**:483–5.

88. Puck A, Tso MO, Yue B. Cellular deposits on intraocular lenses. *Acta Ophthalmol Suppl* 1985;**170**:54.

89. Burris TE, Rowsey JJ, Nordquist RE. Model of epithelial downgrowth. II. Scanning and transmission electron microscopy of corneal epithelialization. *Cornea* 1984;**3**:141–51.

90. Papolczy F. Partielle Epithelauskleidung der vorder Kammer nach graefescher Strextraktion. *Klin Monatsbl Augenheilkd* 1930;**84**:266.

91. Sullivan GL. Treatment of epithelialization of the anterior chamber following cataract extraction. *Trans Ophthalmol Soc U K* 1968;**87**:835.

92. Dixon WS, Speakman JS. Epithelial downgrowth following cataract surgery. *Arch Ophthalmol* 1970;**84**:303.

93. Stark WJ, Michels RG, Maumenee AE, et al. Surgical management of epithelial ingrowth. *Am J Ophthalmol* 1978;**85**:772.

94. Smith RE, Parrett C. Specular microscopy of epithelial downgrowth. *Arch Ophthalmol* 1978;**96**:1222.

95. Chiou AG, Kaufman SC, Kaz K, et al. Characterization of epithelial downgrowth by confocal microscopy. *J Cataract Refract Surg* 1999;**25**(8): 1172–4.

96. Spencer WH, Font RL, Green WR, et al. *Ophthalmic pathology: an atlas and textbook, 3e.* Philadelphia: WB Saunders; 1985.

97. Vannas S. Epithelial downgrowth into the anterior chamber and deep into the eye. *Arch Ophthalmol* 1957;**35**:190.

98. Loane ME, Weinreb RN. Glaucoma secondary to epithelial downgrowth and 5-fluorouracil. *Ophthalmic Surg* 1990;**21**:704.

99. Costa VP, Katz LJ, Cohen EJ, et al. Glaucoma associated with epithelial downgrowth controlled with Molteno tube shunts. *Ophthalmic Surg* 1992;**23**:797–800.

100. Vail D. Epithelial downgrowth into the anterior chamber following cataract extraction arrested by radium treatment. *Trans Am Ophthalmol Soc* 1958;**56**:606.

101. Lai MM, Haller JA. Resolution of epithelial ingrowth in a patient treated with 5-fluorouracil. *Am J Ophthalmol* 2002;**133**:562–4.

102. Yu C, Chiu S, Tse R, et al. Treatment of cystic epithelial downgrowth with intralesional administration of mitomycin C. *Cornea* 2005;**24**(7): 884–6.

103. Jadav D, Rylander N, Nathan R, et al. Endoscopic photocoagulation in the management of epithelial downgrowth. *Cornea* 2008;**27**(5): 601–4.

104. Brown SI. Results of excision of advanced epithelial downgrowth. *Ophthalmology* 1979;**86**:321–8.

105. Waring GO, Laibson PR, Rodrigues M. Clinical and pathological alteration of Descemet's membrane: with emphasis on endothelial metaplasia. *Surv Ophthalmol* 1974;**18**:325.

106. Bloomfield SE, Jakobiec FA, Iwamoto F. Fibrous ingrowth with retrocorneal membrane. *Ophthalmology* 1981;**88**:459–65.

107. Kremer I, Rapuano CJ, Cohen EJ, et al. Retrocorneal fibrous membranes in failed corneal grafts. *Am J Ophthalmol* 1993;**115**:478–83.

108. Chiou AG, Chang C, Kaufman SC, et al. Characterization of fibrous retrocorneal membrane by confocal microscopy. *Cornea* 1998;**17**(6): 669–71.

109. Friedman AH, Hendkind P. Corneal stroma overgrowth after cataract extraction. *Br J Ophthalmol* 1970;**54**:528.

110. Mandelcorn M, Men G. Viscoelastic displacement of fibrous ingrowth: a new surgical approach to retrocorneal membranes. *Can J Ophthalmol* 2001;**36**:341–3.

111. Snip RC, Kenyon ER, Green WR. Retrocorneal fibrous membrane in the vitreous touch syndrome. *Am J Ophthalmol* 1975;**79**:233.

112. Townsend WM, Kaufman HE. Pathogenesis of glaucoma and endothelial changes in herpetic keratouveitis in rabbits. *Am J Ophthalmol* 1971; **71**:904–10.

113. Riddle HK, Parker S, Price FW. Management of postkeratoplasty astigmatism. *Curr Opin Ophthalmol* 1998;**9**(4):15–28.

114. Geggel HS. Arcuate relaxing incisions guided by corneal topography for postkeratoplasty astigmatism: vector and topographic analysis. *Cornea* 2006;**25**(5):545–57.

115. Troutman RC. *Microsurgery of the anterior segment of the eye. The cornea: optics and surgery,* vol. 2. St Louis: Mosby; 1977.

116. Heidemann D, Sugar A, Meyer R, et al. Oversized donor grafts in penetrating keratoplasty. *Arch Ophthalmol* 1985;**103**:1807–11.

117. Cherry PMH, Pashby RC, Tadros ML, et al. An analysis of corneal transplantation. *Ann Ophthalmol* 1979;**11**:461–9.

118. Tuberville AW, Foster CS, Wood TO. The effect of donor cornea epithelium removal on the incidence of allograft rejection reactions. *Ophthalmology* 1983;**90**:1351–6.

119. Speaker M, Arentsen J, Laibson P. Long-term survival of large diameter penetrating keratoplasties for keratoconus and pellucid marginal degeneration. *Acta Ophthalmol* 1989;**67**:17–19.

120. Jensen AD, Maumenee AE. Refractive errors following keratoplasty. *Trans Am Ophthalmol Soc* 1974;**72**:123–31.

121. Kaufman HE, Baron BA, McDonald MB, et al. *The cornea.* New York: Churchill Livingstone; 1988.

122. Troutman RC, Gaster RN. Effects of disparate-sized graft and recipient opening. *Trans New Orleans Acad Ophthalmol* 1980;386–405.

123. Olson RJ. The effect of scleral fixation ring placement and trephine tilting on keratoplasty wound size and donor shape. *Ophthalmic Surg* 1981;**12**:23–6.

124. Hardten DR, Lindstrom RL. Surgical correction of refractive errors after penetrating keratoplasty. *Int Ophthalmol Clin* 1997;**37**:1–31.

125. Sharif KW, Casey TA. Penetrating keratoplasty for keratoconus: complications and long-term success. *Br J Ophthalmol* 1991;**75**:142–6.

126. Rowsey JJ, Fouraker BD. Corneal coupling principles. *Int Ophthalmol Clin* 1996;**36**:29–38.

127. Smiddy WE, Hamburg TR, Kracher GP, et al. Keratoconus: contact lens or keratoplasty. *Ophthalmology* 1988;**95**:487–92.

128. Price FW, Grene RB, Marks RG, et al. Astigmatism reduction clinical trial: a multicenter prospective evaluation of the predictability of arcuate keratotomy. *Arch Ophthalmol* 1995;**113**:277–82.

129. Poole TRG, Ficker LA. Astigmatic keratotomy for post-keratoplasty astigmatism. *J Cataract Refract Surg* 2006;**32**:1175–9.

130. Harissi-Dagher M, Azar DT. Femtosecond laser astigmatic keratotomy for postkeratoplasty astigmatism. *Can J Ophthalmol* 2008;**43**:367–9.

131. Geggel HS. Limbal wedge resection at the time of intraocular lens surgery for reducing postkeratoplasty astigmatism. *Ophthalmic Surg* 1990;**21**(2):102–8.

132. Kwitko S, Marinho DR, Rymer S, et al. Laser in situ keratomileusis after penetrating keratoplasty. *J Cataract Refract Surg* 2001;**27**:374–9.

133. Donnenfeld ED. *Ophthalmology* 2001;**108**(10):1851–2. Discussion by Eric D. Donnenfeld MD.

134. Carones F, Vigo L, Scandola E, et al. Evaluation of the prophylactic use of mitomycin-C to inhibit haze formation after photorefractive keratectomy. *J Cataract Refract Surg* 2002;**28**:2088–95.

135. Skeens HM, Holland EJ. Photorefractive keratectomy with mitomycin-C for post-keratoplasty astigmatism. Presented at the Annual meeting for the American Society of Cataract and Refractive Surgeons, Chicago: IL; April 4–9, 2008.

136. Amm M, Halberstadt M. Implantation of toric intraocular lenses for correction of high post-keratoplasty astigmatism. *Ophthalmologe* 2002; **99**(6):464–9.

9

第 114 章

角膜移植排斥的诊断与治疗

Laura A. Vickers，Gary N.Foulks，Preeya K. Gupta

关键概念

- 美国每年角膜移植手术量近 50 000 例，角膜移植排斥仍是移植失败的首要原因。
- 穿透性角膜移植术后植片失败的原因包括：年轻的受体、术前或术后角膜新生血管、术前炎症、植片和植床交界处的虹膜前粘连。
- 前部深板层角膜移植（DALK）避免了角膜内皮排斥风险，但基质排斥少有发生。
- 角膜后弹力层剥除内皮移植（DSEK）术后近 10% 的病例可能发生内皮排斥，但可能不伴有典型的角膜内皮排斥线（Khodadoust line）。
- 因移植组织不包括角膜基质，角膜后弹力层内皮移植术（DMEK）排斥率低于 1%。
- 大多数排斥反应都可以局部使用糖皮质激素进行治疗，然而早期识别和干预是成功的关键。

本章纲要

角膜移植排斥的临床现状

角膜移植是人体成功率最高的组织移植手术。角膜移植手术成功率的提高是由于手术技术的改进，更好的供体组织处理方法以及不同临床表现的鉴别。据报道角膜移植抗排斥药物的不断研发使低危患者移植成活率接近 95%[1-3]。在美国每年进行的大约 50 000 例角膜移植手术中，角膜移植排斥是角膜移植手术失败的首要原因[4-6]。在过去的几十年，角膜植片排斥与角膜移植失败的对比研究表明在移植排斥的治疗水平方面已有所提高，但也揭示了我们仍未充分了解移植排斥的过程，所以不能完全控制其发生。临床面临的挑战仍是如何识别具有高危排斥风险的患者，并对其进行充分的沟通，保持对移植排斥的高度警觉，能够迅速识别早期细微的角膜移植排斥症状并及早制定强化治疗方案。免疫抑制剂和免疫调控剂的不断研发预示着角膜移植排斥有望得到进一步控制，但目前我们在角膜移植中最有效的策略是早期识别排斥反应并积极治疗。

历史回顾

通过对角膜移植排斥的简要历史回顾不仅有利于我们对角膜移植排斥机制认识的不断提高，而且还有利于总结出了适用于识别和治疗角膜移植排斥的一些重要临床原则。

1948 年 Paufique，Sourdille 和 Offret 等最先描述了角膜植片失败（maladie du greffon），表现为角膜植片透明一段时间后出现的混浊。他们认为可能的原因与宿主对供体的敏感性有关[9]。1951 年 Maumenee 在关于移植排斥的实验研究中，证实宿主对供体的致敏作用是移植失败的潜在基础[10]。20 世纪 60 年代，Maumenee 在随后的临床观察揭示了角膜移植排斥的临床特点并强调了角膜内皮细胞在受到免疫攻击损伤过程中的重要性[11]。Silverstein 和 Khodadoust 等在 20 世纪 60 年代后期进行动物实验研究证实了角膜移植排斥的临床和组织病理学特点。这些研究人员发现角膜的每层组织（上皮、基质和内皮）均可诱发宿主致敏作用,并单独或同时发生植片排斥[12]。Polack 发现供体角膜上皮细胞被宿主上皮细胞迅速取代,尽管这种情况存在时更易于发生排斥,但不会出现晚期免疫攻击。相反地,角膜基质和内皮细胞持续存在并易受免疫反应发作的影响[13]。基于以上的支持性研究,人们进一步确定角膜移植排斥是迟发性超敏反应的一种形式。Streilein 及其同事的研究提出了前房相关免疫偏离(anterior chamber associated immune deviation,ACAID)现象有助于移植片存活的可能性,并且移植排斥的发生预示着前房相关免疫偏离对于植片的保护作用被破坏[14-16]。

识别危险因素

在二十世纪七、八十年代,英国 Batchelor[17]、荷兰 Volker-Dieben[18]、美国 Arentsen[1]、加拿大 Boisjoly[19]以及在美国的一项大型前瞻性合作研究[22]等描述了角膜移植排斥的临床特征表现。年轻的受体年龄被认为可能增加排斥风险[19,22]。虽然来自两个大型移植登记机构的资料并未显示出这样的风险,但角膜移植研究协作组(Collaborative Corneal Transplantation Studies,CCTS)通过前瞻性数据进行严格的统计学分析,证实年轻的受体年龄(小于 40 岁)是移植排斥的高危因素[22]。

大多数已发表的临床研究表明,在术前[1,17,18]或术后[23]受体角膜新生血管形成相关的排斥发生的风险较高。目前普遍认为任何角膜基质新生血管超过两个象限的患者都存在移植排斥的高风险[24]。此外,至少一项临床研究表明累及植片边缘的受体角膜新生血管会增加排斥的风险[25]。

早期临床观察大直径角膜植片更易于发生排斥是由于供体组织接近角膜缘血管[26]。Gillette 等研究表明周边角膜存在朗格罕细胞(Langerhans cells),可以解释当供体 - 受体连接进一步延伸到周边受体角膜时,排斥反应的风险增加[27]。在一些高危排斥风险的疾病如化学伤,此类细胞如果出现在角膜中央病变区可能也会增加移植排斥的风险[28,29]。有趣的是,在至少两项评估高危排斥患者的研究中提到小直径植片也会增加植片排斥风险,意味着炎症性疾病或既往的手术干预可能改变高危患者受体角膜的免疫活性细胞的分布[22,30,31]。同样,虹膜前粘连可以使供体与受体血管系统相接触,增加排斥的风险[1,22]。无论通过诱导新生血管形成还是刺激局部炎症,植片的缝线松动增加了排斥的风险[20,23]。

既往已被长期公认角膜移植排斥是角膜移植失败的主要危险因素之一,尤其是由于排斥而导致移植失败[19,22,32]。在三年多的观察中,由于排斥而导致移植失败率从初次移植的 8% 增加到两次或多次移植时的 40%[22]。角膜供体研究(Cornea Donor Study)发现既往使用抗青光眼药物或青光眼手术病史的患者穿透性角膜移植术后失败的风险较高[33]。合并角膜水肿的人工晶状体眼或无晶状体眼角膜移植术后 5 年和 10 年移植失败的风险高于 Fuchs 角膜内皮营养不良。

既往存在的眼部炎症易于发生角膜移植排斥[35]。在活动性炎症的情况下进行角膜移植手术比无炎症的眼睛更可能排斥[36]。因此,尽可能在移植术前优先使用糖皮质激素或其他抗炎药物控制眼部炎症。受体角膜的既往炎症或疾病可能诱发宿主角膜免疫活性细胞的产生以及与移植排斥有关的抗原(MHC Ⅱ类抗原、细胞间黏附分子)表达增强[37,38]。这些组织学特征与移植排斥增加有关,浸润细胞计数超过 50 个 /mm^2 预示着移植失败[39]。

前部深板层角膜移植(deep anterior lamellar keratoplasty,DALK)避免了供体角膜内皮组织移植到宿主,消除了内皮型免疫排斥的风险。这是 DALK 相较于 PK 的主要优势之一[40]。基质型免疫排斥反应仍可能发生且发生率为 1%~24%[40,41]。据报道圆锥角膜施行 DALK 术后上皮下型免疫排斥反应发生率为 10.9%(14/129),而同组病例中基质型排斥反应发生率为 3.1%(4 眼)[42]。

最新的角膜内皮移植术(DSAEK/DSEK 和 DMEK)由于供体细胞极其有限地暴露于宿主免疫应答而降低了移植排斥的风险。然而在多系列 DSAEK 的病例报道中同样观察到移植排斥及随后的植片失败发生率为 0~45.5%[33,34,43-47]。美国眼科学会通过对 34 篇 DSAEK 长期研究报道进行综述,发现 16 篇报道了角膜内皮排斥,平均发生率为 10%[48]。在进行 DSAEK 手术的 598 只眼的系列报道中,48 例患者的 54 只眼(9%)出现了植片排斥的临床表现:角膜后沉积物占 69%,角膜水肿占 11%,同时有这两种表现占 20%。有趣的是无一例发生典型的角膜内皮排斥线[32]。在一个大样本 DSAEK 研究报道中发现术后一年角膜移植排斥的发生风险为 7.6%,而术后 2 年增加到 12%。危险因素被认为与以下因素有关:非洲裔美国人(5×RR)、青光眼病史、糖皮质激素反应性眼压升高(2×RR)[46]。

角膜后弹力层内皮移植术(descemet's membrane

9

endothelial keratoplasty,DMEK)再次使不断发展的角膜移植手术发生了里程碑般的变革。最近研究发现DMEK术后角膜内皮排斥发生率明显低于DSEK和PK[49]。通过对500例患者连续6个月的随访研究中发现排斥率为0.2%(1只眼)。对DMEK,DSEK和PK进行比较的回顾性研究发现,DMEK组排斥率最低,为0.7%(1只眼),而DSEK组为9%(54只眼),PK组为17%(5只眼)。尽管每组在随访时间和眼数有所差异,但是具有显著统计学差异。DMEK术后移植排斥可能表现为供体和受体角膜交界面混浊、水肿、角膜内皮面沉积物和/或内皮排斥线(Khodadoust line)[49,51,52]。

当上述提到的任何危险因素存在的情况下,医生应该考虑到患者面临高危移植排斥风险,应该对发生的任何炎症提高警惕。事实上,角膜移植的患者发生任何炎症反应都应该怀疑移植排斥的可能,直到排除其他疾病。

角膜移植排斥的临床特点

熟知角膜移植排斥的临床特点对于早期识别排斥是至关重要的。与患者沟通中要强调如果出现眼红、视力下降、畏光或其他不适症状持续时间超过几个小时,需要评估以排除移植排斥的发生。通过对大量高危患者的严格术后随访发现,70%的患者有临床症状的前兆反应,而30%是由临床医生在常规随访时通过眼部体征加以识别。在DSAEK系列研究中,在常规随访检查中发现角膜移植排斥的临床体征,但没有一例患者抱怨有植片排斥的症状[32]。无论如何,当出现眼红、畏光症状时,临床医生和患者均要高度警惕,而且患者定期复诊的依从性非常重要。

由于植片排斥反应是免疫介导的炎症过程,它同时具有炎症反应的特征:血管扩张、血管渗出、细胞浸润和组织水肿。这些基本特点在眼内表现为结膜和葡萄膜组织内的血管扩张,伴随着结膜血管和角膜缘周围血管网怒张。(图114.1)通常情况下,角膜缘(睫状)充血是最早期的排斥反应体征,可能早于角膜或前房内细胞浸润的发生。

前房闪辉是由于葡萄膜血管渗漏而导致房水中蛋白浓度升高,可能是角膜植片排斥的临床体征。其他的眼部炎症也会出现房水闪辉,因此它是非特异性体征。

角膜移植排斥发生过程中眼前节的细胞浸润可以表现为以下几种形式。Krachmer和Alldredge在

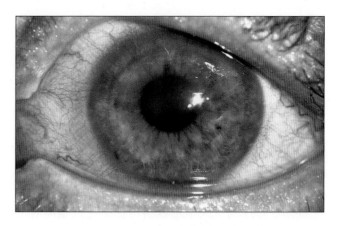

图114.1　睫状充血和结膜充血的体征。角膜缘周围血管网充血可能是排斥反应发生的早期体征

1978年首次描述角膜细胞浸润,表现为上皮下散在的浸润点,使人联想到流行性角结膜炎的临床表现[53]。这些0.2~0.5mm的细小混浊浸润点通常在角膜中央散在分布,且只出现在供体组织中,而不在周边受体组织出现(图114.2)。这些病变出现在10%~15%角膜移植排斥病例,可单独发生或者与上皮或内皮排斥体征同时发生[1,54]。这些病变是角膜排斥发生的早期体征,可作为更严重反应的征兆,但通常对局部糖皮质激素的治疗起效迅速,不会遗留残余的浸润或瘢痕。

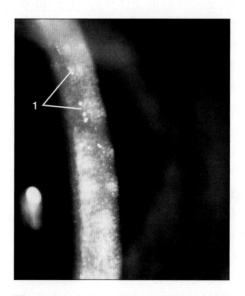

图114.2　上皮下浸润。局限于供体组织、散在分布的0.2~0.5mm上皮下浸润点(1),可能发生在10%~15%角膜移植排斥患者

另一种类型的细胞浸润是指炎症细胞侵入已发生排斥的角膜植片的特定部位:上皮、基质或内皮。据报道PK术后发生角膜排斥的患者中上皮型排斥率为10%(图114.3),通常在术后早期(1~13个月)发

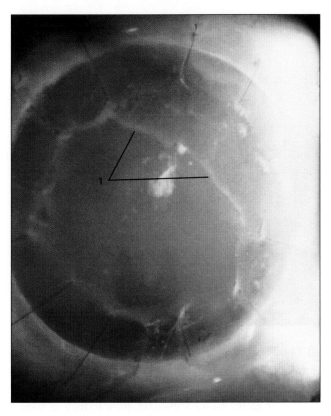

图 114.3 角膜上皮型排斥。角膜上皮层内浸润的细胞呈现进行性波纹状(1),横跨角膜表面(上皮排斥线)

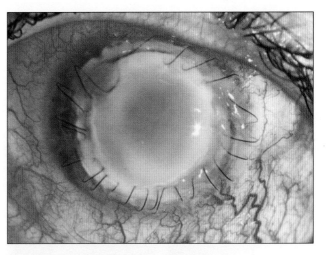

图 114.4 角膜基质坏死。由于全层角膜的严重排斥反应可能最终导致角膜浸润和基质坏死的发生

生。因为移植时间较长的植片上皮已被受体上皮取代,从而避免了上皮型排斥的发生[54]。单独发生的基质型排斥并不常见,可能被认为是基质浸润和角膜新生血管形成。长期反复发作的或严重的植片排斥反应可能导致基质坏死(图 114.4)。DALK 术后可发生基质型排斥,典型表现为基质水肿和新生血管形成

(图 114.5)。PK 术后内皮型排斥是三种排斥类型中最为常见的,据报道其发生率为 8%~37%[1,2,6,54]。角膜内皮面点状沉积物表现为散在病灶(图 114.6)或来自周边角膜的白细胞向中央移行而形成线性定向波纹(图 114.7)。Khodadoust 线一直被认为是角膜移植排斥的标志,但它对于排斥并不是必不可少的。移植了后部板层供体组织(DSAEK)或后弹力层和内皮组织(DMEK)的患者,角膜后细胞状沉积物只发生在移植的内皮层(图 114.8)。通常伴有角膜后沉积物横向进展区域的基质水肿。

角膜植片水肿可作为炎症反应的一部分发生,但更为常见的是由于角膜内皮的应激或损伤。(图114.8)一旦发生不可逆的角膜内皮损伤,基质和上皮水肿的清除取决于具有适当功能活性的剩余内皮细

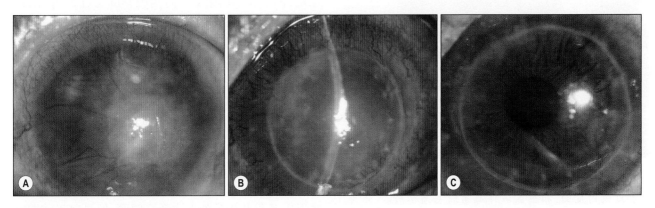

图 114.5 (A)单纯疱疹病毒性角膜炎患者伴发基质水肿和大量新生血管形成。(B)该患者接受了 DALK 术后 15 个月发生了角膜植片排斥,伴有基质水肿和深层角膜新生血管形成。(C)经过及时的药物治疗基质排斥逆转,新生血管退缩。(Li J, Yu L, Deng Z et al. Deep anterior lamellar keratoplasty using acellular corneal tissue for prevention of allograft rejection in hih-risk corneas. AJO 2011;152(5):762-770.)

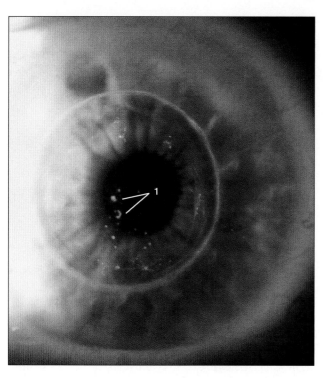

图114.6　内皮面角膜后沉积物。发生于供体组织的角膜后沉积物(1)；主要累及角膜内皮,为角膜移植排斥的典型体征

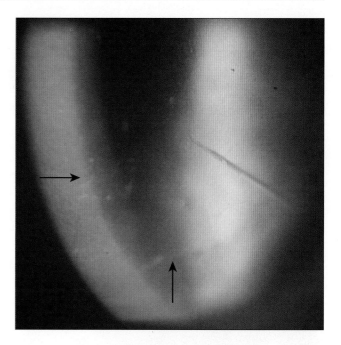

图114.8　裂隙灯照片显示角膜后弹力层内皮移植(DMEK)术后发生植片排斥。角膜后沉积物(水平方向箭头)和下面的排斥线(垂直方向箭头)伴随着相应区角膜水肿,代表内皮排斥(Anshu A,Price M,Price F. Risk of corneal transplant rejection significantly reduced with descemet's membrane endothelial keratoplasty. Ophthalmology 2012; 119:536~40.)

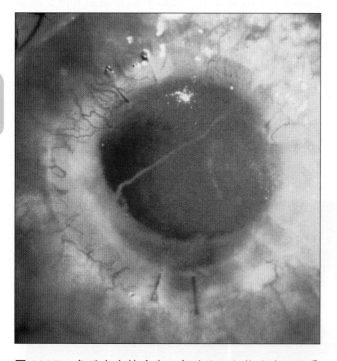

图114.7　角膜内皮排斥线。角膜后沉积物呈波纹状覆盖于角膜内皮面,相应区域伴有角膜基质水肿。此为Khodadoust线的典型图片

胞的移行。

超声角膜测厚仪已被评价为判定角膜植片排斥的可能方法。虽然14.8%的患者因单纯角膜厚度增加而被认为是角膜植片排斥,但这并不是一个确切的指标,因为只有49%的角膜移植排斥患者表现为角膜厚度增加[55]。角膜厚度通常在术后第3个月得以稳定,如果在术后第6个月角膜厚度超过590μm,预示着存在极大的最终植片失败的风险。

值得一提的还有几种不常见的角膜植片排斥的临床表现。尽管不常见,眼压升高可能是排斥的体征,有时可能是早期表现[56,57]。应当记住,用糖皮质激素预防或治疗植片排斥时也可能发生眼压升高[56]。另一种不常见类型的角膜移植排斥常见于新生儿和儿童。急性角膜上皮缺损合并眼表炎症可能是新生儿角膜植片排斥的主要体征[58]。可以肯定的是,具有先天性角膜异常的婴幼儿和儿童极易发生角膜知觉减退以及与此相关的上皮愈合问题,但是对于前期已愈合的角膜植片突然出现上皮缺损,也一定可疑为移植排斥。

研究可能有助于发现早期植片排斥的更客观的

测量方法。最近的一项研究使用角膜内皮显微镜分析 DMEK 术后发生排斥的角膜内皮细胞形态,所得结论是免疫排斥反应是以细胞形态早期变化为特征的缓慢发生过程。这种客观的早期排斥标记指标可能促使早期干预,并可能降低随后的植片失败率[52]。

角膜移植排斥的鉴别诊断

临床医生诊断角膜植片排斥时要面临多种情况的挑战。最具挑战的是角膜移植治疗单纯疱疹病毒性角膜炎。在单纯疱疹病毒性角膜葡萄膜炎反复发作的眼部炎症反应与角膜植片排斥反应最难鉴别,且其疗效差别最为显著。治疗植片排斥的强效糖皮质激素可使单纯疱疹病毒性角膜葡萄膜炎的病情恶化。仅针对单纯疱疹病毒感染的治疗不能控制角膜植片排斥反应,停止糖皮质激素的药物治疗可能意味着植片衰竭。遗憾的是,因单纯疱疹病毒而进行移植患者术后常发生角膜植片排斥,而反复发作的炎症也预示着植片预后不良。单纯疱疹病毒性角膜葡萄膜炎的疾病特点可能帮助临床医师。典型的树枝状上皮损害表明炎症发作的起因。然而,通常可以观察到的唯一线索是单纯疱疹病毒引发炎症时角膜后沉积物不仅局限于角膜植片内皮,而且也累及周边宿主内皮。现在,在单纯疱疹病毒性角膜葡萄膜炎引发的炎症与角膜植片排斥反应的区分方面,我们缺乏具有足够特异性的临床诊断测试方法。因为疱疹病毒性葡萄膜炎感染时眼表的病毒培养并不总是阳性,而且前房炎症介质的测量也不可靠[60]。

角膜上皮下生(epithelial downgrowth)是另一种令人困惑的情况。角膜上皮下生表现为从角膜周边横跨到角膜植片后表面形成典型的上皮线性波阵面,因为炎症并不明显,因此关于形成的原因通常会有一些混淆。然而,当角膜上皮下生引起炎症反应,尤其在高眼压的情况下,在前房内浮游的上皮细胞类似于植片排斥的炎症细胞,可能进一步混淆上皮线和排斥线的鉴别(图 114.9)。因为上皮下生对糖皮质激素治疗无效,所以糖皮质激素治疗可进行最后鉴别。

最后,轻度角膜感染可酷似角膜植片排斥。图114.10 显示患者因无晶状体眼大泡性角膜病变而接受了穿透性角膜移植,随后角膜植片出现了晚期炎症病变。根据发生的炎症和角膜混浊,且不伴发角膜上皮缺损,初诊为角膜移植排斥,经过局部糖皮质激素

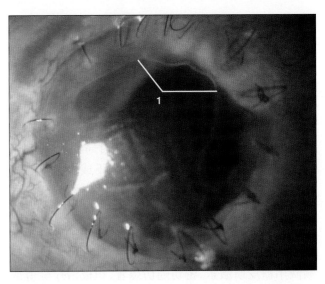

图 114.9　上皮下生,上皮下生(1)的扇形边缘从周边向中央角膜进展,在某些病例中可能被混淆为内皮排斥线

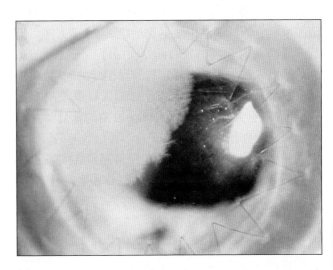

图 114.10　白色念珠菌角膜炎酷似植片排斥。白色念珠菌感染引发的基质浸润起初易误诊为植片排斥,局部糖皮质激素治疗可暂时缓解症状

治疗后暂时改善了植片的透明性和炎症。经过反复尝试停用糖皮质激素治疗后导致基质混浊复发,最终被确诊为白色念珠菌性角膜炎。正如感染性结晶状角膜病变是一种不常见的、低毒力感染,多见于真菌、α- 溶血性链球菌,在临床上易引起混淆。

角膜移植排斥的治疗

如果及早积极治疗,大多数角膜植片排斥反应可能被逆转。在 20 世纪 80 年代 Duke 大学眼科中心回顾分析了 587 例角膜移植患者,如果迅速进行局部糖皮质激素治疗,29% 的排斥反应中只有 10% 发生

植片失败。有趣的是,高危排斥组排斥反应的发生率(55%)高于低危排斥组(18%),而因排斥导致失败高危组 20% 和低危组 6%,由此证明两组中 66% 病例具有排斥反应的可逆性。这强调了在所有发生排斥的角膜移植,无论是低危还是高危倾向,均需及早积极的治疗。

角膜植片的急性排斥反应可通过局部、眼周和全身给药的糖皮质激素治疗。与结膜下或全身给药相比,糖皮质激素更倾向使用局部制剂如 1% 醋酸泼尼松龙滴眼液[61]。

角膜移植研究协作组(the Collaborative Corneal Transplantation Studies)的临床试验表明术后局部高频滴用糖皮质激素,密切随访患者,积极治疗疑似或确诊的排斥反应的病例,可改善未进行供体和受体组织配型的植片存活率[31]。其中积极治疗主要是在轻度排斥反应发生时每小时局部使用醋酸氢化可的松滴眼液联合静脉滴注甲泼尼龙治疗 3~5mg/kg,随后连续 5 天口服氢化可的松(1mg/(kg·d))[31]。一项前瞻性的研究发现如果联合局部抗排斥治疗的同时,单剂量静脉滴注甲泼尼龙(500mg)比每天口服泼尼松龙(60~80mg)更为有效[62]。但 48 小时内的重复治疗并不会明显改善预后[63]。

长期糖皮质激素治疗的免疫抑制常伴发不可接受的眼部和全身副作用。全身制剂如环孢素、他克莫司、麦考酚酯可改善角膜植片的存活[64-66],但是全身副作用可能包括肝肾功能毒性[67]。系统监测环孢素治疗类似与全身使用免疫抑制药物一样,明智做法是定期检测血液指标、肝、肾功能等。研究表明全身应用环孢素治疗长期组(超过 1 年)植片存活明显好于短期组(6 个月)[64]。局部使用环孢素可用于预防植片排斥,并可避免糖皮质激素治疗引起的眼部并发症(尤其是糖皮质激素性青光眼)[68,69],所以仍保留具有价值的复合环孢素剂型。

角膜植片排斥的生物疗法也具有一定的前景。Ippoliti 和 Fronterre 通过前房注射抗 T 淋巴细胞单克隆抗体成功逆转了急性植片排斥[70]。针对涉及免疫应答的相关分子特异片段的单克隆抗体(CD4+ 细胞、细胞间黏附分子 -1、白介素 -2)也为缓解植片排斥提供了希望,但是仍需进一步转化研究。

角膜移植排斥的预防

预防角膜植片排斥的多种策略已被阐述。最广泛的临床试验评估了供体和受体间组织相容性配型的作用,以防止植片排斥。来自于英国[17]和荷兰[18]学者的早期研究表明,组织相容性配型可以提高植片的存活,尤其是高危排斥风险的人群。加拿大研究者也证实组织相容性配型提高了存活率[72]。针对已发生角膜植片排斥病例的回顾性分析表明,HLA 抗原相同排斥发生率降低[73]。在美国早期的一项前瞻性临床试验表明,对于高危患者组织相容性配型是有益的[74],此结论与荷兰报道相似[75]。但是一项术后大剂量糖皮质激素治疗的多中心大样本临床试验无法证明组织相容性配型改善植片的存活[31]。然而同样的研究也揭示了这种潜在的趋势,即接受 ABO 血型抗原相容性的供体组织植片的排斥发生会降低。尽管如此,在随后的角膜供体研究进行的多中心前瞻性临床试验中发现植片的存活并不受益于 ABO 配型[76,77]。

抗血管内皮生长因子(抗 -VEGF)制剂近来被用于角膜新生血管(NV)的治疗和预防[78]。在最近的一项研究中,有高免疫排斥风险和角膜新生血管的患者(27 只眼)在进行角膜移植时给予结膜下或角膜基质内注射贝伐单抗(5mg/0.2ml),治疗组眼部炎症和新生血管与对照组相比均减轻,未报道其他的副作用[78]。

通过使用甘油冷冻保存的脱细胞角膜组织可避免 DALK 术后基质型和上皮型排斥反应的发生[79,80]。在高危排斥发生风险的 DALK 病例中(既往有角膜炎或眼部化学伤病史),接受脱细胞角膜组织移植均未发生植片排斥,而新鲜角膜组织移植组中 34 只眼中 7 只眼(20.5%)发生了排斥。

治疗策略

在移植前应确定高危患者并识别易发生移植排斥的临床危险因素。对于高危排斥风险的患者可选择 ABO 供体受体相容性的供体组织,术后可考虑局部使用环孢素或他克莫司。对于独眼的高危患者,当患者全身情况能够耐受药物,依从性良好,充分进行风险评估,可考虑全身使用免疫抑制剂。临床医生应该保持对移植排斥的高度警惕。应采用积极的治疗措施,局部频繁滴用糖皮质激素,对于炎症反应明显者可考虑联合静脉滴注或口服给药方式,并密切监测直至急性排斥反应得以控制。

(陈敏　译)

参考文献

1. Arentsen JJ. Corneal transplant allograft rejection: possible predisposing factors. *Trans Am Ophthalmol Soc* 1983;**81**:361–402.
2. Polack FM. Clinical and pathological aspects of the corneal graft reaction. *Trans Am Acad Ophthalmol Otolaryngol* 1973;**77**:418–31.
3. Report of the Organ Transplant Panel. Corneal Transplantation Council of Scientific Affairs. *JAMA* 1988;**259**:719–22.
4. Khodadoust AA. *The allograft rejection reaction: the leading cause of late failure of clinical corneal grafts. Corneal graft failure CIBA symposium.* Amsterdam: Elsevier; 1973. p. 151–67.
5. *Statistical Report 2000.* Washington, DC: Eye Bank Association of America; 2000.
6. Ing JJ, Ing HH, Nelson LR, et al. Ten year postoperative results of penetrating keratoplasty. *Ophthalmology* 1998;**105**:1855–65.
7. Hughes WF. The treatment of corneal dystrophies by keratoplasty. *Am J Ophthalmol* 1960;**50**:1100–5.
8. Chandler JW, Kaufman HE. Graft reactions after keratoplasty for keratoconus. *Am J Ophthalmol* 1974;**77**:543–7.
9. Paufique L, Sourdille P, Offret G. *Les Greffes de la Cornee.* Paris: Masson et Cie; 1948.
10. Maumenee AE. The influence of donor–recipient sensitization on corneal grafts. *Am J Ophthalmol* 1951;**34**:142–52.
11. Maumenee AE. Clinical aspects of the corneal homograft reaction. *Invest Ophthalmol Vis Sci* 1962;**1**:244–52.
12. Khodadoust AA, Silverstein AM. Transplantation and rejection of individual cell layers of the cornea. *Invest Ophthalmol Vis Sci* 1969;**8**:180–95.
13. Polack FM. Clinical and pathological aspects of the corneal graft reaction. *Trans Am Acad Ophthalmol Otolaryngol* 1973;**77**:418–31.
14. Sonoda Y, Streilein JW. Orthotopic corneal transplantation in mice – evidence that the immunogenetic rules of rejection do not apply. *Transplantation* 1992;**54**:694–704.
15. Sonoda Y, Strelein JW. Impaired cell-mediated immunity in mice bearing healthy orthotopic corneal allografts. *J Immunol* 1993;**150**:1727–34.
16. Sonoda KH, Taniguchi M, Stein-Streilein J. Long-term survival of corneal allografts is dependent on intact CD1 d-reactive NKT cells. *J Immunol* 2002;**168**:2028–34.
17. Batchelor JR, Casey TA, Werb A, et al. HLA matching and corneal grafting. *Lancet* 1976;**1**:551–4.
18. Volker-Dieben HJ, D'Amaro D, Kok J, et al. Hierarchy of prognostic factors for corneal allograft survival. *Aust N Z J Ophthalmol* 1987;**15**:11–18.
19. Boisjoly HM. Effect of factors unrelated to tissue matching on corneal transplant endothelial rejection. *Am J Ophthalmol* 1989;**107**:647–54.
20. Musch DC, Meyer RF. Risk of endothelial rejection after bilateral penetrating keratoplasty. *Ophthalmology* 1989;**96**:1139–43.
21. Williams KA, et al. The Australian Graft Registry: 1990–1992 report. *Aust N Z J Ophthalmol* 1993;**21**:1–48.
22. Maguire MG, Stark WJ, Gottsch JD, et al. Risk factors for corneal graft failure and rejection in the Collaborative Corneal Transplantation Studies. *Ophthalmology* 1994;**101**:1536–47.
23. Paque J, Poirier RH. Corneal allograft reaction and its relationship to suture site neovascularization. *Ophthalmic Surg* 1977;**8**:71–4.
24. The Collaborative Corneal Transplantation Research Group. Design and methods of the collaborative corneal transplantation studies. *Cornea* 1993;**12**:93–103.
25. Foulks GN, et al. Presensitization to HLA antigens in low risk keratoplasty patients. *Invest Ophthalmol Vis Sci* 1987;(Suppl.):227.
26. Cherry PMH, Pashby RC, Tadros ML, et al. An analysis of corneal transplantation. I. Graft clarity. *Ann Ophthalmol* 1979;**11**:461–9.
27. Gillette TE, Chandler JW, Greiner JV. Langerhans cells of the ocular surface. *Ophthalmology* 1982;**89**:700–10.
28. Ross J, He YG, Pidherney M, et al. The differential effects of donor versus host Langerhans cells in the rejection of MHC-matched corneal allografts. *Transplantation* 1991;**52**:857–61.
29. Dana MR, Yamada J, Streilein JW. Topical interleukin 1 receptor antagonist promotes corneal transplant survival. *Transplantation* 1997;**63**:1501–17.
30. Sanfilippo F, MacQueen JM, Vaughn WK, Foulks GN. Reduced graft rejection with good HLA-A and HLA-B matching in high risk corneal transplantation. *N Engl J Med* 1986;**315**:29–35.
31. Collaborative Corneal Transplantation Studies Research Group. Effectiveness of histocompatibility matching in high risk corneal transplantation. *Arch Ophthalmol* 1992;**110**:1392–403.
32. Jordan CS, Price MO, Trespalacios R, et al. Graft rejection episodes after Descemet stripping with endothelial keratoplasty: part one: clinical signs and symptoms. *Br J Ophthalmol* 2009;**93**(3):387–90.
33. Lass JH, Sugar A, Benetz BA, et al. Endothelial cell density to predict endothelial graft failure after penetrating keratoplasty. *Arch Ophthalmol* 2010;**128**(1):63–9.
34. Li JY, Terry MA, Goshe J, et al. Graft rejection after Descemet's stripping automated endothelial keratoplasty: graft survival and endothelial cell loss. *Ophthalmology* 2012;**119**(1):90–4.
35. Khodadoust AA, Abizadeh A. The fate of corneal regrafts after previous rejection reactions. In: Silverstein AM, O'Connor GR, editors. *Immunology and immunopathology of the eye.* New York: Masson Publishing; 1979.
36. Williams KA, Roder D, Esterman A, et al. Factors predictive of corneal graft survival. *Ophthalmology* 1992;**99**:403–14.
37. Williams KA, Ash JK, Coster DJ. Histocompatibility antigens and passenger cell content of normal and diseased human cornea. *Transplantation* 1985;**39**:265–9.
38. Elner VM, Elner SG, Pavilack MA, et al. Intercellular adhesion molecule-1 (ICAM) in human corneal endothelium. *Am J Pathol* 1991;**138**:525–31.
39. Williams KA, White MA, Ash JK, Coster DJ. Leukocytes in the graft bed associated with corneal graft failure. *Ophthalmology* 1989;**96**:38–44.
40. Reinhart WJ, Musch DC, Jacobs DS, et al. Deep anterior lamellar keratoplasty as an alternative to penetrating keratoplasty a report by the American Academy of Ophthalmology. *Ophthalmology* 2011;**118**(1):209–18.
41. Watson SL, Tuft SJ, Dart JK. Patterns of rejection after deep lamellar keratoplasty. *Ophthalmology* 2006;**113**(4):556–60.
42. Feizi S, Javadi MA, Kanavi MR, et al. Effect of donor graft quality on clinical outcomes after deep anterior lamellar keratoplasty. *Cornea* 2014;**33**(8):795–800.
43. Suh LH, Yoo SH, Deobhakta A, et al. Complications of Descemet's stripping with automated endothelial keratoplasty: survey of 118 eyes at one institute. *Ophthalmology* 2008;**115**(9):1517–24.
44. Covert DJ, Koenig SB. Descemet stripping and automated endothelial keratoplasty (DSAEK) in eyes with failed penetrating keratoplasty. *Cornea* 2007;**26**(6):692–6.
45. Prakash G, Jhanji V, Titiyal JS. Will Descemet's stripping with automated endothelial keratoplasty (DSAEK) lower the rates of allograft rejection in corneal transplants for endothelial failure. *Med Hypotheses* 2007;**69**(5):1117–19.
46. Price MO, Jordan CS, Moore G, et al. Graft rejection episodes after Descemet stripping with endothelial keratoplasty: part two: the statistical analysis of probability and risk factors. *Br J Ophthalmol* 2009;**93**(3):391–5.
47. Bahar I, Kaiserman I, Levinger E, et al. Retrospective contralateral study comparing descemet stripping automated endothelial keratoplasty with penetrating keratoplasty. *Cornea* 2009;**28**(5):485–8.
48. Lee WB, Jacobs DS, Musch DC, et al. Descemet's stripping endothelial keratoplasty: safety and outcomes: a report by the American Academy of Ophthalmology. *Ophthalmology* 2009;**116**(9):1818–30.
49. Anshu A, Price MO, Price FW. Descemet's stripping endothelial keratoplasty: long-term graft survival and risk factors for failure in eyes with preexisting glaucoma. *Ophthalmology* 2012;**119**(10):1982–7.
50. Rodriguez-Calvo-de-Mora M, Quilendrino R, Ham L, et al. Clinical outcome of 500 consecutive cases undergoing Descemet's membrane endothelial keratoplasty. *Ophthalmology* 2015;**122**(3):464–70.
51. Dapena I, Ham L, Netukova M, et al. Incidence of early allograft rejection after Descemet membrane endothelial keratoplasty. *Cornea* 2011;**30**(12):1341–5.
52. Monnereau C, Bruinsma M, Ham L, et al. Endothelial cell changes as an indicator for upcoming allograft rejection following descemet membrane endothelial keratoplasty. *Am J Ophthalmol* 2014;**158**(3):485–95.
53. Krachmer JH, Alldredge OC. Subepithelial infiltrates: a probable sign of corneal transplant rejection. *Arch Ophthalmol* 1978;**96**:2234–7.
54. Alldredge OC, Krachmer JH. Clinical types of corneal transplant rejection: their manifestations, frequency, preoperative correlates and treatment. *Arch Ophthalmol* 1981;**99**:599–604.
55. McDonnell PJ, Enger C, Stark WJ, Stulting RD. Corneal thickness changes after high-risk penetrating keratoplasty. *Arch Ophthalmol* 1993;**111**:1374–81.
56. Foulks GN. Glaucoma associated with penetrating keratoplasty. *Ophthalmology* 1987;**94**:871–4.
57. Polack FM. Glaucoma occurring with corneal graft rejection. *Am J Ophthalmol* 1986;**101**:294–7.
58. Stulting RD. Penetrating keratoplasty in children. In: Brightbill FS, editor. *Corneal surgery: theory, technique, and tissue.* 2nd ed. St Louis: Mosby; 1993. p. 374–85.
59. Epstein RJ, Seedor JA, Dreizen NG, et al. Penetrating keratoplasty for herpes simplex keratitis and keratoconus. Allograft rejection and survival. *Ophthalmology* 1987;**94**:935–44.
60. van Gelderen EB, Van der Lelij A, Voler-Dieben HJ, et al. Are cytokine patterns in aqueous humour useful in distinguishing corneal graft rejection from opacification due to herpetic stromal keratitis? *Doc Ophthalmol* 1999;**99**:171–82.
61. Rinne JR, Stulting RD. Current practices in the prevention and treatment of corneal graft rejection. *Cornea* 1992;**11**:326–8.
62. Hill JC, Maske R, Watson P. Corticosteroids in corneal graft rejection. Oral versus single pulse therapy. *Ophthalmology* 1991;**98**:329–33.
63. Hill JC, Ivey A. Corticosteroids in corneal graft rejection: double versus single pulse therapy. *Cornea* 1994;**13**:383–8.
64. Hill JC. Systemic cyclosporine in high-risk keratoplasty. Short- versus long-term therapy. *Ophthalmology* 1994;**101**:128–33.
65. Dickey JB, Cassidy EM, Bouchard CS. Periocular FK-506 delays allograft rejection in rat penetrating keratoplasty. *Cornea* 1993;**12**:204–7.
66. Reis A, Reinhard T, Voiculescu A, et al. Mycophenolate mofetil versus

cyclosporine A in high risk keratoplasty patients: a prospectively randomized clinical trial. *Br J Ophthalmol* 1999;**83**:1268–71.

67. Kahan BD, van Buren CT, Flechner SM, et al. Cyclosporine immunosuppression mitigates immunologic risk factors in renal transplantation. *Transplant Proc XV* 1983;**4**:2469–78.

68. Belin MW, Bouchard CS, Phillips TM. Update on topical cyclosporine A: background, immunology, and pharmacology. *Cornea* 1990;**9**:184–95.

69. Perry HD, Donnenfeld ED, Acheampong A, et al. Topical cyclosporine A in the management of post-keratoplasty glaucoma and corticosteroid induced ocular hypertension (CIOHT) and the penetration of topical 0.5% cyclosporine A into the cornea and anterior chamber. *CLAO J* 1998;**24**:159–65.

70. Ippoliti G, Fronterre A. Usefulness of CD3 or CD6 anti-T monoclonal antibodies in the treatment of acute corneal graft rejection. *Transplant Proc* 1989;**21**:3133–4.

71. Duguid IGM, Koulmanda M, Mandel TE. Effect of monoclonal antibody on corneal graft survival across major and minor histocompatibility mismatches. *Transplant Proc* 1993;**25**:844.

72. Boisjoly HM, Roy R, Bernard PM, et al. Association between corneal allograft reactions and HLA compatibility. *Ophthalmology* 1990;**97**:1689–98.

73. Bartels MC, Otten HG, van Gelderen BE, et al. Influence of HLA-A, HLA-B, and HLA-DR matching on rejection of random corneal grafts using corneal tissue for retrospective DNA HLA typing. *Br J Ophthalmol* 2001;**85**:1341–6.

74. Sanfilippo F, MacQueen JM, Vaughn WK, Foulks GN. Reduced graft rejection with good HLA-A and HLA-B matching in high risk corneal transplantation. *N Engl J Med* 1986;**315**:29–35.

75. Volker-Dieben HJM, Claas FH, Schreuder GM, et al. Beneficial effect of HLA-DR matching on the survival of corneal allografts. *Transplantation* 2000;**70**:640–8.

76. Beck RW, Gal RL, Mannis MJ, et al. Is donor age an important determinant of graft survival? *Cornea* 1999;**18**:503–10.

77. Lass JH, Beck RW, Benetz BA, et al. Baseline factors related to endothelial cell loss following penetrating keratoplasty. *Arch Ophthalmol* 2011;**129**(9):1149–54.

78. Fasciani R, Mosca L, Giannico MI, et al. Subconjunctival and/or intrastromal bevacizumab injections as preconditioning therapy to promote corneal graft survival. *Int Ophthalmol* 2014;**35**(2):221–7.

79. Chen W, Lin Y, Zhang X, et al. Comparison of fresh corneal tissue versus glycerin-cryopreserved corneal tissue in deep anterior lamellar keratoplasty. *Invest Ophthalmol Vis Sci* 2010;**51**(2):775–81.

80. Li J, Yu L, Deng Z, et al. Deep anterior lamellar keratoplasty using acellular corneal tissue for prevention of allograft rejection in high-risk corneas. *Am J Ophthalmol* 2011;**152**(5):762–70.e3.

9

第 115 章

穿透性角膜移植术后感染

Eliza N.Hoskins,Karen W. Oxford,Richard L. Abbott,Bennie H.Jeng

关键概念

- 穿透性角膜移植术后感染是严重的并发症,并可能危及植片的完整性。
- 穿透性角膜移植术后发生的感染性角膜炎必须及早识别,并积极治疗,因其可以进展为眼内炎。
- 缝线相关脓肿需要仔细积极的治疗,因其可导致植片哆开和眼内炎。
- 穿透性角膜移植术后眼内炎虽罕见,但往往愈后很差。
- 预防性使用抗病毒药物可以降低角膜植片单纯疱疹病毒性角膜炎的复发率。
- 美国眼科学会制定了严格的指南来预防少见传染病的传播,如狂犬病和获得性免疫缺陷综合征。

本章纲要

感染性角膜炎
缝线脓肿
感染性结晶状角膜病变
眼内炎
角膜移植术后病毒性角膜炎
罕见感染的传播
总结

尽管在美国每年进行的角膜内皮移植病例的数量已经超过了穿透性角膜移植(penetrating keratoplasty,PK)的数量,但每年仍有大约 20 000 例穿透性角膜移植手术在进行,在世界范围内穿透性角膜移植仍然是一种常见的角膜手术方法。因此这种手术的并发症仍然经常发生。角膜内皮移植术及人工角膜植入术后感染属于不同的临床情况,这些情况在其他章节中讨论。

PK 术后感染是一种严重的并发症,可能威胁到植片的完整性。在术中或术后均可感染。接受 PK 的患者容易感染的原因是原有疾病引起的免疫防御系统发生改变,或术后局部频繁使用糖皮质激素。缝线相关的感染也会发生。虽然感染是严重的并发症,但早期诊断和及时干预可有效地治疗感染。

感染性角膜炎

角膜移植术后感染性角膜炎是眼科医生面临的严峻挑战,对患者的危害常常是毁灭性的。文献报道角膜移植术后感染性角膜炎发生率从 1.76%~12.1% 不等[1~10]。大多数角膜移植术后出现角膜感染的病例发生在术后一年内。角膜感染发生的平均时间为 5.5 个月至 11.2 个月不等[1,2,4,6,8,10,11]。

发病机制

PK 术后感染的原因可分为三类:供体受污染、术中污染及受体感染复发。通过仔细审查供体的病史和血清学检查,改进眼库技术已成功地减少了感染性疾病的传播风险[12]。同样,手术和护理人员严格遵守无菌操作技术可减少围手术期感染的可能性。受体细菌、真菌或寄生虫感染复发依赖于许多因素,包括活动性感染的位置(角膜缘受累复发风险最高),以及药物(糖皮质激素在真菌感染治疗中的应用)和辅助手术技术的应用(如冷冻术)[13]。病毒感染复发如单纯疱疹病毒复发可以预防性应用抗病毒药物进行干预。

在术后晚期,感染角膜炎通常是由于获得性感染引起(图 115.1)。PK 术后细菌性角膜炎易感因素主要包括缝线相关问题、上皮缺损、佩戴角膜绷带镜,单纯疱疹病毒性角膜炎病史、局部使用糖皮质激素、眼表疾病及眼睑和眼附属器异常[1,2,4,5,8]。

缝线断裂、松动或近期拆除缝线均被认为是感染

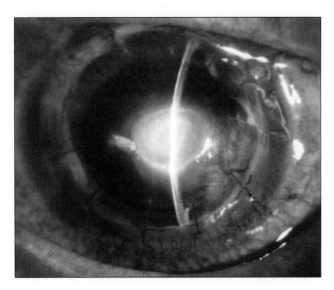

图 115.1　角膜溃疡位于植片中心，为葡萄球菌感染。病变区角膜变薄

性角膜炎的病因，而且占有较大比例，从 14%~50% 不等[5,6,8,9,11,13~20]。本主题在下面单独的一节中讨论。

角膜上皮缺损是 PK 术后感染性角膜炎的病因，在所报道病例中占 11.4%~64%[1,2,4,5,9,18]。在持续性角膜上皮缺损的病例中，术者会使用角膜绷带镜促进缺损愈合。

遗憾的是，角膜移植术后应用角膜绷带镜也会造成感染性角膜炎，有高达 45% 的比例[14]。在角膜移植术后角膜溃疡的发病机制中，角膜绷带镜的作用仍是充满争议的。不确定的是因为角膜绷带镜本身还是角膜绷带镜治疗慢性角膜上皮缺损使患眼易于感染[15]。Paglen 及其同事报道了 41 例 PK 术后佩戴治疗性角膜绷带镜患者，所有患者平均佩戴角膜绷带镜的时间为 4.4 月，并未发生感染性角膜炎[21]。相反，DrIebe 及 Stern 在 22 例患者观察中，因佩戴绷带镜导致感染性角膜炎的发生率有 45%[14]。

单纯疱疹病毒性角膜炎行 PK 比其他适应证行 PK 术后发生感染性角膜炎的危险性高。研究报道，几乎 1/3 的细菌性角膜炎发生在治疗单纯疱疹病毒性角膜炎的移植中[8]。另有研究发现，23% 的感染性角膜炎发生在治疗单纯疱疹病毒性角膜炎的移植术后，尽管移植适应证中单纯疱疹病毒性角膜炎仅占 3%[6]。

局部长期使用糖皮质激素在角膜移植术后溃疡的发病中的影响是难以判断的，因为绝大多数患者长期接受局部糖皮质激素治疗而无并发症[22]。应该注意的是，许多接受角膜移植手术的眼睛由于原发性疾病而受到损害，存在多种改变宿主免疫防御能力的机制。

眼表和眼睑的状况与角膜溃疡的发病有关。建议术前和术后评估和适当的治疗眼表疾病如干眼症、眼睑异常如倒睫和睑缘炎。

术后感染性角膜炎与已确定的全身疾病之间无统计学差异。在一系列的术后感染性角膜炎中，糖尿病的患病率为 12%，全身性免疫抑制者为 9%，遗传性过敏症为 3%，酗酒者为 2%[16]。

病原体

角膜移植术后引起感染的微生物病原体有很多种。在 Bates 研究的 1700 例角膜移植术中，与感染性角膜炎有关的主要病原体有链球菌（27%）和金黄色葡萄球菌（20%），其次是革兰氏阴性菌（20%）和真菌（13%）[6]。然而在许多情况下，条件致病菌在眼睛免疫力低下时可能成为机会致病菌。Wagoner 和同事们报道了类似 Bates 的研究结果，从 2103 例穿透性角膜移植术中培养 169 种主要的细菌菌株，其中金黄色葡萄球菌占 34%，链球菌占 29%[10]。相反，在一项超过 1000 例角膜移植术的研究中，Lamensdorf 和他的同事报道引起感染性角膜炎的病原结果完全不同，在他们的报告中，最常见的病原体是白色念珠菌（33%）、表皮葡萄球菌（22%）和金黄色葡萄球菌（15%）[7]。总体而言，真菌感染（图 115.2）在角膜移植术后感染性角

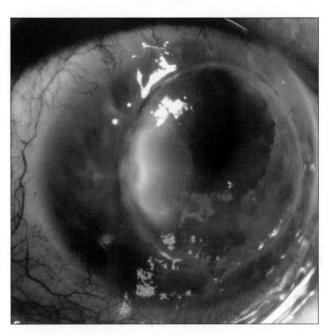

图 115.2　引起角膜植片哆开的真菌性角膜炎。培养结果为青霉菌

膜炎的比例为 6%~36%[6,7,11,14,16]。美国眼库协会在不良反应回顾报道中,从 2007 年至 2010 年,真菌感染率(角膜炎和眼内炎)为 0.012%(112 569 例中有 14 例)。与前一研究相比,Tavakkoli 及 Sugar 报道的 885 例穿透性角膜移植术中,绿脓假单胞菌(22.3%)、黏滞沙雷菌(14%)、凝固酶阴性葡萄球菌(14%)和金黄色葡萄球菌(14%)是引起穿透性角膜移植术后感染性角膜炎的主要病原菌[5]。

角膜浸润区刮片或组织活检培养发现,病原阳性率为 71.4%~100%[1,2,4-6,8,11,14-16,18]。在 Tuberville 和 Wood 的系列研究中,接受预防性应用抗生素的患者没有一例出现对药物的耐药性[8]。但在随后的其他系列研究中,令人震惊的是 50%~89% 的微生物显示出对使用的预防性抗生素的耐药性[6,11,14-16]。这种对预防性抗生素耐药性的差异可能代表了近年来耐药菌的出现。

临床检查

裂隙灯检查对溃疡进行描述,然后在病历中仔细地记录[24]。测量上皮缺损、浸润的范围以及是否合并前房积脓。这种描述将作为监测疾病进程改善或进展的参考。必须仔细检查伤口区的结构完整性。如果设备可用,则应进行裂隙灯照相。

为了确定病原体,应及时做角膜涂片和培养。无菌 Kimura 刀或 15 号手术刀片用来刮除溃疡表面,取下感染组织接种到培养板,培养板包括血液、巧克力、沙保弱琼脂以及巯基乙酸盐培养基。如果患眼佩戴绷带镜需将它取出,并放置在一个单独的巯基乙酸盐培养板或培养管中。

治疗方案

角膜移植手术时,供体角膜缘的培养结果有助于指导术后治疗。然而抗生素的选择不应该只基于这些信息。

强效广谱抗生素滴眼液应该参考刮片和培养结果使用。最近一些临床中心根据药物敏感数据[25,26]和药物治疗有效性,治疗非穿透性角膜移植术后角膜溃疡已转向应用第四代氟喹诺酮类药,如莫西沙星或者加替沙星每小时一次。进一步的研究已经开始针对比第四代氟喹诺酮类更强的抗生素,但是结果尚没有发布,这需要更深入的研究。这种第四代氟喹诺酮类单一疗法推测可以治疗角膜移植术后的感染性角膜炎患者。然而,这些高风险人群保守性使用抗生素和低阈值使用初始强化抗生素十分重要。如果选择

强效抗生素,经验联合治疗方法包括:强化头孢唑啉 33~50mg/ml(或万古霉素 25~50mg/ml)和强化妥布霉素 9.1~14mg/ml 滴眼液应在第一个 24 小时给予每 30 分钟一次。当用药依从性有问题或者滴眼液不能及时使用时,可以考虑结膜下注射抗生素。

门诊患者的家庭情况和负责点滴眼液的家庭成员或朋友的责任也应该了解和监督。如果对合理应用药物有任何疑问,这个患者应该入院由护理人员解释按时点眼药的重要性。应指导患者洗手之后点滴眼液,瓶口处不要接触到眼睛或眼睑。

急性移植物感染应停用局部糖皮质激素。只有鉴别出微生物、控制感染后,临床医生才可以考虑重新启用糖皮质激素治疗。最好是上皮愈合完整后重新应用糖皮质激素。局部应用糖皮质激素治疗角膜溃疡的时机是一个高度争议的话题[27-31],但最近的证据表明,在大多数情况下感染性角膜炎使用糖皮质激素是安全的[32]。目前还不清楚这些结果是否可以推测 PK 术后排斥风险高的病例可以尽早应用糖皮质激素,甚至在某些情况下,可以维持低剂量激素。如果患者同时也在使用其他滴眼液,如青光眼药物,这些眼药瓶应该丢弃,因为它们可能会被污染。建议开具新的眼药处方,让患者使用没有污染的药物。

如果同时合并倒睫应该予以拔除。消除眼部表面可能影响角膜溃疡愈合的原因。泪管封闭或使用不含防腐剂人工泪液可用于治疗并存的干眼症。临时或永久睑裂缝合可以用于治疗暴露性角膜炎或严重干眼。

应该每日检查患者感染性角膜炎临床进展或好转。恶化的迹象包括上皮缺损增加、浸润扩大、基质变薄或穿孔以及前房积脓增加。好转的迹象包括上皮缺损范围减小、浸润减轻、角膜基质炎症减轻、基质变薄或坏死停止进展、前房反应减轻。每次检查评估需仔细检查病变上皮完整性和明确移植对合口是否裂开。

一旦培养结果明确,可以使用有针对性的抗生素进行治疗。当溃疡已经明显改善或出现明显的抗生素毒性症状时,局部抗生素应逐渐减量。毒性迹象包括上皮缺陷扩大、结膜充血恶化、结膜水肿同时伴随浸润加重,抗生素应该逐渐减量。

如果培养结果阴性,尽管频繁应用强化抗生素病情仍然继续恶化,应该考虑进行诊断性角膜组织活检。也可以应用辅助成像技术,如共聚焦显微镜检查。

结果

感染性角膜炎角膜移植术后的预后相对较差。总体预后取决于病原体毒性、感染的位置、感染的严重程度、潜在的基础疾病和宿主防御，包括泪液和眼睑功能。

细菌性角膜炎角膜移植术后研究报告显示，尽管经过了强化治疗，但是只有 23%~50% 的角膜植片仍然保持透明[1,4-6,11,18,33]，13%~57% 只眼发生角膜植片功能失代偿[1,2,4-6,16]，约 10.3%~19% 角膜植片细菌感染穿孔[1,2,6,11,16]，2.7%~13% 的角膜移植术后感染性角膜炎导致眼内炎[2,4,6,11,16]，19%~35% 角膜植片哆开或翘起病例需紧急手术[2,11,16]。总体来说，30.8%~70% 的眼睛需行再次进行穿透性角膜移植[2,5,6,9,11,16]，约 9% 的眼睛需行眼球摘除术或眼内容剜除术[16]。

细菌性角膜炎行穿透角膜移植后视觉质量在不同的报告中差异较大。Tuberville 和 Wood 报道角膜溃疡行角膜移植术后的视力，发现 46% 的眼睛视力降低。然而，其中单纯疱疹病毒性角膜炎的患者视力下降的发生率达 88%[8]。在 Driebe 和 Stern 的系列研究中，只有 14% 的眼睛术后视力好于 0.1[14]。据报道 10%~15% 的眼睛病情严重至无光感[11,16]。相反，最近有些研究报道 56%~76% 的患者术后最佳矫正视力为 0.1 或更好，这其中包括那些行再次角膜移植的患者[2,4]。

较差的视觉结果也可能与患者极端的年龄有关。Wagoner 和他的同事们在报告中指出，小于 12 岁（10 只眼）或大于 60 岁（45 只眼）的患者，视力均低于 0.1，而年龄在这中间的患者仅有 17 只眼（36.2%）视力低于此标准[18]。除了预后不良，儿科人群也存在发生细菌性角膜炎的风险增高。在国家环保总局的一项研究中，Wagoner 和同事发现，202 例穿透角膜移植术中 12 岁或 12 岁以下的患儿细菌性角膜炎培养阳性率为 17.3%，比起普通人群 1.76%~12.1% 的阳性率高。培养结果革兰氏阳性菌约占 77.6%，其中肺炎链球菌最常见。即使经过积极的治疗，仅有 11.4% 的患儿保持视力清晰，视力均小于 0.5，65.7% 的患眼视力仅有手动或者更糟[10]。

缝线脓肿

发病机制

缝线脓肿的定义是供体或受体角膜与缝线直接接触或与缝线毗邻而导致角膜浸润感染（图 115.3，图 115.4）。缝线发生在穿透性角膜移植术后平均

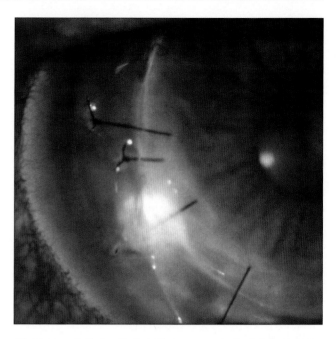

图 115.3　在植片 - 植床交界处 10-0 尼龙线周围角膜浸润。注意较长的线结残留末端，这可能是感染的源头

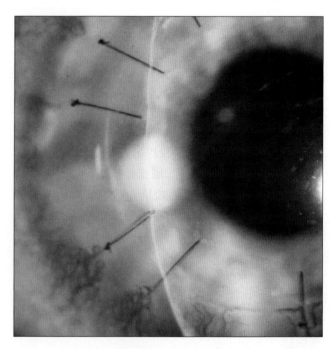

图 115.4　继发于葡萄球菌感染的角膜切口脓肿

21.5~41.5 个月，发生率约为 1%~3.3%[34-36]。导致缝线脓肿的主要致病菌为肺炎链球菌、金黄色葡萄球菌和革兰氏阴性菌[17,34]。有研究报道角膜移植术后的角膜溃疡，所有的缝线脓肿均由肺炎链球菌引起[8]。缝线脓肿形成的危险因素包括：缝线松动或缝线断裂（图 115.5）、近期缝线拆除、局部使用糖皮质激素、持续上皮缺损、使用软性接触镜、角膜结膜炎或单纯疱疹病毒性角膜炎复发。

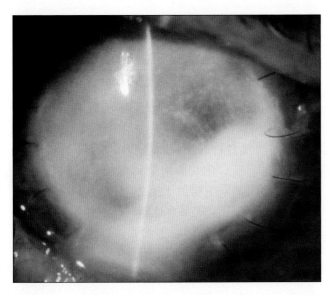

图 115.5　3 点位缝线松动并有黏液附着。注意浸润深度和伴随后弹力层膨出的脓肿的形成。这例革兰氏阴性杆菌感染患者存在免疫功能低下

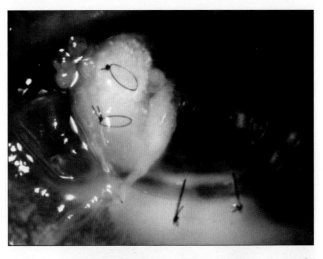

图 115.6　金黄色葡萄球菌感染性缝线脓肿导致植片哆开

感染性缝线脓肿必须与无菌性缝线浸润区别开来。缝线脓肿通常是移植受体或供体缝线处受损，持续上皮缺损后继发的病变。无菌性缝线浸润伴随过度的炎症反应通常发生在手术后最初几周。在这种情况下，通常在受体宿主角膜上，存在多个病灶，而且病变区角膜上皮完整。

临床方法

术后每一次随访需仔细检查缝线。松动的缝线可以成为感染的病灶，因此一旦出现松线应该立即拆除。缝线松动的原因可能是由于缝线连接松开，缝线降解和切口收缩[17]。拆除缝线必须仔细，注意清除缝线残余附着物和预防缝线暴露。

治疗方案

缝线脓肿必须快速治疗，因为它会导致植片哆开（图 115.6）、瘢痕、移植失败、角膜穿孔甚至眼内炎[17,37]。治疗应包括仔细刮除受累缝线下的角膜脓肿碎屑，并行涂片、培养及药敏检测。缝线本身也可以直接放置到培养板或硫基乙酸盐液体培养管。应给予广谱抗生素滴眼液频繁点眼。只有感染已被控制，才能局部应用糖皮质激素来预防或治疗移植排斥和瘢痕。然而有新证据证明对于感染性角膜炎可以适当稍早应用糖皮质激素，甚至对于高危排斥伴缝线脓肿在某些情况下（感染性角膜炎穿透性角膜移植后）可以继续局部应用低剂量糖皮质激素。

如果植片植床边界不平整或植片哆开就需要行手术治疗。缝合必须保证使切口对合。然而重缝的区域可能容易出现角膜坏死或松线。间断缝合、八字缝合或者褥式缝合需要尽量长跨距缝合至健康植床[38]。必须密切关注超过 180° 哆开的切口，因为这个区域恢复过程中存在较大的张力。曾有采用能包含植片与植床交界的较小直径的结构性角膜移植来有效治疗缝线脓肿引起的植片哆开的报道[39,40]。但是这种技术容易导致大的不规则散光。如果角膜缝线脓肿造成广泛的破坏，需行大直径穿透性角膜移植术（植床大于 9.5mm）。然而术后[41]移植排斥的风险增加，术后高眼压需要关注和治疗。

感染性结晶状角膜病变

历史背景

1983 年首次报道了感染性结晶状角膜病变（infectious crystalline keratopathy，ICK），表现为发生在角膜植片基质内非炎症细菌集落[42]。浸润病灶的临床表现为位于角膜基质中间的分枝状、针状灰白色混浊，在近缝线处的植片多见[42,43]。显微镜下观察角膜植片可见基质板层内革兰氏染色阳性的微球菌囊袋，但无炎症细胞的迹象存在。毗邻缝线处可发现局部的上皮下生。

Meisler 等报道了三个类似病例，其中两例可见 α - 溶血性链球菌生长[44]。描述了类似的分枝状结晶样混浊，称为"感染性结晶状角膜病变"（图 115.7）。

发病机制

ICK 典型的描述为穿透性角膜移植术后数月和

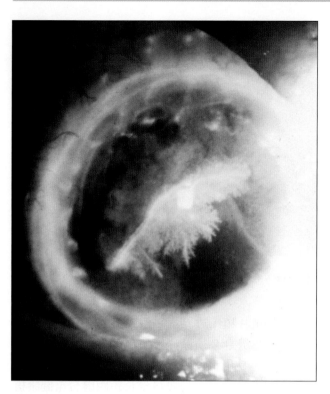

图 115.7　位于角膜植片的感染性结晶状角膜病变。具有结晶样外观的灰白色分枝状混浊。几乎不伴有炎症反应

长期局部使用糖皮质激素后,由于革兰氏染色阳性的微球菌在层间聚集所致的前部或中部基质的结晶样分枝状混浊。表现为发生在完整上皮下的进行性无痛病变,不伴有临床可见的基质炎症。然而也有关于穿透性角膜移植术后 9 年发生了 ICK 的报道[45]。

除了穿透性角膜移植,ICK 也被报道发生在板层角膜移植[46]、角膜松解切开[47]、表面麻醉滥用[48]、阿米巴感染[49]、角膜表层镜片术[50]、上皮缺损[51]、LASIK[52]、白内障摘除术[53]和单纯疱疹病毒性角膜炎[44,51,54]。

尽管 ICK 中最常报道的致病微生物是草绿色链球菌,多种病原体可能与 ICK 致病有关。这些微生物包括肺炎链球菌[55]、凝固酶阴性的链球菌[56,57]、消化链球菌属[58]、嗜泡沫嗜血杆菌[59]、流感嗜血杆菌[60]、分枝杆菌属[61-63]、绿脓假单胞菌[61,64]、肠球菌属[65]、念珠菌属[56,66-68]、链格孢属[52]、灵杆菌[69]、溶血挛生球菌[70,71]、放线菌属[72]。病变呈结晶样外观表现的原因不明。尽管角膜层间钙质沉积的表现类似于 ICK 病变,但是病变本身并非由于结晶物的沉积所致[73]。早期研究表明感染微生物的本质特点决定了其独特的生长方式[53,74,75]。最近有研究认为角膜基质胶原的结构特点促使微生物以结晶样方式进行扩散。Butler 等建立了 ICK 体外模型,进而证实这种

假设成立[76]。

ICK 发病机制尚不明确。据猜测细菌通过缝线轨迹处的上皮下进入角膜基质或通过上皮缺损直接进入。局部糖皮质激素治疗可以使微生物免于明显炎症反应。也有其他假设细菌能够通过其他机制避免宿主免疫反应。一种理论认为细菌细胞外黏多糖 - 蛋白质复合物或生物膜沉积形成保护作用的微环境[44,66,74,75,77]。生物膜可能通过与大量抗生素分子相结合,保护微生物免于抗生素作用,与无生物膜存在的情况下相比,如果要达到同样的作用可能需要更高浓度的抗生素。再者生物膜可以干预替代补体途径的激活作用和吞噬作用[55]。生物膜内微生物代谢作用的减少也降低了对于抗生素的易感性[77]。

显微镜检查

通常在光学显微镜下可见基质层间或基质空隙内致病微生物成簇聚集[43,51,56,65,67,68,76]。特征表现为极少炎症反应且不伴有角膜变薄和坏死。共聚焦显微镜也显示出类似结果[79]。再者,在特殊固定液和技术辅助下的电子显微镜也已证明 ICK 致病病原体外生物膜的存在[66,77,80]。

临床方法

ICK 的临床诊断包括角膜移植或上皮缺损病史,局部使用糖皮质激素病史以及病变的临床表现。然而,ICK 治疗需要实验室评估,包括角膜刮片培养和涂片。这些信息有助于合理选择抗生素。尽管 α 溶血性链球菌是最可能的微生物,其他病原菌也要考虑。最近聚合酶链反应(PCR)扩增和随后 DNA 配型也被报道是检测和辨别 ICK 眼部病原的有用辅助工具[55,81]。

通常因病变太深,很难通过角膜刮片获取组织。角膜活检可能是必要的,可以通过以下几种技术进行取材。皮肤科常用的 2mm 一次性活检打孔器(2mm)可用于获取深部病变。另一种方法是在病变上制作板层瓣获取标本,然后板层瓣再复位缝合[82]。Yoo 等和 Kim 等报道在感染性角膜炎成功利用飞秒激光辅助进行诊断性角膜活检,这种技术也被用于 ICK 诊断[83,84]。这种技术安全且快速,在取材深度的均一性和精确性、标本大小方面具有优势。

治疗方案

ICK 的治疗始于局部大量抗生素滴眼液的强化使用。对于 α - 溶血性链球菌,抗生素的使用标

9

准包括局部青霉素 333 000 单位 /ml,唑啉头孢菌素 33~50mg/ml,或万古霉素 25~50mg/ml。根据培养、实验室报告及临床反应进行治疗方案的调整。如果正在接受局部糖皮质激素治疗,激素的停用可能导致化脓性角膜炎[61]。然而如果可能,建议糖皮质激素应该停用[43,74]。

有报道利用 Nd:YAG 激光打开 ICK 致病微生物周围起保护作用的多糖-蛋白复合物,再联合抗生素治疗。有一例浅表 ICK 患者,尽管已按照药敏实验结果选用敏感抗生素进行局部冲击治疗,但是治疗无效。进而选择了 Nd:YAG 激光联合局部抗生素治疗。据推测可能原因是激光打开了微生物的基质内黏多糖生物膜,增加了抗生素的穿透力,从而快速清除感染[85]。

结果

文献研究表明,ICK 尽管经过大剂量药物治疗,仍需要进行再次穿透性角膜移植手术以去除感染或影响视力的瘢痕。已报道有些病例行板层角膜移植术后明显改善。然而即使没有手术干预也曾多次发生 ICK 病灶溶解,病程通常在数月以上。

眼内炎

发生率

眼内炎是极具破坏性的眼内手术并发症。据报道穿透性角膜移植术后眼内炎发生率 0.08%~0.77%[86-95],术后 6 周内眼内炎发生率为 0.16%[95]。

发病机制

眼内炎可能在术后即刻发生(图 115.8),通常在术后 72 小时内出现。污染的供体组织或角膜保存液可能是感染源[92,96]。角膜组织保存时间过长超过 5 天可能也是眼内炎发生的危险因素[92]。移植术前将角膜组织在室温条件下放置一小时可能增加抗生素在角膜保存液中的作用[93]。通过文献回顾分析,一半以上的角膜移植术后眼内炎病例都会有供体角膜缘培养阳性。剩余病例可能培养阴性或者未进行报道。在供体角膜缘培养阳性的眼内炎患者中,97% 受体组织微生物培养种属与供体组织一致。1/3 细菌微生物对庆大霉素耐药。考虑到这些结果,施行角膜移植的医师应该避免使用具有败血症病史的供体,在手术时尽可能获取供体角膜缘标本培养结果。如果阳性,这些培养结果可能指导初始治疗,尤其是在不

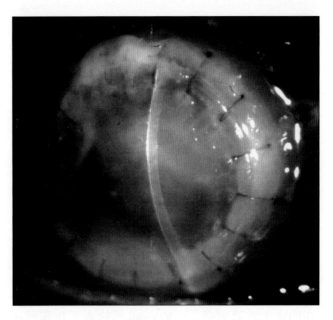

图 115.8 角膜移植术后眼内炎的患者,视力为光感。细菌培养结果为 α-溶血性链球菌生长

常见或耐药微生物。通过对供体角膜缘培养使用方面的文献回顾分析,Wilhelmus 和 Hassan 发现眼内炎更可能伴有供体角膜缘培养阳性。但是,阳性培养结果并不能始终如一地正确预测出眼内炎的发生,可能只有有限的筛查价值,因为它只能提高眼内炎概率从 0.2%~1%。需要更好的证据确定预后价值与常规微生物筛查的关系。

其他感染源包括无菌手术过程的中断或灌注液的污染。再者可能与患者自身的眼部和眼周菌群有关。Speaker 等已经进行了关于外部菌群在术后眼内炎发生机制方面的极好的病例研究[98]。他们发现 82% 术后眼内炎的玻璃体分离物与来自患者眼睑、结膜或鼻子的分离物在基因方面无明显区别。尽管绝大多数患者接受了白内障手术,但以上结果是由包括穿透性角膜移植患者在内而推测得出的。

术后眼内炎的其他风险因素包括术中接触玻璃体、放置聚丙烯眼内晶体和药物过敏史[99]。美国医疗保险关于 PK 患者的全国研究结果显示,与单纯 PK 相比,在角膜移植手术时行前部玻璃体切割手术导致眼内炎发生风险增加 1.5 倍[91]。

来自于英国移植登记处的最近研究表明,在过去的 7.5 年内共施行了 11 320 例穿透性角膜移植,其中 76 例发生眼内炎,来自于同一供体的对侧角膜移植给 62 例患者,无一例发生术后眼内炎[95]。这强调了受体因素在决定术后眼内炎发生危险中的重要性。

在术后晚期发生的眼内炎常继发于获得性感染。

9

植片或植片与植床交界处的溃疡性角膜炎可能进展为角膜穿孔和眼内炎[17]。据报道穿透性角膜移植术后3个月同一种微生物感染会导致眼内炎与ICK同时发生[62]。也有拆除缝线后发生眼内炎的报道[100,101]。

病原体

通过对1010例穿透性角膜移植病例的回顾，Kloess等报道了4例眼内炎，其中3例是链球菌感染，另外1例是白色念珠菌感染[93]。75%的病例可见眼内炎致病微生物与供体角膜缘培养阳性结果相同。供体角膜缘培养总阳性率为14%，主要微生物是表皮葡萄球菌(39%)。供体角膜缘培养结果中β-溶血性链球菌占比21%。值得注意的是，抗生素敏感试验显示近半数革兰氏染色阳性微生物对角膜保存液内存在的庆大霉素耐药[93]。Keyhani等检测了角膜移植术后真菌感染的发生情况。在2466例供体角膜缘培养中，28例(8.6%)真菌培养阳性。在这28例供体中，4例(14%)受体发生了真菌感染。当供体角膜缘未被污染的情况下，角膜移植术后没有真菌感染发生[102]。

Aaberg等通过对既往11年术后眼内炎急性发作的病例进行回顾分析，发现3320例穿透性角膜移植病例中，6例培养证明为眼内炎(包括515例穿透性角膜移植联合白内障摘除术)。2例为葡萄球菌属致病，1例为绿脓杆菌致病[87,103]。来自同一研究机构的后续研究发现，在第一次研究后7年中接受穿透性角膜移植的2362例患者中只有另外2例发生了眼内炎。其中一例为绿脓杆菌感染，另一例为粪肠球菌感染[86]。

Kunimoto等报道在1074例眼内炎病例中，PK术后14例眼内炎，其中13例通过微生物培养或革兰氏染色得以证明。分离菌株包括10例(76.9%)革兰氏染色阳性球菌(6例链球菌属、3例葡萄球菌属、1例只用革兰氏染色识别菌种)和革兰氏染色阴性微生物(奇异变形杆菌、沙雷杆菌、1例只用革兰氏染色识别菌种)。所有检测到的革兰氏阳性微生物对万古霉素敏感[104]。

文献中报道的与PK相关的眼内炎，约75%为细菌源性，而另外20%与真菌有关[93]。Kloess等对文献总结揭示出角膜移植术后55%的眼内炎病例由革兰氏阳性微生物(66%链球菌属和34%葡萄球菌属)所致。19%的病例与革兰氏染色阴性微生物有关，包括绿脓杆菌、克雷伯氏菌属、沙雷菌属、柠檬酸菌属和产黄菌属。21%病例为真菌感染，最常见微生物为白色念珠菌(46%)和光滑球拟酵母菌(23%)。也有报

道新型隐球菌、头孢霉属、曲霉菌属和热带念珠菌等单发病例[105~108]。其余5%病例并未对致病病原体进行分类鉴别。继发于变形杆菌属、产碱杆菌属、镰刀菌属、假单疱菌属[109]、嗜麦芽菌[110]和产气荚膜杆菌[111]等感染新病例也有报道。致病微生物的总百分比可能并不能反应出临床经验的分布，因为不常见微生物更可能被报道，而常见致病菌相对报道比例较低。这种低比例报道的事实已经被Merchant等报道，当他们对PK术后15例真菌性眼内炎进行文献回顾时，发现26例未发表病例来自于美国眼库联合会副反应登记处[112]。

临床方法

主观的讲，穿透性角膜移植术后眼内炎患者的主诉可能是难以忍受的眼部疼痛。眼内炎的临床体征包括典型炎症反应有或无前房积脓，眼内红光反射减弱或消失。其他结果如角膜植片哆开可能也会存在。移植切口的完整性一定要进行评估，最好用溪流实验(Seidel test)。因为眼底检查受限，应该进行B超检查。典型图像表现为玻璃体混浊，支持眼内炎诊断。

在签署知情同意书后，应该紧急给患者进行房水和玻璃体取材培养。因为即使房水标本无微生物生长，玻璃体培养也可能阳性，所以除了玻璃体取材，诊断性玻璃体切割术或玻璃体抽吸术应该予以施行[113]。玻璃体切除技术方面在其他文献进行回顾[114]。

当获取房水和玻璃体标本后，应该直接涂抹于巧克力和沙氏培养基，并接种至巯基乙酸盐肉汤中。标本也应该直接涂于载玻片上立即进行革兰氏和吉姆萨染色。手术医生应该亲自检查这些染色结果，将实验室差错的机会降至最低。

治疗方案

眼内炎的控制需要通过不同给药途径进行抗生素治疗。在诊断性或治疗性玻璃体切割术后应该进行眼内注射治疗，包括1mg万古霉素溶于0.1ml无菌平衡盐溶液和2.25mg头孢他啶溶于0.1ml无菌平衡盐溶液[114]。如果术中革兰氏染色或姬姆萨染色显示真菌成分或临床高度怀疑真菌性眼内炎，应该0.005mg两性霉素B溶于0.1ml无菌平衡盐溶液进行玻璃体腔内注射。在治疗眼内炎时眼内糖皮质激素的联合使用是有争议的[115~117]。少量前瞻性随机病例研究证明外源性细菌性眼内炎玻璃体腔内注射地塞米松可能有助于早期减轻炎症，但是最终视力结果不受影响[118]。最近研究表明在可疑细菌性眼内炎时

地塞米松联合抗生素玻璃体腔内注射似乎更安全,可能在白内障手术相关细菌性眼内炎更为有益,在激素组有更好的最终视力[119]。

眼内注射抗生素后,应该给予广谱抗生素进行局部强化治疗,至少每小时一次昼夜不间断。在严重炎症情况下局部睫状肌麻痹剂也要使用。在抽取房水和玻璃体切割术时应该给予结膜下注射抗生素的联合治疗。一些临床医生感觉玻璃体腔内注射抗生素如万古霉素和头孢他啶或者第四代氟喹诺酮(更好的玻璃体穿透性)在眼内炎治疗方面是重要的。抗生素治疗应该以微生物培养和药敏结果为指导,再根据临床反应制定详细的方案。如果需要全身使用二性霉素 B,临床医生应该参考感染科医生的建议,因其熟知抗真菌药物治疗及其并发症的发生情况。

因为推测供体角膜可能被污染,有些作者建议在诊断性玻璃体腔穿刺或玻璃体切割手术时考虑更换角膜植片(图 115.9)[93,108]。然而紧急情况下很可能无法获取角膜组织,眼内炎的治疗不应该因等待角膜组织而被耽误。

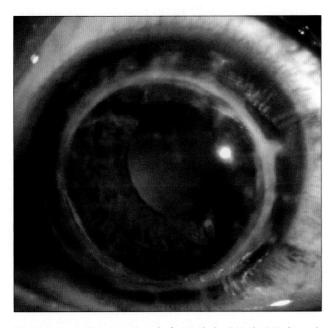

图 115.9 与图 115.8 同一患者,接受角膜植片置换术 + 玻璃体切除术 + 眼内注射抗生素。术后视力恢复至 0.25

眼内炎的彻底治疗不在本章节范围内阐述。关于眼内炎治疗方面读者可以参考其他更好资料[90,113,114,120-122]。眼内炎玻璃体切割术研究结果进一步讨论了有效的治疗策略[123,124]。在角膜移植术后眼内炎的特殊情况下,早期玻璃体切割术可能降低功

能和结构的损害[125]。

结果

Kloess 等通过对文献回顾发现,穿透性角膜移植术后眼内炎只有 3% 的患者视力为 0.5 或更好[93]。17% 患者视力在 0.1~0.4 之间。另外 17% 视力为手动到 0.05。14% 保留光感视力,8% 无光感。14% 病例发生肺结核,5% 眼内容剜除,15% 眼球摘除[93]。Aaberg 等进行的系列研究中,培养证明 PK 术后眼内炎的六例患者平均最终视力 0.04,范围从无光感到0.25[87]。

角膜移植术后病毒性角膜炎

复发感染

单纯疱疹病毒(HSV)是穿透性角膜移植相对不常见的适应证,其中一项研究中引用数值为4.2%[126]。其他研究表明因单纯疱疹病毒或带状疱疹病毒角膜病变而接受穿透性角膜移植的患者占比约为 0.6%~10.9%[127-133]。PK 术后疱疹病毒疾病复发率取决于随诊时间长短。研究报道树枝状病毒性角膜炎随诊一年者复发率为 10%~25%,随诊 2~5 年者复发率为 9%~21.6%[134-139]。在因移植排斥频繁进行局部糖皮质激素治疗而无预防性使用抗病毒药物的患者中复发率较高,第一年复发率为 15%~28%,第二年至第五年为 18%~45%[138-141]。疾病复发的临床表现包括植片树枝状溃疡、地图形溃疡、植片基质内疱疹浸润[142]。随后植片水肿、新生血管形成、瘢痕或穿孔。复发机制为病毒通过三叉神经节或颈上神经节进行传播,沿着第 V 对脑神经第一支到达角膜和睫状体[143]。穿透性角膜移植术后,供体角膜表现出中央区神经知觉的完全恢复时间最早需要 8 周,而绝大多数患者需要到 12 个月[144]。因此角膜移植术后单纯疱疹病毒性角膜炎早期复发通常发生在植片与植床的交界处。另一个复发的机制可能涉及眼部病毒脱落至泪膜中[143]。

局部使用糖皮质激素的同时未联合使用抗病毒药物可能会增加病毒感染复发的风险。因此当局部频繁使用糖皮质激素治疗移植排斥时,预防性使用抗病毒药物应该覆盖治疗全程[145]。在移植排斥发作治疗的过程中联合局部抗病毒药物治疗可以使复发率从 34% 降低到 1%[145],非病毒感染疾病接受 PK 术后预防性用药可能导致毒性作用且无任何益处[136]。Ghosh 等比较了阿昔洛韦滴眼液和口服阿昔洛韦的

疗效,发现相对于局部用药,全身使用阿昔洛韦组复发率极低,排斥发生较低,视力恢复更好,透明植片存活率更高[146]。因此穿透性角膜移植术后口服阿昔洛韦已经被越来越多地用于预防性使用。许多回顾性和前瞻性研究已经证明长期使用阿昔洛韦可以有效地降低病毒性角膜炎的复发率。Tambasco 等发现每天接受 800mg 阿昔洛韦的患者在第一年内均没有树枝状角膜炎复发,而未接受药物治疗的患者复发率为21%[151]。Barney 和 Foster[143],Garcia 等[148]也证实了类似结果。在穿透性角膜移植治疗单纯疱疹病毒性角膜炎的前瞻性研究中发现,术后 6 个月每日两次口服 400mg 阿昔洛韦,随诊 5 年治疗组几乎未见明显的复发病例[152]。在预防复发方面,伐昔洛韦因具有与阿昔洛韦相似的耐受性和剂量时间表,其口服给药的疗效已被 Goldblum 等证明至少和口服阿昔洛韦等同[147]。

新发感染

单纯疱疹病毒性角膜炎可能在穿透性角膜移植术后发生,即使受体之前没有 HSV 感染的病史[153]。Remeijer 等回顾了 2112 例穿透性角膜移植结果,角膜移植的病因均与 HSV 无关,发现 18 例供体角膜植片发生上皮型病毒性角膜炎[154]。大部分病例感染发生在角膜移植术后前两年。手术外伤、缝线拆除、局部糖皮质激素的使用和免疫反应可能导致这些患者内源性复发。Rezande 等报道了穿透性角膜移植术后14 例新发 HSV 上皮型角膜炎的特点。在这些病例中,8 例(57%)表现只对抗病毒治疗有效的地图形溃疡或上皮缺损,只有 6 例(43%)出现典型的树枝状形态。因此,对于临床医生非常重要的是要意识到穿透性角膜移植术后发生疱疹性角膜炎的可能性,即使患者无HSV 感染病史[155]。

对于角膜移植术后发生上皮型疱疹性角膜炎而之前无 HSV 感染病史者,另外一种解释是病毒可能通过供体角膜传播。在独立样本研究中,Remeijer 等在 PK 术前和术后供体角膜中分离出HSV-1 型 DNA 的基因型,证明 HSV-1 是通过移植进行传播的,供体来源 HSV-1 在移植的角膜内被随后激活[156]。

PK 术后巨细胞病毒(cytomegalovirus,CMV)感染最近被认为是角膜基质水肿最为常见的原因[157]。来自于新加坡的研究表明,穿透性角膜移植术后发生角膜基质水肿和角膜后沉积物的患者,半数以上的房水分析检测均为 CMV 阳性,但是单纯疱疹病毒和水痘带状疱疹病毒阴性[157]。

罕见感染的传播

狂犬病

狂犬病毒通过人与人之间的角膜移植传播在1979 年首次报道[158]。一位 39 岁林业农场主死于急性进行性疾病,主要特征是眼肌麻痹、双侧面瘫、不全麻痹、反射缺失。右眼角膜移植到一名 37 岁圆锥角膜的女性患者。术后 4 周,她出现同侧眶后疼痛,进展为半面麻木、运动失调、反射缺失、四肢瘫痪。患者在角膜移植术后 50 天死亡。尸检结果证明脑膜炎,狂犬病毒存在于角膜、视神经、颞叶、脑干。随后狂犬病毒在供体眼内被证实,确认了通过角膜移植传播的事实。此后另有 7 例狂犬病毒通过角膜移植传播的病例被报道[159-162]。最后一例涉及板层角膜移植[162]。所有受体于术后 7 周内死亡。现在眼库将具有感染性神经系统疾病或不能确定诊断的神经系统病变作为供体排除标准。

Creutzfeldt-Jakob 病

Creutzfeldt-Jakob 病(Creutzfeldt-Jakob disease,CJD)是由于"慢病毒"感染而发生的致命性海绵状脑病。Creutzfeldt-Jakob 病通过角膜移植传播在 1974年首次被记录,尸检时发现捐赠角膜的男性供体有灰质"海绵样"改变和星形细胞增生病变[163]。在获得供体尸检结果之前给诊断为 Fuchs 角膜内皮营养不良的 55 岁老年女性患者进行了移植。在角膜移植术后 18 个月,她因运动失调神经系统病变恶化 8 个月后发生死亡。受体尸检揭示体征与 CJD 一致。Manuelidis 等通过豚鼠实验研究已经复制了 CJD 通过角膜移植传播[164]。此后仅有两例可疑[165,166]CJD通过人角膜移植传播的报道[167]。另外,后来又发现散发的 CJD 供体眼组织分别移植给了三例患者,尽管随后进行了受体植片的更换,未来的结局仍不确定[169]。

美国眼库联合会回顾了与角膜移植相关的 CJD发生和传播途径的信息资料,Kennedy 等已报道在美国每年接近 45 000 个角膜供体中,推测只有 1.3 个可能发生 CJD[170]。大多数的评估风险是由于临床前期(无症状)患者,通过症状或体征的筛查难以剔除。因此作者得出结论通过角膜移植传播 CJD 的危险是相当低的,CJD 体征筛查会对安全性具有最低限度的影响,但是会极大地降低供体来源[170]。再者由于 CJD

以及其他疾病的长期潜伏特性,一定要留存长期的病历记录并保持有效的追溯能力[171]。

肝炎病毒

只有两例乙型肝炎病毒(hepatitis B virus,HBV)通过角膜移植传播在文献中被报道[172],自从1986年美国眼库联合会要求肝炎检测后就再没有相关报道。实验证明近30%的HBV携带者在角膜内有HBs抗原和HBV DNA[173]。这为供体可能持续需要进行HBV筛查提供了支持。

目前尚无关于丙型肝炎病毒(hepatitis C virus,HCV)通过角膜移植传播的病例报道。然而,一项研究表明在HCV血清阳性供体可在24.1%角膜组织中检测HCV RNA[174]。这些结果证明了所有潜在角膜供体均需进行常规HCV血清学检测。

人类免疫缺陷病毒

关于人类免疫缺陷病毒(human immunodeficiency virus,HIV)通过角膜移植传播的病例仍无报道。然而病毒能从患有艾滋病(acquired immunodeficiency syndrome,AIDS)的患者泪液中分离出来[175,176],也可以从血清阳性供体[177]和明确AIDS供体[178]的角膜中分离出来。有报道在不知道供体HIV阳性的前提下进行了角膜组织移植,但是未发现受体血清转化[179,180]。美国眼库联合会要求所有供体进行HIV-1和HIV-2血清学检测。

总结

穿透性角膜移植术后感染可能会非常严重,威胁着植片的存活和潜在视力的恢复。为了将潜在危害降至最低,这些感染必须及时筛查,迅速识别和进行,冲击治疗。完全识别可能的感染源、常见的和不常见的病原体、疾病病程、治疗策略是获得良好预后的关键。随着对新治疗作用认识的不断深入,如广谱抗生素和糖皮质激素治疗细菌性角膜炎,我们可能尝试着将新治疗标准谨慎地用于高危移植患者。所有接受PK手术的患者都存在着术后感染的风险,因此应该严密监控早期症状的识别和治疗,最大限度地降低永久视力丧失的潜在风险。

(陈敏 译 王婷 校)

参考文献

1. Huang SC, Wu SC, Wu WC, et al. Microbial keratitis – a late complication of penetrating keratoplasty. *Trans R Soc Trop Med Hyg* 2000;**94**: 315–17.
2. Akova YA, Onat M, Koc F, et al. Microbial keratitis following penetrating keratoplasty. *Ophthalmic Surg Lasers* 1999;**30**:449–55.
3. Chan CM, Wong TY, Yeong SM, et al. Penetrating keratoplasty in the Singapore National Eye Centre and donor cornea acquisition in the Singapore Eye Bank. *Ann Acad Med Singapore* 1997;**26**:395–400.
4. Tseng SH, Ling KC. Late microbial keratitis after corneal transplantation. *Cornea* 1995;**14**:591–4.
5. Tavakkoli H, Sugar J. Microbial keratitis following penetrating keratoplasty. *Ophthalmic Surg* 1994;**25**:356–60.
6. Bates AK, Kirkness CM, Ficker LA, et al. Microbial keratitis after penetrating keratoplasty. *Eye* 1990;**4**:74–8.
7. Lamensdorf M, Wilson LA, Waring GO, et al. Microbial keratitis after penetrating keratoplasty. *Ophthalmology* 1982;**89**(Suppl.):124.
8. Tuberville AW, Wood TO. Corneal ulcers in corneal transplants. *Curr Eye Res* 1981;**1**:479–85.
9. Wright TM, Afshari NA. Microbial keratitis following corneal transplantation. *Am J Ophthalmol* 2006;**142**:1061–2.
10. Wagoner MD, Al-Ghamdi AH, Al-Rajhi AA. Bacterial keratitis after primary pediatric penetrating keratoplasty. *Am J Ophthalmol* 2007;**143**: 1045–7.
11. Harris DJ, Stulting RD, Waring GO, et al. Late bacterial and fungal keratitis after corneal transplantation: spectrum of pathogens, graft survival, and visual prognosis. *Ophthalmology* 1988;**95**:1450–7.
12. Eye Bank Association of America. EBAA Medical Standards. October, 2000. Washington, DC.
13. Shi W, Wang T, Xie L, et al. Risk factors, clinical features, and outcomes of recurrent fungal keratitis after corneal transplantation. *Ophthalmology* 2010;**117**:890–6.
14. Driebe WT, Stern GA. Microbial keratitis following corneal transplantation. *Cornea* 1983;**2**:41–5.
15. Smith SG, Lindstrom RL, Nelson JD, et al. Corneal ulcer-infiltrate associated with soft contact lens use following penetrating keratoplasty. *Cornea* 1984;**3**:131–4.
16. Fong LP, Ormerod LD, Kenyon KR, et al. Microbial keratitis complicating penetrating keratoplasty. *Ophthalmology* 1988;**95**:1269–75.
17. Confino J, Brown SI. Bacterial endophthalmitis associated with exposed monofilament sutures following corneal transplantation. *Am J Ophthalmol* 1985;**99**:111–13.
18. Wagoner MD, Al-Swailem SA, Sutphin JE, et al. Bacterial keratitis after penetrating keratoplasty. *Ophthalmology* 2007;**114**(6):1073–9.
19. Moothy S, Graue E, Jhanji V, et al. Microbial keratitis after penetrating keratoplasty: impact of sutures. *Am J Ophthalmol* 2011;**152**:189–94.
20. Constantinou M, Jhanji V, Vajpayee RB. Clinical and microbiological profile of post-penetrating keratoplasty infectious keratitis in failed and clear grafts. *Am J Ophthalmol* 2013;**155**:233–7.
21. Paglen PG, Webster RG, Abbott RL. The advantages of interrupted sutures and a therapeutic lens in keratoplasty. *Ophthalmic Surg* 1981; **12**:95–7.
22. Shimazaki J, Iseda A, Satake Y, et al. Efficacy and safety of long-term corticosteroids eye drops after penetrating keratoplasty. A prospective, randomized, clinical trial. *Ophthalmology* 2012;**119**:668–73.
23. Aldave AJ, DeMatteo J, Glasser DB, et al. Report of the Eye Bank Association of America Medical Advisory Board Subcommittee on fungal infection after corneal transplantation. *Cornea* 2013;**32**:149–54.
24. Waring GO, Laibson PR. A systematic method of drawing corneal pathologic conditions. *Arch Ophthalmol* 1977;**95**:1540–2.
25. Oliveira AD, D'Azevedo PA, Francisco W. In vitro activity of fluoroquinolones against ocular bacterial isolates in Sao Paulo, Brazil. *Cornea* 2007;**26**(2):194–8.
26. Stroman DW, Dajcs JJ, Cupp GA, et al. In vitro and in vivo potency of moxifloxacin and moxifloxacin ophthalmic solution 0.5%, a new topical fluoroquinolone. *Surv Ophthalmol* 2005;**50**(Suppl. 1):S16–31.
27. Cohen EJ. The case against use of steroids in the treatment of bacterial keratitis. *Arch Ophthalmol* 2009;**127**(1):103–4.
28. Wilhelmus KR. Indecision about corticosteroids for bacterial keratitis – an evidence-based update. *Ophthalmology* 2002;**109**(5):835–42.
29. Suwan-Apichon O, Reyes JM, Herretes S, et al. Topical corticosteroids as adjunctive therapy for bacterial keratitis. *Cochrane Database Syst Rev* 2007;(4):CD005430.
30. Srinivasan M, Lalitha P, et al. Corticosteroids for bacterial corneal ulcers. *Br J Ophthalmol* 2009;**93**(2):198–202.
31. Tuli SS, Schultz GS, Downer DM. Science and strategy for preventing and managing corneal ulceration. *Ocul Surf* 2007;**5**(1):23–9.
32. Srinivasan M, Mascarenhas J, Rajaraman R, et al. Corticosteroids for bacterial keratitis. The Steroids for Corneal Ulcers Trial (SCUT). *Arch Ophthalmol* 2012;**130**:143–50.
33. Fasolo A, Capuzzo C, Fornea M, et al. Risk factors for graft failure after penetrating keratoplasty: 5-year follow-up from the Corneal Transplant Epidemiological Study. *Cornea* 2011;**30**:1328–35.

34. Leahey AB, Avery RL, Gottsch JD, et al. Suture abscesses after penetrating keratoplasty. *Cornea* 1993;**12**:489–92.

35. Christo CG, van Rooij J, Geerards AJM, et al. Suture-related complications following keratoplasty. A 5-year retrospective study. *Cornea* 2001;**20**:816–19.

36. Hood CT, Lee BJ, Jeng BH. Incidence, occurrence rate, and characteristics of suture-related corneal infections after penetrating keratoplasty. *Cornea* 2011;**30**:624–8.

37. Henry CR, Flynn HW, Miller D, et al. Delayed-onset endophthalmitis associated with corneal suture infections. *J Ophthalmic Inflamm Infect* 2013;**3**:51.

38. Meisler DM, Jeng BH. Compression sutures in the management of corneal transplant wound infections. *Cornea* 2001;**20**:727–30.

39. Soong HK, Meyer RF, Sugar A. Small, overlapping tectonic keratoplasty involving graft–host junction of penetrating keratoplasty. *Am J Ophthalmol* 2000;**129**:465–7.

40. Chern KC, Meisler DM, Wilson SE, et al. Small-diameter, round eccentric penetrating keratoplasties and corneal topographic correlation. *Ophthalmology* 1997;**104**:643–7.

41. Cristol SM, Alfonso EC, Guildford JH, et al. Results of large penetrating keratoplasty in microbial keratitis. *Cornea* 1996;**15**:571–6.

42. Gorovoy MS, Stern GA, Hood CI, et al. Intrastromal noninflammatory bacterial colonization of a corneal graft. *Arch Ophthalmol* 1983;**101**:1749–52.

43. Stern GA. Infectious crystalline keratopathy. *Int Ophthalmol Clin* 1993;**33**:1–7.

44. Meisler DM, Langston RHS, Naab TJ, et al. Infectious crystalline keratopathy. *Am J Ophthalmol* 1984;**97**:337–43.

45. Matsumoto A, Sano Y, Nishida K, et al. A case of infectious crystalline keratopathy occurring long after penetrating keratoplasty. *Cornea* 1998;**17**:119–22.

46. Chua VWT, Sandford-Smith JH. Infectious crystalline keratopathy after stitch removal in a lamellar corneal graft. *Eye* 2000;**14**:797–9.

47. Kincaid MC, Fouraker BD, Schanzlin DJ. Infectious crystalline keratopathy after relaxing incisions. *Am J Ophthalmol* 1991;**111**:374–5.

48. Kintner JC, Grossniklaus EH, Lass HJ, et al. Infectious crystalline keratopathy associated with topical anesthetic abuse. *Cornea* 1990;**9**:77–80.

49. Davis RM, Schroeder RP, Rowsey JJ, et al. Acanthamoeba keratitis and infectious crystalline keratopathy. *Arch Ophthalmol* 1987;**105**:1524–7.

50. Brooks SB, Bruce-Lyle L, Rao N, et al. Crystalline keratopathy and epikeratophakia. *Am J Ophthalmol* 1992;**113**:337–9.

51. McDonnell JM, Gritz DC, Hwang D, et al. Infectious crystalline keratopathy with ring opacity. *Cornea* 1992;**11**:479–83.

52. Verma K, Vajpayee RB, Titiyal JS, et al. Post-LASIK infectious crystalline keratopathy caused by Alternaria. *Cornea* 2005;**24**(8):1018–20.

53. Ferrer C, Alio JL, Mulet ME, et al. Polymerase chain reaction and DNA typing for diagnosis of infectious crystalline keratopathy. *J Cataract Refract Surg* 2006;**32**:2142–5.

54. Zabel RW, Mintsioulis G, MacDonald I, et al. Infectious crystalline keratopathy. *Can J Ophthalmol* 1988;**23**:311–14.

55. Matoba AY, O'Brien TP, Wilhelmus KR, et al. Infectious crystalline keratopathy due to *Streptococcus pneumoniae*: possible association with serotype. *Ophthalmology* 1994;**101**:1000–4.

56. Wilhelmus KR, Robinson NM. Infectious crystalline keratopathy caused by Candida albicans. *Am J Ophthalmol* 1991;**112**:322–5.

57. Abry F, Sauer A, Riegel P, et al. Infectious crystalline keratopathy caused by Streptococcus abiotrophia. *Cornea* 2010;**29**:934–6.

58. Eiferman RA, Ogden LL, Snyder J. Anaerobic peptostreptococcal keratitis. *Am J Ophthalmol* 1985;**100**:335–6.

59. Groden LR, Pascucci SE, Brinser JH. Haemophilus aphrophilus as a cause of crystalline keratopathy. *Am J Ophthalmol* 1987;**104**:89–90.

60. Connell B, Armstrong M, Tullo A. A case of recurrent infectious crystalline keratopathy secondary to Haemophilus influenzae. *Eye* 2006;**21**:427–8.

61. Hu FR. Infectious crystalline keratopathy caused by Mycobacterium fortuitum and Pseudomonas aeruginosa. *Am J Ophthalmol* 1990;**109**:738–9.

62. Uy HS, Nguyen QD, Durand ML. Infectious crystalline keratopathy and endophthalmitis secondary to Mycobacterium abscessus in a monocular patient with Stevens–Johnson syndrome. *Am J Ophthalmol* 1999;**127**:209–10.

63. Umapathy T, Singh R, Dua HS, et al. Non-tuberculous mycobacteria related infectious crystalline keratopathy. *Br J Ophthalmol* 2005;**89**:1374–5.

64. Khater TT, Jones DB, Wilhelmus KR. Infectious crystalline keratopathy caused by Gram-negative bacteria. *Am J Ophthalmol* 1997;**124**:19–23.

65. Lam S, Meisler DM, Krachmer JH. Enterococcal infectious crystalline keratopathy. *Cornea* 1993;**12**:273–6.

66. Elder MJ, Matheson M, Stapleton F, et al. Biofilm formation in infectious crystalline keratopathy due to Candida albicans. *Cornea* 1996;**15**:301–4.

67. Rhem MN, Wilhelmus KR, Font RL. Infectious crystalline keratopathy caused by Candida parapsilosis. *Cornea* 1996;**15**:543–5.

68. Ainbinder DJ, Parmley VC, Mader TH, et al. Infectious crystalline keratopathy caused by Candida guilliermondii. *Am J Ophthalmol* 1998;**125**:723–5.

69. Chen CL, Ming-Cheng T, Jiann-Torng C, et al. Infectious crystalline keratopathy caused by Serratia marcescens. *Cornea* 2007;**26**(8):1011–13.

70. ElMallah MK, Munir WM, Janda WM, et al. Gemella haemolysans infectious crystalline keratopathy. *Cornea* 2006;**25**(10):1245–7.

71. Kailasanathan A, Anderson D. Infectious crystalline keratopathy caused by Gemella haemolysans. *Cornea* 2007;**26**(5):643–4.

72. Shtein RM, Newton DW, Elner VM. Actinomyces infectious crystalline keratopathy. *Arch Ophthalmol* 2011;**129**:515–16.

73. Weisenthal RW, Krachmer JH, Folberg R, et al. Postkeratoplasty crystalline deposits mimicking bacterial infectious crystalline keratopathy. *Am J Ophthalmol* 1988;**105**:70–4.

74. Ormerod LD, Ruoff KL, Meisler DM, et al. Infectious crystalline keratopathy: role of nutritionally variant streptococci and other bacterial factors. *Ophthalmology* 1991;**98**:159–69.

75. Hunts JH, Matoba AY, Osato MS, et al. Infectious crystalline keratopathy: the role of bacterial exopolysaccharide. *Arch Ophthalmol* 1993;**111**:528–30.

76. Butler TK, Dua HS, Edwards R, et al. In vitro model of infectious crystalline keratopathy: tissue architecture determines pattern of microbial spread. *Invest Ophthalmol Vis Sci* 2001;**42**:1243–6.

77. Fulcher TP, Dart JKG, McLaughlin-Borlace L, et al. Demonstration of biofilm in infectious crystalline keratopathy using ruthenium red and electron microscopy. *Ophthalmology* 2001;**108**:1088–92.

78. Anwar H, Strap JL, Costerton JW. Establishment of aging biofilms: possible mechanism of bacterial resistance to antimicrobial therapy. *Antimicrob Agents Chemother* 1992;**36**:1347–51.

79. Sutphin JE, Kantor AL, Mathers WD, et al. Evaluation of infectious crystalline keratitis with confocal microscopy in a case series. *Cornea* 1997;**16**:21–6.

80. Georgiou T, Qureshi SH, Chakrabarty A, et al. Biofilm formation and coccal organisms in infectious crystalline keratopathy. *Eye* 2002;**16**:89–92.

81. Osakabe Y, Yaguchi C, Miyai T, et al. Detection of Streptococcus species by polymerase chain reaction in infectious crystalline keratopathy. *Cornea* 2006;**25**(10):1227–30.

82. Hwang DG. Lamellar flap corneal biopsy. *Ophthalmic Surg* 1993;**24**:512–15.

83. Yoo SH, Kymionis GD, O'Brien TP, et al. Femtosecond-assisted diagnostic corneal biopsy (FAB) in keratitis. *Graefes Arch Clin Exp Ophthalmol* 2008;**246**(5):759–62.

84. Kim JH, Yum JH, Lee D, et al. Novel technique of corneal biopsy by using a femtosecond laser in infectious ulcers. *Cornea* 2008;**27**(3):363–5.

85. Daneshvar H, MacInnis B, Hodge WG. Nd:YAG laser corneal disruption as adjuvant treatment for infectious crystalline keratopathy. *Am J Ophthalmol* 2000;**129**:800–1.

86. Eifrig CWG, Flynn HW, Scott IU, et al. Acute-onset postoperative endophthalmitis: review of incidence and visual outcomes (1995–2001). *Ophthalmic Surg Lasers* 2002;**33**:373–8.

87. Aaberg TM, Flynn HW, Schiffman J, et al. Nosocomial acute-onset postoperative endophthalmitis survey. *Ophthalmology* 1998;**105**:1004–10.

88. Pardos GJ, Gallagher MA. Microbial contamination of donor eyes: a retrospective study. *Arch Ophthalmol* 1982;**100**:1611–13.

89. Leveille AS, McMullan FD, Cavanagh HD. Endophthalmitis following penetrating keratoplasty. *Ophthalmology* 1983;**90**:38–9.

90. Guss RB, Koenig S, De La Pena W, et al. Endophthalmitis after penetrating keratoplasty. *Am J Ophthalmol* 1983;**95**:651–8.

91. Aiello LP, Javitt JC, Canner JK. National outcomes of penetrating keratoplasty: risks of endophthalmitis and retinal detachment. *Arch Ophthalmol* 1993;**111**:509–13.

92. Antonios SR, Cameron JA, Badr IA, et al. Contamination of donor cornea: postpenetrating keratoplasty endophthalmitis. *Cornea* 1991;**10**:217–20.

93. Kloess PM, Stulting RD, Waring GO, et al. Bacterial and fungal endophthalmitis after penetrating keratoplasty. *Am J Ophthalmol* 1993;**115**:309–16.

94. Taban M, Behrens A, Newcomb RL, et al. Incidence of acute endophthalmitis following penetrating keratoplasty: a systematic review. *Arch Ophthalmol* 2005;**123**:605–9.

95. Chen JY, Jones MN, Srinivasan S, et al. Endophthalmitis after penetrating keratoplasty. *Ophthalmology* 2015;**122**:25–30.

96. Cameron JA, Badr IA, Risco JM, et al. Endophthalmitis cluster from contaminated donor corneas following penetrating keratoplasty. *Can J Ophthalmol* 1998;**33**:8–13.

97. Wilhelmus KR, Hassan SS. The prognostic role of donor corneoscleral rim cultures in corneal transplantation. *Ophthalmology* 2007;**114**(3):440–5.

98. Speaker MG, Milch FA, Shah MK, et al. Role of external bacterial flora in the pathogenesis of acute postoperative endophthalmitis. *Ophthalmology* 1991;**98**:639–50.

99. Menikoff JA, Speaker MG, Marmor M, et al. A case-control study of risk factors for postoperative endophthalmitis. *Ophthalmology* 1991;**98**:1761–8.

100. Forstot SL, Abel R, Binder PS. Bacterial endophthalmitis following suture removal after penetrating keratoplasty. *Am J Ophthalmol* 1975;**80**: 509–12.

101. Bor E, Kremer I. Endophthalmitis and wound dehiscence following late removal of penetrating keratoplasty sutures. *Ophthalmic Surg Lasers Imaging* 2011;**42**:234–40.

102. Keyhani K, Seedor JA, Shah MK, et al. The incidence of fungal keratitis and endophthalmitis following penetrating keratoplasty. *Cornea* 2005; **24**(3):288–91.

103. Kattan HM, Flynn HW, Pflugfelder SC, et al. Nosocomial endophthalmitis survey. Current incidence of infection after intraocular surgery. *Ophthalmology* 1991;**98**:227–38.

104. Kunimoto DY, Tasman W, Rapuano C, et al. Endophthalmitis after penetrating keratoplasty: microbiologic spectrum and susceptibility of isolates. *Am J Ophthalmol* 2004;**137**(2):343–5.

105. Beyt BE, Waltman SR. Cryptococcal endophthalmitis after corneal transplantation. *N Engl J Med* 1978;**298**:825–6.

106. Rao GN, Aquavella JV. Cephalosporium endophthalmitis following penetrating keratoplasty. *Ophthalmic Surg* 1979;**10**:34–7.

107. Cameron JA, Antonios SR, Cotter JB, et al. Endophthalmitis from contaminated donor corneas following penetrating keratoplasty. *Arch Ophthalmol* 1991;**109**:54–9.

108. Behrens-Baumann W, Ruechel R, Zimmermann O, et al. Candida tropicalis endophthalmitis following penetrating keratoplasty. *Br J Ophthalmol* 1991;**75**:565.

109. Sachdeva V, Pathengay A, Joseph J, et al. Burkholderia cepacia endophthalmitis: clinic-microbiologic profile and outcomes. *Retina* 2011;**31**: 1801–5.

110. Chen KJ, Wang NK, Sun MH, et al. Endophthalmitis caused by Stenotrophomonas maltophilia. *Ophthalmic Surg Lasers Imaging* 2010;**41**: 555–61.

111. Hou JH, Tannan A, Rubenstein JB, et al. Clostridium perfringens endophthalmitis after penetrating keratoplasty with contaminated corneal allografts: a case series. *Cornea* 2015;**34**:23–7.

112. Merchant A, Zacks CM, Wilhelmus K, et al. Candidal endophthalmitis after keratoplasty. *Cornea* 2001;**20**:226–9.

113. Forster RK, Abbott RL, Gelender H. Management of infectious endophthalmitis. *Ophthalmology* 1980;**87**:313–19.

114. Kremer PA, Abbott RL. Management of endophthalmitis. *Ophthalmol Clin N Am* 1994;**7**:39–50.

115. Schulman JA, Peyman GA. Intravitreal corticosteroids as an adjunct in the treatment of bacterial and fungal endophthalmitis: a review. *Retina* 1992;**12**:336–40.

116. Meredith TA, Aguilar HE, Drews C, et al. Intraocular dexamethasone produces a harmful effect on treatment of experimental *Staphylococcus aureus* endophthalmitis. *Trans Am Ophthalmol Soc* 1996;**94**: 241–52.

117. Pathengay A, Shah GY, Das T, et al. Intravitreal triamcinolone acetonide in the management of exogenous bacterial endophthalmitis. *Am J Ophthalmol* 2006;**141**(5):938–40.

118. Das T, Jalali S, Gothwal VK, et al. Intravitreal dexamethasone in exogenous bacterial endophthalmitis: results of a prospective randomized study. *Br J Ophthalmol* 1999;**83**:1050–5.

119. Albrecht E, Richards JC, Pollock T, et al. Adjunctive use of intravitreal dexamethasone in presumed bacterial endophthalmitis: a randomized trial. *Br J Ophthalmol* 2011;**95**:1385–8.

120. Stern GA, Engel HM, Driebe WT. The treatment of postoperative endophthalmitis: results of differing approaches to treatment. *Ophthalmology* 1989;**96**:62–7.

121. Maguire JI. Postoperative endophthalmitis: optimal management and the role and timing of vitrectomy surgery. *Eye* 2008;**22**(10):1290–300.

122. Lemley CA, Han DP. Endophthalmitis: a review of current evaluation and management. *Retina* 2007;**27**(6):662–80.

123. Endophthalmitis Vitrectomy Study Group. Results of the Endophthalmitis Vitrectomy Study. A randomized trial of immediate vitrectomy and of intravenous antibiotics for the treatment of postoperative bacterial endophthalmitis. *Arch Ophthalmol* 1995;**113**:1479–96.

124. Barza M, Pavan PR, Doft BH, et al. Evaluation of microbiological diagnostic techniques in postoperative endophthalmitis in the Endophthalmitis Vitrectomy Study. *Arch Ophthalmol* 1997;**115**:1142–50.

125. Alharbi SS, Alrajhi A, Alkahtani E. Endophthalmitis following keratoplasty: incidence, microbial profile, visual and structural outcomes. *Ocul Immunol Inflamm* 2014;**22**:218–23.

126. Liu E, Slomovic AR. Indications for penetrating keratoplasty in Canada, 1986–1995. *Cornea* 1997;**16**:414–19.

127. Cosar CB, Sridhar MS, Cohen EJ, et al. Indications for penetrating keratoplasty and associated procedures, 1996–2000. *Cornea* 2002;**21**: 148–51.

128. Legeais J-M, Parc C, d'Hermies F, et al. Nineteen years of penetrating keratoplasty in the Hotel-Dieu Hospital in Paris. *Cornea* 2001;**20**: 603–6.

129. Chen W-L, Hu F-R, Wang I-J. Changing indications for penetrating keratoplasty in Taiwan from 1987 to 1999. *Cornea* 2001;**20**:141–4.

130. Ghosheh FR, Cremona F, et al. Indications for penetrating keratoplasty and associated procedures, 2001–2005. *Eye Contact Lens* 2008;**34**(4): 211–14.

131. Dorrepaal SJ, Cao KY, Slomovic AR. Indications for penetrating keratoplasty in a tertiary referral centre in Canada, 1996–2004. *Can J Ophthalmol* 2007;**42**(2):244–50.

132. Yahalom C, Mechoulam H, Solomon A, et al. Forty years of changing indications in penetrating keratoplasty in Israel. *Cornea* 2005;**24**(3): 256–8.

133. Al-Yousuf N, Mavrikakis I, Mavrikakis E, et al. Penetrating keratoplasty: indications over a 10 year period. *Br J Ophthalmol* 2004;**88**(8): 998–1001.

134. Cohen EJ, Laibson PR, Arentsen JJ. Corneal transplantation for herpes simplex keratitis. *Am J Ophthalmol* 1983;**95**:645–50.

135. Foster CS, Duncan J. Penetrating keratoplasty for herpes simplex keratitis. *Am J Ophthalmol* 1981;**92**:336–43.

136. Cobo LM, Coster DJ, Rice NSC, et al. Prognosis and management of corneal transplantation for herpetic keratitis. *Arch Ophthalmol* 1980;**98**: 1755–9.

137. Beyer CF, Arens MQ, Hill GA, et al. Oral acyclovir reduces the incidence of recurrent herpes simplex keratitis in rabbits after penetrating keratoplasty. *Arch Ophthalmol* 1989;**107**:1200–5.

138. Moyes AL, Sugar A, Munsh DC, et al. Antiviral therapy after penetrating keratoplasty for herpes simplex keratitis. *Arch Ophthalmol* 1994;**112**: 601–7.

139. Sterk CC, Jager MJ, Berg MS. Recurrent herpetic keratitis in penetrating keratoplasty. *Doc Ophthalmol* 1995;**90**:29–33.

140. Lombolt JA, Baggesen K, Ehlers N. Recurrence and rejection rates following corneal transplantation for herpes simplex keratitis. *Acta Ophthalmol Scand* 1995;**73**:29–33.

141. Epstein RJ, Seedor JA, Dreizen NG, et al. Penetrating keratoplasty for herpes simplex keratitis and keratoconus. *Ophthalmology* 1987;**94**: 935–42.

142. Pfister RR, Richards JSF, Dohlman CH. Recurrence of herpetic keratitis in corneal grafts. *Am J Ophthalmol* 1972;**73**:192–6.

143. Barney NP, Foster CS. A prospective randomized trial of oral acyclovir after penetrating keratoplasty for herpes simplex keratitis. *Cornea* 1994; **13**:232–6.

144. Skriver K. Reinnervation of the corneal graft. *Acta Ophthalmol* 1978;**56**: 1013–15.

145. Ficker LA, Kirkness CM, Rice NSC, et al. The changing management and improved prognosis for corneal grafting in herpes simplex keratitis. *Ophthalmology* 1989;**96**:1587–96.

146. Ghosh S, Jhanji V, Lamoureux E, et al. Acyclovir therapy in prevention of recurrent herpetic keratitis following penetrating keratoplasty. *Am J Ophthalmol* 2008;**145**(2):198–202.

147. Goldblum D, Bachmann C, Tappeiner C, et al. Comparison of oral antiviral therapy with valacyclovir or acyclovir after penetrating keratoplasty for herpetic keratitis. *Br J Ophthalmol* 2008;**92**(9):1201–5.

148. Garcia DD, Farjo O, Musch DC, et al. Effect of prophylactic oral acyclovir after penetrating keratoplasty for herpes simplex keratitis. *Cornea* 2007;**26**(8):930–4.

149. Simon AL, Pavan-Langston D. Long-term oral acyclovir therapy. Effect on recurrent infectious herpes simplex keratitis in patients with and without grafts. *Ophthalmology* 1996;**103**:1399–405.

150. Akova YA, Onat M, Duman S. Efficacy of low-dose and long-term oral acyclovir therapy after penetrating keratoplasty for herpes simplex keratitis. *Ocul Immunol Inflamm* 1999;**7**:51–60.

151. Tambasco FP, Cohen EJ, Nguyen LH, et al. Oral acyclovir after penetrating keratoplasty for herpes simplex keratitis. *Arch Ophthalmol* 1999;**117**: 445–9.

152. Jansen AFG, Rijnveld WJ, Remeijer L, et al. Five-year follow-up effect of oral acyclovir after penetrating keratoplasty for herpetic keratitis. *Cornea* 2009;**28**:843–5.

153. Mannis MJ, Plotnik RD, Schwab IR, et al. Herpes simplex dendritic keratitis after keratoplasty. *Am J Ophthalmol* 1991;**111**:480–4.

154. Remeijer L, Doornenbal P, Geerards AJM, et al. Newly acquired herpes simplex virus keratitis after penetrating keratoplasty. *Ophthalmology* 1997;**104**:648–52.

155. Rezande RA, Uchoa UB, Raber IM, et al. New onset of herpes simplex virus epithelial keratitis after penetrating keratoplasty. *Am J Ophthalmol* 2004;**137**(3):415–19.

156. Remeijer L, Maertzdorf J, Doornenbal P, et al. Herpes simplex virus I transmission through corneal transplantation. *Lancet* 2001;**357**:442.

157. Chee S-P, Jap A, Ling ECW, et al. Cytomegalovirus-positive corneal stromal edema with keratic precipitates after penetrating keratoplasty: a case-control study. *Cornea* 2013;**32**:1094–8.

158. Houff SA, Burton RC, Wilson RW, et al. Human-to-human transmission of rabies virus by corneal transplant. *N Engl J Med* 1979;**300**:603–4.

159. Centers for Disease Control. Human-to-human transmission of rabies via corneal transplant – France. *MMWR* 1980;**29**:25–6.

160. Centers for Disease Control. Human-to-human transmission of rabies via corneal transplant – Thailand. *MMWR* 1981;**30**:473–5.

161. Gode GR, Bhide NK. Two rabies deaths after corneal grafts from one donor. *Lancet* 1988;**2**:791.

162. Javadi MA, Fayaz A, Mirdehghan SA, et al. Transmission of rabies by corneal graft. *Cornea* 1996;**15**:431–3.

163. Duffy P, Wolf J, Collins G, et al. Possible person-to-person transmission of Creutzfeldt–Jakob disease. *N Engl J Med* 1974;**290**:692.

9

164. Manuelidis EE, Angelo JN, Gorgacz EJ, et al. Experimental Creutzfeldt–Jakob disease transmitted via the eye with infected cornea. *N Engl J Med* 1977;**296**:1334–6.

165. Heckman JG, Lange CJG, Petruch F, et al. Transmission of Creutzfeldt–Jakob disease via a corneal transplant. *J Neurol Neurosurg Psychiatry* 1997;**63**:388–90.

166. Uchiyama S, Ichida C, Yago S, et al. An autopsy case of Creutzfeldt–Jakob disease associated with corneal transplantation. *Dementia* 1994;**8**:466–73.

167. Hogan RN, Brown P, Heck E, et al. Risk of prion disease transmission from ocular donor tissue transplantation. *Cornea* 1999;**18**:2–11.

168. Allan B, Tuft S. Transmission of Creutfeldt–Jakob disease in corneal grafts. *Br Med J* 1997;**315**:1553–4.

169. Lueck CJ, McIlwaine GG, Zeidler M. Creutzfeldt–Jakob disease and the eye. I. Background and patient management. *Eye* 2000;**14**:263–90.

170. Kennedy RH, Hogan RN, Brown P, et al. Eye banking and screening for Creutzfeldt–Jakob disease. *Arch Ophthalmol* 2001;**119**:721–6.

171. Dubord PJ, Evans GD, Macsai MS, et al. Eye banking and corneal transplantation communicable adverse incidents: Current status and Project NOTIFY. *Cornea* 2013;**32**:1155–66.

172. Hoft RH, Pflugfelder SC, Forster RK, et al. Clinical evidence for hepatitis B transmission resulting from corneal transplantation. *Cornea* 1997;**16**:132–7.

173. Khalil A, Ayoub M, Abdel-Wahab KSE-D, et al. Assessment of the infectivity of corneal buttons taken from hepatitis B surface antigen seropositive donors. *Br J Ophthalmol* 1995;**79**:6–9.

174. Lee HM, Naor J, Alhindi R, et al. Detection of hepatitis C virus in the corneas of seropositive donors. *Cornea* 2001;**20**:37–40.

175. Fujikawa LS, Salahuddin SZ, Palestine AG, et al. Isolation of human T-cell leukemia/lymphotropic virus type III (HTLV-III) from the tears of a patient with acquired immunodeficiency syndrome. *Lancet* 1985;**2**:529–30.

176. Fujikawa LS, Salahuddin SZ, Ablashi D, et al. HTLV-III in the tears of AIDS patients. *Ophthalmology* 1986;**93**:1479–81.

177. Salahuddin SZ, Palestine AG, Heck E, et al. Isolation of human T-cell leukemia/lymphotropic virus type III from the cornea. *Am J Ophthalmol* 1986;**101**:149–52.

178. Doro S, Navia BA, Kahn A, et al. Confirmation of HTLV-III virus in cornea. *Am J Ophthalmol* 1986;**102**:390–1.

179. Pepose JS, MacRae S, Quinn TC, et al. Serologic markers after the transplantation of corneas from donors infected with human immunodeficiency virus. *Am J Ophthalmol* 1987;**103**:798–801.

180. Simonds RJ, Holmberg SD, Hurwitz RL, et al. Transmission of human immunodeficiency virus type I from a seronegative organ and tissue donor. *N Engl J Med* 1992;**326**:726–32.

9

第 116 章

角膜移植术后青光眼

Michele C. Lim, James D. Brandt, Annie K. Baik

关键概念

- 角膜后弹力层剥除内皮移植术(DSEK)和穿透性角膜移植(PK)后高眼压的发生率没有明显的差别。
- 术前存在青光眼病史或者本身为青光眼是 PK 或者 DSEK 术后高眼压的主要危险因素。
- PK 或者 DSEK 术后高眼压与其他高眼压的发生机制类似,主要有激素相关性高眼压、周边房角粘连和炎症引发的高眼压。
- 术前存在青光眼病史或者青光眼术后是 PK 或 DSEK 术后植片失败的风险因素。
- 统一角膜移植术后高眼压和青光眼损害的定义十分必要,如果没有统一的认识,很难理解角膜移植术后这类情况的发生率、危险因素和发病机制。

本章纲要

角膜移植术后最严重的并发症或许就是难治性青光眼。虽然角膜移植免疫排斥、术后大散光、黄斑囊样水肿是常见的角膜移植术后临床问题,但是都不像青光眼会对视力导致不可逆转的后果。由于发生率高、难以识别和治疗的复杂性,角膜移植术后青光眼是需要引起重视的临床问题。药物治疗往往难以控制,选择手术治疗则可能导致角膜移植失败。如果青光眼不能控制,视神经损害会引起不可逆转的视力丧失,角膜内皮功能损伤则引起植片混浊[1]。

应用先进手段测量非正常角膜的眼压(intraocular pressure,IOP)提高了角膜移植术后青光眼的诊断和识别率[2]。在首次发现这一问题以后的几十年里,眼科医生对发生机制和危险因素的理解不断提高,对于预防和治疗这种继发性青光眼做出了很多的努力。

由于青光眼的定义在文献中表述多样,在判断眼压多高会导致视力损失方面存在一些困难。许多作者不论对术后短期或者长期高眼压都会使用"青光眼"这一术语,少数研究会联合一些高眼压的传统参数来评估是否诊断为青光眼,比如视神经检查、视野检查、前房角镜检查、神经纤维层厚度测量和成像检查。许多患者接受角膜移植术后角膜透明度差和视力低下等因素都会阻碍青光眼的评估。角膜移植术后患者进行青光眼评估还需要结合在规则和不规则的角膜上精准科学的测量眼压,这也是眼科医生面对的主要困难。

IOP 主要用于定义青光眼或者高眼压的相对程度。例如许多作者采用≥21,22,或者 23mmHg 来作为判断标准,而有些作者以眼压增加了≥10mmHg 作为基线标准和依据,用来指导减少激素使用,增加降眼压药物的使用或者选择青光眼手术;以及还有一些学者认为需要手术治疗的适应证为显著的眼压升高。一些发表的关于 PK 术后高眼压或青光眼的报道排除了术后短期由于黏弹剂残留或糖皮质激素治疗引起的高眼压。在角膜内皮移植术的病例中,在排除了由于前房气泡引起房角关闭的因素后,也有类似 IOP 显著升高的情况。

现代青光眼的定义是存在符合青光眼视神经损伤的视神经结构和/或视野的改变。相比之下,角膜移植术后青光眼的实际定义应该是眼压 >21mmHg,合并或者不合并视野丢失或者视神经的改变,必需使用药物来降眼压。这个实用的定义主要是基于无法连续评估视神经视杯凹陷的进展，并且角膜移植术后视野检查的不可靠性来确定的。尽管青光眼结构和功能的损害会发生在角膜移植术后高眼压，但是这些损害由于光学介质不透明、散光和术后低视力难以准确判断。由此看来，角膜移植术后青光眼的检测和监控十分困难，对临床医生来说往往只剩下高眼压这一项指标判断这一疾病。

角膜移植技术的快速持续进展，毫无疑问地意味着会有更多患者的眼球得以挽救。事实上随着时间的推移，角膜移植的数量不断增长，出现青光眼的患者可能也会增加——出现这一现象的原因可能是因为我们诊断能力提高，或者是因为手术操作导致，也可能是激素的使用或者其他不明的原因导致。

发生率

随着手术技术和显微技术的进步以及眼库的发展，PK 手术的成功率不断提高。然而多年来，由于缺乏准确的测量方法，很少有人认识到 PK 术后眼压的改变。Schiotz 眼压计测量读数在 PK 术后是不准确的[3]。由于移植术后角膜表面的不规则性和荧光素聚集在角膜缝合处，Goldmann 压平眼压计测量也很困难，而且在水肿的角膜上测量眼压也是不可靠的。20 世纪 60 年代随着电子压平式眼压计的发展[4,5]，为角膜移植术后监测 IOP 提供了一个更精确的工具。1969 年 Irvine 和 Kaufman 使用 Mackay-Marg 眼压计，发现 PK 术后早期眼压升高发生率出乎意料的高[2]。他们报告说，术后一周内，37% 的有晶状体眼、88% 的无晶状体以及 100% 的白内障摘除联合 PK 的患者，眼压均 >25mmHg。术后第一周平均最高眼压在有晶状体眼为 24mmHg，无晶状体眼为 40mmHg，白内障摘除联合 PK 为 50mmHg。这项研究将注意力放在了PK 术后早期眼压升高的发生率上，对后来持续的青光眼的真实发病率研究并不多。

随后关于 PK 术后高眼压的长期研究也逐渐开展起来。Wood[6]等研究 423 例无晶状体眼 PK 术后第一天晨起眼压 >25mmHg 的发生率为的 15%。大多数患者的眼压可以在术后 1~2 周内恢复正常。然而术前即诊断青光眼的患者更容易出现持续性的术后高眼压。Thoft[7]等在 153 例患者研究中发现有 11% 的患者术后青光眼持续至少 2 个月，在这个研究中排除了术前青光眼、角膜白斑、角膜穿孔以及早期术后眼压升高的患者。Olson 和 Kaufman[8]回顾性地研究

了无晶状体眼 PK 术后或 PK 联合白内障摘除的患者持续高眼压的频率。他们注意到，在术后第一周，81 只眼中 37 只眼（46%）的眼压 >35mmHg，而且其中有 28 只眼（35%）在手术后 6 个月接受抗青光眼药物治疗。7 只眼（19%）需要睫状体冷冻来控制眼压。在术前有青光眼或高眼压的患者 PK 术后更容易出现持续性青光眼。

Robinson[9]报告 47 名患者中有 22 名（47%）在行多次 PK 术后出现青光眼。他认为术前不可控制的青光眼是进一步进行角膜移植的禁忌证。Polack[10]观察了 100 例无晶状体眼 PK 术后的情况，发现 60% 的病例出现早期高眼压，3 个月后还有 42% 的病例存在高眼压，在这一人群中有 29% 在 PK 术前发现有青光眼，这意味着在术后新出现青光眼的发病率为 13%。

Goldberg[11]等对 137 只眼进行 7~30 个月的随访分析了早期及长期 PK 术后青光眼的发病率。总的来说，23% 的患者 PK 术后出现早期高眼压，同时 27% 的患者出现长期高眼压；这些眼中有 28% 术前即患有青光眼，这是与早期以及晚期高眼压发病率直接相关的因素。Simmons 等[12]报道同一位医生行 PK 术的 229 只眼中，34% 发生了长期高眼压。首次报道了眼压升高的平均持续时间是 6 个月，比其他研究报告的平均时间长得多，在这些病例中只有 2% 需要手术治疗。

PK 术后青光眼的定义对于确定发病率十分重要，正如前文所提到的，这些定义在不同的文献中有很大的差异。Orucoglu 与同事们[13]回顾研究了 PK 术后 3 年的 146 眼，在随访期间寻找单纯眼压升高（他们的定义是眼压 >21mmHg）的发病率及危险因素。在他们观察的病例中有 70 只眼（47.9%）存在术后高眼压。Huber[14]等对 5 年多来在他们机构做的 1848 例 PK 手术进行回顾性分析，并且严格定义了术前未诊断为青光眼患者的术后青光眼，为"在不同时间点眼压持续性≥22mmHg"。然而在先前诊断青光眼的患者中，他们增加了需要药物或手术治疗来定义术后的青光眼。使用这个更严格的定义，他们报道了PK 术后青光眼的发生率为 8.7%（160/1848）[14]。Al-Mohaimeed 及同事们[15]对 678 名接受过 PK 手术的患者进行回顾性研究。他们的定义为需要治疗来控制的高眼压为术后青光眼，而不是使用宽泛的基于眼压的定义来评估青光眼患病率。治疗包括外科手术和药物。在临床治疗的情况下，仅把与基线相比经治疗后眼压依然升高的纳入分析。在术后早期经治疗控制的短暂眼压升高被排除在分析之外。另外一个

研究结果是移植成活率以及视力,在 715 只眼中,89只眼(12.4%)需要接受进一步的青光眼治疗。

角膜成分移植等更新的移植技术在过去的十年里飞速发展,这其中包括角膜后弹力层剥除内皮移植术(DSEK)或自动取材后弹力层剥除角膜内皮移植术(descemet stripping automated endothelial keratoplasty,DSAEK)、角膜后弹力层内皮移植术(descemet membrane endothelial keratoplasty,DMEK)和前部深板层角膜移植术(deep anterior lamellar keratoplasty,DALK)。依据本章的主旨,DSEK 术还包括 DSAEK 技术。DSEK 术是一种用带有薄层基质的内皮层取代病变角膜内皮层的手术[16],它已经成为大泡性角膜病变和 Fuchs 角膜营养不良的首选角膜移植技术。据报道,DSEK 术后与瞳孔阻滞无关的眼压升高的发病率为 0~41%[16-20]。就像 PK 术后的研究一样,大部分的研究主要关注 DSEK 术后眼压升高的相关问题,而缺少对视神经实际损伤或视野损失的报道,因此关于青光眼是 DSEK 术后后遗症的观点并不准确。Lee等[21]对 34 篇 DSEK 相关文章的研究结果进行了回顾性研究,发现在 DSEK 术后"医源性青光眼"发生率为 0~15%,平均为 3%。作者认为在大多数的研究中视野以及视神经乳头的研究并没有被记录或讨论。两项研究[17,19]比较了不同人群 DESK 术后眼压升高的发生率。其中一项研究,601 名患者 805 只眼接受 DSEK 手术[17],这些患眼分别由术前存在青光眼(有青光眼病史,术前使用药物治疗青光眼,术前眼压 ≥24mmHg 或 C/D ≥0.6)但未接受青光眼手术、术前有青光眼且接受了青光眼手术以及没有术前青光眼的组成。高眼压被定义为眼压 ≥24mmHg 或相对于术前术后眼压增加 ≥10mmHg。术前有青光眼组高眼压的发病率,包括术前未接受青光眼手术(45%)和术前接受青光眼手术(43%),与术前无青光眼组(35%)相比明显升高。随后各组患者需要接受青光眼手术的概率分别为 5%、19% 和 0.3%。在术后一年的时间里,没有术前青光眼的患者 18% 需要药物来控制眼压。另一项研究也研究了类似的人群[19],同样也发现术前有青光眼的患者术后高眼压发生率(41.3%)高于术前无青光眼的患者(20%)。

总之,在角膜移植术后早期和晚期高眼压都是比较常见的。与接受 PK 的眼睛相比,接受 DESK 手术眼睛的高眼压发病率并无明显差异。在手术后的前几周内甚至更长时间密切监测眼压至关重要,了解导致术后高眼压的危险因素,对于术后识别需要密切监测眼压的患者具有重要的意义。

危险因素

认知 PK 术后青光眼的危险因素是预防和治疗的关键(表 116.1)。大多数早期研究表明无晶状体眼和既往青光眼病史是重要的危险因素[8,10-12,22,23]。有些研究还发现再次移植会引起青光眼发病率增加[9]。许多其他因素也可能与 PK 术后青光眼有关,但是如果研究对象数量过少,这些罕见的因素判定起来会比较困难。Karesh、Nirankari[22]和 Foulks[23]证明无晶状体眼和术前存在青光眼与 PK 术后青光眼显著相关。但 Karesh 和 Nirankari[22]由于样本量小(80 只眼)未能发现其他危险因素。尽管 Foulks[23]报道了大样本患者(502 只眼)的长期随访,但他无法证明青光眼与其他变量的统计学关联,包括接受白内障摘除的术式,人工晶状体的使用,玻璃体切除术和术中黏弹剂的使用。

表 116.1　穿透性角膜移植术后青光眼的危险因素

术前存在的青光眼
无晶状体眼
眼前节炎症
角膜诊断(表 116.2)
人工晶状体摘除
玻璃体切除术
角膜移植术后 / 白内障囊外摘除术 / 人工晶状体

无晶状体眼是否是导致角膜移植术后青光眼的一个独立风险因素在许多文献中观点不一致[12,13]。Simmons 等[12]分析了与 PK 术后青光眼有关的变量,证实了术前患青光眼相对无青光眼患者有四倍以上相对风险(29% 对 7%)。尽管无晶状体眼比有晶状体眼的风险更大,但当受试者存在术前青光眼时应被排除在分析之外,此时无晶状体眼不再是一个重要的危险因素。其他与 PK 术后青光眼相关的变量是手术时摘除人工晶状体和术前诊断为角膜水肿或角膜瘢痕。与其他角膜病患者相比,圆锥角膜患者的风险要低得多。与 PK 术后青光眼无关的因素为 PK 手术史、人工晶状体眼、术中玻璃体切除术、周边虹膜粘连、虹膜成形术、二次人工晶状体植入史和白内障摘除联合人工晶状体植入的病史。

Kirkness 和 Ficker[24]发表了迄今为止关于与 PK 术后青光眼相关的风险因素的最广泛的研究。他们

表 116.2　穿透性角膜移植术后青光眼的数量

术前诊断	高眼压数量	全部的数量	相关风险因素	标准误	可信区间(95%)
总数	153	1120	4.94	0.26	2.98~8.19
圆锥角膜	4	202	1.0+		
单纯疱疹病毒性角膜炎	17	169	3.61	0.34	1.86~6.89
Fuchs 角膜内皮营养不良	11	104	3.79	0.38	1.81~7.94
角膜基质炎	12	45	9.87	0.35	4.83~19.0
虹膜角膜内皮综合征	4	14	10.2	0.49	3.93~26.7
无晶状体/人工晶状体植入术后大泡性角膜病变	42	143	10.5	0.26	6.10~18.2
外伤*	18	50	12.9	0.31	703~23.7
自发穿孔	13	19	24.5	0.29	13.9~43.5
中胚层发育不良	12	12	33.1	0.26	19.4~55.0
其他	12	378	+	+	+

From Kirkness CM, Ficker LA. Risk factors for the development of postkeratoplasty glaucoma. Cornea 1992;11(5):427-32.

IOP:眼压，SE:标准误差

* 包括穿透性和非穿透性的机械创伤

+ 对圆锥角膜和"其他"的总体相对危险度进行计算

报告了手术医生在 Moorfields 眼科医院(英国伦敦)进行的 1122 例 PK 术后青光眼相对风险分析的结果。PK 术后慢性青光眼在该患者人群的发病率为 14%。他们研究以往的文献并根据病因诊断报道了角膜移植术后青光眼的相对危险度(表 116.2),发现圆锥角膜和角膜基质营养不良的患者 PK 术后青光眼风险较低,而角膜基质炎,虹膜角膜内皮综合征,大泡性角膜病,眼前段创伤,角膜穿孔和中胚层发育不全的患者具有较高的 PK 术后青光眼风险。相关危险因素也根据与 PK 手术同时或 PK 术后的情况来评估(表116.3)。

在 Kirkness 和 Ficker 研究中,白内障摘除联合后房型人工晶状体植入术后,再行 PK 术继发青光眼发生率最低,仅为 14%。因此这种手术被用作比较其他危险因素的基础。但这项回顾性研究总结的是 1991年之前的病例,所以几乎不可能接受过白内障超声乳化摘除+囊袋内人工晶状体植入术,超声乳化白内障手术比以往的囊外摘除手术创伤小,这可能导致术后青光眼发病率更低,但目前也还没有系列研究发表来支持这一论断。摘除人工晶状体,眼前节修复和联合前部玻璃体切除术是 PK 术后青光眼的显著高危因素(表 116.3)。尽管白内障手术引起青光眼的风险指数为 2.3(95% 可信区间:1.3~3.9),但是没有其他任何

表 116.3　穿透性角膜移植术后青光眼相关风险因素

术前诊断	相关风险	标准误	可信区间(95%)
联合手术			
ECCE+PCIOL	1		
ICCE	2.52	0.39	1.18~5.35
ECCE	1.72	0.4	0.79~3.76
人工晶状体摘除	2.8	0.4	1.31~6.37
眼前节修复	2.97	0.36	1.47~6.01
前玻璃体切除术(开窗式)	4.65	0.307	2.55~8.48
后续手术			
ECCE+PCIOL	1		
ICCE	2.6	0.57	0.85~8.00
ECCE	1.6	0.58	0.52~0.97

From Kirkness CM, Ficker LA. Risk factors for the development of postkeratoplasty glaucoma. Cornea 1992;11(5):427-32.

ECCE:白内障囊外摘除术;ICCE:白内障囊内摘除术;IOL:人工晶状体;PCIOL:后房型人工晶状体

SE:标准误

一种单一手术像白内障手术这样被认为更危险。周边虹膜粘连对于 PK 术后青光眼的相对风险度为 4.0（95% 可信区间：2.7~5.7）。这表明有周边虹膜粘连倾向的眼睛需要手术后严密监测。

Nguyen 等[25]对 534 只眼进行了长达 2.7 年的随访。在这项研究中，行 PK 联合二次人工晶状体植入术或晶状体置换以及白内障术后行 PK 的患者，术前青光眼发病率较高（15.6% 和 18.9%）。在 PK 术后的最初六周内，这些眼睛更容易出现高眼压（21.4%）或需要抗青光眼治疗（18.7%）。然而手术后 6 个月及以上，术前患高眼压或青光眼患病率的与术后高眼压或青光眼发病率与无明显差异。病例中有两只眼行前房型人工晶状体植入后有虹膜前粘连的患者进行多次滤过手术来控制眼压。

使用前面描述的 PK 术后青光眼"治疗升级"的定义，Al-Mohaimeed[15]等确定了与早期研究者结果相似的术前青光眼危险因素。因圆锥角膜或角膜基质营养不良进行角膜移植患者只有 2.5% 的青光眼"治疗升级"发生率，而对于其他适应证进行角膜移植的患者青光眼"治疗升级"的发生率为 22.3%。由 Al-Mohaimeed 和同事确定的其他危险因素包括患者年龄的增长（需要治疗升级的患者为 15 岁以上）、术前青光眼病史（34.9% 对 9.5%）、人工晶状体眼或无晶状体眼（22.3% 对 6.7%）以及植片环钻直径过小。他们在分析中指出，术前青光眼病史是最重要的危险因素（34.9% 对 9.5%）。尽管对 PK 术后青光眼的定义不同，其他研究者也发现术前青光眼病史是最重要的风险因素。Huber 等发现 39%（62/160）PK 术后青光眼的患者有术前青光眼的诊断[14]。在 Oruçoglu 等的研究中发现术前存在青光眼使 PK 术后青光眼发生风险增加 6 倍（比值比 6.23［95% 可信区间 1.59~24.36］p=0.009）[13]。如前所述，两项研究发现术前存在青光眼的 DSEK 术后眼压升高发生率更高[17,19]。

考虑到这些研究，临床医生应仔细监测那些术前存在青光眼，无晶状体以及多种手术联合角膜移植患者的术后眼压。对于眼压控制在临界值的术前青光眼患者或需要多种药物抗青光眼的患者，在行 PK 前或同时应该十分注意青光眼的手术治疗（如小梁切除术或青光眼引流装置），这些患者的青光眼通常会因为缺乏有效的治疗而在 PK 后变得更加严重，会给角膜植片和患者的视力带来长期危害。

角膜移植前评估

上文中列出的许多风险因素可以利用术前详细的青光眼相关检查来确诊。尽管有混浊或不透明的屈光介质，但是通过眼压测量和仔细的瞳孔检查通常可以识别潜在的青光眼。在屈光介质允许的情况下，仔细的前房角镜检查可以为手术设计提供至关重要的信息。对于虹膜粘连导致的大部分房角关闭的患者来说角膜移植术后的青光眼是可以预测的，手术前应该考虑选择适当的手术方式。当屈光介质不允许进行前房角镜检查时，前段光学相干断层扫描（optical coherence tomography，OCT）[26]和 / 或超声生物显微镜（ultrasound biomicroscopy，UBM）可以帮助确定前房角的结构。对屈光介质混浊的患眼进行综合评估对于即将进行的角膜移植手术至关重要。利用 UBM，Dada 等发现这些眼压升高的眼睛中有 97% 的患者有显著的周边虹膜前粘连[27]。

视神经损伤的分期在确诊青光眼的患者中至关重要。存在明显相对性传入性瞳孔障碍是视神经功能受损的临床症状。对于屈光介质混浊的患者，视野通常是不可靠的，而且在不透明介质的存在下不能完成视野检查。Fuller 和 Hutton[28]在评估创伤后屈光介质混浊的患者时发现闪光视觉诱发电位（Flash VEP）是术后视力的最佳预测指标，其次是闪光视网膜电图和超声检查。对于已知或疑似青光眼的角膜移植患者，通过瞳孔对光反应，主观亮度感觉或闪光 VEP 检查对于确定患眼术后能够耐受的眼压水平，以及为患者咨询和解释术后过高的期望都是至关重要的[27]。

对于使用药物控制青光眼的患者，需要对患者治疗方案进行评估，以了解术后可能有哪些治疗方案。对于使用前列腺素类似物可以进行良好控制，但患有哮喘和对 α- 激动剂和局部碳酸酐酶抑制剂过敏的患者在角膜移植术后可能缺乏更多的药物选择，临床医生最好在手术前认识到这一点。

临床表现

治疗角膜移植术后青光眼的最重要因素很可能是准确诊断。仅关注角膜移植术后植片的透明度会延误青光眼的诊断。当屈光介质透明时，临床医生不要忘记在术后每次复诊时简单检查视神经，用影像资料记录视神经的基线，以方便观察评估视神经结构的改变。

PK 术后青光眼通常在术后早期出现,有趣的是,高眼压状态下角膜植片不仅透明而且比正常眼压的植片更薄[29]。眼压可以显著升高至 40~50mmHg 水平,眼压升高产生的压力使角膜基质变薄,并且可以伴有或不伴有角膜上皮水肿,即使长期存在高眼压,角膜植片仍可保持透明。在这种情况下,眼压的精确测量是有困难的。散光和角膜厚度的变化可以影响眼压测量技术的准确性,角膜偏薄得到的眼压读数低于"真实"眼压值[30]。我们建议用多种方式测量眼压,同时对植片和受体角膜进行多次测量,测量出一系列的眼压值进行平均。气流眼压计[31]、Tono-Pen 眼压笔[32]、iCare 回弹眼压计[33] 和动态轮廓眼压计[34] 等均为临床提供了有用的(但不可相互替代)PK 术后眼压的结果[35]。

青光眼和移植失败

许多研究表明青光眼是角膜移植失败的一个危险因素[36-39],无论青光眼是术前存在的[38],还是 PK 术后发生的。Williams 等[40] 根据澳大利亚角膜移植登记处的数据报道了影响 PK 术后植片的存活率的危险因素。利用 Kaplan-Meier 分析,在 116 只眼有青光眼史的患者中,植片一年存活率为 82%,两年存活率为 66%,而 796 例无青光眼病史的患者,植片一年存活率为 93%,两年存活率为 87%。在单变量而非多变量模型中发现,高眼压病史是角膜移植失败显著的危险因素。研究者认为青光眼只能间接地通过与它相关的其他因素来影响植片透明度。相反有项 1090 名受试者的大型前瞻性角膜移植研究表明,有青光眼史,特别是术前的青光眼手术史,是移植失败的重要危险因素[40]。

Al-Mohaimeed 等报道[15],PK 术后接受过青光眼治疗的眼睛的植片存活率(52.8%)低于没有青光眼的眼睛(82.9%)。Kaplan-meier 生存分析显示,在术后所有时间点(1~5 年),接受过青光眼治疗的眼睛植片存活率较低。在五年内,植片存活率减少了将近一半(无青光眼组为 75.2%,青光眼组为 40.0%)。视力结果同样受青光眼程度的影响,青光眼进展组,70.8% 的患者视觉灵敏度 ≤0.1,而非青光眼组只有 26.7% 的患者视功能在这个较低的范围内。

青光眼可能会通过多种机制导致移植失败。动物研究表明,高眼压会对内皮细胞造成损害。Svedbergh[41] 研究了在长尾猴眼内灌注 3 小时造成中度高眼压,结果发现了角膜内皮细胞广泛的形态学损伤:细胞变扁平、表面不规则、细胞空泡化、起泡和细胞质膜破裂甚至细胞凋亡。

临床研究在高眼压影响内皮细胞方面缺少统一的定论。在非角膜移植原发性开角型青光眼中,内皮细胞计数在高眼压症(眼压可控和不可控),以及对照组中没有明显差异[42]。Bertelmann 等[43] 对 293 例接受过 PK 术的患者每 6 个月进行一次非接触性角膜内皮细胞计数,平均随访时间为 36 个月。有术前青光眼的患者内皮细胞损失率显著提高。相反 Nguyen 等发现内皮细胞的密度并没有因为 PK 术后高眼压而降低[44]。

在 DSEK 手术后也存在这种特殊的情况,那就是术前青光眼手术和青光眼对移植失败的影响。几项研究表明术前青光眼手术(特别是青光眼引流装置)的眼在 DSEK 术后移植失败率高于术前无青光眼的眼睛[19,45,46]。例如在 20.7 个月的随访期间[19],青光眼手术组二次移植的失败率(定义为术后第一个月不可逆的角膜水肿)明显高于非青光眼手术组(15.9% 对 3.2%)。早期的短期随访(平均 2 年)研究中[46,48],接受治疗的青光眼患者的移植失败率似乎与没有青光眼的眼睛不同。然而随着长期的随访(5 年)[45],在接受治疗的青光眼的眼中移植失败的发生率要显著高于没有青光眼的眼睛。

多年来移植失败率较高的确切病因尚不清楚。据报道有引流管道的眼睛与没有的眼睛相比房水蛋白表达有轻微的差异,包括血浆蛋白质和补体 C4a,表明血液 - 房水屏障已经受损[49]。然而,目前还不清楚接受过小梁切除术的患者 PK 术后内皮细胞长时间的暴露于这些蛋白质中移植失败率是否会随时间增加。

Price 及同事们认为术前患青光眼接受 DSEK 的眼睛或者易发激素性高眼压的眼睛与没有这些情况的眼睛相比排斥风险度为 1.8[50]。这可能是与由于眼压升高而进行激素方案的调整以及随后发生的免疫排斥反应或者因为眼压升高而引起的内皮细胞损伤有关。

DSEK 术后移植失败的重要原因是植片不贴附或脱位。先前有小梁切除术或置管分流术的情况,气泡有可能进入到结膜下的空间中[51],从而导致植片脱位(框 116.1)。然而,抗青光眼术后是否是植片脱位的危险因素在许多文献中结果并不一致。一项研究发现,接受过青光眼手术(小梁切除术和 GDD)的眼睛与没有接受过手术的对照组相比有着明显更高的

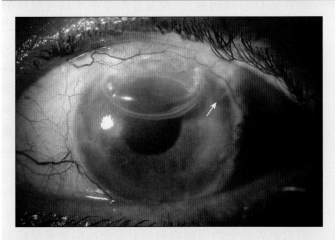

图 116.1　术前有青光眼引流装置(GDD),DSEK 术后第一天前房气泡。白色箭头所指 GDD 管位于前房上颞侧区

术前已行青光眼手术如小梁切除术或青光眼引流装置(GDD)植入的眼睛进行 DSEK 对手术医生是一个独特的挑战,因为需要进行填塞的气体可能会受到先前青光眼手术所形成的滤过道的影响(图 116.1),在手术结束前用大量的气体填充[53,153]或手术结束前不清除气泡[154]可以帮助弥补通过小梁切除术滤过道或 GDD 引流管的空气流失。Bannitt[155]等描述了一种处理 DSEK 术前存在青光眼手术切口眼睛所需的气泡的方法。他们建议用空气过度填充眼睛,直到达到与结膜下空间气体平衡。临时的眼压上升会导致角膜植片压紧受体。两位作者认为,用缝合或黏弹剂阻塞 GDD 管是不必要的,并且可能会使眼睛处于术后高眼压的风险中[53,155]。对于 DESK 和术前青光眼手术的另一挑战是处理 GDD 术后眼睛引流管与角膜内皮的接触[45]。因为移植失败率在 GDD 术后的眼睛中更高,所以可以修剪引流管使其远离供体角膜内皮[54,153,154]。

植片脱位率,并且脱位与低眼压有强烈的相关性[52]。Decroos 等发现与之前没有手术的眼睛相比,先前行 GDD 而不是小梁切除术的眼睛植片脱位率更高[46]。然而,其他研究显示在有和没有术前青光眼手术史的眼睛之间的植片脱位率没有差异[19,47,53,54]。

在大多数青光眼药物中均有防腐剂苯扎氯铵(preservative benzalkonium chloride,BAK),它也被认为是移植失败的原因之一。BAK 与结膜组织中炎症细胞和炎症因子聚集有关[55,56],研究人员认为这增加了免疫移植排斥的可能性[57]。小梁切除术、青光眼阀植入和睫状体光凝术,这类手术也使移植处于失败的风险中,这些将在下文中讨论。

发生机制

各种各样的机制可能导致角膜移植术后青光眼,它们在时间和表现上都有差异。在接受 PK 和其他角膜移植术的患者中,多种因素可能导致眼压升高和术后青光眼(表 116.4)。

由于周边虹膜前粘连而引起的房水流出阻塞已经被认为是青光眼和高眼压的主要发生机制。Kirkness 和 Ficker 报道,78% 的 PK 患者发现存在周边虹膜前粘连(peripheral anterior synechia,PAS),而对照组为 22%[24]。在 UBM 等前段成像技术出现之前,由于前房角镜检查受限,难以判断术前是否存在虹膜粘连。在 UBM 出现之前,存在严重角膜瘢痕的情况

表 116.4　角膜移植术后青光眼的发病机制

周边虹膜前粘连
小梁网塌陷(无晶状体)
黏弹剂引起
激素反应
瞳孔阻滞
虹膜炎
出血
晶状体源性
房水逆流

下,术前评估 PAS 以及术后高眼压风险是不准确的,只能由患者病史推测。像眼前段发育不良、化学损伤、无晶状眼、复杂的白内障手术、Stevens-Johnson 综合征和类天疱疮,创伤或葡萄膜炎等均可增加 PAS 的可能性。

在术前无 PAS 症状的患眼中,术后可能仍然形成粘连。有几种机制可能会促进粘连,包括炎症、房角结构的改变、眼部创伤(包括医源性创伤)和前房积血。识别术前 PAS 和预防 PAS 形成对移植成功至关重要。角膜移植合作研究组织指出,术前有 PAS 的患者 PK 移植失败的风险比值为 1.19[58]。事实上,眼压升高的确切机制是难以辨别的,这情况可能是由多因素导致。虽然 PAS 可以在许多 PK 术后患者中看到,

但眼压升高可能不明显,除非有相当大范围的粘连。

无晶状体眼也被认为是 PK 术后眼压升高的一个诱发因素,这可能是由于常伴有 PAS 以及其对房角结构的影响。无晶状体术后高眼压的发生率明显高于有晶状体眼[2]。无晶状体眼的 PK 术后青光眼的发病率也不确定,有人提出,手术技术可以在一定程度上解释这些差异。

无晶状体眼前后房支撑的缺失影响了小梁网引流功能,被认为是无晶状体患者 PK 术后青光眼发生的可能机制,对于许多房水流出功能下降的老年患者来说,必须考虑到这一点。通过对缝合技术进行体外检查,Zimmerman 等提出,缺乏对受体角膜后弹力层支撑可能会影响小梁网的功能[59,60]。用连续全层缝合代替无晶状体眼中全层和板层间断缝合,导致房水外流减少 37%,这种外流减少的情况在有晶状体眼中并没有出现[60]。Zimmerman 认为,通过"全层"缝合产生的后房损伤使得后弹力层回缩到房角,导致小梁网缺乏张力甚至功能丧失[59]。他还认为,无晶状体和悬韧带张力缺失导致后房角缺乏支撑,进一步促进小梁网和 Schlemm 管的塌陷[59]。

通过数字化建模,Olson 和 Kaufman[61] 推断出,紧密的缝合和长跨距缝合会导致组织压缩,较大的环钻尺寸,较小的受体角膜直径,以及增加的外围角膜厚度也会产生房角扭曲,有可能影响房水外流(图116.2)。该模型预测,同样大小的受体和供体的植片尺寸会产生最大的房角扭曲,而使用略大 0.5mm 的供体植片可能会改善这个问题。然而随后的研究,包

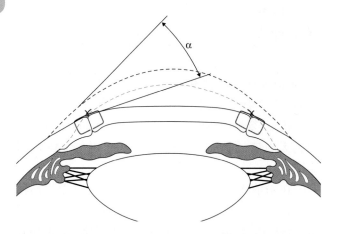

图 116.2　在穿透性角膜移植术中,当遇到缝合过紧,供体尺寸比受体植床小的情况,会出现角膜巩膜缘角度。(α)的发生变化。需要注意房角处虹膜的挤压,这可能导致房水流出下降或房角粘连关闭。(From ZimmermanTJ et al:Arch Ophthalmol 96:2231-2233,1978. © 1978 American Medical Association. All rights reserved.)

括对接受 PK 治疗的无晶状体和有晶状体患者的前瞻性随机对照研究,并没有显示早期术后高眼压的发生率与使用过大移植片的显着差异,这些数据之间存在矛盾[62,64]。

手术中和术后处理方面同样具有引起眼压升高的风险,这包括术中眼科黏弹剂的使用和术后使用激素来预防移植排斥反应。仔细的吸出黏弹剂对于预防眼压极度升高至关重要,特别是在术前存在的青光眼和晚期疾病病史的眼睛中,使用容易清除的黏弹剂替代品或许有效。激素的使用是一个更为复杂的问题。由于眼压升高和难以控制的炎症会对植片的存活造成危险,所以必须仔细考虑激素使用的利弊。术前对患者病史的回顾应包括对先前应用激素反应的评估和对口服和 / 或局部降眼压药物的耐受性。如果评估认为可能会出现药物无法控制的高眼压,最好选择 PK 的同时联合青光眼手术。

前部深板层角膜移植(DALK)已经成为替代 PK 术的主流手术。DALK 消除了对黏弹剂的依赖,并保留受体的角膜内皮细胞层,这可能意味着许多 PK 术后眼压升高机制不适用于 DALK 患者,包括眼内出血,医源性房角创伤和反应性眼内炎症。由于后弹力层没有被切开,因此 Zimmerman 的理论并不适用于 DALK 患者。此外存在角膜内皮细胞病变的患者(如无晶状体大泡性角膜病变)不是 DALK 的适应证,因此前后房支撑的缺失引起的小梁塌陷也不适用。

与 PK 患者相比,DALK 可以消除内皮细胞排斥的风险从而缩短病程,并减少对强效激素的依赖,这可能会影响激素反应的频率和严重程度。在 DALK 患者中有关于青光眼的数据有限,尽管有报道在高达 20.3% 的患者中记录了激素诱导高眼压[65],但这需要更广泛的数据来评估。

角膜内皮移植术

如前所述,角膜后弹力层剥除内皮移植术(DSEK)和角膜后弹力层内皮移植术(DMEK)已经成为解决角膜内皮细胞病变引起的功能失代偿(如 Fuchs 内皮营养不良和大泡性角膜病变)的首选技术。这部分内容将重点介绍 DSEK 术后眼压升高的机制,该领域的研究相对较为成熟。与 PK 相比,DSEK 和 DMEK 的手术技术的差异导致眼压升高的机制不同。由于 DSEK 和 DMEK 不需要缝合以固定植片,所以 Olson 和 Kaufman 数学模型中引用的因素(如缝线紧张度,缝线跨距长度以及由于环钻和供体植片尺寸差距造成的房角结构的变化)不是主要的问题。然而造成

PK术后眼压升高的其他机制仍然是可能的,包括激素诱导的眼压升高,周边虹膜前粘连,炎症因素引起例如植片排斥反应以及由于供体的植片的位置所引起的房角结构的畸变。此外使用空气或氟化气体(如六氟化硫)以促进植片贴附是高眼压发生的新机制。特别是在术后早期,在没有虹膜周切口或瞳孔张力差的情况下,前房空气或气泡填充过多,容易出现瞳孔阻滞。据报道,瞳孔阻滞的发生率为0~11.9%[18,48,66~68]。Terry等报道[66],由于采用小于前房容积50%的气泡进行手术,观察200只DSEK的眼睛术后没有发生瞳孔阻滞性青光眼。幸运的是在大多数情况下,瞳孔阻滞的气泡可以通过诸如液体交换,放出部分空气/气体,周边虹膜切开、使用降低眼压药物或睫状肌麻痹剂来解决。然而如果有大的虹膜周切口或瞳孔非常大,空气/气泡也可以进入虹膜后方,导致虹膜根部前旋和房角的继发性关闭[69]。去除虹膜后面的气泡可能需要更大的外科手术。越来越多的医生注意到在DSEK手术结束时应该在前房中留下较少空气以避免瞳孔阻滞[69]。

角膜内皮移植术后如果出现瞳孔阻滞,就很可能形成PAS。与PK一样,内皮移植术后植片排斥的风险和术后大剂量应用激素导致激素反应仍然是DSEK或DMEK术后眼压升高和青光眼的重要机制。有两项研究[17,48],认为手术后使用激素是引起眼压升高的主要原因[48]。然而这两项关于DSEK术后的研究均未进行前房角镜检查,没有排除PAS作为眼压升高原因的可能性。

人工角膜

在接受人工角膜的患者中评估青光眼发生或发展尤其困难,虽然PK术后眼压升高的机制也适用于此,但发病机制可能是多因素的。与PK术后一样,许多人工角膜术后的眼睛可能会出现房角关闭的进展或恶化。另外,人工角膜放置时在有复杂病史的眼睛中可能已经存在很严重的青光眼,手术后眼压的不稳定可能对已经脆弱的视神经造成严重损伤。

人工角膜适用于全板层移植失败或高危排斥患者,例如有复发性移植失败或因眼部炎症性疾病(类天疱疮,Steven-Johnson综合征或化学损伤)致角膜缘干细胞缺乏的患者。患有这种严重眼部疾病的患者并发性青光眼的可能性高,并且在接受人工角膜的眼睛中分析青光眼原因可能会因先前的疾病而混淆青光眼的真正原因。接受波士顿Ⅰ型或Ⅱ型人工角膜的患者青光眼的发生率为52~76%[70~76],许多患者在人工角膜手术时同时放置青光眼引流装置。

视网膜病变的低视力患者,可能无法进行视野检查,而对于眼压监测、眼底照相和前房角镜检查均有困难,这进一步使青光眼的监测变得更加复杂。由于缺乏传统的监测手段,对已存在或人工角膜移植术后新出现青光眼患者的预后需要谨慎管理。

角膜移植术后青光眼的治疗

已知或疑似的青光眼性视神经损伤或足以引起角膜植片失代偿的高眼压均是需要治疗的指征。当药物治疗不能达到所需的目标眼压时,多采用手术治疗。在控制眼压的同时保持植片的透明对眼科临床医生是一种挑战。

眼压的监测在角膜移植术后十分困难。在这类眼睛中,所有的测量技术都违反了生物力学的假设-移植后角膜不是球形的,通常有明显的散光,角膜的厚度不正常,植片与植床连接处是也是不连续的。动态轮廓眼压计(dynamic contour tonometer,DCT)很可能适用于此类眼睛;DCT设计的目的是独立于角膜的机械特性,采用一种数字压电压力传感器,将其与眼睛表面的轮廓进行匹配,并直接测量跨角膜的压力。各种研究表明,DCT测量比其他技术更接近于真实眼压水平。Ceruti及其同事[34]比较了Goldmann压平眼压测量法(Goldmann applanation tonometry,GET)和DCT在PK后的18只眼以及DALK术后的14只眼,他们发现,在这些眼睛中DCT没有受到角膜厚度、角膜曲率或散光的影响。

"靶眼压"的概念在原发性开角型青光眼的监管中已经被广泛接受,其目标是基于现有的损伤水平、首次发生损伤时的眼压、患者的年龄和预期寿命以及增加侵入性干预措施的风险与利益的平衡。虽然讨论设定靶眼压的测算超出了本章的范围,但这个概念可以用于治疗角膜移植术后形成的青光眼。在没有明显青光眼损伤的眼睛中,保持10mmHg以上和20mmHg以下的眼压可能足以保护植片以及延迟并防止视神经损伤。然而对于已知存在青光眼损伤的眼睛,"眼压<21mmHg"不能再被认为是足够的靶眼压。在进展期青光眼干预性研究(advanced glaucoma intervention study,AGIS)中,只有那些在每次随访期间眼压低于18mmHg的患者才能保持视野稳定;在这组患者中,平均眼压为14.1mmHg[77]。这一结果虽然不直接适用于角膜移植术后青光眼,但是AGIS和其他研究结果均强烈支持对于已知的患有青光眼的

患者的应该需要更低的眼压,靶眼压最好在 15mmHg
以下。

药物治疗

在进行角膜移植前应把眼压控制好。对于进行最大限度药物治疗,眼压仍然难以控制的病情,建议在进行角膜移植手术之前通过手术使眼压正常。若术前通过最大限度药物治疗才可以控制眼压时,角膜移植术后眼压很可能会显著升高,从而需要进行手术治疗。

高危病例围术期治疗应包括术前使用房水生成抑制剂,术后密切监测眼压。手术后立即发生的急性眼压上升应予以鉴别和适当治疗。已知在角膜移植术后的急剧眼压升高通常具有自限性,治疗应该根据手术前的风险来进行个性化治疗。正常状态下,视神经通常可以耐受短暂的眼压升高。然而高达 50~60mmHg 的眼压可能导致角膜内皮细胞损伤、视网膜血管闭塞和缺血性视神经病变。因此在这些情况下,药物降低眼压才是明智之选。

治疗的主要手段是抑制房水生成。在术后早期,局部应用 β- 受体阻滞剂和 $α_2$- 受体激动剂具有起效快速的优点,一般首先使用,必要时口服碳酸酐酶抑制剂(carbonic anhydrase inhibitors,CAIs)。在术后早期,缩瞳剂通常是无效和禁忌的。毛果芸香碱在有晶状体眼中使前房变浅,增加了周边虹膜外周前粘连的可能性。

角膜移植术后长期高眼压治疗需要仔细评估并考虑所有可用的治疗方式。β- 受体阻滞剂对于 PK 术后青光眼治疗有益[78],尽管长期使用可能会导致角膜上皮点状病变,并影响植片的上皮愈合。角膜移植术后如果房角开放,可以谨慎使用缩瞳剂,并且很可能是有效的。口服 CAIs 也是非常有效的,具有对植片上皮没有直接毒性的优点。然而许多患者会在长期使用中产生全身系统的副作用,因此口服 CAIs 逐渐被局部给药取代。

在过去十年中,局部 CAIs、$α_2$- 受体激动剂和前列腺素衍生剂的应用,极大地增强了我们处理复杂的角膜移植术后青光眼的能力。每个药物类别都有自己独特的功效和副作用,临床医生必须全面考虑。

局部 CAIs 应用避免了口服 CAIs 的全身副作用,并且适度地降低了眼压,效果与选择性 β 受体阻滞剂如倍他洛尔相当。局部 CAIs 相对其他局部房水抑制剂(但不是口服 CAIs)是有效的补充替代,并且通常具有良好的耐受性。碳酸酐酶在角膜内皮细胞的泵

功能中起着重要的作用。有一些报道发现 CAIs 损伤角膜内皮细胞导致失代偿[79,80]。虽然局部 CAIs 可以安全地应用于角膜移植术后青光眼,但是应该在角膜水肿出现时立即停用。

非选择性肾上腺素受体激动剂和地匹福林已基本被 $α_2$- 受体激动剂阿可乐定和溴莫尼定取代。每天给药三次[81],溴莫尼定的降眼压效果与噻吗洛尔相当;它对大多数其他药物来说是有效的联合用药,几乎没有全身副作用。但是过敏会导致多达四分之一的慢性患者停止使用。尽管非选择性肾上腺素受体激动剂与易感患者的黄斑囊样水肿或单纯疱疹性角膜炎的复发有关,但与 $α_2$- 受体激动剂没有观察到类似的关联,这些药物在此类患者中需要谨慎使用。

早在 1996 年,前列腺素衍生剂(prostaglandin analog,PGA)拉坦前列素就已在大多数青光眼的治疗中得到广泛应用。因为降低眼压的功效大于噻吗洛尔,每日一次给药和良好的安全性,PGA 正在越来越多地用于治疗角膜移植术后青光眼。由于其降低眼压的作用涉及房水流出的葡萄膜巩膜途径的逐渐重塑,最大功效可能需要数天至数周的时间才能发挥,它们最适合于治疗慢性而非急性角膜移植术后青光眼。

黄斑囊样水肿(cystoid macular edema,CME)被认为与使用 PGA 有关[82],尽管 Miyake 及其同事指出这是防腐剂苯扎氯铵导致的而不是 PGA 本身[83]。大多数报告的药物相关性 CME 病例发生在预先存在的危险因素的患者中,如无晶状体,有玻璃体损失的复杂白内障手术和慢性葡萄膜炎,因此不能确定药物在其他患者中的作用。由于大部分角膜移植术后患有青光眼的患者都有这些相同的危险因素,因此在这些患者中应谨慎使用 PGAs,需要权衡出现 CME 的风险与手术等替代疗法的风险[84]。

Wand 及其同事[84]报道了 3 名由于使用拉坦前列素导致单纯疱疹病毒性角膜炎复发的患者,Kaufman 报道,在兔模型中使用拉坦前列素增加了单纯疱疹病毒性角膜炎的严重程度和复发率[85]。

角膜移植术后青光眼的药物控制与其他类型的青光眼相似,其中一个重要区别是无法监测视神经,甚至无法可靠地测量眼压,临床医生无法意识到患者正在逐渐失去视功能。如果难以有效地控制眼压,通常最好在青光眼早期进行手术治疗。

手术治疗

当药物治疗失败时,角膜移植术后青光眼的治疗

十分具有挑战性。传统的治疗方法与植片存活率降低有关。目标是通过控制眼压预防青光眼性视神经萎缩,并保持植片的透明以保住视功能。

激光虹膜成形术和小梁成形术

维持房角开放是角膜移植术后控制眼压的一种手段,并且可以通过手术或激光虹膜成形术来实现。Cohen 等[86]在行 PK 的同时联合虹膜成形术,成功阻止了 12 例患者中的 8 例发生进行性的房角关闭,这表明建立绷紧的虹膜隔膜可能对房角粘连有帮助。氩激光小梁成形术(argon laser trabeculoplasty,ALT)则可能对房角部分开放的患者有一定的好处。Van Meter[87]等报告说,氩激光小梁成形术进行治疗的 10 个无晶状体眼或先天性白内障患者中,有 80% 成功降低了眼压。大部分患者术前均有一定程度的周边虹膜前粘连。对于前粘连小于 150°(5 个钟点位)的患者,眼压均显著降低,所有植片均保持透明且并发症少。尽管 Van Meter 报道使用 ALT 平均眼压降低了 9.1mmHg,应该注意的是,治疗后获得的平均眼压为 21.5mmHg,在大多数情况下对于患有青光眼的患者来说还是偏高。

滤过手术

对于 PK 术后青光眼患者如果滤过手术中未应用抗代谢药物,手术后眼压很难控制。在一组 35 只眼 PK 术后青光眼患者研究中,92% 的患者小梁切除术后仍需要药物治疗。这些眼睛中有 53% 需要进一步的滤过手术[88]。Kirkness[89]和 Insler[90]报道的其他研究也表明单独采用小梁切除术治疗难以控制眼压。

小梁切除术联合使用丝裂霉素 C(mitomycin C,MMC)似乎增加了角膜移植术后青光眼眼压控制的成功率。在一项关于 PK 术后青光眼回顾性研究显示,应用 MMC 的小梁切除术(19/26 只眼,73%)与无 MMC 小梁切除术(2/8,25%)相比,在平均 22 个月的随访中有更好的眼压控制效果[91]。MMC 组植片透明率为 69.2%,无 MMC 组为 37.5%。使用 MMC 时,黄斑囊状水肿,脉络膜脱离和滤过泡渗漏率较高。Sharma 等[92]报道了在 PK 术后接受小梁切除术联合 MMC 的患眼在 6 个月后眼压控制成功率为 87%(14/16 只眼)且无移植手术失败。Ayyala 等[93]回顾性对比了 PK 后青光眼患者小梁切除术联合 MMC(17 例),青光眼引流装置(10 例)和非接触式 Nd:YAG 睫状体光凝(11 例)疗效,眼压控制效果在组间无统计学差异(失败定义为眼压 > 20mmHg 或过低眼压)。青光眼

手术后只有 24 只眼睛植片透明,其中小梁切除术联合 MMC 组 2 例失败,睫状体光凝组 1 例失败。移植失败的风险增加与之前的 PK 的次数有关。其他研究也报告了类似的结果,但结果受到病例数少和随访时间短的限制[90,94]。Wudunn 等[95]报道小梁切除术联合 MMC 的眼压控制成功率最低,在 PK 术后两年仅有 50% 的患者成功控制眼压。如果进行额外的手术,例如前玻璃体切除术,晶状摘除或人工晶状体植入,则失败率更大。手术后一年植片透明率为 85%,两年为 60%。最近的一项研究专门报道了小梁切除术联合 MMC 在 PK 与 DSEK 术后控制眼压的差异,在手术后 12 个月,DSEK 术后眼睛的眼压低于 PK 术后(10.6+/−3.2mmHg 对 14.6 +/−8.5mmHg,p=0.4),同时发现,眼压小于 12mmHg 的眼睛的比例比前一组高(80.0%,48.6%,p=0.03)[96]。

青光眼引流装置

小梁切除术联合抗代谢药物在 PK 术后眼压控制中具有优势。但抗代谢药物的使用与严重的眼内感染有关,甚至可以导致严重的视力丧失[97~101]。Akova 等[102]报道了两例 PK 患者接受小梁切除术联合 MMC 后发生晚期滤过泡相关性眼内炎。即使在玻璃体内应用抗生素治疗后,一名感染肺炎链球菌的患者也只残留了较低的视力[102]。

青光眼引流装置(glaucoma drainage devices,GDD)可提供更安全的替代方案。它们由一个硅胶管和一个被缝在巩膜上的引流盘组成。房水从眼睛通过硅胶管流到引流盘以形成结膜下滤过泡。早期术后低眼压可以通过阀门(如 Ahmed 引流装置)或通过引流管扎线或支架来控制,这些可以在术后四至六周内溶解或移除。引流盘的表面积与降低眼压程度有关[107~110]。有报道认为 GDD 在 PK 术后降低眼压成功率在 60%~80% 之间[111~115]。

Kwon 等[90]使用了 Baerveldt 或 Ahmed 引流装置,并在三年后获得了高达 85% 的眼压控制成功率,但在 34/55 的眼睛中出现了角膜植片排斥或失败。Knape 等报道使用 Molteno 引流装置、Shocket 或 Baerveldt 引流装置 5 年后,眼压控制的成功率为 71%,植片存活率低于 54%。

正如这两项研究所示,虽然 GDD 表现出优异的眼压控制率,但角膜植片失代偿的风险较高,甚至可能高于小梁切除术的眼睛(图 116.3)[95,111,113,116]。Alvarenga 等[117]比较了需要 GDD 植入来控制青光眼的患者角膜移植植片的存活率,发现 GDD 植入是移

9

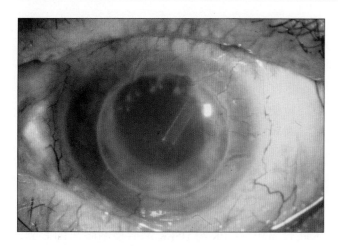

图 116.3　植入 GDD 后植片失代偿（Courtesy of Francisco F Fantes，MD.）

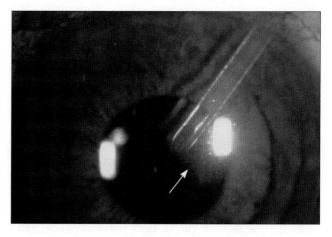

图 116.4　引流管接触角膜引起角膜水肿（Courtesy of Donald L Budenz，MD.）

植失败的一个独立的风险因素。

放置青光眼引流装置后导致角膜移植失败的原因是什么？很多专家针对 PK 术后手术植入 GDD 时机进行了研究。Rapuano 等[112]研究了在 PK 手术前，PK 手术同时和 PK 术后植入 GDD 的结果。虽然最后一组的角膜移植失败率最高，但三组眼压控制效果没有显著差异。所有组眼压控制成功的定义为 IOP ≤22mmHg。Alvarenga 等[117]和 Coleman 等[118]研究发现植片存活与 GDD 植入时间无关。Kwon 等[111]报道在 PK 之前植入 GDD，角膜移植失败的可能性增加了四倍。继发性青光眼，Ahmed 青光眼引流装置植入和预后较差的角膜疾病本身都被确定为角膜移植失败的危险因素。Hollander 等[119]针对 PK 术前接受 Ahmed 青光眼引流装置植入的眼睛进行了回顾性研究，他们报道的在手术后 1、2、3 年手术失败率分别高达 42.4%、57.1% 和 59.1%。此外尽管植入 GDD，但仍有 52% 的眼睛需要额外的青光眼药物，13% 的眼睛需要植入第二个 GDD 来控制眼压。

角膜内皮细胞计数衰减和导致内皮细胞丢失的病情都可能导致移植失败。供体的角膜内皮细胞计数在术后会减少[120]，这种减少可能是正常生理衰减速度的 7 倍[37]。此外，与正常对照相比，原发性开角型青光眼，剥脱综合征，原发性闭角型青光眼，高眼压症和正常眼压性青光眼患者的角膜内皮细胞计数显著降低[121,122]。术后情况，如炎症，高眼压和浅前房[123]都可能会促进角膜内皮细胞的进一步下降。当植入青光眼引流装置后，所有这些因素可能使得角膜植片更容易发生衰竭。

接受过 GDD 眼睛角膜植片衰竭的机制已经被假定为免疫因素参与机制，在这个过程中引流管允许炎性细胞从结膜下空间逆行流入前房[124]或者机械摩擦机制，引流管会与角膜内皮细胞产生接触引起（图 116.4）[125]。Kirkness 等[124]注意到在有角膜移植排斥的 3 只眼中，房水中细胞在 GDD 引流管内外流动。基于这一观察，他推测 GDD 引流管可能是"移植排斥弧的附加分支"。

在 GDD 后角膜移植失败的机械摩擦假设似乎更有可能，因为引流管可以与角膜内皮细胞（图 116.5 A 和 B）相当接近，即使引流管在植入时远离角膜内皮细胞，它也可以在患者揉眼睛的时候向前移动。Chihara 等[126]发现与使用 5- 氟尿嘧啶的小梁切除术相比，植入 White 引流装置的患者在角膜移植术后 6 个月，角膜内皮细胞的损失更大。但在另一项研究中，据报道在 Ahmed 引流装置植入手术后的 6 个月，中部和周围角膜内皮细胞损伤的发生率大约 8%[127]。这一细胞损失率与白内障手术相同或相近，约等于青光眼滤过手术[127]。

如果机械力量导致内皮细胞损伤是角膜移植失败的基础，将植入管放置在远离内皮细胞的位置，应该能降低植片失代偿的发生率。Arroyave 等[128]回顾了一组植入 Baerveldt，Ahmed 或 Krupin 引流装置患眼 72 例，其中 54 只眼放置于前房、18 只眼放置于玻璃体腔内。术后随访 1 年时间内，放置于前房的眼睛有 26/54（48%）植片透明，而放置于玻璃腔内的眼睛有 15/18（83%）植片透明。放置在前房中 67% 的眼睛以及放置在玻璃体腔内的 100% 的眼睛眼压小于 21mmHg，并且视觉效果在各组间是相似的。手术需要扁平部植入引流管（图 116.6），术后容易出现前房浅或前房瘢痕，无晶状体眼玻璃体进入前房，或者眼后节病变需要玻璃体切除术。

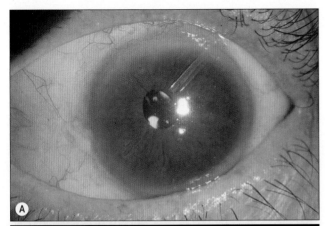

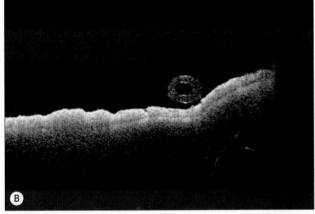

图 116.5　（A）位于前房的引流管。（B）高分辨率眼部相干断层扫描图像显示引流管接近角膜内皮（Courtesy of Richard K Lee，MD.）

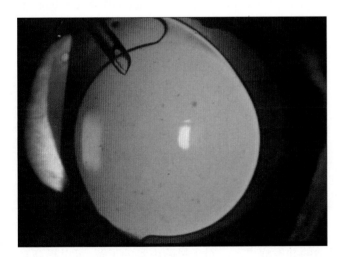

图 116.6　位于玻璃体腔内的引流管（Courtesy of Francisco F Fantes，MD.）

尽管 Arroyave 的报道疗效很好[128]，但其他关于扁平部植入引流管的报告显示出了很高的移植失败率。Kaynak 等[129]报道了 17 例 PK 术后扁平部植入 GDD 眼睛，其中有 5 例角膜移植失败，但是这 5 例中

3 例原发病为外伤眼球破裂。Scott 等[130]研究了 40 例扁平部植入 GDD 眼睛，其中 5 只眼有 PK 手术史，这其中 1 只眼发生角膜移植失败。Sidoti 等[131]报道了一组 34 只眼扁平部植入 GDD 的病例，手术时机分别在 PK 之前，同时或之后。生存统计表显示眼压控制和植片透明的成功率在术后 1 年和 2 年时分别为 85% 和 62%，64% 和 41%。虽然在这些研究中，扁平部植入 GDD 后角膜移植失败率很高，但其中很多眼睛有多次手术或创伤史。

多个报告显示扁平部植入 GDD 术后的眼压控制成功率良好，范围从 62%~100%[132-136]。扁平部植入 GDD 可能在眼压控制中有轻微优势，但也有较高的后路并发症发生率。这些后路并发症包括：黄斑囊样水肿、视网膜前膜、视网膜脱离和脉络膜上腔出血[130,131]。然而许多这类患者本身都有与这些并发症相关的视网膜病变。

Molteno[137,138]在 GDD 的使用中采取了分阶段方法，在没有连接引流管的情况下在结膜下植入引流盘（第一阶段），等 4~6 周后，然后把硅胶管插入到眼睛里（第二阶段）。通过这种方式，引流盘周围形成囊腔，减少低眼压的发生率。

角膜移植术后发生青光眼风险高的患者往往在术前可以诊断出，在这种情况下，作者发现行 PK 的时候进行第一阶段的 Baerveldt 青光眼引流装置植入是很有必要的（图 116.7）。以这种方式，青光眼引流装

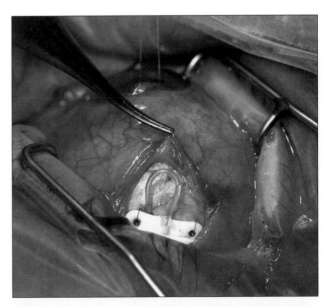

图 116.7　在行穿透角膜移植时以 I 阶段方式放置 Baerveldt 引流装置。该患者被认为是在 PK 术后发展为青光眼的可能性很高，仅在手术时眼压被控制。植入管可以在以后取出并插入前房或后房，围绕引流盘形成的包囊可以防止低眼压

置被预先埋置以供以后使用,如果需要,在数周、数月或数年后再进行Ⅱ期连接引流管,可以降低低眼压的风险。

睫状体破坏性手术

睫状体破坏性手术为角膜移植术后的眼压控制提供了替代治疗方案。睫状体破坏性手术是一种较老的方法,通过破坏睫状体来减少房水产生来以降低眼压。随着睫状体激光光凝术的逐渐应用,睫状体破坏性手术由于潜在的严重并发症[7,139,140]而失去了青睐。

20世纪80年代中期引入经巩膜接触式Nd:YAG激光睫状体光凝术迅速取代了作为难治性青光眼治疗方法的睫状体破坏性手术。事实证明它比睫状体冷冻治疗更可预测,痛苦性降低,并发症发生率较低。该方法已被用于治疗PK术后青光眼,取得了一定的成功,在随访2~3年里眼压控制成功率达到69%~77%[141-143]。然而三项独立研究报道,移植失败率高达23%~46%[141-143]。其他并发症包括低眼压、虹膜炎、眼前段积血及视力丧失[141-144]。

使用波长为810nm的便携式固体激光器为进行睫状体光凝提供了更多的优势(图116.8)。在由Bloom等人进行的210只眼的研究中,其中PK术后21只眼进行了睫状体光凝术[145],随访10个月,只有两只眼睛发展为角膜内皮细胞失代偿,眼压控制的

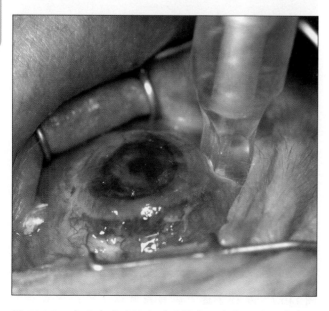

图116.8 在具有难治性角膜移植术后青光眼的眼睛中进行二极管激光光凝术。药物诱发的眼类天疱疮,角膜移植失败和光感视力,因此做出执行睫状体破坏性手术的决定,而不是进一步进行滤过切开手术

整体成功率(IOP<22mmHg)为66%。Shah等回顾了一组在PK后接受二极管睫状体光凝的28只眼[146],随访30个月,22例(79%)患者眼压达到6~21mmHg。角膜植片透明的19只眼中,3只眼出现角膜植片失败。Yap-Veloso[147]等报道了一组10只眼PK术后行二极管睫状体光凝术的病例,随访12个月,术后发生植片排斥1例,6例眼压成功降低(IOP<22mmHg,眼压降低20%)。最近,Ocakoglu等[148]报道PK术后睫状体光凝治疗难治性青光眼6个月后眼压控制成功率为97%(眼压控制在22mmHg以下),12个月后为72%,近一半(44%)需要重新治疗以达到控制眼压的目的,本研究共32只眼没有发生移植排斥反应。

即使屈光介质不透明也可以进行内镜睫状体光凝术(endoscopic cyclophotocoagulation,ECP),并且确保只有睫状体被消融。ECP设备由一个固态的810纳米激光器、一个摄像机、瞄准射束和一个氙光源光纤探头组成,光纤探头可以引入眼睛内部,用于直接可视处理睫状体过程[149]。Chen和他的同事用这种方法在难治性青光眼患者身上取得了很好的效果,他们中的许多人在之前的经巩膜睫状体光凝术过程中都失败了[150]。Lin等报道了在治疗PK术后青光眼的效果,眼压的控制率为80%[151]。比较ECP和经巩膜睫状体光凝的最新研究显示,ECP能更好地控制眼压,在接受ECP的眼睛中,在手术后6个月67%的眼压低于21mmHg,而在接受经巩膜睫状体光凝的眼睛中有30.6%[152]。与ECP相比,行经巩膜睫状体光凝后,内皮细胞计数降低更多,差异有统计学意义。

尽管有许多发表的病例研究结果,但是这三种手术方法(MMC联合小梁切除术,GDD或睫状体光凝)哪种是最佳选择还不清楚。为了回答这个问题,我们需要进行更多的关于手术治疗角膜移植术后青光眼的前瞻性的随机研究。

总结

角膜移植术后继发青光眼是角膜移植术后最难治的并发症之一。对于风险因素的了解,可以提高对治疗前后高眼压的警惕性和积极的治疗。虽然预防困难,但注意手术细节可以显著的减少虹膜角膜畸形和房角塌陷的发生率。在预防措施失败的情况下,合理逐步的临床治疗可以在大多数情况下控制眼压。然而当需要进行手术治疗时,需要对治疗进行适当的个性化选择以控制眼压,并最终在许多严重受损的眼睛中挽救视力。移植失败可以发生在手术后的任何

阶段,尤其是存在眼前节炎症或对内皮细胞生存能力不利的并发症时,移植失败更容易发生。存在青光眼高危因素的或者高眼压控制不充分的患者,都建议在PK术前行控制眼压的手术。

(王婷　译)

参考文献

1. Dunn SP, Gal RL, Kollman C, et al. Corneal graft rejection 10 years after penetrating keratoplasty in the cornea donor study. *Cornea* 2014; **33**(10):1003–9.
2. Irvine AR, Kaufman HE. Intraocular pressure following penetrating keratoplasty. *Am J Ophthalmol* 1969;**68**(5):835–44.
3. Kaufman HE, West CE, Wood TO, et al. Measurement and control of intraocular pressure in corneal disease. *Int Ophthalmol Clin* 1970;**10**(2):387–401.
4. Mackay RS, Marg E. Fast, automatic electronic tonometers based on an exact theory. *Ophthalmology* 1959;**37**:495–507.
5. Moses R, Marg E. Evaluation of the basic validity and clinical usefulness of the Mackay-Marg tonometer. *Ophthalmology* 1962;**1**:78–85.
6. Wood TO, West C, Kaufman HE. Control of intraocular pressure in penetrating keratoplasty. *Am J Ophthalmol* 1972;**74**(4):724–8.
7. Thoft RA, Gordon JM, Dohlman CH. Glaucoma following keratoplasty. *Trans Am Acad Ophthalmol Otolaryngol* 1974;**78**(2):OP352–64.
8. Olson RJ. Aphakic keratoplasty. Determining donor tissue size to avoid elevated intraocular pressure. *Arch Ophthalmol* 1978;**96**(12):2274–6.
9. Robinson CH. Indications, complications and prognosis for repeat penetrating keratoplasty. *Ophthalmic Surg* 1979;**10**(5):27–34.
10. Polack FM. Keratoplasty in aphakic eyes with corneal edema: results in 100 cases with 10-year follow-up. *Ophthalmic Surg* 1980;**11**(10):701–7.
11. Goldberg DB, Schanzlin DJ, Brown SI. Incidence of increased intraocular pressure after keratoplasty. *Am J Ophthalmol* 1981;**92**(3):372–7.
12. Simmons RB, Stern RA, Teekhasaenee C, et al. Elevated intraocular pressure following penetrating keratoplasty. *Trans Am Ophthalmol Soc* 1989; **87**:79–91, discussion 91–73.
13. Oruçoglu F, Blumenthal EZ, Frucht-Pery J, et al. Risk factors and incidence of ocular hypertension after penetrating keratoplasty. *J Glaucoma* 2014;**23**(9):599–605.
14. Huber KK, Maier AK, Klamann MK, et al. Glaucoma in penetrating keratoplasty: risk factors, management and outcome. *Graefes Arch Clin Exp Ophthalmol* 2013;**251**(1):105–16.
15. Al-Mohaimeed M, Al-Shahwan S, Al-Torbak A, et al. Escalation of glaucoma therapy after penetrating keratoplasty. *Ophthalmology* 2007; **114**(12):2281–6.
16. Banitt MR, Chopra V. Descemet's stripping with automated endothelial keratoplasty and glaucoma. *Curr Opin Ophthalmol* 2010;**21**(2):144–9.
17. Vajaranant TS, Price MO, Price FW, et al. Intraocular pressure measurements following Descemet stripping endothelial keratoplasty. *Am J Ophthalmol* 2008;**145**(5):780–6.
18. Nieuwendaal CP, van der Meulen IJ, Lapid-Gortzak R, et al. Intraocular pressure after descemet stripping endothelial keratoplasty (DSEK). *Int Ophthalmol* 2013;**33**(2):147–51.
19. Aldave AJ, Chen JL, Zaman AS, et al. Outcomes after DSEK in 101 eyes with previous trabeculectomy and tube shunt implantation. *Cornea* 2014;**33**(3):223–9.
20. Ozeki N, Yuki K, Shiba D, et al. Intraocular pressure elevation after Descemet's stripping endothelial keratoplasty. *Jpn J Ophthalmol* 2012; **56**(4):307–11.
21. Lee WB, Jacobs DS, Musch DC, et al. Descemet's stripping endothelial keratoplasty: safety and outcomes: a report by the American Academy of Ophthalmology. *Ophthalmology* 2009;**116**(9):1818–30.
22. Karesh JW, Nirankari VS. Factors associated with glaucoma after penetrating keratoplasty. *Am J Ophthalmol* 1983;**96**(2):160–4.
23. Foulks GN. Glaucoma associated with penetrating keratoplasty. *Ophthalmology* 1987;**94**(7):871–4.
24. Kirkness CM, Ficker LA. Risk factors for the development of postkeratoplasty glaucoma. *Cornea* 1992;**11**(5):427–32.
25. Nguyen NX, Langenbucher A, Seitz B, et al. Frequency and risk factors of intraocular pressure increase after penetrating keratoplasty. *Klin Monatsbl Augenheilkd* 2000;**217**(2):77–81.
26. Memarzadeh F, Li Y, Francis BA, et al. Optical coherence tomography of the anterior segment in secondary glaucoma with corneal opacity after penetrating keratoplasty. *Br J Ophthalmol* 2007;**91**(2):189–92.
27. Dada T, Aggarwal A, Vanathi M, et al. Ultrasound biomicroscopy in opaque grafts with post-penetrating keratoplasty glaucoma. *Cornea* 2008;**27**(4):402–5.
28. Fuller DG, Hutton WL. Prediction of postoperative vision in eyes with severe trauma. *Retina* 1990;**10**(Suppl. 1):S20–34.
29. Olson RJ, Kaufman HE. Intraocular pressure and corneal thickness after penetrating keratoplasty. *Am J Ophthalmol* 1978;**86**(1):97–100.
30. Brandt JD. Central corneal thickness, tonometry, and glaucoma risk – a guide for the perplexed. *Can J Ophthalmol* 2007;**42**(4):562–6.
31. Rao VJ, Gnanaraj L, Mitchell KW, et al. Clinical comparison of ocular blood flow tonometer, Tonopen, and Goldmann applanation tonometer for measuring intraocular pressure in postkeratoplasty eyes. *Cornea* 2001;**20**(8):834–8.
32. Rootman DS, Insler MS, Thompson HW, et al. Accuracy and precision of the Tono-Pen in measuring intraocular pressure after keratoplasty and epikeratophakia and in scarred corneas. *Arch Ophthalmol* 1988; **106**(12):1697–700.
33. Salvetat ML, Zeppieri M, Miani F, et al. Comparison of iCare tonometer and Goldmann applanation tonometry in normal corneas and in eyes with automated lamellar and penetrating keratoplasty. *Eye (Lond)* 2011; **25**(5):642–50.
34. Ceruti P, Morbio R, Marraffa M, et al. Comparison of dynamic contour tonometry and goldmann applanation tonometry in deep lamellar and penetrating keratoplasties. *Am J Ophthalmol* 2008;**145**(2):215–21.
35. Neuburger M, Maier P, Bohringer D, et al. The impact of corneal edema on intraocular pressure measurements using goldmann applanation tonometry, Tono-Pen XL, iCare, and ORA: an *in vitro* model. *J Glaucoma* 2013;**22**(7):584–90.
36. Boisjoly HM, Tourigny R, Bazin R, et al. Risk factors of corneal graft failure. *Ophthalmology* 1993;**100**(11):1728–35.
37. Ing J, Ing H, Nelson L, et al. Ten-year postoperative results of penetrating keratoplasty. *Ophthalmology* 1998;**105**(10):1855–65.
38. Reinhard T, Kallmann C, Cepin A, et al. The influence of glaucoma history on graft survival after penetrating keratoplasty. *Graefes Arch Clin Exp Ophthalmol* 1997;**235**(9):553–7.
39. Yamagami S, Suzuki Y, Tsuru T. Risk factors for graft failure in penetrating keratoplasty. *Acta Ophthalmol Scand* 1996;**74**(6):584–8.
40. Sugar J, Montoya M, Dontchev M, et al. Donor risk factors for graft failure in the Cornea Donor Study. *Cornea* 2009;**28**(9):981–5.
41. Svedbergh B. Effects of artificial intraocular pressure elevation on the corneal endothelium in the vervet monkey (Cercopithecus ethiops). *Acta Ophthalmol* 1975;**53**(6):839–55.
42. Korey M, Gieser D, Kass MA, et al. Central corneal endothelial cell density and central corneal thickness in ocular hypertension and primary open-angle glaucoma. *Am J Ophthalmol* 1982;**94**(5):610–16.
43. Bertelmann E, Pleyer U, Rieck P. Risk factors for endothelial cell loss post-keratoplasty. *Acta Ophthalmol Scand* 2006;**84**(6):766–70.
44. Nguyen NX, Langenbucher A, Seitz B, et al. Impact of increased intraocular pressure on long-term corneal endothelial cell density after penetrating keratoplasty. *Ophthalmologica* 2002;**216**(1):40–4.
45. Anshu A, Price MO, Price FW. Descemet's stripping endothelial keratoplasty: long-term graft survival and risk factors for failure in eyes with preexisting glaucoma. *Ophthalmology* 2012;**119**(10):1982–7.
46. Char DeCroos F, DelMonte DW, Chow JH, et al. Increased rates of Descemet's Stripping Automated Endothelial Keratoplasty (DSAEK) graft failure and dislocation in glaucomatous eyes with aqueous shunts. *J Ophthalmic Vis Res* 2012;**7**(3):203–13.
47. Nguyen P, Khashabi S, Chopra V, et al. Descemet stripping with automated endothelial keratoplasty: A comparative study of outcome in patients with preexisting glaucoma(). *Saudi J Ophthalmol* 2013;**27**(2):73–8.
48. Maier AK, Klamann MK, Torun N, et al. Intraocular pressure elevation and post-DSEK glaucoma after Descemet`s stripping endothelial keratoplasty. *Graefes Arch Clin Exp Ophthalmol* 2013;**251**(4):1191–8.
49. Anshu A, Price MO, Richardson MR, et al. Alterations in the aqueous humor proteome in patients with a glaucoma shunt device. *Mol Vis* 2011;**17**:1891–900.
50. Price MO, Jordan CS, Moore G, et al. Graft rejection episodes after Descemet stripping with endothelial keratoplasty: part two: the statistical analysis of probability and risk factors. *Br J Ophthalmol* 2009;**93**(3):391–5.
51. Ide T, Yoo SH, Leng T, et al. Subconjunctival air leakage after Descemet's Stripping Automated Endothelial Keratoplasty (DSAEK) in a post-trabeculectomy eye. *Open Ophthalmol J* 2009;**3**:1–2.
52. Goshe JM, Terry MA, Li JY, et al. Graft dislocation and hypotony after Descemet's stripping automated endothelial keratoplasty in patients with previous glaucoma surgery. *Ophthalmology* 2012;**119**(6):1130–3.
53. Wiaux C, Baghdasaryan E, Lee OL, et al. Outcomes after Descemet stripping endothelial keratoplasty in glaucoma patients with previous trabeculectomy and tube shunt implantation. *Cornea* 2011;**30**(12):1304–11.
54. Phillips PM, Terry MA, Shamie N, et al. Descemet stripping automated endothelial keratoplasty in eyes with previous trabeculectomy and tube shunt procedures: intraoperative and early postoperative complications. *Cornea* 2010;**29**(5):534–40.
55. Sherwood MB, Grierson I, Millar L, et al. Long-term morphologic effects of antiglaucoma drugs on the conjunctiva and Tenon's capsule in glaucomatous patients. *Ophthalmology* 1989;**96**(3):327–35.
56. Baudouin C, Pisella PJ, Fillacier K, et al. Ocular surface inflammatory changes induced by topical antiglaucoma drugs: human and animal studies. *Ophthalmology* 1999;**106**(3):556–63.
57. Price FW Jr, Whitson WE, Johns S, et al. Risk factors for corneal graft failure. *J Refract Surg* 1996;**12**(1):134–43, discussion 143–137.
58. Maguire MG, Stark WJ, Gottsch JD, et al. Risk factors for corneal graft

failure and rejection in the collaborative corneal transplantation studies. Collaborative Corneal Transplantation Studies Research Group. *Ophthalmology* 1994;**101**(9):1536–47.

59. Zimmerman TJ, Krupin T, Grodzki W, et al. The effect of suture depth on outflow facility in penetrating keratoplasty. *Arch Ophthalmol* 1978;**96**(3):505–6.

60. Zimmerman TJ, Waltman SR, Sachs U, et al. Intraocular pressure after aphakic penetrating keratoplasty "through-and-through" suturing. *Ophthalmic Surg* 1979;**10**(7):49–52.

61. Olson RJ, Kaufman HE. A mathematical description of causative factors and prevention of elevated intraocular pressure after keratoplasty. *Invest Ophthalmol Vis Sci* 1977;**16**(12):1085–92.

62. Perl T, Charlton KH, Binder PS. Disparate diameter grafting. Astigmatism, intraocular pressure, and visual acuity. *Ophthalmology* 1981;**88**(8):774–81.

63. Heidemann DG, Sugar A, Meyer RF, et al. Oversized donor grafts in penetrating keratoplasty. A randomized trial. *Arch Ophthalmol* 1985;**103**(12):1807–11.

64. Bourne WM, Davison JA, O'Fallon WM. The effects of oversize donor buttons on postoperative intraocular pressure and corneal curvature in aphakic penetrating keratoplasty. *Ophthalmology* 1982;**89**(3):242–6.

65. Musa FU, Patil S, Rafiq O, et al. Long-term risk of intraocular pressure elevation and glaucoma escalation after deep anterior lamellar keratoplasty. *Clin Experiment Ophthalmol* 2012;**40**(8):780–5.

66. Terry MA, Shamie N, Chen ES, et al. Endothelial keratoplasty: A simplified technique to minimize graft dislocation, iatrogenic graft failure, and pupillary block. *Ophthalmology* 2008;**115**(7):1179–86.

67. Koenig SB, Covert DJ, Dupps WJJ, et al. Visual acuity, refractive error, and endothelial cell density six months after Descemet Stripping and Automated Endothelial Keratoplasty (DSAEK). *Cornea* 2007;**26**(6):670–4.

68. Cheng YY, Hendrikse F, Pels E, et al. Preliminary results of femtosecond laser–assisted descemet stripping endothelial keratoplasty. *Arch Ophthalmol* 2008;**126**(10):1351–6.

69. Lee JS, Desai NR, Schmidt GW, et al. Secondary angle closure caused by air migrating behind the pupil in Descemet stripping endothelial keratoplasty. *Cornea* 2009;**28**(6):652–6.

70. Netland PA, Terada H, Dohlman CH. Glaucoma associated with keratoprosthesis. *Ophthalmology* 1998;**105**(4):751–7.

71. Kamyar R, Weizer JS, de Paula FH, et al. Glaucoma associated with Boston type 1 keratoprosthesis. *Cornea* 2012;**31**(2):134–9.

72. Chew HF, Ayres BD, Hammersmith KM, et al. Boston keratoprosthesis outcomes and complications. *Cornea* 2009;**28**(9):989–96.

73. Bradley JC, Hernandez EG, Schwab IR, et al. Boston type 1 keratoprosthesis: the university of California Davis experience. *Cornea* 2009;**28**(3):321–7.

74. Zerbe BL, Belin MW, Ciolino J. Boston Type 1 Keratoprosthesis Study G. Results from the multicenter Boston Type 1 Keratoprosthesis Study. *Ophthalmology* 2006;**113**(10):1779.e1–7.

75. Patel AP, Wu EI, Ritterband DC, et al. Boston type 1 keratoprosthesis: the New York Eye and Ear experience. *Eye (Lond)* 2012;**26**(3):418–25.

76. Aldave AJ, Kamal KM, Vo RC, et al. The Boston type 1 keratoprosthesis: improving outcomes and expanding indications. *Ophthalmology* 2009;**116**(4):640–51.

77. The advanced glaucoma intervention study (AGIS): 7. the relationship between control of intraocular pressure and visual field deterioration. *Am J Ophthalmol* 2000;**130**(4):429–40.

78. Lass JH, Pavan-Langston D. Timolol therapy in secondary angle-closure glaucoma post penetrating keratoplasty. *Ophthalmology* 1979;**86**(1):51–9.

79. Giasson CJ, Nguyen TQT, Boisjoly HM, et al. Dorzolamide and corneal recovery from edema in patients with glaucoma or ocular hypertension. *Am J Ophthalmol* 2000;**129**(2):144–50.

80. Konowal A, Morrison JC, Brown SV, et al. Irreversible corneal decompensation in patients treated with topical dorzolamide. *Am J Ophthalmol* 1999;**127**(4):403–6.

81. Schuman JS, Horwitz B, Choplin NT, et al. A one-year study of brimonidine twice daily in glaucoma and ocular hypertension: A controlled, randomized, multicenter clinical trial. *Arch Ophthalmol* 1997;**115**(7):847–52.

82. Schumer RA, Camras CB, Mandahl AK. Putative side effects of prostaglandin analogs. *Surv Ophthalmol* 2002;**47**(Suppl. 1):S219.

83. Miyake K, Ibaraki N. Prostaglandins and cystoid macular edema. *Surv Ophthalmol* 2002;**47**(Suppl. 1):S203–18.

84. Wand M, Gilbert CM, Liesegang TJ. Latanoprost and herpes simplex keratitis. *Am J Ophthalmol* 1999;**127**(5):602–4.

85. Kaufman A, Medow N, Phillips B, et al. Managing bilateral or unilateral corneal opacities. *J Pediatr Ophthalmol Strabismus* 1999;**36**(2):78–83.

86. Cohen EJ, Kenyon KR, Dohlman CH. Iridoplasty for prevention of postkeratoplasty angle closure and glaucoma. *Ophthalmic Surg* 1982;**13**(12):994–6.

87. Van Meter WS, Allen RC, Waring GO 3rd, et al. Laser trabeculoplasty for glaucoma in aphakic and pseudophakic eyes after penetrating keratoplasty. *Arch Ophthalmol* 1988;**106**(2):185–8.

88. Gilvarry AM, Kirkness CM, Steele AD, et al. The management of post-keratoplasty glaucoma by trabeculectomy. *Eye (Lond)* 1989;**3**(Pt 6):713–18.

89. Kirkness CM, Steele AD, Ficker LA, et al. Coexistent corneal disease and glaucoma managed by either drainage surgery and subsequent keratoplasty or combined drainage surgery and penetrating keratoplasty. *Br J Ophthalmol* 1992;**76**(3):146–52.

90. Insler MS, Cooper HD, Kastl PR, et al. Penetrating keratoplasty with trabeculectomy. *Am J Ophthalmol* 1985;**100**(4):593–5.

91. Ishioka M, Shimazaki J, Yamagami J, et al. Trabeculectomy with mitomycin C for post-keratoplasty glaucoma. *Br J Ophthalmol* 2000;**84**(7):714–17.

92. Sharma A, Kumar S, Ram J, et al. Trabeculectomy with mitomycin-C for postkeratoplasty glaucoma: a preliminary study. *Ophthalmic Surg Lasers* 1997;**28**(11):891–5.

93. Ayyala RS, Pieroth L, Vinals AF, et al. Comparison of mitomycin C trabeculectomy, glaucoma drainage device implantation, and laser neodymium:YAG cyclophotocoagulation in the management of intractable glaucoma after penetrating keratoplasty. *Ophthalmology* 1998;**105**(8):1550–6.

94. Chowers I, Ticho U. Mitomycin-C in combined or two-stage procedure trabeculectomy followed by penetrating keratoplasty. *J Glaucoma* 1999;**8**(3):184–7.

95. WuDunn D, Alfonso E, Palmberg PF. Combined penetrating keratoplasty and trabeculectomy with mitomycin C. *Ophthalmology* 1999;**106**(2):396–400.

96. Boey PY, Mehta JS, Ho CL, et al. Outcomes of trabeculectomy after Descemet stripping automated endothelial keratoplasty: A comparison with penetrating keratoplasty. *Am J Ophthalmol* 2012;**153**(6):1091–8.e2.

97. Mochizuki K, Jikihara S, Ando Y, et al. Incidence of delayed onset infection after trabeculectomy with adjunctive mitomycin C or 5-fluorouracil treatment. *Br J Ophthalmol* 1997;**81**(10):877–83.

98. DeBry PW, Perkins TW, Heatley G, et al. Incidence of late-onset bleb-related complications following trabeculectomy with mitomycin. *Arch Ophthalmol* 2002;**120**(3):297–300.

99. Lehmann OJ, Bunce C, Matheson MM, et al. Risk factors for development of post-trabeculectomy endophthalmitis. *Br J Ophthalmol* 2000;**84**(12):1349–53.

100. Solomon A, Ticho U, Frucht-Pery J. Late-onset, bleb-associated endophthalmitis following glaucoma filtering surgery with or without antifibrotic agents. *J Ocul Pharmacol Ther* 1999;**15**(4):283–93.

101. Waheed S, Ritterband DC, Greenfield DS, et al. New patterns of infecting organisms in late bleb-related endophthalmitis: a ten year review. *Eye (Lond)* 1998;**12**(Pt 6):910–15.

102. Akova YA, Bulut S, Dabil H, et al. Late bleb-related endophthalmitis after trabeculectomy with mitomycin C. *Ophthalmic Surg Lasers* 1999;**30**(2):146–51.

103. Greenfield DS. Bleb-related ocular infection. *J Glaucoma* 1998;**7**(2):132–6.

104. Waheed S, Ritterband DC, Greenfield DS, et al. Bleb-related ocular infection in children after trabeculectomy with mitomycin C. *Ophthalmology* 1997;**104**(12):2117–20.

105. Greenfield DS, Suner IJ, Miller MP, et al. Endophthalmitis after filtering surgery with mitomycin. *Arch Ophthalmol* 1996;**114**(8):943–9.

106. Higginbotham EJ, Stevens RK, Musch DC, et al. Bleb-related endophthalmitis after trabeculectomy with mitomycin C. *Ophthalmology* 1996;**103**(4):650–6.

107. Godfrey DG, Krishna R, Greenfield DS, et al. Implantation of second glaucoma drainage devices after failure of primary devices. *Ophthalmic Surg Lasers* 2002;**33**(1):37–43.

108. Lloyd MA, Baerveldt G, Nguyen QH, et al. Long-term histologic studies of the Baerveldt implant in a rabbit model. *J Glaucoma* 1996;**5**(5):334–9.

109. Wilson RP, Cantor L, Katz LJ, et al. Aqueous shunts. Molteno versus Schocket. *Ophthalmology* 1992;**99**(5):672–6, discussion 676–678.

110. Heuer DK, Lloyd MA, Abrams DA, et al. Which is better? One or two? A randomized clinical trial of single-plate versus double-plate Molteno implantation for glaucomas in aphakia and pseudophakia. *Ophthalmology* 1992;**99**(10):1512–19.

111. Kwon YH, Taylor JM, Hong S, et al. Long-term results of eyes with penetrating keratoplasty and glaucoma drainage tube implant. *Ophthalmology* 2001;**108**:272–8.

112. Rapuano CJ, Schmidt CM, Cohen EJ, et al. Results of alloplastic tube shunt procedures before, during, or after penetrating keratoplasty. *Cornea* 1995;**14**(1):26–32.

113. Sherwood MB, Smith MF, Driebe WT Jr, et al. Drainage tube implants in the treatment of glaucoma following penetrating keratoplasty. *Ophthalmic Surg* 1993;**24**(3):185–9.

114. McDonnell PJ, Robin JB, Schanzlin DJ, et al. Molteno implant for control of glaucoma in eyes after penetrating keratoplasty. *Ophthalmology* 1988;**95**(3):364–9.

115. Kirkness CM, Moshegov C. Post-keratoplasty glaucoma. *Eye (Lond)* 1988;**2**(Suppl.):S19–26.

116. Zalloum JN, Ahuja RM, Shin D, et al. Assessment of corneal decompensation in eyes having undergone molteno shunt procedures compared to eyes having undergone trabeculectomy. *CLAO J* 1999;**25**(1):

57–60.

117. Alvarenga LS, Mannis MJ, Brandt JD, et al. The long-term results of keratoplasty in eyes with a glaucoma drainage device. *Am J Ophthalmol* 2004;**138**(2):200–5.

118. Coleman AL, Mondino BJ, Wilson MR, et al. Clinical experience with the Ahmed Glaucoma Valve implant in eyes with prior or concurrent penetrating keratoplasties. *Am J Ophthalmol* 1997;**123**(1):54–61.

119. Hollander DA, Giaconi JA, Holland GN, et al. Graft failure after penetrating keratoplasty in eyes with Ahmed valves. *Am J Ophthalmol* 2010;**150**(2):169–78.

120. Bates AK, Hiorns RW, Cheng H. Modelling of changes in the corneal endothelium after cataract surgery and penetrating keratoplasty. *Brit J Ophthalmol* 1992;**76**(1):32–5.

121. Knorr H, Handel A, Naumann G. Morphometic and qualitative changes in corneal endothelium in primary chronic open angle glaucoma. *Fortschr Ophthalmol* 1991;**88**(2):118–20.

122. Gagnon M-M, Boisjoly HM, Brunette I, et al. Corneal endothelial cell density in glaucoma. *Cornea* 1997;**16**(3):314–18.

123. Fiore P, Richter C, ARzeno G, et al. The effect of anterior chamber depth on endothelial cell count after filtration surgery. *Arch Ophthalmol* 1989;**107**(11):1609–11.

124. Kirkness CM, Ling Y, Rice NS. The use of silicone drainage tubing to control post-keratoplasty glaucoma. *Eye (Lond)* 1988;**2**(Pt 5):583–90.

125. McDermott ML, Swendris RP, Shin DH, et al. Corneal endothelial cell counts after molteno implantation. *Am J Ophthalmol* 1993;**115**:93–6.

126. Chihara E, Kubota H, Takanashi T, et al. Outcome of White pump shunt surgery for neovascular glaucoma in Asians. *Ophthalmic Surg* 1992;**23**(10):666–71.

127. Mendrinos E, Dosso A, Sommerhalder J, et al. Coupling of HRT II and AS-OCT to evaluate corneal endothelial cell loss and in vivo visualization of the Ahmed glaucoma valve implant. *Eye (Lond)* 2009;**23**(9):1836–44.

128. Arroyave CP, Scott IU, Fantes FE, et al. Corneal graft survival and intraocular pressure control after penetrating keratoplasty and glaucoma drainage device implantation. *Ophthalmology* 2001;**108**(11):1978–85.

129. Kaynak S, Tekin NF, Durak I, et al. Pars plana vitrectomy with pars plana tube implantation in eyes with intractable glaucoma. *Br J Ophthalmol* 1998;**82**(12):1377–82.

130. Scott IU, Alexandrakis G, Flynn HW Jr, et al. Combined pars plana vitrectomy and glaucoma drainage implant placement for refractory glaucoma. *Am J Ophthalmol* 2000;**129**(3):334–41.

131. Sidoti PA, Mosny AY, Ritterband DC, et al. Pars plana tube insertion of glaucoma drainage implants and penetrating keratoplasty in patients with coexisting glaucoma and corneal disease. *Ophthalmology* 2001;**108**(6):1050–8.

132. Luttrull JK, Avery RL. Pars plana implant and vitrectomy for treatment of neovascular glaucoma. *Retina* 1995;**15**(5):379–87.

133. Smiddy WE, Rubsamen PE, Grajewski A. Vitrectomy for pars plana placement of a glaucoma seton. *Ophthalmic Surg* 1994;**25**(8):532–5.

134. Varma R, Heuer DK, Lundy DC, et al. Pars plana Baerveldt tube insertion with vitrectomy in glaucomas associated with pseudophakia and aphakia. *Am J Ophthalmol* 1995;**119**(4):401–7.

135. Gandham SB, Costa VP, Katz LJ, et al. Aqueous tube-shunt implantation and pars plana vitrectomy in eyes with refractory glaucoma. *Am J Ophthalmol* 1993;**116**(2):189–95.

136. Lloyd MA, Heuer DK, Baerveldt G, et al. Combined Molteno implantation and pars plana vitrectomy for neovascular glaucomas. *Ophthalmology* 1991;**98**(9):1401–5.

137. Molteno AC. New implant for drainage in glaucoma. Clinical trial. *Br J Ophthalmol* 1969;**53**(9):606–15.

138. Molteno AC, Van Rooyen MM, Bartholomew RS. Implants for draining neovascular glaucoma. *Br J Ophthalmol* 1977;**61**(2):120–5.

139. Binder PS, Abel R Jr, Kaufman HE. Cyclocryotherapy for glaucoma after penetrating keratoplasty. *Am J Ophthalmol* 1975;**79**(3):489–92.

140. West CE, Wood TO, Kaufman HE. Cyclocryotherapy for glaucoma pre- or postpenetrating keratoplasty. *Am J Ophthalmol* 1973;**76**(4):485–9.

141. Cohen EJ, Schwartz LW, Luskind RD, et al. Neodymium: YAG laser transscleral cyclophotocoagulation for glaucoma after penetrating keratoplasty. *Ophthalmic Surg* 1989;**20**(10):713–16.

142. Hardten DR, Brown JD. Transscleral neodymium:YAG cyclophotocoagulation: comparison of 180-degree and 360-degree initial treatments. *Ophthalmic Surg* 1993;**24**(3):181–4.

143. Wheatcroft S, Singh A, Casey T, et al. Treatment of glaucoma following penetrating keratoplasty with transscleral YAG cyclophotocoagulation. *Int Ophthalmol* 1992;**16**(4-5):397–400.

144. Levy NS, Bonney RC. Transscleral YAG cyclocoagulation of the ciliary body for persistently high intraocular pressure following penetrating keratoplasty. *Cornea* 1989;**8**(3):178–81.

145. Bloom PA, Tsai JC, Sharma K, et al. "Cyclodiode". Trans-scleral diode laser cyclophotocoagulation in the treatment of advanced refractory glaucoma. *Ophthalmology* 1997;**104**(9):1508–19, discussion 1519–1520.

146. Shah P, Lee GA, Kirwan JK, et al. Cyclodiode photocoagulation for refractory glaucoma after penetrating keratoplasty. *Ophthalmology* 2001;**108**(11):1986–91.

147. Yap-Veloso MI, Simmons RB, Echelman DA, et al. Intraocular pressure control after contact transscleral diode cyclophotocoagulation in eyes with intractable glaucoma. *J Glaucoma* 1998;**7**(5):319–28.

148. Ocakoglu O, Arslan OS, Kayiran A. Diode laser transscleral cyclophotocoagulation for the treatment of refractory glaucoma after penetrating keratoplasty. *Curr Eye Res* 2005;**30**(7):569–74.

149. Lin SC. Endoscopic and transscleral cyclophotocoagulation for the treatment of refractory glaucoma. *J Glaucoma* 2008;**17**(3):238–47.

150. Chen J, Cohn RA, Lin SC, et al. Endoscopic photocoagulation of the ciliary body for treatment of refractory glaucomas. *Am J Ophthalmol* 1997;**124**(6):787–96.

151. Lin S. Endoscopic cyclophotocoagulation. *Br J Ophthalmol* 2002;**86**(12):1434–8.

152. Huang T, Wang YJ, Chen JQ, et al. Effect of endocyclophotocoagulation on survival of corneal grafts. *Zhonghua Yan Ke Za Zhi* 2007;**43**(4):313–18.

153. Kim P, Amiran MD, Lichtinger A, et al. Outcomes of Descemet stripping automated endothelial keratoplasty in patients with previous glaucoma drainage device insertion. *Cornea* 2012;**31**(2):172–5.

154. Riaz KM, Sugar J, Tu EY, et al. Early results of Descemet-Stripping and Automated Endothelial Keratoplasty (DSAEK) in patients with glaucoma drainage devices. *Cornea* 2009;**28**(9):959–62.

155. Banitt M, Arrieta-Quintero E, Parel JM, et al. Technique for air bubble management during endothelial keratoplasty in eyes after penetrating glaucoma surgery. *Cornea* 2011;**30**(2):184–8.

9

第 117 章

前部板层角膜移植的适应证

Mohammad Anwar

关键概念

- 前 部 深 板 层 角 膜 移 植（deep anterior lamellar keratoplasty, DALK）可选择性地替换病变的板层角膜组织，保留后弹力层和内皮层。
- 板层角膜植片可以被剖切，以恢复正常的角膜厚度。
- 前部深板层角膜移植可以更快的恢复扩张性角膜疾病的视力，如圆锥角膜。
- 大泡技术辅助适用于圆锥角膜和透明角膜边缘变性（pellucid marginal degeneration, PMD），但不能用于后弹力层已经破损的患者。

本章纲要

适应证
禁忌证
圆锥角膜

若内皮层仍然健康，前部深板层角膜移植是一种可使供体角膜组织全部或部分地替代病变的角膜基质的技术。

适应证

需要进行板层角膜移植手术的条件可以分为以下几种情况：

A. 结构性：通过制作特制的板层角膜补片与患者角膜缺损区匹配以恢复正常角膜厚度（适合病灶的角膜移植）。

1. 后弹力层膨出
2. 透明角膜边缘变性
3. 边缘性角膜变性晚期
4. 无菌性的蚕蚀性角膜溃疡和其他种类与自身

免疫性疾病（如类风湿性关节炎和肉芽肿性多血管炎）有关的角膜边缘溶解溃疡。

B. 光学性：改善视力

1. 扩张性疾病：圆锥角膜（视频 117.1）、球形角膜和角膜隆凸（Schlappi 透明角膜边缘变性）。

2. 瘢痕：外伤、手术、化学伤、疱疹（单纯疱疹和带状疱疹）、细菌性溃疡愈合后的瘢痕、沙眼瘢痕、真菌性溃疡愈合后的瘢痕以及其他表浅的瘢痕。

3. 营 养 不 良：上 皮 层、前 弹 力 层（Bowman membrane）、角膜前弹力层营养不良（Reis-Bücklers 角膜营养不良）、地图 - 点状 - 指纹状营养不良伴复发性角膜上皮糜烂和基质营养不良。

4. 变性：Salzmann 结节状角膜变性、气候性滴状角膜变性和带状角膜病变。

5. 屈光手术后并发症：LASIK 术后角膜扩张、角膜屈光手术后上皮下基质雾状混浊（haze）、放射状角膜切开术、准分子近视角膜磨镶术后层间冷沉淀、LASIK 术后角膜瓣持续褶皱和角膜基质环植入术后的并发症。

6. 累及角膜中央区的复发性翼肉晚期（通常联合扇形自体角膜缘移植）。

7. 特殊情况：比如前部板层角膜移植的远期预后优于穿透性角膜移植的情况。

a. 圆锥角膜伴发炎症，如春季角结膜炎，若进行穿透性角膜移植是禁忌。

b. 唐氏综合征患者同时存在圆锥角膜：由于存在创伤的风险，各种类型的角膜表层移植手术更可行，尤其是在没有健康内皮的供体组织可以使用时。

c. 对侧眼角膜移植术后反复发生免疫排斥反应。

d. 术后创伤风险增高的独眼患者。

e. 居住在气候恶劣的地区，环境因素导致眼表疾病的患者。

f. 既往史表现出治疗和随访依从性差的患者。

g. 当有重复角膜移植可能性时,板层角膜移植有更好的远期存活的可能。

h. 角膜疾病伴角膜缘干细胞缺乏。

C. 治疗性:

1. 顽固的角膜感染通常需要进行穿透性角膜移植,但在感染已被清除的情况下,尽管可能存在少量坏死和炎性组织,仍可以将全层供体角膜对位缝合。

2. 角膜皮样囊肿和相似的肿瘤。

3. 炎性肿块。

4. 穿孔。

D. 美容性:

1. 切除角膜混浊部分,并用板层角膜组织代替。

2. 角膜植床残留的混浊可以同时在板层角膜组织下使用纹身染色剂染色(图117.1)。

禁忌证

如果角膜内皮细胞不健康,禁行任何形式的前部板层角膜移植术。如果后弹力层已有裂伤(急性圆锥治疗后)或存在深层瘢痕(无论多小)累及后弹力层(图117.2)[1],都是大泡技术辅助的前部深板层角膜移植术的禁忌证。然而一些适应证值得进一步观察和研究。

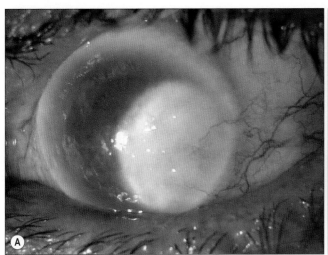
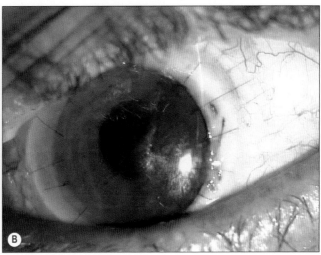

图117.1　角膜层间使用纹身染色剂的美容性/光学性角膜成形术。(A)手术前。(B)手术后

9

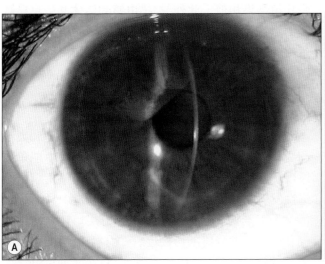
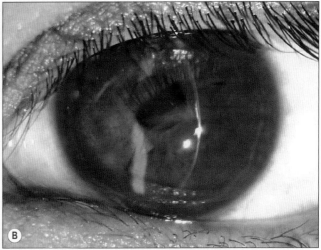

图117.2　大泡技术的禁忌证。(A)手术前后弹力层存在裂口。(B)深层瘢痕累及后弹力层

圆锥角膜

世界上许多地区在治疗圆锥角膜时依然会选择穿透性角膜移植[2,3]，因为手术后可以获得良好的视力，这些地区有优质的供体角膜可以应用，手术也容易操作。

在角膜内皮细胞健康的情况下不提倡带内皮层的角膜移植（如圆锥角膜、角膜瘢痕以及大多数的角膜营养不良），它引起免疫排斥反应的风险更高，并增加术后内皮细胞损失的风险。对于此类患者只要术后视力相当（或者至少可以接受）[1,4~10]，前部板层角膜移植应该取代穿透性角膜移植。

与穿透性手术相比，前部板层角膜移植的优点可以概括为以下几点：

1. 角膜植片远期存活更好。

2. 不存在晚期内皮失功。

3. 糖皮质激素相关的并发症很少。

4. 便于随访。

5. 对角膜供体材料的要求较低。

6. 在需要进行大植片移植的时候，免疫排斥反应的风险较低。

根据层间界面制作的不同，现在有几种前部板层角膜移植技术，分类如下：

1. 基质对基质层间界面。

2. 后弹力层对后弹力层层间界面。

3. 后弹力层（供体）对基质（受体）层间界面，如全厚板层移植片。

4. 基质（供体）对后弹力层（受体）层间界面。

基质对基质层间界面可以通过不同的方法获得不同的深度，这些方法包括手工剖切[11~21]、微型角膜板层刀[22]和激光技术辅助剖切。过去，有报道基质对基质层间界面的手术存在许多问题。一个完美光滑的界面会经历重塑，导致后期的失败（译者注：原书应该存在错误，应该是一个不完美和不光滑的界面会经历重塑，导致后期的失败），术后视力也会受到与临床可见的层间界面混浊无关的光学干涉的影响，因此可能需要再次移植手术[17]。

角膜后弹力层（供体）对基质（如深基质植床的全厚板层角膜移植）层间界面或后弹力层对后弹力层层间界面可以导致植片下龟裂（subgraft clefts）、假前房形成或者供体后弹力层皱褶，因此不推荐制作这种类型的层间界面。

基质对后弹力层层间界面只能通过手工的方法获得[1,4~10,20,23~26]。空气、液体、黏弹剂或这些组合一起来辅助去除全部角膜基质暴露后弹力层。这种高质量的界面带来了良好的与穿透性角膜移植相当的视力效果。这种高质量的层间界面形态学在活体共聚焦显微镜和扫描电子显微镜研究中都得到了证实，大泡技术获得的层间界面透明、规则、高反射且无细胞。

圆锥角膜是一种年轻人好发的进展性、膨隆性角膜异常。在这些病例中使用前部板层角膜移植应注意以下几点：

1. 术后为角膜和前房提供更好的形态。

2. 去除全部或大部分病变组织。留下的周边植床应刚好为合适的缝合提供足够空间。周边留下受体组织较多的植床仍然是圆锥角膜病变组织的一部分，并可不断变化导致不稳定的屈光状态。

这两点都可以通过暴露后弹力层的技术解决（如大气泡技术[4~10,23,24]）或手工"近后弹力层剖切技术"[1]。

瘢痕

大部分的瘢痕都可以通过前部板层角膜移植去除。手术技术的选择主要取决于设备情况和医生的手术技巧。目前使用的方法包括手工逐层剖切技术、微型角膜板层刀和人工前房的应用、飞秒激光以及后弹力层暴露技术等。

由于大泡技术安全性好、速度快以及在受体角膜后弹力层暴露的一致性好，所以该技术日益普及[4~10,23,24]。后弹力层也可以轻易地从供体角膜撕除，暴露出光滑的表面。植入的供体和受体的表面形成一个高质量的层间界面，据报道，该技术的视力效果与穿透性角膜移植结果相似。此外，扫描电镜和活体共聚焦显微镜的形态学研究都发现大泡技术暴露的层间界面质量优于手工剖切以及微型角膜板层刀和飞秒激光辅助暴露的层间界面（图117.3）[19]。

微型角膜板层刀辅助的技术

且不说花费，这种技术很难将供体的厚度和大小与受体的尺寸相匹配。它只适用于早期或中期角膜厚度仍然理想的圆锥角膜患者。由于圆锥角膜是渐进性发展的，这种技术的结果可能不稳定。

手工剖切显示瘢痕累及后弹力层。计划使用空气和液体辅助分离剖切接近后弹力层，有可能去除大部分的病理组织，残留少许基质层（小于40~50μm）。尽管在角膜旁中央区残余瘢痕，术后的视力效果极好（图117.4）。

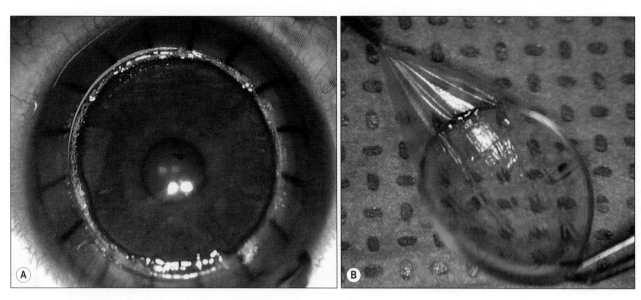

图117.3　(A)角膜植床暴露了后弹力层。(B)从供体角膜撕除后弹力层

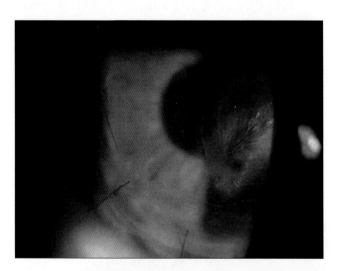

图117.4　手工"设计接近后弹力层的剖切",旁中心残留一层很薄的瘢痕。最佳框架眼镜矫正视力0.5

球形角膜

只有当框架眼镜或角膜接触镜都不能获得理想的矫正视力才考虑手术治疗。由于角膜极度变薄和大直径角膜移植的问题,穿透性角膜移植一般无法实施。前部板层角膜移植在恢复角膜厚度和改善视力方面都很有效。刮除受体角膜上皮细胞后,在周边角膜缘干细胞下方制作一个深入角膜基质的大直径切口,然后将相似大小的角巩膜供体移植片(无内皮层和后弹力层)塞进并嵌入环形切口。采用较长的缝线将供体角膜对位缝合。然而,这项技术冗长繁琐。层间界面间瘢痕随后会发展,导致视力变差。

如果没有已存在的深层瘢痕或后弹力层的破损,大泡技术或其他暴露后弹力层的技术都可以作为有效方法使用。

斑块状角膜营养不良

斑块状角膜营养不良晚期会影响基质、后弹力层和内皮层,角膜厚度变薄。

大泡技术辅助的暴露后弹力层的前部深板层角膜移植可以收到良好的治疗效果。一个合理的大植片可以去除病变的基质(和异常角膜细胞)。因此复发的可能性似乎很小。由于角膜厚度变薄,在进行环钻钻切的过程中需要十分谨慎,避免穿孔,否则会影响深板层角膜移植手术的操作。

传统上,穿透性角膜移植已用于治疗斑块状角膜营养不良并且收到良好的效果,但是前部板层角膜移植与穿透性角膜移植相比有更多的优点(之前已列举)。笔者用该技术成功地治疗了32例此类病例。其中1例术中因环钻钻切发生穿孔(角膜较薄)。2例发生后弹力层层间气泡,但并没有阻碍暴露后弹力层,术后后弹力层层间的空气自行吸收。所有患者术后随访7年,平均最佳矫正视力达到0.5。到目前为止没有需要再次手术的患者。大多数病例可以见到轻度的层间混浊,主要原因是由于术前后弹力层存在斑点样混浊。

后弹力层膨出

修复这种情况的重要原则是尽可能彻底地切除周围的感染或坏死的组织。

周边部后弹力层膨出可以通过将设计合适的新

鲜角膜板层补片缝合到相同的植床上修复。

中央后弹力层膨出需要通过不同的方法来修复（图 117.5）。异常的坏死和炎症组织切除后，板层角膜补片可临时缝合到膨出的后弹力层周围的健康组织上。这对防止切除周围病变组织过程中任何眼压增高所致的弹力层意外穿孔有帮助。

选择大小适当的钻环在角膜上做一个表层压痕，这个过程尽量不要对角膜施加压力。然后采用钻石刀手工加深钻环切口。

基质内注射空气和低渗水被用来辅助轻柔的钝性分离软化的角膜基质，暴露出下方薄且规则的植床。然后移除临时缝合的角膜补片。此时，膨出的后弹力层周围的基质组织已经与后弹力层分离。使用钝性的虹膜恢复器将松软的角膜基质向上撑起，使用钝尖剪刀剪开角膜基质。小心谨慎的暴露中央瞳孔区对应的 4~5mm 的后弹力层。采用环钻从内皮面冲切一个合适的供体角膜，撕除后弹力层和内皮层，采用 10-0 尼龙缝线间断缝合在植床上。

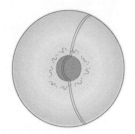

后弹力层膨出　　　　周边角膜基质切开

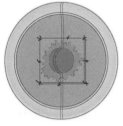 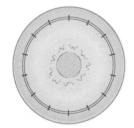

临时缝合补片后钻切角膜　　　最终外观

图 117.5　中央角膜后弹力层膨出修补步骤图解

透明角膜边缘变性

当框架眼镜和角膜接触镜治疗失败后，本病可以通过手术修复。可以使用合适大小的板层角膜手术进行治疗。视力效果和术后的散光很难预测。另外一种可以选择的治疗方法是将薄的外周角膜完全切除，缝合和切口封闭可能是一个问题。最终的视力效果和散光无法预测。

大泡技术辅助的暴露后弹力层的方法可以有效使用。超过变薄角膜区域的大直径板层植片可以修复这种情况（图 117.6）。

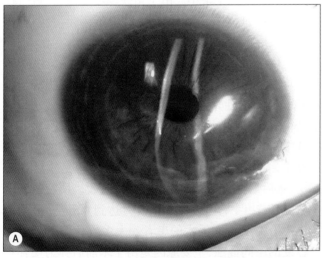 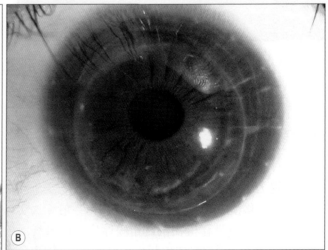

图 117.6　深板层角膜移植（大泡技术）治疗透明角膜边缘变性。（A）手术前。（B）手术后

（高华　译）

9

参考文献

1. Anwar M. Planned near Descemet's membrane dissection using air and fluid. In: John T, editor. *Surgical techniques in anterior and posterior lamellar corneal surgery*. New Delhi: Jaypee Brothers; 2006. p. 126–33.

2. Mahmood MA, Wagoner MD. Penetrating keratoplasty for keratoconus: long term results in 38 eyes with and 202 eyes without vernal keratoconjunctivitis. *Middle East J Ophthalmol* 1999;**7**:27–35.

3. Mahmood MA, Wagoner MD. Penetrating keratoplasty in eyes with keratoconus and vernal keratoconjunctivitis. *Cornea* 2000;**19**:468–70.

4. Anwar M. Big-bubble technique. In: Fontana L, Tassinari G, editors. *Atlas of lamellar keratoplasty*. Italy: Fabiano Editore; 2007. p. 125–36.

5. Fontana L, Parente G, Tassinari G. Clinical outcomes after anterior lamellar keratoplasty using the big-bubble technique in patients with keratoconus. *Am J Ophthalmol* 2007;**143**:117–24.

6. Sarnicola V, Conti L, Bellirine D. Clinical results using different DALK techniques. In: Fontana L, Tassinari G, editors. *Atlas of lamellar keratoplasty*. Italy: Fabiano Editore; 2007. p. 155–62.

7. Fogla R, Padmanabhan P. Results of deep lamellar keratoplasty using the big bubble technique in patients with keratoconus. *Am J Ophthalmol* 2006;**141**:254–9.

8. Vajpayee RB, Tyagi J, Sharma N, et al. Deep anterior lamellar keratoplasty by big bubble technique for treatment of corneal stromal opacities. *Am J Ophthalmol* 2007;**143**(6):954–7.

9. Parathasarathy A, Por YM, Tan DTH. Use of 'small-bubble technique' to increase the success of Anwar's 'big-bubble technique' for deep lamellar keratoplasty with complete baring of Descemet's membrane. *Br J Ophthalmol* 2007;**91**:1369–73.

10. Borderie VM, Werthel AL, Touzeau O, et al. Comparison of techniques used for removing the recipient stroma in anterior lamellar keratoplasty. *Arch Ophthalmol* 2008;**126**(1):31–7.

11. Morrison JC, Swan KC. Full-thickness lamellar keratoplasty: a histologic study in human eyes. *Ophthalmology* 1982;**89**:715–19.

12. Price FW Jr. Air lamellar keratoplasty. *Refract Corneal Surg* 1989;**5**:240–3.

13. Chau GK, Dilly SA, Sheard CE, et al. Deep lamellar keratoplasty on air with lyophilized tissue. *Br J Ophthalmol* 1992;**76**:646–50.

14. Sugita J, Kondo J. Deep lamellar keratoplasty with complete removal of pathologic stroma for vision improvement. *Br J Ophthalmol* 1997;**81**:184–8.

15. Melles GRJ, Remeijer L, Geerards AJM, et al. A quick surgical technique for deep, anterior lamellar keratoplasty using visco-dissection. *Cornea* 2000;**19**:427–32.

16. Morris E, Kirwan JF, Sugatha S, et al. Corneal endothelial specular microscopy following deep lamellar keratoplasty with lyophilized tissue. *Eye (Lond)* 1998;**126**:1–8.

17. Krumeich JH, Schoner P, Lubatschowski H, et al. Excimer laser treatment in deep lamellar keratoplasty 100 μm over Descemet's membrane. *Ophthalmologe* 2002;**99**:946–8.

18. Melles GRJ, Lander F, Rietveld FJR, et al. A new surgical technique for stromal, anterior lamellar keratoplasty. *Br J Ophthalmol* 1999;**83**:327–33.

19. Mastropasqua L, et al. Morphological analysis of lamellar keratoplasty interface. In: Fontana L, Tassinari G, editors. *Atlas of lamellar keratoplasty*. Italy: Fabiano Editore; 2007. p. 165–74.

20. Malbran E. Lamellar keratoplasty in keratoconus. In: King JH, McTigue JW, editors. *The cornea-world congress*. London/Washington DC: Butterworths; 1965. p. 511–18.

21. Anwar M. Technique in lamellar keratoplasty. *Trans Ophthalmol Soc UK* 1974;**94**:163–71.

22. Azar DT, Jain S, Sambursky R. A new surgical technique of microkeratome-assisted deep lamellar keratoplasty with a hinged flap. *Arch Ophthalmol* 2000;**118**:1112–15.

23. Anwar M, Teichmann KD. Big bubble technique to bare Descemet's membrane in anterior lamellar keratoplasty. *J Cataract Refract Surg* 2002;**28**:398–403.

24. Anwar M, Teichmann KD. Deep lamellar keratoplasty. Surgical techniques for anterior lamellar keratoplasty with and without baring of Descemet's membrane. *Cornea* 2002;**21**:374–83.

25. Manche EE, Holland GN, Maloney RK. Deep lamellar keratoplasty using viscoelastic dissection. *Arch Ophthalmol* 1999;**111**:1561–5.

26. Dua HS, Faraj LA, Said DG, et al. Human corneal anatomy redefined. *Ophthalmology* 2013;**120**:1778–85.

第 118 章

前部板层角膜移植手术方法

Luigi Fontana，Alfonso Ioveno

关键概念

- 前部板层角膜移植（anterior lamellar keratoplasty，ALK）手术技术使手术医生能够选择性地切除病变角膜基质，保留健康的角膜基质和内皮。
- 根据切除深度的不同，前部板层角膜移植可分为两大类：一类是后弹力层前膜手术（pre descemet membrane procedure），既角膜后弹力层前留有一定厚度的基质；另一类是后弹力层手术（descemet membrane procedure），既完全切除角膜基质暴露后弹力层或前部后弹力层。
- 由于判断切除深度和制作均匀一致厚度的基质床的难度都很大，手工进行角膜基质层剖切耗时且具有挑战性。
- 向深层角膜基质注入无菌空气[2]或平衡盐溶液[10]有助于角膜基质的切除。
- 大泡技术辅助的深板层角膜移植技术有利于后弹力层和基质层之间形成一个连续的大气泡。

本章纲要

引言

切除病变角膜基质到达不同深度，并通过供体角膜替换病变角膜的手术均被称为前部板层角膜移植（anterior lamellar keratoplasty，ALK）。选择性的移植病变角膜基质并完整保留健康的角膜内皮的概念可以追溯到150多年前。继 von Hipple（1877）、Filatov（1916）和 Zirm（1950）的开创性的工作以来，Paufique（1972）推出了基质剥离的专用器械，使板层角膜移植这项技术得到了进一步提高。

1959 年，Hallerman 首次实施了接近后弹力层的深层角膜基质切除，并移植包括后弹力层和内皮层的全厚板层角膜供体组织。利用一种直视下的深层角膜基质剖切技术，Anwar[1]描述了一种对视力结果有潜在优势的技术。这种技术通过切除病变角膜基质暴露后弹力层，从而获得非常光滑的植床界面，同时用于角膜重建的全厚供体角膜也撕除后弹力层和内皮层。

接近后弹力层的深层角膜基质切除技术再次由 Archila 提出[2]，他首次将无菌空气注入角膜基质以方便达到深层角膜植床。为了达到相同的目的，Sugita 和 Kondo[3]介绍了一种采用水分离（hydrodelamination）的方法辅助暴露后弹力层。这种技术通过向角膜基质注水的方法辅助基质层和后弹力层的分离。最初的手工剖切技术由 Tsubota 等[4]提出，他们提倡逐层剖切基质层，由浅入深靠近后弹力层，以降低术中穿孔的风险。

一种创新的深基质层切除技术随后由 Melles 等[5]提出，他们在密闭条件下，采用可以预测分离深度的基质深层分离技术完成。

最终，两种通过劈裂分离达到方便基质层和后弹力层分离和切除目的的技术出现了[6,7]。其中一种技术是通过黏弹剂、一种技术通过空气强行注入深层基质，使基质层与后弹力层之间形成一个大的空隙并分离，以利于基质层完整被切除，减少术中穿孔的风险。

技术的革新为 ALK 的发展提供了进一步的帮助。屈光手术中使用的显微角膜板层刀可辅助切除不同厚度的病变基质[8]，而飞秒激光辅助的角膜切除被证实可提高 ALK 手术的重复性、精确度以及灵活性[9]。

ALK 技术

根据切除深度的不同,ALK 技术可分为两大类:一类是后弹力层前膜手术(pre descemet membrane procedure),既在剖切结束之后角膜后弹力层前留下一定厚度的基质;另一类是后弹力层手术(descemet membrane procedure),既完全切除角膜基质暴露后弹力层或前部后弹力层。相关的 ALK 技术在此描述。

逐层剖切

该技术可用于光学修复、结构性修复以及治疗多种角膜基质疾病,比如扩张性角膜疾病、角膜基质瘢痕、角膜溃疡以及角膜感染。采用环钻钻切部分深度的基质后,手工切除板层角膜基质(约角膜总厚度的 2/3)[3]。切除深度应与植床的平面保持一致,尽可能制作一个厚度均匀的基质植床(图 118.1)。因此,在剖切过程中必须考虑到存在的变薄区域。可以通过切除其他基质层加深剖切的深度,目的是彻底切除全部病理性角膜基质。在剖切的过程中,可能会观察到在某些区域有意无意地暴露出后弹力层,暴露的后弹力层光滑、透亮,不同于周围纤维基质组织。在这种情况下,建议在进一步剖切基质前,通过周边角膜穿刺口放出少量房水以降低眼压。将一个细钝的小铲(译者注:如果没有此器械,可以考虑使用虹膜恢复器)插入后弹力层上方的空隙,后弹力层可能与基质层分离,暴露出角膜中央 5~6mm 的区域(图 118.2)。由于术中穿孔的风险很高,尝试进一步扩大后弹力层的暴

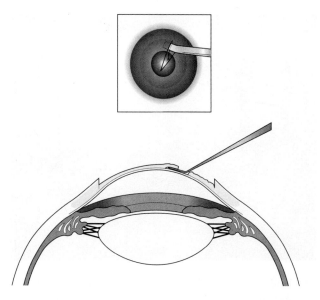

图 118.2　细钝的小铲插入暴露的后弹力层与基质层之间的空隙,小铲轻柔的将后弹力层与其上方的基质层分离(图片引自 Fontana L,Tassinari G。板层角膜移植图谱。编者 Fabiano 2007.)

露范围会带来不必要的危险。最后根据角膜基质剖切深度的不同,将全厚或者部分厚度的供体角膜基质对位缝合。

这种技术的主要优点是它有很好的通用性,可以在不方便使用其他前部深板层角膜移植(DALK)手术技术的情况下使用。这种方法潜在缺点是制作的植床存在厚度不均匀或存在表面不规则的风险,可能会造成高度散光或在植片与植床层间界面形成瘢痕混浊。

基质层离(视频 118.1)

用 27 号或 30 号穿刺针穿刺,向深层角膜基质内注入无菌空气或平衡盐溶液,可以促进角膜基质层分离。注射应在角膜基质内进行,穿刺针通过部分钻切的角膜切口穿刺进入中央区基质。注入空气或平衡盐溶液后,中央区角膜膨胀并变得不透明。当使用无菌空气时,角膜基质由于充气而变白(图 118.3),有时气泡可能通过小梁网到达前房。术者可在混浊和肿胀的基质纤维的指示下完成剖切。当深层基质植床暴露时,依靠浸润的角膜基质和后弹力层之间的透明度差异更容易定位后弹力层(或靠近后弹力层的植床)(图 118.4)。将一个细钝的小铲插入后弹力层上方的空隙,轻柔地探到周边角膜基质与后弹力层之间,可将后弹力层与上方的基质层完全分离。当部分角膜基质与后弹力层分离后,可以用钝头剪刀剪除。最后,

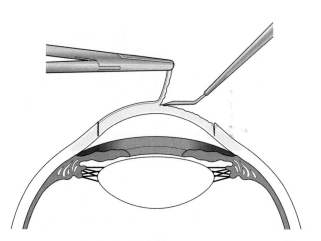

图 118.1　手工分离角膜基质。钻环钻切区域内切除一半角膜基质。注意尽可能保持剖切的一致(图片引自 Fontana L,Tassinari G. 板层角膜移植图谱。编者 Fabiano,2007.)

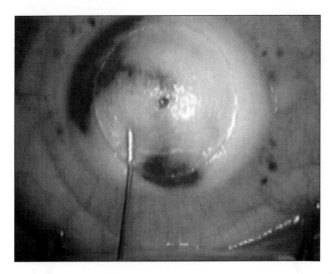

图 118.3　向角膜基质内注入无菌空气后,角膜基质由于注气而变白

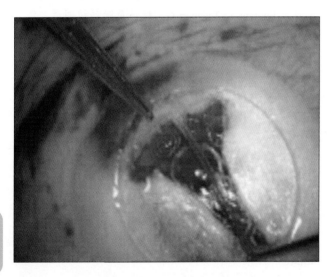

图 118.4　通过颜色和透明度的差异可以轻易分辨出后弹力层和浸润的角膜基质

将撕除后弹力层和内皮层的供体角膜缝合于植床。

治疗性自动板层角膜移植手术
(视频 118.2 和视频 118.3)

采用微型角膜板层刀或飞秒激光辅助切除不同厚度的病变角膜基质,治疗性自动板层角膜移植术(automated lamellar therapeutic keratoplasty,ALTK)可进行快速简单的板层分离,同时获得高精准度和良好的光学效果。最早用于激光原位角膜磨镶术(LASIK)的微型角膜板层刀,已被改良为可以通过角膜上皮面切除部分厚度的角膜基质,可用于受体和供体角膜制作。就激光原位角膜磨镶术而言,切除的部分角膜基

质极为规整,可以获得良好的层间透明度和良好的视力效果。

与微型角膜板层刀相比,飞秒激光技术具有极高的精准度和可重复性切除的优势,有更好的可预测性。灵活的角膜移植设计可针对不同形状进行不同方式的切除,以个性化的满足每一位患者。

ALTK 已经发展成用于前部和前中部板层角膜移植的手术,目前已经用于治疗不同类型的角膜疾病,包括前部角膜基质混浊不规整、复杂角膜屈光手术或角膜感染造成的角膜基质瘢痕[11]、前部角膜基质性营养不良与扩张[12]。角膜基质切除深度是由手术医生根据基质病变的深度与角膜总厚度来确定。从 90μm 到 450μm 的微型角膜板层刀头可以用于切除累及前部、中部、后部的角膜基质层混浊。

采用选择型号的微型角膜板层刀,可以切除预先设定好厚度的直径约 9mm 的角膜板层。由于微型角膜板层刀切削时对其下方的角膜基质有压力,通常被切除的角膜板层厚度比预计切削厚度多 30~40μm。手术医生应该在选择微型角膜板层刀时牢记这一点,设计切削后留下至少 80~100μm 的基质床厚度以降低发生术中穿孔的风险。

无论使用微型角膜板层刀还是飞秒激光技术,供体角膜都采用放置在人工前房上的带角巩膜缘的供体来准备。制作的供体角膜板层厚度与切除部分相同或者更厚、直径大小一致或者更大(0.5mm)。

采用 10-0 尼龙缝线 16 针间断对位缝合供体角膜。当较薄的移植片(90~130μm)用于移植时,可以通过覆盖缝线固定植片在位,最早术后 2 周即可拆线。

角膜基质内分离

由于判断切除深度和制作均匀一致厚度的基质床的难度都很大,手工角膜基质层剖切耗时且具有挑战性。Melles 等介绍了一种通过相关步骤可以观察到分离深度的方法[14]。他将空气注入前房,从而使剖切刀插入角膜基质时可以产生镜像[13]。这个反射镜像的宽度被用作参考切除过程中角膜分离的深度。采用角膜缘分离技术,完成深层角膜基质从角膜缘到角膜缘的分离(图 118.5),再将黏弹剂注入深基质袋制作分离层间的空隙。最后使用负压环钻钻切去除前部角膜基质,暴露植床。将黏弹剂彻底冲洗干净,将供体角膜(除去后弹力层和内皮层)缝合于植床。

Mells 等[14]介绍的这项技术有许多优势:操作过程快速并可重复;可在不同深度的角膜基质内进行分

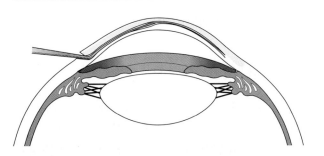

图 118.5 钝性小铲通过角膜缘切口深入到角膜基质，完成深层角膜基质从角膜缘到角膜缘的分离(图片引自 Fontana L, Tassinari G。板层角膜移植图谱。编者 Fabiano 2007.)

离,也可能接近后弹力层,过于接近后弹力层在分离过程中发生穿孔可以通过缝合切口、延迟手术或将手术转为穿透性角膜移植进行安全的处理。这种技术的潜在局限性在于角膜混浊时可能不易看到镜面光反射,还有对于角膜非常陡峭的扩张性角膜疾病,角膜缘至角膜缘的分离可能不易操作。术中使用角膜测厚仪和可调钻石刀是最近提出的定位深层基质辅助分离的另一种方法[15]。

劈裂分离(视频 118.4 与 118.5)

通过向后弹力层上方的角膜基质施加压力,可以使后弹力层与基质层劈裂分离。尽管这两个解剖层彼此紧密连接,但后弹力层被实际出现的空隙与角膜基质分离,其原因是基质层胶原纤维与 Bowman 层连续而与后弹力层不连续。由于这些解剖学特征,空气或液体注入深层基质可能导致后弹力层与后基质脱离,在不同层间造成间隙。

受到上文提到的空气注入深层角膜基质后偶尔观察到后弹力层脱离的启发,Anwar 和 Teichman 发明了一种名为大泡技术(big-bubble technique, BBT)的原创方法[7],这种方法用于在后弹力层和基质层之间形成一个持续的大气泡。最近的研究已经证实,采用大泡技术,可使劈裂分离发生在后部基质层,这也是新近描述的由 5~8 层胶原板层组成的后弹力层前膜(pre-descemet membrane layer)。

根据原文对大泡技术的描述[7],根据角膜厚度进行深约 300~400μm 的部分厚度的角膜钻切。将 27 号或 30 号穿刺针安装在充满空气的鲁尔锁注射器上。将针头距针尖 5mm 处弯成与平面约 30~40°角,针尖斜面向下自环钻切口穿刺进入角膜基质,在穿刺的过程中针尖斜面与后弹力层保持平行。针尖穿刺深度达到近角膜中央区域。当针尖深入角膜基质约

3~4mm 并很好地埋藏时,用力推注注射器的活塞,将空气注入角膜基质。针尖周围的基质会变白混浊,轮廓不规则。角膜表面突然出现的边缘呈白色膨胀的大气泡是空气到达后弹力层前膜的标志(图 118.6)。当气泡边缘与钻环切口重合时,应停止进一步注气。最近,特别制作的通过钝性针头下口注入空气的方法替代了锋利针头注气的方法,这种方法可以使注气针头尽可能接近后弹力层,同时减少发生术中穿孔的风险。

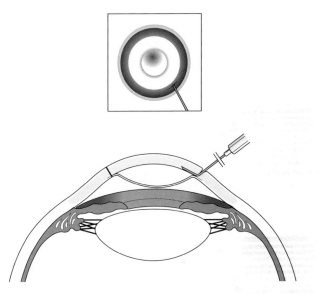

图 118.6 近圆形边缘的半透明盘出现是大气泡形成的标志。大气泡内的空气可将中央部后弹力层与角膜基质层分离(图片引自 Fontana L, Tassinari G. 板层角膜移植图谱。编者 Fabiano, 2007.)

采用新月形弯刀切除前部板层角膜组织。可以通过穿刺进入前方放液降低降低前房压力。用锋利的 30° 金属刀刺破气泡前壁,制作 1mm 或稍宽的切口(图 118.7)。在穿刺之前,可以采用甲紫标记的黏弹剂减缓空气的快速排出,并帮助标记穿刺的位置。一旦拔出角膜刀,气泡随即消失,角膜基质变为半透明。

用钝圆的角膜剪将基质切成扇形后切除,在环钻切口内暴露后弹力层。切除远端周边基质时很具有挑战性,这是造成后弹力层破裂的最常见手术步骤之一。由于周边角膜基质组织的不对称切除会增加术后散光的风险,所以对称性基质切除很重要。最后,将撕除后弹力层和内皮层的供体角膜对位缝合于植床。

与其他手工分离基质层技术相比,大泡技术的优势在于后弹力层很容易大范围暴露,术中穿孔的风险更低。此外,大泡技术可用于角膜扩张或角膜较薄

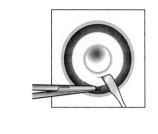

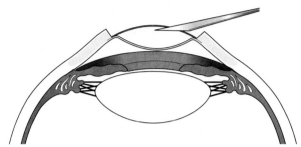

图118.7 使用刀尖刺破大气泡,气泡随即消失(图片引自Fontana L,Tassinari G. 板层角膜移植图谱。编者 Fabiano, 2007.)

的患者,而其他手工分离基质层的技术被证实具有危险性。

大泡技术的缺点在于不能保证每次都形成大气泡,成功形成气泡的频率取决于手术医生的经验。大气泡不形成仍然可以进行之前描述的深层角膜基质分离。这项技术的局限性在于,对于先前存在累及后弹力层的深层瘢痕或穿孔的患者可能不适用。在此类病例中,当注入空气时,由于后弹力层的中断,经常会见到空气直接到达前房。

使用黏弹剂替代空气,大的黏性泡的形成或许会使后弹力层与基质层之间劈裂分离。这种情况下,由于黏弹剂不如空气更容易弥漫到整个基质板层和找到后弹力层层间,黏弹剂必须注射到接近后弹力层的位置。为此,Melles 使用了一种可以在直视下观察到后弹力层的技术,在注入黏弹剂之前,前房内注入空气引导 30 号针头插入深层角膜基质[14]。然而,该技术发生术中穿孔的风险很高。Shimmura 等采用类似的技术,用钝性针头代替锐利的针头注射黏弹剂,大

大降低了术中穿孔的风险[17]。

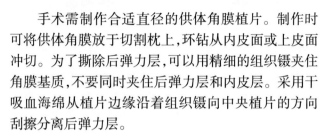

供体准备(视频 118.6)

手术需制作合适直径的供体角膜植片。制作时可将供体角膜放于切割枕上,环钻从内皮面或上皮面冲切。为了撕除后弹力层,可以用精细的组织镊夹住角膜基质,不要同时夹住后弹力层和内皮层。采用干吸血海绵从植片边缘沿着组织镊向中央植片的方向刮擦分离后弹力层。

(高华 译)

参考文献

1. Anwar M. Technique in lamellar keratoplasty. *Trans Ophthalmol Soc UK* 1974;**94**:163–71.
2. Archila EA. Deep lamellar keratoplasty dissection of host tissue with intrastromal air injection. *Cornea* 1984;**3**:217–18.
3. Sugita J, Kondo J. Deep lamellar keratoplasty with complete removal of pathologic stroma for vision improvement. *Br J Ophthalmol* 1997;**81**:184–8.
4. Tsubota K, Kaido M, Monden Y, et al. A new surgical technique for deep lamellar keratoplasty with single running suture adjustment. *Am J Ophthalmol* 1998;**126**:1–8.
5. Melles GRJ, Lander F, Rietveld FJR, et al. A new surgical technique for deep stromal anterior keratoplasty. *Br J Ophthalmol* 1999;**83**:327–33.
6. Manche EE, Holland GN, Maloney RK. Deep lamellar keratoplasty using viscoelastic dissection. *Arch Ophthalmol* 1999;**117**:1561–5.
7. Anwar M, Teichman KD. Big-bubble technique to bare Descemet's membrane in anterior lamellar keratoplasty. *J Cataract Refract Surg* 2002;**28**:398–403.
8. Jimenez-Alfaro I, Perez Santonja J, Telleria GG, et al. Therapeutic lamellar keratoplasty with an automated microkeratome. *J Cataract Refract Surg* 2001;**27**:1161–5.
9. Price FW, Price MO, Granding JC, et al. Deep anterior lamellar keratoplasty with femtosecond-laser zig zag incisions. *J Cataract Refract Surg* 2009;**35**:804–8.
10. Amayem AF, Anwar M. Fluid lamellar keratoplasty in keratoconus. *Ophthalmology* 2000;**107**:76–80.
11. Tan DTH, Ang LPK. Automated lamellar therapeutic keratoplasty for post-PRK corneal scarring and thinning. *Am J Ophthalmol* 2004;**138**:1067–9.
12. Busin M, Zambianchi L, Arffa RC. Microkeratome-assisted lamellar keratoplasty for the surgical treatment of keratoconus. *Ophthalmology* 2005;**112**:987–97.
13. Melles GR, Rietveldt FJ, Beekuis WH, et al. A technique to visualize corneal incision and lamellar dissection depth during surgery. *Cornea* 1999;**18**:80–6.
14. Melles GRJ, Remeijer L, Geerards AJM, et al. A quick surgical technique for deep anterior lamellar keratoplasty using visco-dissection. *Cornea* 2000;**19**:427–32.
15. Rama P, Knutsson KA, Razzoli G, et al. Deep anterior lamellar keratoplasty using an original manual technique. *Br J Ophthalmol* 2013;**97**:23–7.
16. Dua HS, Faraj LA, Said DG, et al. Human corneal anatomy redefined: a novel pre-Descemet's layer (Dua's layer). *Ophthalmology* 2013;**120**:1778–85.
17. Shimmura A, Shimazaki J, Omoto M, et al. Deep lamellar keratoplasty (DLKP) in keratoconus patients using viscoadaptive viscoelastics. *Cornea* 2005;**24**:178–81.

第119章

前部板层角膜移植术中和术后并发症

Shigeto Shimmura

关键概念

- 后弹力层穿孔是 DALK 术中最常见的并发症。
- 控制前房压力有助于避免后弹力层不可逆性损伤。
- 双前房是 DALK 术后较常见的并发症。
- 气泡填充可以有效处理双前房,但要注意避免瞳孔阻滞。

本章纲要

ALK 的手术适应证
预防术中并发症的手术设备
术中并发症
术后并发症

前部板层角膜移植(anterior lamellar keratoplasty, ALK)有两种方法来替换角膜基质。前部深板层角膜移植(DALK)指替换受体大部分角膜基质,仅保留后弹力层。随着大气泡技术[1]及黏弹剂辅助分离技术[2]的引入,越来越多的手术医生选择 DALK 作为治疗角膜基质病变的首选手术方式。"前部板层角膜移植"这一名词包含了 DALK,现在主要指保留受体深层角膜基质的经典的板层角膜移植。很难明确区分 ALK 和 DALK。已有文献报道剩余少量基质或薄层后弹力层前基质的手术技巧。DALK 术中彻底暴露后弹力层对于透光率和视功能的意义尚不明确。为了简便,本章节提到的 DALK 术既包括完全的 DALK,也包括了后弹力层前 DALK。同样地,ALK 指保留受体后部基质的手术方式。

ALK 的手术适应证

第 117 章中详细讨论了 ALK 的手术适应证。但是,为了避免 ALK 及 DALK 术中可能出现的并发症,首先要选择合适的患者。与 DALK 相比 ALK 更安全,因为术中暴露后弹力层的机会较少。另一方面,DALK 不需要在基质层间做切开以及形成界面,而是重建了角膜正常的生理解剖结构。对于前部基质病变如 Avellino 角膜营养不良或角膜瘢痕等,上述差别无明显意义。然而对于新生血管化角膜,如继发感染或眼表疾病,供体与受体角膜之间愈合不紧密容易导致新生血管长入或脂质沉积,从而逐渐影响视力。DALK 术后视力可以与穿透性角膜移植(PK)相媲美,但是 ALK 层间愈合产生的瘢痕会影响术后视力。

选择 DALK 时要同时权衡手术对患者的利弊和手术医生的经验水平。低风险的患者包括接受 PKP 效果好的患者,如年长者和圆锥角膜。本章节介绍了 DALK 术中发生后弹力层破裂的处理方法,其中最简单的是改行 PKP 术。尽管 DALK 患者发生免疫排斥反应的风险较低,但是改行 PKP 仍是可行的。另一方面,新生血管化角膜的患者 PKP 术后发生内皮型免疫排斥反应的风险较高,所以 DALK 是首选的手术方式。上述患者包括单纯疱疹病毒性角膜炎、感染性角膜炎、严重过敏性角膜炎以及行角膜缘组织移植的眼表疾病等,接受 DALK 益处很多,因此手术医生不懈努力争取完成 DALK 是值得的。

预防术中并发症的手术设备

PKP 术中应用的仪器设备和器械同样适用于 DALK。除了常规仪器设备,以下设备有助于降低手术并发症。

- 角膜厚度测量计:术中用于测量角膜形态不规则患者的角膜厚度。尤其适用于圆锥角膜患者钻切病变角膜之前。

- 手术显微镜的裂隙灯附件:用于观察剩余植床的厚度,以及手术结束前确定后弹力层的贴附情况。如果怀疑后弹力层脱离导致双前房,可用于观察前房内注入气泡后的效果。可以观察到植片与植床之间残留的黏弹剂,从而有效避免黏弹剂残留。
- 钝头剪刀和板层刀用于剥除靠近后弹力层的角膜基质。尖头剪刀在剖切过程中有可能导致后弹力层破裂。钝头剪刀和板层刀在分离基质纤维时更方便。
- 术中 OCT 是观察角膜三维结构的有力工具。手术结束时可以观察后弹力层是否脱离。

术中并发症

后弹力层穿孔或破裂

后弹力层穿孔是 DALK 术中最常见的并发症,发生率大约为 10%~30%[3~6]。年轻的圆锥角膜患者是后弹力层穿孔的高危人群,而年长的患者后弹力层厚度增加,发生穿孔的风险降低。手术的各个过程都可能发生后弹力层穿孔,关键步骤时多加注意会大大降低穿孔的发生率。DALK 手术过程中应用大气泡或黏弹剂可以将基质与后弹力层分离。后弹力层前膜可以与后弹力层相连(1 型气泡),或与之离(2 型气泡)[7]。2 型气泡发生后弹力层破裂的风险更高。

环形钻切

环形钻切过程中切割过深导致后弹力层破裂的风险较大,其严重性取决于裂口的长度及范围。术前测量周边角膜的厚度,术中应用环钻钻切合适的深度可以有效避免后弹力层破裂。去除前部 1/2~2/3 角膜基质之后,有利于分离深基质与后弹力层。目前多种 DALK 手术方式均使用环切的方法,钻切深度达到 1/2~2/3 角膜厚度即可。分离后弹力层之后再进行环切也能有效预防后弹力层破裂。Melles 正是应用了这种方法,首先进行气液交换使前房充满空气,然后从角膜缘处开始分离后弹力层。

基质剖切

对于初学者来说,分离剩余少量基质的时刻是非常紧张的。随着植床越来越透明,剩余的角膜基质观察起来也越来越困难,手术刀或剪刀不经意地触碰到后弹力层是非常危险的。一旦发生后弹力层穿孔,手术成功的关键是尽可能地缩小穿孔的大小和范围。图 119.1 把气球比作手术中的前房和后弹力层。

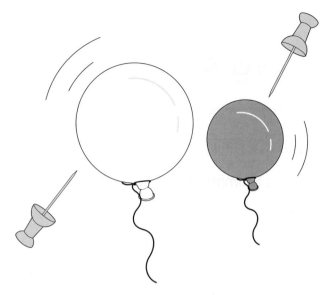

图 119.1 图示将气球比作前房。一个充满气体的气球容易发生爆炸,而一个泄气的气球,只是多了一个针眼。DALK 术中后弹力层的转归主要取决于前房的压力

一个充满气体的气球,用针轻轻一扎就会爆炸,然而对于一个泄气的气球,只是多了一个针眼,或形成一个小的裂口而已。后弹力层的转归主要取决于前房的压力,就像那只充满气体的气球(视频 119.1)。前房的压力过高,容易导致后弹力层形成大的裂口(图 119.2)。位于视轴区的裂口很难进行修复,极有可能改行 PKP。另一方面,暴露后弹力层前适当地降低前房的压力,可以大大地减少因针刺形成较大裂口的风险。做侧切口时需要当心,必须保证空气及黏弹剂位于中央位置。假如后弹力层脱离到内口的位置,由于层间的压力,肯定会形成较大的裂口。如果需要进行前房穿刺,建议尽可能地远离视轴区。

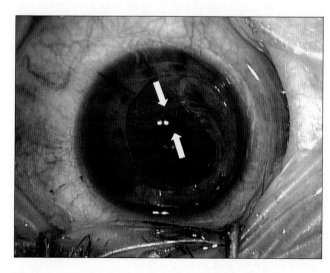

图 119.2 后弹力层裂口自植床一边延伸至另一边

缝线

　　由于缝针导致的后弹力层穿孔并不少见。实际上许多并不复杂的手术,术后出现的双前房是由缝针刺穿植床所致。全层缝合不存在问题,缝合过浅术后早期容易松线,从而引发其他并发症。DALK术中安全缝合植片的关键是DM的剥离扩大到供体直径以外。通过这种方法术中可以用镊子夹起周边植床,而对暴露的后弹力层未施加任何压力。如果直视下能看到植床的厚度,针尖将更容易穿过深基质。

后弹力层破裂的处理

　　后弹力层破裂的处理方法与白内障超声乳化过程中后囊破裂的处理有相似之处。如果超声乳化过程中发生后囊破裂,需要降低灌注压,避免裂口向周边扩大。同样地,如果DALK术中发生后弹力层破裂,需要降低前房的压力,避免裂口向周边延伸。一旦发生了后弹力层破裂,需要采用不同的方法去除剩余的角膜基质。要获得良好的术后视力,不仅需要完整地暴露后弹力层,而且植床中央5.0~6.0mm范围要保持透明。如果环切过程中发生后弹力层破裂,可以在裂口处进行缝合封闭裂口,然后选取其他的钟点位继续手术。但是如果裂口的长度超过2~3个钟点位,建议改行PKP。

术后并发症

假前房

　　假前房或称为双前房是由于术中发生后弹力层破裂,使得房水在后弹力层两侧沟通流动所致。虽然少数情况下后弹力层能够自发贴附,但是通过前房注气进行早期干预可以更快地恢复视力(图119.3)。而且等待时间过长容易导致后弹力层纤维化,处理起来更加棘手。

　　层间残留的黏弹剂看起来也像双前房。这种情况下后弹力层位置相对固定,角膜基质水肿比较轻微,几周后黏弹剂会自行吸收,几乎不影响视力。

瞳孔阻滞和瞳孔固定性散大(Urrets-Zavalia瞳孔)

　　之前有文献报道圆锥角膜患者因DALK术中瞳孔括约肌不可逆性损伤导致瞳孔固定[8]。上述并发症并不多见,常与手术结束时向前房内注入过量空气有关。瞳孔阻滞是另一个存在潜在风险的并发症,人工晶状体眼发生率较低。对于术中注气的患者术后要严密监测眼压。有晶状体眼前房内不要注入过多空气。

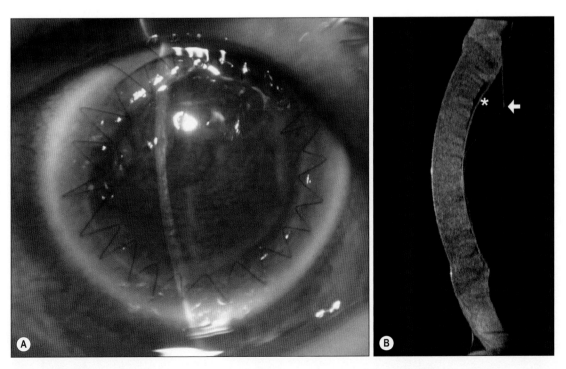

图119.3　(A)一例常规DALK术后第1天。(B)Visante OCT显示后弹力层脱离(箭头所指)以及植床后弹力层前膜的胶原纤维(★所指)。前房注气后双前房消失

角巩膜炎症

与 PKP 相比，DALK 术后因缝线导致的并发症发生率更高，主要原因是手术医生缝合过浅。特应性角巩膜炎（Post-keratoplasty, atopic sclerkeratitis, PKAS）是一种少见的眼表急性炎症，发生原因与松线及植片溶解相关[9,10]。PKAS 常发生于术后早期，需要全身及局部应用免疫抑制剂冲击治疗[11]。层间感染是 DALK 及 ALK 独有的并发症[12]。寄居于植片与植床之间的微生物一般对抗生素滴眼液耐药，必须密切随访是否向深基质浸润。层间感染虽然少见但可以致盲。建议早期彻底冲洗植床联合更换角膜植片。对于屈光性手术或复发性疾病，建议改行 PKP。

术后散光

对于角膜缝线导致的散光处理方法与 PKP 相同，可以选择性间断拆线或调整单根连续缝线。值得注意的是，单根连续缝线调整越早效果越好[13]。

DALK 术中或术后并发症导致的内皮细胞丢失是不可避免的。即使术中存在后弹力层破裂的风险，由于避免了内皮型免疫排斥反应，所以 DALK 仍然是首选的手术方式。现有的手术技巧可以保证手术安全进行，医生们可以选择合适的患者施行 DALK。

（亓晓琳　译　高华　校）

参考文献

1. Anwar M, Teichmann KD. Big-bubble technique to bare Descemet's membrane in anterior lamellar keratoplasty. *J Cataract Refract Surg* 2002; **28**(3):398–403.
2. Melles GR, Remeijer L, Geerards AJ, et al. A quick surgical technique for deep, anterior lamellar keratoplasty using visco-dissection. *Cornea* 2000; **19**(4):427–32.
3. Sugita J, Kondo J. Deep lamellar keratoplasty with complete removal of pathological stroma for vision improvement. *Br J Ophthalmol* 1997;**81**(3): 184–8.
4. Melles GR, Lander F, Rietveld FJ, et al. A new surgical technique for deep stromal, anterior lamellar keratoplasty. *Br J Ophthalmol* 1999;**83**(3): 327–33.
5. Anwar M, Teichmann KD. Deep lamellar keratoplasty: surgical techniques for anterior lamellar keratoplasty with and without baring of Descemet's membrane. *Cornea* 2002;**21**(4):374–83.
6. Fogla R, Padmanabhan P. Results of deep lamellar keratoplasty using the big-bubble technique in patients with keratoconus. *Am J Ophthalmol* 2006;**141**(2):254–9.
7. Dua HS, Faraj LA, Said DG, et al. Human corneal anatomy redefined: a novel pre-Descemet's layer (Dua's layer). *Ophthalmology* 2013;**120**(9): 1778–85.
8. Maurino V, Allan BD, Stevens JD, et al. Fixed dilated pupil (Urrets-Zavalia syndrome) after air/gas injection after deep lamellar keratoplasty for keratoconus. *Am J Ophthalmol* 2002;**133**(2):266–8.
9. Lyons CJ, Dart JK, Aclimandos WA, et al. Sclerokeratitis after keratoplasty in atopy. *Ophthalmology* 1990;**97**(6):729–33.
10. Tomita M, Shimmura S, Tsubota K, et al. Postkeratoplasty atopic sclero-keratitis in keratoconus patients. *Ophthalmology* 2008;**115**(5):851–6.
11. Al-Torbak A, Malak M, Teichmann KD, et al. Presumed stromal graft rejection after deep anterior lamellar keratoplasty. *Cornea* 2005;**24**(2): 241–3.
12. Fontana L, Parente G, Di Pede B, et al. Candida albicans interface infection after deep anterior lamellar keratoplasty. *Cornea* 2007;**26**(7):883–5.
13. Shimazaki J, Shimmura S, Tsubota K. Intraoperative versus postoperative suture adjustment after penetrating keratoplasty. *Cornea* 1998;**17**(6): 590–4.

9

第 120 章

前部深板层角膜移植的修补技术

Vincenzo Sarnicola, Enrica Sarnicola, Caterina Sarnicola

关键概念

- 钝性针头大气泡技术及气泡检查能降低 DALK 术中并发症的发生率。
- 如果大气泡技术失败, 可以应用空气 – 黏弹剂泡技术。
- 如果气泡分离技术失败, 可以应用手工逐层剖切。
- 术中后弹力层穿孔或破裂的补救方法取决于裂口的大小及位置。大多数情况下无需改行穿透性角膜移植。
- 在后弹力层前 DALK 中, 植片与植床曲率的差异是影响后弹力层裂口修补的重要因素。

本章纲要

引言

目前, 前部深板层角膜移植(deep anterior lamellar keratoplasty, DALK)主要用于内皮细胞无明显病变的角膜基质疾病, 可以恢复角膜透明性及曲率, 植片长期生存率较高(术后 10 年为 99.3%)。内皮细胞丢失率大约为 10%, 主要与手术创伤有关。内皮细胞丢失主要发生于术后半年内, 之后保持稳定[1]。DALK 的另一个优点是不会发生内皮型免疫排斥。术后视力恢复良好, 能够与穿透性角膜移植(penetrating keratoplasty, PKP)相媲美。此外术中并发症发生率低; 与 PKP 相比, 切口抵抗外力的能力更强[2]。

对于内皮细胞无明显病变的角膜基质疾病,

DALK 是首选的手术方式。术中由于后弹力层破裂改行 PKP 仍是无法避免的问题。术中改行 PKP 的比率自 0~60% 不等, 与手术医生的经验有关[3,4]。

DALK 主流的手术方式主要包括:手工逐层剖切, 水分离法, 黏弹剂分离法, 大气泡法, 以及钝性针头大气泡法。

- 手工逐层剖切:

多年来, 手工逐层剖切是板层角膜移植最常用的手术方法。环切之后, 首先板层剖切至 70% 角膜厚度, 然后将受体角膜分为四个象限以利于板层分离, 继续剖切直至角膜中央 5mm 范围完全暴露后弹力层。

手工剖切常常形成后弹力层前 DALK (predescemetic DALK, pdDALK)。虽然 pdDALK 术后视力恢复较慢, 但是当植床厚度低于 $80\mu m$, 并且形状规则、厚度均一时, 其术后效果可以与暴露后弹力层 DALK (descemetic DALK, dDALK)相媲美[6,7]。

- 水分离法:

1997 年, Sugita 和 Kondo 第一次报道了水分离法。术中应用环钻钻切 75% 角膜厚度, 然后应用钝刀片进行板层剖切。在深部角膜基质制作一个小切口, 将连接注射器的 27 号针插入切口处基质的最底部, 然后向基质内注入平衡盐溶液。随着液体缓慢渗过胶原纤维, 角膜基质逐渐变白肿胀, 从而有利于基质分离。本方法发生后弹力层穿孔的概率较高(本研究中 39.2%), 但是通过向前房内注入空气可以轻松解决[8]。此项技术使基质层间分离更加简便, 主要形成 pdDALK。

- 黏弹剂分离法:

1999 年, Melles 等通过注入眼科用黏弹剂(ophthalmic viscoelastic device, OVD)分离角膜基质与后弹力层。将连接有黏弹剂的 30 号针头插入接近后弹力层的角膜基质内。术中为了看清板层剖切的深度，Melles创造性地提出了"空气-内皮"界面，通过释放前房水、向前房内注入空气，制作一个凸面镜[9]。刀尖与光反射界面之间形成一个暗色、不反光光带，代表了板层刀与"空气-内皮"界面之间未切除的角膜组织。暗色光带的宽度反映了板层刀剖切的深度，剖切越深，光带越窄。当刀尖接近光反射界面（角膜后表面）时，可以注入OVD将后弹力层与后部基质进行分离。两层之间注入OVD进行分离时可以看到特征性反光现象，称为金色环形反光[7]。当角膜基质内充满OVD时，可以在角膜前表面放置负压环钻，然后进行钻切直到基质内的OVD自切缘向外溢出。切除前部角膜基质后反复冲洗植床，彻底清除黏弹剂[10]。术后视力可以与PKP相媲美，缺点是术中不容易找到光反射界面[2]。

• 大气泡技术：

大气泡（big bubble，BB）技术最早于2002年由Anwar和Teichmann进行报道，如今是DALK最常用的技术[11]。Sarnicola等报告此项技术发生真正后弹力层破裂的概率最高[7]。

手术过程中首先应用环钻钻切60%~80%角膜厚度，将充满空气的注射器连接在27号或30号针头上，然后将针头插入旁中心的深基质并尽量接近后弹力层，针尖方向朝下。向基质内注入空气，60%~70%的患者会在后弹力层及基质之间形成大气泡。接下来切除前部基质，切除过程中需使用锋利刀片的刀尖部位，并平行于角膜表面。一旦发现气泡破裂，马上停止剖切。剩余的角膜基质用虹膜恢复器提拉起来，应用刀片切断后再用剪刀剪除[11]。

• 钝性针头大气泡技术（视频120.1）

一般来说，基质内注射空气的位置越低，越容易形成大气泡。使用特制的钝性针头，可以帮助医生们尽量到达深部基质。Sarnicola和Toro首次描述了钝性针头大气泡技术，手术方法与大气泡技术相似，此外有两处重要的改进。其一，环形钻切之后，取一板层铲沿钻痕插入角膜基质，并尽量到达后弹力层前基质。如果板层铲在下行过程中阻力变小，或看到后弹力层皱褶，则表明已经到达后弹力层前基质。其二，板层铲拔出后角膜基质内留有一条隧道，将装有5ml空气的注射器连接在27号钝性针头上，管口方向朝下，沿隧道插入角膜基质，然后注入空气形成大气泡[12]。

作者的手术经验显示，507例圆锥角膜患者中，266只眼应用大气泡技术，成功率为61%，剩余241

只眼应用钝性针头大气泡技术，成功率为82%，二者之间统计学分析$p<0.01$[13]。

DALK的手术方式多样，术中改行PKP的比率也不尽相同。如果手术医生过分追求暴露后弹力层，若术中出现后弹力层破裂，则需要改行PKP。术中改行PKP的比率与手术医师的经验，以及术中后弹力层破裂是否进行有效处理有关。

DALK的修补技术可以避免改行PKP，并将DALK的优势应用于每一位患者。同时降低了并发症的发生率和采取补救措施的可能性。

标准手术和学习曲线

学习过程中应用标准手术方法是手术安全的重要保障。因此第一个学习目标应该是dDALK。大气泡技术是最常应用的手术方式，此外，钝性针头大气泡技术是最安全的手术方式。如圆锥角膜患者应用钝性针头成功形成大气泡的概率为82%。

接下来我们重点讨论大气泡技术失败（约18%的患者）后应该采取何种补救措施。大多数方法已经在文献中进行了介绍。

空气-黏弹剂泡技术

空气-黏弹剂泡（air-visco bubble，AVB）技术最初由Sarnicola等设计并应用于大气泡技术失败的病例中（视频120.2）。如果空气分离失败，首先应用高尔夫刀（golf knife）进行板层剖切，然后应用板层铲在深层基质内制作隧道。将装有黏弹剂的注射器连接在钝性针头上，然后向隧道内注射黏弹剂分离后基质与后弹力层[12]。术者的手术经验告诉我们，AVB技术挽救了12% dDALK失败的患者（74只眼），使dDALK的成功率由82%上升至94%[13]。

Muftuoglu等应用眼前节OCT及组织病理学方法来检测大气泡技术失败的角膜组织[14]。众所周知，一些角膜组织的后弹力层与角膜基质黏附紧密，在DMEK术中供体制备，以及DALK术中供体后弹力层撕除等过程中均可以观察到这种紧密黏附的现象。如果空气分离失败，那么黏弹剂借助它的密度，易于进行分离。我们的经验是应用Anwar大气泡技术的dDALK成功率为61%，随着钝性针头大气泡技术及AVB技术的应用，dDALK成功率上升至94%[13]。

重复空气注射

当大气泡制作失败，许多医生建议再次进行空气注射。如果第二次空气注射制作大气泡成功，则意味着第一次注射进针深度不够。而且二次注射时需要加倍小心，因为旁中心区域已经注射过空气，很难保证空气再次缓慢地进入基质。如果大气泡到达基质内的边切部位，由于层间空气的压力，可能导致后弹力层形成较大的裂口。相反如果向基质内缓慢注入黏弹剂，可以避免上述并发症的发生。

手工逐层剖切

当 dDALK 补救措施失败，或效果不确切（如穿通伤，后弹力层膨出破裂，圆锥角膜急性水肿期等），可以应用手工剖切完成 pdDALK（视频 120.3）。DALK 与 PKP 相比，术后最佳矫正视力（best spectacle-corrected visual acuity，BSCVA）无明显差异，上述观点在许多研究中已经明确阐述[2]。目前的争议是 dDALK 和 qdDALK 能否达到相似的 BSCVA[1,15,16]。回顾解释这些文献时，最重要的一点是确定剩余多少厚度的植床时，才能达到较好的术后视力。

Ardjormand 等研究发现，当植床厚度 $<20\mu m$ 时，术后视力可以与 PKP 相媲美，而植床厚度 $>80\mu m$，术后视力显著性下降。Reinhart 等将目前发表的有关 DALK 的文献进行了综述，发现 DALK 和 PKP 术后视力无明显差异，但是，如果 DALK 术中后弹力层未充分暴露或剩余基质厚度超过角膜厚度 10% 时，术后视力普遍较差[2]。

为了便于同组之间进行比较，只有植床厚度小于 $80\mu m$ 的 DALK 才能称为 pdDALK。

后弹力层破裂的处理

避免后弹力层破裂

术中可以采取多种方法来避免后弹力层破裂。

钝性针头对 27 号或 30 号针头

术中应用钝性针头的优势已经在之前的章节进行了阐述。圆锥角膜患者应用大气泡技术及钝性针头大气泡技术，术中发生后弹力层破裂的概率分别是 6.5%（226 只眼）和 2.5%（241 只眼），$p<0.05$[13]。

气泡检查（视频 120.1）

剖切大气泡之前，首先要确定大气泡制作成功，否则会切到后弹力层。角膜基质水肿会影响大气泡的观察。Parthasarathy 等描述了如下方法：通过角膜缘穿刺向前房内注入一个小气泡，如果小气泡位于周

边前房，则证明大气泡技术成功分离了后弹力层。反之，如果小气泡位于混浊的角膜基质的正下方，则证明大气泡技术失败[17]。

大气泡技术的新篇章

Anwar 和 Teichmann 介绍的方法存在后弹力层穿孔的风险。许多方法可以帮助医生们避免发生后弹力层穿孔（视频 120.1）。Goshe 等改进了大气泡技术，在向基质内注入大气泡之前，首先在角膜基质表面覆盖一层黏弹剂。应用 1.0mm 钻石刀制作 1.0~1.5mm 穿刺口，一手提拉基质，一手应用刀尖进行剖切。Goshe 等阐述上述方法具有两大优势：其一，当大气泡上方的角膜基质被剖切时，仅有少量气体溢出，避免了因气泡压力骤降导致的后弹力层穿孔。其二，空气-黏弹剂交换用于维持大气泡的空间，从而有利于周边交界面的剖切[18]。

我们提出的大气泡改进技术需要应用 2.2mm 白内障穿刺刀。首先按照 Goshe 等的方法在角膜表面覆盖 OVD，然后使用穿刺刀自下而上地制作一个隧道状切口。这种形状的切口一方面限制了气体向外溢出，另一方面便于向气泡内注入黏弹剂，从而在角膜基质与后弹力层之间形成一个安全空间，大大降低了基质剖切带来的风险（视频 120.1）。

后弹力层破裂的修补方法

后弹力层破裂是 DALK 术中最常见的并发症，即使是手术经验丰富的医生也无法幸免。五项系列研究显示，DALK 术中后弹力层穿孔的发生率为 4%~39%[19]，需要改行 PKP 的比率为 0~60%[3,4]。随着手术医生经验不断丰富，逐渐掌握了后弹力层破裂的处理方法，术中改行 PKP 的比率逐渐下降。Smadja 等研究了医生们学习 DALK 过程中的手术效果及并发症。他们回顾性分析了 44 例 DALK 的病例资料，所有手术均由同一名 PKP 经验丰富的医师完成。手术采用大气泡技术，如果失败改行手工剖切。术中改行 PKP 的比率为 27.3%。有趣的是，随着手术医生的经验不断丰富，术中改行 PKP 的比率逐渐下降。最初的 10 台手术，改行 PKP 的比率为 60%，接下来的 20 台手术比率为 20%，最后 14 台仅为 14%。最主要的并发症为后弹力层破裂（14 只眼，38%），其中 2 只眼修复成功，剩余 12 只眼改行 PKP[4]。

在过去的 12 年里，我们成功地修补了 DALK 术中发生的后弹力层破裂[3]。首先医生们应该充分评估发生了何种类型的后弹力层破裂。"微穿孔"是指

9

后弹力层的微小损害,常发生于 pdDALK 术中,是手术医生尝试应用板层铲伸到更深基质层所致。相反地,"大穿孔"指后弹力层破裂,并导致前房消失,常由 dDALK 术中应用角膜剪剪除周边基质所致。需要引起重视的是,dDALK 发生的后弹力层破裂的临床表现与 pdDALK 不尽相同。

后弹力层破裂进行修补需要遵循以下原则[3]。

1. 为了避免供体与受体角膜基质之间存在"阶梯",需要进行基质切除术。基质阶梯不仅影响层间快速愈合,还会导致裂口难以闭合。

2. 切除基质时,后弹力层破裂的位置最后进行剖切,避免手术操作造成裂口扩大。

3. 植片缝合完毕后才能向前房内注入空气,避免过早注入导致裂口扩大。

4. 待植片缝合完毕,向各方向活动眼球有利于层间液体流出,同时促进角膜基质与后弹力层贴附。

5. 前房内的气体需要保留数小时,并要求患者平卧,有利于气泡顶压后弹力层。

6. 术后每两小时查看患者是否存在瞳孔阻滞或瞳孔散大固定(Urrets-Zavalia 综合征)。或者术中在下方虹膜制作周切口预防瞳孔阻滞。

一些研究认为,DALK 术中后弹力层破裂及处理会导致角膜内皮细胞丢失增加[20,21]。但是,我们始终相信患者自身的内皮细胞远优于同种异体捐献者。

后弹力层破裂修补术的预后较好,其中上方及鼻、颞侧后弹力层裂口比下方裂口恢复更快。原因是使患者保持坐位或者侧卧位相对容易,而保持下巴过伸的仰卧位较为困难。

dDALK 术中后弹力层破裂

如果后弹力层裂口较小,应用上文介绍的方法足以奏效(视频 120.4)。然而在 dDALK 术中,医生们经常遇到的是"大裂口"。大裂口发生后,正如 DMEK 术中一样,后弹力层会自行卷曲,但相对容易展平。

发生大裂口后,第一步要做的依然是完整切除角膜基质。第二步,展平卷曲的后弹力层。缝合角膜植片之前,后弹力层相对容易展平。前房穿刺放液后缝合植片,然后自侧切口向前房内注入气泡,通过气流的作用将后弹力层展平。上述方法的不足之处是前房侧切口必须位于远离后弹力层裂口的部位。如果裂口紧邻侧切口,需要在缝合植片之前重新制作侧切口。缝合植片之后再制作侧切口容易导致新的后弹力层裂口,并且气泡有可能并未进入前房,而是位于

后弹力层与角膜基质之间[3]。

pdDALK 术中后弹力层破裂

对于 pdDALK 术中发生的后弹力层破裂,如果植片与植床曲率一致,修补起来相对简单,反之植片与植床曲率差异较大,则需要谨慎处理。

pdDALK 术中如果出现植床破裂,植片与植床曲率的差异使后弹力层裂口的修补成为了一个难题。植床由薄层基质、后弹力层及内皮层三部分组成,具有一定的形状。为了更好地与植片相贴附,它必须适应植片的曲率,而二者之间曲率的差异,有可能导致后弹力层破裂口加剧。如果植床过平或过陡,单纯空气注射往往不能奏效。

举个例子可能更好地说明上述观点。感染或外伤导致的角膜白斑,pdDALK 术中植床较平(图 120.1A-D)。原因是炎症反应会引起基质收缩,与植片相比,植床相对较平。如果术中发生后弹力层破裂,单纯前房内注气可能无法修复,主要原因是植床过平、牵拉裂口影响与植片相贴附(图 120.1E)。修复上述双前房(图 120.1F),需要通过手术降低植床的张力。我们的做法是环形切开角膜基质,切至 6 点位时予以保留(图 120.1G)(视频 120.5),然后自 6 点位侧切口处向前房内注入空气,从而促进植片与植床相贴附(图 120.1H)[3]。

对于球形角膜的患者,植床相对较陡(图 120.2A)。大气泡技术很可能导致前房内气泡过大,因此 pdDALK 是首选的手术方式。一旦发生后弹力层破裂,植片与植床曲率的差异可能导致植床皱褶,而皱褶会影响裂口与植片相贴附(图 120.2B)。处理方法如下:360° 环形切除角膜基质(视频 120.6),然后在撕除后弹力层的供体植片上涂抹纤维蛋白胶。缝合植片与植床,前房残留的气泡勿需处理(图 120.2A,120.3A-B)[3]。

过量环切和穿孔

过量环切是极少见的并发症,通过仔细检查患者、评估角膜厚度、核查环钻大小等方法可以避免,如果不幸发生也可以进行修补(视频 120.7)。应用大气泡技术及黏弹剂技术进行补救效果欠佳。缝合穿孔处后进行手工剖切是最佳选择。自角膜周边向中央逐层剖切,穿孔处暂不切除。然后缝合角膜植片,穿孔处最后进行剖切、缝合。最后向前房内注入空气,并向各方向活动眼球,利于层间液体流出[3]。

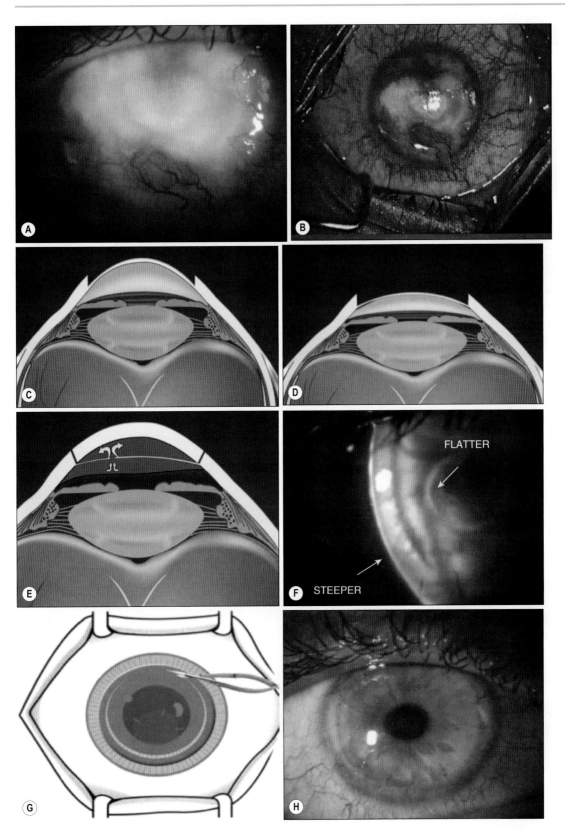

图 120.1   1 例 pdDALK 术中后弹力层破裂的处理，与植片相比，植床的曲率明显较平。(A)HSV 感染导致角膜白斑，伴新生血管化。(B)口服阿昔洛韦片及局部应用糖皮质激素 6 个月后角膜瘢痕减轻。(C)正常情况下植床的曲率，与 D 图相比相对较陡。(D)炎症反应引起组织收缩，从而导致植床曲率较平。(E)示意图显示植片与植床之间曲率的差异。黄色箭头显示后弹力层破裂。(F)术后第一天裂隙灯检查显示双前房。双前房持续存在的原因：后弹力层裂口，以及植片与植床曲率的差异。 此种双前房无法通过前房注气解决。通过环形切除大部分角膜基质，使植床曲率变陡。(G)示意图显示环形切开大部分角膜基质(视频 120.5)。(H)术后一年。(Courtesy of S. Karger, AG)

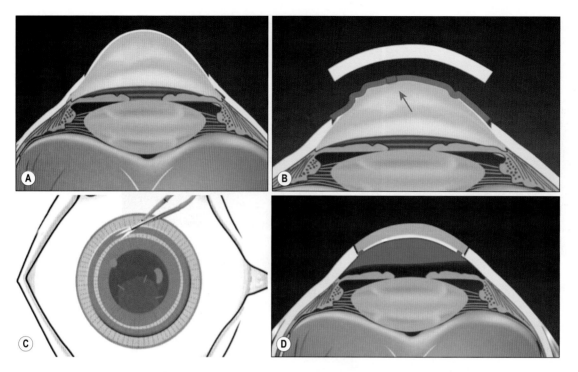

图 120.2 1 例 pdDALK 术中后弹力层破裂的处理,与植片相比,植床的曲率明显较陡。(**A**)球形角膜患者植床曲率较陡。(**B**)蓝色箭头显示后弹力层裂口,红色箭头显示植床皱褶。(**C-D**)360° 环形切开角膜基质。(Courtesy of S. Karger, AG)

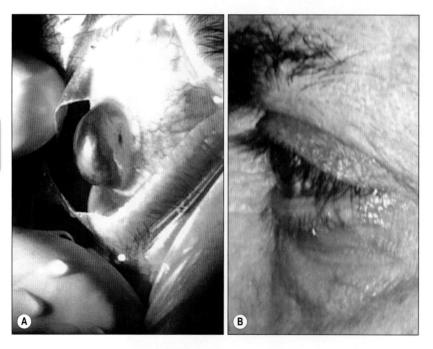

图 120.3 球形角膜患者术前(**A**)与术后(**B**)。(Courtesy of S. Karger, AG)

术后外伤导致后弹力层剥离(视频 120.8)

局限于一个象限内的后弹力层破裂并剥离并不多见,常由术后外伤所致,按照我们的临床经验大约 1000 例 DALK 会发生一例。后弹力层在术后 20 天自行卷曲,原因可能是由于患者不断用力揉眼所致,剥离的后弹力层正如 DMEK 术中一样,不同的是仅局限于一个象限内。处理方法是将后弹力层重新展平,然后向前房内注入空气[22]。

(亓晓琳 译 高华 校)

参考文献

1. Sarnicola V, Toro P, Sarnicola C, et al. Long-term graft survival in deep anterior lamellar keratoplasty. *Cornea* 2012;**31**:621–6.
2. Reinhart WJ, Musch DC, Jacobs DS, et al. Deep anterior lamellar keratoplasty as an alternative to penetrating keratoplasty: a report by the American Academy of Ophthalmology. *Ophthalmology* 2011;**118**:209–18.
3. Sarnicola V, Sarnicola E, Sarnicola C. DALK: all the ruptures can be fixed. Unpublished data presented at the VII World Cornea Congress, San Diego, 2015.
4. Smadja D, Colin J, Krueger RR, et al. Outcomes of deep anterior lamellar keratoplasty for keratoconus: learning curve and advantages of the big bubble technique. *Cornea* 2012;**31**:859–63.
5. Tsubota K, Kaido M, Monden Y, et al. A new surgical technique for deep lamellar keratoplasty with single running suture adjustment. *Am J Ophthalmol* 1998;**126**:1–8.
6. Ardjomand N, Hau S, McAlister JC, et al. Quality of vision and graft thickness in deep anterior lamellar and penetrating corneal allografts. *Am J Ophthalmol* 2007;**143**:228–35.
7. Sarnicola V, Toro P, Gentile D, et al. Descemetic DALK and predescemetic DALK: outcomes in 236 cases of keratoconus. *Cornea* 2010;**29**:53–9.
8. Sugita J, Kondo J. Deep lamellar keratoplasty with complete removal of pathological stroma for vision improvement. *Br J Ophthalmol* 1997;**81**:184–8.
9. Melles GR, Rietveld FJ, Beekhuis WH, et al. A technique to visualize corneal incision and lamellar dissection depth during surgery. *Cornea* 1999;**18**:80–6.
10. Melles GRJ, Remeijer L, Geerards AJM, et al. A quick surgical technique for deep lamellar keratoplasty using visco-dissection. *Cornea* 2000;**19**:427.
11. Anwar M, Teichmann KD. Big-bubble technique to bare Descemet's membrane in anterior lamellar keratoplasty. *J Cataract Refract Surg* 2002;**28**:398–403.
12. Sarnicola V, Toro P. Blunt cannula for descemetic deep anterior lamellar keratoplasty. *Cornea* 2011;**30**:895–8.
13. Sarnicola E, Sarnicola C, Sabatino F, et al. Cannula DALK versus needle DALK in keratoconus. *Cornea*. In press. (Accepted for publication 08/09/2016).
14. Muftuoglu O, Toro P, Hogan RN, et al. Sarnicola air-visco bubble technique in deep anterior lamellar keratoplasty. *Cornea* 2013;**32**:527–32.
15. Bhatt UK, Fares U, Rahman I, et al. Outcomes of deep anterior lamellar keratoplasty following successful and failed "big bubble". *Br J Ophthalmol* 2012;**96**:564–9.
16. Fontana L, Parente G, Sincich A, et al. Influence of graft-host interface on the quality of vision after deep anterior lamellar keratoplasty in patients with keratoconus. *Cornea* 2011;**30**:497–502.
17. Parthasarathy A, Por YM, Tan DT. Using a "small bubble technique" to aid in success in Anwar's "big bubble technique" of deep lamellar keratoplasty with complete baring of Descemet's membrane. *Br J Ophthalmol* 2008;**92**:422.
18. Goshe J, Terry MA, Shamie N, et al. Ophthalmic viscosurgical device-assisted incision modification for the big bubble technique in deep anterior lamellar keratoplasty. *J Cataract Refract Surg* 2011;**37**:1923–7.
19. Tan DT, Dart JK, Holland EJ, et al. Corneal transplantation. *Lancet* 2012;**379**:1749–61.
20. Leccisotti A. Descemet's membrane perforation during deep anterior lamellar keratoplasty: prognosis. *J Cataract Refract Surg* 2007;**33**:825–9.
21. Den S, Shimmura S, Tsubota K, et al. Impact of the Descemet membrane perforation on surgical outcomes after deep lamellar keratoplasty. *Am J Ophthalmol* 2007;**143**(5):750–4.
22. Sarnicola V. Unpublished data.

第 121 章

前部板层角膜移植术的愈后

Adam Moss

引言

近年来,随着显微外科技术的不断改进,板层角膜移植的手术方式逐渐向成分移植转变。前部深板层角膜移植仅去除和替换病变的角膜基质,保留了健康的后弹力层及内皮细胞层。对于圆锥角膜、角膜营养不良、角膜白斑等内皮细胞无明显病变的疾病来说,这种手术方式益处良多。

理论上前部深板层角膜移植对内皮细胞的损伤小,术后发生内皮型免疫排斥导致手术失败的概率低。与穿透性角膜移植相比,术中不需要开天窗,极大地避免了发生暴发性脉络膜出血等严重并发症的风险。然而受体植床与供体植片之间的愈合界面会影响术后视力。既往多篇文献报告了穿透性角膜移植治疗各种角膜疾病的良好疗效,同时也为前部深板层角膜移植的手术效果设立了标杆[1-5]。本章节主要介绍前部深板层角膜移植与穿透性角膜移植在术后视力、光学效果、植片生存率,以及其他围术期指标等方面的研究结果。

视力结果

视力对比的两个重要因素包括随访期末视力以及术后达到稳定、理想视力的间隔时间。越来越多的研究集中在比较前部深板层角膜移植(deep anterior lamellar keratoplasty,DALK)及穿透性角膜移植(penetrating keratoplasty,PK)治疗圆锥角膜的视力恢复情况。Krumeich 等发现,术后 3 个月时 DALK 的视力优于 PK(中位数:PK=0.5 logMAR,DALK=0.35 logMAR,p=0.001),但是术后 6 个月直至术后 5 年,二者最佳矫正视力均没有统计学差异[6]。在这项回顾性研究中,术后 1 年 DALK 和 PK 的最佳矫正视力的中位数分别为 logMAR 0.6 和 logMAR 0.68,术后 5 年分别是 logMAR 0.65 和 logMAR 0.7。

大多数回顾性研究均认为 DALK 和 PK 在术后视力[7-11]、对比敏感度[12]等方面没有统计学差异(表121.1)。多项随机、前瞻性研究比较了 DALK 和 PK

治疗角膜基质混浊、圆锥角膜[13~15]以及斑块状角膜营养不良[16]的临床疗效,也得出了相同的结论。在 Cochrane 的一篇综述中,作者发现圆锥角膜患者接受 DALK 或 PK,术后最佳矫正视力并无明显差异[17]。但是这篇综述仅包含了两项研究、共计 111 名受试者。此外一篇包含 11 项对比研究的综述,纳入了接受 DALK 的 481 只眼、接受 PK 的 501 只眼,同样发现最佳矫正视力无明显差异[18]。

表 121.1　前部深板层角膜移植(DALK)和穿透性角膜移植(PK)术后视力比较

文献	眼数		最佳矫正视力	
	DALK	PK	DALK	PK
Funnell 等[9]	18	20	78%≥0.6	85%≥0.6
Vabres 等[10]	10	10	80%≥0.6	80%≥0.6
Bahar 等[7]	17	27	中位数 0.5	中位数 0.6
Watson 等[8]	25	22	87.5%≥0.5	95%≥0.5
Sugutlu 等[16]	35	41	68.5%≥0.5	70.7%≥0.5
Cheng 等[15]	27	28	平均 0.4	平均 0.5
Reddy 等[11]	21	109	平均 0.4	平均 20/50

相反地,部分研究发现 PK 术后视力更优。近期 Coster 等报告了加拿大角膜移植登记处自 1996 年至 2013 年的统计数据[19]。在 3051 例接受 PK 的圆锥角膜患者中,67% 最佳矫正视力达到或超过 0.5,但是 317 例接受 DALK 的患者仅有 49% 达到相同的视力水平($p<0.001$)。为了更好的理解上述研究结果的差异,我们首先要明白 DALK 的含义。一直以来,"DALK"这个叫法包含了多种手术方式,最常见的是暴露后弹力层的板层角膜移植术和手法撕剥保留部分基质的板层角膜移植术。大量的病例对照研究显示,不同的手术方式,术后效果不尽相同。Borderie 等发现手法撕剥组的平均视力低于 PK 组及大气泡组,但是 PK 组与大气泡组相比,结果无明显差异[20]。

Ardjomand 等同样报告了 PK 术后最佳矫正视力的中位数明显优于 DALK(0.023 logMAR VS 0.196 logMAR,$p=0.035$)[21]。然而,DALK 组中剩余植床厚度低于 20μm 的患者,其最佳矫正视力与 PK 组相似。他们认为剩余植床越薄,术后最佳矫正视力越好,但是以上没有统计学差异。DALK 组中剩余植床厚度大于 80μm 的患者,其平均最佳矫正视力(0.39 logMAR)明显低于 PK 组($p=0.003$)。

Alio 等更深入地分析了剩余植床厚度对术后视力的影响。他们选取了 4 名 DALK 术后视力不理想的患者(平均最佳矫正视力 0.25),共聚焦显微镜测得植床厚度为 57~83μm,术中掀开取下植片,应用大气泡的方法暴露后弹力层,然后重新进行缝合。4 名患者术后视力明显改善,平均最佳矫正视力达到 0.8。

Reinhart 等的一篇综述提到,如果 DALK 术中后弹力层暴露不彻底,导致剩余植床厚度超过角膜厚度的 10%,术后视力可能会较差[18]。这些研究均阐述了 DALK 术中剖切深度与视力愈合的重要关系,剩余植床的厚度会显著影响术后视力。

光学效果

角膜移植的光学效果主要取决于供体植片、缝合技术、植片与植床的层间愈合等因素。DALK 与 PK 相比,术后散光或屈光不正并无显著性差异。Javadi 等报告 DALK 术后 1 个月时,角膜散光低于 PK(3.51 ± 1.9 VS 4.95 ± 3.5D,$p=0.045$),之后各时间点均无明显差异[14]。除一篇文献报道 PK 术后散光高于 DALK[9],大多数研究认为这两种手术方式产生的散光均等[6~8,11,14,15,17,18]。多数学者仅注意到角膜移植术后屈光不正对视力的影响,但是手术产生的高阶像差会导致光晕、眩光、对比敏感度降低等不适。部分研究发现 DALK 会产生较高的高阶像差[7,16],其他研究认为与 PK 相比,两者之间没有统计学差异[14]。

植片生存率

PK 是一种非常成功的手术方式,植片 5 年生存率为 86%~90%,但是 10 年生存率开始下降,之后下降速度显著加快,部分患者需要二次手术更换植片[22,23]。PK 失败的主要原因是内皮型免疫排斥反应以及内皮细胞功能失代偿。DALK 保留了患者自己的内皮细胞层,发生内皮型免疫排斥反应导致手术失败的可能性大大降低。即使上皮型及基质型免疫排斥反应无法避免,但与 PK 相比,排斥反应发生的概率明显降低(表 121.2)[7,8,11,24,25]。

角膜供体研究结果显示,即使患者 PK 术后从未发生过排斥反应,内皮细胞仍会大量丢失[26]。角膜植片保持透明的受试者,术后 10 年内皮细胞密度的丢失率为 76%。Shimazaki 等开展了一项随机临床试验比较 DALK 和 PK 术后角膜植片混浊情况。结果显示 DALK 术后 6 个月内,内皮细胞密度仅有少量丢

表 121.2　前部深板层角膜移植(DALK)和穿透性角膜移植(PK)术后排斥率的比较

文献	随访时间	眼数		排斥率	
		DALK	PK	DALK	PK
Watson 等[8]	DALK:28 个月;PK:55 个月	26	25	7.7%	28%
Bahar 等[7]	DALK:17 个月;PK:36 个月	13	27	7.6%	22%
Reddy 等[11]	DALK:17 个月;PK:43 个月	21	109	0	25%
Kawashima 等[25]	36 个月	41	43	0	14%
Borderie 等[20]	DALK:39.1 个月;PK:79 个月	142	142	17%	31%
Feizi 等[34]	21.6 个月	126	—	14.3%	—
Sarnicola 等[29]	4.5 年	660	—	4%	—

表 121.3　前部深板层角膜移植(DALK)和穿透性角膜移植(PK)术后内皮细胞丢失率的比较

文献	随访时间(年)	平均内皮细胞密度,丢失率		P 值
		DALK	PK	
Bahar 等[7]	12	2479,5.6%	1454,42.6%	无记录
Borderie 等[20]	5	22.3%	50.1%	<0.0001
Cheng 等[15]	12	12.0%	27.7%	0.007
Krumeich 等[6]	5	2250	1000	<0.001
Panda 等[27]	1	2219.6	1579.0	0.001
Shimazaki 等[13]	2	2183	1868	0.044

9

失,之后一直保持稳定[13]。相反地,PK 术后内皮细胞密度持续下降,至术后 2 年,DALK 组内皮细胞密度高于 PK 组(2183/mm^2 对 1826/mm^2,p=0.044)。此外,有研究显示 DALK 术后 5 年之内内皮细胞密度保持稳定,但是 PK 术后内皮细胞密度持续下降,并且差异具有统计学意义(表 121.3)[6]。Borderie 等对比研究了 142 名 DALK 患者和 142 名相匹配的 PK 患者,术后 5 年平均内皮细胞损失率分别为 22.3% 和 50.1%(p<0.0001)[20]。

DALK 短期植片生存率与 PK 无明显差异,大约为 81%~99.3%[11,28,29]。大多数接受 DALK 的患者为圆锥角膜或角膜基质病变,年龄相对较轻,所以延长随访时间至关重要。即使随访资料有限,DALK 术后长期植片生存率亦优于 PK。Borderie 等选取了接受 DALK 或 PK 的 1144 只眼,在短期植片生存率的基础上,运用数学方法计算术后内皮细胞密度,并预测长期植片生存率[20],最后得出 DALK 角膜植片平均存活时间为 49 年,而 PK 仅为 17.3 年(p<0.0001)。

缝线处理和其他术后问题

缝线继发感染、新生血管化及免疫浸润是 PK 术后主要的并发症。许多研究认为 DALK 术后可以较早开始拆线[14]、较早拆除所有缝线[7,21],从而避免了缝线导致的并发症,并尽快达到稳定的屈光状态。回顾性[21]随机[14]试验指出,与 PK 相比,DALK 术后激素使用时间可以显著缩短。因此由激素引发的并发症如眼压升高、并发性白内障、眼表免疫力下降、继发感染性角膜炎等的发生率明显降低。缩短眼局部用药时间可以降低患者的经济负担,使生活更加便利。

对外伤的抵抗力

与 PK 相比,DALK 保留了完整的眼球,理论上抵抗外力的能力较强。许多研究证实,PK 术后外伤性植片哆开容易导致毁灭性的并发症如色素膜脱出、暴发性脉络膜出血等,愈后往往很差[30,31]。近年来多篇文献报道了 DALK 术后由于眼球钝挫伤导致角膜植片哆开的病例。一篇文献报告了 32 例角膜移植术后因外伤导致眼球破裂伤的患者,与 PK 相比,5 例接受DALK 的患者,受伤程度相对较轻,视力愈后较好[32]。另有文献报道 DALK 术后因外伤导致角膜植片哆开的患者,能够自行形成稳定的前房,溪流试验阴性,并且恢复较好的视力[33,34]。

手术设计

了解 DALK 的关键因素及其对手术效果的影响,同时适应医生的习惯、患者的眼部条件、期望值以及供体材料的质量等,使 DALK 成为一种个体化的手术方式。大多数研究和综述会提及 DALK 的复杂性和学习曲线,但是很少有文献分析上述因素对手术效果的影响。Kasebekar 等发现,手术医生的经验如既往已行 DALK 的例数,对术后视力或植片生存率无明显影响[28]。与 PK 相比,DALK 术中不需要开天窗,极大地避免了发生虹膜脱出、脉络膜渗漏、暴发性脉络膜出血等严重并发症的风险。

DALK 术后发生角膜植片免疫排斥反应、缝线相关性并发症、外伤性植片哆开等风险较低,如果患者术后随访及卫生护理不到位,DALK 是一种理想的手术方式。对于儿童、学习能力障碍的患者,以及无法及时处置并发症和规律随访的条件下,将很难维持透明的角膜植片,可能需要二次或多次手术更换植片,那么 DALK 可能是更合适的手术方式,因为它能为患者提供更高的改善视力的机会。虽然受体剩余的角膜基质影响患者达到高于 1.0 的视力,但远胜于 PK 失败的患者。因此当上述患者接受手术治疗时,板层剖切的过程中不要急于暴露后弹力层。手术医生可以适当地保留部分角膜基质,从而使因后弹力层破裂改行 PK 的概率大大降低。以上做法在缺乏高质量供体材料的情况下同样是明智之选。

总结

随着手术技巧及仪器设备的不断改进,板层角膜移植的手术方式大量涌现。虽然大多数研究认为DALK 和 PK 术后视觉效果相当,但是仍有证据显示DALK 术中剩余的角膜基质会影响术后视功能。因此暴露后弹力层的 DALK 术后效果更优。DALK 术后可以较早拆除缝线,此外可以获得与 PK 相媲美的

光学效果及视力重建机会。与 PK 相比,DALK 最大的优势是避免了内皮型免疫排斥反应,大大减少了对内皮细胞的损伤。尽管缺乏长期的前瞻性研究,目前的证据显示 DALK 术后植片生存率明显延长,对于圆锥角膜、角膜基质病变等内皮细胞功能正常的疾病来说,DALK 是很好的选择。

(亓晓琳 译 高华 校)

参考文献

1. The Australian Corneal Graft Registry. 1990 to 1992 report. *Aust N Z J Ophthalmol* 1993;**21**(Suppl. 2):1–48.
2. Rahman I, Carley F, Hillarby C, et al. Penetrating keratoplasty: indications, outcomes, and complications. *Eye (Lond)* 2009;**23**(6):1288–94.
3. Price FW Jr, Whitson WE, Collins KS, et al. Five-year corneal graft survival. A large, single-center patient cohort. *Arch Ophthalmol* 1993;**111**(6):799–805.
4. Writing Committee for the Cornea Donor Study Research G, Sugar A, Gal RL, et al. Factors associated with corneal graft survival in the Cornea Donor Study. *JAMA Ophthalmol* 2015;**133**(3):246–54.
5. Sharif KW, Casey TA. Penetrating keratoplasty for keratoconus: complications and long-term success. *Br J Ophthalmol* 1991;**75**(3):142–6.
6. Krumeich JH, Knulle A, Krumeich BM. Deep anterior lamellar (DALK) vs. penetrating keratoplasty (PKP): a clinical and statistical analysis. *Klin Monatsbl Augenheilkd* 2008;**225**(7):637–48.
7. Bahar I, Kaiserman I, Srinivasan S, et al. Comparison of three different techniques of corneal transplantation for keratoconus. *Am J Ophthalmol* 2008;**146**(6):905–12.e1.
8. Watson SL, Ramsay A, Dart JK, et al. Comparison of deep lamellar keratoplasty and penetrating keratoplasty in patients with keratoconus. *Ophthalmology* 2004;**111**(9):1676–82.
9. Funnell CL, Ball J, Noble BA. Comparative cohort study of the outcomes of deep lamellar keratoplasty and penetrating keratoplasty for keratoconus. *Eye (Lond)* 2006;**20**(5):527–32.
10. Vabres B, Bosnjakowski M, Bekri L, et al. Deep lamellar keratoplasty versus penetrating keratoplasty for keratoconus. *J Fr Ophthalmol* 2006;**29**(4):361–71.
11. Reddy JC, Murthy SI, Vaddavalli PK, et al. Clinical outcomes and risk factors for graft failure after deep anterior lamellar keratoplasty and penetrating keratoplasty for macular corneal dystrophy. *Cornea* 2015;**34**(2):171–6.
12. Silva CA, Schweitzer de Oliveira E, Souza de Sena Junior MP, et al. Contrast sensitivity in deep anterior lamellar keratoplasty versus penetrating keratoplasty. *Clinics* 2007;**62**(6):705–8.
13. Shimazaki J, Shimmura S, Ishioka M, et al. Randomized clinical trial of deep lamellar keratoplasty vs penetrating keratoplasty. *Am J Ophthalmol* 2002;**134**(2):159–65.
14. Javadi MA, Feizi S, Yazdani S, et al. Deep anterior lamellar keratoplasty versus penetrating keratoplasty for keratoconus: a clinical trial. *Cornea* 2010;**29**(4):365–71.
15. Cheng YY, Visser N, Schouten JS, et al. Endothelial cell loss and visual outcome of deep anterior lamellar keratoplasty versus penetrating keratoplasty: a randomized multicenter clinical trial. *Ophthalmology* 2011;**118**(2):302–9.
16. Sogutlu Sari E, Kubaloglu A, Unal M, et al. Deep anterior lamellar keratoplasty versus penetrating keratoplasty for macular corneal dystrophy: a randomized trial. *Am J Ophthalmol* 2013;**156**(2):267–74.e1.
17. Keane M, Coster D, Ziaei M, et al. Deep anterior lamellar keratoplasty versus penetrating keratoplasty for treating keratoconus. *Cochrane Database Syst Rev* 2014;(7):CD009700.
18. Reinhart WJ, Musch DC, Jacobs DS, et al. Deep anterior lamellar keratoplasty as an alternative to penetrating keratoplasty a report by the American Academy of Ophthalmology. *Ophthalmology* 2011;**118**(1):209–18.
19. Coster DJ, Lowe MT, Keane MC, et al. Australian Corneal Graft Registry C. A comparison of lamellar and penetrating keratoplasty outcomes: a registry study. *Ophthalmology* 2014;**121**(5):979–87.
20. Borderie VM, Sandali O, Bullet J, et al. Long-term results of deep anterior lamellar versus penetrating keratoplasty. *Ophthalmology* 2012;**119**(2):249–55.
21. Ardjomand N, Hau S, McAllister JC, et al. Quality of vision and graft thickness in deep anterior lamellar and penetrating corneal allografts. *Am J Ophthalmol* 2007;**143**(2):228–35.
22. Thompson RW Jr, Price MO, Bowers PJ, et al. Long-term graft survival after penetrating keratoplasty. *Ophthalmology* 2003;**110**(7):1396–402.
23. Writing Committee for the Cornea Donor Study Research G, Mannis MJ, Holland EJ, et al. The effect of donor age on penetrating keratoplasty for endothelial disease: graft survival after 10 years in the Cornea Donor Study. *Ophthalmology* 2013;**120**(12):2419–27.

24. Trimarchi F, Poppi E, Klersy C, et al. Deep lamellar keratoplasty. *Ophthalmologica* 2001;**215**(6):389–93.

25. Kawashima M, Kawakita T, Den S, et al. Comparison of deep lamellar keratoplasty and penetrating keratoplasty for lattice and macular corneal dystrophies. *Am J Ophthalmol* 2006;**142**(2):304–9.

26. Writing Committee for the Cornea Donor Study Research G, Lass JH, Benetz BA, et al. Donor age and factors related to endothelial cell loss 10 years after penetrating keratoplasty: Specular Microscopy Ancillary Study. *Ophthalmology* 2013;**120**(12):2428–35.

27. Panda A, Bageshwar LM, Ray M, et al. Deep lamellar keratoplasty versus penetrating keratoplasty for corneal lesions. *Cornea* 1999;**18**(2):172–5.

28. Kasbekar SA, Jones MN, Ahmad S, et al. Ocular Tissue Advisory G. Corneal transplant surgery for keratoconus and the effect of surgeon experience on deep anterior lamellar keratoplasty outcomes. *Am J Ophthalmol* 2014;**158**(6):1239–46.

29. Sarnicola V, Toro P, Sarnicola C, et al. Long-term graft survival in deep anterior lamellar keratoplasty. *Cornea* 2012;**31**(6):621–6.

30. Lam FC, Rahman MQ, Ramaesh K. Traumatic wound dehiscence after penetrating keratoplasty – a cause for concern. *Eye (Lond)* 2007;**21**(9):1146–50.

31. Nagra PK, Hammersmith KM, Rapuano CJ, et al. Wound dehiscence after penetrating keratoplasty. *Cornea* 2006;**25**(2):132–5.

32. Jafarinasab MR, Feizi S, Esfandiari H, et al. Traumatic wound dehiscence following corneal transplantation. *J Ophthalmic Vis Res* 2012;**7**(3):214–18.

33. Lee WB, Mathys KC. Traumatic wound dehiscence after deep anterior lamellar keratoplasty. *J Cataract Refract Surg* 2009;**35**(6):1129–31.

34. Feizi S, Javadi MA, Jamali H, et al. Deep anterior lamellar keratoplasty in patients with keratoconus: big-bubble technique. *Cornea* 2010;**29**(2):177–82.

9

第 122 章

儿童角膜移植

Ken K. Nischal

关键概念

- 儿童缝线需尽早拆除,以免发生上皮排斥反应。
- 一种新生儿和先天性角膜混浊新的分类方法或许有助于手术的设计和干预。
- 对双眼角膜重度混浊的患儿,即使就诊较晚,也不能因受限于不可逆的弱视而放弃手术治疗。
- 严重的视觉损害对婴幼儿的整体发育有着深远的影响,即使角膜移植在术后 12~18 个月失败,其对于婴幼儿整体发育的益处也是不可忽视的。
- 视功能比中心视力更重要。

本章纲要

引言

随着我们对需要干预的病理认识的改变,儿童角膜移植也发生了改变。儿童病例需要儿童眼科专家、角膜病专家和儿科医生之间的紧密协作。在儿童角膜病治疗中(相对成人而言),了解弱视[1]、了解神经生理学机制(如神经可塑性的扩展[2,3])、了解独特的视觉功能现象(如正视化)都至关重要[4]。

大量的研究表明,严重的视觉损害对婴幼儿和儿童的整体发育有着深远的影响[5-9]。本文将重点指出其在视觉发育、神经可塑性、非视觉大脑皮层及相关行为方面所能受到的影响。在这一章,我们讨论术前评估、围术期技巧及术后管理和治疗,以及其他一些与儿童角膜移植直接相关的重要概念。

角膜移植与儿童患者

儿童角膜移植极具挑战性[10],对于年龄较小的儿童更是如此。存在配合困难、术后揉眼、眼部结构独特、术后组织过度修复以及为防治术后并发症需要密切随访等问题[11-14]。加之儿童角膜移植对家庭产生的负担,使得许多成人角膜病专家不愿意治疗需要移植的儿童角膜疾病。

对于小于 4 岁的儿童,想要每次检查都做到完美且完整是不可能的。因此,发现有意义的症状及体征很重要。遮盖对于儿童并不容易,可采取阿托品抑制等替代疗法。除显性震颤之外,发现隐性震颤也很重要。屈光状态、弱视治疗和恰当及时的佩戴角膜接触镜,远比我们意识到的更重要[1]。

弱视和神经可塑性

　　弱视不仅仅对视觉中枢皮层产生影响。有证据表明其对包括小脑在内的背侧通路也有影响。甚至有推测形觉剥夺性弱视对非视觉皮层的影响更大[15]。尽管理论上认为婴儿期，尤其是关键期的形觉剥夺性弱视不可逆，但最近印度一项关于严重的双眼先天性白内障患儿手术的研究表明这个观点是不正确的。这提示对因双眼角膜重度混浊就诊的患儿，即使就诊时间较晚，也不能限于不可逆的弱视而放弃手术治疗。

婴幼儿的发育

　　严重的视觉损害对婴幼儿和儿童的整体发育有着深远的影响。因此，即使角膜移植在术后 12~18 个月失败，其对于儿童整体发育的益处也是不容忽视的。即使是很小的视觉改善对整体发育也有着深刻和积极的影响[5-9]。Stulting 等[10]的研究显示许多穿透性角膜移植（penetrating keratoplasty，PK）的患儿，即使仅有低于 0.1 的视力，术后在行为举止、交流沟通和行动方面均有显著提高。

正视化

　　正视化是指受环境和遗传因素的影响，眼球主动生长发育的过程[4]。出生后的前 18 个月是正视化最活跃的阶段，紧随其后较快的两个时期分别是 8 岁前和 16 岁前。正视化的感觉通路位于视网膜无长突细胞中，效应部位推测是角膜缘的基质金属蛋白酶[16~18]。因此虽然直接的中心凹刺激对视力很重要，但对正常的正视化过程却并没有那么重要。在出生后 18 个月内任何条件下使周边视网膜处于低对比度下[19,20]，可加速眼轴增长，造成远期的轴性近视而不伴青光眼。Boston 人工角膜就是一个典型的例子，其在儿童角膜移植中的地位将在随后讨论。

儿童角膜混浊的治疗

初次评估时需要纳入的重要因素：
- 病因学包括孕产史、出生史及家族史
- 单眼或双眼
- 眼前节受累范围
- 眼后节状态
- 患儿全身状态，包括发育情况
- 视觉功能

- 患儿所处的社会环境

　　是后天获得性还是先天性（发育性）的混浊？为此，有人提出了不仅有助于手术设计，也有助于分析预后的分类方法[21]（图 122.1）。这种分类方法对疾病

原发性角膜病
A. 角膜发育性异常
　① 角膜营养不良（CHED、PPMD、X-L、ECD）
　② 扁平角膜（硬化性角膜）
　③ 皮样瘤所致角膜结构缺陷
　　- 孤立的
　　- 合并一些全身性疾病，如 Goldenhar 综合征、线形皮脂腺痣
　④ CYP1B1 细胞病

继发性角膜病
A. 前节发育异常
　① 角膜-虹膜-晶状体发育异常，KILD
　　a. 仅有虹膜角膜粘连
　　b. 晶状体与角膜未分离
　　c. 机械牵拉性，如 PHPV
　　d. 晶状体与角膜分离失败
　　e. 晶状体未形成
　② 虹膜-小梁网发育异常
　　a. 婴幼儿性青光眼
　　b. Axenfeld-Rieger 异常
　　c. 无虹膜
B. 获得性角膜疾病
　① 代谢性
　　黏脂贮积症
　　黏多糖贮积症
　　胱氨酸贮积症
　② 外伤
　③ 感染性角膜炎
　　细菌
　　病毒
　　原虫
　　真菌
　④ 非感染性角膜炎
　　暴露性
　　神经营养性
　　间质性，如 Cogan 病
　　Stevens-Johnson 综合征
　　大疱性表皮松解症
　⑤ 其他
　　圆锥角膜
　　球形角膜
　　色素性干皮病

图 122.1　先天性或新生儿性角膜混浊的分类
注：CHED，先天性遗传性角膜内皮营养不良；PPMD，后部多形性角膜内皮营养不良；CHSD，先天性遗传性角膜基质营养不良；XL-ECD，X-连锁角膜内皮营养不良；PHPV，永存原始玻璃体增生症；绿色文字-角膜移植预后好；红色文字-角膜移植预后较差；蓝绿色文字-角膜移植预后较好；灰色文字-不建议角膜移植

做了更详细的描述,以帮助医患双方最终做出更合适的决策。母亲的感染病史或用药史应连同出生史(分娩损伤、产钳使用史、孕周及体重以及早产儿视网膜病变)一起采集。任何发育延迟或家族性角膜营养不良病史、遗传性疾病均应记录[22]。

是双眼还是单眼?许多获得性疾病(如感染或外伤所致)多是单眼,而发育性的异常多为双眼发病,但并不绝对。对于单眼角膜先天性混浊者,应注意其另一眼是否完全正常。图122.2示患儿一只眼角膜重度混浊,另一眼角膜病变较轻,但伴有虹膜缺损及视网膜脉络膜缺损。角膜病变较轻眼易并发白内障、视网膜脱离等疾病。在这种情形下,给受累较重眼行穿透性角膜移植的门槛就低很多。一般而言,单侧获得性混浊的预后较单侧先天性病变好[23],且穿透性角膜移植对获得性外伤获益更多。但是考虑到仍存在因受伤而失去健侧眼的风险,婴幼儿穿透性角膜移植的风险就显得可接受,这样可使患侧眼获得动态的视觉[24]。

手术治疗对于双眼病变患者的受益更大,因为有证据表明神经可塑性在双眼视觉剥夺时可以扩展。对于出生后即有的双眼重度角膜混浊的患者,就诊年龄不是选择手术与否的决定性因素[15]。

传统来讲,建议双眼先天性严重角膜混浊患儿应在出生后3个月内,甚至更早者在2周时[25]行角膜移植手术,以尽量降低弱视的发生[22]。最近,Yang等[11]的研究指出对于先天性异常的患者早期行穿透性角膜移植手术并不能改善视觉预后。为了尽快开始视觉恢复并减少术后随访次数,应考虑在第一只眼术后4~6周行第二只眼手术[26]。

保留一只眼不做手术会使视力因为重度弱视而严重受限[27]。另外双眼手术的重要性还体现在如果一只眼移植失败,有视力的另一只眼也可以保证正常的心理和社会发育。对于双眼病变中轻度角膜混浊眼不实施手术治疗的观点是不提倡的[22]。

眼前节及后节受累程度有多少?这只能通过前节图像、后节超声检查及电生理检查来评估。如果发现有明显的解剖结构受累,手术治疗需要慎重考虑,因为其预后可能会受到严重影响。

患儿的全身情况如何?询问家长患儿有无全身系统的其他异常很有必要。外伤及感染性病变的患儿一般年龄稍大,家长一般会了解患儿存在的问题。而对先天性及代谢性疾病患儿,如何恰当合理的评估尤为重要。这通常包括遗传(基因)的评估、全身的儿科检查。全身状况的评估对遗传发育性病变患者比后天获得性病变患者更重要,但对一些类似于黏多糖贮积症(Mucopolysaccharidosis,MPS)的获得性病变,也十分重要。它的重要性体现在排查有无威胁生命的重要器官(心脏、脑、肾脏和肝脏)受累。值得重视的是,如果存在眼部发育异常则其他器官系统存在异常的可能性大大增加。任何发育延迟的表现都应引起注意,因为这会影响对预后的判断。对一些代谢性疾病(如MPS),及时的全身治疗非常重要,因为这可能影响到手术方式的选择及手术的成功。举一个最典型的例子,对继发于MPS的角膜混浊,骨髓移植或酶替代治疗对轻度的角膜混浊及角膜移植术后的角膜混浊都有减轻作用。

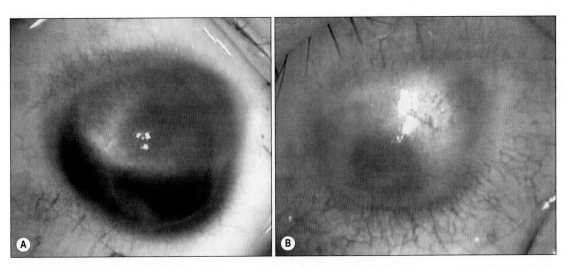

图122.2 患儿右眼角膜上方4/5部分混浊,伴有虹膜及视网膜脉络缺损(A);晶状体部分混浊,这是较好眼。左眼全角膜混浊(B)。本病例中,较好眼可能需要以后再干预,因此更倾向于行左眼穿透性角膜移植

初次检查的目的之一是获得术前的视力。对于年龄小于 1 个月的患儿，可能只能描述为对光照眨眼或相对瞳孔传入缺陷。还不会说话的孩子可采用中心、稳定、维持的方法评估；可以通过固视测试、视觉诱发电位 (visual evoked potentials, VEP)、优先注视试验来评估视力[28]。闪光 VEP 非常有用，异常的闪光视觉诱发电位提示视觉通路严重的缺陷，且预后不良。Allen 卡、HOTV 视力卡和 Trubling E 视力表适用于 2~5 岁的儿童。Snellen 视力及 logMAR 视力对于年龄稍大、会说话的儿童适用。另外应注意有无眼球震颤，有震颤的患儿视觉潜力较差。

家庭支持及社会经济地位对儿童角膜移植成功与否有很大的影响。如下问题显得很重要：患者在术后如何完成频繁的往返于家与医院之间的复查？谁能陪同患儿？这个人能否从工作中抽出时间？家庭能否承担经济负担？谁给患儿点眼药？如果是单亲家庭，是否有两个以上的兄弟姐妹，如果没有家人及朋友的强大支持，单亲父母很难照顾好孩子(特别是婴儿)完成穿透性角膜移植手术。如果是有超过 5 个孩子的双亲家庭，手术应获得家长明确的同意。家人的同意对术后的视力恢复是必不可少的[29]。

在首次评估结束时，眼科专家应确定手术治疗是否可行，如果可行，应明确根据手术适应证选择哪种手术方式。

手术适应证

双侧或单侧角膜明显混浊影响正常视功能的患儿需要考虑角膜移植[22]。传统的儿童穿透性角膜移植手术适应证[10]分 3 种情况，先天性；获得性非外伤性；获得性外伤性。先天性包括 Peters 异常、青光眼所致角膜水肿、后部多形性角膜内皮营养不良、多种眼前节异常和硬化性角膜。获得性非外伤性包括单纯疱疹病毒性角膜炎、细菌性角膜炎、Stevens-Johnson 综合征、圆锥角膜、神经营养性角膜炎、角膜基质炎、真菌性角膜炎和暴露性角膜病。获得性外伤性包括角膜或角巩膜裂伤、角膜血染或非穿通伤造成的角膜瘢痕。Peters 异常和硬化性角膜两个术语混淆不清，常误导医患双方[28,30]。这里的硬化性角膜指全角膜的混浊，通常继发于一些晶状体疾病或一些其他眼前节病变[28,30,31]。尚缺乏关于评价儿童角膜移植手术适应证的综述，因为作为广泛的描述性分类它是实用的，但却不能用作详细的表型分组。

在 1997 年以前，相关报道所涉及的 400 例病例中[10,14,23,32]，55% 因先天性角膜混浊行穿透性角膜移植，45% 为获得性病变。在 1997~2014 之间的 20 多篇关于儿童穿透性角膜移植报道中，作者按先天性或获得性对病因进行了分类。其中 55%(631/1164) 为先天性角膜混浊，45%(524/1164) 为获得性角膜混浊[11,13,33~46]。在本章的最新版中[47]，先天性和获得性分别为 63% 和 37%。发生这种改变的原因在于过去的 5 年里，越来越多关于选择性角膜移植(深板层角膜移植([DALK]、角膜内皮移植)的报道，越来越多的先天性角膜混浊(先天性遗传性角膜内皮营养不良)采用角膜后弹力层剥除内皮移植术 (descemet stripping endothelialkeratoplasty, DSEK)[48~70]。至 2014 年末，报道的共有 91 例 DSEK 手术在 78 位儿童患者中实施。适应证包括角膜营养不良(61 只眼 /40 例)、穿透性角膜移植失败(11 只眼 /11 例)、白内障术后角膜水肿(6 只眼 /6 例)、Peters 异常(2 只眼 /2 例)、钳伤后后弹力层破裂(1 只眼 /1 例) 和蜜蜂叮咬伤(1 只眼 /1 例)。按先天性或获得性分类，则分别为 63 只眼和 19 只眼[48~70]。在上述报道中，术后恢复较快且散光度数低。然而在 1 篇比较双眼分别行穿透性角膜移植和角膜内皮移植的报道中，内皮移植眼的术后角膜透明程度不如穿透性移植眼。在涉及 OCT 检查的文献中，1 篇 (2 例 Peters 异常) 描述了后部光学区的不规则，解释了作者所看到的异常的检影反射。或许 DSEK 手术对 Peters 异常是不适合的，因其会使后基质和前弹力层结构均发生改变。

散光、视力和高阶像差 (higher order aberrations, HOA) 等参数在成人 DSEK 术中均有记载，角膜后曲率改变及供 - 受体角膜曲率差异被认为是导致 HOA 的原因[54,78]。

HOA 不能被眼镜矫正。最近，有研究报道正常眼和弱视眼的 HOA 模式存在差异。HOA 是一些患者形成弱视的病因[79]。对于 8 岁以下的儿童，DSEK 或 PK 的术式选择上并不考虑 HOA 的影响。一些患者 DSEK 术后视力较差是因为角膜植片与植床交界面的不规则、术后基质雾状混浊、HOA 和对比敏感度降低。为了解 DSEK 术后的视觉质量，尤其是弱视年龄段的儿童，评估考虑这些因素很重要。而目前为止这些因素在文献中尚未涉及。然而 DSEK 降低了术后更换眼镜的频率、组织结构相关的并发症、缝线相关的并发症、感染、植片排斥率，特别是对易发生外伤的患儿也降低了术后伤口裂开的发生。然而有 20% 的 DSEK 术后的患儿因为术后用力揉眼，导致植片与植床分离[50,54]。

有研究表明,小切口内皮移植术后6~12个月发生内皮细胞逐渐丢失。相关问题在极少数的儿童DSEK术病例中也有报道,其中儿童的DSEK内皮细胞丢失率从8%~48%不等[54]。这些因素在跟家属交代手术选择时都应涉及。

几乎所有儿童DALK研究都包括了感染性角膜炎和圆锥角膜所致非外伤获得性瘢痕,一部分还涉及了黏多糖贮积症[71~77]。

DALK适用于未累及角膜内皮和后弹力层的病变。长期观察显示,在儿童中其排斥反应发生率较PK低[71,75],但因为层间积液和积气,基质排斥时有发生[73,75]。DALK保留完整的后弹力层,可以避免受顿挫伤时眼内容物的脱出[77]。对发育迟缓、更易受外伤的儿童而言是一个特殊考虑。

术前评估

眼部

如不能配合术前检查,必要时可用镇静剂或麻醉下检查。但是据笔者的经验,16周以内的婴儿一般都可以完成高频超声(图122.3)或线性超声检查(图122.4)。告知父母在检查前2小时给患儿禁食,在临检查时再哺乳患儿。这样16周以内患儿便能很快入睡以完成大多数检查,包括房角镜检查和高频超声。

手持裂隙灯可用来检查角膜直径、角膜混浊程度、角膜有无新生血管、有无虹膜及房角结构异常和晶状体混浊。如果发现有并存的异常可能会影响手术成功率。眼科医生还需要检查眼睑闭合情况、角膜

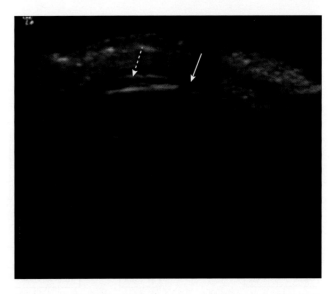

图122.4 经眼睑线性超声示Peters综合征患儿晶状体角膜粘连(虚线箭头)和虹膜角膜粘连(实线箭头)

知觉和泪液功能[80]。用气动式眼压计或电子眼压计测量眼压。从经验上来讲,指测眼压通常也是可靠的。虽然回弹式眼压计等新技术使眼压测量变得更容易,但现有的模式对于病变角膜并不可靠。

角膜曲率计和角膜地形图在角膜瘢痕、扁平角膜或圆锥角膜中大有帮助[80]。可能的话还应散瞳查眼底。B超可了解重度角膜混浊的眼后节情况。A超检查适用于测量小眼球前房深度和眼轴长度。明确混浊范围及深度、前房是否受累至关重要。如果不能做高频超声检查,可用带眼睑连接器探针的10~15Mhz的线性超声代替。前节情况可通过以上方法了解。自1997年6月有关于UBM用于患者的诊断和手术设计的记载[39,81]。临床所不能窥见的瞳孔可在UBM下定位,并能发现相关结构的异常,如角膜晶状体粘连、角膜虹膜粘连、晶状体异位、无虹膜和先天性无晶状体眼[39]。早期确认有无青光眼非常重要,对外伤患者尤为重要,因为房角的破坏可能导致青光眼。特别是当视网膜周边存在异常时应做视觉诱发电位(VEP)检查,联合或不联合ERG检查。

患儿的父母也应配合进行相关检查,即使是很轻的角膜后胚胎环也应引起注意,一旦患儿的分子学诊断确定,这些都密切相关。父母或双方的兄弟姐妹存在眼部的缺陷也有可能相关,如早期发生的青光眼。在诊断先天性或发育性疾病时家族谱系图非常有用。

收集好以上信息,便可以运用以下治疗公式(图122.5)选择合适的治疗手段。即使是获得性的角膜混浊,有时也不采取手术治疗。

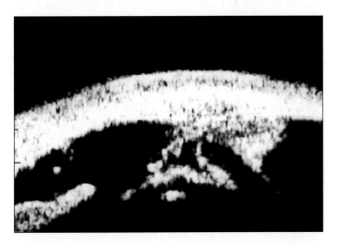

图122.3 高频超声显示患儿因角膜晶状体粘连导致先天性角膜混浊

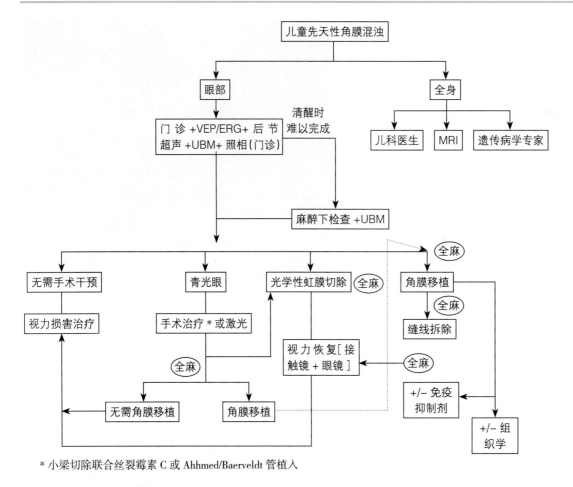

* 小梁切除联合丝裂霉素 C 或 Ahhmed/Baerveldt 管植入

图 122.5　双侧或单侧角膜混浊患儿的评估及诊疗流程图

治疗选择

应用公式进行评估可帮助决定治疗手段是否可靠。一旦决定干预治疗,手术有如下选择:

- 穿透性角膜移植(PK,包括自体穿透性角膜移植)
- 角膜内皮移植(EK)
- 前部深板层角膜移植(DALK)
- 前部板层角膜移植
- 光学性虹膜切除
- 浅层角膜切除联合羊膜移植
- 人工角膜

穿透性角膜移植、角膜内皮移植和前部深板层角膜移植将会在本章详细描述。

儿童角膜移植

告知患儿的父母及祖父母

父母几乎没有足够时间去适应他们的新生儿患有角膜混浊,对儿童角膜移植的预后可能存在过高或过低的期待[24]。他们可能会焦虑或沮丧。眼球模型、照片或角膜移植手术录像有助于解释手术过程。需解释角膜混浊的病因,以免患儿的父母因此自责。父母对于患儿外观的关注也需考虑。

有必要跟家长强调儿童做穿透性角膜移植手术需长期承担责任,特别是先天性角膜混浊的患儿。向家长公开、实事求是地交代预后,让家长权衡手术获益与经济费用情况。

儿童角膜移植知情同意包括:儿童角膜移植植片失败率高、再次手术的可能、主要家长的时间承诺、并如实告知大多数先天性病例预估的术后保守视力[27]。

角膜混浊患儿的父母总是想为孩子付出一切而往往忽略了医生对手术并发症和非手术治疗优劣的分析。因此客观存在的缺点需要再三强调。然而对双眼受累的病例,必须告知视力改善对整体发育的影响,强调即使术后 1 年或 2 年植片失败,也能促进患儿的整体发育[5-9]。向患儿家长展示术后眼外观照片,预期的术后视力应作详细说明。将试戴镜片置于家长眼前以帮助他们了解术后患儿的视力[27]。穿透性角膜移植结果较差,对 DALK 和 DSAEK 的结果也应恰当的告知。

PK、DALK 和 DSAEK 术后的经济负担和随访存在差异,长期来讲 DSAEK 和 DALK 术后的经济负担较轻。

手术安排

手术计划是很重要的。如果因为角膜晶状体粘连或白内障需要摘除晶状体,玻璃体视网膜专家应参与进行广泛玻璃体切除。因为术中切除晶状体后,玻璃体增殖会导致角膜后膜形成(虽然其具体组成还不清楚),角膜移植失败的概率将大大增加。

手术方法

此内容分 4 部分分别讨论:
- 麻醉
- 穿透性角膜移植
- 前部深板层角膜移植
- 角膜内皮移植

麻醉

麻醉需要由熟悉儿科麻醉的医生完成。患儿年龄越小,这一点越重要。术者应告知一些重要的信息,并与麻醉医生共同准备。非去极化型麻醉剂在 PK 和 DALK 术中都非常有必要[82]。呼气末低浓度二氧化碳可防止呼气末正压[82]。特别是对婴幼儿,降眼压前应先予甘露醇静滴 15 分钟,剂量为 0.25~1.5g/Kg,适用于 1 个月 ~12 岁儿童[83,84]。

穿透性角膜移植

儿童和成人穿透性角膜移植手术技巧有很大差异,患儿年龄越小差异越大。以笔者的经验,可以依据组织特点分为四个年龄组:①小于 3 个月;②大于 3 个月小于 1 岁;③大于 1 岁小于 4 岁;④大于 4 岁。儿童眼球 4 岁以后就很接近成人,但还表现为巩膜弹性大。而婴儿的眼球壁不但非常软(3 个月以内的更软),解剖标志线也和成人不同(例如晶状体虹膜隔)。

开睑器的选择 使用开睑器后,儿童眼压会增加 4mmHg[85]。弹簧开睑器对眼压的影响更大,特别是婴儿。

外眦切开 对于小于 3 个月的婴儿,外眦切开对于降低眼睑对眼球的压力非常有必要,但需要提前告知家长。

Flieringa 环 巩膜的高弹性使 Flieringa 环的使用变得非常重要。8-0 尼龙线 4 针间断缝合固定环体,缝线末端固定在下颌或眉部。这样做可以阻止巩膜壁塌陷和潜在的眼内容脱出可能[86]。对于大于 16 岁的儿童巩膜和成人相当,McNeil-Goldman 开睑器同时具有双巩膜固定环及眼睑撑开功能,会更适用。(图 122.6)

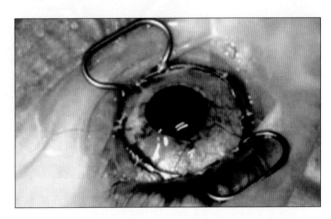

图 122.6 McNeil-Goldman 巩膜固定开睑器,可以阻止前部巩膜塌陷,撑开眼睑,固定眼球

环钻钻切 除了发育性及先天性的婴儿,几乎所有病例都可以使用负压环钻。而对于发育性及先天性病例,建议使用手动环钻钻切部分深度,剩余的部分使用刀尖做穿透性操作,以免触碰到晶状体。在使用环钻前,需要做一个小的前房穿刺放液和房角分离(图 122.7)。这样可以尝试向后推虹膜和晶状体,避免不必要的晶状体损伤。然后再使用角膜剪剪除剩余组织。

供体植片的选择 最佳的选择是供体角膜上皮完整,正常的高密度内皮细胞计数[24](大于 3000 个 /mm[2])。死亡后保存时间尽可能短(死者冷藏小于 8 小时,optisol 保存液小于 4 天)[24]。因为成人供体易于术中处理,并且也没有明确的数据表示供者年龄与移植存活率有相关性,除受体为无晶状体眼外,成人供体也可以给儿童受体使用[27]。婴儿角膜组织的优点是增大了无晶状体眼的角膜曲率以补偿晶状体的缺失。但在有晶状体眼,更易造成高度近视。最后,如果存在角膜血管化或角膜移植失败,使用组织相容性好的供体也许会提高移植成功率[27]。对于小

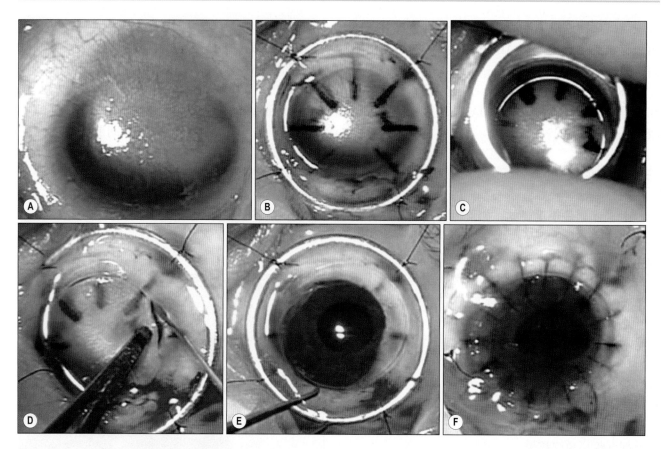

图 122.7　（A）图片显示先天性角膜混浊伴虹膜角膜粘连的婴儿外眼像。（B）缝合 Flieringa 环，8-0 线固定 4 针。（C）手动环钻钻取部分角膜组织。（D）用尖刀从上部刺穿植床。（E）Vanas 剪仔细剪除植床病灶，将略大的植片放在植床上。（F）10-0 缝线间断缝合 16 针

于 8 岁的儿童，因为供体原因过度推迟手术时间将会影响弱视的治疗[24]。

植片的大小　因为发育性或先天性角膜混浊的前房很浅，应选择比植床大 1mm 的植片，而获得性病例却不可这样选择。对于婴儿，供体植片最好选择 5.5~7.0mm。儿童一般不喜欢佩戴厚重的眼镜，接触镜的配合度也不高。这种条件下，如果晶状体摘除一定要做，大 1mm 的植片会降低 +5 或 +6D 的屈光度，能大大增加框架眼镜的耐受度和舒适性。大尺寸植片对于有晶状体眼会引起高度近视。使用大植片对于受体植床比较薄的病例更适用，因为缝线对植床压力可能导致植床豁开，这会影响伤口的闭合[27]。

植片固定　儿童因为巩膜弹性大，即使使用 Flieringa 环，在从植床移除原病变组织的时候也非常容易出现暴发性出血，尤其是婴儿。为了避免这种风险，一些作者主张使用手工钻分四步进行。先穿透 1 个象限，将穿透部分的边缘以 10-0 缝线固定于植床，直到植床和受体角膜被 4 针 10-0 间断缝线固定。再

将供体植片放在受体角膜上方，两者之间涂抹大量黏弹剂，供体植片 12 点、6 点位固定。这时将受体角膜的四针剪断，并将受体角膜从植片下方抽出[87]。这样儿童眼始终未暴露于开天窗状态。大量的黏弹剂覆盖在晶状体虹膜上直到 10-0 缝线缝合完成 4 针。当缝合第一针时，可以用 Pollack 移植固定镊子辅助。

缝合　单丝尼龙线最常用，年龄小的儿童最好使用间断缝合，因为如果一针松脱，可以间断拆除而不影响其他缝线，所有缝线都要确保线结埋藏（图 122.7）。

虹膜切除术　对于浅前房者（常为发育性和 / 或先天性病例，如 Peters 异常），笔者会在每个象限做一个小的虹膜周切口以减少继发性青光眼的发生（图 122.8）。这种方法在获得性病例没有必要。但是对于低龄儿童，虹膜晶状体隔的位置复位更差，容易在手术后早期中期因为揉眼甚至自发的向前移位，导致植片植床虹膜交界部位的虹膜粘连和继发性青光眼。

术中用药　手术结束时，前房内注射无防腐剂的地塞米松（2mg），联合结膜下注射抗生素、地塞米松和眶底（球旁）注射曲安奈德。剂量需要依据体重减量。

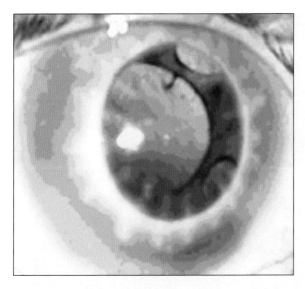

图 122.8　此图为虹膜角膜粘连引起的先天性角膜混浊行角膜移植术后 6 个月。可见每个象限均有虹膜周切口以降低青光眼发生率

年龄越小,大气泡技术越难做,有人认为手工剥离也是难点[75]。飞秒激光辅助的大气泡技术近期已经被应用在儿童 DALK,并应用术中实时 OCT 引导手工剥离和气体注射[89]。

黏弹剂辅助分离技术对于儿童及婴儿是有效的方法。对于严重的角膜混浊(如 MPS),使用手工剥离比较方便,但 UBM 可以用来确定钻切的深度,以保证在尽量接近后部基质的位置开始手工剥离[71]。升级的负压环钻对于 DALK 是很有必要的,比如 Barron-Hessburg 环钻,每旋转 1/4 周就是钻切 60μm 深度角膜(图 122.9)。

黏弹剂辅助分离技术需要在前房内打一个气泡,以确保气体和后弹力层界面可见。黏弹剂的针头选用 27 号针头从周边角膜进入并向中央基质伸入,当针头因前房界面反射三面可见时,针头斜面向下注射黏弹剂,形成黏弹剂大泡。一旦黏弹剂大泡形成,可

原则上依据术后炎症反应程度,最大 2mg/kg。婴儿体重 10kg,最大 20mg 球旁注射。但是如果术中对虹膜的操作和损伤小,1mg/kg 也是足够的。术毕术眼以眼垫包扎,覆盖眼盾。

自体转位穿透性角膜移植

这种技术是异体角膜移植以外可供选择的手术方式,2 年植片存活率明显高于异体 PK,适用于无进展的旁中心角膜瘢痕。做这项手术,需要测量 2 项参数:①患眼角膜病变区的最大环直径 x;②从角膜病变 x 环边缘到角膜几何中心的最短距离 y(如果混浊区包含角膜几何中心 y 值设为正值;如果不包含 y 值设为负值。);环钻直径 $=1.5x+(y)$。

一旦计算好环钻直径,就可以钻取,将遮盖视轴的瘢痕区转位并再行缝合。手术技巧和其他 PK 一样。

这项技术往往不适用于先天性或发育性的偏中心角膜混浊,因为前房往往很浅并且发育中的晶状体会引起难以控制的青光眼,或晶状体与植片相贴并导致移植失败。

前部深板层角膜移植

首先,术前要按前述 PK 手术做各项准备,以备改变术式的可能。前部深板层角膜移植(DALK)技术很大程度上依赖于术者掌握成人手术的技术水平[71]。

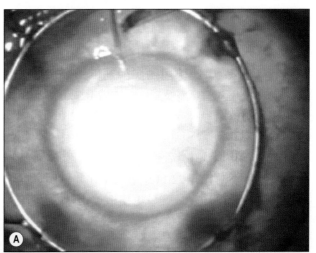

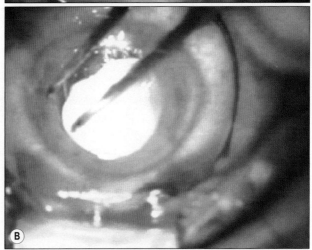

图 122.9　一例黏多糖贮积症行 DALK 术,因角膜基质内可见大量黏多糖物质,无法使用黏弹剂辅助分离,在使用负压环钻做部分深度的钻切之后开始手工分离

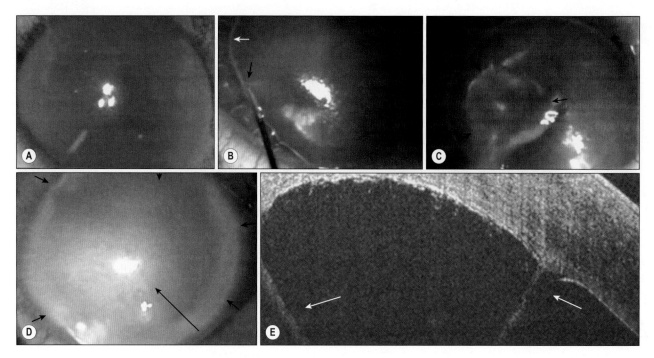

图 122.10　(A)一例黏多糖贮积症使用了黏弹剂辅助分离技术完成 DALK 术。(B)气体注射进入前房。(C)在深板层内注射黏弹剂。(D)直到后弹力层和前部基质之间形成大的黏弹剂大泡。(E)手持 OCT 可见

以进行手工钻切,间隙内的黏弹剂可用生理盐水冲洗。同样植片与植床等大、大 0.25 或 0.5mm。而圆锥角膜植片与植床等大或大 0.25mm(图 122.10)。

对于黏多糖蓄积症,除了发展中国家一些被忽视的成人病例外,一般后弹力层没有受累,是否选择 DALK 仍存争议(图 122.11)。DALK 在儿童明显的优点是即使植片排斥也较容易更换植片,另外如发生外伤不易发生眼内容物脱出[77]。

角膜内皮移植

在过去的 5 年,儿童内皮移植主要是 DSAEK,相关内容本书 127 章已经介绍过,但是对于儿童,还是有一些与成人的差异值得关注[48~70]。儿童年龄越小,

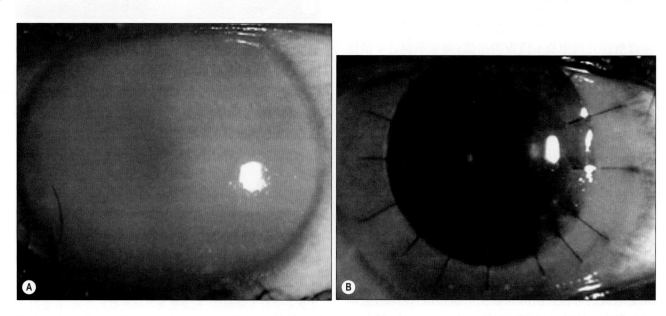

图 122.11　黏多糖蓄积症患者 DALK 术前和术后眼部照片

前房越浅,更容易前房塌陷,移除后弹力层就更困难。因此一些医生建议保留完整的后弹力层,特别是角膜内皮营养不良的病例,例如 CHED 和 PPMD,可以做无后弹力层移除的内皮移植(nDSEK)[50]。因为虹膜的"黏性",展开供体材料也很困难。这种虹膜黏性一方面是因为前房浅(在部分儿童,尤其是小于 4 岁的儿童),另一方面因为虹膜血管会迅速的分泌纤维和蛋白。将预制植片植入眼内的方法很多,包括内皮植入器(endo-inserter)、缝线法、Busin 内皮植入。手术者需要用 30G 针将角膜基质轻柔固定,以确保没有折叠。随着儿童内皮移植术的实施,一些并发症随之出现如植片脱位和纤维化[50,52,54]。

麻醉师需要注意的是,术后 1~2 小时患儿需要重返手术室放气和测眼压。对于 12 岁以上的儿童,在清醒状态下即使可以测眼压,其他内眼操作也是不可能实施的。

甘露醇也可以用,因为固定植片位置所做的前房注气会引起眼压升高。术中 OCT 对于明确植片位置很有必要。

联合手术

角膜移植术中联合操作包括 4 项:①虹膜粘连分离;②白内障摘除;③玻璃体切除;④青光眼引流阀植入。

虹膜角膜粘连可以在切除病灶时进行分离,如果在环钻钻切前周边注射黏弹剂[81],小的粘连往往就被分开了。因为前房很浅,在操作结束时会发生在植片植床连接部位的粘连。如有这种情况就需在切口闭合后再做粘连分离。粘连分离需要将止血做到位,可以使用眼内电凝或等其自发凝固。但前房内的纤维血凝块可能导致术后再次粘连。组织纤维蛋白溶酶原可以在术中使用以移除纤维蛋白渗出。如果患者还需要做经睫状体平坦部的玻璃体切除,可以使用临时人工角膜,帮助视网膜在术中获得清晰的视野,还能避免眼底手术操作对角膜内皮的影响。植片要提前备好,眼底手术结束后迅速完成角膜移植手术。

眼内操作例如玻璃体切除、晶状体摘除和其他的二次手术都会降低植片存活率[36,10]。因此是否确实需要术中联合晶状体摘除术要在术前明确。有时在浅前房的术中,晶状体可能会因为后房压力高或前囊破裂而突然脱出。这时最重要的是吸出晶状体皮质保证后囊完整,这样也给术者时间思考下一步操作。

如果晶状体切除是计划内的手术,白内障是要在开窗的情况下摘除。需要做前囊切开,娩核及皮质吸出。

儿童做后囊切开及前部玻璃体切除是很重要的。用玻切头或手工撕囊做一个 7mm 的后囊环形切开,使用双切口推-拉技巧(two-incision push-pull technique,TTIP)尤其适用于婴儿[92,93]。这样可以阻止后囊收缩及不可控制的混浊遮挡视轴[94]。前玻切需要彻底,因为没有后房型人工晶状体,玻璃体会嵌顿在前房。嵌顿的玻璃体会引起瞳孔阻滞或者因为接触内皮而引起内皮失代偿。

对于婴儿及儿童是否植入后房型人工晶状体目前还存有争议。在先天发育性病例中,如 peters 异常,因为前房太浅不建议植入人工晶状体。

严重的青光眼可以植入青光眼引流阀。尤其是对婴儿患者来说,无晶状体眼比有晶状体眼更容易操作。但要保证引流管不会触碰或接近植片,平行角膜缘比垂直于角膜缘进入前房更易减少引流管与植片接触的可能。

术后评估

术后早期局部使用抗生素和激素。世界各地用的抗生素不同,在美国最常用的是四代氟喹诺酮类药物。因为如有感染也不能明确表达,儿童预防性抗生素的使用时间要比成人更长。术后激素包括 1% 醋酸泼尼松龙,术后前 2 天每日 6~8 次,第 3 天起减为每日 5 次,激素剂量在术后几个月内逐渐减少。因儿童术后较成人的炎症反应重,激素的使用需保持更高的维持量及更长时间。3 个月后激素维持量为每日 1 次,6 个月后减为每周 2~3 次。尽管有青光眼白内障的风险,患儿年龄越小激素的持续使用越重要。

局部常常使用睫状肌麻痹剂,特别是对于术后严重的炎症反应。术后头 2 周局部使用长效睫状肌麻痹剂如阿托品,直到炎症状态稳定。阿托品可引起全身毒副作用,比如脸红、口干、尿潴留、心动过速、嗜睡、甚至癫痫发作。因此在儿童中使用需要谨慎。如在使用中家长发现阿托品的毒副反应,应到就近的急诊就诊。

术后第一天要检查患者,决定是否可以出院的指标包括:年龄、全身情况、生活环境、家庭住所与医院的距离以及麻醉和复苏相关的问题。

儿童难以描述疼痛、视力下降、畏光等症状,因此术后检查要比成人频繁。另外缝线松动可迅速引起上皮的排斥反应。

每周 2 次复查的频率,婴儿持续到术后 6 周,儿童要持续到术后 2 周。之后每 2 周复查 1 次,持续 8~12 周。之后每月复查 1 次,持续 6 个月。再之后每 2 月复查 1 次,持续到术后 1 年。术后一年内为大多数排斥的发生时间[10,14]。这样随访如排斥反应等术后并发症,可以得到及时的发现和治疗。

早期术后并发症

切口渗漏　第一次术后随访主要注意检查切口是否水密且溪流试验阴性。婴幼儿主要观察前房深度。可以使用手持裂隙灯。另外也可以使用带状光检影镜的窄光带观察前房深度。前房要有足够深度,眼压要在正常范围。如果前房浅眼压低,则怀疑切口渗漏。明确是切口渗漏术戴角膜绷带镜,局部使用房水生成抑制剂,并密切随访。如果 3 天之内切口不能自行愈合或前房消失造成虹膜与角膜内皮相贴,患者就要重返手术室进行切口修补联合前房成形术。

上皮缺损　术后第一天上皮缺损很常见,通常在术后一周内上皮愈合。一些患者有持续性上皮缺损且不愈合。泪膜的异常和眼睑异常应该在术前矫正[10]。引起眼压高的因素也要排除。局部抗生素要持续使用直到上皮缺损愈合。使用眼膏比滴眼液更有益于上皮愈合,另外可选择绷带镜、加压包扎、睑裂缝合术等[5]。但因为弱视的原因,睑裂缝合只能是部分的和临时性的[95],同时可联合羊膜移植来促进上皮愈合。

角膜溃疡: 如在透明的角膜植片上出现新的混浊,就要考虑溃疡。需要做刮片,进行革兰氏染色和培养。松动的缝线也要拆除并送微生物检测。依据溃疡的位置和大小,患者要开始局部使用第四代氟喹诺酮类或强化局部抗生素使用如万古霉素或庆大霉素。

眼内炎　如果结膜严重充血、前房反应不断加重,出现玻璃体炎症、前房积脓、视网膜浸润,或者孩子不能睁开眼、眼睑红肿就要考虑眼内炎。需要尽快找眼底医生就诊,做玻璃体腔注药。

缝线拆除

婴儿的角膜愈合较成人快得多,特别是当有血管的时候。愈合和瘢痕收缩引起缝线松动和溶解,造成黏液附着及眼睑刺激症状,引起新生血管长入、感染性角膜炎并增加排斥的风险。要教导患儿家长学会观察缝线的松动(图 122.12),并立即就诊拆除缝线。

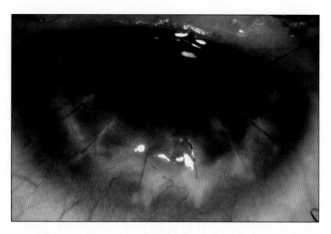

图 122.12　6 岁患儿角膜移植术后 2 个月,错过 2 次复查时间,出现缝线松动。注意瘢痕和血管

患儿越小拆线越紧急,婴儿需当日拆除松动缝线。有新生血管的线也要拆除。婴儿一般要在术后 4~6 周拆线。年龄每大 1 岁,就在 6 周时间上增加 1 个月。例如 2 岁的孩子应该 6 周 +2 月 =3.5 个月拆线;7 岁孩子应该 6 周 +7 个月 =8.5 个月拆线。

拆线不能在门诊进行,需要再次进手术室。对于儿童为了调整散光拆线是不切实际的,也没什么用,还是应该尽早拆线。

中晚期术后并发症

植片排斥

看到内皮排斥线,就可以定义排斥。上皮下浸润和上皮排斥线也预示即将发生的内皮排斥[96],但在儿童没有成人明显[28]。治疗排斥需要频繁使用局部激素点眼,例如 1% 醋酸泼尼松龙。每小时一次持续用 2 周,直到排斥好转。依据排斥反应程度,可以给予全身激素每日 1~2mg/kg。4~6 周逐渐减量到停用。如果观察到排斥改善,局部激素减到每 2 小时一次,并逐步减量到植片透明。如果局部激素冲击联合口服激素治疗 3 个月后仍无改善,则判定为排斥不可逆转,移植失败。

大多数移植失败发生在术后 1 年[10]。因此要告知家长药物使用的依从性和密切随访都非常重要。如果移植失败,需要考虑再次移植,且成功率更低[10,14]。大样本研究发现术前角膜血管化、持续性上皮缺损、联合晶玻切与植片存活率低有高度的相关性。如果再次移植不可避免,一般会在诊断排斥 3 个月后进行,一方面确定原植片排斥不可逆转,另一方面残留的炎症反应也基本消退。

青光眼

儿童青光眼的处理非常困难。青光眼可以是PK的并发症,也有可能术前就有青光眼。如果术前就有,一定要在角膜移植术前治疗。手术本身会导致眼压升高,相关机制包括失去前后支撑及缝线对组织收缩的机械作用引起小梁网塌陷;激素的使用;周边前粘连引起的闭角型青光眼。周边虹膜切除(图122.10)特别适用于先天病例,可以阻止这类青光眼发生。不可控制的青光眼可导致移植失败或不可逆的视神经损伤。对于扁平角膜的眼压测量,笔试眼压计(Tonopen)和回弹时眼压计(I-care)可能会测出略偏高的结果。通过指测眼压评价眼球软、中、硬的定性结果仍是非常有意义的。

许多青光眼药物没有儿童用药许可[97],但是像局部的 β 受体阻滞剂、碳酸酐酶抑制剂和前列腺素类衍生物已被应用。除了 a₂- 受体兴奋剂,因为会引起儿童中枢抑制而不用于儿童。特别是溴莫尼定可导致婴儿心动过缓、血压降低、呼吸暂停、肌张力下降[100]。阿可乐定(Iopidine)不能通过血脑屏障,但在儿童使用仍要谨慎。在滴药后要压迫下泪点几分钟以减少全身吸收。婴幼儿使用 β 受体拮抗剂相对安全,潜在的副作用包括:心动过缓、血压降低、呼吸暂停和哮喘发作[97]。婴幼儿支气管痉挛会表现在夜间咳嗽,要特别询问父母有无相关症状。口服碳酸酐酶抑制剂,例如乙酰唑胺,会引起代谢性酸中毒和再生障碍性贫血,需要谨慎用药[100]。前列腺素衍生剂相对安全,但会引起虹膜色素沉着和睫毛过长[97]。抗青光眼手术方式包括:前房角切开术、滤过手术、房水引流管植入术和睫状体破坏性手术。在药物治疗无效后再选择手术,因为滤过手术和房水引流管植入术增加了移植失败的概率。青光眼引流阀(GDDs)面临着引流管和角膜接触、内皮失代偿和移植失败的并发症。因此现在一些医生将引流阀放入睫状沟[98]。另外超声引导下睫状体光凝是一个不错的选择。对于先天病例,无超声引导的睫状体光凝可用于前部视网膜的后续并发症的治疗[99]。虽然可选择眼内光凝,笔者建议应避免过多的眼内操作,以免引起角膜内皮细胞的丢失。

斜视

斜视,往往是内斜,可以发生在单眼或双眼病例。因为可能会接触到内眦部睫毛、泪阜造成植片的微损伤(图122.13),所以矫正眼位很重要,矫正眼位也给

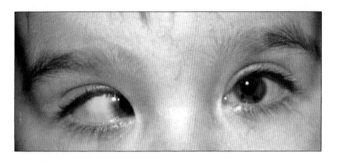

图122.13 2岁患儿双眼角膜移植术后6~8周,大角度的内斜需要矫正以降低右侧角膜被内眦部毛发和泪阜摩擦的影响

双眼视觉的建立创造了一些机会,虽然这在先天性和发育性病例中很难。对于获得性病例,在角膜移植前已经建立了立体视,则有希望恢复立体视的功能。

屈光矫正和弱视治疗

出生后早期的形觉剥夺对中枢神经系统的影响是毁灭性的,日后很难建立[12]。视觉不对称的形觉剥夺,如单眼角膜病或高度屈光参差(单侧无晶状体眼),因为双眼竞争而使弱视加重。为了获得最佳潜在视力,屈光矫正和弱视治疗需要在术后马上开始。儿童眼科医生需要密切关注术后情况,患者要看两位眼科医生(角膜科和儿童眼科)。散瞳验光需要经常做,从术后 2 周开始,每个月都要进行屈光检查直到缝线拆除。患者需要接受全天眼镜佩戴以达到屈光矫正。要告知父母术后眼镜处方可能要改变数次。对于无晶状体眼或人工晶状体眼,近距离矫正可以用单焦点眼镜(更适于3~4 岁)或双焦点眼镜,D 形区域的上缘位于正常瞳孔中线位置。所有镜片应选用树脂材料以避免外伤。

屈光矫正可以通过框架眼镜、日戴软性、硬性接触镜或长戴型软性接触镜。接触镜对于无晶状体眼和高度近视患儿更有帮助。硅水凝胶接触镜因为高透氧性而被广泛使用。然而接触镜的佩戴也面临一些风险,如角膜新生血管和感染性角膜炎。缝线拆除前不可以佩戴接触镜,因为可能会增加感染的风险,甚至有可能引起缝线松动、断裂和暴露[1]。

植片存活情况

移植成功率取决于患儿手术适应证的病因、适应证出现的年龄和手术年龄。儿童 PK 的手术成功率低

于成人。在各种病因角膜移植病例中,术后 1 年植片透明率约 80%,术后 2 年 67%,而成人术后 1 年透明率可以达到 91%,术后 5 年达到 72%[14]。

目前已有一些关于植片存活率和视力结果的大样本研究。既往的研究倾向于对角膜移植的各种病因学研究,而近期的研究则倾向于某些特定病因致角膜移植病例的植片存活率和视力结果的研究。1999年,Yang 等报道了 144 例婴儿及儿童 Peters 异常 PK术后的长期随访结果。Schaumberg(1999 年)[35]和 Javadi(2003 年)[37]分别报道了 21 例和 24 例先天性角膜内皮营养不良行角膜移植的观察研究。Comer在 2001 年[36]对 26 例先天性角膜混浊的治疗进行了综述。新西兰国家眼库的 65 例 PK 报道中大多数是圆锥角膜[25]。Sharma[38]报道发展中国家最常见的角膜移植原因是感染性角膜炎。2007 年[33],30 例 PeterⅠ型异常行角膜移植的报道。以上这七篇报道,术后1 年移植成功率分别为 49%[11]、61%[35]、71%(2 年)[35]、88%(3 年)[37]、77%[28]、87%[25]和 90%[33]。其中三篇是关于先天性疾病的研究[11,33,36],2 篇[7,11,36]的病因分类不佳(将大量发育性疾病归入 Peter 异常),而 1篇[33]特殊病例(虹膜角膜粘连)显示了更好的预后结果。有 2 项研究聚焦于内皮营养不良,显示了更好的角膜移植成功率[35,36]。因为角膜营养不良是原发的先天疾病[21],相比其他并发晶状体异常和其他前节异常的病例预后更好(图 122.1)。在获得性非外伤的病例中,例如感染性角膜炎和圆锥角膜,成功率也是较好的[25,28]。

有报道称硬化性角膜是与角膜缘干细胞缺乏相关的疾病,但是在角膜全混浊病例中,目前尚没有关于干细胞的存在或者功能的研究报道。进一步说,硬化性角膜是种误导,因为许多文献报道中提到完全的角膜混浊继发于一些晶状体的异常[21,28,30]。

还有很多既往的研究或综述讨论了角膜移植的成功率[10,11,13,14,26,27,29,32-34],但缺乏准确的表型与病因分类,因此很难去评价移植的结果。

移植失败的危险因素

主要有 2 类:①手术因素;②术后并发症。手术因素包括:玻璃体切除 - 晶状体摘除、再次移植[14,34]、疾病严重程度[11](图 122.14)、供体角膜直径(越小越差)[11,35]、并发中枢神经系统异常、前粘连范围、手术年龄小于 5 岁[34]和 Peters 异常(但是表型没有精确定义)。术后并发症导致移植失败的高危因素包括青

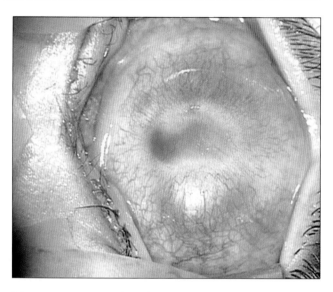

图 122.14 该眼具有所有不良预后的特征。角膜新生血管、青光眼所致巩膜变薄并因透见下层脉络膜而呈蓝色、小眼球

光眼、角膜溃疡和视网膜脱离[11,14,34,35]。

视力预后

目前关于视力结果的文献在疾病的分类上仍很混乱,总体来说基本无表型分类。尽管解剖学的预后良好,但因弱视的存在严重影响了视功能的预后。先天性或发育性角膜疾病的视力结果往往比圆锥角膜或角膜炎这类获得性非外伤的病例差很多[10,11,13,14,25,29,32,46,100,101]。但很重要的一点,对于婴儿(双眼病例),中心视力远没有视觉发育重要,因为它可促进儿童的眼球正常发育[5-9]。

展望

Boston 人工角膜可以有限的应用在眼表微环境不适于 PK 术者,或者多次移植的患者。有观点认为等孩子长大后再做常规角膜移植替换人工角膜的方法,目前争议很大。因为固定的光学区小孔会减少光线进入周边视网膜,会导致眼轴拉长,破坏正视化过程[18,19]。眼轴越长,出现视网膜功能异常和网脱的概率越高。

目前我们不断的改进手术技术,希望提高视力预后。关于婴儿的手术成功与改善预后的各项参数都与我们之前对于成人训练所得的参数有所不同。眼球的视觉发育非常重要。新的技术如激光焊接[102]或许能减少缝线相关的并发症。更好地为疾病分型,将

会帮助我们选择特异性和个性化的治疗方案，包括使用个体化设计的生物工程供体去平衡和对抗基因异常导致的疾病。DALK 和 DSAEK 将会被更广泛的应用。精确的分型将会帮助我们正确选择手术方式和获得更好的预后。

（张樱楠　译　潘志强　校）

参考文献

1. Medsinge A, Speedwell L, Nischal KK. Defining success in infant penetrating keratoplasty for developmental corneal opacities. *Am Orthopt J* 2014;**64**:81–8.
2. Vida MD, Vingilis-Jaremko L, Butler BE, et al. The reorganized brain: how treatment strategies for stroke and amblyopia can inform our knowledge of plasticity throughout the lifespan. *Dev Psychobiol* 2012;**54**(3):357–68.
3. Astle AT, Webb BS, McGraw PV. Can perceptual learning be used to treat amblyopia beyond the critical period of visual development? *Ophthalmic Physiol Opt* 2011;**31**(6):564–73.
4. Lawrence MS, Azar DT. Myopia and models and mechanisms of refractive error control. *Ophthalmol Clin North Am* 2002;**15**(1):127–33.
5. Dale NJ, Tadić V, Sonksen P. Social communicative variation in 1–3-year-olds with severe visual impairment. *Child Care Health Dev* 2014;**40**(2):158–64.
6. Sonksen PM, Dale N. Visual impairment in infancy: impact on neurodevelopmental and neurobiological processes. *Dev Med Child Neurol* 2002;**44**(11):782–91.
7. Dale N, Sonksen P. Developmental outcome, including setback, in young children with severe visual impairment. *Dev Med Child Neurol* 2002;**44**(9):613–22.
8. Sonksen PM. Summary of lecture given to the Faculty of Community Health, Annual General Meeting on 20th October 1998 by Patricia M Sonksen. Severely visually impaired children: neurodevelopmental concerns. *Public Health* 1999;**113**(1):45–6.
9. Cass HD, Sonksen PM, McConachie HR. Developmental setback in severe visual impairment. *Arch Dis Child* 1994;**70**(3):192–6.
10. Stulting RD, Sumers KD, Cavanagh HD, et al. Penetrating keratoplasty in children. *Ophthalmology* 1984;**91**(10):1222–30.
11. Yang LL, Lambert SR, Drews-Botsch C, et al. Long-term visual outcome of penetrating keratoplasty in infants and children with Peters anomaly. *J AAPOS* 2009;**13**(2):175–80.
12. Hubel DH. Exploration of the primary visual cortex, 1955–78. *Nature* 1982;**299**(5883):515–24.
13. Al-Ghamdi A, Al-Rajhi A, Wagoner MD. Primary pediatric keratoplasty: indications, graft survival, and visual outcome. *J AAPOS* 2007;**11**(1):41–7.
14. Dana MR, Moyes AL, Gomes JA, et al. The indications for and outcome in pediatric keratoplasty. A multicenter study. *Ophthalmology* 1995;**102**(8):1129–38.
15. Ostrovsky Y, Andalman A, Sinha P. Vision following extended congenital blindness. *Psychol Sci* 2006;**17**(12):1009–14.
16. Brown NP, Koretz JF, Bron AJ. The development and maintenance of emmetropia. *Eye (Lond)* 1999;**13**(Pt 1):83–92.
17. McBrien NA, Gentle A. The role of visual information in the control of scleral matrix biology in myopia. *Curr Eye Res* 2001;**23**(5):313–19.
18. Morgan IG. The biological basis of myopic refractive error. *Clin Exp Optom* 2003;**86**(5):276–88.
19. Smith EL 3rd, Kee CS, Ramamirtham R, et al. Peripheral vision can influence eye growth and refractive development in infant monkeys. *Invest Ophthalmol Vis Sci* 2005;**46**(11):3965–72.
20. Rucker FJ. The role of luminance and chromatic cues in emmetropisation. *Ophthalmic Physiol Opt* 2013;**33**(3):196–214.
21. Nischal KK. A new approach to the classification of neonatal corneal opacities. *Curr Opin Ophthalmol* 2012;**23**(5):344–54.
22. Chan AS, Colby K. Update on pediatric keratoplasty. *Int Ophthalmol Clin* 2008;**48**(2):25–33.
23. Cowden JW. Penetrating keratoplasty in infants and children. *Ophthalmology* 1990;**97**(3):324–8, discussion 328–329.
24. Gloor P. Pediatric penetrating keratoplasty. In: Krachmer JH, Mannis MJ, Holland EJ, editors. *Cornea*. Philadelphia: Elsevier; 2005. p. 1591–618.
25. Patel HY, Ormonde S, Brookes NH, et al. The indications and outcome of paediatric corneal transplantation in New Zealand: 1991–2003. *Br J Ophthalmol* 2005;**89**(4):404–8.
26. Hwang DG, Hwang PH. Pediatric penetrating keratoplasty. *Semin Ophthalmol* 1991;**6**(4):212–18.
27. Stulting RD. Penetrating keratoplasty in children. In: Brightbill F, editor. *Corneal surgery: theory, technique, and tissue*. St. Louis: Mosby; 1993.
28. Nischal KK, Naor J, Jay V, et al. Clinicopathologic correlation of congenital corneal opacification using ultrasound biomicroscopy. *Br J Ophthalmology* 2002;**86**(1):62–9.
29. Waring GO, Laibson LP. Keratoplasty in infants and children. *Trans Am Acad Ophthalmol Otolaryngol* 1977;**83**:283–96.
30. Mataftsi A, Islam L, Kelberman D, et al. Chromosome abnormalities and the genetics of congenital corneal opacification. *Mol Vis* 2011;**17**:1624–40.
31. Nischal KK. Congenital corneal opacities: a surgical approach to nomenclature and classification. *Eye* 2007;**21**(10):1326–37.
32. Erlich C, Rootman D, Morin J. Corneal transplantation in infants, children and young adults: experience of the Toronto Hospital for Sick Children. 1979–88. *Can J Ophthalmol* 1991;**26**:206–10.
33. Zaidman GW, Flanagan JK, Furey CC. Long-term visual prognosis in children after corneal transplant surgery for Peters anomaly type I. *Am J Ophthalmol* 2007;**144**(1):104–8.
34. Aasuri MK, Garg P, Gokhle N, et al. Penetrating keratoplasty in children. *Cornea* 2000;**19**(2):140–4.
35. Schaumberg DA, Moyes AL, Gomes JA, et al. Corneal transplantation in young children with congenital hereditary endothelial dystrophy. Multicenter Pediatric Keratoplasty Study. *Am J Ophthalmol* 1999;**127**(4):373–8.
36. Comer RM, Sheraz MD, O' Keefe M. Penetrating keratoplasty in infants. *J AAPOS* 2001;**5**:285–90.
37. Javadi MA, Baradaran-Rafii AR, Zamani M, et al. Penetrating keratoplasty in young children with congenital hereditary endothelial dystrophy. *Cornea* 2003;**22**(5):420–3.
38. Sharma N, Prakash G, Titiyal JS, et al. Pediatric keratoplasty in India: indications and outcomes. *Cornea* 2007;**26**(7):810–13.
39. Rezende RA, Uchoa UB, Uchoa R, et al. Congenital corneal opacities in a cornea referral practice. *Cornea* 2004;**23**(6):565–70.
40. Bajracharya L, Gurung R, Demarchis EH, et al. Indications for keratoplasty in Nepal: 2005 - 2010. *Nepal J Ophthalmol* 2013;**5**(2):207–14.
41. Low JR, Anshu A, Tan AC, et al. The outcomes of primary pediatric keratoplasty in Singapore. *Am J Ophthalmol* 2014;**158**(3):496–502.
42. Ganekal S, Gangangouda C, Dorairaj S, et al. Early outcomes of primary pediatric keratoplasty in patients with acquired, atraumatic corneal pathology. *J AAPOS* 2011;**15**(4):353–5.
43. Kusumesh R, Vanathi M. Graft rejection in pediatric penetrating keratoplasty: Clinical features and outcomes. *Oman J Ophthalmol.* 2015;**8**(1):33–7.
44. Kim YW, Choi HJ, Kim MK, et al. Clinical outcome of penetrating keratoplasty in patients 5 years or younger: Peters anomaly versus sclerocornea. *Cornea* 2013;**32**(11):1432–6.
45. Chang JW, Kim MK, Kim JH, et al. Long-term visual outcomes of penetrating keratoplasty for Peters anomaly. *Graefes Arch Clin Exp Ophthalmol* 2013;**251**(3):953–8.
46. Hovlykke M, Hjortdal J, Ehlers N, et al. Clinical results of 40 years of paediatric keratoplasty in a single university eye clinic. *Acta Ophthalmol* 2014;**92**(4):370–7.
47. Tsai RJ, Tseng SC. Human allograft limbal transplantation for corneal surface reconstruction. *Cornea* 1994;**13**(5):389–400.
48. Panahi-Bazaz M, Sharifipour F, Malekahmadi M. Modified Descemet's stripping automated endothelial keratoplasty for congenital hereditary endothelial dystrophy. *J Ophthalmic Vis Res.* 2014;**9**(4):522–5.
49. Gonnermann J, Klamann MK, Maier AK, et al. Descemet membrane endothelial keratoplasty in a child with corneal endothelial dysfunction in Kearns-Sayre syndrome. *Cornea* 2014;**33**(11):1232–4.
50. Anwar HM, El-Danasoury A. Endothelial keratoplasty in children. *Curr Opin Ophthalmol* 2014;**25**(4):340–6.
51. Mittal V, Mittal R. Challenges in pediatric endothelial keratoplasty. *Indian J Ophthalmol* 2014;**62**(2):251–4.
52. Kothari M, Rao K, Moolani S. Recurrent progressive anterior segment fibrosis syndrome following a Descemet-stripping endothelial keratoplasty in an infant with congenital aniridia. *Indian J Ophthalmol* 2014;**62**(2):246–8.
53. Lenhart PD, Evans CT, Beck AD, et al. Visual outcome after Descemet's stripping automated endothelial keratoplasty in an 8-month-old with congenital hereditary endothelial dystrophy. *J AAPOS* 2013;**17**(6):637–9.
54. Medsinge A, Nischal KK. Paediatric keratoplasty: choices and conundrums. *Br J Ophthalmol* 2013;**97**(10):1225–7.
55. Madi S, Santorum P, Busin M. Descemet stripping automated endothelial keratoplasty in pediatric age group. *Saudi J Ophthalmol.* 2012;**26**(3):309–13.
56. Kymionis GD, Kontadakis GA, Plaka A, et al. First bilateral pediatric Descemet stripping automated endothelial keratoplasty after failed penetrating keratoplasty. *J AAPOS* 2013;**17**(3):337–8.
57. Ashar JN, Ramappa M, Vaddavalli PK. Paired-eye comparison of Descemet's stripping endothelial keratoplasty and penetrating keratoplasty in children with congenital hereditary endothelial dystrophy. *Br J Ophthalmol* 2013;**97**(10):1247–9.
58. Ashar JN, Ramappa M, Chaurasia S. Endothelial keratoplasty without Descemet's stripping in congenital hereditary endothelial dystrophy. *J AAPOS* 2013;**17**(1):22–4.
59. Sella R, Rootman D, Bahar I. Descemet's stripping automated endothelial keratoplasty for posterior polymorphous corneal dystrophy in an 8-month-old boy. *J AAPOS* 2013;**17**(1):94–6.
60. Hashemi H, Ghaffari R, Mohebi M. Posterior lamellar keratoplasty

9

(DSAEK) in Peters anomaly. *Cornea* 2012;**31**(10):1201–5.

61. Ramappa M, Ashar J, Vaddavalli PK, et al. Endothelial keratoplasty in children: surgical challenges and early outcomes. *Br J Ophthalmol* 2012; **96**(8):1149–51.

62. Ashar JN, Madhavi Latha K, Vaddavalli PK. Descemet's stripping endothelial keratoplasty (DSEK) for children with congenital hereditary endothelial dystrophy: surgical challenges and 1-year outcomes. *Graefes Arch Clin Exp Ophthalmol* 2012;**250**(9):1341–5.

63. Anwar HM, El Danasoury A, Hashem A. Descemet's stripping automated endothelial keratoplasty for congenital hereditary endothelial dystrophy. *Clin Ophthalmol.* 2012;**6**:159–63.

64. Goshe JM, Li JY, Terry MA. Successful Descemet's stripping automated endothelial keratoplasty for congenital hereditary endothelial dystrophy in a pediatric patient. *Int Ophthalmol* 2012;**32**(1):61–6.

65. Kymionis GD, Kankariya VP, Diakonis VF, et al. Descemet stripping automated endothelial keratoplasty in a child after failed penetrating keratoplasty. *J AAPOS* 2012;**16**(1):95–6.

66. Busin M, Beltz J, Scorcia V. Descemet-stripping automated endothelial keratoplasty for congenital hereditary endothelial dystrophy. *Arch Ophthalmol* 2011;**129**(9):1140–6.

67. Belliveau MJ, Rocha G, Manchur A, et al. Bilateral Descemet's stripping with endothelial keratoplasy for posterior polymorphous corneal dystrophy in a young phakic patient. *Can J Ophthalmol* 2010;**45**(2):180–1.

68. Ponchel C, Malecaze F, Arné JL, et al. Descemet stripping automated endothelial keratoplasty in a child with Descemet membrane breaks after forceps delivery. *Cornea* 2009;**28**(3):338–41.

69. Jeng BH, Marcotty A, Traboulsi EI. Descemet stripping automated endothelial keratoplasty in a 2-year-old child. *J AAPOS* 2008;**12**(3): 317–18.

70. Fernandez MM, Buckley EG, Afshari NA. Descemet stripping automated endothelial keratoplasty in a child. *J AAPOS* 2008;**12**(3):314–16.

71. Harding SA, Nischal KK, Upponi-Patil A, et al. Indications and outcomes of deep anterior lamellar keratoplasty in children. *Ophthalmology* 2010;**117**(11):2191–5.

72. Sati A, Ramappa M, Chaurasia S, et al. Deep anterior lamellar keratoplasty in case of Hurler-Scheie syndrome. *BMJ Case Rep* 2014;2014:doi: 10.1136/bcr-2013-202730.

73. Arora R, Gupta D, Jain P, et al. Intradescemetic air trap post deep anterior lamellar keratoplasty in a child with mucopolysaccharidosis. *Eye (Lond)* 2014;**28**(4):495–6.

74. Ramappa M, Bhalekar S, Chaurasia S, et al. Presumed allograft stromal rejection after deep anterior lamellar keratoplasty in a boy presenting with interface fluid syndrome. *J AAPOS* 2013;**17**(5):554–7.

75. Ashar JN, Pahuja S, Ramappa M, et al. Deep anterior lamellar keratoplasty in children. *Am J Ophthalmol* 2013;**155**(3):570–4.

76. Buzzonetti L, Petrocelli G, Valente P. Big-bubble deep anterior lamellar keratoplasty assisted by femtosecond laser in children. *Cornea* 2012; **31**(9):1083–6.

77. Chaurasia S, Ramappa M. Traumatic wound dehiscence after deep anterior lamellar keratoplasty. *J AAPOS* 2011;**15**(5):484–5.

78. Bahar I, Kaiserman I, Levinger E, et al. Retrospective contralateral study comparing Descemet stripping automated endothelial keratoplasty with penetrating keratoplasty. *Cornea* 2001;**485**:8.

79. Prakash G, Sharma N, Saxena R. Comparison of higher order aberration profiles between normal and amblyopic eyes in children with idiopathic amblyopia. *Acta Ophthalmol* 2011;**114**:631–9.

80. Hwang DG, Hwang PH. Pediatric penetrating keratoplasty. *Semin Ophthalmol* 1991;**6**(4):212–18.

81. Nischal K. Pediatric keratoplasty. *Tech Ophthalmol* 2003;**1**(2):119–26.

82. Duncalf D, Weitzner SW. Ventilation and hypercapnea on intraocular pressure during anesthesia. *Anesth Analg* 1963;**42**:232–7.

83. Dean JM, Fontan JP. Management of acute neurologic injury and intracranial hypertension. In: Rudolph CD, Rudolph AM, Hostetter MD, et al., editors. *Rudolph's pediatrics.* New York: McGraw-Hill; 2003. p. 324–7.

84. Kovarik WD, O' Rourke P. Pediatric and neonatal intensive care. In: Cucchiara RF, Reves JG, et al., editors. *Anesthetico American.* Philadelphia: Churchill Livingstone; 2000. p. 2443–98.

85. Epley KD, Tychsen L, Lueder GT. The effect of an eyelid speculum on intraocular pressure measurement in children. *Am J Ophthalmol* 2002; **134**(6):926–7.

86. Soong H. Corneal transplantation. In: Spaeth GL, editor. *Ophthalmic surgery.* Philadelphia: Elsevier; 2003. p. 139–59.

87. Arslan OS, Unal M, Arici C, et al. Novel method to avoid the open-sky condition in penetrating keratoplasty: covered cornea technique. *Cornea* 2014;**33**(9):994–8.

88. Ramappa M, Pehere NK, Murthy SI, et al. Rotational autokeratoplasty in pediatric patients for nonprogressive paracentral corneal scars. *Ophthalmology* 2012;**119**(12):2458–62.

89. De Benito-Llopis L, Mehta JS, Angunawela RI, et al. Intraoperative anterior segment optical coherence tomography: a novel assessment tool during deep anterior lamellar keratoplasty. *Am J Ophthalmol* 2014; **157**(2):334–41.

90. Melles GR, Remeijer L, Geerards AJ, et al. A quick surgical technique for deep, anterior lamellar keratoplasty using visco-dissection. *Cornea* 2000; **19**(4):427–32.

91. Rehfeldt K, Hoh H. Therapeutic and prophylactic application of TPA (recombinant tissue plasminogen activator) into the anterior chamber of the eye. *Ophthalmologe* 1999;**96**(9):587–93.

92. Nischal KK. Two-incision push-pull capsulorhexis for pediatric cataract surgery. *J Cataract Refract Surg* 2002;**28**(4):593–5.

93. Hamada S, Low S, Walters BC, et al. Five-year experience of the 2-incision push-pull technique for anterior and posterior capsulorrhexis in pediatric cataract surgery. *Ophthalmology* 2006;**113**(8):1309–14.

94. Medsinge A, Nischal KK. Pediatric cataract: challenges and future directions. *Clin Ophthalmol.* 2015 7;**9**:77–90.

95. Koenig SB, Harris GJ. Temporary suture tarsorrhaphy after penetrating keratoplasty. *Cornea* 1991;**10**(2):121–2.

96. Alldredge OC, Krachmer JH. Clinical types of corneal transplant rejection: their manifestations, frequency, preoperative correlates, and treatment. *Arch Ophthalmol* 1981;**99**(4):599–604.

97. Moore W, Nischal KK. Pharmacologic management of glaucoma in childhood. *Paediatr Drugs* 2007;**9**(2):71–9.

98. Rumelt S, Rehany U. Implantation of glaucoma drainage implant tube into the ciliary sulcus in patients with corneal transplants. *Arch Ophthalmol* 1998;**116**(5):685–7.

99. Way AL, Nischal KK. High-frequency ultrasound-guided transscleral diode laser cyclophotocoagulation. *Br J Ophthalmol* 2014;**98**(7):992–4.

100. McClellan K, Lai T, Grigg J, et al. Penetrating keratoplasty in children: visual and graft outcome. *Br J Ophthalmol* 2003;**87**:1212–14.

101. Aasuri MK, Garg P, Gokhle N, et al. Pediatric keratoplasty in children. *Cornea* 2000;**19**:140–4.

102. Buzzonetti L, Capozzi P, Petrocelli G, et al. Laser welding in penetrating keratoplasty aand cataract surgery in pediatric patients: early results. *J Cat Refract Surg* 2013;**39**:1829–34.

9

第 123 章

穿透性角膜移植在单纯疱疹病毒性角膜炎中的应用

Denise de Freitas

关键概念

- 单纯疱疹病毒(HSV)性角膜炎是引起单侧角膜盲最常见的病因,也是发达国家进行角膜移植手术最主要的适应证。
- 单纯疱疹病毒性角膜炎是一种复杂的、多层面的疾病;成功的治疗有赖于对该病的深入理解、术后密切的随访和成功的治疗策略。
- 单纯疱疹病毒性角膜炎必须在控制炎症反应和预防病毒复发的前提下进行角膜移植手术。
- 为了达到最佳的术后治疗效果,接受角膜移植的患者应该预防性口服抗病毒药物。
- 前部深板层角膜移植(DALK)已经在单纯疱疹病毒性角膜的治疗中展现出了良好的应用前景。

本章纲要

角膜移植适应证和手术时机
术前处理
手术方法
术后治疗

在发达国家中,单纯疱疹病毒(HSV)性角膜炎是造成单侧角膜盲的重要病因,也是最常见的角膜移植手术适应证[1-3],特别是当病毒侵及角膜基质层时(图 123.1)[4]。来自澳大利亚角膜移植登记中心的数据显示,在病毒没有复发的情况下,植片的 5 年存活率可达 83%[5]。术后发生排斥是造成移植失败最重要的原因,可使植片 5 年存活率降至 46%~64%;而术后活动性炎症和病毒复发可使植片存活率分别降至 45% 和 15%[6-9]。

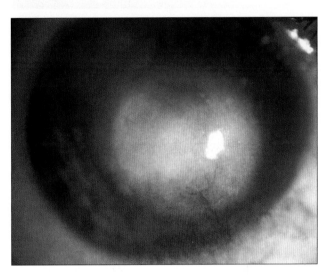

图 123.1 角膜基质炎造成永久性角膜混浊,这是穿透性角膜移植的手术适应证

角膜移植适应证和手术时机

单纯疱疹病毒性角膜炎的手术适应证包括去除角膜瘢痕和重建眼球的完整性。以去除角膜瘢痕为目的的角膜移植手术不仅可以使患者恢复视力,还可以去除最终诱发免疫炎症反应的自身角膜组织。对于这类病例,理想的无复发、无炎症反应的角膜移植手术时机还未能确定,但是目前认为至少应距上次发生炎症反应半年以上[6]。单纯疱疹病毒性角膜炎可能进展为角膜基质溶解变薄和穿孔(图 123.2)。发生角膜穿孔的眼球急需进行治疗,以恢复其解剖结构的完整,防止眼内炎和继发性青光眼等并发症的发生。对于较小的角膜穿孔可以进行保守治疗,包括组织黏合和佩戴治疗性角膜接触镜。但对于较大的穿孔,最终需要进行治疗性角膜移植。此类角膜穿孔的患者可以分为两类:第一类存在严重的角膜基质炎症,对

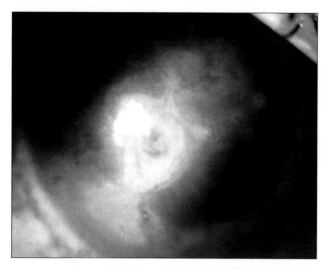

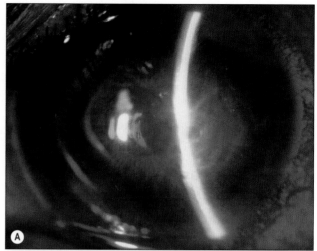

图 123.2　单纯疱疹病毒性角膜炎基质溶解、变薄、穿孔。在手术前需重建眼球完整性。对于该病例,我们倾向于进行组织黏合(氰基丙烯酸盐黏合剂)

药物治疗无效而进展为穿孔;第二类继发于持续的上皮缺损,同时不伴有或仅伴有轻微的基质炎症反应[10]。相较第一类患者,第二类患者角膜移植的成功率更高。因此合理的处理方式是,先对即将发生穿孔的角膜行结膜瓣或板层植片覆盖或修补(图 123.3),而后行穿透性角膜移植术(PK)。这种治疗策略或许可以减轻炎症反应的程度,为最终的穿透性角膜移植获得更好的眼部条件。对于这两类患者,角膜移植术后长期预防性口服抗病毒药物都是必要的。

对于儿童患者,如果不考虑弱视的问题,为避免儿童角膜移植的相关并发症,推迟到成年再施行手术或许是合理的。尽管如此,在父母依从性良好、能够密切随诊、全身预防性使用抗病毒药物和有效弱视治疗的条件下,对此类儿童施行角膜移植或许能够获得成功。

术前处理

对于单纯疱疹病毒性角膜炎患者,术前应完整询问病史,并着重了解角膜炎发生、发展的过程(例如复发的频率、有无持续性上皮缺损以及炎症反应的程度等)。

炎症控制

活动性炎症是影响术后植片存活的一个危险因素(图 123.4)。尽管存在争议,在无炎症反应的眼中行穿透性角膜移植后植片存活率约为 80%,而在炎症

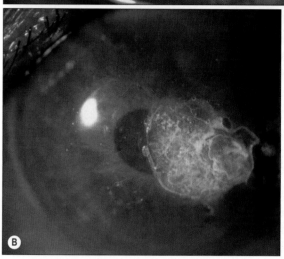

图 123.3　在角膜移植时控制活动性炎症至关重要。(A)利用黏合剂封闭角膜穿孔后眼部炎症很快消退。(B)该患者需行穿透性角膜移植

眼中成活率仅为 50%[8,9]。目前手术技术的进步和术后治疗策略的改进(预防性抗病毒药物的使用)或许能够解释为何在无炎症眼和有炎症眼中行角膜移植均可获得相似的术后效果[7,12]。

对于炎症反应较重的患者,术前频点激素是有帮助的。而后激素应缓慢减量,先减少使用频次,再降低使用浓度,但是需特别留意每次减量不应少于前次的一半。在频繁局部使用激素的同时,推荐预防性抗病毒治疗。将炎症反应控制在最低程度至关重要,因为这可以减少炎症对植片和其他眼前节结构的损害。

血管化

在角膜移植患者中植床血管化能够降低植片存活的概率,在单纯疱疹病毒性角膜炎患者中尤其(图123.5)[9,13]。角膜基质深层的新生血管比表层的新

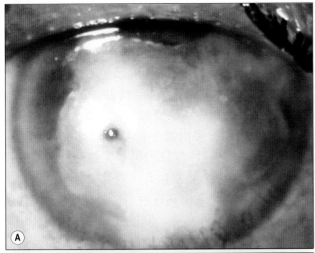

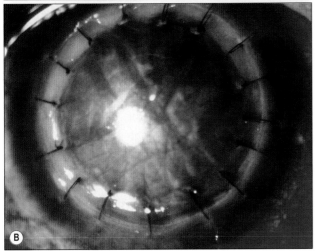

图 123.4　炎症反应是影响植片存活的因素。(A)该患者由于小的角膜穿孔需行角膜移植,在此之前可以先使用黏合修补。(B)术后植片炎症反应较重是移植失败的征象

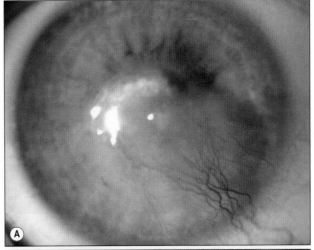

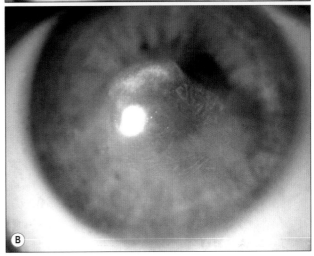

图 123.5　植床新生血管化可以降低移植术后植片透明的概率,而基质深层新生血管较表层血管更易诱发排斥反应的发生。(A)该患者局部使用糖皮质激素治疗单纯疱疹病毒性角膜基质炎诱发角膜新生血管。(B)长期使用糖皮质激素导致继发性青光眼和白内障形成,需要密切随访观察

生血管更易导致排斥反应的发生,但是这两种情况都不能被视为角膜移植的手术禁忌证。

使用药物或手术方式减少植床新生血管可能对单纯疱疹病毒性角膜炎患者有益。贝伐单抗注射能够减少植床新生血管,是一种具有应用前景的治疗手段[14]。为防止角膜血管化,在角膜移植术前长期使用激素会带来一定的副作用。单独使用氩激光或联合光敏剂治疗角膜新生血管已经被证实会导致角膜表面脂质层分布的减少[15]。而利用激光光凝消除新生血管时,同样要警惕存在 HSV 被激活的可能性,因为已有用维替泊芬光动力治疗 HSV 角膜上皮炎诱发的新生血管时病毒被激活的报道[16]。此外利用细针透热疗法封闭新生血管的方法已有报道[17]。

角膜知觉

减退的角膜知觉可能会阻碍角膜上皮的生长与分化,并逐渐发展为上皮缺损(图 123.6)。尽管 HSV 感染造成的角膜知觉减退或许没有带状疱疹病毒那样严重到可以影响角膜移植的术后效果,但是术前检查患者的角膜知觉仍至关重要。Halberstadt 等[12]发现角膜知觉的减退可能会增加角膜移植失败的概率,但这与单疱病毒性角膜炎行穿透性角膜移植后持续性上皮缺损无关。在任何情况下,术前存在角膜知觉减退的患者都应在术后密切随访。在单疱病毒性角膜炎患者中植片内感觉神经缺失可以持续很多年[12,18]。

9

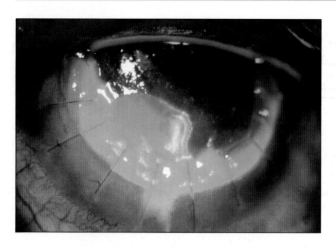

图 123.6 角膜知觉减退会导致上皮缺损。角膜移植术前检查角膜知觉至关重要。(Photograph courtesy of Dr. Deborah Pavan-Langston, Boston, MA.)

预防性抗病毒治疗

由于 HSV 在植片中存在复发的可能性(图123.7),因而术后有必要给予足量的预防性抗病毒药物治疗。预防性使用抗病毒药物的依据是基于 HSV 原发和潜伏性感染的机制得出的。口服抗病毒药物能够阻止 HSV 在三叉神经节内的复制,避免单纯疱疹病毒性眼病复发。而局部抗病毒药物则不具有抑制中枢神经系统内病毒复制的作用,但它们或许能够在局部抑制病毒的复制。一些小样本的回顾性研究已经表明,眼局部预防性使用抗病毒药物能够减少 HSV 复发的概率和/或降低植片排斥的风险[7,19]。之前的一项队列研究比较了两组患者角膜移植术后植片存活的情况:一组患者是于 1967~1978 年间招

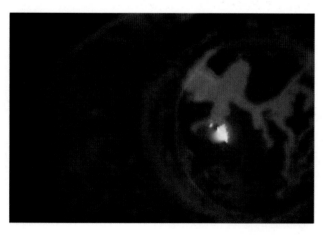

图 123.7 长期全身预防性使用抗病毒药物治疗可能会减少术后 HSV 复发的概率。术后 HSV 复发会增加移植失败的概率

募,另一组是于 1979~1987 年间招募。该研究在回顾分析了 1978 年患者的情况后,认为术后治疗方式的改进(在排斥时预防性使用抗病毒药物)有助于提高植片的存活率。该研究认为局部使用预防性抗病毒药物提高了排斥植片的存活率,并降低了病毒复发的可能。近期的一项研究却不能提供相同的佐证,该研究发现尽管多因素分析显示局部抗病毒治疗能够降低移植失败的风险,但并无统计学的显著性($p>0.05$)[20]。HSV 复发也有可能是由外源性病毒重新感染引起[21]。考虑到这种可能性,局部预防性使用抗病毒药物或许有益。但是长期局部使用抗病毒药物可能会造成角膜上皮毒性、切口延迟愈合、持续性上皮缺损等并发症,这些都限制了常规使用预防性抗病毒药物[19]。

目前已经证实长期全身使用抗病毒药物可以有效预防生殖器、口腔、眼部和黏膜中 HSV 的复发[22-26]。无论是在免疫功能健全还是免疫缺陷的患者,预防性使用阿昔洛韦(ACV)都显示出了良好的效果,但是 ACV 预防单纯疱疹病毒性角膜炎复发的有效率仅为45%[24,25]。

单纯疱疹病毒性角膜炎患者行穿透性角膜移植(PK)后,为防止 HSV 复发,阿昔洛韦常被用作预防性用药[12,27-29]。尽管阿昔洛韦不能完全预防 HSV 在角膜植片中复发,但它确实能够延长复发的间隔并缩短病程[22]。不同的研究报道术后预防性口服阿昔洛韦,HSV 在角膜植片中的复发率介于 0~33% 之间[28,30-32]。尽管这些研究是小样本量的病例分析且未使用盲法,但这些结果已经清晰地表明全身预防性使用阿昔洛韦能够有效减少单纯疱疹病毒性角膜炎瘢痕患者 PK 术后病毒的复发率。在兔眼单纯疱疹病毒性角膜炎模型中,自体 PK 术后给予全身阿昔洛韦治疗,可以有效降低病毒性上皮剥脱、地图状角膜溃疡和角膜基质炎的发生率[33]。单纯疱疹病毒性角膜炎瘢痕患者 PK 术后预防性口服阿昔洛韦也可以减少排斥反应的发生,提高植片的存活率[34]。近期的一项研究揭示,即使考虑到一些变量带来的偏差,全身预防性使用阿昔洛韦治疗的患者其植片 5 年的存活率仍可达 75%,是全身未使用阿昔洛韦患者的 3 倍多[20]。研究已经证实患者在 PK 术后全身使用阿昔洛韦具有良好的耐受性,且安慰剂组与阿昔洛韦组比较时,患者在轻度或重度不良反应发生率方面并无显著差异。但在停药后,这种全身预防性抗病毒治疗的作用不能维持[24]。目前推荐的单纯疱疹病毒性角膜炎预防性治疗方案是依据一些相关研究制定的,例

如,单纯疱疹病毒性眼病研究(HEDS)[24]、生殖器和口唇疱疹预防性用药研究、激光磨皮术后预防性用药研究、准分子激光术后预防性用药研究和移植术后预防性用药研究等。口服阿昔洛韦400mg,每天两次是最常见的术后预防性用药方案,对于伐昔洛韦则是500mg,每天一次或两次。目前已经证实,术后口服伐昔洛韦(500mg/d)一年,可以达到与口服阿昔洛韦(400mg,一天两次)同样的预防效果和患者耐受度[35]。在降低HSV复发率和延长植片存活方面,伐昔洛韦至少可以达到与阿昔洛韦相同的效果[36],但伐昔洛韦具有用药频次少和血药浓度高的优势。

总之,如果有必要的话,多数人赞成单纯疱疹病毒性角膜炎患者需要在角膜移植术后预防性使用抗病毒药物一年或者更长时间,并同时联合局部激素药物的使用[37]。

供体材料要求

单纯疱疹病毒性角膜炎患者PK术后可能会出现葡萄膜炎、青光眼、病毒复发、排斥反应等并发症,这些都会对角膜植片的内皮细胞产生损害。这就要求尽量选择内皮细胞密度较高的植片作为供体。尽管没有相关文献支持,但临床上已经观察到处于炎症活动期的单纯疱疹病毒性角膜炎患者角膜移植术后早期发生植片排斥的可能性较高[9]。

如果单纯疱疹病毒性角膜炎患者术前存在持续性的角膜上皮缺损,那么PK术后上皮的损伤可能会继续发展。尽管一些回顾性研究发现上皮完整的植片与术中刮除上皮的植片相比,在移植术后出现持续性上皮损伤的概率没有差异,但使用上皮完整的植片对于单纯疱疹病毒性角膜炎患者或许更加安全。相关研究证实角膜植片在术前保存的时间与其术后发生上皮缺损的程度具有显著的相关性[38]。因此手术医生应尽量选择保存时间较短的角膜作为供体,这一点对于单纯疱疹病毒性角膜炎患者至关重要。

手术方法

植片大小

角膜植片的大小应能涵盖大部分病变的角膜组织,并能为患者提供较为理想的视觉质量,但应在不增加排斥反应发生率的前提下选择植片的大小,因为接近角膜缘的植片发生排斥的风险将大大增加。除此以外,过大的植片容易发生其他一些并发症,例如虹膜前粘连和青光眼。因此在临床实践中,存在不能

完全切除病变角膜组织的可能性。

穿孔眼球的处理

对于已经发生穿孔的眼球,在进行环切前必须适当升高眼压(IOP)。如果穿孔较小,经透明角膜切口向前房内注入黏弹剂即可升高眼压。否则需使用氰基丙烯酸盐黏合剂或补片修补后才能进行环切。在这种情况下,可以用剩下的植片材料或者不能使用的角膜材料作为补片。

缝线

间断缝合是更好的选择,因为血管化和瘢痕化的角膜术后存在不对称愈合的倾向。角膜植片和植床边缘水肿则需要适当增大缝合的跨度。无论术中或术后缝线松动,都应将其拆除。

三联手术

单纯疱疹病毒性角膜炎反复发作或长期使用糖皮质激素都可以导致白内障形成。在这种情况下,联合手术是更好的选择。在适当的条件下,可以联合角膜移植、白内障摘除和人工晶状体植入("三联手术")这三个手术,其目的在于提高患者术后视力的同时也能降低移植失败的风险[39]。

板层角膜移植

对于单纯疱疹病毒性角膜炎角膜瘢痕化的患者,板层角膜移植最重要的目标是维持患者自身内皮细胞的功能。板层角膜移植的优点在于能够维持眼球的完整性,减少术后糖皮质激素的使用,降低术后排斥反应的发生率和减少内皮细胞的丢失。对于进展性和药物治疗无效的感染性角膜炎(细菌性、真菌性、棘阿米巴角膜炎),治疗性前部深板层角膜移植(TDALK)和穿透性角膜移植(PK)术后植片存活及感染复发的概率相当[40]。目前已见一些使用不同板层角膜移植技术治疗单纯疱疹病毒性角膜瘢痕的报道,例如在使用或不使用特殊器械的条件下手工剥离病变角膜基质,或使用空气、生理盐水和黏弹剂辅助分离角膜基质和后弹力层[41~47]。

前部深板层角膜移植(DALK)治疗单纯疱疹病毒性角膜炎的首要适应证是上皮/基质的瘢痕,病变未累及后弹力层,患者长期处于炎症静息状态且感染未复发;但植床新生血管化并不是手术的绝对禁忌证[43]。施行DALK的主要困难在于瘢痕遮挡使术中操作的可视性较差[42]。单纯疱疹病毒性角膜炎似

9

乎不会增加后弹力层的微小穿孔。一些研究表明常规 DALK 术中后弹力层穿孔的概率为 4%~39%，而 DALK 治疗单纯疱疹病毒性角膜炎时后弹力层穿孔概率仅为 3.8%~22%[43,44]。这可能是由于一些研究者注射空气的部位较浅，没有形成真正的大泡，随后进行的手工板层剥离距离后弹力层也较远，因此降低了穿孔的概率[41]。

正如前文所述，植床血管化并不是 DALK 治疗单纯疱疹病毒性角膜炎的手术禁忌证。尽管对于 PK 而言，植床新生血管化是 HSV 复发和移植失败的一个危险因素，但是临床观察发现，植床新生血管化（无论深层或浅层血管）并不是 DALK 术后判断感染复发、移植失败或植片排斥的一个参考因素[45]。这一观察或许能够支持这一假说，即对于植床新生血管化的单纯疱疹病毒性角膜炎患者，相对 PK 而言 DALK 是更好的选择[45]。一些研究报道了 DALK 治疗单纯疱疹病毒性角膜炎的术后并发症主要有感染复发（盘状和上皮感染），角膜葡萄膜炎和植片排斥。相关研究已经指出植片排斥并不是 DALK 的常见术后并发症，其总体发生率仅为 0~8%[42]。板层植片排斥以急性基质水肿和/或基质新生血管化为特征，这需要与术前已经存在的体征鉴别[48]。目前还不清楚诱发 PK 失败的一些危险因素，诸如植床新生血管化、既往发生过排斥反应、大直径植片是否也是诱发 DALK 术后发生排斥反应的危险因素[42]。单纯疱疹病毒性角膜炎患者 DALK 术后发生排斥反应的概率为 0~50%[43,45-47,49]。一些研究报道了 DALK 术后预防性使用抗病毒药物 HSV 复发的概率为 0~33%[43,45,47,49]。在这些研究中，多数患者于术后第二年出现感染复发的情况，而预防性口服阿昔洛韦治疗仅在术后第一年进行[43]。不仅如此，多数研究使用的预防性用药方案与 PK 术后的方案相同。单纯疱疹病毒性角膜炎患者 DALK 术后的内皮细胞丢失率与其他角膜疾病施行 DALK 后的丢失率相比并无显著差异[49]。报道称单纯疱疹病毒性角膜炎患者施行 DALK 手术的移植失败率为 28%[45]。一项研究对 DALK 和 PK 治疗单纯疱疹病毒性角膜炎的远期术后效果进行了比较，结果显示在 DALK 组有 7 例术后感染复发，而在 PK 组却有 21 例；DALK 组没有患者发生术后排斥反应，PK 组却有 26 例发生了排斥[50]。尽管远期随诊可能会出现患者视力减退的情况[45]，但 DALK 组患者术后视力仍可恢复到 0.5 或更佳[46,47,49]。

飞秒激光

飞秒激光技术已经应用于包括单纯疱疹病毒性角膜炎在内的各种角膜疾病的板层和全层角膜移植中[51]。所有的手术环节在操作中未出现任何并发症，术后效果也较为理想。飞秒激光使用近红外脉冲对角膜组织进行切割，对纤维组织的损伤很小[52]。但目前已有飞秒激光环形切开植片治疗角膜散光后一周出现树枝状角膜炎的报道[53]。

波士顿人工角膜

对于移植失败的单纯疱疹病毒性角膜炎患者，目前已有使用波士顿人工角膜（KPro）进行治疗的研究报道[54]。近期的一项研究比较了波士顿 I 型人工角膜（KPro-1）治疗单纯疱疹病毒性角膜炎和带状疱疹病毒性角膜炎的疗效，结果发现 KPro-1 对于治疗单纯疱疹病毒性角膜炎效果更佳，表现为更好的术后稳定性，较低严重并发症发生率和较高的术后视觉质量满意度。在平均随访 48.4 个月后，单纯疱疹病毒性角膜炎患者中人工角膜在位率为 100%，而平均随诊 50.5 个月后，带状疱疹病毒性角膜炎患者的人工角膜在位率仅为 25%[55]，即使已有一例 KPro-1 成功治疗带状疱疹病毒性角膜炎的报道[56]。因此 KPro 对于治疗既往移植失败的单纯疱疹病毒性角膜炎患者是有价值的，甚至对于处在炎症活动期的患者亦是如此。

术后治疗

糖皮质激素的使用

角膜移植术后，通常会要求患者频点糖皮质激素滴眼液或依据炎症反应的程度予以适当调整。在炎症反应特别严重的病例，全身使用糖皮质激素也是允许的。但是长效糖皮质激素不应应用于单纯疱疹病毒性角膜炎患者，因为其可能导致 HSV 复发。对此类患者，应预防性抗病毒药物应与糖皮质激素联合使用。

拆线

伤口愈合后即可拆除角膜缝线，松动的缝线更需马上拆除[6-8]。某些情况下，缝线可能诱发新生血管，此时手术医生必须在拆除缝线前准确判断伤口是否已充分愈合。伤口充分愈合的标志包括：伤口瘢痕化或新生血管化以及植片植床接合处水肿消退。

持续性上皮缺损

单纯疱疹病毒性角膜炎患者 PK 术后出现持续性角膜上皮缺损的情况很常见。此类缺损可能与泪膜异常、药物毒性反应或角膜神经营养缺乏有关。报道的发生率波动在 5%~44% 之间[7,19]。这种差异在某种程度上可能是由于角膜移植时某些患者处于炎症活动期造成的。

手术医生通常会在 PK 结束时给患者佩戴绷带式接触镜，直到角膜上皮愈合。因为佩戴绷带式接触镜有增加细菌感染的风险，因此可以考虑预防性使用抗生素。如果需要的话，不含防腐剂的人工泪液、自体血清和眼膏可以频繁应用。此外对于存在角膜上皮毒性的药物(例如抗病毒或氨基糖苷类药物)可以减量或停用。糖皮质激素对减轻炎症反应有益，但可能使角膜上皮延迟愈合。但在临床实践中，对大多数角膜移植术后的患者而言，使用糖皮质激素并不会显著延迟上皮愈合的时间[57]。

当植片上出现不愈合的上皮缺损很可能是活动性的单纯疱疹病毒性溃疡，而不大可能是持续性上皮缺损或者营养不良性溃疡(图 123.8)。HSV 感染性上皮缺损可能呈现出一种非典型的外观，通常骑跨于植片与植床两侧。不管既往有无感染病史，单纯疱疹病毒性角膜炎必须与速发和迟发的术后植片上皮缺损相鉴别。可以通过抗病毒药物治疗来最终鉴别非感染性上皮缺损和感染复发性上皮缺损(图 123.9)。

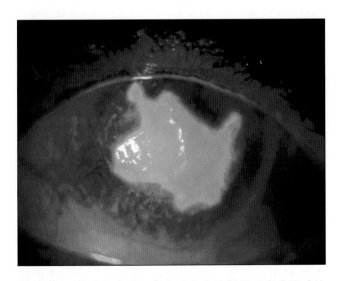

图 123.8 植片上出现不愈合的上皮缺损很可能是活动性的单纯疱疹病毒性溃疡的征象，而不大可能是持续性缺损或者是神经营养不良性溃疡。这种可能性需被考虑到，因为 HSV 感染性上皮缺损可能呈现出一种非典型的外观。(该图片由 Dr. Rubens Belfort Jr，Sao Paulo，SP 友情提供)

HSV 感染性上皮缺损通常可以在数天内修复，而神经营养性上皮缺损通常持续数周甚至数月才能愈合。对药物治疗无效的上皮缺损或许需要进行手术治疗，包括睑裂缝合、结膜瓣遮盖和羊膜移植。

单纯疱疹病毒性角膜炎复发

单纯疱疹病毒性角膜炎患者应了解角膜移植术后病毒仍有复发的可能性。患者要对病毒复发的症状和体征始终保持警惕，以便及时采取应对措施。有研究报道术后不使用预防性抗病毒治疗的复发率为 6%~44%[8,58,59]；而术后口服阿昔洛韦的病毒复发率为 0~33%[28,30-32]。复发率与随访时间长短有关(随访期越长，复发的可能性越大)。外伤导致角膜植片感染复发的概率与紫外线(UV)诱发的感染复发率相当[60]。

单纯疱疹病毒性角膜炎患者 PK 术后出现活动性树枝状角膜炎是常见的术后并发症，这会显著增加角膜移植失败的概率。PK 术后 HSV 复发感染的机制包括：①潜伏在三叉神经节的病毒被激活，并沿第 V 对脑神经进入角膜；②眼部病毒进入泪膜进而侵入角膜；③重新感染一种新的 HSV 亚型(即双重感染)。对于双重感染，三叉神经节内不大可能同时存在两种 HSV 亚型。现在认为 PK 可能是导致 HSV 双重感染的一个危险因素，或者是导致多种 HSV 亚型激活的诱发因素[21]。

一篇文献证实既往因非 HSV 感染原因行移植手术的患者在接受 PK 手术后也可能感染 HSV。这一现象说明 HSV 可能通过角膜移植传播或是 PK 本身可以使潜伏的病毒激活[61,62]。

单纯疱疹病毒性角膜炎患者角膜移植术后发生排斥反应的概率为 23%[7]。HLA-DR 抗原在活动期(90%)和血管化(84%)的单纯疱疹病毒性角膜炎患者中表达显著增加[63]。这一现象说明单纯疱疹病毒性角膜炎与 HLA-DR 抗原表达之间存在一种密切的关系，HLA 表达或许是单纯疱疹病毒性角膜炎 PK 术后发生排斥的一个危险因素。

在抗排斥治疗过程中，单纯疱疹病毒性角膜炎有复发的可能性[6,7,19,59]。既往罹患过 HSV 角膜上皮炎的患者，在治疗 HSV 角膜基质炎或虹膜睫状体炎过程中，可以观察到 HSV 复发的情况。在角膜上皮炎复发率较高的特定人种中，治疗角膜葡萄膜炎时也观察到同样的情况(图 123.10)[64]。如前文所述，如果必须密集使用糖皮质激素，预防性使用抗病毒药物可能会减少 HSV 复发的概率。

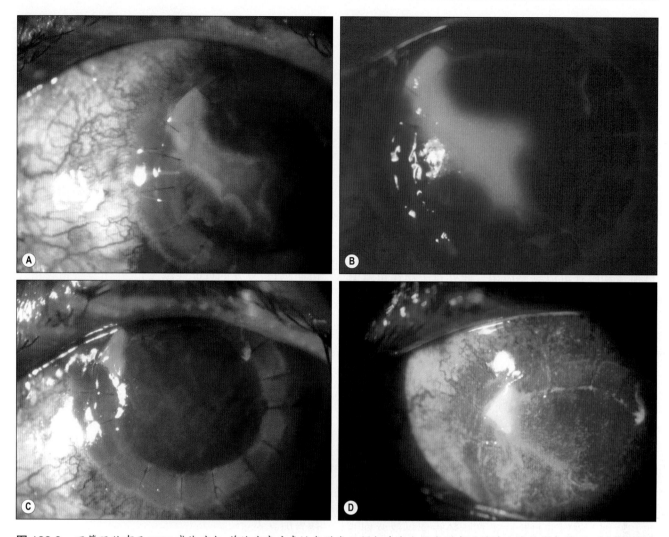

图 123.9　不管既往有无 HSV 感染病史,单纯疱疹病毒性角膜炎必须与速发和迟发型术后植片上皮缺损相鉴别。(A 和 B)该患者在穿透性角膜移植术后出现非典型的角膜上皮缺损。(C 和 D)患者局部使用阿昔洛韦治疗 3 天后,角膜上皮愈合,证明上皮缺损系由 HSV 复发引起。抗病毒治疗通常可使 HSV 引起的上皮缺损于数天内修复,而神经营养性上皮缺损则会持续存在(该图片由 Dr. Elcio Sato,Sao Paulo,SP 友情提供.)

　　尽管大多数 HSV 复发的状况出现在角膜移植术后 1 年的时间里,但实际上 HSV 复发可以出现在术后任何时间。HSV 感染造成的角膜上皮损伤与其他原因造成的上皮缺损难以鉴别。病毒复发造成的上皮损伤可以表现为小的上皮缺损,典型的树枝状或地图状溃疡。树枝状上皮损伤通常开始于植片的边缘(图 123.11)。文献显示病毒能够通过植片与植床接合的部位轻易扩散到角膜内皮[60]。这个部位出现复发性病变的概率比其他部位都高。对于 PK 术后复发的非典型 HSV 感染,聚合酶联反应(PCR)是一种快速检测泪液中病毒的有效手段[65]。

　　复发性树枝状角膜炎的治疗原则与原发性树枝状角膜炎治疗原则相同。应该全身或局部应用抗病毒药物。考虑到这类患者有发展为持续性角膜上皮

缺损的倾向,因此要尽量避免使用毒性较强的药物。如果病毒复发时,患者还在局部使用糖皮质激素,那么激素就应该减量,因为其会使树枝状角膜炎病情恶化。

植片排斥

　　单纯疱疹病毒性角膜炎患者 PK 术后排斥反应的发生率在不同文献报道中有较大差异。第一次行角膜移植的患者在术后第一年和第二年发生排斥反应的概率分别为 29% 和 46%[8]。Cobo 等[9]报道排斥反应发生后的移植失败率高达 79%。排斥发生后造成的移植失败,在一定程度上在是没有预防性使用抗病毒药物的情况下密集使用糖皮质激素造成的,其中有 32% 的患者 HSV 复发表现为角膜上皮炎。植

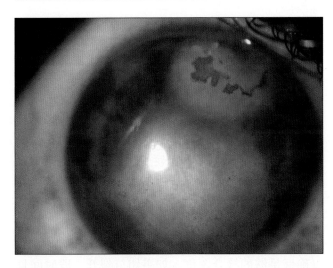

图 123.10　单纯疱疹病毒性角膜炎可能在使用糖皮质激素或抗排斥治疗的过程中复发。正如图中所示,治疗单纯疱疹病毒性角膜基质炎或虹膜睫状体炎更易导致角膜上皮炎的复发。当必须频繁使用糖皮质激素时,预防性抗病毒治疗会降低 HSV 复发的概率

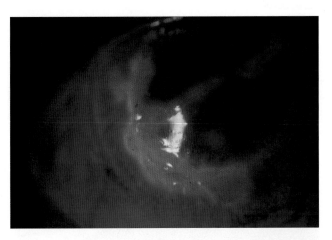

图 123.11　单疱病毒性角膜炎患者行穿透性角膜移植术后,复发的树枝状损伤通常从植片边缘开始。HSV 更易从植片与植床接合处扩散。(该图片由 Dr. Rubens Belfort Jr, Sao Paulo,SP 友情提供)

片排斥后预防性使用抗病毒药物可以使 HSV 的复发率从 34% 降至 1%,而移植失败率则可以从 39% 降至 21%[7]。Cohen 等人[58]发现在局部频繁应用糖皮质激素抗排斥治疗的同时,给予局部抗病毒药物可以将 HSV 的复发率控制在 0.9%。如前所述,DALK 在降低术后排斥发生率和延长植片存活方面可能更具优势[50]。

　　同其他角膜移植术后发生排斥反应一样,单纯疱疹病毒性角膜炎术后的排斥反应可以累及上皮、基质和内皮。特别是对于单纯疱疹病毒性角膜炎,存在将

病毒复发和植片排斥相混淆的可能性。由于植片排斥仅限于供体角膜本身,因此当观察到炎症反应同时累及供体和受体时应当考虑为 HSV 复发而不是植片排斥[66]。

　　上皮型排斥表现为隆起的上皮线,这种情况可能被误诊为树枝状角膜炎复发。

　　内皮型排斥可表现为典型的 Khodadoust 排斥线。这类患者应当马上接受高强度的糖皮质激素治疗。目前已经证实在使用糖皮质激素抗排斥的同时预防性使用抗病毒药物可以显著降低病毒的复发率并提高植片的存活率[6,7,19]。尽管如此,鉴别植片排斥和病毒复发还是相当的困难,因为这两者可能同时发生。这也是单纯疱疹病毒性角膜炎 PK 术后同时使用糖皮质激素和抗病毒药物的一个原因。

　　如前所述,如果没有出现排斥线,单纯疱疹病毒性角膜葡萄膜炎与植片排斥反应将难以鉴别(图 123.12)。对于这类患者,高强度的糖皮质激素和抗病毒药物联合使用在抗排斥同时也预防 HSV 复发。为了避免角膜上皮毒性,全身使用抗病毒药物或许是更好的选择。

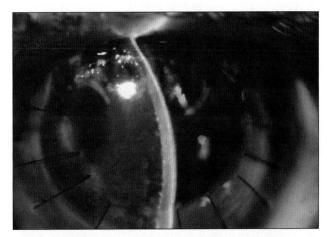

图 123.12　如图所示,如果没有明显的排斥线,单纯疱疹病毒性角膜葡萄膜炎与植片排斥反应将难以鉴别。对于这类患者,高强度的糖皮质激素和抗病毒药物联合使用可以起到既抗排斥又预防 HSV 复发的作用

　　牢记在排斥反应发生过程中眼压可能会升高这一点至关重要[67]。这类患者需要进行眼压监测和相应的治疗。

　　在使用全身性免疫抑制剂抗排斥的同时,需要考虑到 HSV 复发的风险。对于传统抗排斥治疗效果不佳的患者,可以在全身预防性使用抗病毒药物的情况

下,使用免疫抑制剂进行治疗[68]。0.03% 的他克莫司眼膏是治疗单纯疱疹病毒性角膜炎术后排斥的一种选择。有必要开展随机临床试验来确认这种经验性的结论[69]。

继发性移植失败

单纯疱疹病毒性角膜炎患者在角膜移植术后前四年,由于术后并发症导致移植失败的概率约为30%[7,19]。这种情况在活动性炎症或角膜穿孔、再次移植和联合其他眼前节手术的患者中更为常见[7,9]。

青光眼

青光眼是造成角膜移植失败的一个常见原因[70]。因此应采取药物或手术的方式积极控制眼压。导致角膜移植术后眼压升高的危险因素包括,无晶状体或人工晶体眼的大泡性角膜病变、单纯疱疹病毒感染、粘连性角膜白斑、再次角膜移植和眼外伤。单纯疱疹病毒性角膜炎患者角膜移植术后继发青光眼可能与病毒复发、排斥反应、炎症细胞碎片阻塞房角、小梁网炎、慢性炎症和使用激素有关。虹膜前粘连、前次移植造成的眼前节结构紊乱都可造成进行性房角关闭,这也是术后发生青光眼的原因。

如前所述,植片排斥与急性眼压升高之间存在相关性[67]。很多文献还证实单纯疱疹病毒性葡萄膜炎也可以引起眼压升高。

降眼压的药物包括,β- 受体阻滞剂(特别留意过敏体质的患者和伴有支气管痉挛症状的疱疹病毒易感人群)、α- 受体激动剂和碳酸酐酶抑制剂。缩瞳剂和前列腺素类药物可能会使炎症反应加重,所以应避免使用。拉坦前列腺素也可能导致单纯疱疹病毒性角膜炎病情加重,并且增加 HSV 复发的风险,因此在治疗 HSV 眼病并发的青光眼时应避免使用[71,72]。短期局部使用糖皮质激素控制炎症可能会使眼压下降。如果青光眼是由于瞳孔阻滞造成的,应该行激光虹膜切除术。在还有 1/3~2/3 房角开放的情况下,激光小梁成形术对于控制眼压或许有帮助。正如之前提到的那样,我们推荐在激光治疗期间全身使用抗病毒药物预防病毒复发,因为激光治疗可能会导致 HSV 激活。如果药物治疗失败,可以考虑包括小梁切除术和青光眼引流术在内的手术方式控制眼压。手术过程中应特别注意避免损伤角膜植片,同时可依据结膜纤维化的程度选择是否使用抗代谢药物。在其他治疗手段无效的情况下,可以行睫状体破坏手术控制眼压。

切口裂开

由于单纯疱疹病毒性角膜炎患者术前存在角膜基质变薄及瘢痕化的问题,且术后存在植片上皮化和基质愈合困难的情况,因此术后出现切口裂开的现象较为普遍。如果缝合位置较深,在缝线受到侵蚀之前伤口即可充分愈合。如果使用间断缝合,就可以间断拆除缝线,这样有利于在决定是否拆除缝线之前更好地判断切口愈合的情况。偶尔地,炎症反应、植床新生血管化或者持续性上皮缺损会导致缝线提前松动,这种情况需拆除松动的缝线。如果需要修补裂开的切口,则需要在缝合前将切口充分暴露至后弹力层,以确保足够的缝合深度。如果切口裂开一段时间且上皮已经爬行至切口,则应在缝合前先清理切口。缝线拆除后很久发生的切口裂开或迟发型切口裂开常与眼钝挫伤有关。角膜移植切口很难再重获正常角膜的强度[59]。

继发感染

穿透性角膜移植术后继发其他微生物感染的情况并不常见,发生率介于 1.76%~12.1% 之间[73]。尽管这种情况作为术后并发症不常见,但是单疱病毒性角膜炎本身继发其他微生物感染的概率却较高,这主要与缝线松动、上皮缺损、病毒复发减弱角膜上皮防御功能有关(图 123.13)。其他一些造成继发性感染的危险因素包括,抗生素和糖皮质激素不恰当的使

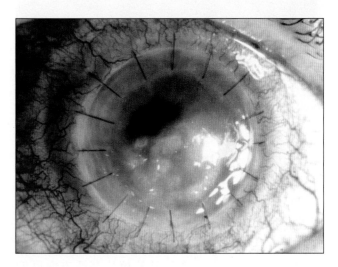

图 123.13　继发其他微生物感染并不是单纯疱疹病毒性角膜炎患者术后常见的并发症,但是其本身继发其他微生物感染的可能性较高,这主要与术后缝线松弛、上皮缺损、病毒复发减弱角膜上皮防御功能有关(本图片由 Dr. Deboah Pavan-Langston(Boston,MA)友情提供.)

用、眼表疾病（如角结膜瘢痕、睑缘炎）、佩戴角膜绷带镜、角膜植片失功和板层角膜移植。

术后屈光不正

对于单纯疱疹病毒性角膜炎患者，探讨其术后屈光不正的问题至关重要。这些患者通常由于对侧眼正常，可能并没有佩戴框架眼镜或角膜接触镜矫正术眼视力的意愿[16]。另一方面，给这类患者行激光矫正手术同样值得注意，因为激光可能会导致HSV复发[17]。

（张樱楠 译　潘志强 校）

参考文献

1. Keenan TD, Jones MN, Rushton S, et al. Trends in the indications for corneal graft surgery in the United Kingdom: 1999 through 2009. *Arch Ophthalmol* 2012;**130**(5):621–8.
2. Li JY, Mannis MJ. Eye banking and the changing trends in contemporary corneal surgery. *Int Ophthalmol Clin* 2010;**50**(3):101–12.
3. Tan JC, Holland SP, Dubord PJ, et al. Evolving indications for and trends in keratoplasty in British Columbia, Canada, from 2002 to 2011: a 10-year review. *Cornea* 2014;**33**(3):252–6.
4. Knickelbein JE, Hendricks RL. Charukamnoetkanok P. Management of herpes simplex virus stromal keratitis: an evidence-based review. *Surv Ophthalmol* 2009;**54**(2):226–34.
5. The Australian Corneal Graft Registry. 1990 to 1992 report. *Aust N Z J Ophthalmol* 1993;**21**(Suppl. 2):1–48.
6. Ficker LA, Kirkness CM, Rice NS, et al. Longterm prognosis for corneal grafting in herpes simplex keratitis. *Eye (Lond)* 1988;**2**(Pt 4):400–8.
7. Ficker LA, Kirkness CM, Rice NS, et al. The changing management and improved prognosis for corneal grafting in herpes simplex keratitis. *Ophthalmology* 1989;**96**(11):1587–96.
8. Lomholt JA, Baggesen K, Ehlers N. Recurrence and rejection rates following corneal transplantation for herpes simplex keratitis. *Acta Ophthalmol Scand* 1995;**73**(1):29–32.
9. Cobo LM, Coster DJ, Rice NS, et al. Prognosis and management of corneal transplantation for herpetic keratitis. *Arch Ophthalmol* 1980;**98**(10):1755–9.
10. Killingsworth DW, Stern GA, Driebe WT, et al. Results of therapeutic penetrating keratoplasty. *Ophthalmology* 1993;**100**(4):534–41.
11. Schwartz GS, Holland EJ. Oral acyclovir for the management of herpes simplex virus keratitis in children. *Ophthalmology* 2000;**107**(2):278–82.
12. Halberstadt M, Machens M, Gahlenbek KA, et al. The outcome of corneal grafting in patients with stromal keratitis of herpetic and non-herpetic origin. *Br J Ophthalmol* 2002;**86**(6):646–52.
13. Niederkorn JY. Immune privilege and immune regulation in the eye. *Adv Immunol* 1990;**48**:191–226.
14. Kim JH, Seo HW, Han HC, et al. The effect of bevacizumab versus ranibizumab in the treatment of corneal neovascularization: a preliminary study. *Korean J Ophthalmol* 2013;**27**(4):235–42.
15. Dhaliwal DK, Barnhorst DA Jr, Romanowski E, et al. Efficient reactivation of latent herpes simplex virus type 1 infection by excimer laser keratectomy in the experimental rabbit ocular model. *Am J Ophthalmol* 1998;**125**(4):488–92.
16. Yoon KC, Im SK, Park HY. Recurrent herpes simplex keratitis after verteporfin photodynamic therapy for corneal neovascularization. *Cornea* 2010;**29**(4):465–7.
17. Pillai CT, Dua HS, Hossain P. Fine needle diathermy occlusion of corneal vessels. *Invest Ophthalmol Vis Sci* 2000;**41**(8):2148–53.
18. Mathers WD, Jester JV, Lemp MA. Return of human corneal sensitivity after penetrating keratoplasty. *Arch Ophthalmol* 1988;**106**(2):210–11.
19. Moyes AL, Sugar A, Musch DC, et al. Antiviral therapy after penetrating keratoplasty for herpes simplex keratitis. *Arch Ophthalmol* 1994;**112**(5):601–7.
20. Goodfellow JF, Nabili S, Jones MN, et al. Antiviral treatment following penetrating keratoplasty for herpetic keratitis. *Eye (Lond)* 2011;**25**(4):470–4.
21. Remeijer L, Maertzdorf J, Buitenwerf J, et al. Corneal herpes simplex virus type 1 superinfection in patients with recrudescent herpetic keratitis. *Invest Ophthalmol Vis Sci* 2002;**43**(2):358–63.
22. Ghosh S, Jhanji V, Lamoureux E, et al. Acyclovir therapy in prevention of recurrent herpetic keratitis following penetrating keratoplasty. *Am J Ophthalmol* 2008;**145**(2):198–202.
23. Leflore S, Anderson PL, Fletcher CV. A risk-benefit evaluation of aciclovir for the treatment and prophylaxis of herpes simplex virus infections. *Drug Saf* 2000;**23**(2):131–42.
24. Acyclovir for the prevention of recurrent herpes simplex virus eye disease. Herpetic Eye Disease Study Group. *N Engl J Med* 1998;**339**(5):300–6.
25. Oral acyclovir for herpes simplex virus eye disease: effect on prevention of epithelial keratitis and stromal keratitis. Herpetic Eye Disease Study Group. *Arch Ophthalmol* 2000;**118**(8):1030–6.
26. Young RC, Hodge DO, Liesegang TJ, et al. Incidence, recurrence, and outcomes of herpes simplex virus eye disease in Olmsted County, Minnesota, 1976–2007: the effect of oral antiviral prophylaxis. *Arch Ophthalmol* 2010;**128**(9):1178–83.
27. Barney NP, Foster CS. A prospective randomized trial of oral acyclovir after penetrating keratoplasty for herpes simplex keratitis. *Cornea* 1994;**13**(3):232–6.
28. Tambasco FP, Cohen EJ, Nguyen LH, et al. Oral acyclovir after penetrating keratoplasty for herpes simplex keratitis. *Arch Ophthalmol* 1999;**117**(4):445–9.
29. van Rooij J, Rijneveld WJ, Remeijer L, et al. Effect of oral acyclovir after penetrating keratoplasty for herpetic keratitis: a placebo-controlled multicenter trial. *Ophthalmology* 2003;**110**(10):1916–19, discussion 1919.
30. Foster CS, Barney NP. Systemic acyclovir and penetrating keratoplasty for herpes simplex keratitis. *Doc Ophthalmol* 1992;**80**(4):363–9.
31. Akova YA, Onat M, Duman S. Efficacy of low-dose and long-term oral acyclovir therapy after penetrating keratoplasty for herpes simplex heratitis. *Ocul Immunol Inflamm* 1999;**7**(1):51–60.
32. Uchoa UB, Rezende RA, Carrasco MA, et al. Long-term acyclovir use to prevent recurrent ocular herpes simplex virus infection. *Arch Ophthalmol* 2003;**121**(12):1702–4.
33. Beyer CF, Arens MQ, Hill GA, et al. Oral acyclovir reduces the incidence of recurrent herpes simplex keratitis in rabbits after penetrating keratoplasty. *Arch Ophthalmol* 1989;**107**(8):1200–5.
34. Garcia DD, Farjo Q, Musch DC, et al. Effect of prophylactic oral acyclovir after penetrating keratoplasty for herpes simplex keratitis. *Cornea* 2007;**26**(8):930–4.
35. Miserocchi E, Modorati G, Galli L, et al. Efficacy of valacyclovir vs acyclovir for the prevention of recurrent herpes simplex virus eye disease: a pilot study. *Am J Ophthalmol* 2007;**144**:547–51.
36. Goldblum D, Bachmann C, Tappeiner C, et al. Comparison of oral antiviral therapy with valacyclovir or acyclovir after penetrating keratoplasty for herpetic keratitis. *Br J Ophthalmol* 2008;**92**(9):1201–5.
37. Larkin DF. Corneal transplantation for herpes simplex keratitis. *Br J Ophthalmol* 1998;**82**(2):107–8.
38. Kim T, Palay DA, Lynn M. Donor factors associated with epithelial defects after penetrating keratoplasty. *Cornea* 1996;**15**(5):451–6.
39. Lois N, Kowal VO, Cohen EJ, et al. Indications for penetrating keratoplasty and associated procedures, 1989–1995. *Cornea* 1997;**16**(6):623–9.
40. Anshu A, Parthasarathy A, Mehta JS, et al. Outcomes of therapeutic deep lamellar keratoplasty and penetrating keratoplasty for advanced infectious keratitis: a comparative study. *Ophthalmology* 2009;**116**(4):615–23.
41. Leccisotti A. Air-assisted manual deep anterior lamellar keratoplasty for treatment of herpetic corneal scars. *Cornea* 2009;**28**(7):728–31.
42. Noble BA, Agrawal A, Collins C, et al. Deep Anterior Lamellar Keratoplasty (DALK): visual outcome and complications for a heterogeneous group of corneal pathologies. *Cornea* 2007;**26**(1):59–64.
43. Awan MA, Roberts F, Hegarty B, et al. The outcome of deep anterior lamellar keratoplasty in herpes simplex virus-related corneal scarring, complications and graft survival. *Br J Ophthalmol* 2010;**94**(10):1300–3.
44. Sarnicola V, Toro P, Gentile D, et al. Descemetic DALK and predescemetic DALK: outcomes in 236 cases of keratoconus. *Cornea* 2010;**29**(1):53–9.
45. Lyall DA, Tarafdar S, Gilhooly MJ, et al. Long term visual outcomes, graft survival and complications of deep anterior lamellar keratoplasty in patients with herpes simplex related corneal scarring. *Br J Ophthalmol* 2012;**96**(9):1200–3.
46. Sarnicola V, Toro P, Sarnicola C, et al. Long-term graft survival in deep anterior lamellar keratoplasty. *Cornea* 2012;**31**(6):621–6.
47. Li J, Ma H, Zhao Z, et al. Deep anterior lamellar keratoplasty using precut anterior lamellar cap for herpes simplex keratitis: a long-term follow-up study. *Br J Ophthalmol* 2014;**98**(4):448–53.
48. Olson EA, Tu EY, Basti S. Stromal rejection following deep anterior lamellar keratoplasty: implications for postoperative care. *Cornea* 2012;**31**(9):969–73.
49. Sarnicola V, Toro P. Deep anterior lamellar keratoplasty in herpes simplex corneal opacities. *Cornea* 2010;**29**(1):60–4.
50. Wu SQ, Zhou P, Zhang B, et al. Long-term comparison of full-bed deep lamellar keratoplasty with penetrating keratoplasty in treating corneal leucoma caused by herpes simplex keratitis. *Am J Ophthalmol* 2012;**153**(2):291–299.e2.
51. Holzer MP, Rabsilber TM, Auffarth GU. Penetrating keratoplasty using femtosecond laser. *Am J Ophthalmol* 2007;**143**(3):524–6.
52. Soong HK, Malta JB. Femtosecond lasers in ophthalmology. *Am J Ophthalmol* 2009;**147**(2):189–197.e2.
53. Nataneli N, Chai JS, Donnenfeld ED, et al. Recurrent herpes simplex keratitis adjacent to femtosecond laser arcuate keratotomies. *JAMA Ophthalmol* 2013;**131**(10):1372.
54. Khan BF, Harissi-Dagher M, Pavan-Langston D, et al. The Boston keratoprosthesis in herpetic keratitis. *Arch Ophthalmol* 2007;**125**(6):745–9.

55. Brown CR, Wagoner MD, Welder JD, et al. Boston keratoprosthesis type 1 for herpes simplex and herpes zoster keratopathy. *Cornea* 2014; **33**(8):801–5.

56. Todani A, Gupta P, Colby K. Type I Boston keratoprosthesis with cataract extraction and intraocular lens placement for visual rehabilitation of herpes zoster ophthalmicus: the "KPro Triple". *Br J Ophthalmol* 2009; **93**(1):119.

57. Sugar A, Bokosky JE, Meyer RF. A randomized trial of topical corticosteroids in epithelial healing after keratoplasty. *Cornea* 1984;**3**(4):268–71.

58. Cohen EJ, Laibson PR, Arentsen JJ. Corneal transplantation for herpes simplex keratitis. *Am J Ophthalmol* 1983;**95**(5):645–50.

59. Sterk CC, Jager MJ, Swart-vd Berg M. Recurrent herpetic keratitis in penetrating keratoplasty. *Doc Ophthalmol* 1995;**90**(1):29–33.

60. Nicholls SM, Shimeld C, Easty DL, et al. Recurrent herpes simplex after corneal transplantation in rats. *Invest Ophthalmol Vis Sci* 1996;**37**(2): 425–35.

61. Mannis MJ, Plotnik RD, Schwab IR, et al. Herpes simplex dendritic keratitis after keratoplasty. *Am J Ophthalmol* 1991;**111**(4):480–4.

62. Remeijer L, Doornenbal P, Geerards AJ, et al. Newly acquired herpes simplex virus keratitis after penetrating keratoplasty. *Ophthalmology* 1997;**104**(4):648–52.

63. Tang S, Scheiffarth OF, Stefani FH. Clinical and immunohistochemical correlation of herpetic keratitis with the expression of HLA-DR antigen. *Graefes Arch Clin Exp Ophthalmol* 1993;**231**(3):162–5.

64. Wilhelmus KR, Dawson CR, Barron BA, et al. Risk factors for herpes simplex virus epithelial keratitis recurring during treatment of stromal keratitis or iridocyclitis. Herpetic Eye Disease Study Group. *Br J Ophthalmol* 1996;**80**(11):969–72.

65. Tei M, Nishida K, Kinoshita S. Polymerase chain reaction detection of herpes simplex virus in tear fluid from atypical herpetic epithelial keratitis after penetrating keratoplasty. *Am J Ophthalmol* 1996;**122**(5):732–5.

66. Cheng CK, Chang SW, Hu FR. Acyclovir treatment for linear endotheliitis on grafted corneas. *Cornea* 1995;**14**(3):311–15.

67. Adams GG, Stevenson KE, Kirkness CM, et al. Is raised intraocular pressure a bad prognostic sign in acute corneal graft rejection? *Eye (Lond)* 1991;**5**(Pt 4):412–19.

68. Maier AK, Ozlugedik S, Rottler J, et al. Efficacy of postoperative immunosuppression after keratoplasty in herpetic keratitis. *Cornea* 2011; **30**(12):1398–405.

69. Magalhaes OA, Marinho DR, Kwitko S. Topical 0.03% tacrolimus preventing rejection in high-risk corneal transplantation: a cohort study. *Br J Ophthalmol* 2013;**97**(11):1395–8.

70. Ayyala RS. Penetrating keratoplasty and glaucoma. *Surv Ophthalmol* 2000;**45**(2):91–105.

71. Kaufman HE, Varnell ED, Toshida H, et al. Effects of topical unoprostone and latanoprost on acute and recurrent herpetic keratitis in the rabbit. *Am J Ophthalmol* 2001;**131**(5):643–6.

72. Kaufman HE, Varnell ED, Thompson HW. Latanoprost increases the severity and recurrence of herpetic keratitis in the rabbit. *Am J Ophthalmol* 1999;**127**(5):531–6.

73. Huang SC, Wu SC, Wu WC, et al. Microbial keratitis – a late complication of penetrating keratoplasty. *Trans R Soc Trop Med Hyg* 2000;**94**(3): 315–17.

第 124 章

高危角膜移植和大直径角膜移植的免疫学

Asim V. Farroq,Pedram Hamrah,Asadolah Movahedan,Ali R. Djalilian

关键概念

- 大直径角膜移植被应用于治疗严重的角膜溃疡、真菌性角膜炎和其他危及视力或眼球的严重新生血管化角膜疾病。

- 具有严重眼表病变的患者,如角膜缘干细胞缺乏所导致的角膜结膜化和新生血管化等,是导致免疫性或非免疫性角膜移植失败的高危因素。对于这类患者,先治疗眼表疾病再行角膜移植是合适的策略。

- 全身使用霉酚酸酯作为单一药物用于高危角膜移植术后的维持治疗是有效而安全的。许多文献支持其作为高危角膜移植术后的一线药物。

- 全身使用环孢素或他克莫司,可作为高危角膜移植术后的二线药物联合霉酚酸酯使用。或单独使用,作为特应性或春季过敏性患者的术前用药。

- 对于用单一药物治疗后多次角膜移植失败的超高危角膜移植患者,可参照辛辛那提免疫共识(Cincinnati Immunological protocol)先给予足量的免疫抑制剂,然后根据个体化将药物量逐渐减到最小。

- 新的免疫调节策略(例如抑制或减少新生血管和淋巴管生成)具有良好的安全性,可能在不久的将来作为新型免疫抑制剂,替代或补充现有的高危角膜移植术后治疗。

本章纲要

引言
移植排斥反应的免疫学
免疫排斥反应的危险因素
免疫性高危穿透性角膜移植的临床治疗
穿透性全角膜移植术

引言

角膜移植是最为常见的实体组织移植。在"低危"的无血管植床上首次角膜移植成功率很高,与之相比在"高危"的植床上,即使局部使用最大剂量的免疫抑制剂,角膜移植的排斥率仍可达到70%[1,2]。免疫排斥反应仍是导致角膜移植失败的主要原因。尽管板层角膜移植术的出现整体改善了植片的存活率,但仍存在很多导致排斥反应的高危因素。这一章将对角膜移植排斥反应的免疫学、影响预后的因素、避免排斥反应发生的临床以及实验室研究进行讨论。此外将详细讨论大直径角膜移植。

移植排斥反应的免疫学

角膜移植的成败受两个至关重要的因素影响。一方面,角膜的解剖特性限制了免疫诱导(传入支)及免疫表达(传出支)。一方面,角膜的血管化程度和植床的状况(如高危角膜移植)。

现代免疫反应观点

组织相容性抗原

编码移植抗原的基因位于主要组织相容性复合体(major histocompatibility complex,MHC)以及人类白细胞抗原(human leukocyte antigen,HLA)之中。主要抗原诱导的免疫反应比次要抗原诱导的更具活性。Ⅰ型基因(HLA-A、B 和 C)由所有细胞表达;Ⅱ型抗原(HLA-DP、DQ 和 DR)由淋巴网状系统的抗原提呈细胞(antigen presenting cell,APCs)表达,包括:树突状细胞(dendritic cell,DCs)、上皮朗格罕细胞(langerhans cell,LCs)、巨噬细胞和 B 细胞[3,4]。

少数移植抗原被 MHC 以外的一些基因位点编码。在角膜中,ABO 抗原在上皮细胞表达并在排斥反应发生时上调[5]。

角膜的免疫状态

角膜移植的成功得益于角膜独特的解剖特征、生理特点以及前房相关免疫偏离。角膜组织缺乏血管，限制了免疫系统的通路。角膜组织缺乏淋巴管，阻止了大量抗原和APCs向T细胞储存组织（如淋巴结）的转运。角膜中MHC抗原的低表达限制了免疫反应的靶向性。眼组织表达一系列特殊的免疫调节因子和神经肽物质，包括转化生长因子-β_2[6]（transform growth factor-β_2，TGF-β_2）、α-黑色素细胞刺激素（α-melanocyte-stimulating hormone，α-MSH），可抑制T淋巴细胞及补体的活化。CD95（Fas）配体的表达可以诱导活化Fas+T细胞的凋亡。进入前房的抗原可引起选择性过继转移的全身免疫抑制，即我们所说的前房相关免疫偏离（anterior chamber associatedimmune deviation，ACAID）[4,6]。

既往认为角膜免疫赦免的关键是角膜缺乏包括LCs在内的APCs。而Hamrah等和Liu等证明了角膜存在常驻的DCs，这些DCs在一般状态下为MHC-II阴性，在受到炎症刺激或角膜移植后将表达MHC-II抗原[3,7,8]。

高危角膜移植则表现为：角膜无血管状态的丧失以及向颈部淋巴结引流的建立[9]，使LCs向角膜迁移，促进上皮LCs和角膜基质中DCs的成熟，使之作为APCs增强免疫监视[3,8-10]。其他特征包括上调促炎症细胞因子，如白细胞介素-1（interleukin-1，IL-1）和肿瘤坏死因子-α（tumor necrosis factor-α，TNF-α）[11]。IL-1和TNF-α抑制包括ACAID在内的免疫调节途径[12]、促进MHC表达和DCs的成熟[13]、上调黏附因子[14]和趋化因子[15,16]。有证据表明，对于高危角膜移植患者而言，角膜及眼部正常生理状态是损伤或缺失的。

同种异体移植物排斥

角膜移植排斥反应包括诱导期即"传入"支和效应期即"传出"支。在传入支，受体通过APCs（如MHC-II阳性的DCs、LCs、巨噬细胞等）对供体抗原识别，将抗原提呈至引流淋巴结并激活T细胞（图124.1）。同种异体移植的识别过程分为两种不同途径（图124.2），即直接识别途径与间接识别途径。直接识别为受体T细胞直接识别移植物中供体APCs提呈的供体MHC-II抗原[2,17]。间接识别为受体自身APCs进入移植物中获取供体MHC-II抗原，提呈给T细胞并激活初始T细胞[2,4]。然而大量研究表明，角膜移植尤其是高危角膜移植，受体对供体的识别过程是两个途径并存的[18,19]。淋巴结在同种异体致敏作用中的重要作用已被证实[19-21]。在到达淋巴结

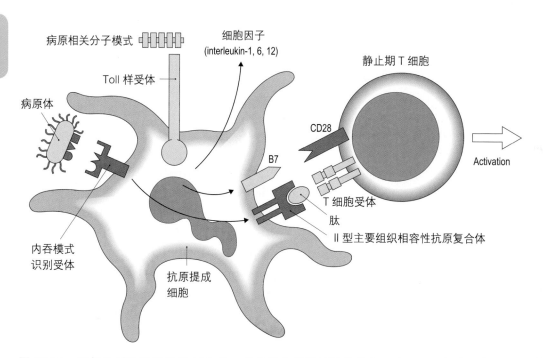

图124.1 图解共刺激通路激活T细胞。外来蛋白质经过溶酶体加工在APCs表面形成MHC-II复合体的抗原肽。这些肽类物质被T细胞受体识别。T细胞激活的过程需要共同刺激因子参与（From：Medzhitov R，Janeway C，Jr. Innate Immunity. N Engl J Med 2000；343：338-344. Copyright 2000 Massachusetts Medical Society. All rights reserved.）

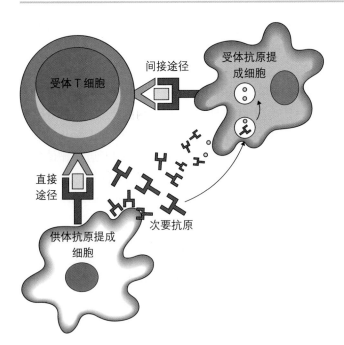

图 124.2　直接途径中受体 T 细胞识别供体 APC 表面 MHC 分子的多种肽类复合物。间接途径中受体 T 细胞识别自身 APC 表面 MHC 分子所提呈的主要或次要组织相容性抗原 (From：Womer KL，Nadim MK，Sayegh MH. T-cell recognition of allograft target antigens. Curr Opin Organ Transplantation. 2000；5：23-28.)

时，APCs 调节表面共刺激因子 (如 ICAM、B7、CD40) 表达并分泌细胞因子 (如 IL-12)，两者共同作用激活 T 细胞。

植片被"攻击"是在传出阶段发生的。这个阶段包括同种异体反应性 T 细胞在淋巴组织中的增殖、向角膜迁移以及形成当再次接受到相同抗原刺激时做出相应的免疫反应的"记忆"性 T 细胞[4]。CD8+细胞毒性 T 细胞 (cytotoxic lymphocyte，CTL) 和 CD4+辅助性 T 细胞 (T-helper，Th) 是实体器官移植免疫反应的主要效应细胞。CD4+Th1 细胞是传出支的主要介导，即直接作用于角膜移植排斥反应的效应细胞[4,22]。CD4+Th1 细胞分泌 IL-2 刺激其他 T 细胞和 B 细胞的增殖，而 INF-γ 激活巨噬细胞并诱导 Ⅱ 型抗原在供体角膜的表达。CD8+T 细胞在同种异体角膜移植排斥反应发生中的作用仍然存在争议。已经证实角膜移植排斥反应可以由 CD4+T 细胞单独引起[23]，在角膜植片缺乏 CD8+T 的情况下也可发生排斥反应[24-26]。调节性 T 细胞的亚群[27]被证实可以延长植片的存活[28]，它主要是抑制同种异体免疫反应在局部淋巴管的引流，而不是抑制外周免疫反应的传出阶段。

趋化因子可使 T 细胞和其他白细胞在植片中聚集，与整合素、黏附因子等其他因子共同介导对植片的免疫反应[15,29]。高危角膜移植表达高水平的 IP-10 趋化因子[15]。尽管角膜移植术后在受体血清中可检测出供体特异性抗体，但在无抗体存在的情况下排斥反应仍可以发生[30,31]。因此排斥反应是否由抗体介导存在争议。

免疫排斥反应的危险因素 (框 124.1)

角膜血管化

角膜的血管化比无血管状态的 (图 124.3) 移植风险更高。合作性角膜移植研究 (Collaborative Corneal Transplantation Studies，CCTS) 定义"高危因素"为两个或以上象限的深基质层血管化，有四个象限血管化的患者排斥风险增加一倍。Alldredge 和 Krachmer 发现内皮型排斥率在术前无或仅有少量血管者为 14%，而术前角膜基质血管化者为 32%[32]。

框 124.1　穿透性角膜移植免疫排斥的危险因素
角膜基质的血管化
既往角膜移植失败，特别是因免疫排斥反应引起
大直径移植及偏中心移植
虹膜前粘连
内眼手术史
单纯疱疹病毒性角膜炎
前节炎症性疾病史
眼表疾病
低龄，特别是婴幼儿及儿童
青光眼

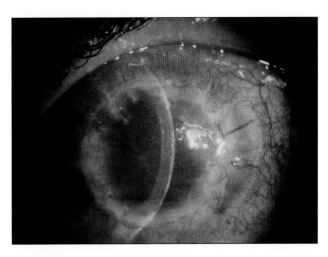

图 124.3　免疫排斥角膜植片中的基质血管化

术前角膜血管化的程度和深度决定了角膜排斥反应的发生和严重程度。术后发生角膜移植排斥反应的时间不同,无血管化角膜平均为 10 个月;轻度血管化角膜平均为 4 个月;重度血管化角膜平均为 2 个月[33]。具有深层血管相比浅层血管的角膜更容易导致排斥反应的发生,角膜深层血管的出现可能与白细胞与内皮细胞的黏附有关(图 124.4)[34]。一旦排斥反应发生,其逆转的可能性也取决于血管化程度。

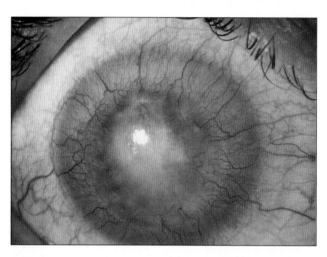

图 124.4　植片浅层血管化和基质混浊,因眼表碱烧伤(角膜缘干细胞缺乏)导致穿透性角膜移植失败

机械性方法消除新生血管如透热疗法、激光消融和冷冻效果都是暂时的。由于血管内皮生长因子(vascular endothelial growth factor, VEGF),尤其是 VEGF-A 和 VEGF-C 在血管及淋巴管生成过程中所起的重要作用,人们开始关注于使用抗 VEGF 来治疗角膜新生血管[35]。近年来,贝伐单克隆抗体被用于术前及术后 VEGF 的抑制[36-38]。在一项研究中,将贝伐单抗结膜下、局部或基质内给药联合血管凝固和微针透热疗法作为移植术前准备[49]。

有一些前部深板层角膜移植(deep anterior lamellar keratoplasty, DALK)术后使用贝伐单抗治疗植片与植床交界和/或基质层血管的报道。Jarrin 等报道了一例单次注射贝伐单抗解决层间新生血管及出血的病例[49]。Hashemain 报道了一例 DALK 术后基质新生血管的患者,在基质内注射贝伐单抗后 6 个月未复发[50]。Foroutain 等报道 4 位患者在 DALK 后出现基质新生血管,于结膜下及角膜缘注射贝伐单抗后成功消退,术后平均最佳矫正视力从 0.2 提高至 0.6[51]。

近来一项有关穿透性角膜移植 50 例(50 只眼)

的研究,在结膜下局部使用贝伐单抗[37]。在这些高危角膜植片中,35 例(70%)3 年后仍保持透明。其中一例 Stevens-Johnson 综合征患者术后在加大了贝伐单抗局部用量后出现了持续性上皮缺损。

上述报道表明,部分角膜新生血管在使用抗 VEGF 治疗后消退,提高角膜植片的存活率。抑制新生血管及淋巴管生成的实验性方法包括:多靶向的酪氨酸激酶抑制剂舒尼替尼(sunitinib);修饰角膜基因表达的吗啉寡核苷酸(morpholine oligonucleotides)[38,39]。这些方法在动物实验中取得了成功。

再次移植排斥和移植失败

近年来,角膜供体研究(cornea donor study, CDS)显示,有明确角膜移植失败史的患者再次移植失败风险增加[52]。角膜移植的 10 年排斥率在无排斥史者为 12%,而在有过 1 次及以上明确排斥史者为 22%。这项 CDS 统计的角膜移植患者主要为 Fuchs 角膜营养不良或人工晶状体眼的大泡性角膜病变。

有角膜移植失败史,尤其是因免疫排斥反应而失败是一个重要的危险因素[53,54]。植床血管化患者的角膜植片排斥率,第一次移植约为 40%,再次移植为 68%,第三次移植为 80%[33]。再次移植比第一次移植的免疫排斥反应出现时间更早,更剧烈。CCTS 统计,再次移植的次数是一项重要的高危因素,每增加 1 次移植失败使危险因子指数增加 1.2[1]。

有很多理论可以解释角膜移植失败史是一个高危因素。首先,前一次手术的影响如角膜新生血管及周边虹膜前粘连可以造成下一次移植失败;其次,经过移植失败后,免疫介导可以更为精确,更为有效地识别和攻击外来组织;第三,供体及受体的抗原可以共同逃避传入支的阻断,进而达到预致敏状态。

大直径角膜移植和偏心角膜移植

角膜植片直径增大是与预后显著性相关的因素[43],因为大植片更接近于角膜缘血管系统且包含更多的抗原性物质。若为移植失败患者彻底去除角膜混浊区而扩大植片直径,则植片的直径大小与再移植的失败有很大关联[44]。Kirkness 等发现直径为 10mm 甚至更大的 17 个植片(16 只眼,15 人)4 年植片存活率为 46%[45]。Melles 等报道了 15 只眼(13 人)中 11 只眼移植获得成功[46]。

最近,Skeens 和 Holland 报道了样本量为 35 只眼(32 人)的大直径穿透性角膜移植[47](直径 8.75~10mm)。经随访 33/35 角膜植片透明。术后治

9

疗包括局部使用激素和局部使用 0.05% 环孢素,笔者认为也许是后者降低了角膜移植失败及排斥率。

两个研究显示小植片有更高的排斥风险[41-48]。而其他研究则显示免疫排斥反应的发生在统计学上不受植片直径的影响[52,53,56]。我们将在接下来的章节中具体讨论大植片的影响。

虹膜前粘连

当出现 3~4 个象限虹膜前粘连时,植片直接接触受体血管被认为是增加了排斥的风险[41]。CCTS 研究显示,当出现 3 或 4 象限虹膜前粘连时,排斥率增加了一倍[41]。实验模型更进一步证实了虹膜前粘连损害了角膜"免疫赦免"状态[54]。这种不佳预后可能与非免疫性因素相关。比如虹膜前粘连可导致青光眼发生概率增加[55],也可导致角膜内皮的牵拉[55,56]。这两种情况均会导致角膜内皮细胞的丢失[55]。

内眼手术史

CCTS 发现,内眼手术史也会增加排斥概率[41]。晶状体切除术、玻璃体切除术和控制眼压的手术都是排斥反应发生的危险因素。因手术所导致的虹膜前粘连、角膜新生血管、眼压失控、慢性炎症都可能导致植片排斥[43]。玻璃体切除术和角膜移植联合手术也可能增加免疫排斥[57]。CDS 显示抗青光眼手术史也是导致排斥反应发生的危险因素[58]。

单纯疱疹病毒及带状疱疹病毒性角膜炎

一些研究发现,单纯疱疹病毒性角膜炎患者行角膜移植更易发生免疫排斥反应[59,60]。Epstein[61] 等发现,单纯疱疹病毒性角膜炎角膜移植的排斥反应发生率明显高于圆锥角膜。单纯疱疹病毒性角膜炎在角膜移植术后仍会复发,有时很难与排斥反应相鉴别[61]。近年来预防性口服抗病毒药物使单纯疱疹病毒的复发率显著降低[62],尽管如此这类植片仍有较高的排斥风险。Maier 等对 87 例单纯疱疹病毒性角膜炎行角膜移植的患者进行了回顾性分析,这些患者在全身应用阿昔洛韦、免疫抑制剂如环孢素 A 或霉酚酸酯的治疗后排斥率与常规角膜移植相当[63]。

Kosker 等最近报道了带状疱疹病毒性角膜炎行角膜移植后预后良好[64]。研究者认为由于恰当的选择患者和更长的静止期提高了角膜移植的成功率。总体来讲,虽然病毒静止期行角膜移植结果良好,但若存在炎症、溃疡、穿孔和新生血管等情况,故手术成功的概率仍然很低。

前节炎症性疾病史

炎症期行穿透性角膜移植是移植失败的高危因素。任何前节炎症反应都可以通过产生细胞因子、上调 HLA-DR 在植片的表达、增加黏附因子表达并促进淋巴细胞迁移,在传入支和传出支共同促使免疫反应的发生。回顾性研究表明,急性炎症期如角膜穿孔行角膜移植的预后不良。如果病情允许,角膜移植应在眼部炎症完全控制,并根据原发病不同,眼部处于静息状态 6~12 个月或更长时间后进行。瘢痕性类天疱疮(mucous membrane pemphigoid,MMP)、Stevens-Johnson 综合征(SJS)、葡萄膜炎、累及眼部的胶原血管病等免疫性疾病可以加重角膜移植术后的炎症反应。

需要特别注意特应性疾病。特应性角结膜炎的慢性炎症程度在术后常常加重。常见的典型情况是特应性角膜炎合并圆锥角膜的患者,在穿透性角膜移植术后发生严重的免疫反应。这种炎症反应被称为角膜移植术后特应性角膜巩膜炎[65]。这些患者被认为是免疫学上的高危人群,需要在术前以及术后进行合理的治疗。值得注意的是,患有长期而严重的特应性疾病的患者将导致角膜缘干细胞缺乏,需要在行穿透性角膜移植术前认识并处理。

眼表疾病

化学烧伤曾被认为是移植失败的高危因素。CCTS 发现 39 例化学烧伤后行角膜移植中有 26 例失败(67%)。更重要的是,这些 CCTS 统计的化学烧伤的患者发生非排斥移植失败的概率是其他高危角膜移植的 3.5 倍。现在我们认为这些植片发生排斥更可能是因为化学烧伤所造成的角膜缘干细胞的缺乏以及眼表环境被破坏。当然这些患者也是免疫排斥反应的高危人群。适当的治疗是在角膜移植手术之前改善眼表情况,必要时进行角膜缘干细胞移植。

除化学烧伤之外,这一原则也适用于 SJS、MMP 及先天性无虹膜的患者。角膜结膜化以及浅表新生血管是角膜缘干细胞缺乏的标志(图 124.4)。需要与植片排斥反应的角膜深层新生血管相鉴别(图 124.3)。若非急诊病例,角膜缘干细胞缺乏是穿透性角膜移植的禁忌。可以先行角膜缘干细胞移植,若仍需要,再进行角膜移植。

当进行同种异体角膜缘干细胞移植(keratolimbal allograft,KLAL)后,再进行角膜移植仍属于排斥反应的高危因素。Shimazaki 等报道,45 例同时进行穿透性角膜移植联合 KLAL 手术的病例中,有 16 例发生了角膜内皮排斥,占总数的 35.6%[66]。若将穿透性角膜移植以及 KLAL 分开进行,排斥风险降低,但仍高于不合并眼表损伤的情况[67]。除了角膜缘干细胞缺乏,患有其他眼表功能异常如泪液水液缺乏、黏蛋白缺乏、眼睑畸形等患者角膜移植术后预后均不理想。

低龄

CCTS 发现受体的年龄是角膜排斥的重要危险因素之一。40 岁以下的年轻患者发生排斥的风险是较年长患者的 2 倍。但有趣的是,CDS 近来发现年龄大于 70 岁的患者较年龄小于 60 岁的患者排斥率高[58]。有报道称儿童患者有着显著的高排斥风险。Stulting 等[68]报道,年龄小于 15 岁首次进行角膜移植的儿童,植片 2 年存活率约 60%~70%。儿童行穿透性角膜移植后植片存活率较低有很多潜在的非免疫性因素,比如很难实现足够的随访检查以及孩子没有能力描述症状。

青光眼

虽然青光眼患者被认为有着较高的移植失败率,但是少有研究证明青光眼有更高的排斥率。尽管如此,有一些研究提出了青光眼与排斥反应存在相关性。Aldave 等分析了后弹力层剥除的角膜内皮移植术后的数据[69],平均随访 20.7 个月的回顾性研究发现有青光眼手术史的患者内皮排斥率为 12.9%,而在没有青光眼手术史的患者中为 6.9%;但差异没有统计学意义。CDS 对 PK 术后 5 年患者进行分析,以单变量分析青光眼是内皮型排斥的危险因素;但在使用多变量分析时,结果则不是危险因素[70]。近来 CDS 报道的 10 年随访的文章中提出,青光眼滤过手术史及用药史在多因素方差分析下均为免疫排斥反应的危险因素。滤过手术史和用药史并存有着最高的排斥风险,其 10 年排斥率为 35%,而没有青光眼治疗史的患者排斥率为 14%[41]。有青光眼手术史(例如内皮细胞的丢失)的患者移植失败率高,而不是因为术前存在青光眼导致排斥。

免疫性高危穿透性角膜移植的临床治疗

术前注意事项

眼部抗炎

对高危角膜移植最重要的术前治疗是要将眼部炎症控制在最轻状态。情况允许,应在炎症活动控制至少 6 个月后再行穿透性角膜移植。严重的慢性疾病如 MMP 及蚕蚀性角膜溃疡应先治疗原发病,在静止期 1 年内避免进行任何眼表及角膜的手术。特应性或春季角结膜炎的患者可以局部使用环孢素[71]。

眼表重建

如上所述,健康的眼表环境是实施穿透性角膜移植的基础。睑内翻、睑外翻以及倒睫[71]应在行穿透性角膜移植术前矫正。睑缘炎应被合理治疗。泪小点封闭、睑裂缝合、角膜缘干细胞移植眼表重建等如有必要应在角膜移植手术前完成。若行角膜缘干细胞移植手术,术后 3 个月不宜行角膜移植。患有眼表疾病行角膜移植的情况,我们将会在第 157 章进行更细致的讨论。

手术注意事项

组织配型

大量研究证实受体与供体的 HLA-A、HLA-B 组织相容性抗原相匹配可以降低高危角膜移植排斥的风险[44,48,72-74]。有一项研究发现,在高危角膜移植术后 HLA-A、HLA-B 组织相容性抗原匹配度高的排斥率为 21%,而匹配度低的排斥率为 49%[48]。功能性角膜移植抗原匹配试验(functional antigen matching of corneal transplantation,FANCY)开始于 2009 年,致力于研究 HLA-A、HLA-B 及 HLA-DRB1 的匹配度对角膜内皮排斥的作用[75]。这项研究将更进一步解释组织相容性抗原的作用。

Ⅱ 型抗原匹配的作用目前仍有争议。Baggesen 等报道在高危角膜移植中,HLA-DR 匹配的病例长期植片生存率为 79%[76]。另一方面,一些英国的研究报道 HLA-DR 匹配在预后方面有着截然不同的作用[77]。同时其他研究包括 CCTS 的结果表示 HLA-DR 匹配对预后没有影响[44,78]。角膜移植随访研究 Ⅱ(corneal transplantation follow-up study Ⅱ,CTFS Ⅱ)正在评估 HLA-DR 匹配对于高危角膜移植的作用[75]。尽管各组数据存在较大差异,一项将既往发表文献做 Meta 分析的结果表明 MHC-Ⅱ 型分子错配更有利于高危角膜移植预后,此结果是排除了 CCTS 的数据而得出的[79]。

CCTS 的一项关于角膜移植术组织相容性的随机、对照、前瞻性临床试验评估了高危角膜移植患者供体-受体组织相容性匹配及交叉配型对于植片存活的影响[41]。但是并没有得出组织配型对于角膜移植失败率、排斥率及因排斥引起的移植失败率有利的结果[41]。CCTS 认为此项研究的不足是入组了角膜缘干细胞缺乏的患者。尽管如此,这项研究清楚地定义了非排斥相关移植失败,并弱化了 HLA 匹配对于角膜植片存活的益处。还有一种解释,术后大剂量的激素治疗抑制了 HLA 的表达,从而掩盖了本应在高危角膜移植中 HLA 匹配的正向作用。

CCTS 确实发现 ABO 的不匹配提高了角膜移植排斥率和失败率[78]。ABO 匹配组排斥率约为 31%,而不匹配组为 41%。这组数据与非 MHC 抗原可能在角膜移植排斥中起重要作用的其他研究相印证[78~81]。理论上,这一结果也与 ABO 抗原由角膜内皮细胞所表达的事实相吻合,尽管对于这些抗原的免疫应答是典型的抗体介导的[5]。

组织配型这种潜在的角膜移植术后影响因素仍然重要并值得考虑。ABO 匹配相对便宜,有 70% 的供体及受体有相匹配的机会。相对的,为使高危角膜移植患者得到匹配的 HLA 供体,美国每年需要支出额外的 400 万美金[78],并且为了找到合适的供体,将延长角膜移植等待的时间。总而言之,有证据表明组织配型对于角膜移植尤其是高危角膜移植是潜在的影响因素。

手术方法

大直径角膜移植

大直径的板层或穿透角膜移植通常适用于圆锥角膜、透明角膜边缘变性、难以控制的角膜溃疡、真菌性角膜炎,以及其他威胁视力或眼球本身的坏死性角膜病变。这种病变通常见于坏死性角膜炎,可导致角膜近穿孔或急性穿孔。也可用于治疗慢性进展性的周边角膜溃疡、角膜溶解(见于部分 Mooren 溃疡)、类风湿性角膜炎或角膜后弹力层膨出(图 124.5)。

对于治疗角膜周边部且限于基质前 2/3 的病变,可以选择周边部分板层角膜移植或包含视轴的大直径角膜移植。如果角膜全层受累,则需要进行穿透性角膜移植或带角巩膜缘的角膜移植术(图 124.6 和图 124.7)[82~84]。当上述治疗方法同时联合角膜接触镜、组织黏合胶、结膜瓣移植、羊膜移植或板层角膜移植都不成功或不可行时,可供选择的就剩下大直径穿透性角膜移植或眼球摘除术。因此大直径角膜移植对于一些严重的角膜病变而言,是保存视力及眼球完整的唯一选择[85]。

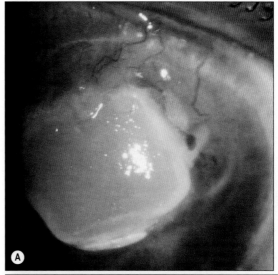

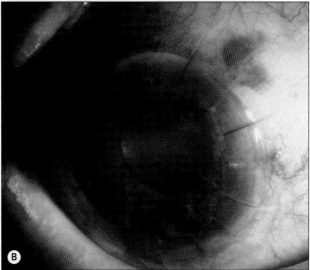

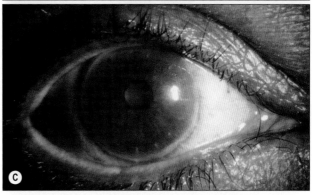

图 124.5　Mooren 溃疡,周边角膜变薄,后弹力层膨出。(A)持续 18 个月的严重 Mooren 溃疡,周边 360° 角膜变薄,后弹力层膨出,中央无上皮的角膜基质岛。(B)Mooren 溃疡行大直径深板层角膜移植(11.0/10.0mm)术后 1 个月。(C)Mooren 溃疡行大直径深板层角膜移植术后 6 个月

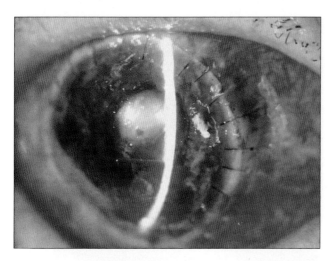

图 124.6 假单胞菌性角膜溃疡行 10mm 直径穿透性角膜移植术后 1 天前房积血

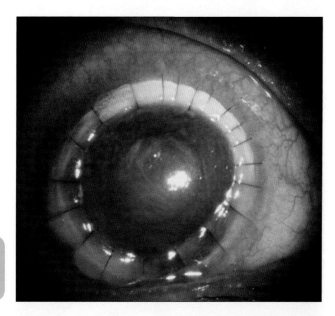

图 124.7 10mm 直径的带角巩膜缘的角膜移植术后 1 个月

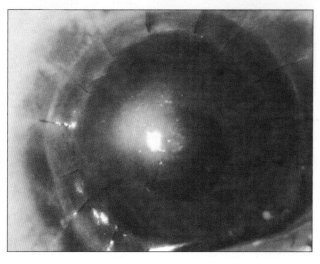

图 124.8 圆锥角膜行大直径板层角膜移植

大直径的板层移植可用于治疗角膜变形,保存视力,也可为下一步的光学穿透性移植做好准备。角膜变形可见于一些严重的透明角膜边缘变性[86]、晚期或偏心的圆锥角膜或球形角膜[87~89]。大直径深板层角膜移植可治疗严重的圆锥角膜及球形角膜的前凸。20 世纪 50 年代早期,Malbran[90]就用这种方法治疗圆锥角膜。对于一些因碱烧伤或其他化学伤、类风湿性角膜溶解或外伤导致的大面积角膜变薄或白斑,为保存视力,大直径的板层角膜移植可为后续做较小的中央穿透性角膜移植提供可用于缝合的植床组织(图 124.9)。

严重的化学伤或与角膜缘干细胞严重缺乏相关的其他角膜病变(如无虹膜)可采用含角膜缘干细胞的大直径板层角膜移植,这种手术可以看做是角膜移植联合异体角膜缘干细移植。目前尚缺乏对此类手

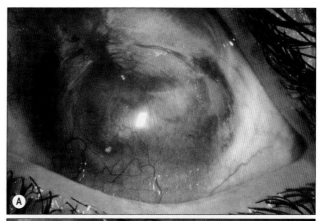

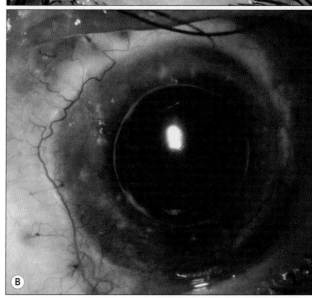

图 124.9 角膜变薄和瘢痕化。(A)外伤导致的大范围角膜变薄和瘢痕化。(B)大直径板层角膜移植中央穿透性角膜移植术后 8 个月中央植片透明

术术后长期成功率的文献报道。

当对近穿孔或已穿孔角膜进行大直径角膜移植时,需要全身麻醉。而为保存视力而进行的板层角膜移植或穿透性角膜移植,使用球后阻滞麻醉就足够了。术眼行穿透性角膜移植常规术前准备,将2倍大小的Flieringa环固定于巩膜表面,5-0可吸收线线等间距间断缝合4~6针,注意缝线的位置和松紧度以免导致角膜形态的改变。依次用不同尺寸的环钻去测量受体角膜并包含整个病变区,然后根据环钻的尺寸决定最佳的植片大小。首先自角膜缘360°打开结膜,电凝止血,环钻切开受体角膜2/3~3/4深度,然后用放射状标记染色定位缝线位置。

此时,将供体角膜内皮面朝上放在切割枕上并切穿,植片的直径大小通常为10~12mm。在大范围后弹力层膨出或角膜穿孔的患者中,植片要比植床直径大1mm。其他情况植片比植床直径大0.5mm。在人工晶状体眼及高度近视的患者中,植片比植床直径大0.25mm。为了避免移植术后植片周边过于陡峭,部分医生选择植片与植床同样大小,环钻的直径通常为9mm或略大。

用刀片从环钻的切口处穿刺进入前房,沿环钻切口用左右角膜剪剪除受体角膜,用黏弹剂或Vannas剪分离虹膜粘连,也可使用虹膜恢复器钝性分离虹膜粘连。此外无晶状体眼的患者常需要联合前部玻璃体切除,白内障患者应联合白内障囊外摘除,如仍存在感染或严重炎症,一期不植入人工晶状体,而无炎症或感染迹象的患者可联合一期人工晶状体植入。

用9-0或10-0尼龙线间断缝合植片与植床16针或以上,于角膜缘处用双极电凝固定或可吸收线缝合复位球结膜。最后筋膜囊下注射硫酸庆大霉素40mg和甲泼尼龙80mg。

穿透性全角膜移植术

Cobo等将该手术方式修正为穿透性全角膜移植术或角膜巩膜移植术[91],包括直径≥14mm的角巩膜移植。用巩膜隧道刀将供体行360°自巩膜向角膜的深板层剥切,深度达50%巩膜厚度,位于小梁网前不进入前房。然后用Vannas剪完成对于房角以前1~2mm角膜的剪除,并以同样的方式剪除病变组织。将植片与植床对位,10-0聚丙烯缝线等距离4针固定,将线结埋藏于角膜内,10-0尼龙线间断缝合巩膜切口,最后表面结膜覆盖。

大直径板层角膜移植术

用于晚期圆锥角膜,Malbran术式[90]包括一定厚度的、大直径(≥9.5mm)的植床环切和大直径供体板层移植两部分。用尖刀切开并抵达受体角膜的后弹力层,再钝性分离剥除后弹力层之前的角膜。另外植片的制备首先从视神经处向供体眼球内注入空气或生理盐水,使眼压升高。然后将其放置于人工前房等固定器上,周边至少留有2mm的巩膜环,以便可以切至深板层。全层的供体角膜可撕除内皮后应用。植片通常比植床大0.25mm或等大。

血管化角膜的角膜移植术

钻切血管化角膜可引起出血,出血通常几分钟后可自行停止,也可使用棉片浸润稀释的肾上腺素(1:10 000)或凝血酶(1:1000)促进止血,也可以电凝角膜缘大血管止血。术前联合抗VEGF药物的应用也可减少术中出血。另外切除病变角膜时,应密切关注是否存在虹膜与角膜前粘连。非对称性的血管化角膜可采用间断缝合,当术后缝线周边血管化时可拆除该缝线,而不影响其他切口和缝线。

有趣的是,在CCTS中,间断缝合比连续缝合的术后植片排斥率高,这可能与手术医生在高危移植病例中使用间断缝合的选择性偏差相关。间断缝合的优点为可选择性拆除早期发生血管化的缝线,而连续缝合可减少新生血管的生成,炎症反应相对较轻,但不能早期选择性拆除缝线。另外线结应置于植片内,以减少新生血管的生成。

术后治疗

对于免疫性高危角膜移植而言,术后处理对其预后尤其重要。其基本要求即预防排斥反应的发生,尽早识别免疫排斥反应并尽快采取相应的治疗。患者的宣教程度及依从性对降低术后角膜移植失败至关重要。帮助患者早期识别排斥反应的发生,排斥反应发生的临床表现可简称为RSVP,Redness即眼红,Sensitivity to light即畏光,Visual loss即视力下降,Pain即眼痛。告知患者这种RSVP在排斥反应中相继出现,故当出现眼痛时是排斥反应较晚期的症状。CCTS表明患者对症状的告知与同种异体排斥反应之间的存在紧密相关性。事实上,对患者良好的宣教可使其尽早发现排斥反应的发生,或许为CCTS研究中组织配型并非使受体获益提供一种可能的解释。

术后密切随访可发现早期炎症反应。除了一些典型的角膜上皮型、基质型及内皮型的排斥反应症状（参见第 114 章）外，也应注意观察和治疗细微的炎症反应。发现新出现的单个 KP 或前房内炎性细胞都应被早期描述并治疗。早期无症状性的上皮下炎性浸润可能是排斥反应的第一征象，在这些患者中结膜炎症反应是一个危险的信号。

术后植片的血管化可增加排斥风险，局部缝线周边逐渐加重的炎症反应可刺激引起新生血管的形成[92]。Paque 和 Poirier 研究发现术后的角膜血管化比术前已有的角膜血管化排斥风险更高[92]。当采用间断缝合时，术者可选择性拆除引起新生血管的缝线。

"超急性"排斥反应表现为致密、白色、无菌的、环形或弥漫性浸润，可见于各种穿透性角膜移植手术。这种并发症需要强效激素和抗排斥治疗（图 124.10 和图 124.11）。

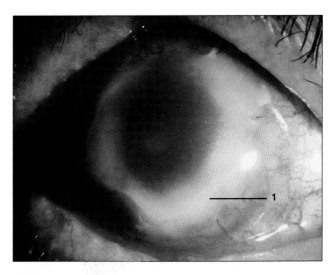

图 124.11　直径 11.0mm 角膜移植术后超急性排斥反应的免疫环

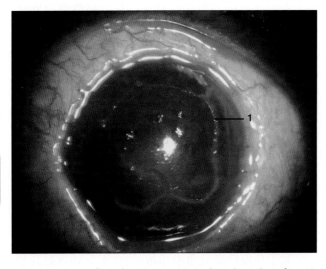

图 124.10　假单胞菌性角膜内皮炎导致角膜溃疡穿孔接受角膜移植术后 3 个月，直径为 12mm 的角膜植片可见上皮排斥线

表 124.1　14 只眼（10 例）行大直径穿透性角膜移植术后并发症

并发症	眼数
排斥反应	13
原发病复发	5
Mooren 溃疡	3
单纯疱疹病毒性角巩膜炎	3
继发感染	4
细菌性溃疡	3
角膜内皮炎	1
青光眼	8
联合睫状体冷冻治疗	2
小梁切除术	2
视网膜脱离	1

大直径移植由于其自身的病变及手术过程的复杂而存在大量并发症[72]。增加排斥发生的危险因素包括：更接近角膜缘血管和效应细胞、供体内含有抗原提呈细胞、炎症反应、再移植相关易感因素和虹膜前粘连的形成[93]。Cowden 等[94]分析 10 例 14 只眼行≥9.5mm 的大直径穿透性角膜移植，其术后的相关并发症见表 124.1。

除了移植排斥反应之外，大直径角膜移植最常见的并发症是其原发病的复发，通常为角膜溶解合并后弹力层膨出。一旦出现需要再次行大直径角膜移植术，同时联合睑裂缝合以避免角膜再次溶解。术前感染性角膜病变可出现术后细菌感染复发的并发症（图 124.12），为指导针对感染复发的治疗，应将术中切除的病变角膜行细菌培养加药敏试验。

持续性角膜上皮缺损为大直径角膜移植另一常见并发症。当术中未预防性行睑裂缝合时可导致该并发症的出现（图 124.13）。

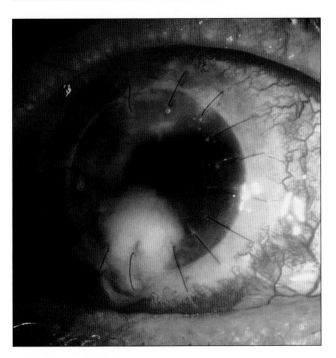

图124.12　细菌性角膜溃疡行10mm角膜移植，术后7.25mm的中央角膜缝线处溃疡

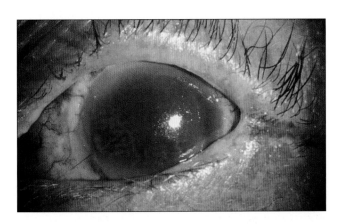

图124.13　干眼综合征患者11.0mm角膜移植术后一侧睑裂缝合

严重的感染性角膜炎及Mooren溃疡患者行大直径（≥12mm）带角巩膜缘的角膜移植治疗时，由于虹膜前粘连或房角关闭引起的难治性青光眼是移植失败的原因[94,95]。往往需要通过小梁切除术、睫状体破坏手术或引流管植入类手术控制眼压。Cobo等[91]提出一种房角支持缝合用于14mm直径带角巩膜缘的角膜移植，可以控制眼压。

可以在一些已发生排斥的大直径角膜植片上做较小直径的穿透性角膜移植术来提高视力[94]。当出现内皮型排斥，需在排斥6~12个月后再行角膜内皮移植术。

免疫抑制剂

免疫抑制剂可用于预防免疫性高危角膜移植的排斥反应。糖皮质激素可作为一种免疫抑制剂预防或治疗排斥反应。不过有更多的特异性药物可用于超高危角膜移植。对其作用机制及监测讨论如下（参见第159章）。以下将介绍这些药物在穿透性角膜移植，特别是免疫性高危角膜移植中的应用。

糖皮质激素

在高危角膜移植中，无禁忌证的患者术后可长期局部应用糖皮质激素。经典方案为术后几周内局部使用1%醋酸泼尼松龙或二氟泼尼酯每2~4小时1次，以后几个月逐渐减量。多数医生会用低剂量糖皮质激素维持治疗。因此高危角膜移植术后存在糖皮质激素所引起的一些并发症，如白内障、青光眼、切口延迟愈合及感染性角膜炎。

近年来，氯替泼诺应用于一些需要长期激素维持治疗的角膜移植患者，或者是一些眼压升高的患者。回顾30例由1%醋酸泼尼松龙改为氯替泼诺的患者（包括26例穿透性角膜移植和4例异体角膜缘移植），眼压平均降低41%（31.1mmHg降低至18.2mmHg），平均随访21.6周未发现患者发生急性排斥反应或炎性反应加重。尽管其治疗急性眼内炎症的效果有限，但氯替泼诺可用于角膜移植或角膜缘移植术后激素性眼压升高患者的维持治疗。然而由于其预防及治疗排斥反应的疗效尚不明确，应用中仍需要密切关注。

全身激素可作为局部激素的辅助治疗，尤其是对于一些伴随全身炎症性疾病的高危患者。患者可在围术期全身大剂量应用泼尼松（1mg/kg），然后根据个体差异于术后1~2个月逐渐减量。然而，长期全身应用激素可导致一系列全身不良反应，如骨质疏松、体重增加及库欣面容。因此应尽量避免全身长期应用激素。但在一些术后严重的前房炎症反应患者（如特异性过敏患者），单一的全身应用糖皮质激素与局部应用激素的长期抗排斥效果相比，并未见明显提高。故在一些极高危的患者中，可联合一些特异性免疫抑制剂（见下文）用于术后长期维持治疗。

钙调磷酸酶抑制剂
环孢素A

环孢素A（cyclosporine A，CsA）广泛应用于器官移植中，但也可在高危角膜移植中局部应用、前房注射或全身应用。它可以抑制多种使 T 细胞活化的细胞因子的转录,尤其是 IL-2。

局部或前房内应用环孢素 A

许多临床试验已经阐明局部应用环孢素 A 在高危性角膜移植中的应用效果。开放性试验研究中,11 例高危性角膜移植接受 2% 环孢素 A 治疗,平均随访 16 个月,10 例角膜仍保持透明[96]。Holland 等[97]试验中,11 例高危角膜移植患者接受局部环孢素 A 治疗 7~30 个月,无一例出现排斥反应。Inoue 等[98]回顾性对照研究中,选择高危穿透性角膜移植患者为对象,试验组 86 例,对照组 97 例。试验组采用 2% 环孢素 A 联合治疗,观察得出试验组未发生排斥反应的植片存活率达 70%,而对照组为 45%,但从植片的长期存活率来看两组并无差异。

研究证实局部使用环孢素 A 联合局部激素注射可起叠加效果[99]。Cosar 等[100]在儿童角膜移植患者试验中,9 例患者给予 2% 环孢素 A 局部治疗联合结膜下激素注射可使术后未发生排斥反应的植片存活率达 88.9%,13 例只接受结膜下激素治疗的对照组,其植片存活率为 38.5%。然而两组植片的长期存活率无差异。

最近中国进行了一项单中心、非对照临床试验,观察环孢素 A 前房药物持续性释放系统应用于高危角膜移植的作用[101]。共 92 例(92 只眼)高危患者行穿透性角膜移植术中于下方房角放置环孢素 A 药物缓释系统,同时联合术后 1 年 0.1% 氟米龙滴眼液及术后 3~12 个月的 1% 环孢素 A 滴眼液治疗。术后平均植片存活时间为 36.1 个月。尽管该研究缺乏对照,但可为眼内药物缓释系统用于高危角膜移植的进一步研究提供支持。

全身应用环孢素 A

在一些极高危患者中,尤其是单眼患者,应联合全身免疫抑制剂治疗。部分研究显示全身应用环孢素 A 可有效预防角膜移植术后排斥反应。Hill[102]提出,与单纯局部应用糖皮质激素或联合全身应用糖皮质激素患者对照,高危性角膜移植患者接受全身应用环孢素 A 联合局部应用糖皮质激素可显著提高植片生存率,全身应用环孢素 A 达到最佳效果的使用周期为 12 个月。Young 等[103]5 年临床序列病例研究中,局部应用激素、静脉激素冲击联合口服环孢素 A,在急性排斥的 34 只眼中有 94% 得到逆转。其中在标准剂量和低剂量环孢素 A 应用的两组患者中,只有 1

只眼发生不可逆的移植失败。Rwinhard 等[104]观察 37 例穿透性角膜移植合并特应性皮炎的患者全身应用环孢素 A 的效果,结果显示合并特应性皮炎的患者角膜植片的存活率较低,全身应用环孢素 A 可提高其存活率,可一旦停止治疗其效果也随之消失。

有研究者发现全身应用环孢素 A 只能适度且短期减少角膜移植术后排斥反应。Rumelt 等[106]报道口服环孢素 A 平均 12 个月可使排斥率降至 32%,而对照组为 42%。回顾性试验就 27 例高危穿透性角膜移植患者给予全身应用环孢素 A 和局部糖皮质激素,57 例对照组只接受局部糖皮质激素,结果表明两组效果无差异[98]。

口服环孢素 A 可产生一定的副作用,应用于角膜移植患者时主要包括暂时性血清肌酐或肝酶的升高,可通过减量或停药逆转。

总之,在局部环孢素 A 治疗无效的高危性角膜移植患者中,全身应用环孢素 A 可作为另一种选择。如前文述,全身应用环孢素 A 对于一些特应性 / 季节性过敏的患者有重要作用。但是应用时有以下几点注意事项:首先,全身环孢素 A 应长期使用,6~12 个月的短期使用较长期使用预防排斥的效果差。另外缺乏对最适治疗周期的研究。应为患者制定个体化方案,持续性治疗应根据排斥反应发生的频次和严重程度重新评估和制定。笔者推荐的治疗方案为初始剂量为每天 3~4mg/kg,最低维持剂量浓度为 150ng/ml。经过适当监测,其治疗的不良反应可与保存残余视力的作用相抵消,而不至于使患者致盲。

对于不能长期耐受环孢素 A 的患者还应考虑其他联合治疗方案。在全身的器官移植中,环孢素 A 常联合其他药物应用,如硫唑嘌呤或麦考酚酯。对于全身应用环孢素 A 仍存在角膜排斥反应的患者可考虑联合其他药物,达到足够的免疫抑制作用,同时可使个人的药物剂量达最小量。

他克莫司

近几年,他克莫司(FK506)正逐渐作为器官移植中环孢素 A 的替代用药,且其作用效果更强,不良反应相对较少。

局部应用他克莫司

他克莫司作为二线的免疫抑制剂,已经使用在角膜移植术后(超适应证用药)。最近一项关于 72 例高危角膜移植患者(试验组和对照组各 36 例)临床试验中,试验组给予 0.03% 他克莫司和局部醋酸泼尼松龙,对照组单独局部应用醋酸泼尼松龙,不可逆排斥率在试验组为 14.4%,对照组为 44.4%[106]。另外一项随机临床试验中,对象为常规角膜移植术后患者,试验组局部应用 0.06% 他克莫司,对照组局部应用醋酸泼尼松龙,每组各 20 例。试验组无一例发生免疫排斥反应,对照组 16/20 例发生免疫排斥反应。二组都无不可逆排斥[107]。他克莫司局部治疗的患者出现的一些副作用包括浅层点状角膜炎和烧灼感,但未发现全身不良反应。Dhaliwal 等[108] 所做的病例分析中,4 例高危角膜移植患者合并激素导致的继发性青光眼,且一线免疫抑制剂治疗无效情况下,局部使用 0.03% 他克莫司后 4 例患者的急性免疫排斥反应全部被逆转,且无不良反应发生。至文献发表时,2 例患者仍继续 1 天 1 次局部他克莫司治疗,另外 2 例已经成功减量。另外一项就 56 例高危角膜移植患者进行的随机对照临床试验,对比局部他克莫司和环孢素 A 的疗效,随访 8.1 个月,试验组和对照组的植片排斥率分别为 63.6% 和 95.2%,研究结果显示在预防排斥上,局部使用他克莫司比环孢素 A 更有效[109]。

全身应用他克莫司

研究发现全身应用他克莫司可有效预防高危角膜移植术后排斥反应。Sloper 等对 17 例高危角膜移植患者给予全身他克莫司治疗,包括 6 名联合角膜缘移植的患者[109],其中 3 例在低剂量他克莫司治疗下发生可逆性排斥反应,但未发生排斥反应导致的植片失败。4 例患者停药后无其他问题,2 例患者停药后出现短暂的排斥反应,表明在部分病例中需长期免疫抑制剂治疗。Joseph 等[111] 对 43 例高危角膜移植患者全身给予他克莫司 18~24 个月,平均随访 33.7 个月,65% 的患者仍保持其植片透明,共有 8 例出现植片排斥反应,其中 5 例导致植片失败。

仔细的监测及低剂量应用可使其副作用降到最小。Sloper 等报道其中 4/17 例患者出现高血压,另外 2 例使原有的高血压加重,需要增加降压药物治疗[110];2/17 例患者出现肾毒性反应,3 例表现为血肌酐的轻度增加。后 3 例患者在减少他克莫司的用量后肌酐恢复正常,而前 2 例减药后肌酐仍轻度增高。

Yamazoe 等对 10 例(10 只眼)全身应用环孢素 A 后植片失败的患者进行临床分析研究,再次角膜移植后给予全身他克莫司治疗[112]平均 18.1 个月,随访平均 34.5 个月角膜植片仍然保持透明,2 例患者出现排斥反应。2 例患者因他克莫司的全身不良反应停

药,停药后不良反应可恢复。作者提出与环孢素 A 相比,全身应用他克莫司可减少排斥发生并延长植片生存期。

Shimmura-Tomita 等对 11 例角膜失代偿患者术后环孢素 A 治疗,有 9 例发生排斥反应[113],再次行穿透性角膜移植后给予全身他克莫司治疗,只有 2 例出现可逆的短期排斥反应。全身他克莫司以最小量维持至术后 6 个月,随访平均 23.1 个月植片仍然透明,因此,作者认为他克莫司在高危角膜移植的患者中效果优于环孢素 A。

全身他克莫司或是环孢素 A 的选择可根据术者的经验和个人倾向而定,但最近部分研究证明了他克莫司效果的优越性。笔者已将他克莫司在其可接受的毒性范围内成功用于异体角膜缘移植。推荐的初始计量为 1mg,每日 2 次,逐渐增加至 4mg,每日 2 次,剂量维持浓度为 5~8ng/ml。与环孢素 A 一样,他克莫司的治疗周期需个体化,且最好与其他药物联合治疗。

抗代谢药物

霉酚酸酯

霉酚酸酯(mycophenolate mofetil)是一种抗代谢药物,可通过抑制鸟嘌呤核苷的合成阻断 T 细胞和 B 细胞的增殖。Reinhard 等做的随机前瞻性临床试验中,对照观察霉酚酸酯和环孢素 A 在高危性角膜移植中的疗效[114],其中霉酚酸酯组给予 1g/ 次,每日 2 次,持续 6 个月。随访 3 年后,霉酚酸酯组 74% 的植片仍保持透明,而环孢素 A 组为 69%。霉酚酸酯组中出现可逆性排斥反应在霉酚酸酯组 8/29 例,环孢素 A 组为 5/27 例。故作者提出酚酸酯的效果与环孢素 A 相当。

Birnbaum 等回顾性分析 417 例使用霉酚酸酯或环孢素 A 治疗的高危性角膜移植患者[115],两组均联合局部和全身糖皮质激素治疗。术后 1 年和 3 年的未排斥率在环孢素 A 组分别为 75% 和 60%,霉酚酸酯组分别为 89% 和 72%。

Reinhard 等做的随机多中心临床试验中描述了霉酚酸酯治疗高危角膜移植的不良反应及免疫反应发生率[116]。86 例患者随机分为两组,霉酚酸酯治疗组(48 例)、对照组(38 例)。霉酚酸酯治疗组中只有 2 例在治疗停止后产生可逆性免疫排斥反应;对照组中,5 例发生可逆性免疫排斥反应,3 例发生不可逆免疫排斥反应。霉酚酸酯组有部分出现可逆性不良反应,如心动过速、胃肠道反应、关节疼痛及感染,通常

9

发生于治疗平均 2 个月后。结果显示霉酚酸酯可减低免疫排斥反应的发生率,对于高危角膜移植的全身治疗具有很好的应用前景。

尽管在大部分器官移植研究中霉酚酸酯常联合环孢素 A、他克莫司或雷帕霉素使用[117],但根据 Reinhard 等和 Birnbaum 等研究,其单独应用于高危角膜移植的长期治疗可能有效,但尚需进一步研究来证实。考虑其安全性,笔者认为霉酚酸酯可作为高危性角膜移植的一线用药。

雷帕霉素

雷帕霉素(rapamycin)可抑制 T 细胞的增殖与活化。Olsen 等首次在大鼠动物模型中证实雷帕霉素全身给药可预防角膜移植排斥反应和新生血管的生成[118]。一项关于高危角膜移植治疗中对比全身应用雷帕霉素和霉酚酸酯效果的初步试验[119],10 例全身应用雷帕霉素治疗,24 例全身应用霉酚酸酯,均进行为期 6 个月的治疗,所有的患者联合激素全身用药及醋酸泼尼松龙滴眼液。术后 6 个月,两组均未发生免疫反应。术后 2 年,雷帕霉素组和霉酚酸酯组分别有 2 例和 5 例出现可逆性免疫反应。雷帕霉素组患者出现多种不良反应,从高脂血症到牙龈炎,均为可逆。结果显示雷帕霉素和霉酚酸酯在预防高危角膜移植术后免疫反应的作用相似,但应慎重考虑其不良反应。

雷帕霉素可单独应用,也可联合别的药物应用,经验表明,其在高危角膜移植中更倾向于作为长期维持用药。

硫唑嘌呤

硫唑嘌呤(azathioprine)已不再作为角膜移植的单独用药,目前主要用于联合环孢素 A 或他克莫司治疗顽固性高危角膜移植。

单克隆抗体

基因重组的新一代单克隆抗体较之前药物的免疫原性更弱。达昔单抗 daclizumab(赛尼哌,Zenapax)和巴利昔单抗 basiliximab(舒莱,Simulect)可直接拮抗活化 T 细胞的 IL-2 受体 α 单元(Tac/CD25)。通过阻断 IL-2 的作用,抑制 T 细胞的增殖。巴利昔单抗联合环孢素 A 应用于 7 例高危角膜移植患者,随访 14~25 个月中,无排斥反应发生[120]。Birnbaum 等进一步对巴利昔单抗应用于高危穿透性角膜移植的疗效进行评估[121],30 例患者平均分为 3 组:巴利昔单抗组、口服环孢素 A 组及对照组。巴利昔单抗组有 4 例发生免疫反应,口服环孢素 A 组有 2 例发生免疫反应。在口服环孢素 A 组中有 2 例因环孢素 A 不良反应停药。研究表明与全身应用环孢素 A 相比,巴利昔单抗的有效性较低,但不良反应少。

单克隆抗体的主要优势为可特异性作用于靶抗原,且安全性高。随着经验的累积,这些生物制剂将在免疫抑制治疗上发挥更重要的作用。巴利昔单抗已作为高危角膜移植中联合其他免疫抑制剂的诱导治疗。

阻断 T 细胞的活化及反应

T 细胞抗原的单克隆抗体

在角膜移植的动物模型中通过肠外给药各种单克隆抗体,可直接阻断 CD3、CD4、CD8、IL-2 受体及 αβT 细胞受体[122,123]。一项临床试验表明 10/13 例患者接受局部抗 IFN-γ 抗体治疗后成功逆转角膜移植排斥反应[124]。随着更安全的人源化单克隆抗体的出现,全身或局部应用单克隆抗体将获得更多关注。

共刺激通路阻断剂

T 细胞的活化需要共刺激信号,主要的共刺激信号通路是由 T 细胞表面的 CD28 和抗原提呈细胞的 B7 分子之间的相互作用介导(图 124.1)。CTLA4 抗原作为一种重组融合蛋白,具有 B7 分子的高度亲和力,通过阻断 CD28 与 B7 分子相互作用,延长角膜植片的存活时间[125]。在大鼠模型全身应用抗 CD28 单克隆抗体或局部应用非功能性 CTLA4 抗原,均可延长植片存活时间[126]。而且,在高危角膜移植的兔模型中,移植前供体角膜与 CTLA4 抗原共培养可增加同种异体移植的生存时间[127],但对低危角膜移植无效。

通过细胞因子和多肽调节免疫反应

通过基因转染将 IL-4 和 IL-10 导入供体角膜上皮细胞,可延长植片的存活时间。这些因子可抑制 Th1 细胞相关的细胞因子释放与活化,降低这类因子的免疫调节作用,使效应性 T 细胞向 Th2 细胞转化。Hamrah 等指出,小鼠同种异体角膜移植模型中,受体局部应用免疫调节多肽 α-黑素细胞刺激素较未予免疫抑制治疗组,植片存活时间更长[128]。Dana 等指出,IL-1 受体拮抗剂可提高植片的存活率,其效果同醋酸泼尼松龙,另外 TNF-α 阻断剂也可减少排斥反应,但作用相对较弱[10]。

抑制角膜植片的免疫入路

减少角膜新生血管化

角膜新生血管(新生血管及新生淋巴管)可促进免疫细胞的聚集,增强炎症反应。氩激光消融、冷冻或微针透热疗法均可有效减少新生血管的形成,但其疗效时间短,需要反复治疗。VEGF 是一种有效的血管生成细胞因子,VEGF 抑制剂可延长动物模型中同种异体角膜植片存活率[129-131]。VEGF-trap 可提高小鼠高危角膜移植模型中的角膜植片长期存活率[132]。最近已经在小鼠模型中证实贝伐单抗不仅可以抑制血管的产生,还可以抑制淋巴管的生成,从而表明VEGF 在这一过程中的重要作用[133]。

(张樱楠 译　潘志强 校)

参考文献

1. The Collaborative Corneal Transplantation Studies (CCTS). Effectiveness of histocompatibility matching in high-risk corneal transplantation. The Collaborative Corneal Transplantation Studies Research Group. *Arch Ophthalmol* 1992;**110**(10):1392–403.
2. Chong E-M, Dana MR. Graft failure IV. Immunologic mechanisms of corneal transplant rejection. *Int Ophthalmol* 2008;**28**(3):209–22.
3. Hamrah P, Dana MR. Corneal antigen-presenting cells. *Chem Immunol Allergy* 2007;**92**:58–70.
4. Streilein JW. Immunobiology and immunopathology of corneal transplantation. *Chem Immunol* 1999;**73**:186–206.
5. Treseler PA, Foulks GN, Sanfilippo F. Expression of ABO blood group, hematopoietic, and other cell-specific antigens by cells in the human cornea. *Cornea* 1985–1986;**4**(3):157–68.
6. Streilein JW. Immunological non-responsiveness and acquisition of tolerance in relation to immune privilege in the eye. *Eye Lond Engl* 1995;**9**(Pt 2):236–40.
7. Hamrah P, Zhang Q, Liu Y, et al. Novel characterization of MHC class II-negative population of resident corneal Langerhans cell-type dendritic cells. *Invest Ophthalmol Vis Sci* 2002;**43**(3):639–46.
8. Liu Y, Hamrah P, Zhang Q, et al. Draining lymph nodes of corneal transplant hosts exhibit evidence for donor major histocompatibility complex (MHC) class II-positive dendritic cells derived from MHC class II-negative grafts. *J Exp Med* 2002;**195**(2):259–68.
9. Hamrah P, Zhang Q, Dana MR. Expression of vascular endothelial growth factor receptor-3 (VEGFR-3) in the conjunctiva – a potential link between lymphangiogenesis and leukocyte trafficking on the ocular surface. *Adv Exp Med Biol* 2002;**506**(Pt B):851–60.
10. Dana MR, Dai R, Zhu S, et al. Interleukin-1 receptor antagonist suppresses Langerhans cell activity and promotes ocular immune privilege. *Invest Ophthalmol Vis Sci* 1998;**39**(1):70–7.
11. Zhu S, Dekaris I, Duncker G, et al. Early expression of proinflammatory cytokines interleukin-1 and tumor necrosis factor-alpha after corneal transplantation. *J Interferon Cytokine Res* 1999;**19**(6):661–9.
12. Dana MR, Streilein JW. Loss and restoration of immune privilege in eyes with corneal neovascularization. *Invest Ophthalmol Vis Sci* 1996;**37**(12):2485–94.
13. Pepose JS, Gardner KM, Nestor MS, et al. Detection of HLA class I and II antigens in rejected human corneal allografts. *Ophthalmology* 1985;**92**(11):1480–4.
14. Zhu SN, Dana MR. Expression of cell adhesion molecules on limbal and neovascular endothelium in corneal inflammatory neovascularization. *Invest Ophthalmol Vis Sci* 1999;**40**(7):1427–34.
15. Yamagami S, Miyazaki D, Ono SJ, Dana MR. Differential chemokine gene expression in corneal transplant rejection. *Invest Ophthalmol Vis Sci* 1999;**40**(12):2892–7.
16. Hamrah P, Yamagami S, Liu Y, et al. Deletion of the chemokine receptor CCR1 prolongs corneal allograft survival. *Invest Ophthalmol Vis Sci* 2007;**48**(3):1228–36.
17. Lafferty KJ, Prowse SJ, Simeonovic CJ, et al. Immunobiology of tissue transplantation: a return to the passenger leukocyte concept. *Annu Rev Immunol* 1983;**1**:143–73.
18. Sano Y, Ksander BR, Streilein JW. Langerhans cells, orthotopic corneal allografts, and direct and indirect pathways of T-cell allorecognition. *Invest Ophthalmol Vis Sci* 2000;**41**(6):1422–31.
19. Yamagami S, Dana MR, Tsuru T. Draining lymph nodes play an essential role in alloimmunity generated in response to high-risk corneal transplantation. *Cornea* 2002;**21**(4):405–9.
20. Yamagami S, Dana MR. The critical role of lymph nodes in corneal alloimmunization and graft rejection. *Invest Ophthalmol Vis Sci* 2001;**42**(6):1293–8.
21. Plskova J, Duncan L, Holan V, et al. The immune response to corneal allograft requires a site-specific draining lymph node. *Transplantation* 2002;**73**(2):210–15.
22. Hegde S, Beauregard C, Mayhew E, et al. CD4(+) T-cell-mediated mechanisms of corneal allograft rejection: role of Fas-induced apoptosis. *Transplantation* 2005;**79**(1):23–31.
23. Niederkorn JY, Stevens C, Mellon J, et al. CD4+ T-cell-independent rejection of corneal allografts. *Transplantation* 2006;**81**(8):1171–8.
24. Hegde S, Niederkorn JY. The role of cytotoxic T lymphocytes in corneal allograft rejection. *Invest Ophthalmol Vis Sci* 2000;**41**(11):3341–7.
25. Yamada J, Ksander BR, Streilein JW. Cytotoxic T cells play no essential role in acute rejection of orthotopic corneal allografts in mice. *Invest Ophthalmol Vis Sci* 2001;**42**(2):386–92.
26. He YG, Ross J, Niederkorn JY. Promotion of murine orthotopic corneal allograft survival by systemic administration of anti-CD4 monoclonal antibody. *Invest Ophthalmol Vis Sci* 1991;**32**(10):2723–8.
27. Tang Q, Bluestone JA. The Foxp3+ regulatory T cell: a jack of all trades, master of regulation. *Nat Immunol* 2008;**9**(3):239–44.
28. Chauhan SK, Saban DR, Lee HK, et al. Levels of Foxp3 in regulatory T cells reflect their functional status in transplantation. *J Immunol* 2009;**182**(1):148–53.
29. Yamagami S, Isobe M, Tsuru T. Characterization of cytokine profiles in corneal allograft with anti-adhesion therapy. *Transplantation* 2000;**69**(8):1655–9.
30. Hutchinson IV, Alam Y, Ayliffe WR. The humoral response to an allograft. *Eye Lond Engl* 1995;**9**(Pt 2):155–60.
31. Hegde S, Mellon JK, Hargrave SL, et al. Effect of alloantibodies on corneal allograft survival. *Invest Ophthalmol Vis Sci* 2002;**43**(4):1012–18.
32. Alldredge OC, Krachmer JH. Clinical types of corneal transplant rejection. Their manifestations, frequency, preoperative correlates, and treatment. *Arch Ophthalmol* 1981;**99**(4):599–604.
33. Khodadoust A. The allograft rejection reaction: the leading cause of late failure of clinical corneal grafts. In: Jones BR, editor. *Corneal graft failure*. New York: Elsevier; 2008.
34. Polack FM. Scanning electron microscopy of corneal graft rejection: epithelial rejection, endothelial rejection, and formation of posterior graft membranes. *Invest Ophthalmol* 1972;**11**(1):1–14.
35. Qazi Y, Hamrah P. Corneal allograft rejection: Immunopathogenesis to therapeutics. *J Clin Cell Immunol* 2013;**2013**(Suppl. 9):pii: 006.
36. Koenig Y, Bock F, Kruse FE, et al. Angioregressive pretreatment of mature corneal blood vessels before keratoplasty: fine-needle vessel coagulation combined with anti-VEGFs. *Cornea* 2012;**31**(8):887–92.
37. Dekaris I, Gabric N, Draca N, et al. Three-year corneal graft survival rate in high-risk cases treated with subconjunctival and topical bevacizumab. *Graefes Arch Clin Exp Ophthalmol* 2015;**253**(2):287–94.
38. Detry B, Blacher S, Erpicum C, et al. Sunitinib inhibits inflammatory corneal lymphangiogenesis. *Invest Ophthalmol Vis Sci* 2013;**54**(5):3082–93.
39. Cho YK, Zhang X, Uehara H, et al. Vascular Endothelial Growth Factor Receptor 1 morpholino increases graft survival in a murine penetrating keratoplasty model. *Invest Ophthalmol Vis Sci* 2012;**53**(13):8458–71.
40. Dunn SP, Gal RL, Kollman C, et al. Corneal graft rejection 10 years after penetrating keratoplasty in the cornea donor study. *Cornea* 2014;**33**(10):1003–9.
41. Maguire MG, Stark WJ, Gottsch JD, et al. Risk factors for corneal graft failure and rejection in the collaborative corneal transplantation studies. Collaborative Corneal Transplantation Studies Research Group. *Ophthalmology* 1994;**101**(9):1536–47.
42. Rapuano CJ, Cohen EJ, Brady SE, et al. Indications for and outcomes of repeat penetrating keratoplasty. *Am J Ophthalmol* 1990;**109**(6):689–95.
43. Williams KA, Roder D, Esterman A, et al. Factors predictive of corneal graft survival. Report from the Australian Corneal Graft Registry. *Ophthalmology* 1992;**99**(3):403–14.
44. Volker-Dieben HJ. The effect of immunological and non-immunological factors on corneal graft survival. A single center study. *Doc Ophthalmol Adv Ophthalmol* 1984;**57**(1–2):1–151.
45. Kirkness CM, Ficker LA, Rice NS, et al. Large corneal grafts can be successful. *Eye Lond Engl* 1989;**3**(Pt 1):48–55.
46. Melles GR, Remeijer L, Geerards AJ, et al. The future of lamellar keratoplasty. *Curr Opin Ophthalmol* 1999;**10**(4):253–9.
47. Skeens HM, Holland EJ. Large-diameter penetrating keratoplasty: indications and outcomes. *Cornea* 2010;**29**(3):296–301.
48. Sanfilippo F, MacQueen JM, Vaughn WK, et al. Reduced graft rejection with good HLA-A and B matching in high-risk corneal transplantation. *N Engl J Med* 1986;**315**(1):29–35.
49. Jarrin E, Ruiz-Casas D, Mendivil A. Efficacy of bevacizumab against interface neovascularization after deep anterior lamellar keratoplasty.

Cornea 2012;**31**(2):188–90.

50. Hashemian MN, Zare MA, Rahimi F, et al. Deep intrastromal bevacizumab injection for management of corneal stromal vascularization after deep anterior lamellar keratoplasty, a novel technique. *Cornea* 2011;**30**(2):215–18.

51. Foroutan A, Fariba B, Pejman B, et al. Perilimbal bevacizumab injection for interface neovascularization after deep anterior lamellar keratoplasty. *Cornea* 2010;**29**(11):1268–72.

52. Jonas JB, Rank RM, Budde WM. Immunologic graft reactions after allogenic penetrating keratoplasty. *Am J Ophthalmol* 2002;**133**(4): 437–43.

53. Bersudsky V, Blum-Hareuveni T, Rehany U, et al. The profile of repeated corneal transplantation. *Ophthalmology* 2001;**108**(3):461–9.

54. Yamagami S, Tsuru T. Increase in orthotopic murine corneal transplantation rejection rate with anterior synechiae. *Invest Ophthalmol Vis Sci* 1999;**40**(10):2422–6.

55. Wilson SE, Kaufman HE. Graft failure after penetrating keratoplasty. *Surv Ophthalmol* 1990;**34**(5):325–56.

56. Tragakis MP, Brown SI. The significance of anterior synechiae after corneal transplantation. *Am J Ophthalmol* 1972;**74**(3):532–3.

57. Sit M, Weisbrod DJ, Naor J, et al. Corneal graft outcome study. *Cornea* 2001;**20**(2):129–33.

58. Sugar A, Gal RL, Kollman C, et al. Factors associated with corneal graft survival in the Cornea Donor Study. *JAMA Ophthalmol* 2015;**133**(3): 246–54.

59. Coster DJ. Factors affecting the outcome of corneal transplantation. *Ann R Coll Surg Engl* 1981;**63**(2):91–7.

60. Fine M, Cignetti FE. Penetrating keratoplasty in herpes simplex keratitis. Recurrence in grafts. *Arch Ophthalmol* 1977;**95**(4):613–16.

61. Epstein RJ, Seedor JA, Dreizen NG, et al. Penetrating keratoplasty for herpes simplex keratitis and keratoconus. Allograft rejection and survival. *Ophthalmology* 1987;**94**(8):935–44.

62. Barney NP, Foster CS. A prospective randomized trial of oral acyclovir after penetrating keratoplasty for herpes simplex keratitis. *Cornea* 1994;**13**(3):232–6.

63. Maier A-KB, Ozlugedik S, Rottler J, et al. Efficacy of postoperative immunosuppression after keratoplasty in herpetic keratitis. *Cornea* 2011;**30**(12):1398–405.

64. Kosker M, Duman F, Suri K, et al. Long-term results of keratoplasty in patients with herpes zoster ophthalmicus. *Cornea* 2013;**32**(7):982–6.

65. Daniell MD, Dart JK, Lightman S. Use of cyclosporin in the treatment of steroid resistant post-keratoplasty atopic sclerokeratitis. *Br J Ophthalmol* 2001;**85**(1):91–2.

66. Shimazaki J, Maruyama F, Shimmura S, et al. Immunologic rejection of the central graft after limbal allograft transplantation combined with penetrating keratoplasty. *Cornea* 2001;**20**(2):149–52.

67. Solomon A, Ellies P, Anderson DF, et al. Long-term outcome of keratolimbal allograft with or without penetrating keratoplasty for total limbal stem cell deficiency. *Ophthalmology* 2002;**109**(6):1159–66.

68. Stulting RD, Sumers KD, Cavanagh HD, et al. Penetrating keratoplasty in children. *Ophthalmology* 1984;**91**(10):1222–30.

69. Aldave AJ, Chen JL, Zaman AS, et al. Outcomes after DSEK in 101 eyes with previous trabeculectomy and tube shunt implantation. *Cornea* 2014;**33**(3):223–9.

70. Stulting RD, Sugar A, Beck R, et al. Effect of donor and recipient factors on corneal graft rejection. *Cornea* 2012;**31**(10):1141–7.

71. deLuise VP, Greenstein SH. Trichiasis is a trigger for recurrent corneal graft rejection. *Cornea* 1990;**9**(1):90.

72. Foulks GN, Sanfilippo F. Beneficial effects of histocompatibility in high-risk corneal transplantation. *Am J Ophthalmol* 1982;**94**(5):622–9.

73. Batchelor JR, Casey TA, Werb A, et al. HLA matching and corneal grafting. *Lancet* 1976;**1**(7959):551–4.

74. Boisjoly HM, Roy R, Bernard PM, et al. Association between corneal allograft reactions and HLA compatibility. *Ophthalmology* 1990;**97**(12): 1689–98.

75. Van Essen TH, Roelen DL, Williams KA, et al. Matching for Human Leukocyte Antigens (HLA) in corneal transplantation – To do or not to do. *Prog Retin Eye Res* 2015;**46**:84–110.

76. Baggesen K, Lamm LU, Ehlers N. Significant effect of high-resolution HLA-DRB1 matching in high-risk corneal transplantation. *Transplantation* 1996;**62**(9):1273–7.

77. Bradley BA, Vail A, Gore SM, et al. Negative effect of HLA-DR matching on corneal transplant rejection. *Transplant Proc* 1995;**27**(1):1392–4.

78. Sano Y, Ksander BR, Streilein JW. Minor H, rather than MHC, alloantigens offer the greater barrier to successful orthotopic corneal transplantation in mice. *Transpl Immunol* 1996;**4**(1):53–6.

79. Gore SM, Vail A, Bradley BA, et al. HLA-DR matching in corneal transplantation. Systematic review of published evidence. Corneal Transplant Follow-up Study Collaborators. *Transplantation* 1995;**60**(9): 1033–9.

80. Panda A. Lamellolamellar sclerokeratoplasty. Where do we stand today? *Eye Lond Engl* 1999;**13**(Pt 2):221–5.

81. Streilein JW, Arancibia-Caracamo C, Osawa H. The role of minor histocompatibility alloantigens in penetrating keratoplasty. *Dev Ophthalmol* 2003;**36**:74–88.

82. Jonas JB, Rank RM, Budde WM. Tectonic sclerokeratoplasty and tectonic penetrating keratoplasty as treatment for perforated or predescemetal corneal ulcers. *Am J Ophthalmol* 2001;**132**(1):14–18.

83. Panda A, Sharma N, Angra SK, et al. Therapeutic sclerokeratoplasty versus therapeutic penetrating keratoplasty in refractory corneal ulcers. *Aust N Z J Ophthalmol* 1999;**27**(1):15–19.

84. Watson PG, Richardson E. Large corneal transplants in corneal destructive disease. *Klin Monatsbl Augenheilkd* 1994;**205**(5):280–3.

85. Hirst LW, Lee GA. Corneoscleral transplantation for end stage corneal disease. *Br J Ophthalmol* 1998;**82**(11):1276–9.

86. Varley GA, Macsai MS, Krachmer JH. The results of penetrating keratoplasty for pellucid marginal corneal degeneration. *Am J Ophthalmol* 1990;**110**(2):149–52.

87. Cameron JA. Keratoglobus. *Cornea* 1993;**12**(2):124–30.

88. Speaker MG, Arentsen JJ, Laibson PR. Long-term survival of large diameter penetrating keratoplasties for keratoconus and pellucid marginal degeneration. *Acta Ophthalmol Suppl* 1989;**192**:17–19.

89. Jones DH, Kirkness CM. A new surgical technique for keratoglobustectonic lamellar keratoplasty followed by secondary penetrating keratoplasty. *Cornea* 2001;**20**(8):885–7.

90. Malbran E, Stefani C. Lamellar keratoplasty in corneal ectasias. *Ophthalmologica* 1972;**164**(1):50–8.

91. Cobo M, Ortiz JR, Safran SG. Sclerokeratoplasty with maintenance of the angle. *Am J Ophthalmol* 1992;**113**(5):533–7.

92. Paque J, Poirier RH. Corneal allograft reaction and its relationship to suture site neovascularization. *Ophthalmic Surg* 1977;**8**(4):71–4.

93. Arentsen JJ. Corneal transplant allograft reaction: possible predisposing factors. *Trans Am Ophthalmol Soc* 1983;**81**:361–402.

94. Cowden JW, Copeland RAJ, Schneider MS. Large diameter therapeutic penetrating keratoplasties. *Refract Corneal Surg* 1989;**5**(4):244–8.

95. Cowden J, Kaufman HE, Polack FM. The prognosis of keratoplasty after previous graft failures. *Am J Ophthalmol* 1974;**78**(3):523–5.

96. Belin MW, Bouchard CS, Frantz S, et al. Topical cyclosporine in high-risk corneal transplants. *Ophthalmology* 1989;**96**(8):1144–50.

97. Holland EJ, Olsen TW, Ketcham JM, et al. Topical cyclosporin A in the treatment of anterior segment inflammatory disease. *Cornea* 1993;**12**(5): 413–19.

98. Inoue K, Kimura C, Amano S, et al. Long-term outcome of systemic cyclosporine treatment following penetrating keratoplasty. *Jpn J Ophthalmol* 2001;**45**(4):378–82.

99. Goichot-Bonnat L, Chemla P, Pouliquen Y. Cyclosporin A eyedrops in the prevention of high-risk corneal graft rejection. II. Postoperative clinical results. *J Fr Ophtalmol* 1987;**10**(3):213–17.

100. Cosar CB, Laibson PR, Cohen EJ, et al. Topical cyclosporine in pediatric keratoplasty. *Eye Contact Lens* 2003;**29**(2):103–7.

101. Shi W, Chen M, Xie L, et al. A novel cyclosporine a drug-delivery system for prevention of human corneal rejection after high-risk keratoplasty: a clinical study. *Ophthalmology* 2013;**120**(4):695–702.

102. Hill JC. Systemic cyclosporine in high-risk keratoplasty. Short- versus long-term therapy. *Ophthalmology* 1994;**101**(1):128–33.

103. Young AL, Rao SK, Cheng LL, et al. Combined intravenous pulse methylprednisolone and oral cyclosporine A in the treatment of corneal graft rejection: 5-year experience. *Eye Lond Engl* 2002;**16**(3): 304–8.

104. Reinhard T, Moller M, Sundmacher R. Penetrating keratoplasty in patients with atopic dermatitis with and without systemic cyclosporin A. *Cornea* 1999;**18**(6):645–51.

105. Rumelt S, Bersudsky V, Blum-Hareuveni T, et al. Systemic cyclosporin A in high failure risk, repeated corneal transplantation. *Br J Ophthalmol* 2002;**86**(9):988–92.

106. Magalhaes OA, Marinho DR, Kwitko S. Topical 0.03% tacrolimus preventing rejection in high-risk corneal transplantation: a cohort study. *Br J Ophthalmol* 2013;**97**(11):1395–8.

107. Reinhard T, Mayweg S, Reis A, et al. Topical FK506 as immunoprophylaxis after allogeneic penetrating normal-risk keratoplasty: a randomized clinical pilot study. *Transpl Int* 2005;**18**(2):193–7.

108. Dhaliwal JS, Mason BF, Kaufman SC. Long-term use of topical tacrolimus (FK506) in high-risk penetrating keratoplasty. *Cornea* 2008;**27**(4): 488–93.

109. Wang M, Lin Y, Chen J, et al. Studies on the effects of the immunosuppressant FK-506 on the high-risk corneal graft rejection. *Yan Ke Xue Bao* 2002;**18**(3):160–4.

110. Sloper CM, Powell RJ, Dua HS. Tacrolimus (FK506) in the management of high-risk corneal and limbal grafts. *Ophthalmology* 2001;**108**(10): 1838–44.

111. Joseph A, Raj D, Shanmuganathan V, et al. Tacrolimus immunosuppression in high-risk corneal grafts. *Br J Ophthalmol* 2007;**91**(1):51–5.

112. Yamazoe K, Yamazoe K, Yamaguchi T, et al. Efficacy and safety of systemic tacrolimus in high-risk penetrating keratoplasty after graft failure with systemic cyclosporine. *Cornea* 2014;**33**(11):1157–63.

113. Shimmura-Tomita M, Shimmura S, Satake Y, et al. Keratoplasty postoperative treatment update. *Cornea* 2013;**32**(Suppl. 1):S60–4.

114. Reinhard T, Reis A, Bohringer D, et al. Systemic mycophenolate mofetil in comparison with systemic cyclosporin A in high-risk keratoplasty patients: 3 years' results of a randomized prospective clinical trial. *Graefes Arch Clin Exp Ophthalmol* 2001;**239**(5):367–72.

115. Birnbaum F, Bohringer D, Sokolovska Y, et al. Immunosuppression

with cyclosporine A and mycophenolate mofetil after penetrating high-risk keratoplasty: a retrospective study. *Transplantation* 2005;**79**(8): 964–8.

116. Reinhard T, Mayweg S, Sokolovska Y, et al. Systemic mycophenolate mofetil avoids immune reactions in penetrating high-risk keratoplasty: preliminary results of an ongoing prospectively randomized multicentre study. *Transpl Int* 2005;**18**(6):703–8.

117. Chatel M-A, Larkin DFP. Sirolimus and mycophenolate as combination prophylaxis in corneal transplant recipients at high rejection risk. *Am J Ophthalmol* 2010;**150**(2):179–84.

118. Olsen TW, Benegas NM, Joplin AC, et al. Rapamycin inhibits corneal allograft rejection and neovascularization. *Arch Ophthalmol* 1994; **112**(11):1471–5.

119. Birnbaum F, Reis A, Bohringer D, et al. An open prospective pilot study on the use of rapamycin after penetrating high-risk keratoplasty. *Transplantation* 2006;**81**(5):767–72.

120. Schmitz K, Hitzer S, Behrens-Baumann W. Immune suppression by combination therapy with basiliximab and cyclosporin in high risk keratoplasty. A pilot study. *Ophthalmologe* 2002;**99**(1):38–45.

121. Birnbaum F, Jehle T, Schwartzkopff J, et al. Basiliximab following penetrating risk-keratoplasty–a prospective randomized pilot study. *Klin Monatsbl Augenheilkd* 2008;**225**(1):62–5.

122. Yamagami S, Tsuru T, Ohkawa T, et al. Suppression of allograft rejection with anti-alphabeta T cell receptor antibody in rat corneal transplantation. *Transplantation* 1999;**67**(4):600–4.

123. Thiel MA, Coster DJ, Williams KA. The potential of antibody-based immunosuppressive agents for corneal transplantation. *Immunol Cell Biol* 2003;**81**(2):93–105.

124. Skurkovich S, Kasparov A, Narbut N, et al. Treatment of corneal transplant rejection in humans with anti-interferon-gamma antibodies.

Am J Ophthalmol 2002;**133**(6):829–30.

125. Konig Merediz SA, Zhang EP, Wittig B, et al. Ballistic transfer of minimalistic immunologically defined expression constructs for IL4 and CTLA4 into the corneal epithelium in mice after orthotopic corneal allograft transplantation. *Graefes Arch Clin Exp Ophthalmol* 2000;**238**(8): 701–7.

126. Thiel MA, Steiger JU, O'Connell PJ, et al. Local or short-term systemic costimulatory molecule blockade prolongs rat corneal allograft survival. *Clin Experiment Ophthalmol* 2005;**33**(2):176–80.

127. Gebhardt BM, Hodkin M, Varnell ED, et al. Protection of corneal allografts by CTLA4-Ig. *Cornea* 1999;**18**(3):314–20.

128. Hamrah P, Haskova Z, Taylor AW, et al. Local treatment with alpha-melanocyte stimulating hormone reduces corneal allorejection. *Transplantation* 2009;**88**(2):180–7.

129. Yatoh S, Kawakami Y, Imai M, et al. Effect of a topically applied neutralizing antibody against vascular endothelial growth factor on corneal allograft rejection of rat. *Transplantation* 1998;**66**(11):1519–24.

130. Bachmann BO, Bock F, Wiegand SJ, et al. Promotion of graft survival by vascular endothelial growth factor a neutralization after high-risk corneal transplantation. *Arch Ophthalmol* 2008;**126**(1):71–7.

131. Murthy RC, McFarland TJ, Yoken J, et al. Corneal transduction to inhibit angiogenesis and graft failure. *Invest Ophthalmol Vis Sci* 2003; **44**(5):1837–42.

132. Dohlman TH, Omoto M, Hua J, et al. VEGF-Trap Aflibercept significantly improves long-term graft survival in high-risk corneal transplantation. *Transplantation* 2015;**99**(4):678–86.

133. Bock F, Onderka J, Dietrich T, et al. Bevacizumab as a potent inhibitor of inflammatory corneal angiogenesis and lymphangiogenesis. *Invest Ophthalmol Vis Sci* 2007;**48**(6):2545–52.

9

第 125 章

角膜内皮移植术的适应证和术式的确定

Mark J.Mannis,Jennifer Y.Li

关键概念

- 对于角膜内皮细胞功能障碍的患者,无论在儿童还是成人,角膜内皮移植术(EK)都已经成为主要的手术方式。
- 与穿透性角膜移植相比,角膜内皮移植术后视力恢复更快,且术中和术后的并发症更少。
- 对于视轴区有角膜基质混浊并影响视力的患者,角膜内皮移植术不是好的选择。
- 角膜内皮移植术有几种手术方式:角膜(自动刀取材)后弹力层剥除内皮移植术(DSEK/DSAEK),超薄植片 DSAEK(UT-DSAEK),角膜(自动刀取材)后弹力层内皮移植术(DMEK/DMAEK)。
- 角膜自动取材后弹力层剥除内皮移植术(DSAEK)是角膜内皮移植术最常用的术式。
- 带有部分角膜后基质的供体植片对于复杂病例的操作更加容易,优于 DMEK 手术操作。

本章纲要

角膜内皮移植术(endothelial keratoplasty,EK)自 2000 年问世以来,迅速被广大角膜手术医生所接受并成为角膜内皮功能失代偿患者的首选术式。与穿透性角膜移植相比,EK 术后视力恢复更快,且术中和术后并发症更少[1-3]。美国眼库协会(EBAA)2013 年的统计数据记录了近十年来美国角膜内皮移植术数量的增长,从 2005 年的 1398 例增加到 2013 年的 24 987 例[4]。在如此短暂的时间内 EK 手术例数的迅猛增加足以说明 EK 很多优点要远远超越穿透性角膜移植术。

角膜内皮移植术的适应证

角膜内皮移植术适用于各种角膜内皮功能失代偿的患者,包括角膜内皮营养不良,如 Fuchs 角膜内皮营养不良、后部多形性角膜内皮营养不良、先天性遗传性角膜内皮营养不良、人工晶状体眼或无晶状体眼的大泡性角膜病变、虹膜角膜内皮综合征(ICE)、外伤和内眼手术所致的角膜内皮功能失代偿(图 125.1)或穿透性角膜移植术后的内皮功能失代偿(图 125.2,表 125.1)[1-8]。

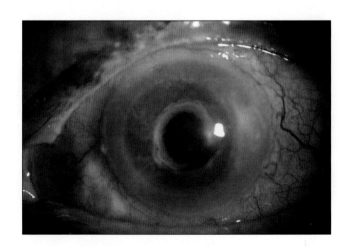

图 125.1　复杂眼的 DSAEK,多次行抗青光眼手术,包括小梁切除术(注意上方的虹膜周切口)和两个青光眼引流装置(鼻下方及颞上方),提示即使是最复杂的眼部情况,DSAEK 也可以成功进行

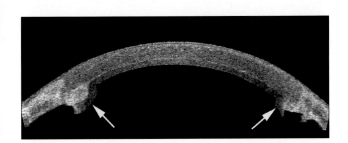

图 125.2　眼前节 OCT：角膜后弹力层剥除内皮移植术 (DSEK)治疗穿透性角膜移植术后植片功能失代偿

表 125.1　角膜内皮移植术的适应证

适应证

角膜内皮营养不良
　　先天性遗传性角膜内皮营养不良、Fuchs 角膜内皮营养不良、后部多形性角膜内皮营养不良
大泡性角膜病变
　　人工晶状体眼、无晶状体眼
内皮功能失代偿
　　外伤、手术、房角关闭、青光眼引流装置等导致
虹膜角膜内皮(ICE)综合征
穿透性角膜移植术后的内皮功能失代偿
　　(如果屈光状态可接受)

禁忌证

基质不透明或瘢痕影响了视力
圆锥角膜
低眼压 / 接近眼球痨的眼球

以下情况需要进行前房空间评估和专业技术建议

前粘连
青光眼引流装置
虹膜异常
前房晶状体

EK 不适合于具有正常角膜内皮细胞的角膜病变的患者，例如圆锥角膜(图 125.1)。同样对于视轴区有角膜上皮或基质瘢痕并影响视力的患者，角膜内皮移植也不是最佳选择。考虑到患者的视觉需求和目标，穿透性角膜移植或板层角膜移植对于这些患者将会是更好的选择。

角膜内皮移植术的优势

角膜内皮移植术最大的优势是患者术后视力的快速恢复[2,3]。角膜内皮移植术后视力常于三个月内稳定，因手术导致的散光和屈光不正变化较小[9]。根据角膜内皮移植术术式的不同，会造成 0.75~1.5D 的远视[10]。相反，透穿性角膜移植术后的患者常常需要戴

硬性接触镜或眼镜进行矫正以达到最佳矫正视力[11]。

此外，因为角膜内皮移植术通过小切口进行操作(长约 3~5mm)，术后的活动限制较少。患者常在术后几周便可以恢复日常活动。患者甚至可以参加有身体接触，但对眼部损伤风险小的体育项目，如打篮球。穿透角膜移植术后很小的创伤就可能导致切口裂开，以致造成严重眼部损伤，相比而言角膜内皮移植术具有显著性优势[12]。

角膜内皮移植术相对于穿透角膜移植的另一个优势是规则散光和不规则散光均显著减少，因此术后视觉质量有很大提升。穿透角膜移植术后的平均规则散光大约是 4D，而角膜内皮移植术后的平均规则散光常常少于 1D，具体散光度数取决于切口大小。由于角膜内皮移植术切口位于角膜缘或巩膜，避免了穿透角膜移植术导致的角膜前表面曲率的严重破坏，因此术后不规则散光极少发生。

角膜内皮移植术的手术方式

角膜内皮移植术经历了数次更新迭代。最早期的角膜内皮移植术很大程度上是不成功的，包括 1956 年 Tillett 首次报道的术式[13]。直到 Melles 等意识到可以通过气泡而非缝合来固定供体角膜植片，使其与受体角膜贴附在一起，这是最主要的一步改进步骤。Melles 等将这种技术命名为后板层角膜移植术 (posterior lamellar keratoplasty, PLK)[14]。紧接着这项技术在美国被推广，称为深板层角膜内皮移植术(deep lamellar endothelial keratoplasty)[5]。由于对供体和受体角膜进行手动板层分离非常困难，早期的角膜内皮移植术并未被广泛应用。

角膜后弹力层剥除内皮移植术(DSEK)是角膜内皮移植术再次改进后的术式，避免了对受体角膜基质进行板层分离[15,16]。在 DSEK 术中，受体角膜的后弹力层和内皮层被剥离下来，带有部分基质层的供体植片被放置在受体角膜基质后表面。接着 Gorovoy 提出了角膜自动取材后弹力层剥除内皮移植术(DSAEK)[17]。DSEK 与 DSAEK 的区别在于后者使用自动角膜刀用于供体植片的准备。

自动角膜刀的应用对于角膜内皮移植术的普及有着极为重要的促进作用。随着自动角膜刀在角膜内皮移植术组织取材上的应用，供体材料的准备不再是唯有角膜手术医生才能完成的工作。眼库可以使用自动角膜刀完成对角膜内皮移植术供体的准备，并可以将提前准备好的组织直接寄给手术医生。提前

准备好的组织的使用帮助角膜手术医生减少了取材的费用和取材失败的风险。由于手术医生不再需要亲自取材，因此节省了医生的手术时间。随着大量研究证实提前准备好的组织的安全性[18~20]，越来越多的医生接受了这种方式[4,21]。随着 DSAEK 的兴盛，角膜内皮移植术的改进，DSAEK 迅速替代了穿透性角膜移植，成为治疗内皮细胞功能失代偿的首选方式[4]。

尽管 DSAEK 仍然是最普遍的角膜内皮移植术，越来越多的新技术正在进一步改进内皮移植术。包括超薄植片 DSAEK(UT-DSAEK)，角膜自动取材后弹力层内皮移植术(DMAEK)和角膜后弹力层内皮移植术(DMEK)。

UT-DSAEK 利用的供体角膜植片厚度小于 $100\mu m$[22]。植片的厚度与视力之间的关系还不明确。不同研究关于是否供体植片越薄，视力越好有不同的结论[23~26]。然而角膜手术医生确实更倾向于使用更薄的植片。植片越薄越容易发生卷曲或自行折叠，术中眼内操作更为困难。除此之外，UT-DSAEK 的手术适应证与传统的 DSAEK 一致[27]。

DMEK 和 DMAEK 采用了使用尽可能薄的植片的理念。Melles 等于 2006 年提出 DMEK，解剖替换后弹力层和内皮层[28]。受体角膜的后弹力层和内皮层被剥脱下来，并被从供体角膜上剥离下来的相应层次所取代。DMEK 在近几年越来越受欢迎，其原因是多种多样的。首先，最新的数据显示相对于传统的 DSAEK，DEMK 术后拥有更好的视力和更低的排斥率[29~32]。而且，眼库现在正在为医生们准备提前处理好的供体植片，为更多的角膜手术医生提供了这种术式的可能性[33]。

DEMK 这种术式比传统的 DSAEK 和 UT-DSAEK 更具有挑战性，学习曲线也更加陡峭[29]。DMEK 供体植片容易发生卷曲，且内皮细胞面朝外。DMEK 植片术中的操作方法与 DSAEK 非常不同，且术后植片脱离需要再次前房注气的风险也更高，因此大大增加了医源性植片失功的风险[29,30,34,35]。考虑到这些术中的挑战，我们应尽量避免在无虹膜或无晶状体眼、伴有较大的虹膜缺损和低眼压的眼内进行 DMEK。我们也应谨慎对待玻切术后眼[36]、前房型人工晶体眼[37]及抗青光眼术后的眼睛[38]。

为了减少 DMEK 手术的难度，DMAEK 应运而生。DMAEK 在供体植片边缘保留了一圈角膜后基质[39]。在 DMAEK 术中，中心区域和 DMEK 一样是解剖替换，而周边区域的替换却和 DSAEK 类似。DMAEK 采用的植片混合兼顾了 DSAEK 和 DMEK 植片的特点，其术中操作方法更像 DSAEK，却拥有与 DMEK 一样的术后视力[39,40]。DMAEK 的手术适应证与 DSAEK 相同。尽管 DMAEK 看似是最好的术式，然而由于其植片准备过程非常困难，DMAEK 并没有广泛普及。DMAEK 植片的准备首先需要使用显微角膜刀进行板层分离，然后在植片中心打一个气泡将内皮和基质层分离，以便去掉中心区域的基质部分[40]。供体植片准备困难阻止了更多的角膜手术医生和眼科采用这种内皮移植技术。

患者的选择

视力

随着角膜内皮移植术的操作难度不断降低，术后效果不断改善，风险收益比的提高降低了角膜内皮移植术的患者的门槛。当穿透性角膜移植还是唯一手术选择的时候，移植手术总是被尽可能地往后推迟，直到患者的日常活动受到限制，如无法阅读和驾驶。角膜内皮移植术提供了相当快速且可预测的视力恢复，因此很多患者选择在视力受到严重影响之前进行手术。很多 Fuchs 角膜内皮营养不良的患者往往在角膜小滴导致驾驶不适或荧光灯下阅读不适出现之前便要求进行手术，甚至有的患者视力还在 0.5~0.6 之间就选择手术治疗。角膜内皮移植术后视力恢复非常之快，以至于很多患者在第一眼术后几个月内就想进行第二眼的手术[29,30,41,42]。

年龄

角膜内皮移植术当然没有年龄上限。然而值得注意的是年龄和术后视力恢复之间有微弱的相关性，年龄越小，术后视力恢复越好[43]。尽管如此考虑到角膜内皮移植术后恢复过程相对容易，老年人进行角膜内皮移植术仍旧值得推荐。根据我们的经验，即使是角膜内皮移植术后遗留一些上皮下或者基质的瘢痕，角膜内皮移植仍然比穿透角膜移植更受青睐。老年人无法耐受穿透角膜移植术后漫长的恢复过程及为拆线而频繁随访，且无法像年轻患者一样适应硬性接触镜的使用。

在年龄范围的另一端，有报道年幼至 2 岁的孩子进行了内皮移植术[44]。小孩进行手术需要考虑的一个重要因素是前房空间是否足够大，可以将植片安全插入并放置好而不会触碰到虹膜或关闭房角[45]。小孩术中的气泡管理更加困难，由于眼部组织的韧性相对缺乏因而前房容易塌陷[45]。小孩术后植片排斥的风险也比成人更高,因为小孩拥有更强大的免疫系统。然而,角膜内皮移植术相较于穿透性角膜移植发生植片排斥反应的风险更低,因而对于角膜内皮功能失代偿的年轻患者来说角膜内皮移植术仍将是更好的选择。角膜内皮移植手术过程中只需要一个小切口,因而对于活泼好动的孩子来说更为安全。

角膜水肿持续时间

早期接受治疗的角膜内皮功能失代偿患者大多数术后能迅速获得透明的角膜和视力恢复,有些甚至能在术后1周内即达到1.0的视力。明显的角膜水肿和大泡性角膜病变则需要更长的时间恢复。在这些眼睛中,角膜厚度在内皮移植术后迅速下降,但是基质在术后数月甚至数年可能会发生白色或颗粒状外观。角膜细胞的基质重塑从周边开始,向中间进展,最后到达中央瞳孔区。这种基质重塑很有可能导致了角膜内皮移植术后视力提高缓慢。即使在术后数年,这些患者的最佳矫正视力仍在提高[46]。尽管长期水肿的眼睛术后视力恢复非常缓慢,角膜内皮移植术仍然是这些患者的可选术式。考虑到可能出现的缝合相关的并发症及显著的不规则散光和高度规则散光,穿透角膜移植术后的恢复可能会更加漫长。

当遇到角膜前表面显著不规则的眼睛时,我们需要考虑角膜内皮移植术和穿透性角膜移植这两种术式哪一种更适合患者。一些前表面的瘢痕能在角膜内皮移植术过程中被刮掉,尤其是当瘢痕组织主要为上皮或上皮下纤维化时。在手术同时去除这些纤维对于角膜内皮移植术后提高视力非常有利。剩余的前基质混浊或者局限于基质前部50~100μm的瘢痕可以通过激光屈光性角膜切削术治疗[47]。如果患者视力提高空间不大,角膜内皮移植术也可以作为较好的选择以减轻疼痛。然而如果前表面极度不规则,或者角膜基质有巨大瘢痕,尤其影响到中后基质层,并且患者要求较好的视力时,穿透角膜移植将会是更好的选择。

晶状体的考虑

通常情况下,不管是单一手术还是联合手术,白内障手术更倾向于在角膜移植之前进行。其原因在于,一是部分中央区角膜滴状变性伴有早期白内障的患者,单纯白内障手术可以提高视力足以让他们正常生活,可以延迟角膜移植。二是摘除晶状体也增加了前房空间以便植片植入及调位。这对于浅前房的患者进行内皮移植术非常有利。

角膜内皮移植术也已在有晶状体眼中成功进行;然而不管是DSAEK还是DMEK均加速了白内障的形成。在一个60只眼的有晶状体眼DSEK术后的研究和一个49只眼的有晶状体眼的DMEK术后的研究中,其白内障的发生率与穿透角膜移植术后相似,明显高于正常人群白内障的发生率[48,49]。术后用于预防移植物排斥反应的局部糖皮质激素的使用和手术创伤均促进了白内障的形成。年龄是角膜内皮移植术后白内障形成和加速的一个重要的危险因素;50岁以上进行DSEK手术的患者术后3年内摘除白内障的概率为55%,而50岁以下的只有7%[48]。白内障摘除可以在DSAEK或DMEK之后顺利完成而不引起额外的术中或者术后并发症[48,50]。因此,角膜内皮移植术时是否保留晶状体需要与之后的白内障手术的风险和代价进行权衡。

复杂眼的考虑

即使在最复杂的眼睛情况下,如青光眼引流装置植入术后,玻璃体切除术后,无晶状体眼或严重的虹膜缺损眼,角膜内皮移植术也可以作为考虑的术式(图125.3)。DSAEK或另一种在供体植片底部保留一定基质组织的角膜内皮移植术,比如UT-DSAEK或DMAEK可以作为高风险情况时的可选术式。考虑到复杂眼中DMEK术中植片处理的难度很大,DMEK应该避免进行。

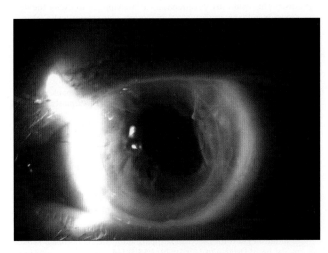

图125.3　玻璃体切除术后和前房型人工晶状体眼的DSAEK。DSAEK手术同时行虹膜成形术以矫正手术导致的大瞳孔

总结

因此，角膜内皮移植术为角膜内皮功能失代偿的患者提供了一种比穿透性角膜移植更为安全有效的选择。即使在最具有挑战性的情况下，角膜内皮移植术也可以作为一种选择，因为它避免了穿透性角膜移植术后漫长的恢复过程和显著的不规则散光。

（洪晶　译）

参考文献

1. Melles GR. Posterior lamellar keratoplasty: DLEK to DSEK to DMEK. *Cornea* 2006;**25**(8):879–81.
2. Price MO, Price FW. Descemet's stripping endothelial keratoplasty. *Curr Opin Ophthalmol* 2007;**18**:290–4.
3. Voci E, Kelley K. From the patient's perspective. In: Price FW, Price MO, editors. *DSEK: What you need to know about endothelial keratoplasty*. Thorofare, NJ: Slack Inc.; 2009. p. 17–23.
4. Eye Bank Association of America. 2013 Eye Banking Statistical Report. Available at: <http://www.restoresight.org/wp-content/uploads/2014/04/2013_Statistical_Report-FINAL.pdf>.
5. Terry MA. A new approach for endothelial transplantation: deep lamellar endothelial keratoplasty. *Int Ophthalmol Clin* 2003;**43**:183–93.
6. Price FW Jr, Price MO. Endothelial keratoplasty to restore clarity to a failed penetrating graft. *Cornea* 2006;**25**:895–9.
7. Covert DJ, Koenig SB. Descemet stripping and automated endothelial keratoplasty (DSAEK) in eyes with failed penetrating keratoplasty. *Cornea* 2007;**26**(6):692–6.
8. Price MO, Price FW Jr. Descemet's stripping endothelial keratoplasty for treatment of iridocorneal endothelial syndrome. *Cornea* 2007;**26**:493–7.
9. Terry MA, Shamie N, Chen ES, et al. Precut tissue for Descemet's stripping automated endothelial keratoplasty: vision, astigmatism, and endothelial survival. *Ophthalmology* 2009;**116**:248–56.
10. Bahar I, Kaiserman I, Livny E. Changes in corneal curvatures and anterior segment parameters after Descemet stripping automated endothelial keratoplasty. *Curr Eye Res* 2010;**35**:961–6.
11. Claesson M, Armitage WJ, Fagerholm P, et al. Visual outcome in corneal grafts: a preliminary analysis of the Swedish Corneal Transplant Register. *Br J Ophthalmol* 2002;**86**:174–80.
12. Elder MJ, Stack RR. Globe rupture following penetrating keratoplasty: how often, why, and what can we do to prevent it? *Cornea* 2004;**23**:776–80.
13. Tillett CW. Posterior lamellar keratoplasty. *Am J Ophthalmol* 1956;**41**:530–3.
14. Melles GR, Eggink FA, Lander F, et al. A surgical technique for posterior lamellar keratoplasty. *Cornea* 1998;**17**:618–26.
15. Melles GR, Wijdh RH, Nieuwendaal CP. A technique to excise the descemet membrane from a recipient cornea (descemetorhexis). *Cornea* 2004;**23**:286–8.
16. Price FW Jr, Price MO. Descemet's stripping with endothelial keratoplasty in 50 eyes: a refractive neutral corneal transplant. *J Refract Surg* 2005;**21**:339–45.
17. Gorovoy MS. Descemet-stripping automated endothelial keratoplasty. *Cornea* 2006;**25**:886–9.
18. Rose L, Briceno CA, Stark WJ, et al. Assessment of eye bank-prepared posterior lamellar corneal tissue for endothelial keratoplasty. *Ophthal* 2008;**115**:279–86.
19. Price MO, Baig KM, Brubaker JW, et al. Prospective comparison of precut versus surgeon-dissected grafts for Descemet stripping automated endothelial keratoplasty. *Am J Ophthalmol* 2008;**146**:36–41.
20. Terry MA. Endothelial keratoplasty: A comparision of complication rates and endothelial survival between precut tissue and surgeon-cut tissue by a single DSAEK surgeon. *Trans Am Ophthalmol Soc* 2009;**107**:184–93.
21. Kitzmann AS, Goins KM, Reed C, et al. Eye bank survey of surgeons using precut donor tissue for Descemet stripping automated endothelial keratoplasty. *Cornea* 2008;**27**:634–9.
22. Busin M, Patel AK, Scorcia V, et al. Microkeratome-assisted preparation of ultrathin grafts for Descemet stripping automated endothelial keratoplasty. *Invest Ophtha lmol Vis Sci* 2012;**53**:521–4.
23. Neff KD, Biber JM, Holland EJ. Comparison of central corneal graft thickness to visual acuity outcomes in endothelial keratoplasty. *Cornea* 2011;**30**:388–91.
24. Van Cleynenbreugel H, Remeijer L, Hillenaar T. Descemet stripping automated endothelial keratoplasty: effect of intraoperative lenticule thickness on visual outcome and endothelial cell density. *Cornea* 2011;**30**:1195–200.
25. Woodward MA, Raoof-Daneshvar D, Mian S, et al. Relationship of visual acuity and lamellar thickness in Descemet stripping automated endothelial keratoplasty. *Cornea* 2013;**32**:e69–73.
26. Terry MA, Straiko MD, Goshe JM, et al. Descemet's stripping automated endothelial keratoplasty: the tenuous relationship between donor thickness and postoperative vision. *Ophthalmology* 2012;**119**:1988–96.
27. Busin M, Albé E. Does thickness matter: ultrathin Descemet stripping automated endothelial keratoplasty. *Curr Opin Ophthalmol* 2014;**25**(4):312–18.
28. Melles GR, Ong TS, Ververs B, et al. Descemet membrane endothelial keratoplasty. *Cornea* 2006;**25**:987–90.
29. Rodríguez-Calvo-de-Mora M, Quilendrino R, Ham L, et al. Clinical outcome of 500 consecutive cases undergoing Descemet's membrane endothelial keratoplasty. *Ophthalmology* 2015;**122**:464–70.
30. Guerra FP, Anshu A, Price MO, et al. Descemet's membrane endothelial keratoplasty prospective study of 1-year visual outcomes, graft survival, and endothelial cell loss. *Ophthalmology* 2011;**118**:2368–73.
31. Anshu A, Price MO, Price FW. Risk of corneal transplant rejection significantly reduced with Descemet's membrane endothelial keratoplasty. *Ophthalmology* 2012;**119**:536–40.
32. Dapena I, Ham L, Netukova M, et al. Incidence of early allograft rejection after Descemet membrane endothelial keratoplasty. *Cornea* 2011;**30**:1341–5.
33. Deng SX, Sanchez PJ, Chen L. Clinical outcomes of Descemet membrane endothelial keratoplasty using eye bank-prepared tissues. *Am J Ophthalmol* 2015;**159**:590–6.
34. Monnereau C, Quilendrino R, Dapena I, et al. Multicenter study of Descemet membrane endothelial keratoplasty: first case series of 18 surgeons. *JAMA Ophthalmol* 2014;**132**:1192–8.
35. Gorovoy MS. DMEK complications. *Cornea* 2014;**33**:101–4.
36. Yoeruek E, Rubino G, Bayyoud T, et al. Descemet membrane endothelial keratoplasty in vitrectomized eyes: clinical results. *Cornea* 2015;**34**:1–5.
37. Liarakos VS, Ham L, Dapena I, et al. Endothelial keratoplasty for bullous keratopaty in eyes with an anterior chamber intraocuarl lens. *J Cataract Refract Surg* 2013;**39**:1835–45.
38. Heindl LM, Koch KR, Bucher F, et al. Descemet membrane endothelial keratoplasty in eyes with glaucoma implants. *Optom Vis Sci* 2013;**90**:e214–44.
39. McCauley MB, Price FW Jr, Price MO. Descemet membrane automated endothelial keratoplasty:hybrid technique combining DSAEK stability with DMEK visual results. *J Cataract Refract Surg* 2009;**35**:1659–64.
40. McCauley MB, Price MO, Fairchild KM, et al. Prospective study of visual outcomes and endothelial survival with Descemet membrane automated endothelial keratoplasty. *Cornea* 2011;**30**:315–19.
41. Price MO, Jordan CS, Moore G, et al. Graft rejection episodes after Descemet's stripping with endothelial keratoplasty: part two: the statistical analysis of probability and risk factors. *Br J Ophthalmol* 2009;**93**:391–5.
42. Guerra FP, Anshu A, Price MO, et al. Endothelial keratoplasty: fellow eyes comparison of Descemet stripping automated endothelial keratoplasty and Descemet membrane endothelial keratoplasty. *Cornea* 2011;**30**:1382–6.
43. Price MO, Price FW Jr. Descemet's stripping with endothelial keratoplasty: comparative outcomes with microkeratome-dissected and manually dissected donor tissue. *Ophthalmology* 2006;**113**:1936–42.
44. Jeng BH, Marcotty A, Traboulsi EI. Descemet's stripping automated endothelial keratoplasty in a 2-year-old child. *J AAPOS* 2008;**12**:317–18.
45. Anwar HM, El-Danasoury A. Endothelial keratoplasty in children. *Curr Opin Ophthalmol* 2014;**25**:340–6.
46. Li JY, Terry MA, Goshe J, et al. Three-year visual acuity outcomes after Descemet's stripping automated endothelial keratoplasty. *Ophthalmology* 2012;**119**:1126–9.
47. Gulani A. Tips, insights and techniques from other surgeons. In: Price FW, Price MO, editors. *DSEK: What you need to know about endothelial keratoplasty*. Thorofare, NJ: Slack Inc.; 2009. p. 17–23. 115.
48. Price MO, Price DA, Fairchild KM, et al. Rate and risk factors for cataract formation and extraction after Descemet stripping endothelial keratoplasty. *Br J Ophthalmol* 2010;**94**:1468–71.
49. Burkart ZN, Feng MT, Price FW Jr, et al. One-year outcomes in eyes remaining phakic after Descemet membrane endothelial keratoplasty. *J Cataract Refract Surg* 2014;**40**:430–4.
50. Musa FU, Cabrerizo J, Quilendrino R, et al. Outcomes of phacoemulsification after Descemet membrane endothelial keratoplasty. *J Cataract Refract Surg* 2013;**39**:836–40.

9

第 126 章

角膜内皮移植术植片的制备

Mark A.Greiner,Gregory A.Schmidt,Kenneth M.Goins

关键概念

- 眼库需有标准化的操作流程,用于制备 DSAEK (descemet stripping automated endothelial keratoplasty) 和 DMEK(descemet membrane endothelial keratoplasty)手术所需的植片。
- 眼库制备的用于角膜内皮移植术的植片,减少了手术的技术障碍,提高了手术室的工作效率。
- DSAEK 手术所需的供体材料,供体年龄在 25 岁左右或者超过 25 岁最佳,因为这个年龄的角膜有着较强的角巩膜缘硬度。
- 制备 DSAEK 手术所需的植片时,如何选择合适的微型角膜刀深度应该基于角膜厚度的测量。
- DSAEK 手术所需的超薄植片(厚度小于 100μm),可经过一次或者两次微型角膜刀的处理完成。
- 用飞秒激光制备 DSAEK 手术所需植片很有应用前景,但较其他的制备方法成本高。
- DMEK 手术所需的供体材料,优选年龄在 50~75 岁之间的供体最佳,因为这个年龄段的角膜植片在 DMEK 手术操作时不易卷曲。
- DMEK 手术操作时,在后弹力层的基质面做一个"S"印记,有利于植片的定位。

本章纲要

引言

角膜内皮移植术(endothelial keratoplasty,EK)是一种板层角膜移植技术,可选择性的代替功能失代偿的角膜内皮。这种术式的优点是,保留了眼球结构的完整性且最低程度的改变屈光等效球镜,从而使术后视力得到更快的恢复。这明显的优于传统的穿透性角膜移植术(penetrating keratoplasty,PK),传统的穿透性角膜移植术后球面状态不稳定。因为技术的改进,由美国眼库提供给眼科手术医生的角膜植片的数量,从 1990 年大约 39 000 例上升到 2013 年的 72 736 例。尤其是用于 EK 的植片数量(百分比)由 2005 年的 1429 例(3%)上升到 2013 年的 27 298 例(37.5%)[1]。

随着移植例数的增加,提供足够的植片以便满足手术需求,成为眼库正在面临的压力。角膜内皮移植术(EK)例数的不断增加主要归于三个因素。第一,由于初始学习难度大,这种术式的医源性植片失功发生率高,因此需要重复手术。第二,当术者度过了早期的学习阶段并从手术过程中获得信心后,手术适应证有所放宽,在病变的早期阶段即在角膜基质水肿发生前就进行手术。第三,眼库成功地将角膜内皮植片的制备按标准化的流程进行先期取材,减轻了术者的压力,提高了手术室的工作效率[2]。

在本章节,EK 所需植片的制备过程,特别是随着时间而变化的制备技术,将得到详细的阐述和评价。

注意事项

常规:EK 所需植片可以在手术当时由手术医生现场制备或者由眼库在发货之前提前准备。眼库预先制作的材料在自动取材后弹力层剥除角膜内皮移植术(DSAEK)被称作"预切组织"(pre-cut tissue);在角膜后弹力层内皮移植术(DMEK)被称作"预剥组织"(pre-stripped tissue)。美国国家眼科研究所(National Eye Institute,NEI)资助的旨在探讨延长保存时间,是否对 DSAEK 术后移植物的存活有不利影响的随机前瞻性临床试验证明：为了最大限度的减少角膜内皮损伤，应该避免在供体上进行过多操作，应减少供体在保存液中的保存时间。用于 DSAEK 手术的供体可以在眼库提前剖切制成角膜内皮植片，而用于 DMEK 手术的可以提前撕剥下后弹力膜制备成后弹力膜内皮膜片。

标准的植片厚度：DSAEK 手术植片的最佳厚度和大小很大程度上取决于术者经验；但是，一些通用的指南对处在探索期的术者和眼库的工作人员会有所帮助。多元统计分析得出，植片的平均厚度大约为 180μm 最佳[3]。临床上，这种厚度的植片在手术时更容易操作和展平，比薄植片（例如 100μm 或更薄）褶皱少。但是有些学者提出，薄植片能使患者在 DSAEK 术后得到更快和更好的视力恢复[4]。DMEK 手术的植片厚度一般约为 10~15μm，只包含内皮层和后弹力层，厚度更加均匀一致。目前，大多数的术者趋向于选择更薄的植片而不是上述提及的 180μm 的植片。

直径：植片的直径应该比角膜最小径线小 3mm，这样可确保房角和角膜缘有合适的间隙。最常见的 EK 手术植片直径范围一般为 7~9mm。尽管大一些的 EK 植片可提供更多的角膜内皮细胞，但直径大的植片在手术时很难展平。

形状：大多数的微型角膜刀和飞秒激光制备的 DSAEK 手术供体植片为新月形的透镜植片。这使得植片的中央薄边缘厚，导致 DSAEK 术后出现屈光度从 0.75~1.5 不等的远视。因此，应该首选均匀一致的角膜内皮植片，这种形状的植片可减少或减轻术后远视的发生。DSAEK 比 DMEK 术后容易出现屈光的改变。

基质床的相合性：DSAEK 植片基质床的光滑有助于提高视力。使用微型角膜刀技术比手工切开更容易地得到光滑的基质面。飞秒激光技术可制备出最光滑的基质面[5]。使用消融面罩和 / 或双光栅栏模式，植片基质面的中央区比微型角膜刀制备的植片看起来更光滑，但是边缘区却粗糙使得植片在 DSAEK 术中更易贴附。DMEK 手术植片材料的后弹力层面比 DSAEK 手术植片材料的基质面更光滑。

巩膜缘的大小：巩膜缘的直径应该稍大一点（大约 16~18mm），这样可避免微型角膜刀操作的时候人工前房负压吸力下降，便于将 DSAEK 所需供体组织嵌入人工前房。负压吸力下降将在供体组织上留下纽孔瓣从而导致供体组织部分缺失。同样在准备 DMEK 所需植片时，也需要直径稍大的巩膜缘，以避免嵌入供体组织时负压环吸力下降。

内皮细胞数：植片的内皮细胞数最好超过 2000 个 /mm²。通常，内皮细胞的密度在不断下降。细致轻柔的操作比供体材料原本的内皮细胞密度更重要。

供体年龄：美国眼库协会（EBAA）认为，角膜移植的供体年龄可以在 2~72 岁之间。其他的眼库组织机构没有对供体年龄设上限。DSAEK 手术所需的供体材料，供体年龄在 25 岁左右或者超过 25 岁最佳，因为这个年龄的角膜有着较强的角巩膜缘硬度。年龄较小的供体因角巩膜缘硬度不够，在微型角膜刀处理材料时容易出现不规则的切口。DMEK 手术所需的供体材料，供体年龄在 50~75 岁之间最佳。若年龄低于 50 岁，供体材料易严重卷曲且在 DMEK 手术操作时很难将植片展开[6]。

从取材到手术的保存时间：Chen 等指出，从供体死亡到移植时间少于 165 小时（译者注：原文错误，原文是：从供体死亡到移植时间多于 165 小时）及植片制备到移植的时间少于 94 小时都可以接受，这样并不会增加初次移植时植片脱位或者植片失功的风险。因此，更短的植片制备到移植的保存时间并不是绝对必需的[7]。

其他供体影响因素：在 DMEK 手术中，有糖尿病病史的供体将会增加植片制备失败的风险[8]。慢性的高血糖症或许会改变基质于后弹力层间的界面，和 / 或后弹力层的韧性，使后弹力层紧贴基质从而在 DMEK 植片制备过程中容易被撕裂[9]。糖尿病对于角膜供体组织、植片的制备以及术后效果的其他影响还在观察中。

操作技术

自动微型角膜刀切取 DSAEK 所需植片（图 126.1）：和手工切削制作角膜瓣一样，供体组织的巩膜缘直径大于 16mm 非常重要，这样才能确保供体组织嵌入人工前房。BSS、保存液、OVD 或者这些物质的混合物应该用于角膜内皮的保存和人工前房的维持。去除上皮层有利于植片更透明，同时避免了术后上皮细胞长入移植交界面。

超声厚度测量或者 SD-OCT（spectral domain optical coherence tomography）可用于植片制备前供体角膜厚度的测量。如何选择合适的微型角膜刀刀头深度取决于角膜厚度的测量。使用压平眼压计进行测量，当人工前房上的供体角膜获得约 60mmHg 的眼压后，再用微型角膜刀切过角膜来获得角膜板层，残留的角膜床厚度大约为 100~180μm。一些术者偏向于植片厚

9

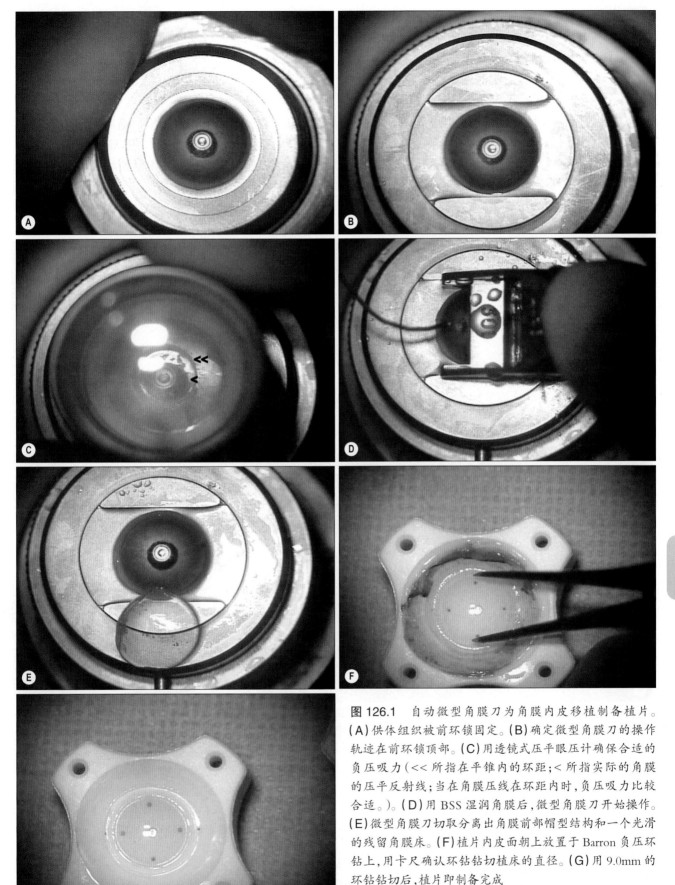

图 126.1　自动微型角膜刀为角膜内皮移植制备植片。(A)供体组织被前环锁固定。(B)确定微型角膜刀的操作轨迹在前环锁顶部。(C)用透镜式压平眼压计确保合适的负压吸力(<< 所指在平锥内的环距;< 所指实际的角膜的压平反射线;当在角膜压线在环距内时,负压吸力比较合适。)。(D)用 BSS 湿润角膜后,微型角膜刀开始操作。(E)微型角膜刀切取分离出角膜前部帽型结构和一个光滑的残留角膜床。(F)植片内皮面朝上放置于 Barron 负压环钻上,用卡尺确认环钻钻切植床的直径。(G)用 9.0mm 的环钻钻切后,植片即制备完成

9

度薄于 100μm，这也被称为超薄 -DSAEK。这种超薄的植片可以通过一次或两次微型角膜刀的操作来得到[4]。没有必要总是通过两次微型角膜刀的操作来得到超薄 -DSAEK 植片。一次操作就得到超薄 DSAEK 植片，这样更不容易出现微型角膜刀引起的并发症（例如穿孔）并且角膜床植面更光滑、厚度更均匀。

微型角膜刀操作后，残留的角膜床可通过超声厚度测量或者 SD-OCT 来测量厚度。用卡尺测量板层植片的直径，并且标记出外周边缘。将剥离下的角膜

前部帽型结构放置并贴附于原位。人工前房通过灌注 BSS 来维持，移动植片时应该特别小心，避免突然的塌陷从而造成角膜内皮的损伤。将切好的供体组织放置于保存液后，可通过裂隙灯、角膜内皮显微镜和 SD-OCT 来评估植片。后者可用于测定微型角膜刀切面是否光滑均匀以及植片的厚度。若术者在手术室制备的植片，这一步的评估将得到限制。

飞秒激光切取 DSAEK 所需植片（图 126.2）：将供体材料固定在人工前房里，如前所述，人工前房用角

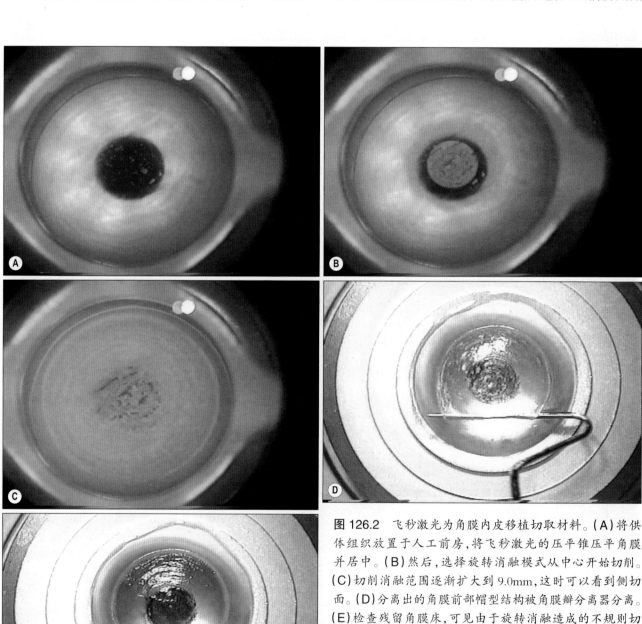

图 126.2　飞秒激光为角膜内皮移植切取材料。（A）将供体组织放置于人工前房，将飞秒激光的压平锥压平角膜并居中。（B）然后，选择旋转消融模式从中心开始切削。（C）切削消融范围逐渐扩大到 9.0mm，这时可以看到侧切面。（D）分离出的角膜前部帽型结构被角膜瓣分离器分离。（E）检查残留角膜床，可见由于旋转消融造成的不规则切面，这是 IntraLase 飞秒激光的固有缺陷

膜保存液或者 BSS 填充。飞秒激光可用来做角膜后部的板层切割(层面)和环钻状切割(侧面)。去除上皮层有利于植片更透明同时避免了术后上皮细胞长入移植面。超声厚度测量或者 SD-OCT 可用于植片制备前供体角膜厚度的测量。如何选择合适的板层切割深度取决于角膜厚度的测量。使用眼压计进行测量,将眼压升高到约 20~25mmHg。用激光压平锥固定好供体材料后,启动飞秒激光,做 9.4mm 的板层切割,残余角膜床的厚度约 150~180μm。操作时,残余角膜床的厚度用超声厚度测量仪进行测量。用卡尺测量板层植片的直径,并且标记出外周边缘。将剥离下的角膜前部帽型结构放置并原位贴附于人工前房上的供体角膜上。放置于保存液后,通过裂隙灯、角膜内皮显微镜和 SD-OCT 来评估植片。

在这项技术发展的早期阶段,最大的切取深度被限制在 400μm。现在,硬件设施和软件设施的提高使得更深的板层切取和更光滑的基质床出现。研究表明,尽管有精确的消融深度,且用 60kHz 模式比 30kHz 模式飞秒激光在基质床的形态上有了提高[10,11],但这两种方法都比微型角膜刀联合两次激光切削要差一点。但是,新的飞秒激光技术和消融遮罩技术结合在一起或许可以获得比微型角膜刀更好的中央 EK 基质床。

SCUBA 和改良的 SCUBA 技术切取 DMEK 所需植片(图 126.3 和视频 126.1):在背景浸没角膜法(submerged cornea using backgrounds away,SCUBA)中[12],将角膜内皮面朝上放置,用钝器把内皮层 - 后弹力层一起从周边折叠。角膜内皮层浸染台盼蓝以便看清边缘,将角巩膜缘浸没在保存液中,把一些组织从最开始的标记点移除后,在保存液下剥离边缘的内皮层 - 后弹力层。用显微平镊和 / 或合适的角钩检查切开的内皮边缘,并用平镊分离内皮层 - 后弹力层膜,几个钟点的圆周度绕圈分离。一旦周边组织被分离开,显微平镊夹住边缘,将其余的内皮层 - 后弹力

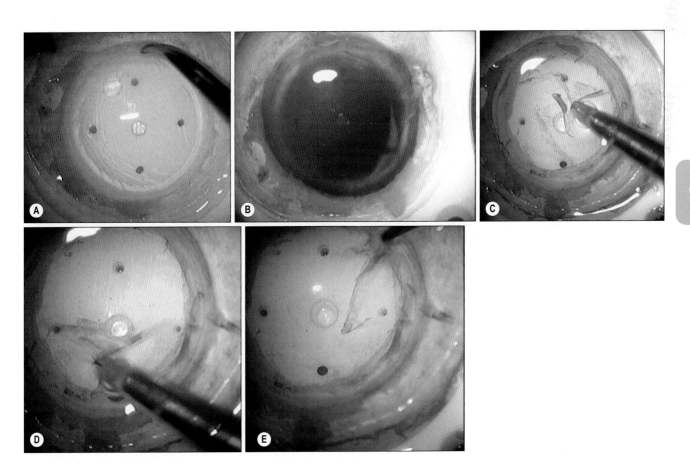

图 126.3 SCUBA 技术为 DMEK 制作材料。(A)将供体材料放置在 Barron 负压环钻用 0.12 的镊子固定,并用精细的打结镊夹取和分离角膜外周的后弹力层。(B)供体角膜的内皮层用台盼蓝染色。(C)将供体材料浸没在 BSS 或者保存液中,用镊子轻柔地剥离角膜后弹力层和内皮层。(D)至此,得到一个完整的内皮 - 后弹力层植片,取材过程已完成了三分之二。(E)用环钻钻取合适的植片尺寸并且完整的分离后,可得到内皮面朝外的卷曲植片。将其放置于台盼蓝中,以便植入后能够看到植片

层组织在保存液下分离。用环钻钻取合适的植片尺寸并且完整的分离 DMEK 植片后,可得到内皮面朝外的卷曲植片。将其放置于台盼蓝中染色,以便植入后能够看到植片。

总结

在 2006 年以前,制备 EK 所需的供体材料是许多角膜术者的主要短板所在。从那时起,眼库预先制备的材料提高了 EK 手术的可操作性以及术后视力的恢复。手工切取 EK 所需供体材料不常见,因为自动角膜刀的出现使得术后视力的恢复得到大大的提高[13]。飞秒激光制备 EK 所需供体材料很有应用前景,但是这种方法比其他方法成本高,且易导致术后视力的下降,因为激光消融影响了角膜细胞的活力。术者和眼库有一个标准的流程用于制备和分配 DMEK 植片。眼库的研究提高了植片制备的标准,这有利于植片的制备。另外,眼库通过制备越来越多数量的植片为术者适应 EK 手术技术扫清障碍,同时也防止了可用供体材料的损失。因此,供体材料在制备过程中因为损失而丢弃的数量已达到了可接受的低水平。

(洪晶　译)

参考文献

1. EBAA 2013 Eye Banking Statistical Report. 1–112.
2. Kitzmann AS, Goins KM, Reed C, et al. Eye bank survey of surgeons using precut donor tissue for Descemet stripping automated endothelial keratoplasty. *Cornea* 2008;**27**:634–9.
3. Dupps BJ, Qian Y, Meisler DM. Multivariate model of refractive shift in Descemet-stripping automated endothelial keratoplasty. *J Cataract Refract Surg* 2008;**34**:578–84.
4. Busin M, Madi S, Santorum P, et al. Ultrathin Descemet's stripping automated endothelial keratoplasty with the microkeratome double-pass technique: two-year outcomes. *Ophthalmology* 2013;**120**(6):1186–94.
5. Mehta JS, Parthasarthy A, Por YM, et al. Femtosecond laser-assisted endothelial keratoplasty (a laboratory model). *Cornea* 2008;**27**:706–12.
6. Heinzelmann S, Huther S, Bohringer D, et al. Influence of donor characteristics on Descemet membrane endothelial keratoplasty. *Cornea* 2014;**33**(6):644–8.
7. Chen ES, Terry MA, Shamie N, et al. Precut tissue in Descemet's stripping automated endothelial keratoplasty (donor characteristics and early postoperative complications). *Ophthalmology* 2008;**115**:497–502.
8. Greiner MA, Rixen JJ, Wagoner MD, et al. Diabetes mellitus increases the risk of unsuccessful graft preparation in Descemet membrane endothelial keratoplasty: a multicenter study. *Cornea* 2014;**33**(11):1129–33.
9. Kaji Y, Usui T, Oshika T, et al. Advanced glycation end products in diabetic corneas. *Invest Ophthalmol Vis Sci* 2000;**41**:362–8.
10. Jones YJ, Goins KM, Sutphin JE, et al. Comparison of the femtosecond laser (IntraLase) versus manual microkeratome (Moria ALTK) in dissection of the donor in endothelial keratoplasty (initial study in eye bank eyes). *Cornea* 2008;**27**:88–93.
11. Mootha VV, Heck E, Verity SM, et al. Comparative study of Descemet stripping automated endothelial keratoplasty donor preparation by Moria CBm microkeratome, Horizon microkeratome, and Intralase FS60. *Cornea* 2011;**30**(3):320–4.
12. Price MO, Giebel AW, Fairchild KM, et al. Descemet's membrane endothelial keratoplasty: prospective multicenter study of visual and refractive outcomes and endothelial survival. *Ophthalmology* 2009;**116**:2361–8.
13. Price MO, Price FW. Descemet's stripping with endothelial keratoplasty (comparative outcomes with microkeratome-dissected and manually dissected donor tissue). *Ophthalmology* 2006;**113**:1936–42.

9

第 127 章

DSEK 外科技术

Donald T.H. Tan,Marcus Ang

关键概念

- 角膜内皮移植可选择性替代病变的角膜内皮,恢复角膜透明度,而不需要整个角膜的全层移植。
- 目前,角膜后弹力层剥除内皮移植术(DSEK)是最常见的手术方式,植片的制备包括微型角膜刀制备带有薄层后基质、后弹力层和内皮层的植片。
- DSEK 供体植入技术已经从简单的折叠镊发展为供体植入器,植片植入装置大致被分为"牵引式"或"植入器"装置,这些装置模拟了人工晶状体植入方式,使植片植入过程可控并减少内皮细胞的丢失。
- DSEK 手术过程中手术技术改善的终极目标都是围绕减少医源性原发性供体衰竭、植片脱位、内皮细胞的丢失,提高植片存活率。
- DSEK 技术的进一步发展,如"超薄"植片的应用及更安全的植入方法,可以提高视力和增加内皮细胞的数量。

角膜内皮移植(EK)是选择性置换病变角膜内皮的一种手术方式。植片包括角膜内皮细胞、后弹力层(DM)及部分角膜后基质,这种手术方式称为角膜后弹力层剥除内皮移植术(DSEK)。很多名称和技术被人们用来描述这种选择性置换病变角膜内皮的方法,本书稍后会有描述。但本章节主要关注 DSEK 的手术技术。

Barraquer 在 1950 年首次提出了选择性角膜内皮置换的方法,为区别于前部板层角膜移植(ALK),将其命名为"后部板层角膜移植(posterior lamellar keratoplasty,PLK)",用于治疗角膜水肿,即经前路的后板层角膜移植(PLK)[1]。1999 年 Melles 及其团队将 PLK 的概念再次引入,并发表了关于经后板层进行角膜内皮移植的第一篇临床报道[2]。此后不久,角膜手术医生关于 EK 的各种手术技术应运而生。EK 技术与穿透角膜移植(PK)相比,其目的是一致的:去除病变角膜,恢复角膜透明性,改善视力,使术中和术后并发症最小化[3]。

如今,DSEK 最常见的方式涉及使用自动化微型角膜刀取材的薄层植片,被称为角膜自动刀取材后弹力层剥除内皮移植术即 DSAEK[3]。随着供体制备技术的发展,眼库技术员可以预先取材并将植片交给术者,DSEK 这一技术也因此得到更快速的发展[4]。

术中考虑

尽管绝大多数 DSEK 手术都在局部麻醉下进行,麻醉方式的选择也依赖于病例选择及术者经验。首先,应测量眼球水平径和垂直径,从而确定环钻时 EK 植片的最大值。因为角膜后表面的直径比角膜前表面的直径更大,并且 EK 的内皮操作比 PK 更多,EK 植片通常大于 PK 的植片,直径 8.5~9mm。直径过大的 EK 植片会延伸至房角,这将导致周边虹膜粘连、周边虹膜与角膜植片接触带来的细胞丢失。植片成功钻取后,用与植片环钻大小匹配的角膜环钻标记角膜上皮,角膜上皮的标记可以通过涂有龙胆紫的环钻或用无标记的环钻形成的单纯上皮凹痕制成,这个标记在角膜内皮/后弹力层剥离过程中是一个有力的参考点,植片植入时要居中。

切口的制作

角膜上皮标记好之后,可用 15° 金属刀或 1mm 的钻石刀做 1~3 个类似常规白内障手术的侧切口。侧切口的位置因术中操作及植入方法的不同而有所差异。在穿刺之前,用 15° 金属刀片的刀背在角膜表面刮擦有利于增加角膜的清晰度,有利于观察接下来的手术过程。这一操作通常应用于角膜严重水肿或角膜上皮疏松的患者。一些术者倾向于把穿刺口做的尽可能靠周边,以便减少在后续手术过程中插入灌注管或针头时对植片的接触或植片脱位的机会。也有一些术者则更倾向把穿刺口建立在近透明角膜的位置,当内皮植片在合适位置时可以覆盖穿刺口,降低切口漏的风险。此外高聚型黏弹剂可以更好地维持前房的深度,防止前房塌陷。一些术者避免使用黏弹剂,他们认为残留的黏弹剂可能增加界面的不稳定性和术后植片脱位的风险[5,6]。

切口位置的选择和前房的维持形成后,就可以进行切口的制备。切口的位置可以选择在上方或偏颞侧,如果想降低散光,还可沿散光轴。切口的大小及类型因术者而异,从 3mm 到 5mm 不等,这取决于植片植入的方式。切口可定位在巩膜、角膜缘或透明角膜。巩膜切口的优势为术中前房稳定性好、术后切口渗漏风险更小、角膜散光更小。不足之处在于结膜切口及止血需要更多时间,在植片植入时增加了供体角膜内皮损伤的风险,除非使用特殊的供体植入器。透明角膜及角膜缘切口的优势包括制备和闭合切口更加简单、植片内皮细胞损伤的可能性小。与巩膜隧道切口相比透明角膜及角膜缘切口造成的角膜散光更大,另外透明角膜及角膜缘切口的隧道不宜过长以免延伸至近中央区的角膜。然而更短的隧道将会增加术中前房塌陷或虹膜脱出的风险。

受体准备

受体准备主要指后弹力层和角膜内皮的剥离,此过程可以在黏弹剂或气体维持前房的情况下完成。Sinskey 或 Price 钩即钝头的反向剥离钩沿着角膜上皮的定位环线,在上皮定位线内 1~2mm 进行划线或刻切内皮/后弹力层(图 127.1)。对内层角膜轻微施压时注意不要撕除或破坏角膜基质纤维。留有 1~2mm 后弹力层边缘的目的是便于后弹力层剥离,并为随后的内皮细胞爬行提供更好的附着界面。如果后弹力膜撕除过大,外周后弹力层的缺损区不会被植

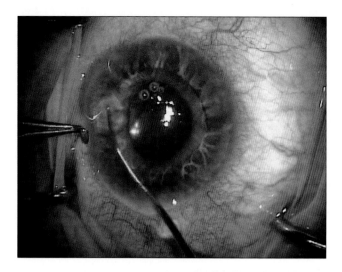

图 127.1　反向 Sinskey 钩在上皮环钻标记的内皮/后弹力层约 1~2mm 处进行刻划的术中照片

片内皮细胞覆盖,之后慢性微囊泡或大泡性上皮水肿都将会在此区域发生。随着时间的推移,供体内皮细胞可能向没有内皮/后弹力层的区域迁移,这会导致内皮细胞的多形变和内皮细胞数量的减少。通过染色技术(如台盼蓝)或使用散瞳后的红光反射来改善后弹力层的可视化。一些术者倾向于散瞳,从而避免术后气泡造成的瞳孔阻滞。另一部分术者则更偏好于缩瞳,并在植片植入之前注入缩瞳剂,从而减少眼内晶状体与供体内皮接触、人工晶状体脱位或有晶状体眼诱发白内障的风险。较小的瞳孔也可以减少后续步骤气体后向流动的机会。缩瞳技术应联合虹膜周切以减少瞳孔阻滞的风险。一旦完成了内皮/后弹力层复合体 360° 的刻划,就可以移除病变的后弹力层。这一步骤可以用相同的剥离器、剥离镊或灌注/抽吸手柄进行。

提高植片贴附的技术

目前已有大量关于减低植片脱位风险的技术。这些技术可以独立或联合使用。第一种技术被 Price 和 Price[7] 称为"排气切口"[7]。这些小切口是由 15° 刀或小的钻石刀平行于受体角膜缘垂直进刀至全角膜层,切口位于上皮环钻标记内。这类排气切口存在并发症,例如上皮植入。大部分术者已经弃用这一技术。

另一增强植片贴附的技术是用特殊设计的滚筒或长钝性针头进行表面按摩,进行此项操作前,需要在前房内植片下方正中央注满气体,以顶压住植片[7]。

按摩的动作可以使界面内潜在的液体流出。当两种技术同时使用时,这种技术通常用于排气切口形成之后。并不是所有的 EK 手术都需要剥离内皮 / 后弹力层。下述情况可能残留后弹力层:既往 PK 移植失败(无赘疣),无晶状体大泡性角膜病变或人工晶状体大泡性角膜病变,合并瞳孔散大或大部分虹膜缺损,残留的内皮 / 后弹力层片段增加植片移位的风险。

植片植入技术

在这一点上大多数倾向标准 taco 折叠植片植入的术者都会将手术切口从大约 3mm 扩大至约 5mm,因为小切口在植片植入过程中已被证实可增加植片内皮细胞的破坏[8]。当受体内皮 / 后弹力层被移除,切口被扩大之后,前房内存在的任何黏弹剂或其他前房维持剂都应全部从前房内吸出(因此应选用高聚黏弹而非分散型黏弹剂)。植片植入是 DSEAK 的关键步骤,因为在这一过程中对植片的任何操作都可能导致内皮细胞密度(ECD)的显著下降,而广泛的内皮损伤可能会导致植片脱位和原发性移植物衰竭[9]。与 PK 相比,在最初 6 个月内 EK 细胞的丢失更显著,但随后的细胞丢失与 PK 相似[10]。5 年后,在内皮细胞丢失上 EK 比 PK 更具优势(50% vs 70%)[11,12]。

最初的 DSAEK 植片植入包含将植片折叠成 taco 样结构,早期报道 12 个月时 ECD 损失从 24%~61% 不等,平均细胞丢失为 42%[3]。研究还指出在植片折叠时加压镊有挤压植片的可能。因此如果需要用镊子,则应选用非对称 DSEK 镊。大多数用镊子的术者会在用镊子夹取植片之前将植片进行 60∶40 折叠,然后将基质面向上、朝外,植片内皮面朝下、朝内,经扩大的切口植入植片,尽管有描述称 40∶60 折叠技术可以降低 ECD 的损失(图 127.2)。如果 taco 样折叠是 50∶50 或者更低的折叠或者如果前房较浅,那么展开植片将是具有挑战性的。如果使用了前房维持灌注,在植入时必须处于"关闭"位置,否则植片将直接以"弹射"方式从切口弹出。已有术者描述采用三折或"卷饼"技术,用镊子将植片从 3mm 的切口植入,但研究显示这种方法会导致更高的内皮细胞丢失。1/3 的植片以内皮面朝内折叠。镊子用于抓住折叠部分并在植片植入之前被翻转到植片的后 1/3 处。随着切口大小的设计、植片折叠方式选择和镊子植入技术的改进,采用专业非加压镊和 60∶40 taco 折叠技术,制备 5mm 巩膜切口可以在 1 年时使 ECD 损失减少至 27%[13]。然而,大部分研究仍然指出使用 taco 折叠

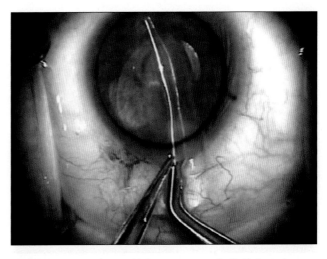

图 127.2　应用非加压镊和 60∶40taco 折叠技术通过 5mm 角膜缘切口行植片植入。注意镊子在植入过程中不能相互碰触,以免造成植片内皮的挤压伤

技术的内皮细胞丢失率在 30%~40% 不等[14]。

究其本质,所有镊子植入技术的主要目标就是使植片内皮损伤最小化,临床上,使植片内皮损伤最小化的方法有:避免在内皮面使用龙胆紫,避免使用加压镊(可使用专门设计的非加压镊),用黏弹剂覆盖内皮表面,扩大角膜或角巩膜切口至 5mm,以及进入前房时减少虹膜和植片内皮接触。镊子植入法之所以受大众欢迎,因为它技术相对简单、且成本低廉,它主要的缺点包括折叠时植片内皮表面的相互接触,植入过程中植片被切口挤压,在前房内展开时植片翻转的可能性。当没有使用前房维持灌注时,前房的稳定性也是一个问题。但相反使用前房维持灌注时可能导致虹膜脱出或植片从前房弹出。在浅前房,或高玻璃体压力时镊子植入更具有挑战性。对于前房有粘连、前房型人工晶状体或青光眼引流阀的患者镊子植入将更加困难。这项技术也被证实在浅前房和较高玻璃体压力的亚洲人常发生原发性移植物衰竭[15],在这些更具挑战性的眼睛中,内皮细胞丢失率高达 61%[16]。

鉴于传统 taco 折叠的诸多问题,其他植入技术和供体植入器械已经得以发明。Rosenwasser 铲植入法是将黏弹剂保护下的内皮植片采用 taco 折叠的方法基质面向下、放置在铲子上面。随后经扩大的切口将折叠的植片植入前房。这种铲子也可以用作镊子植入之前折叠植片的平台(图 127.3)。缝线牵引植入技术也被术者认为与镊子引起的植片损伤有关[17]。缝线牵引技术被一些医生应用其目的是减少由于植入镊引发的角膜内皮损伤。这一技术是在植片末端缝合一针牵引线,之前植片的内皮面被黏弹剂保护。在

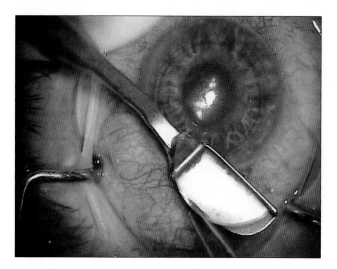

图127.3 用高聚黏弹剂覆盖于内皮面的植片在Roseenwasser铲上折叠

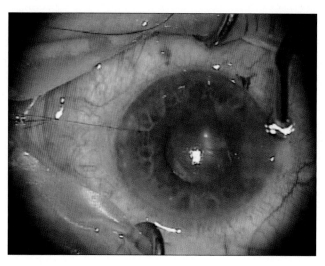

图127.4 植片的缝线牵引技术。将10-0尼龙缝线穿过植片的尖端并固定。用Sinskey钩穿过与角膜缘5mm切口相对的侧切口,以使缝线通过侧切口。如上所述,缝线通过切口将植片送入,一旦植片送入前房,则不需要展开过程

主切口对面做一侧切口,通过此切口用镊子或剥离钩将牵引线拉出。在植入时内皮面朝下通过牵拉缝线将植片拉过切口进入到眼内(图127.4)。一旦植片完全进入眼内,缝线就该剪断并经穿刺口从前房内移除。这项技术避免了植片的折叠和损伤,并且特别适用于前房狭窄或虹膜松弛综合征引起的过度虹膜脱垂的情况,而在这些情况下,镊子辅助的植入技术则操作困难。

如今,许多其他供体植入器械都得以发展,可被概括分为"供体滑行器"和"供体植入器"(图127.5)。供体滑行器作为一个进入前房的平台,使得植片以正确的方向被拉入前房而不需要被折叠。例如Busin滑行器(Moria,Anthony,France),Sheets滑行器(SG)植入技术,和EndoGlide(AngioTech,Reading,Pennsylvania,USA/Network Medical Products,North Yorshire,UK)。供体植入器建立在人工晶状体植入器的概念上,将植片卷曲放入植入器内并将植片注入前房,例如EndoSerter(Ocular Systems Inc.,Winston-

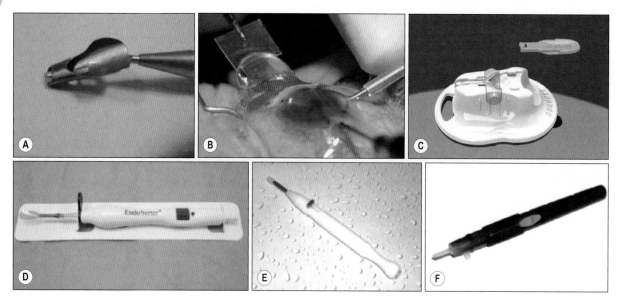

图127.5 (A)Busin滑行器。(B)Sheets滑行器。(C)EndoGlide。(D)EndoSerter。(E)Neusidl角膜植入器。(F)EndoInjector

Salem,NC),和 Nsusidl 角膜植入器（NCI）（Fisher Surgical,Imperial,MO,USA）。在本章节我们会描述这四种更常用的设备。

Busin 滑行器是一种可重复利用的漏斗型金属器械，是对 taco 折叠技术的有效改良[18]。将制备好的植片内皮面朝上放置在滑行器的平坦部，并在内皮表面放少量黏弹剂以在植入过程中起保护作用。用显微镊将植片拉至滑行器的漏斗状开口时，植片将自行内皮朝里盘曲起来。然后将滑行器翻转，将其放置在鼻侧 3.2mm 的透明角膜隧道口前缘，显微镊通过一个颞侧的侧切口进入前房，抓住植片并将其拉入前房，使植片在正确的方向自行展开。因植片在滑行器内呈盘绕状态，可避免内皮的接触；滑行器不需要上下翻转就能控制植片。眼内玻璃体压力较高，事先放置的前房灌注器通过持续灌注 BSS 用来维持前房的深度，但是前房灌注所致的压力可能导致虹膜通过开放的角膜切口脱出，甚至植片从眼内或 Busin 滑行器中快速逐出。在这种情况下，可以简单地将 Busin 滑行器和卷曲的植片刚好放置在切口外，用显微镊从对侧的侧切口穿过前房并从角膜主切口穿出，抓住植片，然后将植片从角膜切口拉入前房。这一做法的唯一不足就是植片在通过角膜切口时仍处于相对不受保护的状态。

最近，也有一种转变倾向是在 DSAEK 中使用更薄的植片，这种转变认为移植更薄的植片可能会带来与 DMEK 类似的视觉效果，同时保留了 DSAEK 手术的优势，超越了更具挑战性的 DMEK 手术。Busin 及其同伴将其描述为"超薄 DSAEK"，使用微型角膜刀辅助双通路技术制备，旨在获取薄于 130μm 的植片[19]。为了方便这些更薄的植片的植入，改良 Busin 滑行器得以开发，与传统 Busin 滑行器相比，它增加了一个侧平台和一个更小的漏斗。这个平台被用来获取在器皿中漂浮在平衡盐溶液（BSS）上的薄植片，然后通过 3mm 的透明角膜切口使用牵引技术将植片传递进入前房。改良滑行器的漏斗在传递过程中被植入切口，因此通过前房灌注的使用，防止了角膜切口对植片造成的挤压。需要注意的是超薄植片有褶皱的倾向并且更难移动到位，这可能会导致额外的内皮细胞损伤。

由 CE 标记的、美国 FDA 批准的 EndoGlide（AngioTech,Reding,Pennsylvania,USA/Network Medical Products,North Yorkshire,UK）是一种可一次性使用的，建立在牵引滑行技术基础上的供体植入设备。与 Busin 滑行器相比，其最大的优势是在稳定、闭

合前房情况下完成植片的植入。它源于 Sheets 滑行器技术[15]，在 DSAEK 植片植入的实验模型中 Sheets 滑行器的内皮细胞的丢失率要明显低于 taco 折叠的方法[20]。在 Fuchs 角膜内皮营养不良和大泡性角膜病变患者，采用 Sheets 滑行器 植入法 DSAEK 术后 1 年植片内皮的存活与 PK 手术相当[21]，但 3 年内内皮细胞丢失会更少[22]，同时这项技术主要的优点在于 Sheets 滑行器成本相对较低[22]。作为我们的 SG 技术，Sheets 滑行器的应用防止了虹膜脱垂，保证了前房稳定性[15]。然而，如果采用巩膜隧道，Sheets 滑行器技术在牵引过程中巩膜隧道会挤压植片，这将可能导致内皮细胞损伤。EndoGlide 则允许植片在植入及前房内操作的过程中在一稳定的闭合系统内进行[24,25]。通过 4.5mm 巩膜隧道切口植入时，平坦的前板可帮助减少前房塌陷及避免虹膜脱出，一旦 EndoGlide 的腔完全植入前房，由于腔室背板可在植片牵引过程中形成一个完全密闭和稳定的腔室，前房可保持其形态（图 127.6）。这种设计对具有浅前房和高玻璃体压力的亚洲患者的眼睛特别有用；甚至可用于既往有青光眼滤过手术病史、虹膜松弛或前房型人工晶状体的复杂眼[26~28]。

我们初步研究发现，在 6 个月时内皮细胞损失 13.5%，12 个月时为 14.9%，非复杂眼睛内皮植入术后并发症的发生率较低[29]。EndoGlide 由 3 个组件构成——EndoGlide 囊，EndoGlide 引入器和 EndoGlide 囊预装的制备平台。EndoGlide 囊是一个透明的椭圆形塑料腔室，前面有一个平坦的"滑行"部分，可防止植入过程中的虹膜脱出。EndoGlide 囊内部的中心脊能够将植片盘绕成"双线圈"结构，当植片被显微镊拉入前房时，该结构可使内皮接触最小化（图 127.5）。双线圈允许更大的植片通过卡盒式系统植入并使其内皮表面的重叠最小化，而不是仅仅将植片沿着纵轴盘绕，直径 10.0mm 或厚度 200μm 的植片均可使用[30]。

改进的 EndoGlide- 超薄滑行器（Network Medical,North Yorkshire,UK）增加了一个弯曲的、可拆卸的鞍形架，可使植片在制备平台内夹到适宜的位置，极大方便了植片盘绕成一非常薄而柔软的形态。在 EndoGlide 引入器被夹到"装载"面朝上之前，EndoGlide 显微平镊将植片拉入 EndoGlide 囊直至前缘。EndoGlide 引入器被固定于 EndoGlide 囊的后部末端以形成一个密封的完全的植片 - 植入器复合体，然后从制备平台上移除并被翻转成解剖学上的正确方向（内皮面朝下）。维持前房低流量灌注的情况下，

9

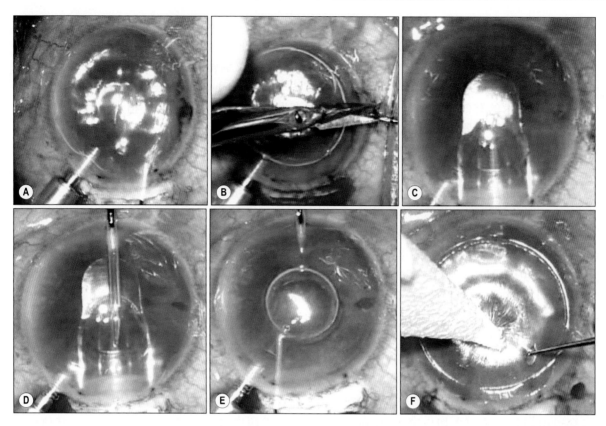

图 127.6 EndoGlide DSAEK 技术。(A)后弹力层在空气维持的前房中剥离。(B)下方虹膜周切,在空气充满前房的情况下避免了瞳孔阻滞。(C) EndoGlide 经巩膜隧道植入形成一稳定的闭合腔室。(D) EndoGlide 镊用于抓住并将植片内皮面朝下送入前房。(E)将气泡注入植片下方并使前房内充满气体。(F)在完全充满气体之后通过排气切口消除液体界面

9

EndoGlide 前部滑行器表面可顺利进入 4.5mm 的颞侧巩膜切口,直到前部开口完全进入前房。然后将弯曲的 EndoGlide 显微镊经鼻侧穿刺口进入前房,在滑行器表面,抓住植片前缘基质边缘并将 EndoGlide 囊推出并使之进入前房,然后内皮面朝下自动展开。在用镊子夹住植片的同时,EndoGlide 腔被移除,并将小气泡注入到植片下方,以使其漂浮在受体基质表面。

EndoSerter 供体植入器(或称 ENdoSaver,USA)是一种美国 FDA 批准的、可一次性使用的设备,推荐用于直径大至 8.5mm、中央厚度大于 175μm 的植片(图 127.5)。植片以内皮面朝上放置在一柔韧的塑料平台上,并在内皮上涂一小条黏弹剂起到保护作用。然后平台缩回到手柄中,平台卷起并将植片盘卷成适宜通过 4mm 透明角膜切口的圆筒状结构。该设备被 180°翻转并植入前房。手柄本身可提供持续灌注,又与超乳装置的灌注管相连接。一旦 EndoSerter 的顶端进入前房就会启动灌注,使前房得以加深和稳定,将平台从前房内拔出以释放植片(内皮面朝下)。然后该设备从前房内移出,手术完成。EndoSerter 相对容易

使用,其优势包括透明角膜切口的使用(具有局麻下手术的潜力),植入期间的植片保护以及同轴灌注的前房稳定性。

然而,也有报道当灌注突然启动时,植片不受控或过快释放入前房,植片可能在前房内旋转至上下颠倒,如果发生这种情况,将很难查明植片方向。也有报道称甚至在植入器完全拔出后植片还与平台黏附。

NCI 是一种与 EndoSerter 相似的一次性供体植入器,它由一个具有可伸缩的、柔韧的塑料铲的灌注设备组成,目前已被美国 FDA 批准(图 127.5)。植片被内皮面朝上移到柔韧的铲托上并缩回到 NCI 的椭圆形筒内,该筒内径被设计成可容纳直径大至 8.5mm 的植片而不使植片折叠或重叠。其不足也包括偶然的植片与铲托的黏附,植入过程中的前房不稳定性。5.5mm 的大切口,及植片 8.5mm 直径的限制。前瞻性、随机、盲法临床试验在 Fuchs 角膜内皮营养不良的100 只眼中进行,比较 DSAEK 手术用镊子和用 NCI植入的方法[31]。在 NCI 组有一例脱位和一例迟发性角膜内皮失代偿的病例;在 6 个月时 NCI 组内皮细胞丢失百分比(33%)明显高于镊子组细胞丢失百分

比(25%,*p*=0.017);在一亚组的分析中,当手术由经验不足的术者完成时,NCI 组的细胞丢失更多(37.8% 对 22.5%,*p*=0.006),提示在 DSAEK 中使用这种供体植入器需要一个学习过程。

EndoInjecter(既往被称为 EndoShield)是另一种无菌的一次性植片植入装置,包括注射器盒和一个具有泡沫尖端柱塞的注射器"体部"(图 127.5)。它的设计与折叠型人工晶状体注射器相似,即供体置于盒内,盘绕并被拉杆推入眼内。这一设备声称能够通过 3.2mm 的透明角膜切口传递 8~9mm 的植片而使内皮接触最小化。与本产品同时被开发的其他设备包括:Macaluso DSAEK 内皮植入器(Janach,Como,Italy)和 Daya Endostar(Duchworth&Kent,Hertfordshire,UK),IDEEL 注射器(Kaneka,Osaka,Japan),Rieck 滑行器(Geuder,Heidelberg,Germany),和 Al-Ghoul 真空注射器(Ension,Pittsburgh,PA,USA)[32]。

植片定位技术

一旦植片进入眼内,大多数术者用 10-0 尼龙线缝合 2~4 针关闭 5mm 角膜或巩膜切口。切口为 3mm 时一些术者选择缝合 1 针或不予缝合[33]。巩膜切口缝合针数更少,EndoGlide 的 4.5mm 巩膜隧道切口通常仅需缝合 2 针。很多研究表明越小的切口可导致越多的内皮损伤,因此在决定切口尺寸时,必须进行权衡[8]。如果前房浅,为了减少虹膜与内皮接触的风险,应在缝线关闭切口之前通过大切口注入少量 BSS。在切口闭合前应谨慎向前房内注入液体,因为过度的灌注可导致植片从切口逐出或快速翻转至内皮面朝上。对于 taco 折叠技术,一旦封闭了切口,就需要在折叠的植片之间缓慢注入气泡来使之展开,应特别注意防止植片翻转。可以通过侧切口或主切口额外注入 BSS 或气体来完成整个展开过程。BSS 可以更安全地完成最初的展开,因为气体可能推动植片聚集,使植片上下翻转。在前房极浅或薄植片的情况下,展开可能是困难的,用 2 个反向 Sinskey 钩从 2 个对称的穿刺口轻柔地钩住植片边缘可以机械地将其展开。但应尽可能避免钩子的多次使用,因为在钩子接触内皮的地方都会产生内皮的损伤,但是机械展开有时也是必要的,因为它可以减少多次尝试展开植片中对植片的操作。在展开之后,为了使植片居中,可能需要在角膜表面轻柔扫动或通过排气切口放置 30 号针头。两种方法都可以避免对内皮的操作。然而,通过排气切口放置器械会有将上

皮细胞或微生物带到植片植床层间的风险,造成上皮植入或感染性交界性角膜炎。因此使用后一种方法应小心谨慎。

一旦植片被放置居中且内皮面朝下时,更多的气体将被注入到植片下方,以充满前房,使植片与植床形成良好的贴附关系。这一步骤通常用 30 号钝性针头或 30 号针头完成(图 127.7)。如果发生气体通过角膜穿刺口或切口从前房溢出现象,则应重新缝合创口以防止后续气体注射时的外溢。如果发生植片偏位,可能需要使用钝性针头或滚筒在角膜将组织扫动到位,通过在角膜前表面沿着预想的植片运动方向做推赶运动(从你预想的组织运动的相反方向开始,沿预想的植片运动方向扫动)。也可通过穿刺口使用反向 Sinskey 钩接触内皮将植片回复至适宜的位置,但是这应该作为最后一步,因为当与钩子接触时,内皮细胞会受到损伤。

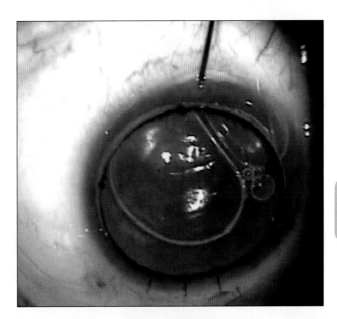

图 127.7　通过 30 号针头使前房内气泡膨胀至 100%。此图显示植片居中良好并且与受体基质处于良好的贴附关系

如果使用 30 号针头通过一个长隧道再注入气体,则气体外溢的可能性较小。如果用的是针头而不是钝性针头,应在注射前向前房内填充少量的液体,以减小周边虹膜阻塞和气体后向流动到虹膜后的风险。为了保证植片保持正确的位置并贴附良好,气体植入后压力必须足够高,因为在手术中不能实现高压力的状态是脱位的最重要的危险因素。但另一方面,压力也不应该太高,因为过高的压力作用在视神经和视网膜血管会导致缺血,一般压力维持 10 分钟左右

就可以进行气液交换,这可以避免因前房气体过多引起的瞳孔阻滞。部分术者提倡行下部虹膜周切,尤其对于瞳孔区气体覆盖的患者减少瞳孔阻滞的风险。通常手术结束后会遗留 60%~70% 的气体。术后散瞳药散大瞳孔可以减少瞳孔阻滞的风险。另一种流行的技术是将气体充满约 1 小时,然后在患者回家之前在裂隙灯下放出气体。充满前房的气体和高眼压确实为植片的贴附提供更多的时间,但这种操作确使患者面临 Urrets-Zavalia 综合征的风险,即角膜移植术后由于过高眼压造成的固定且散大的瞳孔(图 127.8)。处理方法通常用 27 或 25 号针头在裂隙灯下从侧切口处释放气体,直到残留 60%~70% 气体或者直到瞳孔阻滞解除。气体应被释放至气泡下缘接近瞳孔下缘,以防止瞳孔阻滞的风险。通常地当瞳孔阻滞发生时,周边虹膜和角膜接触一般发生在 6 点位方向,一旦气体释放,虹膜将缓慢与周边角膜分离。气体释放过程中应谨慎小心,避免前房突然变浅或塌陷,这将导致植片脱位。

早期术后处理

手术结束后结膜下注射抗生素和糖皮质激素类药物。在术后的早期阶段,局部应用散瞳剂、抗生素、抗炎滴眼液,眼罩覆盖,如同 PK 手术一样。不应使用眼部绷带加压包扎,因为外部过大的压力会导致眼内气体和液体的渗漏,增加植片脱位的风险。如果高眼压持续存在,可以考虑口服降眼压的药物如碳酸酐酶抑制剂和异山梨醇。根据手术医生的要求,患者术后去枕平卧 6~24 小时。这样可以使气泡有更长的时间顶压植片并使其贴附在受体角膜的后表面。一定要叮嘱患者在术后早期阶段避免揉眼或挤压术眼,因为这样的操作可使植片边缘与植床之间出现缝隙,液体就会进入到层间,导致植片脱位。

角膜内皮移植的特殊考虑

需要 EK 手术的患者如果合并其他相关的眼部疾病需要予以特殊考虑。EK 手术时最常见的眼部合并症包括青光眼和并发性白内障。

青光眼患者通常具有增加角膜内皮损伤的危险因素,无论是高眼压引起的内皮损伤,周边虹膜粘连导致房角狭窄及由此引起的虹膜和角膜接触,还是小梁切除术或青光眼引流阀(GDD)引起的内皮创伤,都会加速角膜内皮细胞的丢失。以往的研究证明青光眼引流阀的患者在穿透性角膜移植术后 1 年和 2 年内皮细胞丢失率高,植片的存活率非常低,因此对于这类患者在做 DSEK 时应引起特别关注[34]。

既往青光眼手术史的患者,无论是滤过泡还是 GDD,行 DSEK 的主要难点是维持术中气体完全填充前房以保证植片贴附于角膜的后表面,因为这两种类型手术的瘘口可使气体迅速从前房内分流。此外,很多青光眼患者曾行大的和 / 或外周的虹膜切除术,可使气体注入过程中气体向后分流。这两种情况都会降低气泡在前房的稳定性从而影响植片的贴附(图 127.9)。如果在手术时处理不合适,气体的分流现象将可能导致植片脱位并增加二次手术的风险。可能

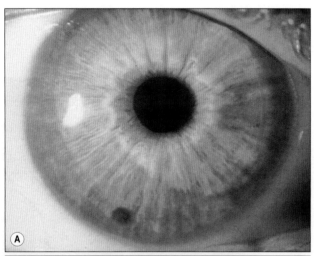

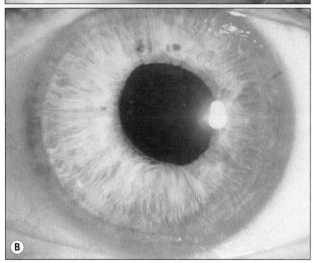

图 127.8　一蓝眼睛患者角膜移植术后的裂隙灯照片,显示(A)右眼穿透性角膜移植后 3 年正常的虹膜和(B)左眼角膜内皮移植术后固定、中等散大的瞳孔,在术后最初 2 小时和术后第 1 天查体时未发现瞳孔阻滞。这种 Urrets-Zavalia 综合征更常见于蓝色虹膜,并且可能代表了过高眼压引起的虹膜缺血性改变

9

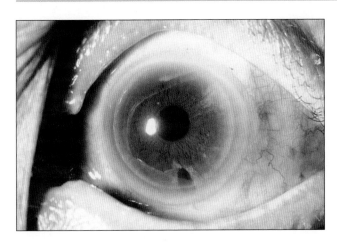

图 127.9　裂隙灯照相显示成功的 DSAEK 联合虹膜周切以防止瞳孔阻滞的术后表现

导致青光眼患者气泡不稳定的其他伴随症包括无晶状体眼、周边前粘连、前房玻璃体和浅前房。术前评估应明确这些影响气泡稳定性的危险因素。

为了保证既往青光眼手术史的患者克服气体经GDD 或滤过泡分流的问题,DSEK 技术需要做出特殊改变。GDD 管可用高聚黏弹、缝线插管或可溶性胶原蛋白塞暂时封堵(图 127.10)。气体注入过程中气体通过切口缝隙逸出也可能很麻烦。所以要对所有切口都细致缝合,在关闭角膜或巩膜切口及每一个穿刺口时使用比常规更多的缝线,将增强前房内气体的稳定性,减少气体经切口逸出的可能性。同样地,气体可用 30 号针头而非钝性针头注入,因为长针轨的建立可减低气体经注射点逸出的风险。

在角膜内皮病变和白内障并存的大部分患者中,如果能够透过水肿角膜完成白内障手术是最令人满

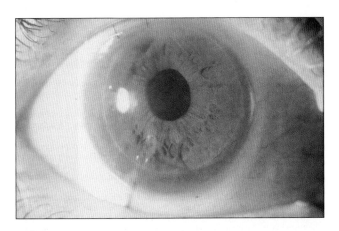

图 127.10　裂隙灯照相显示一既往 GDD 患者的成功的DSAEK。DSAEK 术前 1 个月行青光眼手术时放置 Vicryl 缝线插管,是为了降低 DSAEK 手术过程中气体分流的风险

意的事情,这样可以在 EK 手术之前安全地完成白内障手术。在这些患者中,白内障手术和 EK 几乎是按照两个独立的过程依次进行。然而在下述情况下,在白内障手术前进行部分 EK 的操作可能更有用。比如有赘疣的患者如果妨碍了眼内结构的观察,在白内障手术之前先剥离角膜内皮可提高角膜的透明度。如果严重的上皮水肿影响了手术的观察,也可行浅层角膜切削以改善视野。台盼蓝在非常混浊的角膜中具有很大优势,可辅助术者进行撕囊及后弹力层剥离。然而,在所有病例中,最好的就是在白内障摘除,人工晶状体植入,及卡巴胆碱,0.01%USP 缩瞳之后行植片植入。在人工晶状体植入后立即进行后弹力层剥离是最简单的操作,此时瞳孔仍然处于散大状态(红反光可促进 DM 的可视化)并且前房仍然充满高聚黏弹,这一步骤应在缩瞳之前完成。除了这些特殊的微小改良,EK 手术与白内障手术联合时仅需很少或不需要更改。然而,为了达到更好的效果,白内障手术则可能需要一些改良。

尽管 EK 手术对术后角膜曲率影响很小,但它确实还是影响了术后角膜屈光度。因此,对于同时行白内障手术和 EK 手术的患者,术者进行人工晶状体选择时必须综合考虑这些因素。大部分研究者记录了EK 术后轻微的远视漂移,但也有近视漂移的报道。漂移量因术者和手术而异,可能与植片厚度、形态、切口位置和其他手术变量的影响有关[35,36]。因此,EK术者需要参考他们的结果来建立一种适应联合手术中人工晶状体选择的算法。大多数报道表明远视漂移波动于 0.75DS~1.5DS。因此,术前预留 –0.75DS~–1.50DS 比较合适。

一些术者认为切口的大小选择要充分以减少植片植入过程中的内皮损伤为依据。很显然,对植片的挤压明显增加了内皮细胞的死亡。在联合手术中,最好在摘除白内障后扩大术者标准的超乳切口以保持白内障手术的流体动力学。植片植入的实际切口大小由植片厚度、直径及术者偏好共同决定。大多数术者认为切口应至少 4mm,一些术者主张为了 taco 折叠技术而使用更大的 5mm 切口。已发表的报道证实更小的切口可导致内皮细胞丢失增加,将使植片植入过程中受到挤压[8]。因此,切口应选择较大长度。因为使用的是薄植片,故通常会在白内障摘除后将切口扩大至 4.0~4.5mm。当使用更大直径和厚度的植片时,可将切口扩大至 5.0mm。更新的内皮植片植入设备已投入临床应用,可使植片通过更小切口无创性植入。

在植片植入过程中,前房可能变浅,人工晶状体

9

也有向前凸起的趋势,这将使得植片植入更加困难并造成植片损伤。为了减少这种向前异位的趋势,应确保撕囊直径小于人工晶状体光学直径。常规白内障手术时,我们通常通过一 5.5mm 的撕囊口放置一枚光学直径为 6.0mm 的一片式丙烯酸人工晶状体。在联合手术中,4.5~5.0mm 的撕囊口可使人工晶状体前脱位的风险最小化。对于所有切口在术毕维持水密至关重要;否则这些切口可使气体逸出,导致气体过早消失,增加植片脱位的可能性。尽管一些 4~5mm 的切口可保持水密状态,缝合切口也可防止在注射 BSS 或气体展开植片时植片意外逐出。缝线可在术后 1 周拆除,对术后屈光效果影响极小或没有影响。

大多数研究报道了 EK 联合超乳的良好效果:一项研究发现,93% 的术眼在 6 个月时最佳矫正视力达到 0.5 或者更佳(在 122/225 只没有合并症的眼睛);73% 的眼屈光等效球镜在 1D 之内。他们也发现 EK 联合超乳与 90 只同一时间段内只进行 EK 手术的眼相比,植片脱位或内皮失功的发生率没有增加[36]。另一项研究报道三联手术后 12 只眼中 92% 视力得到提高,目标屈光度均在 3DS 以内(平均漂移为 +1.46DS)[37]。在第三篇报道中,21 个患者的 21 只眼接受了三联手术,62% 的患者目标屈光度为 1DS 以内的正视,所有患者目标屈光度在 2DS 以内[35]。

鉴于 EK 技术的安全性已得到认可,EK 手术的进一步发展旨在追求更好的视觉效果。DSAEK 实现 1.0 的视力的局限包括切口引起的散光、上皮下混浊[38]、植片基质引起的远视漂移[39,40]、供体及受体角膜曲率不匹配[41],当植片较厚时上述情况造成的影响将会加剧。尽管更多行 DMEK 的患者视力达到 0.8~1.2 不等,植片制备和植入可能充满挑战,因为展开这种极薄的植片至正确的方向是很困难的,术后植片脱位和双前房风险更大[42,43]。有人主张将"超薄"DSAEK 作为实现良好的术后视力且术中及术后并发症减低的一种折中选择。一项研究报道 71% 的植片厚度测量为 $131\mu m$ 或更低的眼睛实现了 1.0 的视力,明显高于植片厚度超过 $131\mu m$ 的眼睛[44]。DSAEK 中 $100\mu m$ 或者更薄的植片显示了良好的早期效果,超过 50% 的眼在 6 个月时视力可达 1.0 或更好[45]。

DSAEK 技术的提高已经产生了令人振奋的结果,据报道,DSAEK 术后第 3 年时内皮细胞丢失率中位数为 44%~46%[11,46],在第 5 年时则为 51%~54%[11,47]。对比之下,深板层 EK 曾被报道 2 年后的内皮细胞丢失率为 37%,在第 5 年时的内皮细胞丢失为 60%[49]。另一方面,PK 术后角膜内皮细胞每年丢失 4%~8%,

第 3 年时 Fuchs 角膜内皮营养不良的内皮丢失率为 51%,非 Fuchs 角膜内皮营养不良的则为 60%;第 5 年的总体丢失率为 70%(角膜供体研究)[12,46]。因此,DSAEK 手术第 1 年后的角膜内皮细胞丢失率为每年 3%~6%,在一些关于 DSAEK 的研究中第 3 年时角膜内皮细胞丢失率为 30%[22,25],这些都是很鼓舞人心的。综上,DSAEK 目前考虑是一项用于治疗角膜内皮病变的安全且经济有效的 PK 的替代方案。

总结

目前,DSAEK 仍然是大多数术者使用薄植片行 EK 手术的主要形式,因为 DMEK 在从供体角膜中独立获取 DM/内皮时仍然面临着技术挑战(将在后面的章节进行更深入讨论)。对 EK 术后效果的继续研究和分析仍然迫在眉睫。仍需要解决的问题包括传递移植的角膜内皮细胞的最好方式是什么(运用载体或单独进行),最佳植片制备装置是什么(微型角膜刀或飞秒激光),哪种植入技术最佳,哪种手术技术可带来 EK 手术的最佳远期效果,是 DSEK、DMEK、还是尚未被讨论的技术。创新技术例如 DMEK、飞秒激光辅助的 DSAEK 及新的植入技术和设备必须经过基础实验室研究和各种 EK 技术之间的大量精心设计的队列研究进行验证,随机对照研究需符合伦理学问题。长期前瞻性研究表明可接受的并发症发生率和长期内皮细胞存活对于继续改善 EK 和患者术后效果至关重要。在未来的某个时刻,EK 将可能被经实验室获取、培养和扩增的自体同源内皮干细胞人工培养的内皮细胞移植所取代。与此同时,EK 技术的研究和发展必须继续确保患者术后效果的成功与改善。

(洪晶 译)

参考文献

1. Tillett CW. Posterior lamellar keratoplasty. *Am J Ophthalmol* 1956;**41**: 530–3.
2. Melles GR, Lander F, Beekhuis WH, et al. Posterior lamellar keratoplasty for a case of pseudophakic bullous keratopathy. *Am J Ophthalmol* 1999; **127**:340–1.
3. Lee WB, Jacobs DS, Musch DC, et al. Descemet's stripping endothelial keratoplasty: safety and outcomes: a report by the American Academy of Ophthalmology. *Ophthalmology* 2009;**116**:1818–30.
4. Price MO, Baig KM, Brubaker JW, et al. Randomized, prospective comparison of precut vs surgeon-dissected grafts for Descemet stripping automated endothelial keratoplasty. *Am J Ophthalmol* 2008;**146**:36–41.
5. Gorovoy MS. Descemet-stripping automated endothelial keratoplasty. *Cornea* 2006;**25**:886–9.
6. Oster SF, Ebrahimi KB, Eberhart CG, et al. A clinicopathologic series of primary graft failure after Descemet's stripping and automated endothelial keratoplasty. *Ophthalmology* 2009;**116**:609–14.
7. Price FW Jr, Price MO. Descemet's stripping with endothelial keratoplasty in 200 eyes: early challenges and techniques to enhance donor adherence. *J Cataract Refract Surg* 2006;**32**:411–18.
8. Terry MA, Saad HA, Shamie N, et al. Endothelial keratoplasty: the influence of insertion techniques and incision size on donor endothelial survival. *Cornea* 2009;**28**:24–31.

9. Mehta JS, Chua J, Poh R, et al. Primary graft failure after Descemet-stripping automated endothelial keratoplasty: clinico-pathological study. *Cornea* 2008;**27**:722–6.

10. Price MO, Gorovoy M, Benetz BA, et al. Descemet's stripping automated endothelial keratoplasty outcomes compared with penetrating keratoplasty from the Cornea Donor Study. *Ophthalmology* 2010;**117**:438–44.

11. Price MO, Fairchild KM, Price DA, et al. Descemet's stripping endothelial keratoplasty five-year graft survival and endothelial cell loss. *Ophthalmology* 2011;**118**:725–9.

12. Lass JH, Gal RL, Dontchev M, et al. Donor age and corneal endothelial cell loss 5 years after successful corneal transplantation. Specular microscopy ancillary study results. *Ophthalmology* 2008;**115**:627–32.e8.

13. Chen ES, Phillips PM, Terry MA, et al. Endothelial cell damage in Descemet stripping automated endothelial keratoplasty with the underfold technique: 6- and 12-month results. *Cornea* 2010;**29**:1022–4.

14. Anshu A, Price MO, Tan DT, et al. Endothelial keratoplasty: a revolution in evolution. *Surv Ophthalmol* 2012;**57**:236–52.

15. Ang M, Htoon HM, Cajucom-Uy HY, et al. Donor and surgical risk factors for primary graft failure following Descemet's stripping automated endothelial keratoplasty in Asian eyes. *Clin Ophthalmol* 2011;**5**:1503–8.

16. Tan DT, Anshu A, Mehta JS. Paradigm shifts in corneal transplantation. *Ann Acad Med Singapore* 2009;**38**:332–8.

17. Bradley JC, McCartney DL. Descemet's stripping automated endothelial keratoplasty in intraoperative floppy-iris syndrome: suture-drag technique. *J Cataract Refract Surg* 2007;**33**:1149–50.

18. Busin M, Bhatt PR, Scorcia V. A modified technique for descemet membrane stripping automated endothelial keratoplasty to minimize endothelial cell loss. *Arch Ophthalmol* 2008;**126**:1133–7.

19. Busin M, Madi S, Santorum P, et al. Ultrathin Descemet's stripping automated endothelial keratoplasty with the microkeratome double-pass technique: two-year outcomes. *Ophthalmology* 2013;**120**:1186–94.

20. Mehta JS, Por YM, Poh R, et al. Comparison of donor insertion techniques for Descemet stripping automated endothelial keratoplasty. *Arch Ophthalmol* 2008;**126**:1383–8.

21. Ang M, Mehta JS, Anshu A, et al. Endothelial cell counts after Descemet's stripping automated endothelial keratoplasty versus penetrating keratoplasty in Asian eyes. *Clin Ophthalmol* 2012;**6**:537–44.

22. Ang M, Mehta JS, Lim F, et al. Endothelial cell loss and graft survival after Descemet's stripping automated endothelial keratoplasty and penetrating keratoplasty. *Ophthalmology* 2012;**119**:2239–44.

23. Kobayashi A, Yokogawa H, Sugiyama K. Descemet stripping with automated endothelial keratoplasty for bullous keratopathies secondary to argon laser iridotomy – preliminary results and usefulness of double-glide donor insertion technique. *Cornea* 2008;**27**(Suppl. 1):S62–9.

24. Khor WB, Mehta JS, Tan DT. Descemet stripping automated endothelial keratoplasty with a graft insertion device: surgical technique and early clinical results. *Am J Ophthalmol* 2011;**151**:223–32.e2.

25. Ang M, Saroj L, Htoon HM, et al. Comparison of a donor insertion device to sheets glide in Descemet stripping automated endothelial keratoplasty: 3-year outcomes. *Am J Ophthalmol* 2014;**157**:1163–9.e3.

26. Ang M, Li L, Chua D, et al. Descemet's stripping automated endothelial keratoplasty with anterior chamber intraocular lenses: complications and 3-year outcomes. *Br J Ophthalmol* 2014;**98**:1028–32.

27. Khor WB, Teo KY, Mehta JS, et al. Descemet stripping automated endothelial keratoplasty in complex eyes: results with a donor insertion device. *Cornea* 2013;**32**:1063–8.

28. Ang M, Ho H, Wong C, et al. Endothelial keratoplasty after failed penetrating keratoplasty: an alternative to repeat penetrating keratoplasty. *Am J Ophthalmol* 2014;**158**:1221–7.e1.

29. Khor WB, Han SB, Mehta JS, et al. Descemet stripping automated endothelial keratoplasty with a donor insertion device: clinical results and complications in 100 eyes. *Am J Ophthalmol* 2013;**156**:773–9.e2.

30. Mehta JS, Thomas AS, Tan DT. Endothelial keratoplasty. *Ophthalmology* 2008;**115**:420–420.e1. author reply-1.

31. Terry MA, Straiko MD, Goshe JM, et al. Endothelial keratoplasty: prospective, randomized, masked clinical trial comparing an injector with forceps for tissue insertion. *Am J Ophthalmol* 2013;**156**:61–8.e3.

32. Ide T. Descemet's stripping automated endothelial keratoplasty injecting device. *Expert Rev Ophthalmol* 2009;**4**:5–9.

33. Koenig SB, Covert DJ. Early results of small-incision Descemet's stripping and automated endothelial keratoplasty. *Ophthalmology* 2007;**114**:221–6.

34. Alvarenga LS, Mannis MJ, Brandt JD, et al. The long-term results of keratoplasty in eyes with a glaucoma drainage device. *Am J Ophthalmol* 2004;**138**:200–5.

35. Covert DJ, Koenig SB. New triple procedure: Descemet's stripping and automated endothelial keratoplasty combined with phacoemulsification and intraocular lens implantation. *Ophthalmology* 2007;**114**:1272–7.

36. Terry MA, Shamie N, Chen ES, et al. Endothelial keratoplasty for Fuchs' dystrophy with cataract: complications and clinical results with the new triple procedure. *Ophthalmology* 2009;**116**:631–9.

37. Yoo SH, Kymionis GD, Deobhakta AA, et al. One-year results and anterior segment optical coherence tomography findings of Descemet stripping automated endothelial keratoplasty combined with phacoemulsification. *Arch Ophthalmol* 2008;**126**:1052–5.

38. Espana EM, Huang B. Confocal microscopy study of donor-recipient interface after Descemet's stripping with endothelial keratoplasty. *Br J Ophthalmol* 2010;**94**:903–8.

39. Holz HA, Meyer JJ, Espandar L, et al. Corneal profile analysis after Descemet stripping endothelial keratoplasty and its relationship to postoperative hyperopic shift. *J Cataract Refract Surg* 2008;**34**:211–14.

40. Scorcia V, Matteoni S, Scorcia GB, et al. Pentacam assessment of posterior lamellar grafts to explain hyperopization after Descemet's stripping automated endothelial keratoplasty. *Ophthalmology* 2009;**116**:1651–5.

41. Dupps WJ Jr, Qian Y, Meisler DM. Multivariate model of refractive shift in Descemet-stripping automated endothelial keratoplasty. *J Cataract Refract Surg* 2008;**34**:578–84.

42. Price MO, Giebel AW, Fairchild KM, et al. Descemet's membrane endothelial keratoplasty: prospective multicenter study of visual and refractive outcomes and endothelial survival. *Ophthalmology* 2009;**116**:2361–8.

43. McCauley MB, Price MO, Fairchild KM, et al. Prospective study of visual outcomes and endothelial survival with Descemet membrane automated endothelial keratoplasty. *Cornea* 2011;**30**:315–19.

44. Neff KD, Biber JM, Holland EJ. Comparison of central corneal graft thickness to visual acuity outcomes in endothelial keratoplasty. *Cornea* 2011;**30**:388–91.

45. Busin MBJ, Patel A, Scorcia V. Ultrathin DSAEK: Future of endothelial keratoplasty? American Society of Cataract and Refractive Surgery 2011 Annual Symposium, Course 28-306. San Diego, CA.

46. Price MO, Gorovoy M, Price FW Jr, et al. Descemet's stripping automated endothelial keratoplasty: three-year graft and endothelial cell survival compared with penetrating keratoplasty. *Ophthalmology* 2013;**120**:246–51.

47. Ratanasit A, Gorovoy MS. Long-term results of Descemet stripping automated endothelial keratoplasty. *Cornea* 2011;**30**:1414–18.

48. Terry MA, Wall JM, Hoar KL, et al. A prospective study of endothelial cell loss during the 2 years after deep lamellar endothelial keratoplasty. *Ophthalmology* 2007;**114**:631–9.

49. Patel SV. Graft survival and endothelial outcomes in the new era of endothelial keratoplasty. *Exp Eye Res* 2012;**95**:40–7.

50. Bose S, Ang M, Mehta JS, et al. Cost-effectiveness of Descemet's stripping endothelial keratoplasty versus penetrating keratoplasty. *Ophthalmology* 2013;**120**:464–70.

9

第 128 章

角膜后弹力层剥除内皮移植术的术中和术后并发症

T. Peter Lindquist，W. Barry Lee

关键概念

- 角膜后弹力层剥除内皮移植术（descemet stripping endothelial keratoplasty，DSEK）是美国目前最常见的角膜移植术式。
- 植片准备工作对 DSEK 手术的成功非常重要，这一步常由眼库完成。
- 供体准备过程中的失误可造成植片内皮细胞损伤、植片浪费及植片厚度不均匀。
- 经验丰富的术者发生 DSEK 术中并发症的概率很低。
- 最常见的术中并发症包括植片方向及贴附、眼内出血、人工晶状体相关问题以及前房注气困难。
- DSEK 的并发症主要发生在术后，包括植片移位、移植失败及医源性青光眼。
- DSEK 术后植片和受体组织之间的交界面可出现雾状混浊、光折射改变以及视力减退。

本章纲要

角膜内皮移植术已成为角膜内皮疾病的标准手术方式。尽管角膜后弹力层内皮移植术（descemet membrane endothelial keratoplasty，DMEK）的数量在逐渐增长，但 DSEK 仍是世界范围内最常用的角膜内皮移植术。根据美国眼库协会（Eye Bank Association of America，EBAA）出版的 2013 年度统计报告，在 2013 年，美国共完成 24 987 例角膜内皮移植手术，另外有 2941 份角膜供体运送至海外进行角膜内皮移植。在 2013 年进行的角膜内皮移植术中，23 465 例为 DSEK，仅 1522 例为 DMEK，这表明 DSEK 已成为美国最常见的角膜内皮移植术和角膜移植手术。由于这一术式的数量持续增长，识别并适当处理可能发生的并发症是极其重要的。DSEK 的并发症中，部分与穿透性角膜移植术的并发症类似，而另一些则是角膜板层移植特有的并发症。

植片准备的并发症

植片准备

在 DSEK 手术过程中，植片的准备是极其重要的一步。这一步骤可由医生在手术室中完成，或由眼库技术员在无菌间或是超净工作台中进行。若是后者，其会在内皮植片被切下后，将其前部的角膜瓣放回原位，然后运送到手术室术者手中。

一些术者更倾向于在一个人工前房上手工准备角膜植片，尤其是在一些欠发达国家，其尚未建立眼库或是无法购买可进行植片准备的昂贵设备。当植片由术者在人工前房上手工准备时，潜在的并发症包括由板层刀造成的组织穿孔，或是造成后部植片的厚薄不均，或是造成不规则的植片前基质层表面。如果出现了组织穿孔，则不能再用于角膜内皮移植手术。

一些术者进行植片的准备时使用自动化技术，包括机械微型角膜刀或是飞秒激光。与手工操作相比较，这些设备的优势包括增加效率并减少了组织穿孔的风险，也可以减少植片厚度及表面不均匀的风险。许多术者使用自动取材角膜后弹力层剥除内皮移植术（descemet stripping automated endothelial keratoplasty，DSAEK）这一名词来指使用自动化设备而不是手工操作来准备植片的 DSEK 手术。尽管使用这些设备仍有可能出现植片穿孔，但与手工操作相比概率已大大减少。当使用飞秒激光时，它可能引起能量传递，或将组织固定于人工前房上引起眼压升高时,可能造成角膜植片的内皮损伤。

在拥有完善眼库系统的发达国家,植片更常由眼库准备用于内皮移植手术。眼库技术员预备植片并在当天或是第二天送到术者手中,是否会出现明显的内皮细胞损失而影响最终的视功能,目前尚无正式的研究报道[1,2]。由眼库替代术者准备植片的优势包括以下几点:①无需因为在手术室中造成植片穿孔而取消手术;②提高了手术的效率;③避免在手术机构购买昂贵的器材用于组织的准备工作[3]。无论任何人进行板层切削时,都需要确保合适的深度,中心定位以及切削均匀。当植片切割过程中出现偏心或环钻刻切植片时出现偏位都可导致供体植片出现偏厚的边缘,可能影响植片的贴附及增加远期移植失败的风险[4]。植片偏中心以及厚度不均可能导致最佳矫正视力降低。

术中并发症

供体植片相关并发症:要达到好的手术效果,在术中保持植片正确的方向非常重要。一旦将组织植入眼内,在注入液体或空气这一步稍有疏忽,则植片可发生随意的翻转。一旦这种情况发生,尤其是在角膜明显水肿的情况下,很难确定组织的正反面。为保证植片正确的方向,可以使用甲紫作一个"S"型标记[4]。当术者要求时,可由眼库在准备植片时标记上一个"S"记号(图128.1)。尽管有一些报道提到甲紫可能损伤内皮或存留在表面,仍有许多术者倾向于由眼库在植片准备时进行标记这一步骤,以保证在整个手术过程中维持正确的组织方向[5-7]。在眼内对植片进行调整并要确保不引起植片内皮显著水肿很有难度,需要非常小心以避免组织翻转。在注入空气之前需要将组织展开,将组织折叠并植入眼内这一步骤发生翻转的风险很高。

在植片植入前房后可能发生植片脱出眼外。当角膜缘切口缝合之前,注入空气或液体使眼压增高时常发生这一并发症。在注入空气或液体之前进行适当的切口缝合可以预防这一并发症发生。植片也可能掉落至后房,尤其是在无晶状体眼或无虹膜眼中更易发生。利用缝线牵引技术、植片滑行植入或临时缝线固定可以协助预防植片脱入后房。如果发生该并发症,将很难确定植片的哪一面是内皮,哪一面是基质。

直接的内皮损伤是另一种潜在的眼内并发症,其发生的原因包括过多的组织操作、浅前房、虹膜与内

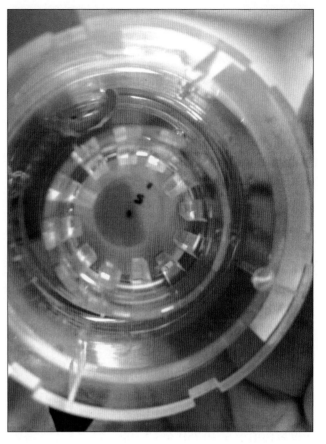

图128.1 照片显示了保存在保存液中的供体角巩膜缘组织,其角膜基质表面有明显的"S"型记号。这可以协助在完成DSEK手术时植片处于正确的方向,否则植片可能出现翻转并出现内皮反向

皮接触、眼内晶状体与内皮接触或器械直接与供体内皮面相接触。内皮损伤更常发生在初学的术者,随着手术经验的累积,发生率不断降低。

气体的处理:在任何术眼中都可能发生无法保持气体完全充满前房的情况,但在以下情形时将更易出现,包括曾进行过青光眼滤过手术、带有青光眼引流装置、存在前房型人工晶状体、虹膜损伤、无晶状体眼以及曾进行过玻璃体切除术的患者。可以使用30g的针头从角膜缘注射使空气完全充满。在重复进行气体注射之前,使用黏弹剂将引流管处、小梁切除术位置或虹膜损伤部位进行封闭可能有所帮助。

出血:出血可能来自后部组织的创伤,术中进行的周边虹膜切除术也可能引起出血。钝挫伤造成的虹膜撕裂或是无意中引起的虹膜根部离断也可能引起及增加眼内出血的风险。尽管在注入空气之前需要尽力冲洗前房以清除出血,但最终出血会分解且不会引起副作用。虹膜撕裂可能增加保持气体充满的难度,因为气体可能从虹膜撕裂处跑向后房。当这一

情况发生时,可以在 DSEK 手术注入气体之前,对撕裂部位缝合以关闭或修复撕裂。

晶状体以及晶状体植入物的相关并发症:大多数进行 DSEK 手术的患者在术前已进行或是将同时进行白内障手术并植入人工晶状体。如果该患者是有晶状体眼,则术后白内障发展将是其另一个潜在的并发症,这与器械和晶状体前囊膜接触引起损伤、植片的接触或者空气气泡的损伤相关。人工晶状体眼的患者存在人工晶状体移位的风险。人工晶状体可向前移位,可能由于人工晶状体与供体内皮的接触造成内皮的损伤。DSEK 术前进行的白内障手术以及 YAG 后囊切开术可导致晶状体悬韧带松弛和后囊膜的撕裂,可能引起人工晶状体向后移位,后者更常见于板式人工晶状体。这些并发症可以导致玻璃体脱入前房和创口处。

另一个可能出现的并发症与 DSEK 和白内障摘除联合手术相关。DSEK 手术可引起一定量的远视漂移(范围为 0.7~1.5D,平均值为 1.1D)[8]。因此,为了避免在联合手术中对人工晶状体的度数计算错误,在对人工晶状体生物学测量的基础上,需要将术后的屈光度目标值设在 −0.75D 至 −1.50D。每一个术者需要计算他们自己特有的远视性变化,并调整人工晶状体度数的选择。

联合手术和标准的白内障手术一样,可能出现眼前节毒性综合征(toxic anterior segment syndrome,TASS)。为了减少 TASS 发生的风险,应避免重复使用套管针头和残留黏弹剂。

术后并发症

植片相关并发症

植片移位是指在植片和受体眼角膜基质层后表面间缺乏黏附,这是 DSEK 手术后最常见的并发症。随着术者经验的提升,移位的发生率会降低。植片移位表现为在植片与基质床界面之出现缝隙并被液体填充,或是植片从后基质床完全脱离(图 128.2A-C)。角膜内皮泵功能不全、界面残留黏弹剂、空气注入不足、界面间出现液体或是揉眼都可能引起植片移位。如果植片已完全脱离,需要通过再次注入空气进行复位。这一步骤可以在诊室的裂隙灯下完成、也可在一个小型的治疗室或是手术室完成,时间可选择在发现脱位时或是之后 1~2 周以内进行。在手术后早期观察到的部分植片脱离或是液体残留,当范围较小或位于下方时可能出现自发地贴附。

原发性供体衰竭。原发性供体衰竭(primary graft failure,PGF)定义为尽管植片完全附着 2 个月以上,

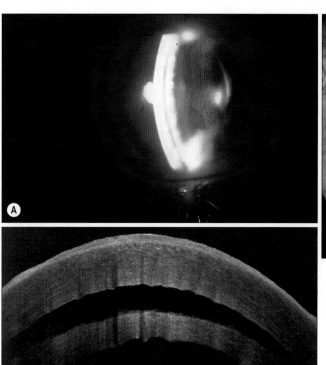

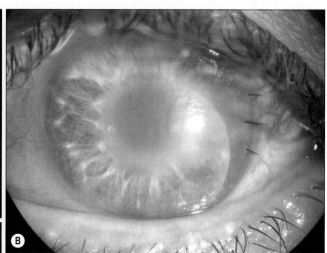

图 128.2 （A）裂隙灯图片显示植片移位,在交界面存有液体但仍保持居中,如果不能立即进行气体的再次填充将发生植片的完全移位。(B)在 DSEK 术后发生的植片完全移位。(C)植片移位的 OCT 图像

角膜仍不能恢复透明(图128.3)。医源性原发性供体衰竭可能继发于粗劣的手术技术引起的内皮细胞损伤,其与术者的经验以及手术技巧相关。已有文献研究报道原发性供体衰竭发生率为0~29%,平均值为5%[8]。治疗需要使用新的植片再次进行手术。

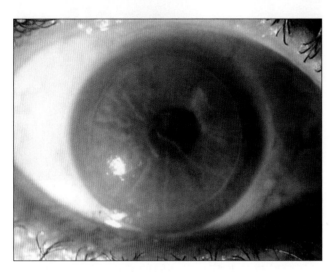

图128.3　裂隙灯照片显示在DSEK术后2个月时的移植手术失败

继发性供体衰竭(secondary graft failure)或内皮细胞损失。根据角膜移植相关研究的结果,与穿透性角膜移植手术相比,Fuchs角膜内皮营养不良患者DSEK术后五年植片存活率为95%,人工晶状体眼或无晶状体眼伴有角膜水肿的患者DSEK术后五年植片存活率为76%[9,10]。文献显示在术后6个月时内皮细胞损失为25%~54%,12个月时则为24%~61%,12个月时的平均值为42%[11]。研究显示在曾进行青光眼手术的眼中引起继发性移植失败的概率更高(曾进行青光眼手术组发生率为15.9%,未进行青光眼手术组则为3.2%)[12,13]。

与穿透性角膜移植手术相比,DSEK手术发生植片排斥的概率更小[14]。曾有报道提到最长达24个月的随访研究发现DSEK的植片排斥率为0~45.5%[8,14,15]。最近的一项大型研究则发现术后3年的植片排斥率大大降低,为4%。作者提到植片排斥与终止使用糖皮质激素滴眼液相关。对于急性植片排斥的治疗包括频繁地局部使用糖皮质激素以及口服或结膜下给予糖皮质激素药物。当治疗无效时,可以考虑再次进行角膜内皮移植手术[16]。

与空气注入相关的并发症

在DSEK手术过程中,注入空气或其他气体(SF6)是十分重要的一步,但也可能出现相关的并发症。至少已有一项研究显示空气气泡本身对内皮可能有毒害作用(图128.4)[17]。

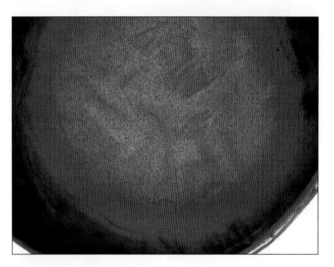

图128.4　实验室角膜内皮的茜素红染色显示了内皮植片周边的标志性环状染色。红色染色显示了损伤的角膜内皮,提示空气表面张力主要对周边角膜内皮造成的损伤,而不是对中央角膜内皮

瞳孔阻滞是一种常见的并发症。当空气使瞳孔闭塞并阻止了正常的房水通过时将发生这种情况。下方周边虹膜切开术或清除瞳孔下缘的空气以形成新月形房水区域,可以避免发生这一并发症。空气可以移动至虹膜后方,继而将虹膜向前推,也可引起眼压升高(图128.5A-B)。当这种情况发生时,应进行散瞳,并让患者保持仰卧位。一旦空气回到前房,可使用缩瞳剂避免空气再次进入后房。

曾有报道在DSEK术后发生亲水性丙烯酸人工晶状体变混浊的情况,这一并发症与空气泡与人工晶状体材料的相互作用有关(图128.6)[18,19]。这一反应使得羟磷灰石在人工晶状体前表面沉积。因沉积总是位于视轴区,所以有必要对人工晶状体进行更换。当注入空气或进行其他手术操作时也可能导致人工晶状体的移位。

Urrets-Zavalia综合征可在DSEK术后发生。当注入空气气泡引起持续的眼压升高时,可发生这一并发症。多数病例为注满空气引起瞳孔阻滞伴有眼压升高。该并发症更常见于蓝色虹膜并与眼压升高

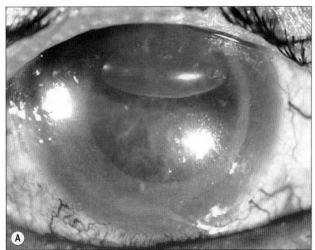

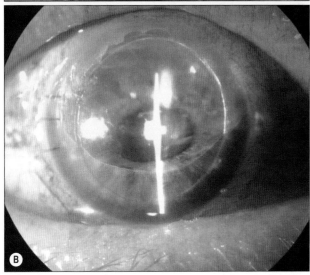

图 128.5　（A）裂隙灯照片显示位于后房的空气引起了瞳孔阻滞性青光眼。（B）在瞳孔阻滞时,瞳孔处空气未清除且出现了周边虹膜粘连

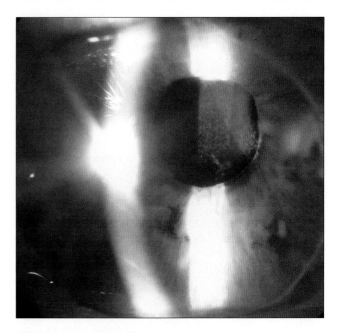

图 128.6　DSEK 术后亲水性丙烯酸人工晶状体出现混浊。混浊是由于人工晶状体前表面出现羟磷灰石沉积造成的

氟尿嘧啶进行治疗。界面间的雾状混浊在 DSEK 术后并不常见。一些作者认为这一现象的本质是组织界面不透明(textural interface opacity,TIO)[21]。界面间的雾状混浊通常在术后 6~12 个月会自行缓解(图128.7)[21,22]。界面间残留的黏弹剂可使雾状混浊继续发展[23]。若该情况不能缓解,可以使用平衡盐溶液冲洗交界面并重新定位内皮植片。

的持续时间相关[20]。释放空气以解除瞳孔阻滞或行下方虹膜周边切除可避免眼压过高,预防该并发症的发生。

交界面的问题

　　在 DSEK 术后,植片和受体角膜基质间交界面的形成可以导致一些并发症的发生。交界面中可能存在嵌入的碎片、血液以及残留的后弹力层,但极少会导致严重的问题或肉眼明显可见的异常。尤其是在环钻刻切植片出现偏心时,可发生折叠或皱褶,当导致视力下降时可能被观察到。可能出现上皮内生的并发症,尤其是在角膜顶端制作排气切口(venting incision)时更易出现。出现这种并发症时,可以注射 5-

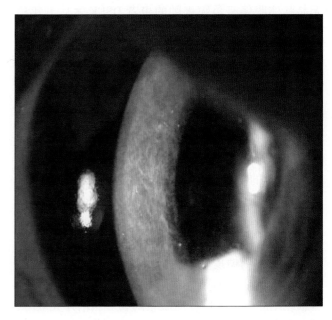

图 128.7　交界面的雾状混浊,也指组织界面不透明,在DSEK 术后交界面间残留黏弹剂时发生

感染

DSEK 手术发生感染极为罕见。只有几例报道 DSEK 术后发生眼内炎或感染性角膜炎[24~26]。交界面发生感染是 DSEK 手术所特有的感染性角膜炎,在穿透性角膜移植术中不会见到(图 128.8)。由于已有几例报道提到了交界面发现真菌病原体,尤其是念珠菌属的感染,引发了对该并发症的关注[27,28]。许多病例在手术时使用的角膜供体,对其角膜缘进行培养发现真菌阳性。使用空气注入分离亦可以提供一种途径使得眼球表面的微生物进入交界面间。供体角膜缘检测阳性也引发了疑问,是否应该预防性口服和/或局部使用抗真菌药物以避免可能发生的严重并发症。由于交界面的培养很难进行,所以在对这些患者术后复查时共聚焦显微镜检查可能起到有效的辅助作用。

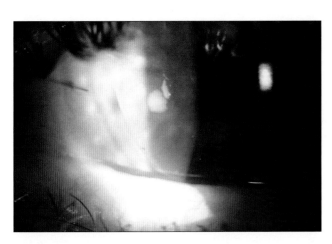

图 128.8 光滑念珠菌引起的角膜交界面真菌感染。该供体角膜缘检测出存在同样的微生物

医源性青光眼

角膜移植术后青光眼的发病率为 0~54%[12,29,30]。病因包括糖皮质激素药物反应、房角关闭以及慢性炎症。与有青光眼手术史或无青光眼病史的患者相比,有青光眼药物治疗史的患者更易出现眼压的升高[12,29]。

当角膜后弹力层剥离的直径比供体植片的直径大时,角膜可能出现周边水肿。应注意使后弹力层剥离的直径比供体稍小,因为这可以预防水肿但不会影响植片的贴附。如果后弹力层剥离超出了供体植片的区域,则会增加提高角膜基质水肿的风险。因该区域未被供体内皮所覆盖继而引起微囊肿或大泡性上皮水肿。

(黄挺 译)

参考文献

1. Terry MA, Shamie N, Chen ES, et al. Precut tissue for Descemet's stripping automated endothelial keratoplasty: vision, astigmatism, and endothelial survival. *Ophthalmology* 2009;**116**:248–56.
2. Nelson BA, Ritenour RJ. Tissue quality of eye-bank-prepared precut corneas for Descemet's stripping automated endothelial keratoplasty. *Can J Ophthalmol* 2014;**49**:92–5.
3. Lee WB, Meinecke E, Varnum B. The evolution of eyebanking and corneal transplantation: A symbiotic relationship. *Int Ophthalmol Clin* 2013;**53**:115–29.
4. Zhang Q, Randleman JB, Stulting RD, et al. Clinicopathologic findings in failed Descemet stripping automated endothelial keratoplasty. *Arch Ophthalmol* 2010;**128**(8):973–80.
5. Stoeger C, Holiman J, Davis-Boozer D, et al. The endothelial safety of using a gentian violet dry-ink "S" stamp for precut corneal tissue. *Cornea* 2012;**31**:801–3.
6. Ide T, Yoo SH, Kymionis GD, et al. Descemet-stripping automated endothelial keratoplasty (DSAEK): effect of nontoxic gentian violet marking pen on DSAEK donor tissue viability by using vital dye assay. *Cornea* 2008;**27**:562–4.
7. Liang SY, Lee GA. Retained interface gentian violet ink in Descemet stripping endothelial keratoplasty. *Cornea* 2012;**31**:92–3.
8. Lee WB, Jacobs DS, Musch DC, et al. Descemet's stripping endothelial keratoplasty: safety and outcomes. *Ophthalmology* 2009;**116**:1818–30.
9. Cornea Donor Study Group. Donor age and corneal endothelial cell loss 5 years after successful corneal transplantation. Specular microscopy ancillary study results. *Ophthalmology* 2008;**115**:627–32.
10. Price MO, Fairchild KM, Price DA, et al. Descemet's stripping endothelial keratoplasty. Five-year graft survival and endothelial cell loss. *Ophthalmology* 2011;**118**:725–9.
11. Terry MA, Chen ES, Shamie N, et al. Endothelial cell loss after Descemet's stripping endothelial keratoplasty in a large prospective series. *Ophthalmology* 2008;**115**:488–96.
12. Aldave AJ, Chen JL, Zaman AS, et al. Outcomes after DSEK in 101 eyes with previous trabeculectomy and tube shunt implantation. *Cornea* 2014;**33**:223–9.
13. Wiaux C, Baghdasaryan E, Lee OL, et al. Outcomes after Descemet stripping endothelial keratoplasty in glaucoma patients with previous trabeculectomy and tube shunt implantation. *Cornea* 2011;**30**:1304–11.
14. Allan BD, Terry MA, Price FW Jr, et al. Corneal transplant rejection rate and severity after endothelial keratoplasty. *Cornea* 2007;**26**:1039–42.
15. Lee JS, Desai NR, Schmidt GW, et al. Secondary angle closure caused by air migrating behind the pupil in Descemet stripping endothelial keratoplasty. *Cornea* 2009;**28**:652–6.
16. Shah K, Lindquist P, Lee WB, et al. A retrospective review of rejection rates following a large DSEK series. Federated Cornea Societies Symposium/ AAO Meeting, New Orleans, LA, November 2013.
17. Hong A, Caldwell MC, Kuo AN, et al. Air bubble-associated endothelial trauma in Descemet stripping automated endothelial keratoplasty. *Am J Ophthalmol* 2009;**148**(2):256–9.
18. Werner L, Wilbanks G, Nieuwendaal CP, et al. Localized opacification of hydrophilic acrylic intraocular lenses after procedures using intracameral injection of air or gas. *J Cataract Refract Surg* 2015;**41**:199–207.
19. Patryn E, van der Meulen IJ, Lapid-Gortzak R, et al. Intraocular lens opacifications in Descemet stripping endothelial keratoplasty patients. *Cornea* 2012;**31**:1189–92.
20. Fournié P, Ponchel C, Malecaze F, et al. Fixed dilated pupil (Urrets–Zavalia syndrome) and anterior subcapsular cataract formation after Descemet stripping endothelial keratoplasty. *Cornea* 2009;**28**:1184–6.
21. Vira S, Shih CY, Ragusa N, et al. Textural interface opacity after Descemet stripping automated endothelial keratoplasty: a report of 30 cases and possible etiology. *Cornea* 2013;**32**:e54–9.
22. Espana EM, Huang B. Confocal microscopy study of donor-recipient interface after Descemet's stripping with endothelial keratoplasty. *Br J Ophthalmol* 2010;**94**:903–8.
23. Anshu A, Planchard B, Price MO, et al. A cause of reticular interface haze and its management after Descemet stripping endothelial keratoplasty. *Cornea* 2012;**31**:1365–8.
24. Chang V, Karp CL, Yoo SH, et al. Mycobacterium abscessus endophthalmitis after Descemet's stripping with automated endothelial keratoplasty. *Cornea* 2010;**29**:586–9.
25. Chew AC, Mehta JS, Li L, et al. Fungal endophthalmitis after Descemet stripping automated endothelial keratoplasty—a case report. *Cornea* 2010;**29**:346–9.
26. Kaiura TL, Ritterband DC, Koplin RS, et al. Endophthalmitis following Descemet's stripping endothelial keratoplasty with concave oriented dislocation on slit lamp optical coherence topography. *Cornea* 2010;**29**:222–4.

27. Lee WB, Foster JB, Kozarsky AM, et al. Interface fungal keratitis after endothelial keratoplasty: a clinicopathological report. *Ophthalmic Surg Lasers Imaging* 2011;**42**:e44–8.

28. Kitzmann AS, Wagoner MD, Syed NA, et al. Donor-related Candida keratitis after Descemet stripping automated endothelial keratoplasty. *Cornea* 2009;**28**:825–8.

29. Allen MB, Lieu P, Mootha VV, et al. Risk factors for intraocular pressure elevation after Descemet stripping automated endothelial keratoplasty. *Eye Contact Lens* 2010;**36**:223–7.

30. Anshu A, Price MO, Price FW. Descemet's stripping endothelial keratoplasty under failed penetrating keratoplasty: visual rehabilitation, complications and graft survival rate. *Ophthalmology* 2011;**118**:2155–60.

9

第 129 章

角膜后弹力层剥除（自动取材）内皮移植术的转归

Edwin S. Chen, Mark A. Terry

关键概念

- 角膜后弹力层剥除（自动取材）内皮移植术（descemet stripping（automated）endothelial keratoplasty, DSEK/DSAEK）可以使视力快速恢复。
- 术中小心操作可使术后并发症的发生率降低。
- DSEK/DSAEK 术后 1~3 年视力可以达到 0.67~0.8。
- DSEK/DSAEK 手术引起的屈光改变最小。
- DSEK/DSAEK 手术保持了角膜生理学表面，引起的散光改变最小。
- 与穿透性角膜移植手术相比，DSEK/DSAEK 术后中长期引起的内皮细胞损伤较小。

本章纲要

引言

最近 15 年以来，角膜内皮移植术出现了显著的进展。从最初 Melles 等描述的后板层角膜移植术[1]到 Terry 和 Ousley 介绍的深板层角膜内皮移植术[2]，再到现今最常见的 DSEK/DSAEK[3-5]。大量文献数据显示角膜内皮移植术的效果优于传统的穿透性角膜移植[6-8]。尽管 DSAEK 手术所特有的手术技巧已变得较前容易以及更加多样，角膜内皮移植术后视力也较以前提高，但其并发症仍经常发生，这与术者的手术经验以及使用的不同手术技术是相联系的。这一章节总结了 DSAEK 手术患者的术后视力、屈光改变以及内皮植片的存活率，并对该手术的并发症进行了回顾。

转归

DSAEK 手术并发症

DSAEK 手术最常见的是早期并发症，包括植片移位以及医源性原发性供体衰竭（primary graft failure, IPGF）。表 129.1 中列出了不同文献报道中关于并发症发病率的摘要。尽管多数研究显示随着 DSAEK 手术经验的提高，这些并发症的发生率会降低，不同医生使用的特定的 DSAEK 手术技术在其中也起到了作用。表 129.2 中展现了使用各种不同手术技术所引起并发症的概率。

内皮植片移位通常发生在 DSAEK 术后几天内，需要进行二次手术以使得植片再次贴附和复位，包括再次向前房注入空气以及可能需要将植片再次居中。这一过程可增加植片内皮细胞的损伤[4,6,9,10]，当再次贴附成功后，最好避免反复进行操作。Price 和 Price 提出了在角膜表面进行按摩以及做角膜排气切口以排除交界面间的液体，可以减少植片移位的发生[11]。Terry 等提出了对受体基床周边进行刮擦以提高植片的贴附性，并使植片移位的发生率降至小于 3%[12,13]。在一项大型前瞻性研究中，Chen 等[14]和 Terry 等[15]发现植片本身的特性，例如供体的年龄、供体保存时间、死亡至手术之间的间隔，术前植片内皮细胞计数以及眼库对供体组织的预处理均与移位的发生率无关。在一项对 315 只 Fuchs 角膜内皮营养不良患眼的大型前瞻性研究中，Terry 等人[16]发现黏弹剂的使用以及进行白内障超声乳化抽吸和 DSAEK 联合手术不会增加植片移位的发生率。然而 Goshe 等人则发现与对照组 787 只眼（2%）相比，曾进行过青光眼手术的眼中，发生植片移位的概率显著增高（9%），这与眼压过低有关[17]。

表 129.1　大型研究中 DSAEK 术后的并发症

研究	术眼数量	术者人数	植片移位发生率	原发性供体衰竭率
Terry 等[18]	200	多人	1.5%	0
Price 和 Price[33]	263	单人	6.5%	未记录
Price 和 Price[4]	216	单人	未记录	0.5%
Kitsmann 等[37]	197	多人	23%	14%
Suh 等[38]	118	多人	23%	18%
Chen 等[14]	100	多人	1%	0
Obrien 等[9]	89	多人	26%	11%
Basak[39]	75	单人	8%	1%

表 129.2　DSAEK 手术植入技术引起并发症的比较

研究	植入方法	术眼数量	移位发生率	原发性供体衰竭率	术后 6 个月内皮细胞损失
Chen 等[40]	5mm 巩膜隧道,Charlie Ⅱ 镊,60~40 倒转褶曲	112	—	—	36%
	5mm 巩膜隧道,Charlie Ⅱ 镊,40~60 下褶	36	—	—	26%
Philips 等[41]	5mm 巩膜隧道,Charlie Ⅱ 镊,40/60 下褶	100	2%	0	16%
Gangwani 等[42]	Tan 内皮滑行植入	22	5%	0	26%
	Busin 内皮滑行植入	30	7%	0	47%
Khor 等[43]	Tan 内皮滑行植入	100	2%	1%	14%
Foster 等[44]	4mm 透明角膜切口 非压缩人工晶状体植入镊	70	28%	7%	44%
	内皮推注器	105	6%	1%	28%
Bradley 等[45]	6mm 角膜缘,薄片滑行植入	20	15%	0	25%
Bahar 等[8]	5mm 切口,Goosey 镊 60~40 倒转褶曲	37	19%	1%	34%
	5mm 切口,Busin 滑行联合缝线拖入	26	8%	0	25%
Busin 等[46]	3mm 透明角膜切口,Busin 滑行植入	285	4%	1%	33%

　　DSAEK 手术的原发性供体衰竭绝大多是医源性的,由手术损伤直接导致。当术者经验丰富时,则可减少原发性供体衰竭的发生率。DSAEK 的某些技术更便于术者操作,但可能对内皮造成更多损伤并导致原发性供体衰竭的概率增加(表 129.1 所示)。尤其是当植入的切口小于 5mm 时需要压缩脆弱的植片[18]。另外,运用有咬合刃的镊子[19]会压碎组织,造成内皮细胞损伤概率更高,继而更易引起原发性供体衰竭。

DSAEK 术后的视力转归

　　DSAEK 术后视力恢复的速度远优于传统穿透性角膜移植,许多患者在术后数周内而不是数月或数年后就可以恢复良好的裸眼或矫正视力[7,8]。甚至在许多角膜水肿的严重病例中,DSAEK 可以和其他前节手术联合进行,使得患者可以在数天内而不是数月后迅速恢复视力。

　　表 129.3 显示了在几项大型研究中,DSAEK 术后六个月时的视力恢复情况。该表格特别强调所统计视力的这些术眼没有视网膜疾病,以在后续分析中排除这一重要的混杂变量。数据明确显示在排除视网膜疾病或其他明显影响视力的疾病后,DSAEK 术后 6 个月时的平均视力约为 0.67。Chen 等[20]报道

表 129.3　不伴有视网膜疾病患者 DSAEK 术后 6 个月时视力及屈光的转归

研究	术眼数量	平均 BSCVA	大于 0.5 的比例	大于 1.0 的比例	散光	等效球镜
Terry 等[16]	160	0.65	93%	13%	未记录	0.11+/-1.08
Terry 等[27]	60	0.67	92%	20%	1.11+/-0.67	未记录
Price 和 Price[4]	93	0.53	79%	2%	1.50+/-1.2	0.23+/-1.8
Chen 等[20]	74	0.67	97%	20%	1.08	未记录
Busin 等[46]	188	0.77	95%	26%	—	—

在 DSAEK 术后，将近 20% 未伴黄斑疾病的术眼视力可以达到 1.0,97% 可以达到 0.5 以上，某些因素例如交界面的质量以及残余的受体基质杂质使得大多数 DSAEK 病例视力受限而无法达到 1.0[21]。有趣的是，Li 等显示在 DSAEK 术后，视力可以持续地稳步升高[22]。在这一研究中，108 名患者的平均最佳矫正视力从术后 6 个月时的 0.67 提高到术后 3 年时的 0.8。另外，患者视力达到 0.8 以上的比例从术后 6 个月的 36% 增长到术后 3 年时的 70%；视力达到 1.0 的比例从术后 6 个月时的 11% 增长到术后 3 年时的 47%。这被认为归功于远期角膜基质纤维的重塑，改善了供体 - 受体交界面的视觉质量。尽管研究尚有争议，但认为植片的厚度同样在术后视力转归中起作用。一项由 Terry 等进行的关于 418 只眼的大型研究显示在通常的植片厚度范围中（100~200 微米），视力和植片厚度无相关性。在最薄 10% 和最厚 10% 的植片中，差异虽小却有统计学上的差异，但是厚度本身只能解释大约 5% 的改变[23]。一些其他的研究推断厚度和视力转归无关[24-27]。然而，在一项最近的研究中，Busin 等[28] 报道在 188 只眼中使用小于 130μm 的"超薄"组织，在术后 6 个月时最佳矫正视力达到 0.77，其中 26% 达到 1.0 且 95% 达到 0.5。这显示了与其他未使用超薄组织的研究相比，超薄植片在 6 个月时最佳矫正视力更好且视力恢复更迅速。

散光

DSAEK 对于穿透性角膜移植手术而言，最大的优势在于术后屈光改变的范围。穿透性角膜移植术后可产生不可预料的角膜地形图改变并通常伴随高度不规则散光，角膜内皮移植术则可使肿胀的角膜恢复到正常的生理学形状，只伴随低度的角膜地形变化与散光改变。与穿透性角膜移植术中不稳定的开窗式切口不同，最常见的 DSAEK 手术技术中只使用 3~5mm 的巩膜缘切口。在一些关于角膜内皮移植术的大型研究中，5mm 的巩膜切口甚至只会引起小于 0.25D 的散光[6,16,19]，且在术后形成了稳定的球形结构[29]。表 129.3 中显示了一些大型研究中 DSAEK 病例的平均散光值变化。Bahar 等直接将他们的 DASEK 结果与穿透性角膜移植手术相比较，发现 DASEK（45 只眼）术后的平均散光值改变为 1.36+/-0.92D，而穿透性角膜移植术后为 3.78+/-1.01D（$p<0.01$）。毫无疑问，对于角膜内皮功能不良的患者来说，角膜内皮移植术后对于消除术后散光的改变远优于穿透性角膜移植。

等效球镜

在穿透性角膜手术后，待所有的缝线拆除后才可得知最终的角膜屈光力，有时要在手术后数年才可测量。在 DSAEK 中，因为保持了正常的角膜地形，角膜前表面的屈光力相对保持不变。如表 129.3 中所示，最终的屈光等效球镜平均值与 0° 接近，且标准差以及范围也合符常理。然而当手术后角膜前表面有一个小的屈光改变时，则角膜后表面的曲率则会因为受体角膜后表面而发生显著的变化，并通常引起远视性的屈光改变[30]。大多数研究显示这一远视性屈光改变约为 0.8~1.25D[16,19-20,30]。所以当进行一个"新三联"白内障和 DSAEK 联合手术时[16]，需注意选择合适度数的人工晶状体以适应预期的远视性改变（例如当选择人工晶状体度数时，如果仅进行白内障手术而不联合 DSAEK，则会导致 –1.00D 的近视性改变）。

角膜植片内皮的存活率

对于 DSAEK 来说，最大的顾虑是供体内皮是否可以如在穿透性角膜移植术眼中存活那样长的时间。Patel 等[31] 关于穿透性角膜移植的研究显示了在术后内皮可以保持稳定约 10 年，许多穿透性角膜移植植片可存活长达 20 年，而关于 DSAEK 的研究数据尚局限于十年内。表 129.4 中显示了多个研究中关于短期

表 129.4　在大型研究中 DSAEK 术后的内皮细胞损伤（Endothelial cell loss，ECL）

研究	术眼数量	术后 6 月 ECL	术后 12 月 ECL	术后 2 年 ECL	术后 3 年 ECL	术后 5 年 ECL
Price 等[36]	263	34%	36%	41%		
Terry 等[32]	362	23%	23%	24%		
Price 等[47]	165	—	37%	—	44%	53%

BSCVA：最佳框架眼镜矫正视力

和长期内皮细胞损失的数据。早期研究已有报道，即使有经验的术者进行 DSAEK 手术，在术后最初 6 个月时内皮细胞损失已达到 32%~34%。尽管这可能比穿透性角膜移植更高，然而有趣的是在术后 6 个月至 2 年间，内皮细胞损失表现出一种相对于早期更稳定的状态。Terry 等显示在术后 6 个月时内皮细胞损失稍低于 23%，而术后 2 年时仅稍高于 23%[32]。Price 则报道在术后 1 年时内皮细胞损失为 37%，术后 3 年时为 44%，术后 5 年时为 53%，而在角膜供体研究（Cornea Donor Study，CDS）中则提到，穿透性角膜移植术后 5 年内皮细胞损失为 69%~75%[33~34]。

总结

角膜内皮移植术在过去 15 年间发展迅猛，许多术者的数据都显示角膜内皮移植术与穿透性角膜移植比较更有优点，包括角膜地形图、屈光的可预测性、眼球稳定性、视觉质量以及视力的快速恢复。在对于角膜内皮功能不良患者的手术治疗中，更多的进行角膜内皮移植术而不是穿透性角膜移植，角膜内皮移植术已成为这类疾病治疗的标准[35]。在角膜内皮移植术的并发症中，原发性供体衰竭以及植片移位与术者的经验直接相关，而且受术者使用的特定手术技术影响。DSAEK 术后供体内皮细胞的损失与穿透性角膜移植相比，在第 1 年较高，但长期的内皮细胞损失类似（或优于）穿透性角膜移植。可以预见，将来在这一领域技术与科技的共同进步将改善角膜内皮移植术最终的视力并减少供体内皮的损失。

（黄挺　译）

参考文献

1. Melles GR, Lander F, van Dooren BR, et al. Preliminary clinical results of posterior lamellar keratoplasty through a sclerocorneal pocket incision. *Ophthalmology* 2000;**107**:1850–6.
2. Terry MA, Ousley PJ. Replacing the endothelium without surface corneal incisions or sutures: the first United States clinical series with the deep lamellar endothelial keratoplasty procedure. *Ophthalmology* 2003;**110**:755–64.
3. Gorovoy MS. Descemet-stripping automated endothelial keratoplasty. *Cornea* 2006;**25**:886–9.
4. Price FW, Price MO. Descemet's stripping with endothelial keratoplasty: comparative outcomes with microkeratome-dissected and manually dissected donor tissue. *Ophthalmology* 2006;**113**:1936–42.
5. Terry MA. Endothelial keratoplasty (EK): history, current state, and future directions. *Cornea* 2006;**25**:873–8. (Editorial).
6. Terry MA. Endothelial keratoplasty: clinical outcomes in the two years following deep lamellar endothelial keratoplasty. (An American Ophthalmological Society thesis). *Trans Am Ophthalmol Soc* 2007;**105**:530–63.
7. Heidemann DG, Dunn SP, Chow CY. Comparison of deep lamellar endothelial keratoplasty and penetrating keratoplasty in patients with Fuchs' endothelial dystrophy. *Cornea* 2008;**27**:161–7.
8. Bahar I, Kaiserman I, McAllum P, et al. Comparison of posterior lamellar keratoplasty techniques to penetrating keratoplasty. *Ophthalmology* 2008;**115**:1525–33.
9. O'Brien PD, Lake DB, Saw VP, et al. Endothelial keratoplasty: case selection in the learning curve. *Cornea* 2008;**27**:1114–18.
10. Terry MA, Chen ES, Shamie N, et al. Endothelial cell loss after Descemet's stripping endothelial keratoplasty in a large prospective series. *Ophthalmology* 2008;**115**:488–96.
11. Price FW, Price MO. Descemet's stripping with endothelial keratoplasty in 200 eyes: early challenges and technique to enhance donor adherence. *J Cataract Refract Surg* 2006;**32**:411–18.
12. Terry MA, Hoar KL, Wall J, et al. The histology of dislocations in endothelial keratoplasty (DSEK and DLEK): prevention of dislocation with a laboratory-based surgical solution in 100 consecutive DSEK cases. *Cornea* 2006;**25**:926–32.
13. Terry MA, Shamie N, Chen ES, et al. Endothelial keratoplasty: a simplified technique to minimize graft dislocation, iatrogenic graft failure and pupillary block. *Ophthalmology* 2008;**115**:1179–86.
14. Chen ES, Terry MA, Shamie N, et al. Pre-cut tissue in Descemet's stripping automated endothelial keratoplasty: donor characteristics and early postoperative complications. *Ophthalmology* 2008;**115**:497–502.
15. Terry MA, Shamie N, Chen ES, et al. Endothelial keratoplasty: the influence of pre-operative donor endothelial densities on dislocations, primary graft failure, and one year cell counts. *Cornea* 2008;**27**:1131–7.
16. Terry MA, Shamie N, Chen ES, et al. Endothelial keratoplasty for Fuchs' dystrophy with cataract: complications and clinical results with the new triple procedure. *Ophthalmology* 2009;**116**:631–9.
17. Goshe JM, Terry MA, Li JY, et al. Graft dislocation and hypotony after Descemet's stripping automated endothelial keratoplasty in patients with previous glaucoma surgery. *Ophthalmology* 2012;**119**:1130–3.
18. Terry MA, Saad HA, Shamie N, et al. Endothelial keratoplasty: the influence of insertion techniques and incision size on donor endothelial survival. *Cornea* 2009;**28**:24–31.
19. Mearza AA, Qureshi MA, Rostron CK. Experience and 12-month results of Descemet-stripping endothelial keratoplasty (DSEK) with a small-incision technique. *Cornea* 2007;**26**:279–83.
20. Chen ES, Terry MA, Shamie N, et al. Descemet's stripping endothelial keratoplasty: six months results in a prospective study of 100 eyes. *Cornea* 2008;**27**:514–20.
21. Patel SV, Baratz KH, Hodge DO, et al. The effect of corneal light scatter on vision after Descemet stripping with endothelial keratoplasty. *Arch Ophthalmol* 2009;**127**:153–60.
22. Li JY, Terry MA, Goshe J, et al. Three-year visual acuity outcomes after Descemet's stripping automated endothelial keratoplasty. *Ophthalmology* 2012;**119**:1126–9.
23. Terry MA, Straiko MD, Goshe JM, et al. Descemet's stripping automated endothelial keratoplasty: the tenuous relationship between donor thickness and postoperative vision. *Ophthalmology* 2012;**119**(10):1988–96.
24. Nieuwendaal CP, van Velthoven ME, Biallosterski C, et al. Thickness measurements of donor posterior disks after descemet stripping endothelial keratoplasty with anterior segment optical coherence tomography. *Cornea* 2009;**28**(3):298–303.
25. Ahmed KA, McLaren JW, Baratz KH, et al. Host and graft thickness after Descemet stripping endothelial keratoplasty for Fuchs endothelial dystrophy. *Am J Ophthalmol* 2010;**150**(4):490–7.
26. Van Cleynenbreugel H, Remeijer L, Hillenaar T. Descemet stripping automated endothelial keratoplasty: effect of intraoperative lenticulethickness on visual outcome and endothelial cell density. *Cornea* 2011;**30**(11):1195–200.

27. Terry MA, Shamie N, Chen ES, et al. Precut tissue for Descemet's stripping endothelial keratoplasty: vision, astigmatism, and endothelial survival. *Ophthalmology* 2009;**116**:248–56.
28. Busin M, Madi S, Santorum P, et al. Ultrathin descemet's stripping automated endothelial keratoplasty with the microkeratome double-pass technique: two-year outcomes. *Ophthalmology* 2013;**120**(6):1186–94.
29. Terry MA. Trauma and wound rupture in endothelial keratoplasty. *Cornea* 2008;**27**:127–8.
30. Jun B, Kuo AN, Afshari NA, et al. Refractive change after Descemet stripping automated endothelial keratoplasty surgery and its correlation with graft thickness and diameter. *Cornea* 2009;**28**:19–23.
31. Patel SV, Hodge DO, Bourne WM. Corneal endothelium and postoperative outcomes 15 years after penetrating keratoplasty. *Trans Am Ophthalmol Soc* 2004;**102**:57–66.
32. Terry MA, Li J, Goshe J, et al. Endothelial Keratoplasty: the relationship between donor tissue size and donor endothelial survival. *Ophthalmology* 2011;**118**(10):1944–9.
33. Price MO, Fairchild KM, Price DA, et al. Descemet's stripping endothelial keratotoplasty five-year graft survival and endothelial cell loss. *Ophthalmology* 2011;**118**:725–9.
34. Cornea Donor Study Group. Donor age and corneal endothelial cell loss 5 years after successful corneal transplantation: specular microscopy ancillary study results. *Ophthalmology* 2008;**115**:627–32.
35. Eye Bank Association of America. 2013 EBAA Statistical Report.
36. Price MO, Price FW Jr. Endothelial cell loss after Descemet stripping with endothelial keratoplasty: Influencing factors and 2-year trend. *Ophthalmology* 2008;**115**:857–65.
37. Kitsmann AS, Goins KM, Reed C, et al. Eye bank survey of surgeons using pre-cut donor tissue for Descemet's stripping endothelial keratoplasty. *Cornea* 2008;**27**:634–9.
38. Suh LH, Yoo SH, Deobhakta A, et al. Complications of Descemet's stripping with automated endothelial keratoplasty: survey of 118 eyes at One Institute. *Ophthalmology* 2008;**115**:1517–24.
39. Basak SK. Descemet stripping automated endothelial keratoplasty in endothelial dysfunctions: three-month results in 75 eyes. *Indian J Ophthalmol* 2008;**56**:291–6.
40. Chen ES, Phillips PM, Terry MA, et al. Endothelial cell damage in descemet stripping automated endothelial keratoplasty with the underfold technique: 6- and 12-month results. *Cornea* 2010;**29**(9):1022–4.
41. Phillips PM, Phillips LJ, Much JW. Descemet stripping endothelial keratoplasty: six-month results of the first 100 consecutive surgeries performed solo by a surgeon using 1 technique with 100% follow-up. *Cornea* 2012;**31**(12):1361–4.
42. Gangwani V, Obi A, Hollick EJ. A prospective study comparing EndoGlide and Busin glide insertion techniques in Descemet stripping endothelial keratoplasty. *Am J Ophthalmol* 2012;**153**(1):38–43.
43. Khor WB, Han SB, Mehta JS, et al. Descemet stripping automated endothelial keratoplasty with a donor insertion device: clinical results and complications in 100 eyes. *Am J Ophthalmol* 2013;**156**(4):773–9.
44. Foster JB, Swan KR, Vasan RA, et al. Small-incision Descemet stripping automated endothelial keratoplasty: a comparison of small-incision tissue injector and forceps techniques. *Cornea* 2012;**31**(1):42–7.
45. Bradley JC. Manual no-fold push-in DSAEK graft insertion technique. *Cornea* 2012;**31**(11):1352–4.
46. Busin M, Madi S, Santorum P, et al. Ultrathin Descemet's stripping automated endothelial keratoplasty with the microkeratome double-pass technique: two-year outcomes. *Ophthalmology* 2013;**120**(6):1186–94.
47. Price MO, Fairchild KM, Price DA, et al. Descemet's stripping endothelial keratoplasty five-year graft survival and endothelial cellloss. *Ophthalmology* 2011;**118**(4):725–9.

9

第130章

超薄自动取材角膜后弹力层剥除内皮移植术

Massimo Busin，Vincenzo Scorcia

关键概念

- 角膜后弹力层内皮移植术（descemet's membrane endothelial keratoplasty，DMEK）并不适合所有的患眼。
- 自动取材角膜后弹力层剥除内皮移植术（descemet's stripping automated endothelial keratoplasty，DSAEK）植片的中央厚度可能影响视力预后。
- 单次切削或两次切削技术被用来按照预先设计的厚度和轮廓制作 DSAEK 植片。
- 超薄 DSAEK 可以用于治疗各种病因引起的角膜内皮功能失代偿。
- 在有潜力达到 1.0 视力的术眼中，超薄 DSAEK 术后最佳矫正视力≥1.0 的比例可达到 49%。
- 超薄 DSAEK 术后 6 个月的平均内皮细胞丢失率为 33%，与 DSAEK 和 DMEK 术后的内皮细胞丢失率相似。
- 超薄 DSAEK 具有能达到 DMEK 术后视力的潜力和常规 DSAEK 手术操作简便的特点。

本章纲要

引言

至今，很多作者在研究中指出 DSAEK 术后需要相对较长的时间恢复视力，而且最终获得的视力尚欠理想[1,2]。

为了克服常规 DSAEK 的局限性，两种不同的内皮移植术应运而生。2006 年，Melles 介绍了 DMEK-一种仅用后弹力层和内皮层构成植片的手术方式[3]。与常规的 DSAEK 相比，DMEK 视力恢复快，视力预后更好，并且排斥率更低[4,5]。然而由于操作技巧要求更高以及术中和术后并发症发生更频繁，DMEK 并没有比 DSAEK 更受欢迎[6,7]。与 DSAEK 不同，DMEK 并不适合所有的患眼。它对于后房压力高、前房浅和缺乏前后房解剖屏障的患眼并不是一个好的选择。最后，DMEK 的学习曲线伴随着比其他手术方式更高的细胞丢失率（16%）、植片脱位率（63%）以及高达 8% 的手术失败率[7,9]。

更重要的是，DMEK 的产生理念是建立在 DSAEK 术后会出现基质交界面不平整导致视力不能达到最佳的假设之上。然而即使在没有并发症的 DMEK 患者中，术后有超过 50% 可以达到 1.0 的视力，但仍有 40% 的患者不能达到，这也暗示着可能存在其他的影响视力预后的因素[7,8]。

2006 年，Holland 在伦敦举办的欧洲白内障与屈光手术协会年会上报告了薄植片的 DSAEK 术后视力比标准厚度植片的视力好，这也是第一个证明术后视力与 DSAEK 植片的形态特点有关联的报告。此后对于 DSAEK 植片中央厚度与术后视力的关系，研究得出的结论却彼此冲突[10,11]。然而这些研究都是回顾性的。而且，除了植片中央厚度外，没有考虑其他的参数。随着时间的推移，DSAEK 植片基质组成的重要性逐渐成为视力预后的关键因素。事实上，明显的植片形态不规则及厚度不均所导致的异常，比植片中央厚度在决定视力的最终结果上扮演着更重要的角色，并且这些异常更容易在较厚的植片上发生（图

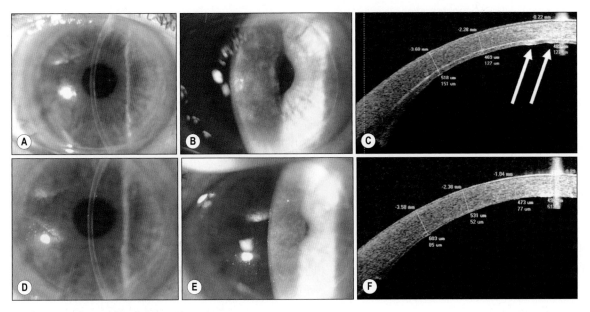

图130.1　裂隙灯（A、B）和眼前节 OCT。（C）显示一个 62 岁女性患者 DSAEK 术后 1 年视力达到 0.3，主要由于植片基质层中央不规则（C 图箭头所示），同一患者换植片后 9 个月，视力达到 1.0。裂隙灯（D、E）和眼前节 OCT。（F）显示基质层交界面平整程度提高，植片厚度统一在 60~80μm 范围内

130.1A-C）[12]。眼前节 OCT 检查 DSAEK 植片的形态现已被多家眼库采用，并成为植片质量控制的重要步骤。

为了能消除基质交界面对视力的影响（正如 DMEK），一种以优化 DSAEK 植片基质组成为目的的手术方法产生了。它不仅结合了 DSAEK 的操作简便，同时拥有 DMEK 的视力预后。Busin 在 2009 年介绍了"超薄"DSAEK 手术。这是一种简单、类似 DSAEK 的手术，不同的是，它以制作形态规则、平整、厚度小于 131μm 的内皮植片为目的（图 130.1D-F）。为此，两次切削或单次切削技术被眼科医生及眼库用来制作预先设计好厚度和曲面轮廓的 DSAEK 植片，显著提高了 DSAEK 的视力预后[13,14]。

适应证

超薄 DSAEK 适应证与常规 DSAEK 相同。它可以在任何的内皮失代偿的患眼上施行，包括：Fuchs 角膜内皮营养不良、人工晶状体眼或无晶状体眼的大泡性角膜病变、ICE 综合征、穿透性角膜移植失败、内皮移植失败、水眼和单纯疱疹病毒性角膜内皮炎。与 DSAEK 一样，超薄 DSAEK 同样适用于有晶状体眼、无虹膜、无晶状体眼、严重的虹膜损伤、前房型人工晶状体眼及有青光眼手术史（例如小梁切除术、房水引流术）等。然而，当能预见患者将来需要再次眼部手

术时，无论是因为角膜可能无法恢复透明（例如深板层角膜移植术无法去除视轴区的溃疡灶或纤维化病变）还是高度屈光不正（例如穿透性角膜移植失败产生的高度散光需做松解切口矫正时），较厚的 DSAEK 植片有利于防止二次手术中意外穿透前房。

术前准备

内皮功能失代偿程度可通过角膜内皮镜或者共聚焦显微镜测量中央及周边角膜内皮细胞密度来评估。角膜厚度作为评估内皮功能的附加指标，可以用超声厚度测量法或者眼前节 OCT 来测量。

在有晶状体眼的患者中，多种因素决定着手术方式是单纯行超薄 DSAEK 还是联合白内障超声乳化抽吸术和人工晶状体植入术。在年龄大于 50 岁，且有显著角膜内皮失代偿的患者中，由于晶状体在手术创伤及术后激素应用的影响下最终会产生白内障，此时倾向采用联合手术[15]。相反面对同样角膜情况下的年轻患者，考虑到晶状体保持透明的可能性很大，应当保留。

对于晚期白内障和角膜内皮营养不良但是除病变部位其余角膜透明的患者，周边内皮细胞密度是预测白内障术后是否发生角膜内皮失代偿的最好指标。周边角膜内皮细胞密度至少达到 1800 个细胞 /mm²，特别是只在中央角膜出现内皮赘疣的患眼，才能安

全地实施白内障超声乳化术。尽管在这样的患眼手术,中央的内皮赘疣会在一定程度上限制术后视力的恢复。相反的,如果周边角膜内皮细胞密度太低,白内障超声乳化术和人工晶状体植入术则应该和超薄DSAEK联合施行。

如果一个新型弹性开放襻新型前房型人工晶状体或虹膜夹持型前房人工晶状体放置得当,大小合适,则可以保留[16,17]。相反,如果前房型人工晶状体放置不合适,应取出并置换成后房型人工晶状体。后房型人工晶状体可通过缝襻固定放在睫状沟。

最后,有晶状体的人工晶状体眼会造成内皮细胞逐渐丢失并导致内皮失代偿,可以通过超薄 DSAEK 联合白内障超声乳化抽吸术加人工晶状体植入术,术中取出之前放置的人工晶状体。这样可以缩短严重视力障碍患者的恢复时间[18]。

手术方法

制作植片

制作植片是超薄 DSAEK 手术的一个重要步骤(视频 130.1)。早期的超薄 DSAEK 手术使用旋转微型角膜刀(Carriazo-Barraquer,Moria SA,Antony,法国)来分离超薄植片。在探讨这一步骤的标准化的过程中,产生了"两次切削"技术。使用微型角膜刀切削时,切削深度的可预测性与微型角膜刀刀头裂隙的宽度成反比。"两次切削"技术的诞生正是基于这一原理。用 400μm 的微型角膜刀刀头进行单次切削出现穿孔的例子不胜枚举。反而,用 300μm 的微型角膜刀刀头进行第一次切削可以将植片的厚度控制在 180~250μm,接下来通过用更加薄的刀头(90、110 或 130μm)可以精细地控制植片的最终厚度。

在角膜内皮面覆盖黏弹剂后将其置于自动角膜板层切除系统(aotomated lamellar therapeutic keratoplasty,ALTK,Moria SA,Antony,法国)的人工前房上(artificial anterior chamber,AAC)。选用可重复使用的金属人工前房或者一次性的人工前房均可在超薄植片制作过程中提供不少帮助。

术中的中央角膜厚度(central corneal thickness,CCT)最初是由超声测量法来检测的。在眼库则可以用眼前节 OCT 来获得更精确的角膜中央厚度。用 300μm 的微型角膜刀刀头进行切割,制作一个常规的 DSAEK 植片。在众多可以影响切削深度的影响因素中,最重要的是系统中的眼压。眼压维持在 80~90mmHg 是比较理想的状态(标准眼压),可以通

过将灌注吊瓶的高度设定在人工前房上方 120cm,并将人工前房入口 50cm 处的套管夹紧而实现。不过,这些数据是根据经验决定的。事实上,因为切削的时候整个系统处于密闭状态,随着刀头的移动,前房内的压力是越来越大的。该系统的重大改进是增加了监测系统压力的功能,能在角膜切削时对整个系统的压力进行监测。

为了测量剩余供体角膜的实际厚度,超声厚度测量法(眼库使用眼前节 OCT)在第一次角膜切削后被再次使用。第二次切削是一种优化切削,使用 90、110、或 130μm 的微型板层刀刀头来进行,目的是最终制作一个约 100μm 或者更薄的植片。第二次切削时,灌注瓶仍然保持在 120cm 的高度。将刀头在起始处旋转 180° 使第二次切除的起点位于第一次切除的终点,并且方向相反。因为微型角膜刀旋转切割时,在起始部位切除的深度要明显大于结束部位,所以从相反的方向切割两次不仅可以避免穿孔,还能平衡植片周边的厚度,产生一个最终消除潜在光学像差的平面结构。另外,使用手动微型角膜刀时,一定要注意保持刀头一致、缓慢地移动,并且每次切除的时间要维持在 4~6s 之间。第二次切除时,植片的直径会稍微减小,如果需要的话,可以手动去除微型角膜刀固定环周边残留的组织来扩大植片直径。

图 130.2 分别显示了供体组织第一次切削和优化切削后的 OCT 图像。两次微型角膜刀切除下的板层角膜可用来修复角膜结构缺损,或者用来进行板层角膜移植。

供体植片经过两次切削后,超过 90% 的植片中央角膜厚度可以达到 130μm 以下,这样的植片被认为是超薄 DSAEK。即使在一些植片中央角膜厚度小于 50μm 的极端例子当中,角膜组织仍然维持 DSAEK 植片的特性,它是平展的而不是像 DMEK 植片会自动

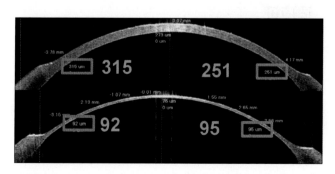

图 130.2 第一次切削(上图)和第二次切削(下图)后供体角膜的眼前节 OCT 图像。第二次切削抵消了植片两端的厚度差异,得到了一个厚度均一稍大于 90μm 的植片

卷曲。然而如果用镊子夹取如此薄的植片,它也会产生卷曲的倾向。因此与常规 DSAEK 不同,植入植片前需要将其装入内皮铲。

最近,平推微型角膜刀也被用来制作超薄 DSAEK 植片。该系统显著提高了切削深度的可预测性,允许使用 450μm 的微型角膜刀刀头来进行单次切削。在测量了中央角膜厚度并选用合适的刀头之后,单次切削技术可以制作一个 150μm 厚度的植片。平推微型角膜刀的系统压力和两次切削技术一样是保持恒定的。切除过程中刀头一定要保持直线推进,平面并且连续的移动切割终点,尤其是微型角膜刀是手动的情况下需要特别小心。移动过程中停顿或者系统压力下降将会产生不规则切削导致术后视力受损,特别是当这些情况发生在角膜中央时。单次切削技术产生的角膜植片中央厚度小于 130μm 的比例与两次切削技术相似。它的另一个好处是它产生的板层植片比两次切削技术产生的板层植片更厚,因此更适合结构性角膜移植或者是深板层角膜移植。

所有的两次切削技术和单次切削技术的参数都是基于我们把供体组织保存在 37℃ 培养液的经验上的。冷冻组织可能影响角膜的均质性和其他特性,因此需要对采用的参数加以调整。

将植片从人工前房移下之前需要在基质面标记以助于辨别植片的正反。植片内皮面朝上放在切割枕上,然后刻切出合适的直径(8.0~9.0mm)。如果植片是在眼库制作的,切除的板层角膜应该放回原位防止水肿。然而,对那些特别薄的植片来说,轻度的水肿有助于术者植入植片,并且水肿会在术后早期迅速减轻。

植床准备和植片植入

超薄 DSAEK 的初始步骤与常规 DSAEK 相同。术前标记出直径 9mm 的内皮剥离区。

然后用一个连接 2.5ml 空注射器的 25G 针头从 12 点方向进入前房。从前房抽出大概 0.2~0.4ml 的房水并注入空气充满前房。

用 25G 的钝性针头替换 25G 针头,并从同样的位置进入前房。接着用该针头沿着角膜表面的标记从 6 点方向开始分别从两侧分离内皮和后弹力层。内皮和后弹力层可以被针管完整的剥除出来。当气体减少时,可以通过注射器注气重新形成前房。在气体中进行上述操作有助于观察后弹力层(不必使用染色剂),并且也不需要使用黏弹剂。

在鼻侧制作一个 1mm 长、3.2mm 宽的透明角膜切口,15° 刀扩大 12 点方位的切口,并暂时制作一个对侧切口。将前房维持器(anterior chamber maintainer,ACM)放置在 12 点方位并在接下来的步骤中持续灌注。

如果之前尚未做过,首先在 6 点方位做一个周边虹膜切除。在前房维持器(ACM)的连续灌注下,用微创剪从颞侧入口进入行周边虹膜切除。

按照所需要的直径刻切好植片之后,向刻切槽中注入平衡盐溶液(balanced salt solution,BSS),使超薄 DSAEK 植片漂浮其上。没有折叠的植片用所谓的"墨西哥卷饼法"(taco technique)植入前房。此外也可以用内皮铲植入。用改装后的 Busin 内皮铲(mini-glide or Mini Busin Spatula,Moria SA,Antony)将植片内皮面向上舀起,然后用特制的内皮镊将植片拖移到内皮铲漏斗的底部,准备植入植片。为了形成合适的植片卷,可以在拉进内皮铲漏斗前将植片三重折叠。更小漏斗的内皮铲可以用来植入更薄的植片卷,可以通过 3.2mm 的切口充分进入,防止进入前房时对植片产生挤压。

将内皮铲颠倒并放置于鼻侧透明角膜切口处。使用内皮镊(当术眼为左眼时左手操作,术眼为右眼时右手操作)从对侧切口进入,穿过前房,从 3.2mm 切口伸出来抓住内皮铲中的植片,将其拖入前房。整个植入过程中不需要使用黏弹剂。植片的板层部分在前房维持器的连续灌注下会自动展开。如有必要,可以轻拍角膜表面来使植片位于中央。

透明角膜切口和对侧切口用 10-0 尼龙缝线间断缝合至水密。从颞侧切口进行前房注气使植片紧贴住角膜后表面。

在进行三联手术(超薄 DSAEK,白内障超声乳化抽吸术和人工晶状体植入术)的患者中,白内障超声乳化抽吸术和人工晶状体植入术应优先进行。在整个手术过程中,避免使用黏弹剂:撕囊可以通过安装在注射器的弯针头来操作,注射器中充满盐水来维持整个系统的封闭。人工晶状体可以在前房维持器连续灌注下从 12 点方向位置植入。人工晶状体应该选用疏水类型的,因为最近有 DSAEK 术后亲水类型的人工晶状体发生混浊的报道[19-20]。如果黏弹剂使术者操作更加得心应手,也可以使用,但术中一定要仔细地清理干净,防止术后黏弹剂残留在植片与植床的交界面,导致术后长期视力恢复受限。人工晶状体植入后,植入超薄 DSAEK 之前,前房内使用氯化乙酰胆碱缩瞳,有利植片植入和展开。

术后护理

患者术后需要保持平卧位至少 2 小时。之后大约 3 小时后用裂隙灯检查植片是否完全贴附或在位。如果没有房水从虹膜后通过虹膜周切口流入前房，可以用钝针头从侧切口放出一些气体，以避免瞳孔阻滞。如果植片从角膜植床脱离或者出现双前房，需要重新行前房注气。这一操作可以在诊室内完成，但如果需要调整植片的位置，则在手术室操作会更加轻松，尤其是处理特别薄的超薄 DSAEK 植片时。术后需要额外增加平卧位 2 小时。

结果

由于手术效果优于穿透性角膜移植，DSAEK 手术量在 2005 年至 2007 年 2 年之内在美国增长了 10 倍。2006 年，Melles 介绍了 DMEK 尝试进一步提高 DSAEK 的手术效果。之后几年的研究发现，在有潜力达到 1.0 视力的患眼中，DMEK 术后 6 个月时高达 61% 的术眼达到了 1.0 的视力[21]。另外，在所有病例中免疫排斥率低于 1%[22]。然而，尽管这些优势超过常规 DSAEK，DMEK 的增长依然缓慢，全美施行的 DMEK 总量不到所有角膜内皮移植的 10%，主要原因是 DMEK 复杂的植片准备和植入以及术后植片脱离的高发生率[9]。

2011 年，Neff 等发表的一项回顾性研究显示，在植片中央厚度（central graft thickness，CGT）小于或等于 130μm 的 DSAEK 术眼中，70% 达到了 1.0 的视力[23]。受到 Neff 等研究的鼓舞，在 2010 年巴黎举行的欧洲白内障与屈光手术协会年会上，Busin 发布了一项通过微型角膜刀两次切削可制作厚度小于或等于 130μm DSAEK 植片的技术（见前文）。这些薄的 DSAEK 植片被命名为超薄植片，它结合了 DSAEK 植片制作和植片植入方便的优点和 DMEK 术后视力好的优点。此后，一些回顾性研究报道了角膜植片厚度与视力预后的关系，并提出矛盾的结论。反而，一项包含了 285 例两次切削超薄 DSAEK 手术的大样本前瞻性临床研究的数据显示了术后两年的优点[13]。最近使用单次切削技术的超薄 DSAEK 的数据也证实了同样的结果[25]。

视力结果

迄今为止，已经发表的超薄 DSAEK 的研究均把术后 6 个月最佳矫正视力大于或等于 1.0 作为视力检测的标杆。在 Busin 的研究中，术后 6 个月最佳矫正视力大于或等于 1.0 达到 26.4%，这一结果明显优于常规 DSAEK，但低于 DMEK 的视力结果[7,8,13]。然而在有潜力达到 1.0 的患眼中，超薄 DSAEK 术后 1 年和术后 2 年分别有 39% 和 49% 达到了 1.0 或以上的视力。这些结果与 DMEK 的结果没有太大的差异。图 130.3 显示了植片中央厚度为 58μm 和 25μm 的超薄 DSAEK 术后 6 个月的最佳视力结果。即使 DMEK 手术不出现任何并发症，术后视力恢复到 1.0 的比例也远达不到 100%，所以除了基质层交界面还有其他因素影响内皮移植术后的最终视力。Amin 等发现植床后表面的基质层存在微小的突起，导致长时间的角膜水肿，从而引起该部分角膜解剖和功能的变化，这也是视力恢复延长的原因之一[25]。因此术前最佳矫正视力越低，超薄 DSAEK 术后视力恢复到 1.0 的时间越长。事实上，Melles、Price 和 Parker 等报道的患者术前最佳矫正视力包括 0.8 和 1.0，而 Busin 的患者术前最佳矫正视力是 0.67[26-28]。其他因素在 DSAEK 术后视力恢复上也起一定的作用。在 Busin 的病例中，

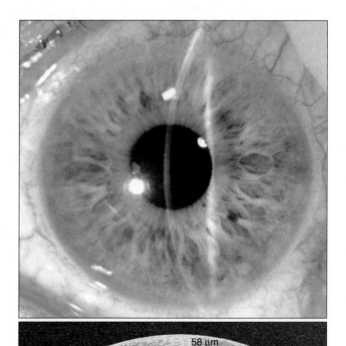

图 130.3　超薄 DSAEK 术后 6 个月的裂隙灯和眼前节 OCT 图像。人工晶状体眼患者裸眼视力为 1.0，最佳矫正视力为 1.5，+0.25 球镜，−0.5 柱镜，轴向 170°。植片规则、平整，植片中央厚度小于 60μm

有晶状体眼且年龄低于 50 岁的超薄 DSAEK 术后表现最佳，其至超过了 DMEK，术后 6 个月时，这部分患者中 76.5% 的最佳矫正视力≥1.0。

　　超薄 DSAEK 术后视力恢复的速度与视力水平平行（图 130.4）。图中曲线表明，超薄 DSAEK 和 DMEK 的平均术后 LogMAR 最佳矫正视力在整个随访期几乎是重叠的，而常规 DSAEK 的结果则相对较低。只有在术后 6 个月时，超薄 DSAEK 的视力恢复速度稍慢于 DMEK，但在术后 1 年时，两者最佳矫正视力≥1.0 的比例基本一致[13]。就视力恢复而言，术后 1 年时，超薄 DSAEK 的结果远远超过常规 DSAEK，视力达到或超过 1.0 的超薄 DSAEK 患者大约是常规 DSAEK 的三倍[13]。超薄 DSAEK 的视力结果表明，薄的植片让更多的术眼在更短期内达到更好的视力。这些结果再次说明，超薄 DSAEK 在年轻有晶状体眼患者中得出的优秀的结果可能是因为有一个"更好"的植床[13]。

　　Rudolph 等[12]通过眼前节分析仪（Pentacam）测量发现 DSAEK 术后角膜后表面高阶像差（High Order Aberrations，HOAs）增加，而 DMEK 术后角膜后表面高阶像差仅有微小的变动，这可能解释了两种手术术后不同的视力结果。眼前节分析仪测量了角膜后表面曲率，而 DSAEK 植片厚度的不均匀会对角膜后表面曲率造成影响。然而只要合适的切削，常规 DSAEK 和超薄 DSAEK 都可以拥有一个平整的切面，对角膜后表面曲率都没有明显的影响。因此这些结果简单地显示了平整地剖切 DSAEK 植片的重要性。Dickman 等[24]最新发现的证据表明超薄 DSAEK（使用单次切削）术后的高阶像差远小于常规 DSAEK 和已经有记录的 DMEK。这些初步结果来自于一项正在进行的多中心、前瞻性研究。主持这项研究的正是之前评估单次切削超薄 DSAEK 结果的同一个荷兰团队。这些初步结果发表在 2015 年的一些会议上（欧洲白内障与屈光手术协会年会等）：这些结果与两次切削技术的结果仅有微小差别。

屈光结果

　　与 DMEK 术后观察到的结果相似，超薄 DSAEK 术后也没有明显的散光变化，然而常规 DSAEK 术后有多个作者报道了显著的柱镜变化（0.6D），主要由于植片植入切口大小不同导致[29]。超薄 DSAEK 植片可以用改进后的迷你 Busin 内皮铲从 3mm 的切口植入而不挤压植片，这再更厚的 DSAEK 植片则难以实现。

　　有报道称常规 DSAEK 术后等效球镜度产生显著的远视漂移（达 1.5D）[30]。然而超薄 DSAEK[13]和 DMEK[27]术后也有小幅度的远视增加。常规 DSAEK 术后植片呈半月形的贴附造成角膜后表面曲率的变化是远视增加的主要原因。然而超薄 DSAEK 和 DMEK 术后基质水肿消除也会使角膜变平坦导致远视增加。此假设是 Chen 基于 Kwon 观察到 Fuchs 角膜内皮营养不良水肿通常位于中央角膜这一现象而提出的[31]。

内皮细胞密度

　　在 2015 年美国眼科学会的会议上发布的最新数据显示，超薄 DSAEK 术后 6 个月平均内皮细胞丢失率为 33.3%，术后 2 年内内皮细胞丢失率显著增加，达到 39.3%。在随后的随访中（3、4 和 5 年）内皮细胞计数尽管有变化，但并没有统计学上的差异。这些结果和常规 DSAEK 和 DMEK 的结果非常相似[27,33]，表明两次微型角膜刀切割并不影响内皮细胞的生存。术后 1 年，超薄 DSAEK 的内皮丢失和常规 DSAEK 相

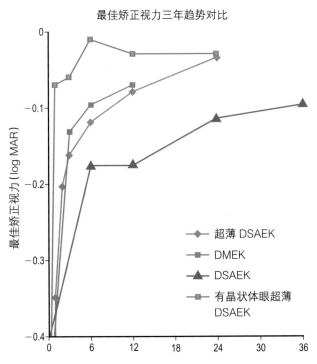

最佳矫正视力三年趋势对比

图例：
- 超薄 DSAEK
- DMEK
- DSAEK
- 有晶状体眼超薄 DSAEK

纵轴：最佳矫正视力（log MAR）
横轴：0 6 12 18 24 30 36

图 130.4　常规 DSAEK（三角形）、超薄 DSAEK（菱形）和 DMEK（正方形），和超薄 DSAEK 在 50 岁以下年轻有晶状体眼患者（绿色线条）术后不同时间的平均 LogMAR 最佳矫正视力。（Modified from Busin M，Madi S，Santorum P，et al. Ultrathin Descemet's stripping automated endothelial keratoplasty with the microkeratome double-pass technique：two-year outcomes. Ophthalmology 2013；120（6）：1186-94.）

同,尽管超薄 DSAEK 植片是通过更小切口(3.0mm)植入的。在过去,更小的切口常导致更高的内皮细胞丢失率,可能是因为在植片上有更多的操作。

总体上,在青光眼患眼行超薄 DSAEK 术后内皮丢失率显著增加,这一点和常规 DSAEK 一样[33]。前房中的引流阀可以机械性损害内皮植片,但目前还不清楚,使用药物或手术将眼压控制至正常水平,为什么仍然发生较高的内皮细胞丢失率。

植片厚度

如前所述,两次切削或者单次切割技术都可以制作超薄植片[13,14,34]。至今,基于 Neff 的报道,131μm以上厚度的植片为常规植片,小于 131μm 厚度的植片为超薄植片[21]。然而有些学者认为小于 100 或110μm 才是超薄植片。

两次切削技术制作的植片中 90% 的厚度小于131μm,70% 的厚度小于 101μm。常规 DSAEK 的植片平均厚度为 175±38μm。超薄植片拥有对称的形状,并且植片鼻侧和颞侧的厚度差异无统计学意义。其他作者报道用单次切削技术也可以得到相似的结果[14]。

植片生存

排除了学习曲线过程中的患者后,常规 DSAEK植片术后 1 年生存率为 94%~100%[35,36]。Busin 采用 Kaplan-Meier 法分析超薄植片的生存,术后 1、3、6、12 和 24 个月生存率分别是 98.6%、98.23%、97.82%、97.82% 和 96.16%[13]。Price 最近报道了常规 DSAEK植片术后 5 年生存率为 93%,其中 Fuchs 内皮营养不良患者生存率(95%)显著高于人工晶状体眼大泡性角膜炎的患者(76%)和有青光眼手术史的患者(40%)[36]。至今尚未有 DMEK 术后植片生存率的报道。

采用 Kaplan-Meier 法分析累积移植排斥概率,超薄 DSAEK 术后 3、6、12 和 24 个月分别是 0、0.41%、2.44% 和 3.27%。从这些数据来看,超薄 DSAEK 的免疫排斥率明显低于常规 DSAEK。然而不同文章对超薄 DSAEK 和 DMEK 的排斥率的研究结果有矛盾。如术后 1 年时超薄 DSAEK 比 DMEK 有更高的排斥可能性(2.44% 对 1%),但排斥发生率却更低(2.8% 对5.7%),这也可能表明超薄 DSAEK 和 DMEK 均具有较低的免疫排斥发生率。

并发症

超薄 DSAEK 的并发症更容易发生在供体准备阶段。微型角膜刀单次切削出现的并发症比两次切削的并发症少[13,14],两次切削时,第二次切削更容易发生切面不规则或者植片穿孔。术后植片脱离或者移位的发生率报道为 4.6%[13]。在大部分病例中,植片脱离基本可以通过重新注入大气泡(一次或两次注气)来解决。当植片脱离局限在周边部位时往往不影响视力,可以不需要手术干预。超薄 DSAEK 术后植片脱离重新注气的概率远少于 DMEK(Prince 等和 Guerra 等报道为 60%;Laaser 等报道为 90%)[8,32,37-39]。

其他的并发症包括瞳孔阻滞,持续性上皮缺损,黄斑囊样水肿,交界面雾状混浊,交界面感染和白内障形成。这些并发症发生率与常规 DSAEK 并无不同。

总结

简单来说,超薄 DSAEK 的视力预后可能达到DMEK 的水平,而且其植片制作与常规 DSAEK 一样简便。超薄 DSAEK 术后,视力恢复至 1.0 的速度明显比常规 DSAEK 快,目前尚未发现其与 DMEK 术后结果有很大差别。另外与常规 DSAEK 一样,超薄DSAEK 可以适用于所有类型的患眼,甚至包括一些复杂解剖结构的患眼(如前后房自由沟通的无晶状体眼,前房型人工晶状体眼等)或者前房可视程度差的患眼;而 DMEK 并不适用于这些患者。

迄今为止,尚不清楚是否减少超薄植片的基质层厚度改善了超薄 DSAEK 术后的视力。最近研究指出,薄的植片不易受到剖面不整齐的影响,而且更类似于DMEK 植片一样平坦[22]。相反,厚的基质层可能导致植片的结构性错位而严重影响视力。为了优化和提高 DSAEK 的手术效果,必须控制供体植片质量,眼库在制作 DSAEK 植片时,使用眼前节 OCT 扫描对植片质量控制具有指导性作用。

(黄挺　译)

参考文献

1. Dirisamer M, Parker J, Naveiras M, et al. Identifying causes for poor visual outcome after DSEK/DSAEK following secondary DMEK in the same eye. *Acta Ophthalmol* 2013;**91**(2):131-9.
2. Dapena I, Ham L, Melles GR. Endothelial keratoplasty: DSEK/DSAEK or DMEK – the thinner the better? *Curr Opin Ophthalmol* 2009;**20**(4):299-307.
3. Melles GR, Ong TS, Ververs B, et al. Descemet membrane endothelial keratoplasty (DMEK). *Cornea* 2006;**25**(8):987-90.
4. Goldich Y, Showail M, Avni-Zauberman N, et al. Contralateral eye comparison of Descemet membrane endothelial keratoplasty and descemet stripping automated endothelial keratoplasty. *Am J Ophthalmol* 2015;**159**(1):155-9.e1.
5. Maier AK, Gundlach E, Gonnermann J, et al. Retrospective contralateral study comparing Descemet membrane endothelial keratoplasty with Descemet stripping automated endothelial keratoplasty. *Eye (Lond)* 2015;**29**(3):327-32.
6. Monnereau C, Quilendrino R, Dapena I, et al. Multicenter study of des-

cemet membrane endothelial keratoplasty: first case series of 18 surgeons. *JAMA Ophthalmol* 2014;**132**(10):1192–8.

7.　Dapena I, Ham L, Droutsas K, et al. Learning curve in Descemet's membrane endothelial keratoplasty: First series of 135 consecutive cases. *Ophthalmology* 2011;**118**(11):2147–54.

8.　Rodríguez-Calvo-de-Mora M, Quilendrino R, Ham L, et al. Clinical outcome of 500 consecutive cases undergoing Descemet's membrane endothelial keratoplasty. *Ophthalmology* 2014;**20**(14):161–4.

9.　Gorovoy MS. DMEK Complications. *Cornea* 2014;**33**(1):101–4.

10.　Busin M, Albé E. Does thickness matter: ultrathin Descemet stripping automated endothelial keratoplasty. *Curr Opin Ophthalmol* 2014;**25**(4):312–18.

11.　Phillips PM, Phillips LJ, Maloney CM. Preoperative graft thickness measurements do not influence final BSCVA or speed of vision recovery after descemet stripping automated endothelial keratoplasty. *Cornea* 2013;**32**(11):1423–7.

12.　Rudolph M, Laaser K, Bachmann BO, et al. Corneal higher-order aberrations after Descemet's membrane endothelial keratoplasty. *Ophthalmology* 2012;**119**(3):528–35.

13.　Busin M, Madi S, Santorum P, et al. Ultrathin Descemet's stripping automated endothelial keratoplasty with the microkeratome double-pass technique: two-year outcomes. *Ophthalmology* 2013;**120**(6):1186–94.

14.　Villarrubia A, Cano-Ortiz A. Development of a nomogram to achieve ultrathin donor corneal disks for Descemet-stripping automated endothelial keratoplasty. *J Cataract Refract Surg* 2015;**41**(1):146–51.

15.　Burkhart ZN, Feng MT, Price FW Jr, et al. One-year outcomes in eyes remaining phakic after Descemet membrane endothelial keratoplasty. *J Cataract Refract Surg* 2014;**40**(3):430–4.

16.　Elderkin S, Tu E, Sugar J, et al. Outcome of Descemet stripping automated endothelial keratoplasty in patients with an anterior chamber intraocular lens. *Cornea* 2010;**29**(11):1273–7.

17.　Beltz J, Busin M. Descemet stripping automated endothelial keratoplasty in a case with a posteriorly fixated iris-claw intraocular lens. *Cornea* 2012;**31**(1):96–7.

18.　Nahum Y, Busin M. Quadruple procedure for visual rehabilitation of endothelial decompensation following phakic intraocular lens implantation. *Am J Ophthalmol* 2014;**158**(6):1330–4.

19.　Ahad MA, Darcy K, Cook SD, et al. Intraocular lens opacification after Descemet stripping automated endothelial keratoplasty. *Cornea* 2014;**33**(12):1307–11.

20.　Werner L, Wilbanks G, Nieuwendaal CP, et al. Localized opacification of hydrophilic acrylic intraocular lenses after procedures using intracameral injection of air or gas. *J Cataract Refract Surg* 2015;**41**(1):199–207.

21.　Dapena I, Yeh RY, Baydoun L, et al. Potential causes of incomplete visual rehabilitation at 6 months postoperative after Descemet membrane endothelial keratoplasty. *Am J Ophthalmol* 2013;**156**(4):780–8.

22.　Guerra FP, Anshu A, Price MO, et al. Descemet's membrane endothelial keratoplasty: prospective study of 1-year visual outcomes, graft survival, and endothelial cell loss. *Ophthalmology* 2011;**118**(12):2368–73.

23.　Neff KD, Biber JM, Holland EJ. Comparison of central corneal graft thickness to visual acuity outcomes in endothelial keratoplasty. *Cornea* 2011;**30**(4):388–91.

24.　Dickman MM, Cheng YY, Berendschot TT, et al. Effects of graft thickness and asymmetry on visual gain and aberrations after Descemet stripping automated endothelial keratoplasty. *JAMA Ophthalmol* 2013;**131**(6):737–44.

25.　Amin SR, Baratz KH, McLaren JW, et al. Corneal abnormalities early in the course of Fuchs' endothelial dystrophy. *Ophthalmology* 2014;**121**(12):2325–33.

26.　Parker J, Dirisamer M, Naveiras M, et al. Outcomes of Descemet membrane endothelial keratoplasty in phakic eyes. *J Cataract Refract Surg* 2012;**38**(5):871–7.

27.　Price MO, Giebel AW, Fairchild KM, et al. Descemet's membrane endothelial keratoplasty: prospective multicenter study of visual and refractive outcomes and endothelial survival. *Ophthalmology* 2009;**116**(12):2361–8.

28.　Melles GR, Ong TS, Ververs B, et al. Preliminary clinical results of Descemet membrane endothelial keratoplasty. *Am J Ophthalmol* 2008;**145**(2):222–7.

29.　Koenig SB, Covert DJ. Early results of small-incision Descemet's stripping and automated endothelial keratoplasty. *Ophthalmology* 2007;**114**(2):221–6.

30.　Scorcia V, Matteoni S, Scorcia GB, et al. Pentacam assessment of posterior lamellar grafts to explain hyperopization after Descemet's stripping automated endothelial keratoplasty. *Ophthalmology* 2009;**116**(9):1651–5.

31.　Chen ES, Terry MA, Shamie N, et al. Stability of hyperopic refractive shift following Descemet-stripping automated endothelial keratoplasty. *J Cataract Refract Surg* 2009;**35**(8):1473.

32.　Price MO, Price FW Jr. Descemet's membrane endothelial keratoplasty surgery: update on the evidence and hurdles to acceptance. *Curr Opin Ophthalmol* 2013;**24**(4):329–35.

33.　Quek DT, Wong T, Tan D, et al. Corneal graft survival and intraocular pressure control after Descemet stripping automated endothelial keratoplasty in eyes with pre-existing glaucoma. *Am J Ophthalmol* 2011;**152**(1):48–54.

34.　Hsu M, Hereth WL, Moshirfar M. Double-pass microkeratome technique for ultra-thin graft preparation in Descemet's stripping automated endothelial keratoplasty. *Clin Ophthalmol* 2012;**6**:425–32.

35.　Busin M, Bhatt PR, Scorcia V. A modified technique for Descemet membrane stripping automated endothelial keratoplasty to minimize endothelial cell loss. *Arch Ophthalmol* 2008;**126**(8):1133–7.

36.　Price MO, Gorovoy M, Benetz BA, et al. Descemet's stripping automated endothelial keratoplasty outcomes compared with penetrating keratoplasty from the Cornea Donor Study. *Ophthalmology* 2010;**117**(3):438–44.

37.　Guerra FP, Anshu A, Price MO, et al. Descemet's membrane endothelial keratoplasty: prospective study of 1-year visual outcomes, graft survival, and endothelial cell loss. *Ophthalmology* 2011;**118**(12):2368–73.

38.　Laaser K, Bachmann BO, Horn FK, et al. Descemet membrane endothelial keratoplasty combined with phacoemulsification and intraocular lens implantation: advanced triple procedure. *Am J Ophthalmol* 2012;**154**(1):47–55.

39.　Baydoun L, van Dijk K, Dapena I, et al. Repeat Descemet membrane endothelial keratoplasty after complicated primary Descemet membrane endothelial keratoplasty. *Ophthalmology* 2015;**122**(1):8–16.

9

第131章

角膜后弹力层内皮移植术（DMEK）的手术方法

Kevin J. Shah，Michael D.Straiko，Mark A.Greiner

关键概念

- 封闭式的内皮植入器是角膜后弹力层内皮移植术（DMEK）植片顺利植入的理想器械。
- 制作一个较供体植片稍大的受体植床有助于植片的贴附。
- 术中虹膜周切对于防止 DMEK 术后瞳孔阻滞至关重要。
- 正确的植片朝向是手术成功的关键。
- 展开和居中 DMEK 植片的主要技术包括空气或液体的注入，角膜面敲击和（或）调节前房深度。
- 使用 20% 六氟化硫能够降低植片脱位率。

本章纲要

引言

角膜后弹力层内皮移植术（descemet's membrane endothelial keratoplasty，DMEK）是唯一一种能用健康供体材料替换病变角膜内皮层及后弹力层，使其真正恢复正常解剖结构的手术方法。与后弹力层撕除角膜内皮移植术（descemet-stripping endothelial keratoplasty，DSEK）相比，DMEK 手术有术后视力恢复快、排斥反应率低和视觉质量更佳等优点。但是植片制备困难、医源性植片失功以及文献中报道的植片脱

位率高阻碍了许多角膜手术医师采用这一术式。而现在 DMEK 植片由眼库制备，消除术前植片准备时材料损失的风险，更多的角膜医生开始采用 DMEK。

与 DSEK 相似，所有角膜医生开展 DMEK 时都存在学习曲线，所以在选择早期手术患者时必须铭记这一点。本章介绍笔者实施 DMEK 的一些经验并且提供关于 DMEK 手术方法的文献综述。虽然开展 DMEK 的技术需求与 DSEK 有所不同，但是也可以通过程式化的步骤取得成功。本章将概括性地依次阐述该手术中的各个步骤，并强调几种至关重要的术中技巧，从而使 DMEK 成为一种可重复、可预测和容易成功的术式。

内皮植入器

在 DMEK 手术中，一个关键步骤就是安全并可控地将娇嫩的 DMEK 植片顺利植入前房。一个理想的 DMEK 内皮植片植入器应该满足以下几个条件：

- 是一个能够防止液体在注入前房时反流并很好维持前房深度的封闭系统。
- 使用对内皮没有损害的材质。
- 无需使用黏弹剂。
- 对植片无需过多操作就能轻松使其装载到植入器。
- 有足够大小的口径来避免压缩植片。
- 采用能使手术切口良好封闭的锥形尖端。

目前尚无美国 FDA 批准通过的 DMEK 内皮植片植入器。美国内皮移植医生在应对这一难题时采用了很有创意的新方法，很多医生对眼内人工晶状体植入器进行了改造[1-4]。在美国，Staar 公司（Staar Surgical Company，Monrovia，CA）的显微植入器是早期开展 DMEK 应用得最多的植入器（图 131.1B），它是开放式注射器，有一个泡沫栓子，并且需要使用黏弹剂

来帮助植片植入。这一技术在植片植入前房时存在黏弹剂进入前房的风险,黏弹剂会影响植片贴附[5]。另一种常被改造的人工晶状体植入器则产自 Viscoject 公司(Bausch & Lomb, Aliso Viejo, CA)(图 131.1A)。Price 团队的报道称把需要黏弹剂的 Staar 植入器换成不需黏弹剂的封闭式 Viscoject 植入器时,能够降低再次注气的比率[6]。

另一种类似的封闭式植入器以 AMO Emerald One Series(Abbot Laboratories Inc., Abbot Park, IL)的人工晶状体植入器为基础改造而来,该植入器与其他的 IOL 植入器在关键处有少许不同(图 131.1D)。由注满平衡盐溶液的标准鲁尔接口(Luer-LOK)推筒和 14 法制单位鼻饲管组装而成的 AMO Emerald One Series 人工晶状体植入器有足够大的空间来吸入植片,同时也正好小到能通过 2.75mm 大小的角膜切口。与其他透明或半透明材质的植入器相同,在使用其进行植入的时候能够保持对植片正反面的判断。笔者建议使用 1ml 或者 3ml 鲁尔接头的推筒来进一步地确保植片植入前房的成功。此外还可以自行选择在注射器上加一个三通阀,这样就可以在不影响已装载植片的情况下安全地排出推筒内的气泡以及再次注满推筒(图 131.1D)。

一些欧洲发表的文献中则推荐使用玻璃注射器[7~9]。在不少欧洲的手术中使用了由 Dutch 眼科研究中心(DORC, Zuidland, The Netherlands)制作的弧形玻璃吸液管(DMEK 手术一次性使用),以及 Geuder 公司(Geuder AG, Heidelberg, Germany)的玻璃植入器。玻璃与塑料相比不仅更加光滑,而且可能能够减少对内皮细胞的损伤。内皮移植医生也开发使用玻璃材质的 Jones 管(DMEK Jones tube #80000-DMEK, Gunther Weiss Scientific, Portland, OR)。美国 FDA 批准 Jones 管用于泪道手术。和改造的 AMO 植入器一样,Jones 管可以将植片吸入器械内,避免了对植片的钳夹,也减少了内皮的损伤。Jones 管连有 14 法制单位的鼻饲管和一个 3ml 或 5ml 注满平衡盐溶液的推筒,形成了一个适于植片植入以及能维持前房深度的

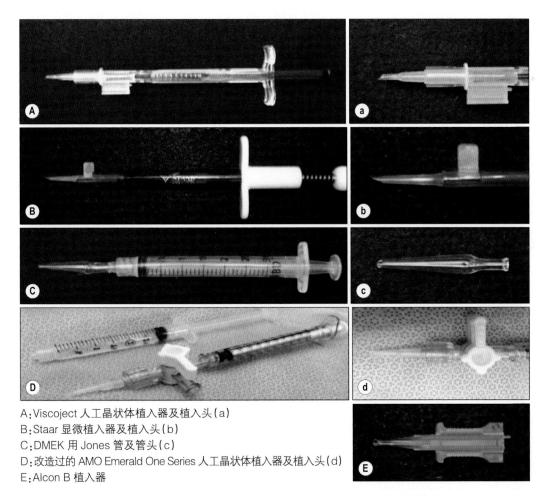

A:Viscoject 人工晶状体植入器及植入头(a)
B:Staar 显微植入器及植入头(b)
C:DMEK 用 Jones 管及管头(c)
D:改造过的 AMO Emerald One Series 人工晶状体植入器及植入头(d)
E:Alcon B 植入器

图 131.1　(A-E)DMEK 植入器。多种封闭式的植入器被用于 DMEK 植片在眼内的植入,但在美国至今仍没有 FDA 批准通过的正式 DMEK 植入器

液池(图131.1C)。这种方法可以在缓慢、可控地植入植片的同时理想地维持前房深度。DMEK的Jones管另一特点就是中央扩张,这一不同有助于液体流速的控制,防止吸入植片时过快,达到最大化地控制植片植入。

在使用封闭式的植入器时应防止前房内压力过高。如果注入过多的平衡盐溶液将产生不利的眼内外压力梯度,可能导致植入器退出时出现植片滑出或嵌顿。为避免这种情况,笔者建议术者在退出植入器前或者任何感觉眼内压力过高的时候进行穿刺放液。此外,在植片植入至植入器撤出期间,维持浅前房能够保持植片正反面不发生变化,同时也利于内皮片的展开。另一个减少植片滑出的技巧是用其他器械,比如30-G的导管,在植入器退出的时候压在切口上,这种做法的本质是在切口处构成一个活门。将植片置于植入器的近切口处能够使植片在进入眼内时只带入少量的平衡盐溶液,很多情况下也行之有效(视频131.1)。

和DSAEK一样,将DMEK植片植入的方式有很多种。究竟是Dapena等所说的植入器材质是关键因素[7],还是如Kim等主张的植入器的设计更为关键[1],都仍待进一步观察。比较有趣的是在Kim等的样本量较小的系列研究中,使用带有平衡盐溶液推筒的爱尔康B型植入器,术后内皮细胞丢失率(endothelial cell loss,ECL)为28%±16%。这能与Ham等研究中12%~29%的ECL媲美,而Ham这组研究样本量较大且使用的是封闭式玻璃植入器[9]。这些数据说明植

入器的设计变化,比如采用封闭式设计,可能比不同的材质所带来的提升更明显。进一步通过活体染色剂染色观察内皮细胞损伤的临床试验和实验室研究将会对这一问题有更新的见解。

患者准备

一台成功的DMEK在患者准备时涉及手术切口的制作、后弹力层和内皮细胞层的撕除、缩瞳和周边虹膜切开。

切口制作

笔者建议在暴露角膜最宽的颞侧制作主切口,从而确保主切口不会影响植片的植入。DMEK的手术切口数量根据不同的技术有所不同。主流的DMEK手术方法会在主切口之外制作2~4个穿刺口。这些1mm的穿刺口分别位于主切口的上下方。所有DMEK的切口都应能自我闭合,这有助于维持前房稳定以及随后植片的定位。与虹膜平行的方向进行前房穿刺有助于切口的自我闭合。在切口外口处使用标记笔做一个记号就能在手术过程中非常方便地定位以及进入切口。切口的内口则要注意避开植片要移植的区域。在这些穿刺口都完成之后,就可以开始做主切口了。主切口的大小会依据DMEK使用的植入器不同而有变化(表131.1)。主切口应贴合DMEK

表131.1　不同DMEK植入器的特点

植入器	切口大小	所需材料	特点
Viscoject人工晶状体植入器	2.4mm	Viscoject人工晶状体植入器	需要去掉弹簧 植片像IOL一样装载,非吸入
Staar显微植入器	3.0mm	需要黏弹剂	植片像IOL一样装载,非吸入
DMEK Jones管	3.2mm	Gunther Weiss DMEK改良Jones管 14法制单位鼻饲管 3毫升推筒	玻璃材质对内皮可能更安全 用于安全植入及前房维持的3毫升推筒 控制流体的中央处膨大
改良AMO Emerald One Series植入器	2.75mm	AMO Emerald One Series植入器 1毫升鲁尔接口推筒 14法制单位鼻饲管 备选的安全组件 三通阀 3毫升鲁尔接口推筒	用于安全植入的1ml推筒 用于排除气泡及再次注满推筒的备用三通阀 (在漏出性伤口中十分有效)
Alcon B植入器	2.8mm	3毫升鲁尔接口推筒 多种与推筒连接的配件	在推筒与植入器间形成一个不渗漏的封闭系统有一定难度

植入器并能防止液体流出，而液体流出往往意味着植片存在植入前房时从切口冲出的风险。尽管自我封闭的切口很好，笔者仍然建议即使对很小的切口也进行缝合，这可以杜绝后续操作中植片、空气或其他气体的丢失。

后弹力层与内皮细胞撕除

在切口制作完成后，病变的内皮-后弹力层复合体（endothelium-descemet membrane complex，EDM）需要从受体角膜上撕除。这一步骤有很多可行的方法，但公认的最重要的一点是撕除后的区域内应没有残余后弹力层（descemet membrane，DM）或基质纤维[10]。这两者都可以使植片与受体植床之间出现液体聚集，妨碍植片的贴附。此外这会使植片与植床间的界面达不到理想状态，影响到 DMEK 术后的视觉质量。当植片不与受体 DM 重叠时，植片脱位率以及再次注气率都将下降，这一临床发现由 Kruse 第一个报告[10]。为了防止植片与 DM 的重叠，受体植床的直径应比预计的植片稍大一些（图 131.2）。这会使基质层后表面出现一块没有被 DM 覆盖的区域，这些暴露的区域则易出现角膜水肿。随着供体内皮细胞迁移并覆盖暴露区域，在数天至数周内角膜水肿通常会消退[11]。内皮细胞的这一活动使植片在成功贴附的同时可能会出现内皮细胞密度的下降。而以内皮细胞密度的小幅度下降来换取更低的植片脱位率还是值得的。不管计划要撕除的 DM 范围是多大，笔者都建议使用光学区标记笔或者卡尺来标记撕除的区域。这些标记能够精确地定位展开之后的植片。

稳定的前房有助于撕除 EDM。依靠黏弹剂、空

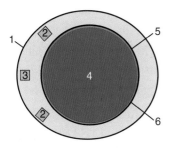

1- 角膜缘
2- 1mm 的穿刺口
3- 与植入器匹配的颞侧切口
4- 居中定位的 DMEK 植片（蓝色区）
5- 撕除区边缘
6- 暴露基质层的窄边（橙色区）

图 131.2　DMEK 受体准备。 标注出植片与受体后弹力层无重叠的区域

气或平衡盐溶液的前房维持器能够较好地保持前房稳定。使用黏弹剂时前房最为稳定，但是需要额外的冲洗和抽吸步骤。也有人提出使用黏弹剂可能会妨碍植片贴附的看法[12]。但是使用黏弹剂不仅便于从受体基质床上将 EDM 撕除，还能预防和控制出血，此外黏弹剂也能从前房中被彻底清除。根据笔者经验，使用空气时前房稳定性略差，但是能更清楚地看到 DM 被撕下和去除的情况。不管用什么方法支撑前房，都需要用一个如 Sinskey 倒钩之类的钝头工具在受体的 EDM 上画一个圆圈。在划开之后，朝向角膜中央逐渐撕除 EDM，并从主切口中将其取出。正如前文所说，撕除时必须十分小心不要勾起后部基质纤维，特别是相比 Fuchs 角膜内皮营养不良更难操作的人工晶状体眼大泡性角膜病变。此外假如使用了黏弹剂，在植片植入前务必确保完全清除。

瞳孔调节

瞳孔调节是 EDM 撕除完成之后的步骤。小瞳更适用于 DMEK 手术。虹膜可以防止植片与眼内人工晶状体接触造成植片内皮损伤，或者防止在有晶状体眼 DMEK 术中植片与晶状体接触，避免随后的眼内操作损害晶状体。在植片植入之前，需要向前房注射乙酰胆碱来缩瞳。用比较钝的器械轻轻触碰虹膜也能增强缩瞳效果，但这可能会使患者更易出现眼内的炎症以及术后黄斑囊样水肿的发生。笔者建议不要使用卡巴胆碱和毛果芸香碱以防过久的缩瞳后出现瞳孔后粘连。由于 DMEK 中缩瞳的重要性，在角膜内皮失代偿合并明显的白内障时，有一些人建议避免三联手术，而把白内障手术和 DMEK 手术分期手术。

对 DMEK 三联手术而言，白内障手术过程中足够的可视性非常必要，但笔者还是会在术前避免使用 NSAIDS 和含有扩瞳成分的灌注液，因这两者都会延长瞳孔扩大的时间。在 DMEK 三联手术中，为了使白内障摘除时保持瞳孔扩大，可以在眼内应用肾上腺素或者术前在眼表滴用数滴 2.5% 去氧肾上腺素或一滴 0.5% 托吡卡胺等温和的睫状肌麻痹剂。因为扩瞳效果不易逆转，笔者建议不采用作用较强的局部睫状肌麻痹剂。

关于 DMEK 合并白内障手术还有一些需要注意的地方。DMEK 术后屈光状态通常会向远视方向偏移，这可能是角膜水肿造成的。Ham 等报道称该远视平均为 1/3 屈光度[13]。笔者偏向于选择预期屈光度为 –0.5D 至 –0.75D 的人工晶状体来抵消这种远视变化，最后使绝大多数患者达到较理想的正视或轻度近

9

视的状态。DMEK 三联手术是有挑战的,特别是还在学习曲线早期的术者来说。人工晶状体在刚植入时尚不稳定,会使接下来的步骤难度加大。在撕囊时撕得稍小一些可以防止人工晶状体植入后向前房脱位,同时增加植入后的稳定性。高度近视眼在白内障手术之后前房会变得更深,也会给接下来植片的展开增加难度。在这种情况下应考虑分期手术,而不是联合手术。此外,在 DMEK 三联手术中,很容易使囊袋与前房内充满空气或其他气体。如果发生这种情况,可以用平衡盐溶液将空气或气体排出,在手术结束时在前房留下一个稍小气泡。避免这种情况的最好方法是先用平衡盐溶液注满前房,再用空气或气体制作顶压气泡。

周边虹膜切开

瞳孔阻滞是各种内皮移植术式都可能有的并发症[14,15]。DSEK 通常通过扩瞳来避免瞳孔阻滞[16],但是在 DMEK 术中却需要进行缩瞳来避免植片的损害。缩瞳会增加前房的气泡引起瞳孔阻滞的风险。由于 DMEK 术中的瞳孔扩大不是我们想要的,故而对患者进行周边虹膜切开就变得十分重要,有很多种方法可以完成这一操作。笔者通常尽可能做偏下偏周边的虹膜切开,这能保证当患者坐直的时候前房内的气体不会遮挡到切开的虹膜周切孔。周边虹膜切开可以在术前用 YAG 激光来完成,但在术中必须注意要用器具穿过虹膜周切孔来确保它的通畅。在 DMEK 术中也可以进行周边虹膜的切开。笔者偏好将 30G 的针头折弯,然后将其经瞳孔穿到虹膜后方并用 Sinskey 钩沿针表面划开来建立通道。切口可以通过双手法进行扩大来保证其畅通。在有晶状体眼的 DMEK 术中不能使用此方法,但可以用超微虹膜镊从一个较垂直的角膜切口中伸入并夹住周边虹膜,再用 Vannas 剪剪开周边的虹膜。剪除虹膜时一定要确保剪透、剪穿是非常关键的。出血是术中虹膜周边切开的主要风险。用黏弹剂来维持前房的方式此时能体现出优势,因为黏弹剂会把在虹膜切开中可能出血的部位压住(视频 131.2)。

植片正反判断

当 DMEK 植片从基质层上被分离下来的时候就会向内皮细胞朝外的方向卷曲。当植片卷曲重叠的部分正对后基质层时,植片的正反才是正确的。在植片展开并贴附之前,确认植片的正反朝向正确对于

DMEK 手术的成功至关重要。根据植片卷曲情况以及受体角膜可见度的不同,判断正反时可能会有一定的难度。现已有多种方法可用于判断植片正反以及使植片正反朝向正确。

植入前明确正反面朝向

不管在什么情况下都应该尽可能做到在正反面正确的情况下植入植片。在植入前可以进行一些有助于植片正反正确的操作。在装载到选定的植入器之前,先用 0.06% 台盼蓝(VisionBlue,Dutch Ophthalmic USA,Exeter,NH)进行染色能够有效增强对比,使植片边缘更加清晰可见。笔者建议将植片在台盼蓝中浸润 1~3 分钟以达到充分染色的效果。当植片装载到植入器的时候,将会卷成一圈或者两圈。如果植片是卷成两圈的,这时候直接肉眼观察就能判断正反面,在植入时使两个卷曲都朝上(朝向后基质层)即可。若植片卷成一圈,正反判断的难度则会相对较大,这时可以通过转动植入头并观察植片卷曲重叠部分运动的情况来判断。如果植片正反面朝向是正确的,在植片卷的上方将会看到重叠区的边缘,并且与植入头的旋转方向一致(比如顺时针旋转植入头重叠区将会向右运动)。如果植片是上下颠倒的,两者的运动方向将是相反的(比如顺时针旋转植入头时重叠区将向左运动)。通过转动植入头确定植片的正反面之后就只需要把植片植入前房了。这种植片正反定位的技术最早由 Peter Veldman 提出,并被命名为"Veldman Venn 法"。DMEK 重叠区的样子与数学上表示两个集合之间关系的维恩图十分相似。(图131.3)

Kruse 等提出了在植片的边缘区以易于辨认的次序做三个半圆标记的方法[17]。这些标记都用小的环钻来制作,半圆间距离俩俩不相同。可以通过观察三个标记的距离变化来判定当植片在植入位置的正反朝向正确与否。但是标记后内皮细胞的丢失,以及植片边缘脱位风险的增加都使这种方法难以推广。

近年来,眼库制备 DMEK 植片的时候会在其基质面的后弹力层上做一个 S 标记。与 DSAEK 植片的基质面所做的定位标记一样,该 S 标记不管植片卷曲情况如何都能帮助判断植片的正反。在植片保存于眼库的数天至数周内,该 S 标记都是可见的。值得关注的问题是这种方法的内皮细胞丢失率是否会因为标记本身或者眼库技术人员的相关操作而升高。一个近期由 Devers 眼科研究所牵头的研究对 19 位使用带 S 标记 DMEK 植片的患者与 32 位使用标准 DMEK

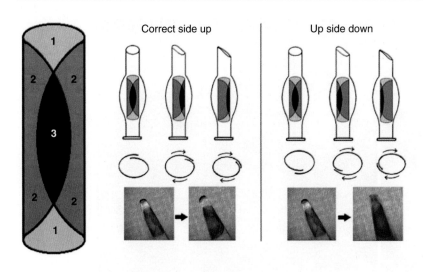

图 131.3　Veldman Venn 法。观察经台盼蓝染色的 DMEK 植片重叠区的运动情况可以在植入前确定植片的正反面

植片患者的内皮丢失率进行了比较。在术后 6 个月,两组的内皮丢失率基本相同[18]。与之前用于判断植片正反的方法相比,这个初步的研究较好的证明了这种新方法的安全性与有效性。使用 S 标记的方法也越来越多被美国角膜医生以及各个眼库所接受。

植入后明确正反面

当植片植入前房之后,植片的正反面可能会发生变化,判断其正反也会更加困难。水肿的角膜和染色不佳的植片会进一步干扰肉眼对植片正反面的判断。

现在有一种将套管放入植片两个卷曲之间来确认植片正反面的方法[19,20]。当植片卷曲的一面是朝上,即正反面是正确的时候,将套管头端朝卷曲的外边缘移动时,套管头端会因为植片重叠于其上而看起来变成蓝色。而植片如果正反朝向颠倒,即植片卷曲的一面朝下时,套管头端向卷曲边缘移动的过程中,其颜色是不会改变的。这被称为"Moutsouris 征"。这种方法虽然有用,但是也会因为套管无意中碰到内皮而造成内皮细胞的丢失 (图 131.4)。

现在也有数种不接触植片但也能判断正反面的方法。Burkhart 提供了一种使用手持式裂隙灯来更清晰地观察植片卷曲的方法[21]。当正反面正确(即植片朝上)且有两个卷曲的植片受到裂隙光束照射时,将会看到两条相邻的弧形光带(两个卷曲)。这两条光带会在稍远处汇成一条。如果植片正反面是反转的,则只能观察到一条连续的光带。Agarwal 等使用眼内光源和和光探头能够帮助判断植片正反朝向[22]。将通常用于视网膜手术的 20、23 或 25G 光探头斜放在角膜上皮面,这样能够看得更加清楚。用探头绕着角膜缘旋转并轻敲角膜。将显微镜的光源调暗或者

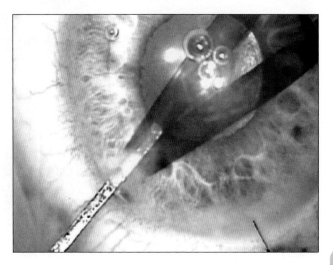

图 131.4　Moutsouris 征。将工具置于植片上方并从一边移至另一边。如果它被卷曲的植片盖住,看起来就会变成蓝色(如上图),这时就能明确植片的定位是正确的(图片由 Mark A. Terry, MD 提供 .)

完全关闭,此时可以观察到植片的动态情况。而从植片的折叠部分和植片边缘反射的光会提供关于植片正反面的信息。在角膜水肿的情况下这种方法尤为有效。

手术中光相干断层扫描(iOCT)也在越来越多的在 DMEK 中被使用[23]。手持式设备以及手术显微镜中整合 OCT 设备也有被提及。iOCT 的高分辨率图像能够精确地提供关于植片位置的具体信息(图131.5)。此外 iOCT 还能用于评估植片与后基质层贴附的情况。虽然 iOCT 的价格十分昂贵,但是它对植片正反定位的精准性以及实时获取植片位置、贴附情况的多功能性都使其成为 DMEK 手术医生独到且有用的好帮手。

9

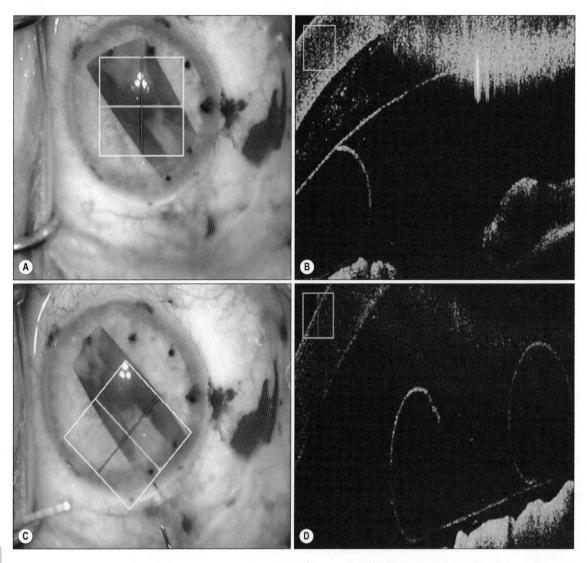

图 131.5　手术中 OCT。术者肉眼所见的情况如左侧二图,很难看出差别。而 iOCT 则能显示上方照片中植片正反面颠倒(卷曲朝下),下方照片中植片正反面正确(卷曲朝上)

植入后调整植片朝向

如果植片在植入后正反面朝向错误,可以通过以下几个步骤使植片翻转回到正确的朝向。首先用平衡盐溶液充盈前房,使前房深度增加到足够植片进行翻转的程度。接下来通过轻轻敲击使植片到达瞳孔中央的位置(详见展开及定位一节)。最后通过穿刺口快速注入平衡盐溶液,在前房内产生一股能使植片翻转至理想位置的水流。举个例子,假如植片此时的朝向使其看起来像一个"C"形,在水流冲击"C"形上缘的时候会使植片上缘朝水流冲击的方向移动,从而达到植片逆时针旋转的效果。当植片靠近房角的时候,也可以通过植片定位及加深前房使这种技巧得以施展。

展开和定位

在确保 DMEK 植片正反面无误之后,术者可以通过多种展开和定位的方法使植片不再卷曲并固定于角膜上,此时内皮面同正常解剖结构一样朝向虹膜。正如植片正反面正确能够有效防止植片脱位一样,适当的展开与定位技术能够减少由于术中内皮细胞损伤和(或)植片偏位而导致的角膜术后水肿。

通常来说,植片展开是在平衡盐溶液、气泡或者主动控制的浅前房的协助下完成的。这三种方法都利用了未展开植片内的流体(液体或气体)力学效应,并用这种垂直于未展开植片 DM 面的力来打开植片。这也是角膜敲击——使用注水针管将外力作用于角膜前表面——这种方法有效的原因。而几乎每一个

DMEK 医生在术中某个时候都会用到这种方法来帮助植片进行展开。每种方法都尽量消除植片和金属器具之间的接触,使供体内皮细胞的损害最轻。此外浅前房对展开很有帮助,这时用较小的外力就能帮助植片展开,还能因变窄的前房空间防止植片重新卷曲。这些原理为 DMEK 中心的手术医生们多种多样的 DMEK 植片展开方法提供了理论基础(图 131.6)。

液体辅助展开

用连有注射器的 30G 针管推出平衡盐溶液进行

短暂冲击能够打开卷曲的植片。当植片植入适当的位置之后,将套管头放入或瞄准卷曲植片的边缘,然后通过水流冲击来使植片的卷曲展开。在这一过程中,浅前房能够帮助防止展开的 DMEK 边缘重新卷曲起来。

Güell 等阐述了一种用平衡盐溶液来展开供体植片的系统性方法[24]。在这种方法中使用了连有自动冲-吸系统(Constellation, Alcon Laboratories Inc., Fort Worth, Texas)的 Gills 管。针管头端通过已缝合关闭的主切口进入。连续的水冲压力被设置为

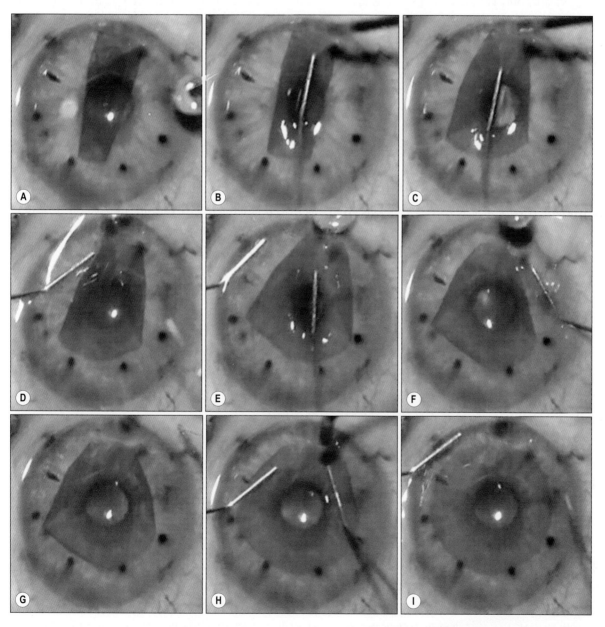

图 131.6 在浅前房情况下使用角膜敲击法进行植片展开与定位。(A)植片正反面正确,交叠区域朝上。(B、C)使用 30G 针管敲击角膜前表面使植片展开。(D-G)在植片完全展开之前通过敲击角膜缘和(或)周边角膜使植片到达理想位置。(H)进一步通过敲击角膜使植片边缘展开。(I)植片完全展开并准确地定位(图片由爱荷华大学提供)。

60~100mmHg,但实际的水流压力会因为 Gills 管的小口径而大幅降低。这种低压力的冲击水流不仅能用于植片展开,也能帮助植片进行定位。如前文所述,针管的头置于植片的卷曲之间,然后冲力作用于卷曲的植片内部使其展开。因为来自年轻捐献者的植片往往会卷曲得更紧,此时展开通常也会更加困难,就需要让水流的压力更大。此方法也能与其他方法结合,如在展开前先向植片卷内注气形成一个气泡,或在使用低流速水流的同时用针管轻压角膜前表面。

气泡辅助展开

用 1ml 注射器的 30G 针管推注少量空气也能使植片展开。虽然有数种方法可以完成这一步,但基本上都是在植片上方或者下方注气来辅助植片展开的。Price 等所述的方法是在用平衡盐溶液冲击使植片部分展开之后向植片下方注气,托起植片,达到后弹力层正对受体基质层的效果。一开始先向植片下方注射约 0.02ml 或更少的气体,从而保证植片正反面的正确,同时较小的气泡还能保证植片的进一步展开以及向正确位置的移动。如果有需要的话还可以向植片的后弹力层表面与受体基质之间注入平衡盐溶液,来帮助植片完成定位以及完全展开。然后可以使用针管敲击角膜前表面来帮助植片边缘展开[25]。和使用液体辅助展开的方法一样,浅前房在使用气泡辅助展开时也一样能有效防止 DMEK 植片重新卷曲。

植片卷曲较紧时会为展开带来更多的困难,使用气泡能够在这种情况下使损伤降低。将卷曲得较紧的植片置于适当位置后,就可以把针管头伸入 DMEK 植片卷成的空腔中。然后在卷曲内注入一个小空气泡,这个气泡在植片展开过程中就会一直在植片的后弹力层上方[20]。或者在保证植片卷曲朝上的情况下,也可以先在植片上方注入气泡,随后在针管敲击角膜的过程中它就会被卷曲的植片包裹住。角膜外针管敲击是植片展开的起始步骤,随后用针管轻抚角膜前表面,引导气泡展开植片。当气泡沿着后弹力层表面被推向植片卷曲的边缘时,植片边缘就会展开。如果在展开时有需要也可以进一步增大气泡,直到 DMEK 植片中央的内皮在虹膜上方完全展平。展开完成之后,就需要抽掉植片上方的气泡。如需重新调整植片位置可以通过在周边角膜,角膜缘或者前部巩膜敲击来完成。Kruse 还报道过可以先将气泡置于植片的卷曲内,然后再将植片植入。这个"卷曲内的气泡"会帮助植片展开。

在植片边缘有一小部分没完全展开的情况下,可以用与植片直径相当或稍小一些的气泡在进一步展开时维持植片的位置。使仍卷曲的边缘完全浸于平衡盐溶液中,并用针管在角膜前表面敲击叠在未开植片上的区域,这被称为"气泡撞击"[25]。用显微镊夹持角膜缘并使眼球向植片未展开边缘的方向转动,以确保未展开部分完全浸在液体中,有助于展开植片。

前房辅助展开

在前房很浅的情况下敲击角膜前表面也能使 DMEK 植片展开。这种方法在展开时既不使用平衡盐溶液冲击,也不注入气泡,最早是由 Yoeruek 等提出的[26]。在植片正反面正确,并从切口放出房水后,可以用 30G 针管敲击角膜前表面来展开植片。不管植片是有重叠(一个卷曲)或是没有重叠(两个卷曲),通常一开始是在针管的长轴与植片的长轴平行的情况下敲击。在角膜前表面敲击时,位于植片内部的液体压力将会升高,并且这些液体的力将垂直作用于后弹力层面,从而展开卷曲植片。当卷曲植片的一叶被展开后,就需要使用双手技术。用一支针管压在植片已经展开的部分上,再用另一支针管敲击角膜前表面展开仍卷曲的部分。在调整植片回到角膜中央位置的时候(完全或部分展开情况下),通常用 30G 针管朝着目标区域的方向敲击角膜缘或周边角膜。与充盈的前房相比,浅前房在使用这些外力时能够有更加满意的效果,植片的移动也更明显。

这种前房辅助展开的方法需要足够浅的前房来防止植片重新卷曲。为了在展开阶段维持浅前房的状态,如果有需要就可以从切口放出或抽吸房水。此外必要时可以用手指或者较大号的针管压在眼球的赤道部,使晶状体 - 虹膜隔向前房移动,进一步减小前房深度。

植片定位和居中

手术医生在最后打气泡之前可能需要多次调整植片位置。不管植片是完全展开还是部分展开,只要植片正反两面都在浸没在同一层液体中就能达到位置居中。在气泡辅助展开时,最开始要向前房注入平衡盐溶液,液体不管是向受体基质与后弹力层间注入(当气泡在植片下方时)还是向植片下方注入使其上浮(当气泡在植片上方时)都是可行的。减小气体积也能达到相同的效果。然后在调整植片位置时,可以用针管轻敲角膜前表面、角膜缘或者前部巩膜使植片向目标区域移动。先缓缓压陷角膜缘然后迅速松开能够有效地使植片朝着针管所指的方向移动,比如植片偏向了鼻侧,先颞侧压陷角膜缘使鼻侧前房变深。然后迅速地松开压陷区,通过内部向颞侧运动的水流使植片向颞侧的目标运动。如前文所述,与较深的前房相比,浅前房会使外力的作用效果更加明显,从而使植片的移动幅度加大。

将植片最终的位置固定在受体角膜暴露出来的无后弹力层区域内是比较理想的选择。Tourtas 等报告 DMEK 植片和受体后弹力层之间不发生重叠与低植片边缘脱位率、低再次气泡注入率之间是相关的[27]。不管手术医生在确定植片大小以及后弹力层撕除的方法如何,减少下方象限内植片与受体的重叠都很重要。因为该区域在术后早期是最难被顶压的空气或气体保护到的。反过来,因植片定位时略有偏心而使植片与受体后弹力层之间出现未被植片覆盖区是可以接受的。这种由未覆盖区导致的基质层水肿会随着供体和(或)受体的内皮细胞向暴露的基质层迁移覆盖而消退[28]。只要角膜的中央区已被 DMEK 植片覆盖,植片轻微偏心似乎不会对最终的视力产生影响。

用空气或 20% 六氟化硫顶压植片

在 DMEK 植片展开及定位之后,立即将空气或 20% 六氟化硫的气泡打到前房中。气泡的作用是维持供体植片与受体后基质层之间的对位关系。随着泵功能的恢复,植片能够在房水中保持自身的贴附。有多种在术中或术前使用的方法能防止由于空气或气体顶压引起的以瞳孔阻滞为主的并发症。

为了在植片展开之后注入气泡,通常角膜医生会把小管径的针管或注射针头(通常是 30G)沿着虹膜伸到植片之下。这时前房容积通常是比较小的。当针管头伸到植片下方且位于瞳孔轴上时,就可以向前房内注气了。最开始的气泡大小可以根据术者所需而有所不同。当最后植片位置确定之后,气泡大小应当增大到差不多占据整个前房(图 131.7)。一部分角膜医生此时会进行前房注气达到高眼压的状态,然后用另一个器械在角膜外按压,使 DMEK 植片与受体基质层之间的液体完全排出。经过一段时间,通常是 10 分钟,气泡大小会被减小到前房容积的 80%~90%,

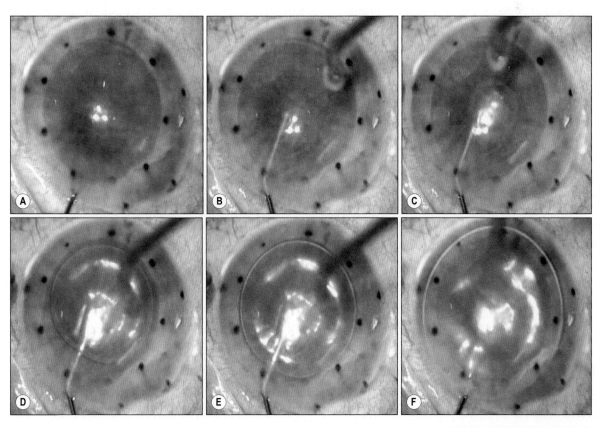

图 131.7 使用空气或者 20% 六氟化硫顶压植片。当 30G 针管伸到植片下方之后,就可以小心缓慢地向前房内注气。注气过快或者在针管头未达到理想位置时注气都会使植片发生移动(图片由爱荷华大学提供。)

使其能完全覆盖植片。

使用空气或者气体顶压的主要并发症是瞳孔阻滞。当前房被空气或气体填充过度时,从后房经瞳孔到达前房的房水流速减低,就会发生瞳孔阻滞。为了防止这种可致盲并发症出现,在植片植入之前可以先在下方象限进行周边虹膜切开。这一操作在术中或者术前(见"患者准备")都可以进行。在手术最后必须注意在前房周边应有一圈房水环绕切开的周边虹膜。这能保证房水在周边虹膜能畅通地流动。术者也需要确保周边虹膜有足够大的切口来保持通畅;使用 Sinskey 钩和(或)反 Sinskey 钩等钝头工具适当扩展切口相当有效。部分角膜医生在手术中,通常是在植片完成展开与定位之后,在眼表滴用散瞳剂(2.5% 去氧肾上腺素和 1% 环喷托酯),达到散瞳及减小瞳孔阻滞发生率的作用。此外尚有部分术者会在最开始的顶压与最后注入气泡之前进行一次气液交换,以确保没有空气或者气体留在虹膜后方。

DMEK 植片脱位

DMEK 最常见的并发症就是植片脱位,这对于已经进行或考虑采用 DMEK 手术的医生来说都是一个问题。根据角膜医生们早前进行 DMEK 的报告来看,因植片位置偏移而需要再次注气以支撑植片("再次气泡"步骤)的发生率为 20%~82% 不等[29~32]。随着学习曲线的结束,有丰富经验的术者的植片脱位率会下降到 4.4%~14%[30,33,34]。这一并发症也促使角膜医生在原来的顶压方式上进行新的调整。例如 Dapena 等认为他们植片脱位率的降低在一定程度上是因为将术后完全空气充盈的时间从 30 分钟延长至 45~60 分钟[30]。然而必须注意的是很多对 DMEK 富有经验的中心在顶压时都会选择空气。为防止植片脱位以及再次注入气泡,其他中心未使用空气,而是采用 20% 浓度的六氟化硫(SF₆)来增加早期术后的气泡持续时间及顶压时间。通常 DMEK 植片脱位都是从植片边缘,特别是从下方边缘卷起开始。并且在术后第一天就可以观察到这一情况。因为边缘卷起可以在数天至数周内进展为整个植片的脱位,所以在术后早期延长前房内气泡的存留时间是相当可取的。

用长效气体代替空气进行植片顶压是很有吸引力的选择。SF₆ 最早合成于 1902 年,是一种非水溶性的惰性无机气体。1973 年 Norton 首次在眼科文献上叙述了其在视网膜脱离修复上的应用[35],是现代视网膜脱离及黄斑裂孔手术中常规使用的辅助

气体[36]。眼底医生已成功地使用 20% 非膨胀性的 SF₆[37],其在玻璃体视网膜术后顶压时间是空气的两倍[38]。在眼前节手术中使用 SF₆ 最早是 1987 年用于修复白内障术后的后弹力层脱离,并从此在此病症广泛应用[39,40],当发生急性圆锥水肿和施行复杂 DSAEK 手术也需要该气体。近期,Güell 等则报告了他们最初的 15 个 DMEK 案例,初始填充采用 20% 六氟化硫进行植片顶压,效果较好:角膜透明度良好,内皮损失与其他组相当,再次气泡率为 6.6%[24]。笔者常规使用 20%SF6 进行初始植片顶压,也获得了与 Güell 相似的结果。当气泡约为 80%~90% 前房容积时,空气气泡能持续存在约 3~5 天,而 20%SF₆ 气泡则约为 6~10 天。要注意当浓度超过 20% 时,气体会发生膨胀,即使在已进行周边虹膜切开的情况下也会引起瞳孔阻滞。

已通过大鼠、小鼠、豚鼠、兔及人类吸入证明 SF₆ 是无毒的,其在人类腹腔内也没有毒性[41~43]。临床及组织学上关于空气和六氟化硫对角膜内皮影响的研究自 20 世纪七十年代就已经开始。对兔及猫动物模型的角膜内皮组织学研究说明不管是空气还是 SF₆ 都会破坏细胞超微结构并造成内皮损伤[44,45]。在 Van Horn 等关于空气及六氟化硫对活体兔子角膜内皮影响的里程碑式研究中,空气和 SF₆ 都能使兔子的角膜内皮发生增殖。与空气相比,并未发现 SF₆ 对角膜内皮具有任何的毒性[46]。Foulks 则发现在和人一样不具有内皮分裂能力的猫动物模型中,结果也是相似的[47]。值得一提的是在最近一个在猫身上应用 20%SF₆ 的研究中,与空气相比 20%SF₆ 会引起更高的 ECL,尤以上方角膜内皮为著。但该研究并未控制植片的定位,而且与人眼上不同,不管是空气组还是 SF6 组在术后第一天就出现了眼内炎的表现[48]。综上所述,各类文献都表明对角膜内皮而言 SF6 的毒性和空气没什么差别。而细胞的损伤与丢失很可能与角膜内皮获取不到房水中的营养有关[47]。位置的改变以及患者眼球的运动都能使内皮接触到房水,减轻潜在的损害。

在术后有多种通过控制患者的位置来保持空气或气体的顶压效果的方法。常见的是让患者在术后 45~60 分钟保持仰卧状态。一些角膜医生会在这时对患者再次进行检查,确保眼压处在适合的范围,并在必要时进行气液交换[49,50]。笔者现在在第一次进行术后观察之前都会让患者保持闭眼的状态。通常患者会被要求在术后保持仰卧位,仰卧时间从只需术后 24 小时仰卧到术后一周内每天两小时不等。Güell

所说的控制术后位置的方法则是在术后第一周内让患者醒着的时候每隔 15 分钟就朝不同方向变动头部位置，目的是让气泡能够完全地顶压在植片表面[51]。当气泡仍在前房内时，若出现植片边缘卷起的情况，就可以改变患者头的位置，使气泡到达需要的位置（如将头稍向后仰，使气泡顶压下方脱离的边缘）。

（陈蔚 译）

参考文献

1. Kim EC, Bonfadini G, Todd L, et al. Simple, inexpensive, and effective injector for Descemet membrane endothelial keratoplasty. *Cornea* 2014; **33**(6):649–52.

2. Kruse FE, Laaser K, Cursiefen C, et al. A stepwise approach to donor preparation and insertion increases safety and outcome of Descemet membrane endothelial keratoplasty. *Cornea* 2011;**30**(5):580–7.

3. Gorovoy IR, Gorovoy MS. Descemet membrane endothelial keratoplasty postoperative year 1 endothelial cell counts. *Am J Ophthalmol* 2015; **159**(3):597–600.e2.

4. Price MO, Price FW Jr. Descemet's membrane endothelial keratoplasty surgery: update on the evidence and hurdles to acceptance. *Curr Opin Ophthalmol* 2013;**24**(4):329–35.

5. Nieuwendaal CP, Lapid-Gortzak R, van der Meulen IJ, et al. Posterior lamellar keratoplasty using descemetorhexis and organ-cultured donor corneal tissue (Melles technique). *Cornea* 2006;**25**(8):933–6.

6. Feng MT, Price MO, Price FW Jr. Update on Descemet membrane endothelial keratoplasty (DMEK). *Int Ophthalmol Clin* 2013;**53**(2):31–45.

7. Dapena I, Moutsouris K, Droutsas K, et al. Standardized "no-touch" technique for Descemet membrane endothelial keratoplasty. *Arch Ophthalmol* 2011;**129**(1):88–94.

8. Arnalich-Montiel F, Munoz-Negrete FJ, De Miguel MP. Double port injector device to reduce endothelial damage in DMEK. *Eye (Lond)* 2014; **28**(6):748–51.

9. Ham L, van Luijk C, Dapena I, et al. Endothelial cell density after Descemet membrane endothelial keratoplasty: 1- to 2-year follow-up. *Am J Ophthalmol* 2009;**148**(4):521–7.

10. Kruse FE, Schrehardt US, Tourtas T. Optimizing outcomes with Descemet's membrane endothelial keratoplasty. *Curr Opin Ophthalmol* 2014;**25**(4): 325–34.

11. Jacobi C, Zhivov A, Korbmacher J, et al. Evidence of endothelial cell migration after Descemet membrane endothelial keratoplasty. *Am J Ophthalmol* 2011;**152**(4):537–42.e2.

12. Nieuwendaal CP, Lapid-Gortzak R, van der Meulen IJ, et al. Posterior lamellar keratoplasty using descemetorhexis and organ-cultured donor corneal tissue (Melles technique). *Cornea* 2006;**25**(8):933–6.

13. Ham L, Dapena I, Moutsouris K, et al. Refractive change and stability after Descemet membrane endothelial keratoplasty. Effect of corneal dehydration-induced hyperopic shift on intraocular lens power calculation. *J Cataract Refract Surg* 2011;**37**(8):1455–64.

14. Maier AK, Gundlach E, Gonnermann J, et al. Retrospective contralateral study comparing Descemet membrane endothelial keratoplasty with Descemet stripping automated endothelial keratoplasty. *Eye (Lond)* 2015; **29**(3):327–32.

15. Suh LH, Yoo SH, Deobhakta A, et al. Complications of Descemet's stripping with automated endothelial keratoplasty: survey of 118 eyes at one Institute. *Ophthalmology* 2008;**115**(9):1517–24.

16. Terry MA, Shamie N, Chen ES, et al. Endothelial keratoplasty a simplified technique to minimize graft dislocation, iatrogenic graft failure, and pupillary block. *Ophthalmology* 2008;**115**(7):1179–86.

17. Bachmann BO, Laaser K, Kruse FE, et al. A method to confirm correct orientation of Descemet membrane during Descemet membrane endothelial keratoplasty. *Am J Ophthalmol* 2010;**149**:922–5.

18. Veldman PB, Mayko Z, Straiko MD, et al. Descemet membrane endothelial keratoplasty: early complications and 6-month endothelial cell loss in a comparative series of unstamped and stromal sided S-stamped tissue in 101 consecutive cases. Paper presented at: AAO Annual Meeting; October 19, 2014; Chicago, IL.

19. Liarakos VS, Dapena I, Melles GRJ, et al. Intraocular graft unfolding techniques in Descemet membrane endothelial keratoplasty. *JAMA Ophthalmol* 2013;**131**:29–35.

20. Dapena I, Moutsouris K, Melles GR, et al. Standardized "no-touch" technique for Descemet membrane endothelial keratoplasty. *Arch Ophthalmol* 2011;**129**(1):88–94.

21. Burkhart ZN, Feng MT, Price FW, et al. Handheld slit beam techniques to facilitate DMEK and DALK. *Cornea* 2013;**32**:722–4.

22. Jacob S, Agarwal A, Agarwal A, et al. Endoilluminator-assisted transcor-neal illumination for Descemet membrane endothelial keratoplasty: enhanced intraoperative visualization of the graft in corneal decompensation secondary to pseudophakic bullous keratopathy. *J Cataract Refract Surg* 2014;**40**(8):1332–6.

23. Steven P, Le Blanc C, Velten K, et al. Optimizing Descemet membrane endothelial keratoplasty using intraoperative optical coherence tomography. *JAMA Ophthalmol* 2013;**131**:1135–42.

24. Güell JL, Morral M, Gris O, et al. Bimanual technique for insertion and positioning of endothelium-Descemet membrane graft in Descemet membrane endothelial keratoplasty. *Cornea* 2013;**32**(12):1521–6.

25. Price MO, Giebel AW, Price FW Jr, et al. Descemet's membrane endothelial keratoplasty: prospective multicenter study of visual and refractive outcomes and endothelial survival. *Ophthalmology* 2009;**116**(12): 2361–8.

26. Yoeruek E, Bayyoud T, Hofmann J, et al. Novel maneuver facilitating Descemet membrane unfolding in the anterior chamber. *Cornea* 2013; **32**(3):370–3.

27. Tourtas T, Schlomberg J, Kruse FE, et al. Graft adhesion in Descemet membrane endothelial keratoplasty dependent on size of removal of host's descemet membrane. *JAMA Ophthalmol* 2014;**132**(2):155–61.

28. Jacobi C, Zhivov A, Kruse FE, et al. Evidence of endothelial cell migration after Descemet membrane endothelial keratoplasty. *Am J Ophthalmol* 2011;**152**(4):537–42.

29. Ham L, Dapena I, van Luijk C, et al. Descemet membrane endothelial keratoplasty (DMEK) for Fuchs endothelial dystrophy: review of the first 50 consecutive cases. *Eye (Lond)* 2009;**23**:1990–8.

30. Dapena I, Ham L, Droutsas K, et al. Learning curve in Descemet's membrane endothelial keratoplasty: first series of 135 consecutive cases. *Ophthalmology* 2011;**118**:2147–54.

31. Price MO, Giebel AW, Fairchild KM, et al. Descemet membrane endothelial keratoplasty: prospective multicenter study of visual and refractive outcomes and endothelial survival. *Ophthalmology* 2009;**116**:2361–8.

32. Tourtas T, Laaser K, Bachmann BO, et al. Descemet's membrane endothelial keratoplasty versus Descemet stripping automated endothelil keratoplasty. *Am J Ophthalmol* 2012;**153**:1082–467.

33. Dirisamer M, Ham L, Dapena I, et al. Efficacy of Descemet membrane endothelial keratoplasty; clinical outcome of 200 consecutive cases after a learning curve of 25 cases. *Arch Ophthalmol* 2011;**129**:1435–43.

34. Feng MT, Price MO, Price FW. Update on Descemet membrane endothelial keratoplasty (DMEK). *Int Ophthalmol Clin* 2013;**53**:31–45.

35. Norton EWD. Intraocular gas in the management of selected retinal detachments. *Trans Am Acad Ophthalmol Otolaryngol* 1973;**77**:OP85–98.

36. Km SS, Smiddy WE, Feuer WJ, et al. Outcomes of sulfur hexafluoride (SF6) versus perfluoropropane (C3F8) gas tamponade for macular hole surgery. *Retina* 2008;**28**:1408–15.

37. Abrams GW, Edelhauser HF, Aaberg TM, et al. Dynamics of intravitreal sulfur hexafluoride gas. *Invest Ophthalmol Vis Sci* 1974;**13**(11):863–8.

38. Thompson JT. Kinetics of intraocular gases. Disappearance of air, sulfur hexafluoride, and perfluoropropane after pars plana vitrectomy. *Arch Ophthalmol* 1989;**107**(5):687–91.

39. Gault JA, Raber IM. Repair of Descemet's membrane detachment with intracameral injection of 20% sulfur hexafluoride gas. *Cornea* 1996;**15**(5): 483–9.

40. Zusman NB, Waring GO, Najarian LV, et al. Sulfur hexafluoride gas in the repair of intractable descemet's membrane detachment. *Am J Ophthalmol* 1987;**104**:660.

41. Greenberg LA, Lester D. The toxicity of sulfur hexafluoride. *Arch Ind Hyg Occup Med* 1950;**2**:348–9.

42. Swalbach WS, Schwarz SI, Rhan W, et al. Use of a new gas, sulfur hexaflouride, SF6, in pneumoperitoneum. *Am Rev Tuberc* 1957;**76**:1063–70.

43. Specht H, Brubach HF. Inhalation of sulfar hexafluoride. *Science* 1951; **114**(2973):662–3.

44. Leibowitz H, Laing R. Corneal endothelium: The effect of air in the anterior chamber. *Arch Ophthalmol* 1974;**92**(3):227–30.

45. Olsen RJ. Air and the corneal endothelium: an in vivo specular microscopy study in cats. *Arch Ophthalmol* 1980;**98**(7):1283–4.

46. Van Horn DL, Edelhauser HF, Aaberg TM, et al. In vivo effects of air and sulfur hexafluoride gas on rabbit corneal endothelium. *Invest Ophthalmol Vis Sci* 1972;**11**:1028–36.

47. Foulks GN, de Juan E, Hatchell DN, et al. The effect of perfluoropropane on the cornea in rabbits and cats. *Arch Ophthalmol* 1987;**105**: 256–9.

48. Landry H, Aminian A, Hoffart L, et al. Corneal endothelial toxicity of air and SF6. *Invest Ophthalmol Vis Sci* 2011;**52**(5):2279–86.

49. Dirisamer M, van Dijk K, Dapena I, et al. Prevention and management of graft detachment in Descemet membrane endothelial keratoplasty. *Arch Ophthalmol* 2012;**130**(3):280–91.

50. Guerra FP, Anshu A, Price MO, et al. Descemet's membrane endothelial keratoplasty: prospective study of 1-year visual outcomes, graft survival, and endothelial cell loss. *Ophthalmology* 2011;**118**(12):2368–73.

51. Güell JL, Morral M, Gris O, et al. Bimanual technique for insertion and positioning of endothelium–Descemet membrane graft in Descemet membrane endothelial keratoplasty. *Cornea* 2013;**32**(12):1521–6.

9

第 132 章

DMEK 的术中和术后并发症

Dagny Zhu, Neda Shamie

关键概念

- 在应用恰当的手术技术基础上,后弹力层角膜内皮移植术(descemet membrane endothelial keratoplasty, DMEK)可提供极佳的术后视力,并且手术失败率非常低。
- 降低机械应力可以减少内皮移植片准备期间供体组织的损伤。
- 术中常见的难点包括植片的处理与展开,以及确保在植片贴附之前正反面的正确朝向。
- 供体植片脱位是主要的术后并发症。增加空气填充时间、最大限度地减少供体受体组织的重叠以及密切随访患者,可以减少供体植片脱位的发生。
- 大多数供体植片部分脱位可不予处理,只需观察;其余的则可通过重复空气填充而得到复位。
- DMEK 发生原发性供体衰竭和免疫排斥反应非常罕见。
- 术后角膜内皮细胞丢失率与后弹力膜剥除自动板层刀制备的角膜内皮移植术(descemet stripping automated endothelial keratoplasty, DSAEK)相当。

本章纲要

引言

  随着手术技术的不断发展,角膜内皮移植术已成为治疗角膜内皮疾病的金标准。在经历了多次技术的推陈出新后,DMEK 成为内皮移植的最新技术。尽管从 DSAEK 到 DMEK 的转变需要经历陡峭的学习曲线,但是相对于其他的角膜内皮移植术,DMEK 拥有更好的术后视力和更少的免疫排斥反应,因此越来越受到角膜医师的欢迎,并且手术数量也呈逐年上升趋势。若要最大限度地减小 DMEK 固有的技术挑战,必须学会识别术中与术后潜在的并发症,以便成功预防和处理。

术中并发症

植片准备期间组织损伤

  不同于 DSAEK,DMEK 所用到的供体角膜内皮与后弹力层必须从相邻基质中分离出来。这可以通过几种不同技术来完成,其中有两种方法最常用,一种是"SCUBA"技术(submerged cornea using backgrounds away, SCUBA),该技术是使用镊子从基质床中手法剥离后弹力层;另一种方法不太常用,类似于前部深板层角膜移植术(Deep anterior lamellar keratoplasty, DALK)中使用的技术-通过注入一个"大气泡"气动剥离后弹力层[1-3]。两种技术的安全性都很高,但目前只有手法剥离技术有长期的临床结果报道-经验丰富的角膜移植医生应用该技术的成功率可达 98%~99%[4-9]。

  使用合适的组织获取方式可以有效避免植片制备时易损组织的损伤(视频 132.1)。多个研究报道在植片边缘施加尽量小的力进行操作可以减小组织张力,这是降低后弹力层撕裂发生率的关键[1-2,4-9]。在用镊子撕除后弹力层的过程中,需要用保存液浸没供体角膜,并且一次只能在一个象限朝中央进行撕除,这样做可以减少整个角膜的表面张力。使用两把镊子比一把可以更均匀地分配应力[5]。根据撕裂的程度不同,一些撕裂范围较小的植片仍然能够成功移植[10]。已证实植片制备时间对原发性供体衰竭、内皮细胞丢失和植片贴附的影响很小,所以植片可以在手术前制备或者提前制备好后储存于冰箱中(不低于 4℃)[11]。现在越来越多的眼库为角膜移植医生提供提前制备好的 DMEK 植片,其制备成功率与医生在术前自行制备植片的成功率没有太大的区别[12]。

DMEK 植片获取的难易程度会受到供体自身特点的影响。Gorovoy 等发现如果供体一只眼在制备植片时发生后弹力层撕裂,则另一只眼发生后弹力层撕裂的概率也要高得多,这提示供体个体差异也影响着剥离的难易度[13]。后弹力层的非纹状层会随着年龄增长而变厚,因此相对于年轻供体的植片,年长供体的植片(>50~55 岁)在制备期间更不容易撕裂,也更加容易剥离[5,14]。供体如患糖尿病和高脂血症时,由于后弹力层与基质层之间存在更高的机械黏附力,植片的制备也会更为困难[15]。幸运的是,手法机械剥离后弹力层不成功引起的总体植片失败率很低,只有 2%~6%[13,16]。人们正在进行进一步的研究,以明确可能有利于 DMEK 植片制备以及影响 DMEK 特定供体选择的其他重要的供体自身特点。

供体组织显示不良

菲薄的后弹力层在植入前房之前,必须进行台盼蓝染色使其易于观察。在植片定位和展开的过程中,长时间的操作可能导致染料丢失和植片显示不良。成功移植一个染色不良的 DMEK 植片几乎是不可能的,尤其是在角膜混浊的情况下。虽然几乎所有需要行角膜内皮移植术的患者,都因角膜病变而存在角膜清晰度的下降,但是最好不选择有严重角膜瘢痕和角膜水肿的患者进行 DMEK 手术。向前房内注射台盼蓝染料,并在一分钟时间内用平衡盐溶液轻轻冲洗,用这种方法可以使前房内的植片重新染色。清除角膜上皮和在术中使用手持式裂隙灯对明确供体组织位置亦有帮助。

供体组织处理与展开时的难点

也许 DMEK 最有挑战性的地方是术中组织处理很困难。一项研究证实术中进行组织处理时,所需要面临的客观评估的困难程度越高,则内皮细胞丢失率和术后植片脱位率也更高[17]。选择年龄较大的供体不仅有助于供体植片的制备,也降低了术中植片处理的难度,因为老年供体植片卷曲得不那么紧密,也更

容易展开。除了年龄以外,暂未发现其他有助于组织处理和展开的供体植片特点[17]。

因为后弹力层会发生自然卷曲,这会导致内皮面暴露在卷曲的外侧,所以使用"非接触"技术以避免内皮细胞的损伤是至关重要的,在第 131 章已描述一些标准化的手术技术[18-21]。当植片植入受体前房后,这时非常重要的是应该尽早进行透明角膜切口缝合,以防植片从主切口流出。前房压力增高会导致植片从不稳定的切口、瞳孔甚至前房穿刺口排出,从而由于挤压和剪切创伤导致植片内皮严重受损。稍浅的前房不仅可以防止这一问题的发生,同时也可以使植片更易展开。不同于 DSAEK 植片,由于存在术中撕裂的风险,脆弱的 DMEK 植片发生卷曲后不能被过度的处理。理想情况下,可以采用平衡盐溶液冲击、表面敲击、前房深度调整以及小气泡等技术来展开DMEK 的植片。

供体植片上下颠倒

DMEK 发生植片上下颠倒的概率比 DSAEK 高,理解 DMEK 植片的生理对防止这一并发症的发生至关重要[21]。在向前房注满空气以固定植片前,DMEK植片边缘总是朝与内皮面相反方向卷曲的特点可以作为判断植片正反面无误的一种手段(图 132.1)。鉴于肉眼直接判断卷曲方向较为困难(向上卷曲表明植片朝向正确,而向下卷曲表明植片上下颠倒),下面介绍几种方法能够帮助明确供体植片正反面朝向的技术,一种是用小环钻沿着钻切后的植片边缘制作非

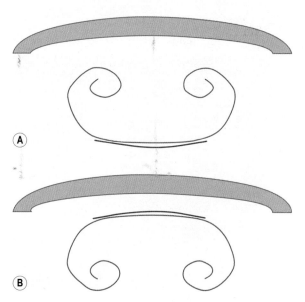

图 132.1　如图所示,正反面无误的植片。(A)与上下颠倒的植片。(B)内皮面用红色突出显示

对称标记(图 132.2)[22]。另一种方法是在制备好的植片的基质面做一个"S"标记(图 132.3)[23]。这两种技术通过观察预先做的标记的情况,都能更容易地识别植片是否上下颠倒。也可以使用针管来检查"moutsouris 征",以确定植片的卷曲在针管之上(正确朝向)或之下(上下颠倒)[20]。也有其他手术医师更喜欢使用手持裂隙灯来验证完全展开之前植片的方向是否正确[24]。如果植片上下颠倒,可以通过加深前房使植片重新卷曲,再用平衡盐溶液短时间冲击使得植片以正确的方向进行贴附[18]。植片上下颠倒若未

能纠正,极有可能导致植片脱位和/或供体衰竭[21]。

其他并发症

其他 DMEK 术中并发症的处理与 DSAEK 相似,包括偏心、后弹力层撕除后部分后弹力层残留、前房积血、晶状体损伤以及极少发生的脉络膜下暴发性出血。

术后并发症

供体植片脱位

与 DSAEK 相似,DMEK 最常见的术后并发症也是供体植片脱位,这可以通过裂隙灯检查或眼前节相干断层成像(AS-OCT)发现(图 132.4)。然而不同于 DSAEK,大部分 DMEK 的植片脱离都是部分性脱离,而且能够随着时间自行复位[25,26]。因此,不是所有的DMEK 植片脱位都需要临床处理。

Melles 的小组公布的结果显示,DMEK 术后六个月内发生植片部分性脱位的概率是 15.8%,但其中只有三分之一需要重新注入空气(重新注入气泡)或者

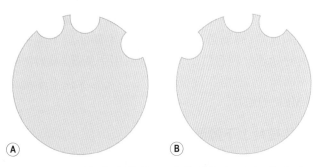

图 132.2　沿植片边缘做不对称的标记以识别正确。(A)与倒置。(B)的植片

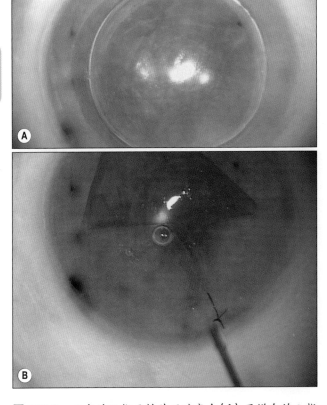

图 132.3　正向的 S 指示植片正确定向(A),而逆向的 S 指示植片倒置(B)(感谢 Dr. Michael Straiko 供图)

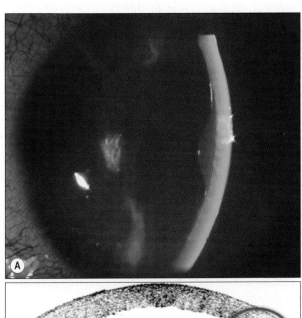

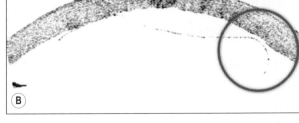

图 132.4　裂隙灯照片。(A)和眼前节相干断层成像。(B)显示植片上下颠倒,植片部分脱位(感谢 Dr. Michael Straiko 供图)

9

重新移植[27]。大于 50% 上述脱位植片的脱位面积小于总植片的三分之一,后来证实这些局部的脱位不需要临床处理。Melles 的小组证实在 AS-OCT 观察下术后一小时内脱位面积小于三分之一者是稳定的,并且其中的 73% 在一周内改善,90% 在 6 个月内改善。相比之下,术后一小时内脱位面积大于三分之一者,只有 25% 在术后 6 个月完全复位[28]。术后早期植片的紧密贴附预示着手术的远期成功。实际上,是否需要重新注射气泡,不仅取决于是否存在明显的角膜水肿和 / 或视力的变化,还取决于初期植片脱位程度和随着时间推移脱位的进展情况。在最初应用 DMEK 时,术后 3~6 个月由于植片脱位而重新注入气泡的概率高达 63%~92%[29,30]。随着时间推移,因为手术技巧的提高和对植片特性的理解,重新注入气泡的概率降至 2%~20%,与 DSAEK 相当[4,16,31]。

已报道的重新注入气泡的成功率差异很大,因为其取决于植片脱位的程度以及每个术者对重新注入气泡的必要性把握[4,16,29-31]。一般来说,由于供体植片边缘较难辨认和气泡展开植片边缘的难度较大,DMEK 重新注入气泡相对于 DSAEK 来说更为困难。另外 DSAEK 重新注入气泡可以推迟几周进行,而 DMEK 的供体植片会随时间推移出现僵硬和挛缩,因此重新注入大气泡越早越好[16]。由于上述的原因,DMEK 相较于 DSAEK 需要更密切的随访,如果有必要,应建议他们做进一步的定位。

有趣的是,有报道完全脱位、自由浮动的植片随后能完全重新内皮化而不会对眼内组织产生影响[21,32]。据推测,内皮细胞的迁移、转化和 / 或再生有时可自发,而不需要供体植片与受体贴合。然而"后弹力层的内皮转化",最终与视觉恢复延迟以及内皮细胞计数偏低有关,因此目前不作为可行的治疗方案。

易损的、更薄的 DMEK 植片会更难剥离也更难贴附是意料之中的。虽然不是所有植片脱位的原因都得到了充分的解释,但是供体植片与受体后弹力层重叠区域的供体贴附性差是显而易见的。Kruse 等对不同术式进行了研究,在术中角膜医生会制作周围有 1mm 重叠区的小直径(6mm)后弹力层撕除区,与周围是裸露基质的大直径(10mm)后弹力层撕除区对比,结果证实前者术后 4 天存在更高的植片脱位率(78% 比 33%)[33]。因此建议制作一个大小比供体植片大的后弹力层撕除区,以增加供体植片贴附基质床的机会。未被植片覆盖的基质裸露区轻微偏心是可以接受的,因为这些区域最终都会因内皮细胞迁移而被覆盖。

其他可以提高植片长期贴附性的因素包括延长空气顶压时间和减少贴附面的干扰(例如黏弹剂或液体)。一些术者选择让空气完全填充 1 个小时而在手术结束时减少填充的空气量,另一部分术者则在手术结束时注入 90% 的空气[6,18,29]。其余的医师则使用六氟化硫来加强贴附,但是这种气体对内皮细胞的远期存活率是否有影响尚无定论[34]。手术以后,需要患者仰卧一个小时,而且在术后的几天内都应尽量保持这一体位,以使空气存留在前房中,让植片能够在气泡的作用下完全贴附。

原发性供体衰竭

DMEK 发生原发性植片供体很少见,确认的依据是尽管植片肯定是贴附的,但发生了持续性角膜水肿 3 个月以上。原发性供体衰竭的原因目前还不清楚,但是可能与术中创伤或过度的植片操作、植片上下颠倒和 / 或空气注入不足有关[35]。已报道的原发性供体衰竭的发生率一般是很低的,小于 1%~8%[4,27,31]。根据 Melles 团队的报道,500 例连续的 DMEK 手术中,只有一例在术后 6 个月时发生原发性供体衰竭[27]。

植片的免疫排斥反应

以前房细胞反应和角膜水肿为特征的 DMEK 免疫排斥反应极为少见。这可能是供体基质缺失的情况下,抗原刺激减少所致。Anshu 等公布了几种术式术后两年发生免疫排斥反应的概率:DMEK 为 0.7%,而 DSAEK 为 7%、穿透性角膜移植为 17%[36]。Depena 等只发现一例(0.8%)发生植片排斥反应,Cursiefen 等术后 9 个月内在 130 例行 DMEK 的受体眼中并未发现植片免疫排斥反应[37,38]。Melles 团队术后 6 个月内在 500 例行 DMEK 的受体眼中只发现一例有移植排斥反应,这个结果与他们的原发性供体衰竭率相似[27]。对于罕见的免疫排斥反应,免疫抑制剂可以用来逆转排斥和稳定植片。如果植片最终衰竭了,那么再次行 DMEK 手术仍然可以有较高的成功率[39]。

瞳孔阻滞性青光眼

如果气泡过大或者移至虹膜后方阻碍房水通过小梁网,如同 DSAEK 术后,瞳孔阻滞是一种能够威胁视力的 DMEK 术后并发症。因为 DMEK 很少出现瞳孔阻滞,所以瞳孔阻滞的发生率仍不得而知。在手术过程中行下方虹膜周边切除术(PI)可以减少瞳孔阻滞的机会,而且可以允许填充更多空气。如果未行PI,那么手术结束时,空气一般仅存 30%~50%,而非 80%~90%[20,29]。通常 PI 会增加前房出血的风险。

内皮细胞丢失

内皮细胞丢失在 DMEK 手术的多个阶段均可发生,包括初始植片获取和供体植片制备、术中操作、术后再次注入气泡和自发的内皮细胞丢失。大多数内皮细胞丢失发生于手术过程中,因此使用上述的"非接触"技术非常重要。DMEK 的内皮细胞丢失率与已报道的 DSAEK 的内皮细胞丢失率大致相同。Tourtas 等发现术后 6 个月 DMEK 的内皮细胞密度(1520/mm²),与 DSAEK 的内皮细胞密度(1532/mm²)大致相同[40]。Guerra 等在对比了一只眼行 DMEK,而对侧眼行 DSAEK 的同一患者的双眼术后结果,发现两只眼睛内皮细胞丢失率相似[41]。Feng 和 Price 报告术后五年的内皮细胞丢失率为 39%[41,42]。值得注意的是,行两次或以上空气注入的眼球,内皮细胞丢失率会更高。因此 Price 团队建议慎行空气再注入,而且应该使用单个大气泡而不是多个小气泡,因为注入多个小气泡可能会进一步损害移植的角膜内皮细胞。Guerra 等报告术后一年角膜内皮细胞丢失率为 36%,其中的 86% 发生于术后前 3 个月,这一结果表明术后前几个月的内皮细胞丢失率是最高的[4]。Gorovoy 等公布的术后一年内皮细胞丢失率相对较低,为 19% ± 10%(2210 ± 550/mm²)。Gorovoy 认为低内皮细胞丢失率是因为总体上空气再注入率较低。同时人们也猜测,注入过量的空气可能会对敏感的内皮细胞造成机械应力和 / 或缺氧损伤。Lasser 等通过评估 DMEK 联合白内障手术的结果,发现术后 6 个月时内皮细胞计数与单独行 DMEK 术相似(40%,1550/mm²)[44]。其他研究也证实 DMEK 与超声乳化同时进行时,额外的内皮细胞丢失率极小[45]。

其他并发症

DMEK 术后屈光力的改变是极少发生的。大多数 DMEK 术后散光是术前角膜表面不规则或者早已长期存在的角膜水肿造成的,这些影响可以通过减小切口大小而进一步降低[46]。DMEK 术后发生视网膜脱离和白内障的情况少有报道。玻璃体切除术后的眼睛,发生植片衰竭的概率会更高[47]。DMEK 的相对禁忌证包括无晶状体眼、虹膜大部切除术后或无虹膜眼、青光眼或其他任何不能在眼内有效注射空气顶压的情况。

总结

DMEK 是目前最领先的角膜内皮移植术式,而且能够在极低的供体衰竭概率下取得极佳的视力。DMEK 的供体植片制备、术中处理和操作以及术后监测和干预的过程中都存在潜在的并发症,掌握这些并发症的基础知识并加深对其的认识,可以成功预防和处理 DMEK 相关的困难。手术技巧的进步和 DMEK 操作的标准化,应该能进一步提升手术效果,降低 DMEK 治疗角膜内皮疾病的技术难度和需克服的心理障碍。

（陈蔚 译）

参考文献

1. Giebel AW, Price FW. Descemet's membrane endothelial keratoplasty: the bare minimum. In: Price FW Jr, Price MO, editors. *DSEK: What you need to know about endothelial keratoplasty*. Thorofare, NJ: Slack Incorporated; 2009. p. 119–1462.
2. Giebel AW. SCUBA technique for DMEK donor preparation. (2008). Available at: <http://www.youtube.com/watch?v=vpToO8PFsvI&feature =youtube_gdata_player>.
3. Busin M, Scorcia V, Patel AK, et al. Pneumatic dissection and storage of donor endothelial tissue for Descemet's membrane endothelial keratoplasty: a novel technique. *Ophthalmology* 2010;**117**:1517–20.
4. Guerra FP, Anshu A, Price MO, et al. Descemet's membrane endothelial keratoplasty: prospective study of 1-year visual outcomes, graft survival, and endothelial cell loss. *Ophthalmology* 2011;**118**:2368–73.
5. Schlotzer-Schrehardt U, Bachmann BO, Tourtas T, et al. Reproducibility of graft preparations in Descemet's membrane endothelial keratoplasty. *Ophthalmology* 2013;**120**:1769–77.
6. Kruse FE, Laaser K, Cursiefen C, et al. A stepwise approach to donor preparation and insertion increases safety and outcome of Descemet membrane endothelial keratoplasty. *Cornea* 2011;**30**:580–7.
7. Lie JT, Birbal R, Ham L, et al. Donor tissue preparation for Descemet membrane endothelial keratoplasty. *J Cataract Refract Surg* 2008;**34**: 1578–83.
8. Zhu Z, Rife L, Yiu S, et al. Technique for preparation of the corneal endothelium-Descemet membrane complex for transplantation. *Cornea* 2006;**25**:705–8.
9. Tenkman LR, Price FW, Price MO. Descemet membrane endothelial keratoplasty donor preparation: navigating challenges and improving efficiency. *Cornea* 2014;**33**:319–25.
10. Tourtas T, Heindl LM, Kopsachilis N, et al. Use of accidentally torn Descemet membrane to successfully complete Descemet membrane endothelial keratoplasty. *Cornea* 2013;**32**:1418–22.
11. Feng MT, Burkhart ZN, Price FW Jr, et al. Effect of donor preparation-to-use times on the outcome of Descemet membrane endothelial keratoplasty outcomes. *Cornea* 2013;**32**:1080–2.
12. Deng SX, Sanchez PJ, Chen L. Clinical outcomes of Descemet membrane endothelial keratoplasty using eye bank–prepared tissues. *Am J Ophthalmol* 2015;**159**(3):590–6.
13. Gorovoy IR, Cui QN, Gorovoy MS. Donor tissue characteristics in preparation of DMEK grafts. *Cornea* 2014;**33**(7):683–5.
14. Schlotzer-Schrehardt U, Bachmann BO, Laaser K, et al. Characterization of the cleavage plane in Descemet's membrane endothelial keratoplasty. *Ophthalmology* 2011;**118**:1950–7.
15. Vianna LM, Stoeger CG, Galloway JD, et al. Risk factors for eye bank preparation failure of Descemet membrane endothelial keratoplasty tissue. *Am J Ophthalmol* 2015;**159**(5):829–34.e2.
16. Gorovoy MS1. DMEK complications. *Cornea* 2014;**33**(1):101–4.
17. Maier AB, Gundlach E, Schroeter J, et al. Influence of the difficulty of graft unfolding and attachment on the outcome in descemet membrane endothelial keratoplasty. *Graefes Arch Clin Exp Ophthalmol* 2015; **253**(6):895–900.
18. Liarakos VS, Dapena I, Ham L, et al. Intraocular graft unfolding techniques in Descemet membrane endothelial keratoplasty. *Arch Ophthalmol* 2013;**131**:29–35.
19. Yoeruek E, Bartz-Schmidt KU. Novel maneuver facilitating Descemet membrane unfolding in the anterior chamber. *Cornea* 2013;**32**:370–3.
20. Dapena I, Moutsouris K, Droutsas K, et al. Standardized "no-touch" technique for descemet membrane endothelial keratoplasty. *Arch Ophthalmol*

2011;**129**(1):88–94.

21. Balachandran C, Ham L, Verschoor CA, et al. Spontaneous corneal clearance despite graft detachment in descemet membrane endothelial keratoplasty. *Am J Ophthalmol* 2009;**148**:227–34.e1.

22. Bachmann BO, Laaser K, Cursiefen C, et al. A method to confirm correct orientation of descemet membrane during descemet membrane endothelial keratoplasty. *Am J Ophthalmol* 2010;**149**:922–925.e2.

23. Veldman P, Dye P, Holiman J, et al. Eliminating the possibility of upside-down DMEK Grafts: A novel stromal side S-stamp technique for DMEK. November 2013, *Cornea* Society Fall Educational Symposium.

24. Burkhart ZN, Feng MT, Price MO, et al. Hand-held slit beam techniques to facilitate DMEK and DALK. *Cornea* 2013;**32**:722–4.

25. Dirisamer M, Dapena I, Ham L, et al. Patterns of corneal endothelialization and corneal clearance after Descemet membrane endothelial keratoplasty for Fuchs endothelial dystrophy. *Am J Ophthalmol* 2011;**152**: 543–55.

26. Dirisamer M, van Dijk K, Dapena I, et al. Prevention and management of graft detachment in Descemet membrane endothelial keratoplasty. *Arch Ophthalmol* 2012;**130**:280–91.

27. Rodriguez-Calvo-de-Mora M, Quilendrino R, Ham L, et al. Clinical outcome of 500 consecutive cases undergoing Descemet's membrane endothelial keratoplasty. *Ophthalmology* 2015;**122**(3):464–70.

28. Yeh RY, Quilendrino R, Musa FU, et al. Predictive value of optical coherence tomography in graft attachment after Descemet's membrane endothelial keratoplasty. *Ophthalmology* 2013;**120**(2):240–5.

29. Price MO, Giebel AW, Fairchild KM, et al. Descemet's membrane endothelial keratoplasty: prospective multicenter study of visual and refractive outcomes and endothelial survival. *Ophthalmology* 2009;**116**:2361–8.

30. Laaser K, Bachmann BO, Horn FK, et al. Donor tissue culture conditions and outcome after Descemet membrane endothelial keratoplasty. *Am J Ophthalmol* 2011;**15**:1007–18.

31. Dapena I, Ham L, Droutsas K, et al. Learning curve in Descemet's membrane endothelial keratoplasty: first series of 135 consecutive cases. *Ophthalmology* 2011;**118**:2147–54.

32. Dirisamer M, Ham L, Dapena I, et al. Descemet membrane endothelial transfer: "free-floating" donor Descemet implantation as a potential alternative to "keratoplasty". *Cornea* 2012;**31**:194–7.

33. Tourtas T, Schlomberg J, Wessel JM, et al. Graft adhesion in Descemet membrane endothelial keratoplasty dependent on size of removal of host's Descemet membrane. *JAMA Ophthalmol* 2014;**132**:155–61.

34. Van Dijk K, Ham L, Tse WH, et al. Near complete visual recovery and refractive stability in modern corneal transplantation: Descemet membrane endothelial keratoplasty (DMEK). *Cont Lens Anterior Eye* 2013;**36**: 13–21.

35. Ham L1, van der Wees J, Melles GR. Causes of primary donor failure in descemet membrane endothelial keratoplasty. *Am J Ophthalmol* 2008; **145**(4):639–44.

36. Anshu A, Price MO, Price FW Jr. Risk of corneal transplant rejection significantly reduced with Descemet's membrane endothelial keratoplasty. *Ophthalmology* 2012;**119**:536–40.

37. Dapena I, Ham L, Netukova M, et al. Incidence of early allograft rejection after Descemet membrane endothelial keratoplasty. *Cornea* 2011;**30**: 1341–5.

38. Cursiefen C, Heindl L, Bachmann B, et al. Immune rejection after isolated transplantation of Descemet's membrane and endothelium (DMEK). *Invest Ophthalmol Vis Sci* 2011;**52**:E-Abstract 1155.

39. Baydoun L, van Dijik K, Dapena I, et al. Repeat Descemet membrane endothelial keratoplasty after complicated primary Descemet membrane endothelial keratoplasty. *Ophthalmology* 2015;**122**(1):8–16.

40. Tourtas T, Laaser K, Bachmann BO, et al. Descemet membrane endothelial keratoplasty versus descemet stripping automated endothelial keratoplasty. *Am J Ophthalmol* 2012;**153**(6):1082–90.e2.

41. Guerra FP, Anshu A, Price MO, et al. Endothelial keratoplasty: fellow eyes comparison of Descemet stripping automated endothelial keratoplasty and Descemet membrane endothelial keratoplasty. *Cornea* 2011;**30**: 1382–6.

42. Feng MT, Price MO, Miller JM, et al. Air reinjection and endothelial cell density in Descemet membrane endothelial keratoplasty: five-year follow-up. *J Cataract Refract Surg* 2014;**40**(7):1116–21.

43. Gorovoy IR, Gorovoy MS. Descemet membrane endothelial keratoplasty postoperative year 1 endothelial cell counts. *Am J Ophthalmol* 2015; **159**(3):597–600.

44. Laaser K, Bachmann BO, Horn FK, et al. Descemet membrane endothelial keratoplasty combined with phacoemulsification and intraocular lens implantation: advanced triple procedure. *Am J Ophthalmol* 2012;**154**: 47–55.

45. Chaurasia S, Price FW Jr, Gunderson L, et al. Descemet's membrane endothelial keratoplasty; clinical results of single versus triple procedures (combined with cataract surgery). *Ophthalmology* 2014;**121**:454–8.

46. van Dijk K, Parker J, Liarakos VS, et al. Incidence of irregular astigmatism eligible for contact lens fitting after Descemet membrane endothelial keratoplasty. *J Cataract Refract Surg* 2013;**39**(7):1036–46.

47. Yoeruek E, Rubino G, Bayyoud T, et al. Descemet membrane endothelial keratoplasty in vitrectomized eyes: clinical results. *Cornea* 2015;**34**(1):1–5.

9

第 133 章

DMEK 手术的结果

Friedrich E. Kruse, Julia M. Weller, Theofilos Tourtas

关键概念

- 相比所有其他类型的后板层角膜移植术,角膜后弹力层内皮移植术(descemet membrane endothelial keratopalsty, DMEK)的功能性结果更好产生。
- DMEK 能够重塑正常角膜解剖结构。
- DMEK 消除了层间界面的问题,减少了后表面的高阶相差。
- 97% 的供体能够安全地获得 DMEK 植片。
- 植片卷曲与否取决于后弹力层的厚度,而厚度与供体年龄相关。
- DMEK 术后植片排斥的风险远低于自动取材后弹力层剥除角膜内皮移植术(descemet stripping automated endothelial keratoplasty, DSAEK)或穿透性角膜移植。
- 短期及中期观察显示 DMEK 术后内皮计数稳定。

本章纲要

引言
DMEK 术后功能
DMEK 术后形态学
DMEK 手术安全性
术后并发症
中期的术后并发症
DMEK 手术和其他后板层角膜移植术的比较
特殊情况下的 DMEK 手术

引言

成分移植的概念虽然是 60 年前提出的[1],但是在过去十年使得角膜手术发生了彻底革新,并使其远超其他眼科亚专业。Gerrit Melles 将后弹力层从供体分离、然后用气泡将其贴附于受体即角膜后弹力层内皮移植术(descemet membrane endothelial keratopalsty, DMEK),经过他的努力使得这种选择性移植后弹力层及角膜内皮成为可能[2~4]。

目前相似的技术如自动取材后弹力层剥除角膜内皮移植术(descemet stripping automated endothelial keratoplasty, DSAEK)有标准化的植入方法以及预处理的植片,操作比较简单(参见第 127 章),与其相比术者不愿意采用 DMEK。然而越来越多的证据表明 DMEK 显然优于其他内皮替代技术,所以越来越多的术者采用这种方法。

我们在此不仅描述 DMEK 的结果,其中包括患者的视功能、恢复角膜正常解剖结构的能力和角膜光学特性。也会关注安全性和操作的可重复性,以及与 DSAEK 相比的益处。最后我们会介绍联合手术的结果及 DMEK 在特殊情况下的应用。

DMEK 术后功能

视力

DMEK 手术的特点是改善视力、减少眩光及雾状混浊、改善色觉。

一个 500 例病例系列研究显示极好的视力结果:除外其他眼部疾病后,术后 6 个月,75% 的患者视力达到 ≥0.8,41% 达到 ≥1.0,13% ≥1.1(≥1.2)(n=418)[5]。另一个包含不合并症的 138 只眼的研究结果显示同样确切的结果:术后 1 年平均最佳矫正视力是 0.83;41% 的患者达到 1.0,80% 的患者达到 0.8,98% 的患者达到 0.63[6]。分析 1700 例 DMEK,我们得出了相似的结果:术后 3 个月视力恢复达到最佳;95% 的患者视力优于 0.5,70% 优于 0.8[7]。此外对比敏感度及色觉在 DMEK 术后也得到明显改善[8]。

远视偏移

虽然 DMEK 没有显著增加患者的角膜厚度，但是我们发现单纯 DMEK 存在 +0.5（±0.6D）的远视偏移[9]，其他文献也支持这一结果 +0.33（±1.08D），+0.49（±0.63D）[10,11]。

DMEK 术后形态学

正常解剖结构的修复

后弹力层能从基质分离利用的是角膜基质及后弹力层内表面之间的天然分层[12,13]。植片移植成功后，天然的解剖结构得以恢复，移植后的角膜与正常角膜无法区分（图 133.1）。DMEK 远期分析显示如同"原始"角膜[14]。供体后弹力层撕除的情况反映了植片内表面的个体差异[12]。这些差异解释了后弹力层植片贴附率的不同。

角膜前表面形态学及光学特性

按常理，DMEK 术后多数患者前表面光学特性几乎正常。我们认为结果好的患者 4mm 区域内高阶相差与正常对照无差别[15]。然而与 DSAEK 相似，部分 DMEK 患者术后存在上皮下纤维化、基质细胞丢失及胶原纤维排列紊乱的情况[16]。有证据表明前表面不规则及雾状混浊是 DMEK 术后视力恢复受限制的主要原因，因为这会导致高阶相差增加[17]。

我们调查了 DMEK 术后视力恢复不理想的原因后，发现 8% 的患者是由于角膜不规则及 / 或中央角膜瘢痕引起[18]。9% 的患者存在光学矫正远视力不良及 / 或存在单眼远视，角膜瘢痕、表面不规则或者无法检测的光学瑕疵[19]。这些患者可佩戴接触镜治疗。角膜表面的问题很有可能是严重的角膜水肿引起的，长期持续的术前角膜水肿（>12 个月）是 DMEK 术后不规则散光的一个危险因素。

DMEK 术后上皮病变可以通过术中清除角膜上皮，应用丝裂霉素 C 来预防[20]。

角膜后表面光学特性

高阶相差检测发现 DMEK 术后角膜后表面光学质量得到改善。我们发现中央 4mm 范围 Z_4^2、Z_6^0、Z_6^2 和 Z_6^4 的值是正常的。但是，DMEK 术后中央 4mm 范围内高阶相差的综合值显著增高。DMEK 术后 6mm 范围内只有四叶草（Z_4^4）是增加的[15]。Z_4^4 增加可能是 12 点钟位置角膜隧道切口引起的。所以 DMEK 能使角膜后表面的光学特性几乎恢复正常。Van Dijk 等做的一个相似的研究表明后部高阶相差值（Zernike 系数 3~6 项均方根）是升高的，DMEK 术后反向散射也是如此[17]。

角膜内皮的形态学及功能

一个决定 DMEK 发展的至关重要的问题是内皮植片的寿命和功能。我们已经注意到 DMEK 术后供体组织上的内皮细胞可以移行至受体植床上，说明植片上的内皮细胞能够重新排列[21]。此外移植后的内皮细胞必须维持初始的转录功能（表型分化），但是 DMEK 失败后出现成肌纤维细胞分化时，就失去正常的转录功能了[22]。

大量研究已经证实即使手术顺利并且没有危险

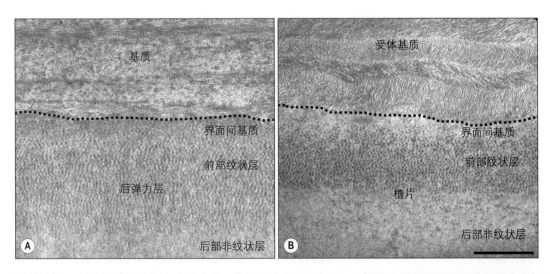

图 133.1　透射电镜图像显示后弹力层 - 基质界面（虚线）。（A）正常角膜。（B）DMEK 术后植片 - 基质界面（标尺 =3μm）

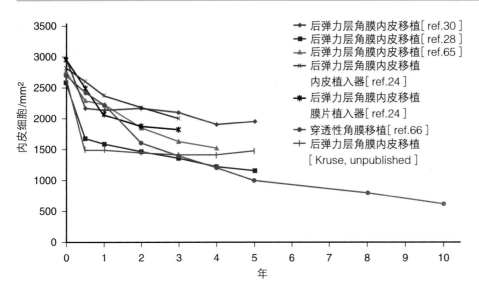

图 133.2　比较术前及 DMEK、DSAEK、穿透性角膜移植术后 1~10 年内皮细胞密度。DSAEK 和 DMEK 术后由于植片制备及植入的原因导致内皮细胞丢失发生于术后早期。一年以后，DMEK 和 DSAEK 细胞减少明显少于穿透性角膜移植

图例（图右侧）：
- 后弹力层角膜内皮移植[ref.30]
- 后弹力层角膜内皮移植[ref.28]
- 后弹力层角膜内皮移植[ref.65]
- 后弹力层角膜内皮移植 内皮植入器[ref.24]
- 后弹力层角膜内皮移植 膜片植入器[ref.24]
- 穿透性角膜移植[ref.66]
- 后弹力层角膜内皮移植[Kruse, unpublished]

纵轴：内皮细胞/mm²　横轴：年

因素，穿透性角膜移植术后也会出现缓慢而持续的内皮细胞丢失(参见第 113 章)(图 133.2)[23]。DSAEK 初始内皮细胞丢失相对高，而后续消耗相对缓慢，甚至比穿透性角膜移植更慢(参见第 129 章)(图 133.2)[24]。

由于植片制备、装载、植入及操作，DMEK 术后内皮细胞会有显著的丢失。内皮细胞数量下降在 DMEK 发展初期最严重：Melles 首次报道时，6 个月内皮数量从 2610($\pm$147)个/mm² 下降至 2030($\pm$373)个/mm²[4]。Price 早期病例报道结果也相似，术后 1 年内皮细胞丢失率为 36$\pm$20%，术后 3 个月丢失最严重(31$\pm$18%)[6]。我们早期的经验是术后 3 个月细胞丢失 39%，术后 6 个月丢失 40%。

DMEK 细胞丢失的主要原因是术源性损伤。对于初学者来说，术后 6 个月细胞丢失 46%~47%[25,26]。比较而言，术前慎重筛选患者、拥有娴熟的手术技术和经验丰富的术者能够使内皮细胞丢失减少至 19%[27]。

随着操作技巧的提高及知道如何减少细胞的丢失，Melles 团队最近报道术后 6 个月内皮细胞丢失率为 35%，12 个月时丢失率为 38%，24 个月时为 43%，36 个月时为 47%，48 个月时为 52%，60 个月时为 55%。这一报道显示，术后 6 个月内皮细胞丢失率明显减少，每年只有 7%。但是因为随访了 4 年、5 年的患者的数量非常少(分别是 25 例和 9 例)，从而减弱了这个研究的说服力(图 133.2)[28]。Price 等的一项短期研究纳入了 492 例患者，术后 3~6 个月平均内皮细胞丢失率稳定在 26%[29]。同一个团队长期随访的报道显示 3、6 个月及 1 年内皮细胞丢失率均为 27%，2 年为 28%，3 年为 31%，4 年为 36%，5 年为 39%。这项研究中，637 例 DMEK，5 年随访的患者只有 28

例，减弱了研究的说服力(图 133.2)[30]。最初的 100 例 DMEK 手术结果分析显示，1 年内皮细胞丢失率为 43%，2 年为 46%，3 年为 46%，4 年为 47%(图 133.2)。

DMEK 手术安全性

植片制备

供体组织

欧洲和美国对角膜植片组织的处理方法截然不同，欧洲法律要求器官培养，美国和亚洲眼库用保存液储存在 4℃ 的环境下。我们确定这两种方法都适合 DMEK。从器官培养的供体上获得的植片与受体贴附较好，但原因无从知晓[9]。

供体准备

从供体分离后弹力层是 DMEK 手术的第一步，这一过程中后弹力层可能会出现破裂，这也是组织丢失的主要因素。关于如何分离后弹力层，Melles 最初的报道已经描述了多种方法[2,7]。

最普遍的方法是用刀片将内皮边缘分离出来，然后用镊子撕取后弹力层[31,32]。为了减少撕除后弹力层边缘的张力，我们建议在撕除时使用两把镊子[33]。

采用镊子分离技术成功撕取的重复率非常高。我们的团队发现，2.3% 的供体角膜后弹力层与角膜基质层存在局部粘连，这会导致撕除过程中造成局部撕裂。2% 存在非常严重的粘连导致多处撕裂，妨碍了植片的制备。这种情况可以通过超微结构(钉状咬合作用)和生化异常(黏附性糖蛋白染色强度增加)来解释[34]。一项包含 263 个供体制备的研究也证实了

这一结果,其中 1.1% 不能完全成功[32]。

供体植入和操作

后弹力层植片植入和展开是 DMEK 手术中至关重要的步骤,决定着手术的成功与否和内皮细胞的丢失率。目前还没有统一的植入方法,并且这也是阻碍 DMEK 手术广泛应用的屏障之一。

手术的第一步是去除受体后弹力层,去除的范围决定了术后植片的贴附情况和出现植片脱位的可能性。在一项包含 200 例 DMEK 手术的序贯研究中,我们发现,后弹力层去除范围越大植片贴附越好,气泡复位率越低[35]。

与 DSAEK 纷繁的已经商品化的植入器不同,DMEK 缺乏专业的器械。最初 Melles 建议用玻璃管,他认为玻璃导致内皮细胞丢失率少于塑料,但是他临床中应用的玻璃推注器没有商品化[3]。Terry 赞同玻璃植入器的观点,他建议使用 Straiko 玻璃管,这种管最初用于泪道手术[36]。在欧盟,Geuder(海德堡,德国)制造的玻璃植入器已经收到"符合欧洲标准"的标志并且是一种可用于医疗的器械[37]。

尽管理论上有很多益处,但是玻璃植入器还没有被广泛接受,根本原因是难以掌控,并且不允许重复运载植片。我们提倡使用商品化且容易得到的、原本用于植入可折叠人工晶状体的塑料推注器[33]。许多人也报道使用塑料推注器的结果等同或优于玻璃植入器[11,27,38]。最重要的是塑料推注器可以通过一个小的气泡使得植片进入植入器内腔,我们已经证实这是 DMEK 手术标准操作中非常重要的一步[7]。在欧洲 Medicel(Wolfhalden,瑞士)制造的塑料推注器已经获得"符合欧洲标准"的标志[7]。

植片展开的技术非常多,相似之处都是用小气泡[11,39,40],滑轨外加一个套管[40],角膜顶部按压联合套管在角膜表面扫动[27,39,40],触动 - 不触动[38],敲打[37],或者双手操作[41]。目前没有对各种技术进行比较的报道。此外也没有根据上述技术的共性提出如何限制植片展开操作方法的巨大变化。所以目前植片展开仍然没有标准化的技术。

术后并发症

早期术后并发症

植片贴附不全:重新注气

由于植片脱位需要重新注气是影响患者及医生满意度的主要原因,特别是在门诊患者中。DMEK 需要重新注气的比例显著高于 DSAEK[42]。当进行内皮移植手术方式的选择时,由于这一原因人们更愿意选择 DSAEK 术。

倘若手术顺利,贴附不完几乎都是继发的,意思是这会发生于气泡吸收几天以后。有几个原因会影响植片的贴附。比如上面所述的受体后弹力层撕除的范围会影响植片脱位[35]。此外空气是否需要重新注入取决于植入和前房内植片展开的难易程度。另一个与这方面有关的原因是黏弹剂的使用。Price 及其同事报道术中应用黏弹剂重新注气率 45%,而不用黏弹剂重新注气率仅 16%[29]。另一个植片脱位的重要原因是术者的经验。报道显示初学期重新注气率高,如 63%[11],36%[25] 或 34%[26],而经验丰富的医生可以熟练使用移植技术,重新注气率低,如 16%[29] 甚至 5%[27]。

近期用于降低植片脱位的方法是利用玻璃体手术常用的 SF6 气体。Güell 及其同事的报道采用了 20% 的 SF6 的重新注气率[41]。其他团队也认为角膜内皮细胞对 SF6 的耐受良好[36]。

由于重复注气对内皮细胞是有害的[30],那么什么时候应该采用注气处理植片脱位呢? 我们重新注气采用的原则是脱位大于 1/4 圆周或者脱位深度大于 1 个角膜厚度(>600μm)。Melles 不提倡重新注气,尤其是植片不全脱位的病例。他报道了 150 例 DMEK 手术中,24 眼发生部分脱位的患者角膜全部自发恢复透明,除了 6 例以外,其余视力全部达到 0.5(75%)[43]。此外他还报道了植片完全脱位的患者角膜自发恢复透明[44]。相反,Price 及其同事主张尽早重新注气,甚至主张术后 1 个月就重新移植更换植片[45]。目前,没有报道清楚地阐述哪种类型的脱位应该重新注气或应该什么时候处理。

黄斑囊样水肿

如其他前节手术一样,黄斑囊样水肿(cystoid macular edema,CME)在 DMEK 术后也有报道,其发生率各不相同:Price 等观察了 492 例患者发现,单纯 DMEK 术后发生率为 1%,而三联 DMEK 术后发生率为 1.5%[29]。近期德国报道了相当惊人的黄斑囊样水肿的发病率:155 例 DMEK 中 13% 发展为黄斑囊样水肿,同时联合白内障手术的发病率为 13.3%,单纯行 DMEK 的发病率为 12.5%[46]。因此,我们推荐对 DMEK 术后 3 个月随访患者行光相干断层扫描(optical coherence tomography,OCT)。

中期术后并发症

白内障进展

众所周知,内皮病变患者如果行穿透性角膜移植,术后常常发展为白内障,因此我们建议行三联手术,其效果好于分次手术[47]。与穿透性角膜移植术相似,76% 的 DMEK 患者术后会出现白内障进展,其中 33% 最终行白内障手术。患者如果超过 50 岁,DMEK 术后出现白内障进展的风险更高[48]。因此我们也推荐对超过 50 岁的晶状体不混浊的患者同时行白内障手术。

植片(供体)衰竭

植片(供体)衰竭是非常严重的并发症,因为一旦出现几乎都需要进行重新移植。一项涵盖 550 例患者的研究中,17 例患者重新行 DMEK 手术,其中植片脱位的有 14 例,及 / 或植片衰竭的有 3 例,失败率为 3%[49]。比较最初的 250 例手术和后期的 250 例手术,并发症发生率从 23.2% 降至 10%,二次手术率从 6.8% 降至 3.6%[5]。

植片排斥

DMEK 术后植片排斥的表现与穿透性角膜移植和 DSAEK 是截然不同的,普遍缺乏经典的排斥线,但是它的表现也相当有特点,会产生弥漫的成簇的角膜后沉积物,如同肉芽肿性前葡萄膜炎。

虽然我们最初的 130 例 DMEK 未观察到角膜排斥[50],但是其他中心报道的发病率为 0.7% (*n*=136)[6],0.8%(*n*=120)[51]。在一个随访 2 年的比较研究中,141 例 DMEK 免疫排斥的风险明显小于剥除后弹力层的角膜内皮移植术(descemet stripping endothelial keratoplasty)(DSEK)(*n*=598)及穿透性角膜移植(*n*=30)[52]。Kaplan-Meier 生存调查显示 DMEK 排斥率比 DSEK 低 15 倍,比穿透性角膜移植低 20 倍,DMEK 累积排斥率为 1%。Price 和我们中心更大的两样本发现排斥率低至 0.7%[53]。

DMEK 术后激素性青光眼

糖皮质激素最重要的不良反应是出现继发性的开角型青光眼。比较 DMEK 术后应用 1% 的醋酸泼尼松龙与 0.1% 氟米龙的效果及不良反应,我们和 Price 都发现植片排斥的发生率无明显区别[53]。因此治疗方案应采用安全且不良反应少的,这样可以增加依从性和安全性。此外 0.5% 氯替泼诺凝胶与 1% 醋酸泼尼松龙相比,抗排斥效果相同,而升眼压作用小[54]。

植片预处理 DMEK 术

DMEK 早期大多数中心是自己准备植片的,而现在越来越多的医生用预处理的植片。目前眼库采用两种方法准备 DMEK 植片:普遍采用的是不完全撕除即留有部分植片贴附于角巩膜片上;另一种是 Melles 推荐的,完全撕除,植片在保存液中是一个漂浮的卷曲样膜状物。

Deng 用冷藏的不完全撕除的植片对 40 例患者进行治疗,气泡重注率为 27.5%[38]。39 例患者成功实施 DMEK,术后最佳矫正视力 51.2% ≥1.0,76.9% ≥0.8,87.2% ≥0.5,说明使用预处理过的植片安全而有效[38]。

包含 18 个中心的多中心研究中,1/3 术者采用从新鲜供体取材、植片成卷曲漂浮的方法。这项研究与上述 Deng 的研究有可比性,因为所有术者都是学习的初始阶段[26]。17.8% 经历了二次手术,这一比例相对较高。37% 需要重新注气,78.9% 视力达到 0.5,42.5% 达到 0.8,22.2% 达到 1.0。根据这些数据,很难判断后弹力层植片游离漂浮保存的方法是否同样有效,因为医生在学习期所采用的技术差异很大。

DMEK 手术和其他后板层角膜移植术的比较

DSAEK 与 DMEK

DSAEK 与 DMEK 主要的不同是植片成分不同。DSAEK 后板层的厚度虽然随着时间在减少,但是还是会影响功能,如后表面散光、远视漂移及高阶相差的改变。所以只更换后弹力层 - 内皮层的 DMEK 术会有更好的功能恢复。

我们第一次直接比较两种技术,结果显示 DEMK 术后 6 个月视力明显好于 DSAEK[42]。DMEK 及 DSAEK 最佳矫正视力分别从术前的 0.70 ± 0.48logMAR、0.75 ± 0.32logMAR 提高至术后 6 个月 0.17 ± 0.12logMAR、0.36 ± 0.15logMAR。Price 的研究也支持我们的结果。他的研究中一只眼行 DSAEK,另一眼行 DMEK[55]。大多数(85%)的患者 DMEK 眼视力更好。62% 的患者喜欢 DMEK,15% 的喜欢 DSAEK,23% 的患者没有偏好。最近 Goldich 的研究也支持这些结果,他的研究是早期手术的眼行 DSAEK，后期手术的眼行 DMEK[56]。DMEK 组最佳框架矫正视力明显好于 DSAEK 组（DMEK 为 0.25±0.1logMAR，DSAEK 为 0.39±0.1logMAR）。此外 DMEK 患者主观满意度明显高于 DSAEK。他们统计的术后 6 个月的细胞密度存在明显差异（DMEK 2227±565，DSAEK 1780±433）。可能由于植入方法的不同，我们统计的这两者没有差异[42]。

与 DSAEK 相比，DMEK 产生更好的结果有以下几种解释：DMEK 完全重建角膜的正常解剖结构，消除了我们之前所说的界面问题[12]；角膜后表面的质量也是非常重要的，我们检测后表面高阶相差结果显示，DMEK 术后所有联合的 Zernike 系数都要低，除外角膜后表面 4mm 区域的慧差及慧差样系数[15]。DSAEK 术后高阶相差由多余的基质组织及受体 - 供体界面不匹配形成。

特殊情况下的 DMEK 手术

DMEK 作为联合手术

多数需要接受 DMEK 手术的患者或者是人工晶状体眼，或者存在晶状体混浊。在我们中心，大于 2/3 的 DMEK 手术会同时联合白内障手术。根据之前 Terry 将 DSAEK 联合超声乳化白内障吸除手术命名为"新三联手术"，我们将这样的术式命名为"高级三联手术"[57,58]。DMEK 与超声乳化联合手术的好处在于两个操作的主要器械是一致的：切口均采用 2.5mm 的穿刺刀，植入植片和人工晶状体都可以用同一个植入器。为了确保术中虹膜 - 晶状体隔的稳定性，我们建议使用一体式人工晶状体，而不是带支架的一片或两片式人工晶状体。

我们统计最初行先进的三联手术的 61 只眼，结果证明了一步式操作的可行性和安全性，功能及形态结果均很好。联合白内障手术对内皮细胞丢失、植片贴附没有不良作用，也不增加术后并发症的可能性[58]。比目标度数多预留 −0.75D 可获得最佳的球镜结果。同样 Price 及其同事的研究结果也证实这种三联手术的安全性，认为这种方式是迅速获得视力恢复的有效策略，并且不会增加并发症的风险[29]。相反 Melles 认为两步法即 DMEK 术后再行白内障手术，能最小限度地降低植片脱位的风险，可以预测屈光状态，并且内皮细胞密度下降的范围也是可以接受的[59]。

DMEK 失败后再次行 DMEK

DMEK 术后植片衰竭常常导致角膜水肿，伴有视力降低或者大泡性角膜病变。Melles 起初建议对这样的患者行 DSAEK，现在有几篇报道认为再次行 DMEK 不仅可行而且也会产生极好的术后效果。

我们报道了 18 例 DMEK 失败后再次行 DMEK 的病例，结果显示再次行 DMEK 安全可行，术后 1 年结果良好，最佳矫正视力从 DMEK 术前的 0.5logMAR、再次行 DMEK 术前的 1.9logMAR 改善至术后 1 年的 0.3logMAR。再次行 DMEK 术后 1 年，供体角膜内皮细胞密度从 2501±264 个 /mm² 降至 1373±270 个 /mm²。透射电镜图像支持导致 DMEK 术后原发性供体衰竭的可能原因为先前存在亚临床角膜内皮细胞功能失代偿的假说[60]。Baydoun 等报道了 17 例 DMEK 术后再次行 DMEK 的病例系列研究[49]，虽然再次行 DMEK 对于患者来说非常不幸，但是这种并发症的比例在初次行 DMEK 术中更高。Yoeruek 等报道了一个更小样本的病例系列研究，在首次手术后 1~5 个月成功行第二次 DMEK。最佳矫正视力从第一次手术后 1.50±0.28logMAR 提高至 0.13±0.05logMAR[61]。

DSAEK 失败后行 DMEK

DSAEK 术后植片衰竭，再次行 DSAEK 与再次行 DMEK 一样是合理的治疗方法。Melles 报道在 DSAEK 术后由于视力不满行 DMEK[62]。最近，DSAEK 失败后行 DMEK 的可行性已经得到了研究[63,64]。我们报道了 15 例 DSAEK 术后角膜内皮失代偿而行 DMEK，最佳矫正视力从 1.27±0.34logMAR 提高到 0.23±0.21logMAR[63]。视力恢复与初次行 DMEK 没有区别。有趣的是重新注气的比例显著降低。Brockmann 报道一个更小样本的病例系列研究，DSAEK 失败后行 DMEK，术后最佳矫正视力为 0.38±0.36logMAR[64]。

（彭荣梅 译）

参考文献

1. Tillett CW. Posterior lamellar keratoplasty. *Am J Ophthalmol* 1956;**41**: 530–3.
2. Melles GR, Lander F, Rietveld FJ. Transplantation of Descemet's membrane carrying viable endothelium through a small scleral incision. *Cornea* 2002;**21**:415–18.
3. Melles GR, Ong TS, Ververs B, et al. Descemet membrane endothelial keratoplasty (DMEK). *Cornea* 2006;**25**:987–90.
4. Melles GR, Ong TS, Ververs B, et al. Preliminary clinical results of Descemet membrane endothelial keratoplasty. *Am J Ophthalmol* 2008;**145**: 222–7.
5. Rodríguez-Calvo-de-Mora M, Quilendrino R, Ham L, et al. Clinical outcome of 500 consecutive cases undergoing Descemet's membrane endothelial keratoplasty. *Ophthalmology* 2015;**122**:464–70.
6. Guerra FP, Anshu A, Price MO, et al. Descemet's membrane endothelial keratoplasty: prospective study of 1-year visual outcomes, graft survival, and endothelial cell loss. *Ophthalmology* 2011;**118**:2368–73.
7. Kruse FE, Schrehardt US, Tourtas T. Optimizing outcomes with Descemet's membrane endothelial keratoplasty. *Curr Opin Ophthalmol* 2014;**25**: 325–34.

9

8. Cabrerizo J, Livny E, Musa FU, et al. Changes in color vision and contrast sensitivity after Descemet membrane endothelial keratoplasty for fuchs endothelial dystrophy. *Cornea* 2014;**33**:1010–15.

9. Laaser K, Bachmann BO, Horn FK, et al. Donor tissue culture conditions and outcome after Descemet membrane endothelial keratoplasty. *Am J Ophthalmol* 2011;**151**(6):1007–18.

10. van Dijk K, Ham L, Tse WH, et al. Near complete visual recovery and refractive stability in modern corneal transplantation: Descemet membrane endothelial keratoplasty (DMEK). *Cont Lens Anterior Eye* 2013;**36**:13–21.

11. Price MO, Giebel AW, Fairchild KM, et al. Descemet's membrane endothelial keratoplasty: prospective multicenter study of visual and refractive outcomes and endothelial survival. *Ophthalmology* 2009;**116**:2361–8.

12. Schlötzer-Schrehardt U, Bachmann BO, Laaser K, et al. Characterization of the cleavage plane in Descemet's membrane endothelial keratoplasty. *Ophthalmology* 2011;**118**:1950–7.

13. Schlötzer-Schrehardt U, Bachmann BO, Tourtas T, et al. Ultrastructure of the posterior corneal stroma. *Ophthalmology* 2015;**122**:693–9.

14. Livny E, Parker JS, van der Kaaij M, et al. Postmortem ultrastructural analysis of a cornea transplanted with Descemet membrane endothelial keratoplasty. *Cornea* 2014;**33**:790–4.

15. Rudolph M, Laaser K, Bachmann BO, et al. Corneal higher-order aberrations after Descemet's membrane endothelial keratoplasty. *Ophthalmology* 2012;**119**:528–35.

16. Patel SV, Baratz KH, Maguire LJ, et al. Anterior corneal aberrations after Descemet's stripping endothelial keratoplasty for Fuchs' endothelial dystrophy. *Ophthalmology* 2012;**119**:1522–9.

17. van Dijk K, Droutsas K, Hou J, et al. Optical quality of the cornea after Descemet membrane endothelial keratoplasty. *Am J Ophthalmol* 2014;**158**:71–9.

18. Dapena I, Yeh RY, Baydoun L, et al. Potential causes of incomplete visual rehabilitation at 6 months postoperative after Descemet membrane endothelial keratoplasty. *Am J Ophthalmol* 2013;**156**:780–8.

19. van Dijk K, Parker J, Liarakos VS, et al. Incidence of irregular astigmatism eligible for contact lens fitting after Descemet membrane endothelial keratoplasty. *J Cataract Refract Surg* 2013;**39**:1036–46.

20. Chaurasia S, Price MO, McKee Y, et al. Descemet membrane endothelial keratoplasty combined with epithelial debridement and mitomycin-C application for Fuchs dystrophy with preoperative subepithelial fibrosis or anterior basement membrane dystrophy. *Cornea* 2014;**33**:335–9.

21. Jacobi C, Zhivov A, Korbmacher J, et al. Evidence of endothelial cell migration after Descemet membrane endothelial keratoplasty. *Am J Ophthalmol* 2011;**152**:537–42.

22. Heindl LM, Schlötzer-Schrehardt U, Cursiefen C, et al. Myofibroblast metaplasia after Descemet membrane endothelial keratoplasty. *Am J Ophthalmol* 2011;**151**:1019–23.

23. Sugar A, Gal RL, Kollman C, et al. Factors associated with corneal graft survival in the cornea donor study. *JAMA Ophthalmol* 2015;**133**:246–54.

24. Ang M, Saroj L, Htoon HM, et al. Comparison of a donor insertion device to sheets glide in Descemet stripping endothelial keratoplasty: 3-year outcomes. *Am J Ophthalmol* 2014;**157**:1163–9.

25. Droutsas K, Giallouros E, Melles GR, et al. Descemet membrane endothelial keratoplasty: learning curve of a single surgeon. *Cornea* 2013;**32**:1075–9.

26. Monnereau C, Quilendrino R, Dapena I, et al. Multicenter study of descemet membrane endothelial keratoplasty: first case series of 18 surgeons. *JAMA Ophthalmol* 2014;**132**:1192–8.

27. Gorovoy IR, Gorovoy MS. Descemet membrane endothelial keratoplasty postoperative year 1 endothelial cell counts. *Am J Ophthalmol* 2015;**159**:597–600.

28. Baydoun L, Tong CM, Tse WW, et al. Endothelial cell density after Descemet membrane endothelial keratoplasty: 1 to 5-year follow-up. *Am J Ophthalmol* 2012;**154**:762–3.

29. Chaurasia S, Price FW, Gunderson L, et al. Descemet's membrane endothelial keratoplasty: clinical results of single versus triple procedures (combined with cataract surgery). *Ophthalmology* 2014;**121**:454–8.

30. Feng MT, Price MO, Miller JM, et al. Air reinjection and endothelial cell density in Descemet membrane endothelial keratoplasty: five-year follow-up. *J Cataract Refract Surg* 2014;**40**:1116–21.

31. Lie JT, Birbal R, Ham L, et al. Donor tissue preparation for Descemet membrane endothelial keratoplasty. *J Cataract Refract Surg* 2008;**34**:1578–83.

32. Tenkman LR, Price FW, Price MO. Descemet membrane endothelial keratoplasty donor preparation: navigating challenges and improving efficiency. *Cornea* 2014;**33**:319–25.

33. Kruse FE, Laaser K, Cursiefen C, et al. A stepwise approach to donor preparation and insertion increases safety and outcome of Descemet membrane endothelial keratoplasty. *Cornea* 2011;**30**:580–7.

34. Schlötzer-Schrehardt U, Bachmann BO, Tourtas T, et al. Reproducibility of graft preparations in Descemet's membrane endothelial keratoplasty. *Ophthalmology* 2013;**120**:1769–77.

35. Tourtas T, Schlomberg J, Wessel JM, et al. Graft adhesion in Descemet membrane endothelial keratoplasty dependent on size of removal of host's Descemet membrane. *JAMA Ophthalmol* 2014;**132**:155–61.

36. Yu CQ, Ta CN, Terry MA, et al. Successful DMEK after intraoperative graft inversion. *Cornea* 2015;**34**:97–8.

37. Yoeruek E, Bayyoud T, Hofmann J, et al. Novel maneuver facilitating Descemet membrane unfolding in the anterior chamber. *Cornea* 2013;**32**:370–3.

38. Deng SX, Sanchez PJ, Chen L. Clinical outcomes of Descemet membrane endothelial keratoplasty using eye bank-prepared tissues. *Am J Ophthalmol* 2015;**159**:590–6.

39. Dapena I, Moutsouris K, Droutsas K, et al. Standardized "no-touch" technique for Descemet membrane endothelial keratoplasty. *Arch Ophthalmol* 2011;**129**:88–94.

40. Liarakos VS, Dapena I, Ham L, et al. Intraocular graft unfolding techniques in Descemet membrane endothelial keratoplasty. *JAMA Ophthalmol* 2013;**131**:29–35.

41. Güell JL, Morral M, Gris O, et al. Bimanual technique for insertion and positioning of endothelium-Descemet membrane graft in Descemet membrane endothelial keratoplasty. *Cornea* 2013;**32**:1521–6.

42. Tourtas T, Laaser K, Bachmann BO, et al. Descemet membrane endothelial keratoplasty versus Descemet stripping automated endothelial keratoplasty. *Am J Ophthalmol* 2012;**153**:1082–90.

43. Dirisamer M, van Dijk K, Dapena I, et al. Prevention and management of graft detachment in Descemet membrane endothelial keratoplasty. *Arch Ophthalmol* 2012;**130**:280–91.

44. Balachandran C, Ham L, Verschoor CA, et al. Spontaneous corneal clearance despite graft detachment in Descemet membrane endothelial keratoplasty. *Am J Ophthalmol* 2009;**148**:227–34.

45. Price FW, Price MO. To intervene or not to intervene: that is the question. *Ophthalmology* 2015;**122**:6–7.

46. Heinzelmann S, Maier P, Böhringer D, et al. Cystoid macular oedema following Descemet membrane endothelial keratoplasty. *Br J Ophthalmol* 2015;**99**:98–102.

47. Das S, Langenbucher A, Jacobi C, et al. Long-term refractive and visual outcome after penetrating keratoplasty only versus the triple procedure in Fuchs' dystrophy. *Graefes Arch Clin Exp Ophthalmol* 2006;**244**:1089–95.

48. Burkhart ZN, Feng MT, Price FW, et al. One-year outcomes in eyes remaining phakic after Descemet membrane endothelial keratoplasty. *J Cataract Refract Surg* 2014;**40**:430–4.

49. Baydoun L, van Dijk K, Dapena I, et al. Repeat Descemet membrane endothelial keratoplasty after complicated primary Descemet membrane endothelial keratoplasty. *Ophthalmology* 2015;**122**:8–16.

50. Cursiefen C, Heindl L, Bachmann BO, et al. Immune rejection after isolated transplantation of Descemet's membrane and endothelium (DMEK). *Invest Ophthalmol Vis Sci* 2011;**52**:E-Abstract 1155.

51. Dapena I, Ham L, Netukova M, et al. Incidence of early allograft rejection after Descemet membrane endothelial keratoplasty. *Cornea* 2011;**30**:1341–5.

52. Anshu A, Price MO, Price FW Jr. Risk of corneal transplant rejection significantly reduced with Descemet's membrane endothelial keratoplasty. *Ophthalmology* 2012;**119**:536–40.

53. Price MO, Price FW Jr, Kruse FE, et al. Randomized comparison of topical prednisolone acetate 1% versus fluorometholone 0.1% in the first year after descemet membrane endothelial keratoplasty. *Cornea* 2014;**33**:880–6.

54. Price MO, Feng MT, Scanameo A, et al. Loteprednol etabonate 0.5% gel vs. prednisolone acetate 1% solution after Descemet membrane endothelial keratoplasty: prospective randomized trial. *Cornea* 2015;**34**(8):853–8.

55. Guerra FP, Anshu A, Price MO, et al. Endothelial keratoplasty: fellow eyes comparison of Descemet stripping automated endothelial keratoplasty and Descemet membrane endothelial keratoplasty. *Cornea* 2011;**30**:1382–6.

56. Goldich Y, Showail M, Avni-Zauberman N, et al. Contralateral eye comparison of Descemet membrane endothelial keratoplasty and Descemet stripping automated endothelial keratoplasty. *Am J Ophthalmol* 2015;**159**:155–9.

57. Terry MA, Shamie N, Chen ES, et al. Endothelial keratoplasty for Fuchs' dystrophy with cataract: complications and clinical results with the new triple procedure. *Ophthalmology* 2009;**116**:631–9.

58. Laaser K, Bachmann BO, Horn FK, et al. Descemet membrane endothelial keratoplasty combined with phacoemulsification and intraocular lens implantation: advanced triple procedure. *Am J Ophthalmol* 2012;**154**:47–55.

59. Musa FU, Cabrerizo J, Quilendrino R, et al. Outcomes of phacoemulsification after Descemet membrane endothelial keratoplasty. *Cornea* 2014;**33**:1010–15.

60. Cirkovic A, Schlötzer-Schrehardt U, Weller JM, et al. Clinical and ultrastructural characteristics of graft failure in DMEK: 1-year results after repeat DMEK. *Cornea* 2015;**34**:11–17.

61. Yoeruek E, Bartz-Schmidt KU. Secondary Descemet membrane endothelial keratoplasty after failed primary Descemet membrane endothelial keratoplasty: clinical results. *Cornea* 2013;**32**:1414–17.

62. Ham L, Dapena I, van der Wees J, et al. Secondary DMEK for poor visual outcome after DSEK: donor posterior stroma may limit visual acuity in endothelial keratoplasty. *Cornea* 2010;**29**:1278–83.

63. Weller JM, Tourtas T, Kruse FE, et al. Descemet membrane endothelial keratoplasty as treatment for graft failure after Descemet stripping automated endothelial keratoplasty. *Am J Ophthalmol* 2015;**159**:1050–7.

64. Brockmann T, Brockmann C, Maier AK, et al. Descemet membrane endothelial keratoplasty for graft failure after Descemet stripping endothelial keratoplasty: clinical results and histopathologic findings. *JAMA Ophthalmol* 2015;**133**(7):813–19.

65. Parker J, Dirisamer M, Naveiras M, et al. Endothelial cell density after Descemet membrane endothelial keratoplasty: 1- to 4-year follow-up.

Am J Ophthalmol 2011;**151**:1107.

66. Lass JH, Riddlesworth TD, Gal RL, et al. Cornea Donor Study Research Group. The effect of donor diabetes history on graft failure and endothelial cell density 10 years after penetrating keratoplasty. *Ophthalmology* 2015;**122**:448–56.

9

第 134 章

复杂角膜内皮移植术

Matthew T. Feng, Francis W. Price, Jr., Marianne O. Price

关键概念

- 角膜内皮移植术（endothelial keratoplasty, EK）的优点比穿透性角膜移植（penetrating keratoplasty, PK）多，一旦情况允许应该尝试采用 EK 替代 PK。
- 后弹力层角膜内皮移植术（descemet membrane endothelial keratoplasty, DMEK）的优点比角膜后弹力层剥除内皮移植术（descemet stripping endothelial keratoplasty, DSEK）多，一旦情况允许应该尝试采用 DMEK 替代 DSEK。
- 对于眼部情况复杂的患者 DMEK 的难度远超 DSEK，因为 DMEK 植片不能牢固地贴附于受体角膜、眼内操作的难度更大、需要气体支撑的时间更长、植片进入眼后节更容易、前房的可视性更差、更容易受到受体角膜后表面细微的不规则突起的影响，这些都会影响植片的贴附。
- 随着经验的积累，可以对许多情况复杂的眼进行 DMEK，但是对于经验不足的术者应该考虑 DSEK。
- EK 的复杂程度与虹膜晶状体隔及前房异常有关，也与曾行玻璃体切除术、角膜移植术及抗青光眼手术有关。
- 对于能够配合的成人，局部麻醉仍适用于复杂的 EK 患者。

本章纲要

引言

短短几年，角膜内皮移植术（endothelial Keratoplasty, EK）已经成为治疗角膜内皮失代偿的主要手术治疗方式。在美国，从 2012 年以来，角膜内皮移植术的数量已经超过了穿透性角膜移植（penetrating keratoplasty, PK）[1]。前面的章节已经对角膜内皮移植的益处进行了讨论（参见第 125 章、129 章及 133 章）。

角膜内皮移植术开展得益于可以通过前房注入空气支撑后部角膜植片，而不是缝合[2]。内皮泵功能在消除基质水肿的同时还能够产生虹吸作用，从而维持角膜植片的贴附。理想状态下，这种泵功能的启动始于前房气泡吸收、气泡展平、填充效果消失之前。角膜后弹力层剥除内皮移植术（descemet stripping endothelial keratoplasty, DSEK; 参见第 127 章）及后弹力层角膜内皮移植术（descemet membrane endothelial keratoplasty, DMEK; 参见第 131 章）均需要前房注气（空气或长效气体）。

角膜内皮移植术对于大多数眼前节正常及虹膜晶状体隔稳定的患者而言是简单易行的。稳定的虹膜晶状体隔可以是患者自身的晶状体，也可以是稳定的后房型人工晶状体。对于这种眼睛，缩瞳有效地使前房气泡稳定于前房。虹膜晶状体隔阻挡气泡向后移位，术中气泡膨胀产生的向前的力量能够更有效地展平植片使其贴附于受体角膜。

如果气泡不能在前房形成或维持，角膜内皮移植术就会变得更复杂。虹膜晶状体隔抵抗力不足时容易发生这种情况，比如无晶状体眼及各种虹膜异常。如果虹膜晶状体隔不完整，就会为气泡（甚至植片）逸出前房提供通道。这种情况在后部玻璃体切除术后的水眼更为严重。气体喜欢空间更大的玻璃体腔，因为依据 Laplace 法则气体在玻璃体腔更接近球形,表面张力最低(视频 134.1)[3]。如果通道存在,气泡(甚至植片)也可以从前面漏出或滑出,如通过抗青光眼引流管或滤过口。

如果术眼或者患者存在某些异常,角膜内皮移植术也会变得复杂。对于眼前节拥挤的患者,如果不增加空间或者减小植片,DSEK 和 DMEK 植片就有可能发生内皮损伤或不能完全展开。类似地,采用 DSEK 和 DMEK 治疗穿透性角膜移植术后植片功能失代偿时,角膜后表面不正常的突出或者前粘连可能导致手术变得复杂。

虽然如此,由于角膜内皮移植术的优势远超穿透性角膜移植,角膜内皮移植术的适应证已经扩大,包括前面所述的眼前节异常及其他疾病(框 134.1)。因此,这章我们主要讨论复杂角膜内皮移植术也叫"极端的角膜内皮移植术"。在这些情况下,多数 DMEK 及 DSEK 都能成功实施,但是在决定是否采用 DMEK 时更为保守,因为它需要更充足的气体填充。DMEK 的植片贴附于受体角膜的能力稍弱,更容易发生脱离[4]。

框 134.1　复杂角膜内皮移植术相关情况	
晶状体异常	**虹膜异常**
无晶状体眼	瞳孔异常
人工晶状体脱位	虹膜缺损
前房异常	外伤性无虹膜
拥挤	人工虹膜
小角膜(<10mm)	虹膜前粘连
浅前房、短眼轴	ICE 综合征
虹膜前粘连	**抗青光眼术后**
前房型人工晶状体眼	引流管
玻璃体脱出	滤过泡
深前房	**角膜移植术后植片失功**
大角膜(>12.5mm)	穿透性角膜移植
长眼轴	角膜内皮移植术
玻璃体切除术后	

在决定角膜内皮移植手术的方式时,如果选择 DMEK 手术,要权衡视力、免疫方面的优势与技术挑战及术后对患者的要求。患者因素需要给予高度重视,即使是眼前节结构正常的患者。应予以重视的患者相关因素(不局限于)如下:术后面向上位,延伸而言还有眼部的位置,例如驼背和先天性心脏病;有碍植片贴附的情况,如慢性眼痒、严重的眼睑痉挛;术中

后房压力增加的情况,如肥胖及甲状腺相关眼眶疾病;可能降低术后依从性的情况,如智力低下、过小或过于年长的患者。

晶状体异常

无晶状体眼

对于人工晶状体眼、有晶状体眼及需要联合白内障手术的手术眼,DMEK 及 DSEK 均可采用[5-9]。无晶状体眼存在两大挑战:第一,前房气体可能通过瞳孔进入后房;第二,DMEK 及 DSEK 手术的植片均可通过瞳孔脱入玻璃体腔[10,11]。尽管如此,无晶状体眼大泡性角膜病变仍然是角膜内皮移植术的适应证之一。

对于无晶状体眼患者,不推荐采用 DMEK。DMEK 植片甚至会在植入时通过小瞳孔落入玻璃体腔。如果一定要进行 DMEK,在注入初始的小气泡前,进行植片方向调整的过程中,只有细致的技术能够防止植片发生上述情况。即使这样,如果术后植片脱位,植片仍有可能经瞳孔脱位至玻璃体腔。脱位的角膜内皮植片很难从后节找回,尤其是在角膜重度水肿、可视性非常差、又伴有植片完全脱位的情况下。

我们推荐在进行角膜内皮移植之前先植入一个后房型人工晶状体 - 可以分期手术,也可以一期联合手术,可以是睫状沟植入,也可以是巩膜固定。在进行后房巩膜固定型人工晶状体植入时通常要进行玻璃体切除[12]。避免应用亲水性丙烯酸酯材质的人工晶状体,因为这种材质的人工晶状体在接触眼内气体后会发生气性混浊[13,14]。气性混浊的危险因素还包括补钙的患者血房水屏障破坏(如糖尿病或慢性葡萄膜炎)(数据未报道)。

如果条件允许,建议人工晶状体植入和角膜内皮移植术间隔一个月,原因包括如下两方面:第一,为瘢痕化形成使人工晶状体更稳固提供时间,使其更安全,否则气体注入时有可能会导致人工晶状体脱位;第二,玻璃体切除术显然比 EK(特别是 DEMK)需要更多更大的切口,术后早期眼部较软,从而增加植片脱位的风险。

由于角膜水肿并未得到妥善治疗,术者期望在进行人工晶状体手术时能够有一个较好的可视度,高压气体灌注[15]、局部应用甘油、上皮刮除等方法均有助于角膜临时脱水。光纤内照明也能提高术野的可视性[16]。最后需要告知患者单独进行人工晶状体植入

手术并不能改善他们的症状及视力；当然他们也应该知道术后角膜水肿将会加重，并且必须同意进行后续的角膜内皮移植手术；两个手术间隔如果超过一个月很有可能加重角膜水肿及相关的症状。

上述增加手术时术野可视性的方法同样适用于角膜内皮移植术。与空气持续灌注相比，在植入植片前往前房注入大气泡维持几分钟的方法效果更好，但是在植入植片前空气必须被平衡盐溶液彻底置换。对于DMEK，建议在用台盼蓝（Vision Blue，DORC，Zuidland，Netherlands）染色时深染植片。这些患者通常有玻璃体切除病史且前房很深，玻璃体切除术后进行DMEK额外需要考虑注意的方面将在下文进行讲述。

通过技术的改进，DSEK可以在无晶状体眼、甚至是瞳孔较大的情况下进行[10]。这适用于那些视力恢复可能性有限，即使植入人工晶状体也少有甚至没有光学效果的眼睛。对这类患者进行角膜内皮移植术是为了改善角膜大泡引起的症状。因此，DSEK是一个理想的选择，因为DSEK植片更容易贴附，而且无需考虑植片厚度对视力的影响。首先如果有玻璃体脱出，应该先行前部或经扁平部玻璃体切除。其次，植片应该用缝线牵引植入，而不是植入镊植入，因为这样能在前房注气前使植片固定良好。更好的方法是在撤出植入镊前先在植片下植入一个气泡[10]。植入植片、调整好位置并且注入气体后，用10-0尼龙线或聚丙烯线缝合固定一针。缝合的目的是防止术后植片脱入玻璃体腔，植片贴附良好后4~7天可以拆除缝线[10]。10-0尼龙缝线牵引的方法不需要植入镊，缝线可以直接系结固定（视频134.2）[17]。延长空气或长效气体填充时间及增加患者面向上位的时间均能有效促进植片的贴附[10]。

人工晶状体脱位

人工晶状体脱位与大泡性角膜病变（pseudophakic bullous keratopathy，PBK）有关，并且可能在角膜内皮移植手术过程中发生。缘由众多。后房人工晶状体不全脱位可能在空气或长效气体填充时加重形成全脱位，如同无晶状体眼（如上所述）。前房型人工晶状体脱位有损伤角膜植片的风险尤其是在浅前房的情况下。因此脱位的人工晶状体，即使是前房型的，虽然不会阻碍患者进行角膜内皮移植术，但是手术前应该先将人工晶状体复位或者置换。通常囊袋内植入是最佳状态，其次是睫状沟植入，最后是悬吊型人工晶状体植入。对于多数病例，基于之前所述的原因，

角膜内皮移植应在人工晶状体复位或置换之后进行。根据以往的观察，气体填充在角膜内皮移植三联手术过程中会导致人工晶状体脱位，而不得不改为睫状沟人工晶状体植入。部分囊袋内人工晶状体也可能由于气体填充而在术后出现脱位，特别是做过后囊切开的一片式肝素化人工晶状体。

前房异常

前房极浅或前房拥挤

对眼轴短小的眼球进行DMEK和DSEK极具挑战性，原因如下。如果受体角膜白到白距离（角膜水平径）只有8或9mm，无论何种植片，如果不适当缩小植片直径，完全展开都非常困难。如果角膜内皮植片直径与受体角膜直径的差值少于2mm（例如9mm植片植入10mm受体），通常没有足够的空间做切口、展开植片。为了满足这种需求，需要小直径的角膜内皮植片，但是因为供体内皮细胞数量与植片直径的平方成正比，所以植片直径越小，植入的健康角膜内皮越少，最终由于植片不够健康而导致移植失败的可能性增加。

DSEK和DMEK手术过程中浅前房将增加供体内皮细胞丢失的风险。对远视眼、亚洲患者和真性小眼球的患者进行手术时应预知这种情况。DSEK术中可以通过前房灌注或相应的植入器进行连续灌注维持前房深度。在亚洲，DSEK结果显示植入时用植片滑行器或Tan内皮植入器可以改善内皮细胞丢失的情况[18,19]。相对DSEK而言，DMEK术中前房维持的更浅。对于浅前房的患者，DMEK抵抗内皮丢失的能力更强，植片更薄，植片贴附后向后突出的厚度对于前房深度而言微乎其微。对于前房极浅的患者进行DMEK，尤其是DSEK，需要重点关注虹膜前粘连的发生。

浅前房时，DMEK术中操作非常困难，如纠正及识别植片的方向。最好的情况是植入前DMEK植片呈双卷，那么在植入时就可以分清植片的方向。如果植片植入时方向就是正确的，那么浅前房反而成了优点，因为浅前房可以维持植片的方向直至在植片下注入气泡。更激进的方法是行玻璃体切除以加深前房，但是如果玻璃体切除过多，则会导致前房过深，因此又会面临其他的挑战，这在后面会进行讨论。因此针刺抽取部分玻璃体就够了。如果是患者自己的晶状体，联合晶状体摘除也是一种选择。

短眼轴也常伴有后房压力增加,导致术中浅前房和植片脱位的风险增加。根据之前的观察,处理方法包括反向低头仰卧位(Trendelenburg position)(下颌上抬保持眼球处于水平位)、调整开睑器及中央玻璃体切除。相反避免瞳孔后空气注入、患者体位不合适、开睑器过紧、麻醉不到位引起的眼睑挤压加剧后房压力增高也非常重要。对于眼睑过度紧张的患者进行面神经阻滞非常有益。

虹膜前粘连需要处理的原因如下:第一,前粘连会减少受体有效的角膜直径;第二,粘连可能会扩大,累及角膜内皮植片,破坏其免疫赦免的特性。建议在内皮移植术中前粘连分离应在刻痕、撕除受体内皮之前进行。如果分离时出现前房出血,可以通过升高眼压并维持一段时间进行止血。遗憾的是前粘连容易复发。分离前粘连后如果出现虹膜松软,可以通过局部虹膜切除限制虹膜前移、降低新粘连形成或粘连复发的速度。建议进行虹膜缝合时将缝线线头置于虹膜后从而使其远离供体内皮面,如 Price-Siepse 结[20]。也可以考虑将供体植片稍稍偏心使其远离之前粘连的部位,特别是进行 DSEK 时角膜后表面有突起的情况时。

作者认为前房型人工晶状体应该在进行内皮移植之前取出。但是也有一些术者会对长期存在且位置适当的前房型人工晶状体进行保留[21]。然而很难阻止前房型人工晶状体引起角膜内皮失代偿及其他方面的问题,如葡萄膜炎 - 青光眼 - 出血综合征。前房型人工晶状体人为地减少了前房深度、减小了内皮移植时可操作的空间、增加了内皮细胞的丢失率和植片的失功率[22]。此外内皮与人工晶状体材料相接触的损伤大于与虹膜接触引起的损伤。前房型人工晶状体也会妨碍 DMEK 植片的植入,使其丧失了低排斥率的优点及 DMEK 相对 DSEK 少用糖皮质激素的优点[23,24]。

在植入内皮植片前,应去除前房的玻璃体。一旦植片进入眼内,玻璃体的切割会损伤植片或导致植片脱离。如果术前就看到突入前房的玻璃体,那么在植入植片前进行处理更合适。如果玻璃体术中进入前房,那么处理起来相对困难。如果是联合手术,玻璃体在白内障手术时脱出,应该好好处理,如果不能进行囊袋内人工晶状体植入就应该考虑推迟内皮移植至人工晶状体稳定时。因为气体填充会导致睫状沟植入或生物胶固定的人工晶状体脱位。如果受体后弹力层及内皮已经被撕除,应按照原计划进行内皮移植。

如果前后节沟通良好,人工晶状体眼的玻璃体几乎不会进入前房。作者在虹膜及悬韧带缺失或大面积后囊切开联合大的撕囊时见过这种情况。在后房 - 前房压力梯度过大时可能发生玻璃体脱出,如前房极浅时。在刻痕及撕除内皮时及撕除后要观察瞳孔是否圆,有无冒尖,特别是气体状态下前房容易消失时。另外去除前房台盼蓝后,要留意瞳孔上方是否有羽状台盼蓝残留。幸运的是这种后出现的玻璃体脱出很容易通过前房气体填充复位。遗憾的是,如果后续步骤前房维持不好玻璃体也很可能再次脱出。有时,在植片植入前可能没有碰到玻璃体。也可能看不到玻璃体。灌注管可能导致植片不能很好的移动到合适的位置或者吸住气泡导致气泡不能像预期的那样居中,甚至有凹陷。如果植片不能展开、不卷曲或者很好的居中,就需要鉴别是否有玻璃体脱出。前房注入台盼蓝和对切口进行检查能够诊断,并能够增加去除玻璃体时的可视性。

极深前房

另一个极端,在大的、深的前房进行角膜内皮移植也会面临挑战。这些包括受体角膜直径大于12.5mm,曾行玻璃体切除手术以及对长眼轴的眼联合白内障手术。大直径的 DMEK 植片(如 9mm)在直径较大的受体更容易展开。小植片易再次发生卷曲,而大植片一旦展平,边缘进入房角处如同被"卡住"一样,如果边缘当时没有重新卷曲,植片将来也不会卷曲。更大的植片(直径为 10mm)被用于牛眼也鲜有报道[25]。年龄较大的供体发生卷曲的趋势更小,用于大角膜非常有利。

曾经做过玻璃体切除术的眼常常伴随深前房。DMEK 大植片如果来自不易卷曲的供体(通常年龄较大)更容易展开并且保持在展开的状态。不论是 DSEK 还是 DMEK,一个关键问题是气泡进入眼后节,特别是存在虹膜或悬韧带缺陷时。如果玻璃体腔没有玻璃体时无法阻挡空气或长效气体进入玻璃体腔。一旦空气或长效气体进入玻璃体腔,前房再注入的空气或长效气体都会进入更大的腔隙来减小表面张力以满足 Laplace 法则[3]。术中会发生违背常理的现象,如空气或长效气体会下降而不是上升。出现这种情况,术者应当将后节所有的空气及长效气体吸除,重新注入过量平衡盐溶液,然后重新在前房注入气泡。这样,空气或长效气体就不会向后溢。必须注意的是新的气泡不能过度膨胀,不能使其再次进入后房而重复这一循环。即使操作成功,空气填充不足与术后气泡进入后房一样,也可能使 DSEK 和 DMEK 植片出现脱位,因为一旦患者坐起,空气就会进入眼后节。

虹膜异常

瞳孔异常及大面积虹膜缺损

非健康状态的大瞳孔和/或虹膜缺损的情况也可以进行 DMEK 和 DSEK 术。如上所述,为了有足够的空气或长效气体填充,虹膜必须像一个屏障一样阻挡气体后移。必要时术者应该考虑联合虹膜成形及瞳孔成形术。虹膜的操作应该在植入植片前、甚至刻痕及撕除内皮之前进行。如果修复之后虹膜缺损仍然较大,那么 DSEK 相对 DMEK 而言是更安全的选择。DSEK 植片保留的供体组织更多,不太可能通过多数虹膜缺损区进入眼后节。撕除的受体组织也可能落在视网膜上,而 DSEK 可以不撕除受体角膜[10],但 DMEK 植片在保留受体后弹力层的情况下会出现贴附不良[26]。最后 DSEK 可以进行缝合固定[10,17],在大面积虹膜缺损时这样更为谨慎。

如果不能预测虹膜修复的结果,但是认为可能能够满足行 DMEK 的条件,那么一旦虹膜修复完成并且进行评估后,就可以进行植片的制备。受体角膜在植片成功制备前不能进行刻痕及撕除。如果同一天 DMEK 后还安排了 DSEK,那么一旦虹膜修复完成,就可以根据情况选用一个合适的预先准备好的植片。而剩余的供体组织则需要根据下一个病例的情况进行植片制备。如果在 EK 前需要分步进行其他操作 - 如经扁平部玻璃体切除及人工晶状体置换,那么虹膜修复就可以在 EK 前的操作时进行。如果成功修复,术者可以更好地预计角膜内皮移植的方式,进一步预约材料。

外伤性无虹膜

一些大的虹膜缺损见于外伤后,也可能出现完全性无虹膜,不适合进行虹膜成形及瞳孔成形。对于无虹膜患者推荐 DSEK,需要提醒的是,这里讨论的是已经排除先天性无虹膜的情况。先天性无虹膜常常伴随角膜缘干细胞功能缺失及前层角膜瘢痕,因此这样的患者可能需要用人工角膜,而不是单纯的角膜内皮移植[27]。如果外伤导致视力预后极差,可以姑息地选择单纯 DSEK(视频 134.2)。如果潜在视力还可以,可以先进行人工虹膜植入合并植/不植人工晶状体,

然后再进行 DSEK[28]。对于植入人工虹膜的眼球,必须记住植入的人工虹膜不是房角到房角。除非虹膜是囊袋内植入并且 360° 的悬韧带都是完整的,否则植片可能滑向人工虹膜周边区域,从而掉入眼后节[11]。由于植片会移动,在这种情况下进行 DMEK 是非常危险的,建议采用 DSEK。植入时植入镊只有在气泡注入植片下才能松开植片。与无晶状体眼进行 DSEK 相似,建议颞侧固定缝合或者联合应用缝线牵拉技术进行植入[10,17]。

虹膜角膜内皮综合征

虹膜角膜内皮综合征是角膜内皮移植极好的适应证[29,30]。如果虹膜相对完整又不伴有广泛的前粘连,行 DMEK 效果很好。但是这些患者前房可能非常浅,可能存在大面积虹膜缺损,许多这样的患者曾经可能做过抗青光眼滤过手术,可能使术后空气填充变得复杂,这将在后面进行讨论。术后密切的复查及积极地控制眼压是植片存活的必要条件。

既往青光眼手术

对于为了防止眼压升高而发生改变的眼,气体填充很难稳定。注入的空气或长效气体可以通过滤过口或引流管溢出前房,所以可能需要多次进行气体填充。达到足够的气体填充后,需要密切监测眼压,术后眼压急剧升高会危害这些患者的视神经。对于小梁切除术或类似手术(如 Ex-PRESS 引流钉)(爱尔康,Fort Worth,TX)的眼,术后由于气体不仅阻塞滤过口,而且填充滤过泡,术后早期就会出现眼压急剧升高的情况。对这样的患者,必须释放前房的气体。前房气体长期填充会导致滤过泡下瘢痕化,进而导致滤过失败。另一方面,如果发生滤过过强,滤过术或者引流管植入术后的患者眼压可能低于预期。术前低眼压可能是滤过过强的一个线索。如果低眼压不能纠正,不建议进行 DMEK 手术。滤过过强在极少情况下可以发生在过量的气体填充之后,这是因为气体破坏了新形成的滤过泡周围的较薄的包裹。

大多数情况下,有滤过口和/或引流管的眼前房充满气体是安全的。但是手术当天应该对这些患者进行检查,排除瞳孔阻滞。检查时气泡通常已经如预期的那样变小,大部分可以在滤过泡内观察到气体(图 134.1)。如果术中无法形成稳定的气体填充,

可将少量聚合型黏弹剂置于引流管口或滤过通道内口,阻止气体流出。在植片位置确定之前不能注入黏弹剂,以防止黏弹剂进入层间。一旦患者坐起,黏弹剂会下降,离开上方引流管滤过口,从而恢复其正常功能。

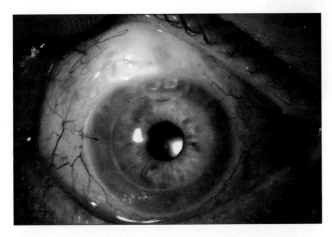

图 134.1 DMEK 治疗小梁切除术后穿透性角膜移植术后内皮功能失代偿。上方滤过泡可见溢出的气体,前房剩余的气泡位于上方,未在植片所在区域

特别是引流管植入的患者,如果引流管能接触植片,调整引流管的位置或对引流管进行修剪是非常重要的,应该在术前测量修剪的长度。如果管的位置非常不好,距离角膜非常近,应该在进行内皮移植术前一个月调整位置。如果在进行内皮移植的同时调整位置,新的和旧的引流管通道都有可能在术后早期漏出前房液体,导致低眼压及植片脱离。在低眼压情况下植片是不可能贴附良好的。因此,最好在内皮移植术前调整引流管位置。我们推荐采用 Alvarado 技术放置引流管[31]。

最后,为了树立合理的预期,应告知曾行青光眼手术的患者青光眼手术对植片存活的不利影响、5 年内再次移植的可能性增加[32,33]。

角膜移植术后植片失功

穿透性角膜移植术

DMEK 及 DSEK 都能治疗穿透性角膜移植术后植片失功,而且患者的接受度很高[34~39]。虽然条件适合做内皮移植,但是为了改善患者的视力也可以再次行穿透性角膜移植,尽管穿透性角膜移植的并发症发生率更高,特别是再次进行穿透性角膜移植。患者由于处于长期植片功能失代偿状态,中央角膜厚度可能

达到 1mm 甚至更厚,所以应该告知患者内皮移植治疗穿透性角膜移植术后失功需要一年的时间才能恢复角膜透明性。透明度的恢复落后于角膜厚度,通常角膜厚度改善更快。内皮刻痕及撕除应在穿透性的角膜植片边缘以内,注意不要进入或打开原来植片植床之间的伤口[34,35]。如果后弹力层没有滴状疣或瘢痕,不需要刻痕或撕除后弹力层[34,35,39]。

如果计划进行内皮移植治疗,那么术前建议用地形图观察角膜后表面的情况。当后表面光滑且基本正常时,DSEK 和 DMEK 贴附率是正常的。如果后表面存在不规则,那么脱位率和再次注入空气的概率将会升高,例如穿透性角膜移植植片、植床边缘不匹配(图 134.2)。术前前节图像可以显示角膜后表面不规则的突起,从而引导角膜内皮移植的种类、大小、植入位置的选择。作者已经观察到 DSEK 和 DMEK 可用于角膜后表面存在突然下降的情况(图 134.3)[35]。当后唇极其突出时,提倡用更小的植片[36]。小的植片能够完全贴附在原穿透性角膜植片的边界内,但是这样移植的内皮细胞少,植片可能不够强壮。

如果后唇只在一个区域不规则,可将植片稍稍移开那个区域。如果选择这种方法,刻痕及撕除的位置也应当进行相应的调整,避免留下不被植片覆盖的后基质。即使是 DSEK,也推荐气体填充 80%~90%。有些患者行穿透性角膜移植时已经行上方虹膜周切,患者通过将头周期性放置于两膝之间来防止发生瞳孔阻滞。如果没有现成的虹膜周切,应在下方做一虹膜周切。最后如果预计脱位的风险高,应考虑用长效气体如六氟化硫进行填充[40,41]。

术中通过功能失代偿的穿透性角膜移植植片进行观察可能存在挑战。DSEK 角膜植片较厚,通常可以通过水肿的角膜进行观察。而对于 DMEK,如果中

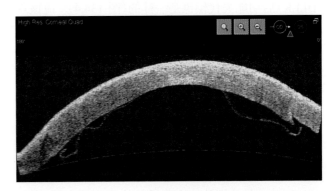

图 134.2 前节 OCT 显示角膜后表面不规则相关的 DMEK 植片脱位

9

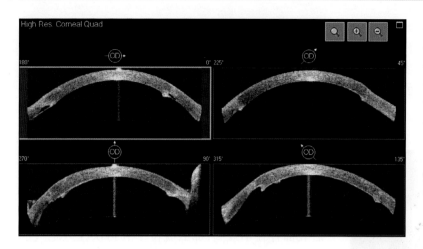

图 134.3　DMEK 治疗穿透性角膜移植术后植片失功的飞行员,植片植床交界处环形后表面不规则,空气注入后 1 个月,植片几乎完全贴附,植片桥状跨过周边受体角膜。最佳矫正视力 1.0,中央角膜厚度 585μm,内皮细胞数 2433/mm²

央角膜厚度达到或超过 1mm 时,则难以清楚地观察。如前所述,改善可视性的技术包括前房注入空气、局部应用甘油临时脱水,上皮刮除;光纤导管眼内照明;DMEK 植片深染。如果可以,术中 OCT 也可用于引导植片展开[42]。

DSEK 术后植片失功

DSEK 可能由于内皮细胞或光学原因而失败,但是可以通过 DSEK 或 DMEK 治疗。一些患者一眼行 DMEK,另一眼也想行 DMEK 治疗[43]。对于任何患者,DSEK 失功植片的边缘应该用甲紫标记在角膜上皮面,用于引导后续 DMEK 或 DSEK 植片放置的位置。撕除失功的内皮植片后,前房内注入台盼蓝用于检查原来刻画及撕除的范围是否足够广泛。如果改成 DMEK,通常需要撕除更多的内皮,建议撕除范围略大于植片[26]。密切观察周边松动的基质纤维非常重要,因为这些可能导致 DMEK 植片脱离。遗憾的是,一些术者在行 DSEK 时使角膜基质变得粗糙,这种影响不容忽视,松动的基质应该用眼内剪进行修剪,修剪越平越好,用 DMEK 治疗深板层角膜内皮移植术(DLEK)后功能失代偿也是一样的(图 134.4)。应该观察 DLEK 是否破坏角膜后基质的解剖结构。总之从恢复角膜厚度的角度来讲,DSEK 治疗 DLEK 失代偿更适合。无论 DSEK 或 DMEK,植片大小应与原植片大小相同,或者稍微小一点以适应 DLEK 植床。最后如果从 DSEK 或 DLEK 改为 DMEK 时,应该在下方行虹膜周切防止大的气泡填充时形成瞳孔阻滞。

DMEK 术后失功

DMEK 植片置换比人工晶状体置换更容易,撕除失功的植片比撕除原受体后弹力层更容易,通常不需

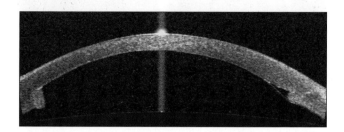

图 134.4　DMEK 治疗 DLEK 术后失功,前节 OCT 显示植片在原 DLEK 植片内贴附良好。能证实是 DMEK 唯一的证据是 DMEK 植片与原植床存在永久间隙,也就是 DMEK 植片略大于原来的植床

要重新刻痕。如果植片完全脱位,植片可能都不需要进行撕除。关键是关注受体角膜,仔细观察界面确保需要新移植处的后弹力层完全撕除。建议用台盼蓝染色辅助治疗。我们建议中央角膜出现水肿时就尽快进行植片置换,因为长期的角膜水肿会导致前部角膜长期变性,影响术后最佳矫正视力[44,45]。如果功能失代偿是原发的或者医源性的,可以选择 DMEK。如果是因为操作复杂或患者特点不能满足需求导致的,应考虑是否改行 DSEK 更合适。

总结

DSEK 及 DMEK 可以用于许多复杂的病例,特别是只有单方面复杂时。如果患者存在多方面复杂,根据术者经验,选择 DSEK 的可能性会更高。如果 DSEK 失败了,少数病例会选择穿透性角膜移植。所有复杂情况中,进行角膜内皮移植术,小眼球合并小角膜的预后最差,最终可能行穿透性角膜移植。然而,内皮移植术比穿透性角膜移植具有更多优势,如果情况允许,内皮移植术应该替代穿透性角膜移植。同样,

DMEK 比 DSEK 有更多的优点，如果情况允许 DMEK
应该替代 DSEK。

（彭荣梅　译）

参考文献

1. 2012 Eye Banking Statistical Report. Eye Bank Association of America. Available at: <http://www.restoresight.org/wp-content/uploads/2013/04/2012_Statistical_Report_FINAL-reduced-size-4-10.pdf>.
2. Melles GR, Lander F, Beekhuis WH, et al. Posterior lamellar keratoplasty for a case of pseudophakic bullous keratopathy. *Am J Ophthalmol* 1999;**127**:340–1.
3. Giebel AW, Price FW. Air management of posterior grafts. In: Price FW, Price MO, editors. *DSEK: all you need to know about endothelial keratoplasty*. Thorofare, NJ: Slack; 2008. p. 149.
4. Price MO, Giebel AW, Fairchild KM, et al. Descemet's membrane endothelial keratoplasty: prospective multicenter study of visual and refractive outcomes and endothelial survival. *Ophthalmology* 2009;**116**:2361–8.
5. Chaurasia S, Price FW Jr, Gunderson L, et al. Descemet's membrane endothelial keratoplasty: clinical results of single versus triple procedures (combined with cataract surgery). *Ophthalmology* 2014;**121**:454–8.
6. Terry MA, Shamie N, Chen ES, et al. Endothelial keratoplasty for Fuchs' dystrophy with cataract: complications and clinical results with the new triple procedure. *Ophthalmology* 2009;**116**:631–9.
7. Price MO, Price DA, Fairchild KM, et al. Rate and risk factors for cataract formation and extraction after Descemet stripping endothelial keratoplasty. *Br J Ophthalmol* 2010;**94**:1468–71.
8. Parker J, Dirisamer M, Naveiras M, et al. Outcomes of Descemet membrane endothelial keratoplasty in phakic eyes. *J Cataract Refract Surg* 2012;**38**(5):871–7.
9. Burkhart ZN, Feng MT, Price FW Jr, et al. One-year outcomes in eyes remaining phakic after Descemet membrane endothelial keratoplasty. *J Cataract Refract Surg* 2014;**40**:430–4.
10. Price MO, Price FW, Trespalacios R. Endothelial keratoplasty technique for aniridic aphakic eyes. *J Cataract Refract Surg* 2007;**33**:376–9.
11. Afshari NA, Gorovoy MS, Yoo SH, et al. Dislocation of the donor graft to the posterior segment in Descemet stripping automated endothelial keratoplasty. *Am J Ophthalmol* 2012;**153**:638–42.
12. McKee Y, Price FW Jr, Feng MT, et al. Implementation of the posterior chamber intraocular lens intrascleral haptic fixation technique (glued intraocular lens) in a United States practice: outcomes and insights. *J Cataract Refract Surg* 2014;**40**:2099–105.
13. Neuhann IM, Neuhann TF, Rohrbach JM. Intraocular lens opacification after keratoplasty. *Cornea* 2013;**32**:e6–10.
14. Werner L, Wilbanks G, Nieuwendaal CP, et al. Localized opacification of hydrophilic acrylic intraocular lenses after procedures using intracameral injection of air or gas. *J Cataract Refract Surg* 2015;**41**:199–207.
15. Chaudhry P, Prakash G, Jacob S, et al. Safety and efficacy of gas-forced infusion (air pump) in coaxial phacoemulsification. *J Cataract Refract Surg* 2010;**36**:2139–45.
16. Jacob S, Agarwal A, Agarwal A, et al. Endoilluminator-assisted transcorneal illumination for Descemet membrane endothelial keratoplasty: enhanced intraoperative visualization of the graft in corneal decompensation secondary to pseudophakic bullous keratopathy. *J Cataract Refract Surg* 2014;**40**:1332–6.
17. Macsai MS, Kara-Jose AC. Suture technique for Descemet stripping and endothelial keratoplasty. *Cornea* 2007;**26**:1123–6.
18. Ang M, Saroj L, Htoon HM, et al. Comparision of a donor insertion device to sheets glide in Descemet stripping endothelial keratoplasty: 3-year outcomes. *Am J Ophthalmol* 2014;**157**:1163–9.
19. Khor WB, Teo KY, Mehta JS, et al. Descemet stripping automated endothelial keratoplasty in complex eyes; results with a donor insertion device. *Cornea* 2013;**32**:1063–8.
20. Schoenberg ED, Price FW Jr. Modification of Siepser sliding suture technique for iris repair and endothelial keratoplasty. *J Cataract Refract Surg* 2014;**40**:705–8.
21. Liarakos VS, Ham L, Dapena I, et al. Endothelial keratoplasty for bullous keratopathy in eyes with anterior chamber intraocular lens. *J Cataract Refract Surg* 2013;**39**:1835–45.
22. Ang M, Li L, Chua D, et al. Descemet's stripping automated endothelial keratoplasty with anterior chamber intraocular lenses: complications and 3-year outcomes. *Br J Ophthalmol* 2014;**98**:1028–32.
23. Anshu A, Price MO, Price FW. Risk of corneal transplant rejection significantly reduced with Descemet's membrane endothelial keratoplasty. *Ophthalmology* 2012;**119**:536–40.
24. Price MO, Price FW Jr, Kruse FE, et al. Randomized comparison of topical prednisolone acetate 1% versus fluorometholone 0.1% in the first year after Descemet membrane endothelial keratoplasty. *Cornea* 2014;**33**:880–6.
25. Quiledrino R, Yeh RY, Dapena I, et al. Large diameter Descemet membrane endothelial keratoplasty in buphthalmic eyes. *Cornea* 2013;**32**:e74–8.
26. Tourtas T, Schlomberg J, Wessel JM, et al. Graft adhesion in Descemet membrane endothelial keratoplasty dependent on size of removal of host's Descemet membrane. *JAMA Ophthalmol* 2014;**132**:155–61.
27. Lee HJ, Colby KA. A review of the clinical and genetic aspects of aniridia. *Semin Ophthalmol* 2013;**28**:306–12.
28. Aldave AJ, Baghdasaryan E, Miller KM. Descemet stripping endothelial keratoplasty after Ophtec 311 iris reconstruction lens implantation. *Cornea* 2011;**30**:405–8.
29. Price MO, Price FW. Descemet's stripping with endothelial keratoplasty for treatment of iridocorneal endothelial syndrome. *Cornea* 2007;**26**:493–7.
30. Chaurasia S, Ramappa M, Garg P, et al. Endothelial keratoplasty in the management of irido-corneal endothelial syndrome. *Eye (Lond)* 2013;**27**:564–6.
31. Alvarado JA, Hollander DA, Juster RP, et al. Ahmed valve implantation with adjunctive mitomycin C and 5-fluorouracil: long-term outcomes. *Am J Ophthalmol* 2008;**146**:276–84.
32. Anshu A, Price MO, Price FW. Descemet's stripping endothelial keratoplasty: long-term graft survival and risk factors for failure in eyes with preexisting glaucoma. *Ophthalmology* 2012;**119**:1982–7.
33. Aldave AJ, Chen JL, Zaman AS, et al. Outcomes after DSEK in 101 eyes with previous trabeculectomy and tube shunt implantation. *Cornea* 2014;**33**:223–9.
34. Price FW, Price MO. Endothelial keratoplasty to restore clarity to a failed penetrating graft. *Cornea* 2006;**25**:895–9.
35. Price FW, Price MO, Arundhati A. Descemet stripping automated endothelial keratoplasty under failed penetrating keratoplasty: how to avoid complications. *Am J Ophthalmol* 2011;**151**:187–8.
36. Straiko MD, Terry MA, Shamie N. Descemet stripping automated endothelial keratoplasty under failed penetrating keratoplasty: a surgical strategy to minimize complications. *Am J Ophthalmol* 2011;**151**:233–7.
37. Anshu A, Price MO, Price FW. Descemet's stripping endothelial keratoplasty under failed penetrating keratoplasty: visual rehabilitation and graft survival rate. *Ophthalmology* 2011;**118**:2155–60.
38. Chaurasia S, Murthy S, Ramappa M, et al. Outcomes of Descemet's stripping endothelial keratoplasty in eyes with failed therapeutic penetrating keratoplasty. *Acta Ophthalmol* 2014;**92**:167–70.
39. Heitor de Paula F, Kamyar R, Shtein RM, et al. Endothelial keratoplasty without Descemet stripping after failed penetrating keratoplasty. *Cornea* 2012;**31**:645–8.
40. Guell JL, Morral M, Gris O, et al. Bimanual technique for insertion and positioning of endothelium-Descemet membrane graft in Descemet membrane endothelial keratoplasty. *Cornea* 2013;**32**:1521–6.
41. Acar BT, Muftuoglu O, Acar S. Comparison of sulfur hexafluoride and air for donor attachment in Descemet stripping endothelial keratoplasty in patients with pseudophakic bullous keratopathy. *Cornea* 2014;**33**:219–22.
42. Steven P, Le Blanc C, Velten K, et al. Optimizing Descemet membrane endothelial keratoplasty using intraoperative optical coherence tomography. *JAMA Ophthalmol* 2013;**131**:1135–42.
43. Guerra FP, Anshu A, Price MO, et al. Endothelial keratoplasty: fellow eyes comparison of Descemet stripping automated endothelial keratoplasty and Descemet membrane endothelial keratoplasty. *Cornea* 2011;**30**:1382–6.
44. Price FW Jr, Price MO. To intervene or not to intervene: that is the question. *Ophthalmology* 2015;**122**:6–7.
45. Baydoun L, Van Dijk K, Dapena I, et al. Repeat Descemet membrane endothelial keratoplasty after complicated primary Descemet membrane endothelial keratoplasty. *Ophthalmology* 2015;**122**:8–16.

9

第135章

培养的角膜内皮细胞移植

Shigeru Kinoshita，Noriko Koizumi

关键概念

- 人角膜内皮细胞的增殖能力极其有限,因此建立人角膜内皮细胞的最佳培养条件是临床采用以细胞为基础进行治疗的关键。
- 动物实验显示细胞注射治疗联合应用促进角膜内皮细胞黏附于角膜后表面的 Rho- 相关激酶(Rho-associated kinase,ROCK)抑制剂,最终可以使角膜恢复透明。
- 临床实验已经开始研究采用细胞注射的方法治疗角膜内皮失代偿的有效性。
- 作为角膜移植的替代疗法,以药物为基础的治疗,如应用 ROCK 酶抑制剂滴眼液,是目前正在开展的治疗角膜内皮失代偿的方法。

本章纲要

概念

当今,穿透性角膜移植已经被角膜内皮移植广泛替代,成为治疗角膜内皮病变如 Fuchs 角膜内皮营养不良的最佳治疗方法。手术步骤是将后弹力层从角膜基质撕除,植入健康的内皮供体,通过气体填充使其贴附在角膜后表面。这就是我们所熟知的自动取材后弹力层剥除角膜内皮移植术(descemet stripping automated endothelial keratoplasty,DSAEK)和只移植供体的后弹力层及内皮细胞的角膜后弹力层内皮移植术(descemet membrane endothelial keratoplasty,

DMEK)。然而作为角膜内皮移植术的替代疗法,再生医学可视为具有代表性的新一代治疗角膜内皮失代偿的方法。在这一方面,目前的研究方式是结合最新的知识和现有的尖端技术开展以细胞为基础的方法治疗晚期的角膜内皮失代偿。有前景的治疗方法一种是利用培养的角膜内皮细胞进行细胞膜片移植和 / 或细胞注射治疗,另一种是应用药物以滴眼液的方式治疗角膜内皮功能失代偿(图 135.1)。

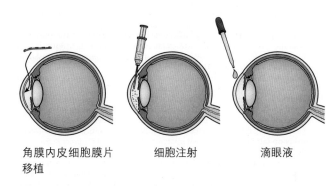

角膜内皮细胞膜片　　　细胞注射　　　滴眼液
移植

图 135.1　未来治疗角膜内皮疾病的形式

角膜内皮细胞的生物学特性

在体人角膜内皮细胞被认为停留在细胞周期的 G1 期[1,2],不受 CIP/KIP 家族(p21 和 p27)、INK4 家族(p15,p16 和 p19)及 p53 家族蛋白(p53,Tap63)调控[3-5]。一些其他的因子也可以抑制角膜内皮细胞的增殖,如房水中的转化生长因子 β(transforming growth factor,TGF-β),参与细胞的接触抑制[6]和压力诱导过早衰老[7,8]。虽然在体状态下是否存在人角膜内皮细胞相关的干细胞或祖细胞没有得到证实,但是离体状态下人角膜内皮细胞是有增殖能力的[9,10]。已经证实,在细胞培养条件下,周边角膜内皮细胞的增殖能力高于中央角膜内皮细胞,邻近小梁网周边区域角膜内皮细胞的干细胞或祖细胞的密度更高[11]。现认为这些细胞可能缓慢分裂并移行至角膜中央区域，而位于极周边位置的内皮细胞簇很有可能就是干细胞龛[12]。此外，报道指出人角膜内皮干细胞或祖细胞经富含亮氨酸重复序列的 G 蛋白偶联受体 5（Leucine-rich repeat-containing G protein-coupled receptor 5，LGR5）通过 Hedgehog 和 Wnt 通路调控[13]。

值得注意的是人角膜内皮细胞无论是在体还是离体状态下，增殖能力常常受到严格限制，灵长类及猫科动物也是如此[14,15]。因此全面地了解培养的人角膜内皮细胞的生物学特性对角膜内皮疾病相关的移植研究至关重要。然而，对于大多数研究者或临床工作人员而言，扩增出可用数量及质量的具有正常生物学特性的人角膜内皮细胞非常困难，因为，人角膜内皮细胞易向上皮间充质转化，表现为细胞纤维化和/或线粒体异常[16,17]。显然，建立人角膜内皮细胞最佳培养条件是临床应用细胞疗法治疗角膜内皮功能失代偿的关键。为了达到这一目的，一个重要的建议是在培养人角膜内皮细胞时使用 Rho- 相关蛋白激酶（Rho-associated kinase，ROCK）抑制剂[18,19]和可能的 TGF-β 受体抑制剂[16]（图 135.2），并且希望在不久的将来可以建立一个更严格的培养标准。

培养的角膜内皮细胞膜片移植

培养的人角膜内皮细胞膜片，无论有载体地[20-22]还是没有[23]载体的，均已制成，并在兔或猴的动物模型上证实具有内皮细胞的功能。事实上我们之前报道的培养在 I 型胶原上的猴角膜内皮细胞膜片虽然只是短暂贴附到后弹力层随即很快脱离到前房，但是角膜却恢复了透明，这一发现远远超出了我们的预期[21]。因此我们推测培养的猴角膜内皮细胞可以发生移行并且在在体状态下出现一定程度的增殖。后续的一系列实验也向我们提供了一个很有潜力的治疗角膜内皮功能失代偿的新观点，即移植时不只是移植培养的角膜内皮细胞膜片，还需要在体状态有增殖能力的细胞。有趣的是，一个报道显示 DMEK 术后也有相似的情况[24]。

培养的角膜内皮细胞注射治疗

与将培养的角膜内皮细胞膜片植入角膜后表面所要面临的手术挑战相比，直接将培养的角膜内皮细胞注入前房可能更有优势，包括术后更好的光学质量、对培养的细胞操作更少、侵入性操作限度最小及一个供体角膜潜在的更多的应用价值。为了找到一种有效地将培养的内皮细胞转移至角膜后表面的方法，人们尝试铁粉磁性吸附[25]，或者将超顺磁的微球与培养的角膜内皮细胞结合[26]，虽然这些技术已经在兔的模型和器官培养的人眼球进行应用，但是还没有在临床进行试验。

近期通过兔及猴的动物模型进行实验结果显示动物在注射细胞后保持面向下位 3 个小时，再联合 ROCK 酶抑制剂促进角膜内皮细胞黏附于角膜后表面，最终可使这两种动物的角膜恢复透明[27]。实验表明猴接受同种异体的猴角膜内皮细胞注射联合使用 ROCK 酶抑制剂，术后一周角膜完全恢复透明，并在为期 1 年的观察期内均保持透明，角膜厚度正常（图135.3）。

基于上述待完善的人角膜内皮细胞培养方法和动物实验获得的数据，"细胞注射"疗法的预实验在日本政府再生医学委员会的官方批准下实施，初步结

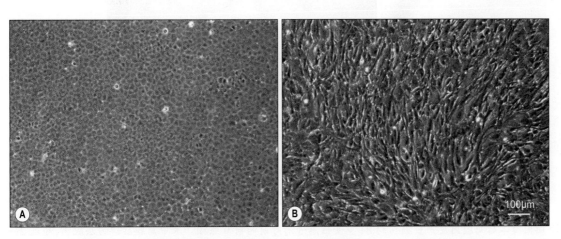

图 135.2　（A）倒置相差显微镜下培养成功的人角膜内皮细胞图像。（B）人角膜内皮细胞转化为成纤维样细胞

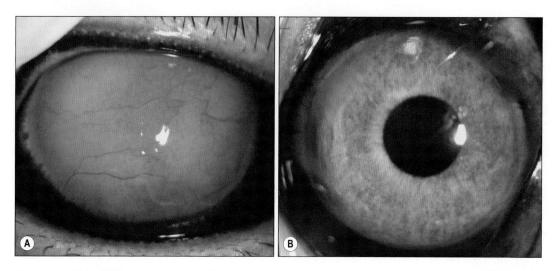

图 135.3　（A）图片显示猕猴角膜内皮失代偿模型。完全刮除受体角膜内皮细胞达周边区域,猴角膜显示不可恢复的角膜水肿,与大泡性角膜病变患者类似。(B)图像显示的是用培养后角膜内皮细胞进行注射治疗联合应用 Rho- 相关蛋白激酶(ROCK)抑制剂治疗 2 个月的情况。内皮细胞贴附于受体角膜发挥角膜内皮细胞的功能

果显示这种独创的细胞注射疗法用于治疗大泡性角膜病变非常有前途,没有任何如眼压升高、葡萄膜炎或者排斥反应之类的术后并发症。

角膜内皮病变的局部治疗

目前纯药物治疗角膜内皮病变的方法已经找到,也探索出一些有趣的给药途径。有报道指出人角膜内皮细胞为了应对损伤在器官培养过程中会出现增殖,如同应用 EDTA 解除了接触抑制一样[28]。此外药物如 EGF,PDGF,FGF-2,接合素 43 的 siRNA 及 R-spondin 1,虽然还没有被用于临床,但是被认为能有效增强角膜内皮细胞的增殖能力[29-31]。另一个前

沿研究将注意力集中在氧化应激,认为这是 Fuchs 角膜内皮营养不良病生理相关的一个重要因素[32],锂有增加 Fuchs 角膜内皮营养不良小鼠模型内皮细胞存活的作用[33]。

近期研究显示 ROCK 酶抑制剂滴眼液有促进部分角膜内皮失代偿动物模型中角膜内皮细胞增殖的作用[34,35]。除了这些动物模型以外,一项应用 ROCK 酶抑制剂 Y-27632 滴眼液治疗角膜内皮病变的临床研究显示这些滴眼液联合经角膜冷冻能有效减少早期 Fuchs 角膜内皮营养不良患者的角膜水肿。早期 Fuchs 角膜内皮营养不良的患者角膜中央虽然水肿,但是中央至周边区域仍然存在相当健康的角膜内皮细胞[34,36]。最近,也有应用 ROCK 抑制剂滴眼液成功

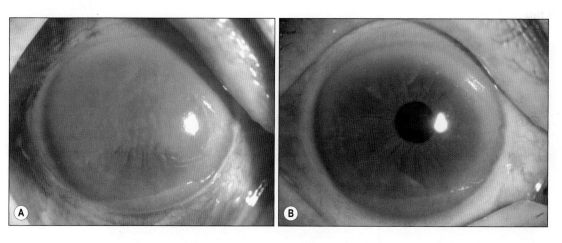

图 135.4　（A）一个白内障术后角膜内皮严重损伤的 84 岁女性患者治疗前的前节照相。术中角膜后弹力层脱离,超过 2/3 被吸走。角膜严重水肿,视力是数指。(B)ROCK 酶抑制剂滴眼液治疗 2 个月,角膜恢复透明,视力提高至 0.8

治疗白内障术后角膜水肿的报道(图 135.4)[37]。然而通过观察治疗的患者,角膜能够成功恢复透明部分归功于病变的内皮细胞被去除,而不是应用 ROCK 酶抑制剂的直接疗效[38]。无论怎样,将来药物治疗早期 Fuchs 角膜内皮营养不良或内眼手术导致的损伤仍然是有希望的,如通过应用 ROCK 酶抑制剂刺激周边含有干细胞或祖细胞的角膜内皮细胞。

(彭荣梅　译)

参考文献

1. Joyce NC. Proliferative capacity of the corneal endothelium. *Prog Retin Eye Res* 2003;**22**:359–89.
2. Joyce NC, Meklir B, Joyce SJ, et al. Cell cycle protein expression and proliferative status in human corneal cells. *Invest Ophthalmol Vis Sci* 1996;**37**:645–55.
3. Kim TY, Kim WI, Smith RE, et al. Role of p27(Kip1) in cAMP- and TGF-beta2-mediated antiproliferation in rabbit corneal endothelial cells. *Invest Ophthalmol Vis Sci* 2001;**42**:3142–9.
4. Lee JG, Kay EP. Involvement of two distinct ubiquitin E3 ligase systems for p27 degradation in corneal endothelial cells. *Invest Ophthalmol Vis Sci* 2008;**49**:189–96.
5. Paull AC, Whikehart DR. Expression of the p53 family of proteins in central and peripheral human corneal endothelial cells. *Mol Vis* 2005;**11**:328–34.
6. Joyce NC, Harris DL, Mello DM. Mechanisms of mitotic inhibition in corneal endothelium: contact inhibition and TGF-beta2. *Invest Ophthalmol Vis Sci* 2002;**43**:2152–9.
7. Joyce NC, Zhu CC, Harris DL. Relationship among oxidative stress, DNA damage, and proliferative capacity in human corneal endothelium. *Invest Ophthalmol Vis Sci* 2009;**50**:2116–22.
8. Konomi K, Joyce NC. Age and topographical comparison of telomere lengths in human corneal endothelial cells. *Mol Vis* 2007;**13**:1251–8.
9. Engelmann K, Bohnke M, Friedl P. Isolation and long-term cultivation of human corneal endothelial cells. *Invest Ophthalmol Vis Sci* 1988;**29**:1656–62.
10. Miyata K, Drake J, Osakabe Y, et al. Effect of donor age on morphologic variation of cultured human corneal endothelial cells. *Cornea* 2001;**20**:59–63.
11. Yamagami S, Yokoo S, Mimura T, et al. Distribution of precursors in human corneal stromal cells and endothelial cells. *Ophthalmology* 2007;**114**:433–9.
12. He Z, Campolmi N, Gain P, et al. Revisited microanatomy of the corneal endothelial periphery: new evidence for continuous centripetal migration of endothelial cells in humans. *Stem Cells* 2012;**30**:2523–34.
13. Hirata-Tominaga K, Nakamura T, Okumura N, et al. Corneal endothelial cell fate is maintained by LGR5 through the regulation of hedgehog and Wnt pathway. *Stem Cells* 2013;**31**:1396–407.
14. Matsubara M, Tanishima T. Wound-healing of the corneal endothelium in the monkey: a morphometric study. *Jpn J Ophthalmol* 1982;**26**:264–73.
15. Van Horn DL, Hyndiuk RA. Endothelial wound repair in primate cornea. *Exp Eye Res* 1975;**21**:113–24.
16. Okumura N, Kay EP, Nakahara M, et al. Inhibition of TGF-beta signaling enables human corneal endothelial cell expansion in vitro for use in regenerative medicine. *PLoS ONE* 2013;**8**:e58000.
17. Peh GS, Beuerman RW, Colman A, et al. Human corneal endothelial cell expansion for corneal endothelium transplantation: an overview. *Transplantation* 2011;**91**:811–19.
18. Okumura N, Nakano S, Kay EP, et al. Involvement of cyclin D and p27 in cell proliferation mediated by ROCK inhibitors Y-27632 and Y-39983 during corneal endothelium wound healing. *Invest Ophthalmol Vis Sci* 2014;**55**:318–29.
19. Okumura N, Ueno M, Koizumi N, et al. Enhancement on primate corneal endothelial cell survival in vitro by a ROCK inhibitor. *Invest Ophthalmol Vis Sci* 2009;**50**:3680–7.
20. Ishino Y, Sano Y, Nakamura T, et al. Amniotic membrane as a carrier for cultivated human corneal endothelial cell transplantation. *Invest Ophthalmol Vis Sci* 2004;**45**:800–6.
21. Koizumi N, Sakamoto Y, Okumura N, et al. Cultivated corneal endothelial cell sheet transplantation in a primate model. *Invest Ophthalmol Vis Sci* 2007;**48**:4519–26.
22. Mimura T, Yamagami S, Yokoo S, et al. Cultured human corneal endothelial cell transplantation with a collagen sheet in a rabbit model. *Invest Ophthalmol Vis Sci* 2004;**45**:2992–7.
23. Sumide T, Nishida K, Yamato M, et al. Functional human corneal endothelial cell sheets harvested from temperature-responsive culture surfaces. *FASEB J* 2006;**20**:392–4.
24. Jacobi C, Zhivov A, Korbmacher J, et al. Evidence of endothelial cell migration after Descemet membrane endothelial keratoplasty. *Am J Ophthalmol* 2011;**152**:537–42.e2.
25. Mimura T, Shimomura N, Usui T, et al. Magnetic attraction of iron-endocytosed corneal endothelial cells to Descemet's membrane. *Exp Eye Res* 2003;**76**:745–51.
26. Patel SV, Bachman LA, Hann CR, et al. Human corneal endothelial cell transplantation in a human ex vivo model. *Invest Ophthalmol Vis Sci* 2009;**50**:2123–31.
27. Okumura N, Koizumi N, Ueno M, et al. ROCK inhibitor converts corneal endothelial cells into a phenotype capable of regenerating in vivo endothelial tissue. *Am J Pathol* 2012;**181**:268–77.
28. Senoo T, Obara Y, Joyce NC. EDTA: a promoter of proliferation in human corneal endothelium. *Invest Ophthalmol Vis Sci* 2000;**41**:2930–5.
29. Lu J, Lu Z, Reinach P, et al. TGF-beta2 inhibits AKT activation and FGF-2-induced corneal endothelial cell proliferation. *Exp Cell Res* 2006;**312**:3631–40.
30. Nakano Y, Oyamada M, Dai P, et al. Connexin43 knockdown accelerates wound healing but inhibits mesenchymal transition after corneal endothelial injury in vivo. *Invest Ophthalmol Vis Sci* 2008;**49**:93–104.
31. Okumura N, Nakamura T, Kay EP, et al. R-spondin1 regulates cell proliferation of corneal endothelial cells via the Wnt3a/beta-catenin pathway. *Invest Ophthalmol Vis Sci* 2014;**55**:6861–9.
32. Jurkunas UV, Bitar MS, Funaki T, et al. Evidence of oxidative stress in the pathogenesis of Fuchs endothelial corneal dystrophy. *Am J Pathol* 2010;**177**:2278–89.
33. Kim EC, Meng H, Jun AS. Lithium treatment increases endothelial cell survival and autophagy in a mouse model of Fuchs endothelial corneal dystrophy. *Br J Ophthalmol* 2013;**97**:1068–73.
34. Okumura N, Koizumi N, Kay EP, et al. The ROCK inhibitor eye drop accelerates corneal endothelium wound healing. *Invest Ophthalmol Vis Sci* 2013;**54**:2493–502.
35. Okumura N, Koizumi N, Ueno M, et al. Enhancement of corneal endothelium wound healing by Rho-associated kinase (ROCK) inhibitor eye drops. *Br J Ophthalmol* 2011;**95**:1006–9.
36. Koizumi N, Okumura N, Ueno M, et al. Rho-associated kinase inhibitor eye drop treatment as a possible medical treatment for Fuchs corneal dystrophy. *Cornea* 2013;**32**:1167–70.
37. Okumura N, Inoue R, Okazaki Y, et al. Effect of the Rho kinase inhibitor Y-27632 on corneal endothelial wound healing. *Invest Ophthalmol Vis Sci* 2015;**56**:6067–74.
38. Balachandran C, Ham L, Verschoor CA, et al. Spontaneous corneal clearance despite graft detachment in Descemet membrane endothelial keratoplasty. *Am J Ophthalmol* 2009;**148**:227–34.e1.

9

第 136 章

生物合成角膜和角膜再生

May Griffith，Oleksiy Buznyk，Per Fagerholm

关键概念

- 生物工程移植物应用广泛。
- 促进角膜再生的趋势日益增长。
- 一系列由生物合成产生的天然生物支架类似物作为生物合成移植物，如角膜细胞外基质。

本章纲要

角膜移植和生物工程方法的需求

角膜移植是最成功的实体器官移植之一，但是发展中国家供体严重匮乏[1]。因此人类致力于发明角膜的替代物以弥补这一短缺。生物工程角膜可能是治疗排斥风险高或角膜内皮失代偿患者的解决之道。

生物合成角膜替代物和角膜再生医学

用于描述人类角膜替代物的术语已经随着设计和使用材料的革新而改变。原始术语"人工角膜"严格而言是指塑料聚合物制成的人工角膜（keratoprostheses，KPros），用于恢复失功角膜的功能。更新的移植物由生物来源的材料或其合成物制成，能够再生修复，为了与之区别，我们泛指这些组织为生物合成角膜。简言之，它们是以合成的方法产生的天然生物支架的类似物。

生物工程研究历史悠久，在此基础上生物合成角膜移植物，在过去几十年时间内发生了翻天覆地的变化。现在临床仍然应用早期的人工角膜。认为安全而有效的 3 种人工角膜分别是波士顿人工角膜，骨-齿-人工角膜（osteo-odonto-keratoprosthesis，OOKP）和费拉托夫研究所人工角膜（Filatov Institute KPro）。它们的共同特点是均采用生物学界面：波士顿人工角膜是角膜环，OOKP 是口腔黏膜组织，费拉托夫研究所人工角膜是耳软骨联合口腔黏膜。然而与其他人工角膜一样，这些主要是为了治疗晚期病变设计的[2]，不能促进再生，虽然新的设计能够促进有限的再生[3]。

最近非常流行脱细胞的组织和器官。脱细胞基质理论上去除了有潜在免疫原性的细胞，保留天然的细胞外基质（extracellular matrix，ECM）成分用以支撑患者自身内源性细胞的再生修复或允许培养的自体细胞接种。然而实践中，脱细胞的供体角膜仍然依赖于供体，值得注意的是为了防止疾病传播筛选程序十分严格。脱细胞的方案纷繁，因此残余的细胞碎片数量各异，去除的细胞外基质各异。Wilson 等全面地回顾了这一技术的利与弊[4]。

能够起到替代作用的脱细胞物质应该能够允许角膜细胞产生自身的细胞外基质成分。已经使用角膜、皮肤的基质细胞和脐血间充质干细胞成功建立了有趣的模型[5-7]。

在角膜移植物方面更新的研究进展是使用分子拥挤和肽链自组装的技术来合成角膜移植物。干细胞联合生物材料也已有报道，例如表面修饰技术如软光刻技术用于调节细胞的生长。这些发展仅仅是迅速扩展的角膜再生医学研究领域中很小的一部分。《角膜再生医学》（*Corneal Regenerative Medicine*）一书对这些技术和方法进行了总结[8]。

我们已经详细地回顾了各种人工角膜和生物组织工程移植物[3]。这里我们只介绍 2 种已经被用于临床的新的移植物,它们均不含动物产品,使动物源性病原体或朊病毒传播的风险最小化(根据 EU TSE 指南 EMEA/410/1)。

纤维蛋白基移植物

避免病原体传播的一种方法是只用自身来源的材料。纤维蛋白原和凝血酶是纤维蛋白的前体,能够从患者自身血液中分离出来并为干细胞提供有效的再生支架[9]。当自体来源的纤维蛋白还没被应用时,自体角膜缘干细胞在以纤维蛋白为载体的材料上进行培养已经非常成功,上述结果多数由 Pellegrini 及其同事证实[10]。另一方面,自身来源的纤维蛋白膜已经在修复角膜穿孔方面进行了安全性研究[11]。

Granada 大学目前正在进行的临床试验(登记在 ClinicalTrials.gov 登记号 NCT01765244)[12]是用纤维蛋白 - 琼脂糖包裹的基质成纤维细胞形成的角膜基质,在其上覆盖角膜上皮祖细胞。这些移植物正在临床上进行试验,用于恢复患者角膜上皮和基质。

重组人胶原基角膜移植物

交联重组人胶原移植物

角膜细胞外基质主要由胶原组成。第一种合成的促进角膜组织和神经再生的角膜移植物是由我们团队研发的。我们成功的完成了首次用于人的 I 期临床研究,这种无细胞的生物角膜移植物是由 1- 乙烷基 -3-(3- 二甲氨基丙基)碳二亚胺(ethyl-dimethylaminoprpyl-carbodiimide,EDC)/ N- 羟基丁二酰亚胺(N-hydroxysuccinimide,NHS)交联重组 III 型人胶原(recombinant human collagen type III,RHC III)制成,通过前部板层角膜移植替代 10 例病变的前部角膜,这 10 例患者均有视力下降(由于进展期的圆锥角膜和瘢痕)[13](视频 136.1)。RHC III 是将一串 III 型胶原的人基因和脯氨酰羟化酶植入毕赤酵母进行发酵产生[14]。在毕赤酵母中,人或动物病毒不能感染或复制,避免了病原菌传播的风险,这样解决了涉及动物源性胶原产品的潜在安全问题,如病毒或朊病毒的传播[15]。RHC III 也避免了由于非人类蛋白成分在高危患者中的免疫反应问题[16]。

一旦将移植物移植给患者,无细胞的移植物刺激患者自身来源的角膜细胞迁移至支架,角膜组织(上皮,基质)和神经再生。术后 4 年,再生的新角膜完整稳定(图 136.1)[17]。有趣的是术后 4 年期间,基质细

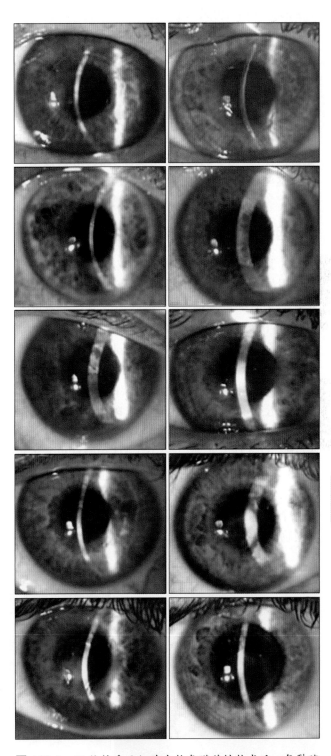

图 136.1 10 位接受无细胞生物角膜移植物术后 4 年裂隙灯显微镜的图像,移植物由 1- 乙烷基 -3-(3- 二甲氨基丙基)碳二亚胺(EDC)/N- 羟基丁二酰亚胺(NHS)交联重组 III 型人胶原而制成(Reproduced from Fagerholm P. et.al. Science Transl Med 2010;2:46 ra61 with copyright permission from AAAS/Science Translational Medicine.)

胞和神经再生重塑是不间断的。最有意义的是，即使在术后第4年人的供体角膜植片仍有树突状细胞，而RHC Ⅲ移植物，就像正常的、健康的角膜一样，只有小量的不成熟的树突状细胞。

虽然这些携带外源性角膜缘干细胞的移植物还没有进行临床试验，但是离体研究显示它们能够支持角膜缘干细胞生长[18]。

这10例患者的结果证实，作为供不应求的人类供体角膜的替代品，这些第一代移植物对于低危患者而言是可行的，可以缓解供体的短缺。然而不适用于高危患者（如化学伤、自身免疫性疾病、角膜移植失败）。这些移植物用于兔角膜碱烧伤模型时会出现新生血管[19]。

强化网络互穿材料作为移植物

对于更严重的病变及植片失败风险更高的病例，可采用另一种聚合网络材料进行治疗，这种材料由合成的磷酸酯聚合物、2-甲基丙烯酰氧乙基磷酰胆碱（2-methacryloyloxyethyl phosphorylcholine，MPC）与多聚乙烯水凝胶二丙烯酸酯（poly（ethylene glycol）diacrylate，PEGDA）整合RHC Ⅲ植入物组成。MPC是美国FDA批准的用于血管支架的多聚图层材料，并且最近显示有抗炎的性能。以RHC Ⅲ-MPC水凝胶作为植片对三例反复发生角膜溃疡的患者进行临床试验，对这种患者进行传统的异体角膜移植发生角膜排斥的风险高[20]，移植物通过促进角膜基质和上皮再生使角膜恢复完整性，从而缓解疼痛和不适。其中两个患者视力改善。图136.2显示的是一个采用移植物治疗的碱烧伤患者。

研究中的新的生物合成移植物

纤维蛋白、丝状蛋白和重组的人胶原纤维都是大的天然来源的蛋白或类似物，因此它们有更强的化学惰性，比合成的多聚物更难加工。这些蛋白的小分子单元有相似的功能，但是更易加工、操作和扩增，因此已经对其进行研究。自组装肽（self-assembling peptides，SAPs）能形成纳米纤维，所以能够用于模拟角膜细胞外基质。Uzunalli及其同事把层粘连和纤粘连蛋白合成并修饰成自组装肽的纳米纤维，并在兔损伤愈合模型上进行测试，层粘连蛋白类似物上纳米纤维能促使角膜基质细胞移行至手术诱导的损伤区域并且增强基质再生[21]。最近成功检测到短链胶原类似物结合多聚乙烯水凝胶骨架制成的角膜移植物在小型猪上能够促进角膜上皮、基质和神经再生[22]。

总结

人类供体角膜移植成功率虽然高但是材料有限，由于患者存在免疫反应，因此异体移植并非总是成功。早期的策略集中于人工角膜，新的策略倾向于角膜再生。这章中所引用的例子虽不全面，但是明确并且强调了角膜再生用于未来角膜移植的可能性。有趣的是，从早期人工角膜中的合成材料到天然来源的多聚物以及到现在新合成材料的产品如自组装肽，技术已经全面发展，自组装肽和新的材料与干细胞技术联合很有可能形成新的角膜替代物以满足患者的需求。

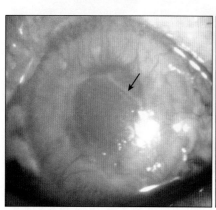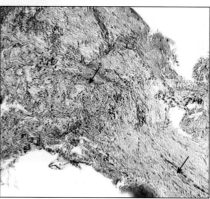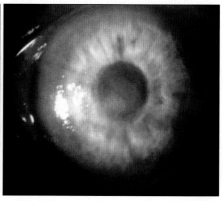

图136.2　碱烧伤导致角膜溃疡治疗前后图像。术前（左图）角膜上皮大片缺损区，箭头所指是荧光素着染。组织学（中图）缺损区下方的基质瘢痕并且有新生血管（箭头）。术后12个月，移植物稳定并保持一定程度的透明性（右图）

（彭荣梅　译）

参考文献

1. Oliva MS, Schottman T, Gulati M. Turning the tide of corneal blindness. *Indian J Ophthalmol* 2012;**60**(5):423–7.
2. Avadhanam VS, Liu CS. A brief review of Boston type-1 and osteo-odonto keratoprostheses. *Br J Ophthalmol* 2015;**99**(7):878–87.
3. Griffith M, Kuffova L, Forrester J, et al. Biosynthetic alternatives to human donor tissue. In: Copeland RA, Afshari N, editors. *Principles and practice of cornea*. New Delhi: Jaypee Brothers; 2012. p. 966–77.
4. Wilson SL, Sidney LE, Dunphy SE, et al. Keeping an eye on decellularized corneas: a review of methods, characterization and applications. *J Funct Biomater* 2013;**4**(3):114–61.
5. Proulx S, d'Arc Uwamaliya J, Carrier P, et al. Reconstruction of a human cornea by the self-assembly approach of tissue engineering using the three native cell types. *Mol Vis* 2010;**16**:2192–201.
6. Kumar P, Satyam A, Fan X, et al. Accelerated development of supramolecular corneal stromal-like assemblies from corneal fibroblasts in the presence of macromolecular crowders. *Tissue Eng Part C Methods* 2015;**21**(7):660–70.
7. Karamichos D, Rich CB, Hutcheon AE, et al. Self-assembled matrix by umbilical cord stem cells. *J Funct Biomater* 2011;**2**(3):213–29.
8. Wright B, Cannon CJ, editors. *Corneal regenerative medicine: methods and protocols. methods in molecular biology, 1014.* New York: Humana Press; 2013.
9. Ahmed TA, Ringuette R, Wallace VA, et al. Autologous fibrin glue as an encapsulating scaffold for delivery of retinal progenitor cells. *Front Bioeng Biotechnol* 2015;**2**:85.
10. Rama P, Matuska S, Paganoni G, et al. Limbal stem-cell therapy and long-term corneal regeneration. *N Engl J Med* 2010;**363**(2):147–55.
11. Alio JL, Rodriguez AE, Martinez LM, et al. Autologous fibrin membrane combined with solid platelet-rich plasma in the management of perforated corneal ulcers: a pilot study. *JAMA Ophthalmol* 2013;**131**(6):745–51.
12. ClinicalTrials.gov. Allogeneic tissue engineering (nanostructured artificial human cornea) in patients with corneal trophic ulcers in advanced stages, refractory to conventional (ophthalmic) treatment. Available at: <https://clinicaltrials.gov/ct2/show/NCT01765244>.
13. Fagerholm P, Lagali NS, Merrett K, et al. A biosynthetic alternative to human donor tissue for inducing corneal regeneration: 24 month follow-up of a Phase I clinical study. *Sci Transl Med* 2010;**2**:46–61.
14. Vuorela A, Myllyharju J, Nissi R, et al. Assembly of human prolyl 4-hydroxylase and type III collagen in the yeast Pichia pastoris: formation of a stable enzyme tetramer requires coexpression with collagen and assembly of a stable collagen requires coexpression with prolyl 4-hydroxylase. *EMBO J* 1997;**16**(22):6702–12.
15. Hellman KB, Honstead JP, Vincent CK. Adventitious agents from animal-derived raw materials and production systems. *Dev Biol Stand* 1996;**88**:231–4.
16. Charriere G, Bejot M, Schnitzler L, et al. Reactions to a bovine collagen implant: clinical and immunologic study in 705 patients. *J Am Acad Dermatol* 1989;**21**(6):1203–8.
17. Fagerholm P, Lagali N, Ong JA, et al. Stable corneal regeneration four years after implantation of a cell-free recombinant human collagen scaffold. *Biomaterials* 2014;**35**(8):2420–7.
18. Dravida S, Gaddipati S, Griffith M, et al. A biomimetic scaffold for culturing limbal stem cells: promising alternative for clinical transplantation. *J Tissue Eng Regen Med* 2008;**2**(5):263–71.
19. Hackett JM, Lagali N, Merrett K, et al. Biosynthetic corneal implants for replacement of pathologic corneal tissue: performance in a controlled rabbit alkali burn model. *Invest Ophthalmol Vis Sci* 2011;**52**:651–7.
20. Buznyk O, Pasyechnikova N, Islam MM, et al. Bioengineered corneas grafted as alternatives to human donor corneas in three high risk patients. *Clin Transl Sci* 2015;**8**(5):558–62.
21. Uzunalli G, Soran Z, Erkal TS, et al. Bioactive self-assembled peptide nanofibers for corneal stroma regeneration. *Acta Biomater* 2014;**10**(3):1156–66.
22. Islam MM, Ravichandran R, Olsen D, et al. Self-assembled collagen-like-peptide implants as alternatives to human donor corneal transplantation. *RSC Advances* 2016;**6**:55745–9.

9

第十篇

手术治疗

第 137 章

角膜穿孔的治疗

Marc A. Honig，Christopher J. Rapuano

关键概念

- 角膜穿孔最重要的是预防。
- 人工泪液频繁点眼、泪小点封闭、治疗用绷带镜佩戴、睑裂缝合、羊膜或结膜瓣遮盖等治疗有助于预防病变角膜穿孔的发生。
- 角膜穿孔是眼科急症，必要时需在手术室行急诊手术。
- 治疗方案由病原学和穿孔大小决定。
- 相对中央区、直径小于 1~2mm 的小穿孔最好使用氰基丙烯酸盐黏合剂黏合组织。
- 大穿孔需要角膜片、结构性角膜片、羊膜移植或穿透性角膜移植治疗。

本章纲要

病因
术语
后弹力层膨出和穿孔的症状和体征
术前准备
治疗方案
角膜穿孔的预防
总结

多种疾病可以导致角膜穿孔，并引起视力严重下降等后果。后弹力层膨出和穿孔是眼科急症，需立即识别并进行干预。主要的病因包括感染、炎症反应和外伤。其他因素包括暴露性和神经营养性角膜病变、干燥症以及角膜变性也可引起角膜溃疡和穿孔(框137.1)。

治疗应以预防角膜穿孔为主，因为穿孔一旦出现视力预后不佳。本章将讨论认识引起穿孔的病症、穿孔后的处理方法，对外伤引起的穿孔本章不予深入讨论，此类穿孔在其他章节中将详细讲解。

框 137.1 导致角膜穿孔的情况
感染类疾病(细菌、真菌、病毒[单疱病毒，带状疱疹病毒])
炎症性(血管胶原性疾病、痤疮、非特异性疾病、血管炎性肉芽肿、Mooren(特发性)溃疡)
外伤(化学、热、紫外线、穿通伤)
干燥病(特发性、Sjögren 综合征、Steven-Johnson 综合征、眼类天疱疮、维生素 A 缺乏症)
神经营养性(病毒感染后、肿瘤、外伤、术后(白内障摘除，穿透性角膜移植))
变性/扩张性疾病(Terrien 边缘变性、圆锥角膜、球形角膜、透明角膜边缘变性)
手术(白内障摘除、Lasik、PRK、保留上皮的 PRK、翼状胬肉术中使用丝裂霉素 C、青光眼阀植入术)
毒性/角膜上皮剥脱(局部用 NSAIDs、局部用抗生素、局部用糖皮质激素、硅油、化疗药物、草药等)

病因

角膜穿孔最常见的病因是感染，包括细菌、真菌或病毒。感染占所有穿孔病因的 24%~55%[1-7]，其中细菌感染最为常见[3]。这类穿孔以及其他类型穿孔最常见的诱发因素是角膜上皮缺损。一旦角膜上皮屏障被破坏，病原菌就容易侵入角膜基质，基质破坏一部分来源于病原体的侵犯，更重要的是宿主白细胞的趋化作用、释放胶原酶引起角膜溃疡。病毒性角膜炎主要是单纯疱疹病毒性角膜炎(HSV)和带状疱疹病毒性角膜炎(HZV)，其引起角膜溃疡反复发作、角膜上皮持续缺损和神经营养性角膜炎，最终可导致角膜穿孔[8]。真菌性角膜溃疡较其他感染性角膜溃疡少见且进展缓慢，但也会导致角膜穿孔。

胶原血管性疾病、痤疮、多血管炎性肉芽肿(即Wegner 肉芽肿)、Mooren(特发性)溃疡等炎症反应,可引起周边溃疡导致角膜穿孔,这种情况偶尔可发生在中央区。局部使用糖皮质激素、抗生素和非甾体类抗炎药(NSAIDs)[9~13]可以加速或诱发基质溶解,进而发生角膜穿孔[14,15]。发展中国家也使用草药治疗角膜溶解和穿孔[16]。

外伤如化学伤、热烧伤、手术、穿通伤等也是角膜穿孔的主要原因。化学伤,尤其是碱烧伤会破坏角膜,开始是组织直接破坏,后期是由于角膜基质胶原酶[17]升高,引起基质溶解和坏死。局部使用化学药物如5-氟尿嘧啶[18],丝裂霉素 C[19],也有报道全身使用的抗肿瘤药物,S-1[20]和厄洛替尼[21]引起角膜穿孔。热和紫外线相关损伤通常引起角膜表面破坏,在极端病例也有报道由于超高温、紫外线破坏和机械损伤等引起的角膜穿孔[22,23]。白内障摘除合并或不合并人工晶状体植入术[24,25]、LASIK 术后[26]、PTK 术后[27]和翼状胬肉切除术使用丝裂霉素 C[19,28]以及氩激光光凝术[29]、硅油填充眼[30]均有出现角膜穿孔的报道。

干燥症和暴露性角膜炎也可以引起角膜穿孔[8]。干燥症可以是特发的,也可是胶原血管性疾病(Sjögren综合征),或者继发于 Steven-Johnson 综合征[10]、眼部类天疱疮、鱼鳞癣病[31]或维生素 A 缺乏症。暴露可能由第Ⅶ对脑神经麻痹、甲状腺相关眼病、退化性睑外翻、眼睑松弛症[32]或慢性瘢痕性眼睑异常引起。

神经营养性角膜病变多继发于病毒感染,主要是典型的单纯疱疹病毒性角膜炎和带状疱疹病毒性角膜炎,也可以继发于肿瘤、外伤、或手术(如穿透性角膜移植、白内障摘除、Lasik 手术)。角膜知觉的减退可导致难以愈合的慢性角膜上皮功能障碍。这一持续角膜上皮病变可导致无菌性角膜溶解或感染性角膜炎,从而可能导致角膜穿孔的发生。

Terrien 边缘变性等变性类疾病可以导致慢性、进行性角膜变薄,很少发展至穿孔[33]。角膜扩张性疾病如圆锥角膜、球形角膜或透明角膜边缘变性可以出现角膜变薄和扩张,以上引起穿孔的极罕见,但是在极小的外伤情况下可以发生,尤其是球形角膜[34],也有报道穿孔发生于透明角膜边缘变性[35]。圆锥角膜发生急性水肿后的角膜裂伤和角膜瘘虽也不常见,但有报道[33,36]。

术语

角膜溃疡、后弹力层膨出和穿孔可能容易混淆和引起误解。清楚地定义这些术语非常重要。角膜

溃疡是指角膜上皮层缺失伴一定程度的基质缺损,常伴有浸润或坏死(图 137.1)。后弹力层膨出是指角膜上皮和基质破坏后,只剩下后弹力层和内皮(图 137.2),因其弹性高的特性和眼压作用,后弹力层经常向前膨出,形成典型的穹顶型隆起的透明薄膜,在裂隙灯下很容易分辨(图 137.3),在此阶段角膜濒临穿孔。

角膜薄到只剩下后弹力层但有完整的上皮覆盖可以称为后弹力层膨出愈合,进一步溃疡和穿孔的概率很小。即将穿孔的概念较笼统,主要是指严重的角膜基质变薄,临床上会很快出现角膜穿孔。穿孔是指明确的角膜全层缺损,前房和眼表沟通。后弹力层膨出伴房水渗漏,严格意义上讲是真正的穿孔,但常常被称为渗漏的后弹力层膨出。不管如何定义这些术

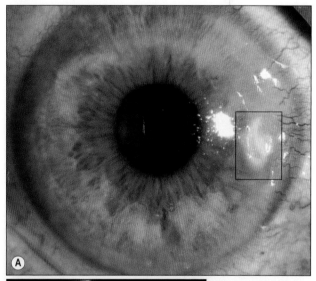

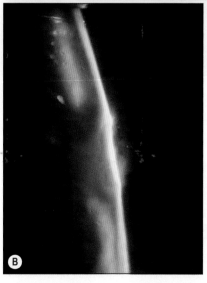

图 137.1 (A)类风湿性关节炎患者周边角膜溃疡(框)。(B)裂隙灯下可见轻到中度角膜变薄和基质缺损丢失

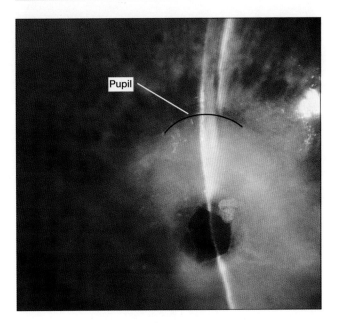

图 137.2　大的角膜溃疡中央部小的后弹力层膨出。注意后弹力层光带的膨出。前房浅提示这个后弹力层膨出有轻度渗漏

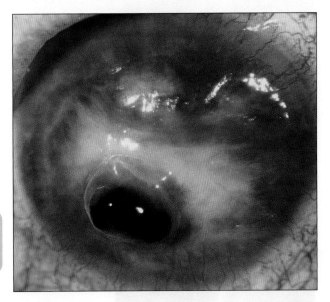

图 137.3　慢性角膜水肿，大面积虹膜脱出，表面有光滑、反光、完整的后弹力层

语，任何无上皮、角膜严重变薄的病变都需要立即干预，按照急诊治疗。

后弹力层膨出和穿孔的症状和体征

大多数后弹力层膨出和穿孔的患者都会出现突然视力下降伴眼疼症状，但是临床表现各有不同。与本身视力差、病态的或感染的眼睛相比，一个既往正常的眼睛出现角膜溃疡和穿孔能更快地引起患者的注意。同理，除非发生视力改变或者突然出现流泪症状，一个角膜神经萎缩的眼睛可能无法感知任何症状的改变。

眼疼可能因为眼表疾病，或继发于虹膜/睫状体痉挛或眼压迅速降低引起的出血性脉络膜脱离。急性角膜穿孔会导致房水突然流失，可能被患者当成流泪增多。应该向角膜穿孔的高危患者普及可能出现的症状，告知患者如果出现类似症状必须及时眼科就诊。角膜特别薄的患者应日常佩戴眼罩或眼镜，夜间也应佩戴防护眼罩。

眼科医生在检查可疑后弹力层膨出或穿孔的患者时应参照处理其他原因引起的开放性眼损伤的处理原则。告知患者检查过程中不要挤眼，尽量减少压迫眼球和眼表操作。详细询问全身和眼科病史以便分析发生角膜穿孔的病因。

角膜穿孔最常见的体征是前房消失或变浅、溪流试验（Seidel test）阳性、色素膜膨出和低眼压。眼科检查会发现明显的角膜穿孔和上述体征，但是很多情况下角膜穿孔的表现很细微。色素膜膨出会堵塞穿孔处，促使前房重新形成，而溪流试验呈阴性。从上方或下方给予眼球一定的压力可能会使溪流试验变成阳性，而不给予任何外界压力时溪流试验呈阴性。如果前房消失，即使可以看到明显的角膜穿孔，溪流试验常呈阴性。详见框 137.2。

框 137.2　穿孔和后弹力层膨出的症状和体征
症状
疼痛
视力下降
"溢泪"增加
体征
窄前房或者浅前房（穿孔）
溪流试验阳性（穿孔）
色素膜至角膜后或脱出（穿孔）
低眼压（穿孔）
浸润区域出现中央透明光带（常膨出）或者变薄（后弹力层膨出）
溃疡基底部后弹力层放射状皱褶（后弹力层膨出）

感染性角膜溃疡常伴有大量脓性物质和黏液，不容易发现角膜穿孔。如果中央透明区可见一片范围较大的致密浸润，则需怀疑是否存在角膜穿孔或后弹力层膨出。后续检查如果没有高眼压和瞳孔阻滞，前房变浅则是角膜穿孔的证据。接下来如果发现低眼

10

压则高度怀疑可能已经发生角膜穿孔。即将发生角膜穿孔前，唯一的体征可能是后弹力层从溃疡基底部发现放射状皱褶。在基质发生浸润坏死，观察较为模糊时，这个体征对于疾病的判断有很大帮助[37]。

角膜上皮完整并不代表没有发生角膜穿孔。慢性角膜穿孔合并色素膜或其他物质堵塞穿孔处可以同时发生再上皮化。这种情况部分需要干预，但是因为上皮一定程度上是抵御感染的屏障，如果需要干预则应在紧急状态处理而不是意外情况下。一旦在病床旁或者裂隙灯下确认发生角膜穿孔，则应尽快修复。

术前准备

发现角膜穿孔后，眼科医生必须决定是否需要收住院处理，是在病床旁处理还是裂隙灯下处理，如需手术室里手术干预是否可行。

如果手术修复指征明确，患者应禁食水，明确最后一次进食水的具体时间。如果伴随感染，需要尽快尽早全身应用抗生素（大部分常用莫西沙星，偶尔用头孢唑林和庆大霉素或头孢他啶），持续应用至少 24~72 小时。总之，如果考虑穿孔的角膜溃疡和后弹力层膨出是感染性的，需进行培养。如果考虑穿孔是无菌的，或者患者无法住院治疗，需给予口服氟喹诺酮类药物（通常应用莫西沙星）预防感染。并注意应佩戴眼罩，眼科医生和医护人员的操作尽量减少。总之如果前房消失，修复处理需在头 24~48 小时内进行，避免出现永久性周边虹膜前粘连和角膜、晶状体以及后节损伤。

治疗方案

组织黏合剂

丙烯腈胶

1960 年 Webster 等已经开始应用丙烯腈胶（cyanoacrylate glue）治疗 2 例穿孔的角膜溃疡。自此，由于高效、简便以及能推迟紧急手术修复，使得角膜胶的应用逐渐流行起来。角膜胶的应用一旦有效可以很快修复眼球的完整性，这样就可以推迟甚至是避免穿透性角膜移植和其他永久性处理，直到眼球稳定后再行手术处理，成功率更高。

Nobe 等[39]报道，无论对于感染性还是外伤性穿孔，角膜移植手术延后再做，术后植片透明率会更高。

在这种情况下，使用组织胶非常有意义，可以推迟和避免穿透性角膜移植，使眼部炎症反应降低，眼表更加健康。

Kenyon[6]和其他学者[39]也强调了在非感染性进展期的角膜变薄病变穿孔前使用角膜胶的重要性。不仅因为在非穿孔眼操作更容易，而且角膜胶同时可以阻止溃疡的进展。另外，Eiferman 和 Snyder[40]报道了丁基 -2- 丙烯酸树脂黏合剂的抗革兰氏阳性菌的作用。这一抗菌效果在感染性角膜溃疡组织黏结方面发挥了一些作用。在这些情况下，早期使用黏合胶预防穿孔对于获得满意的视力预后非常关键。

尽管使用组织胶的目的是快速恢复眼球的完整性，需要随后更有效的治疗，但有时候单纯黏合也可以成功。在所有使用组织黏合胶治疗的穿孔和后弹力层膨出病例中，33%~44% 的病例无需其他手术干预[4,41]，37%~43% 的病例需接受穿透或板层角膜移植，7%~9% 的病例其后做了眼球摘除或眼内容剜除[4,41]。视力预后变异很大，主要根据眼部原发病、穿孔部位和大小以及穿孔前视力情况而定。

尽管也有人报道过使用组织黏合胶治疗 3mm 直径大的穿孔[41]，根据我们的经验，组织黏合胶更适用于近周边、直径小于 1~2mm 的后弹力层水平小穿孔。氰基丙烯酸酯黏合剂在凹陷的溃疡面发挥黏附作用最好，因为溃疡形成凹面结构与后弹力层膨出凸起结构不同。总的来说，在需要做急诊大手术之前尝试使用角膜胶无疑是毫无损失的。周边溃疡相对中央溃疡使用角膜胶更容易移位，可能是因为胶会黏在相邻结膜上，而结膜对胶的黏附性差些。必要时可以重复使用以重新获得眼球完整。

尽管没有美国食品药品管理局（Food and Drug Administration，FDA）的认证，包括 HistoacrylBlau（TissueSeal，LLC，Ann Arbor，MI），异丁基 -2- 氰基丙烯酸盐黏合剂，n- 丁基 - 氰基丙烯酸盐等黏合剂仍常用于角膜的组织黏合[41,42]。最近报道，另一种聚合物 2- 辛基 - 氰基丙烯酸盐黏合剂已成功应用于临床[43]。这种黏合剂，商品名叫 "Dermabond"（爱惜康公司，Summerville，NJ）。Dermabond 和 Histoacryl 都已通过美国 FDA 批准生产用于皮肤黏合[45]。异丁基 -2- 氰基丙烯酸盐黏合剂（Amcrylate，康科德医药公司，Hayathnagar，Andhra Pradesh，印度）是另一种类似的多聚物，可用于治疗角膜穿孔[44]。相比前面提及的黏合剂，商用名 "超级胶" 的 2- 甲基 - 氰基丙烯酸盐黏合剂对角膜的毒性大。尽管该聚合物应用简便收效颇丰，但 "超级胶" 不推荐用于眼科治疗。目前，应用纤维蛋白类生物胶有了

10

一定成果[46~48]。氰基丙烯酸盐黏合剂和人纤维蛋白胶（HFG，Tissel，Baxter，Deerfield，IL，USA 或 Tissucol，Baxter，Belgium)已用于羊膜移植，在下章会详细讨论。应用组织胶时，标准的 TB 注射器和 30G 的针头或被称为"Squeez-ette"的弯角聚乙烯微量吸管（Ellman International，Oceanside，NY）对于精细操作很有帮助。

操作方法

之前描述过应用组织胶的技巧和方法，这些方法都建立在同一个原则基础上，但由于器械和操作者不同，方法也都不同。根本目的是用最小量的胶封堵穿孔，而角膜表面和相邻正常角膜组织上不溢出很多胶。我们之前详细介绍了一个方法（图 137.4）。框 137.3 列出在诊所或病床旁应用角膜黏合需要的器械。

> **框 137.3　使用组织胶需要的设备**
>
> 裂隙灯、手术显微镜、或手术放大镜
> 开睑器
> 组织胶
> 30 号针头的 TB 注射器或微量吸管
> 大针头（21G 或更大）
> 海绵棒
> 无菌巾（如果有）
> 软性绷带镜
> 无防腐剂的人工泪液
> 棉签
> 局麻药
> Jeweler 镊子
> 黏弹剂
> 眼罩

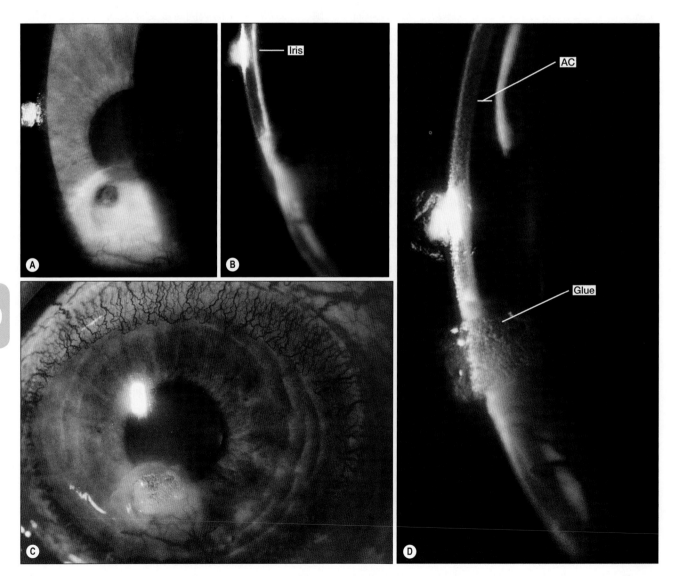

图 137.4　黏合组织用法。(A)痤疮性角膜炎患者，旁中心、全层角膜小穿孔。(B)裂隙灯检查证明有浅前房。(C)穿孔使用氰基丙酸盐组织胶和绷带镜治疗。(D)裂隙灯下观察，放置组织胶和绷带镜后 1 小时，前房（AC）重新形成

在应用任何生物黏合剂之前,需仔细行裂隙灯检查、照相或者画图,因为黏合后佩戴绷带镜(BSCL)使得后续检查穿孔位置较为困难。尤其需要注意穿孔的位置和范围,以及晶状体和色素膜脱出的情况。应用组织胶时,最好在手术显微镜下或者小手术室进行操作。患者取仰卧位,这样易于控制患者的头部,便于眼科医生操作。如果不具备上述条件,操作可以在裂隙灯下进行,但是需要严格无菌操作,操作区域注意无菌。

在另一个表格中,打开生物胶后是用带30G针头的TB针管或牙科毛细吸管和细胞穿刺针(如吸血海绵,Beaver-Vistec International,Waltham,WA)进行操作的。这样大口径针头的针管或微量吸管中可吸入微量的生物黏合剂。(图137.5 A 和 B)

应用手术显微镜和裂隙灯时需要注意,眼局部点表麻药物,小心放入开睑器,观察穿孔位置,清除表面疏松的上皮或坏死物。应用生物用吸血海绵、刀片(如15°刀片)或镊子清除溃疡周围1~2mm的上皮尤为重要。任何脱出的晶状体、玻璃体或异物都应清除。清除干净后彻底蘸干穿孔区。

如果伤口无法彻底干燥则无法达到最佳黏合作用。如果伤口持续房水渗漏,则需要数个吸血海绵来彻底吸干病灶区。特定情况下,如果没有禁忌可以适当按摩以促进流出更多房水,所以只有干燥彻底,房水才不会很快渗漏进入黏合区域。

通过毛细吸管或30G针头将一小滴组织黏合剂涂在表面(图137.5A 和 B)。一手拿胶,另一手拿吸血海绵,用胶黏合的区域用吸血海绵沾干后迅速涂上胶(图137.5C)。此操作需将胶轻柔地直接涂在穿孔处然后迅速离开。需要格外注意的是,在准备胶时应避免压迫和过度用力推注射器,曾有报道在推注高黏多聚物胶时发生针头堵塞的事件。在胶黏附形成后可在黏附区周围使用吸水棉签,避免被黏住。胶会在数分钟内达到成形。在表面加入少量液体(如丙美卡因或无防腐剂的人工泪液)会加速聚合过程,但是必须小心不要把液体胶和水混淆。目的是用最少量的胶覆盖溃疡面。理想的用量是,胶既能在周边角膜产生足够的黏附作用,也不会出现很大的环或过量。过量的胶或过度凸起的胶膜,都会增加胶膜移动的风险,即使佩戴绷带镜也会导致不适。

如果没有覆盖溃疡区或者仍存在渗漏,则需要补充胶到堵塞处或邻近区域。如果持续渗漏,已形成的堵塞并不能解决问题,那需要小心地去除胶膜,从角膜表面卷起胶膜,轻轻提起去除。涂胶过程需要再次注意,反复涂抹和去除会扩大溃疡面甚至导致明显的穿孔。

待黏附稳定后,需要用吸血海绵充分蘸干该区,重新检查是否存在房水渗漏。建议佩戴绷带镜前再检查一次。我们用易取、扁平、低度数、高透氧率、一次性的硅胶大直径软性角膜接触镜,如 AcuvueOasys(senofilcon A),基底曲率8.8mm,直径14.0,无屈光度(强生 Vistakon,New Brunswick,NJ,USA)。如果没有这种特殊接触镜,可以选择任何含水量低、透氧率高、直径大、基底较平的硅胶软性角膜接触镜。相比其他类型的软性接触镜,涂胶后这种接触镜在眨眼时不易移动,因为生物黏合剂导致的表面不规则可能会出现大的皱褶但不会卷边。

佩戴绷带镜后小心移除开睑器。整个操作结束后可以看到前房重新形成(图137.5D)。数分钟后应该再次检查是否出现胶膜或绷带镜移位,如果胶膜和绷带镜还在原位,则30~60分钟后检查一次,其后24小时内再检查一次。

应用组织胶的方法和胶的种类有很多,所有的方法都是为了怎样控制用量,能够使用最小量而又确保封闭穿孔封闭的胶。另一种很常用的涂胶方法是在棉签木棒末端挂上一点塑料布[53,54]。使用3.0mm一次性的皮肤活检钻(Integra Miltex,York,PA)将 OpSite 无菌塑料辅料(Smith&Nephew,Inc.,Fort Worth,TX)的无黏性部分切成数小块"角膜片"。棉签的木质端沾少量无菌眼膏或 KJ 凝胶(Reckitt Benckiser LLC,Parsippany,NJ),沾取提前制作好的"角膜片"。通过无菌30G针头的TB注射器将少量组织胶涂抹在角膜片的干燥处。此操作是为了将提前切好的角膜片上涂抹足够的胶。如果胶过少,角膜片不会黏在角膜上,如果胶过多,胶会超出角膜片区造成角膜片表面不规则或者导致角膜片黏在棉签上。

患眼局麻后小心放入开睑器,用吸血海绵蘸干角膜表面,如果前房浅(或缺损区大于2mm),则需用空气或黏弹剂重新建立前房。再次干燥眼表,通过上述方法准备好的生物胶角膜片放在缺损区并维持至少2分钟。然后去除棉签和固定角膜片的胶。最后佩戴绷带型角膜接触镜并取出开睑器。

最近,生物胶(如纤维蛋白胶)在眼表重建、羊膜移植和小范围角膜穿孔中的应用逐渐流行起来[46-48]。这些生物胶的优势较多。生物胶凝固较氰基丙烯酸酯胶慢,使得操作更为简单和精确。另外与氰基丙烯酸酯胶相比,生物胶更软和顺滑,可以在表面覆盖物(羊膜[20,55,56]或结膜)上应用,不适症状少。其缺点包括需要冷冻保存,在使用前复温;与氰基丙烯酸酯胶相比,张力小、维持时间不明确及同其他人或动物制剂类

10

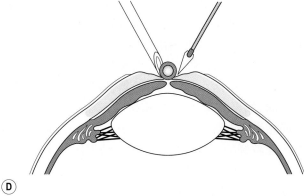

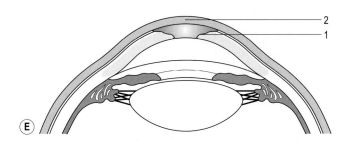

图 137.5 氰基丙烯酸盐组织胶的应用方法。一个 30 号针头的 TB 注射器(A),或者挤压式微量吸管(B),准备好氰基丙烯酸盐组织胶。(C)从针头或微量吸管慢慢挤出一小滴组织胶。(3)通过控制针管或微量吸管来控制胶的量。胶的量必须控制好,防止伤口有过多的胶。(B)患者仰卧位,在手术显微镜下放置开睑器。去除穿孔部位(1)和周围 1~2mm 区域的上皮和坏死组织。术者一手拿吸血海绵(2),另一手拿组织黏合胶的注射器(3)。(D)在注入组织黏合胶前使用海绵棒确保穿孔部位干燥。当胶放在伤口上后,快速拿开吸血海绵和 TB 注射器或微量吸管。(E)使用组织黏合胶(1)成功封闭穿孔后,放置绷带镜(2),前房形成

的生物胶同样的缺点可能会促进微生物生长和传播疾病或传递过敏原。临时合成的眼用组织黏合剂如ReSure（Ocular Theratpeutix，Bedford，MA）和OcuSeal（Beaver-Vistec International，Waltham，MA）用来封闭白内障切口，并没有在治疗角膜穿孔方面进行大量测试。但是由于这些黏合剂会逐渐降解并在几天内脱落，对于角膜穿孔短时间不能愈合者，并不是好的选择。

小的直线样或曲线样穿孔也许可以通过上述方法封闭。首先把胶放在穿孔中心，然后放置在相邻区域直到覆盖整个缺损。这种方法在封闭相对较大的缺损时具有优势，并减少了黏合剂进入前房的概率（图137.6）。在修复较大角膜穿孔时，清创后的穿孔或后弹力层膨出，更多使用半厚板层角膜/巩膜片[57.58]，羊膜塞片[55]或胶原蛋白角膜片。可以使用上述的方法，即通过黏合剂黏合角膜片封闭穿孔，术后佩戴绷带镜或其上再覆盖一层羊膜保护。

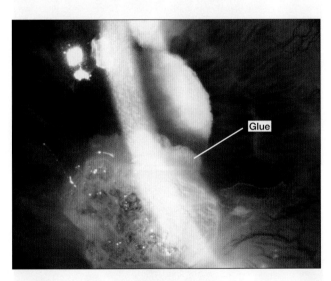

图137.6　氰基聚甲基丙烯酸盐组织黏合胶放在3mm穿孔区。注意"杠铃"型的胶有一大部分在前房（胶）。大的穿孔中，可以在使用胶前，在角膜穿孔基底部放置小片胶原片或角膜组织以防止胶进入前房

术后处理

只要能耐受，所有患者都应局部或全身应用房水生成抑制剂，这样可以降低穿孔处眼压。如果考虑溃疡是非感染性的，给予广谱抗生素预防用药每天3~6次。全天佩戴防护眼罩或玻璃眼镜。每天应用无防腐剂的人工泪液至少4~8次来润滑眼表并预防绷带镜脱水或变紧。重度干眼的患者需要在急性期应用泪小点栓并持续到眼表稳定。

对于无菌性角膜穿孔是否需要收入院并给予静脉

抗生素仍存在争议。如果我们担心感染问题可将患者收入院48~72h内静脉给予正常量的抗生素治疗。如果不收入院，门诊可给予口服氟喹诺酮类药物（大多数为莫西沙星），氟喹诺酮类药物眼部穿透力较强。

如果怀疑细菌感染，应给予局部抗生素和/或氟喹诺酮类药物加强治疗，一小时点一次。如果怀疑单纯疱疹病毒或真菌感染应给予抗病毒或抗真菌治疗。注意局部频繁点眼和尽可能减少操作之间的平衡。第二天和随后七天里需要再次确认胶和绷带镜的位置。如果胶和绷带镜仍在原位，患者在接下来几天和几周里的随访取决于具体的情况。需提醒患者如果突然出现视力变化、眼疼、流泪、畏光，则需立刻就诊检查。

如果胶移位了需要重新评估病情。如果缺损可以重新涂胶，可以再一次进行操作。特定情况下，如果没有产生稳定的黏附可以重复上述操作。一旦发现绷带镜移位则应尽快复位。如果胶反复移位或穿孔太大不能用组织胶修复的，则需要考虑其他治疗方法（如穿透性角膜移植、部分移植、结构性角膜补片或羊膜填塞或羊膜移植）。

理想的情况是胶膜可以原位持续数周到数月，直到基质愈合并血管化来稳定角膜。只要胶膜在位，绷带镜就应维持原位，可以使患者舒适感提高，减少胶膜移位。一般每1~3个月更换绷带镜，如果病情需要可以更频繁。更换绷带镜需小心操作避免使胶膜移位。可以放入开睑器避免突然眼睑闭合对胶膜造成骚扰，尽量减少没有绷带镜覆盖胶膜裸露的时间。佩戴角膜接触镜时需要持续应用预防性抗生素点眼。去除胶膜的时间尚存争议。一般来说，我们倾向于等胶膜变得格外疏松或者胶膜发生移位时再去除胶膜。如果基质开始愈合，理论上数月后可去除胶膜。但是发生穿孔的可能性依然存在。有组织黏合剂在眼内660天，去除后再次出现基质变薄，之后30天发生穿孔的报道[41]。

对于移除生物胶且角膜基质愈合后的治疗也因病情异。病变位于周边不影响视轴或者手术后恢复潜在视力有限的病变可以保守治疗。使用生物胶数年后，也许只能看见基质一个很淡的瘢痕，或者从其他线索能判断曾经穿孔。而对于其他病例，如纤维瘢痕致密，伴或不伴有色素膜伤口粘连，以及血管化的病变，如果希望重建视力，可在数月后尝试选择穿透性角膜移植和/或前节重建。

并发症

尽管组织黏合剂眼部耐受性好，但仍有发生并发

10

症的报道,包括:白内障[14,57](可能与胶直接接触晶体有关)、角膜浸润[14,41](感染性和非感染性)、青光眼[4]、巨乳头结膜炎[62]、视网膜毒性、肉芽肿性角膜炎[64]和睑球粘连[41]。不过很难区分这些并发症是由于组织黏合剂导致还是原发的角膜穿孔所致。

穿透性角膜移植

较大的角膜穿孔难以用组织黏合剂治疗或治疗失败的患者通常行穿透性角膜移植(图 137.7)。手术时间各不相同。如果应用了组织黏合剂或是其他的临时构建的方法来重建眼球完整性,可以推迟角膜移植手术数天或数月,取决于临床稳定的情况。

急性穿孔需要角膜移植手术修复的患者要收入院,禁水、禁饮食直到手术结束。如果怀疑感染,需要适当给予局部和全身抗生素、抗病毒或抗真菌治疗。部分医生建议在采取任何外科干预之前至少 24 小时要给予药物治疗[5]。特定情况下,为了探查是否合并出血性脉络膜脱离而进行 B 超检查的意义不大。如果出现这种情况,则需向专业玻璃体视网膜手术医生咨询,慎重考虑在角膜移植手术前等待几天,或者考虑引流脉络膜出血以避免出现驱逐性出血。

优先选择全身麻醉,麻醉医生需了解眼球开放的病情。放入开睑器,确保眼球无外力加压。如果前房扁平或眼球软,放入 Flieringa 环很困难,则应去除此步操作。受体环钻型号多数是由穿孔部位和大小决定。应选择匹配整个穿孔部位和感染或溃疡的边界的最小环钻,保留透明的视轴。环钻大小一般 7.0~12mm[39],最佳选择是 7.5~8.5mm。供体要大0.5mm。植片中心定位较困难。理想的情况下,植片的边缘和缝线要避开视轴。采用环钻钻切之前有时可用黏弹剂辅助形成并维持前房。

受体钻切的方法各不相同。总而言之,眼球软很难钻切成功。我们倾向于使用负压环钻系统如Hessburg-Barron 环钻。通过负压装置获得负压,避免直接压迫眼球。一旦通过负压确保环钻贴住角膜,通过旋转环钻的刀片可以环切成功。还有一种没有保护装置的传统手动环钻,要注意防止在穿孔部位发生眼内容脱出。一些医生也喜欢使用环钻压痕标记角膜,用手术刀在钻印记上加深。手术刀通过环钻钻取的印记进入角膜组织。如果角膜是非感染性穿孔,弯角膜剪进入穿孔部位,手工剪除受体部位角膜,应注意防止剪切虹膜或晶状体。

其他提倡的方法包括在钻切植床前,使用组织黏合胶,同时用或者不用巩膜或供体角膜片重建前

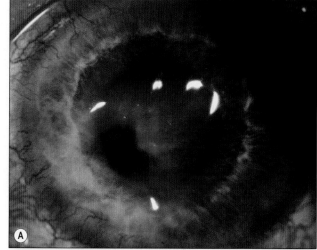

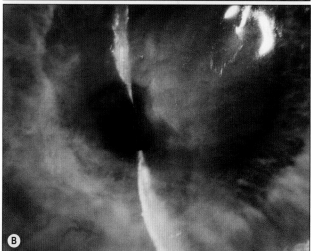

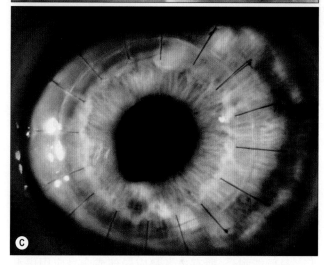

图 137.7 穿透性角膜移植。(A)慢性单纯疱疹病毒性角膜溃疡患者大的穿孔。(B)裂隙灯下证明全层大穿孔。(C)患者急诊接受了穿透性角膜移植手术

房[65,66]。在这种情况下,传统的环钻可以在更安全有效的方式下使用。我们认为大多缺损使用这些角膜片和胶有效,能够重新形成前房。观察数天和数周后

再做角膜移植,比急诊情况下会获益更多。此外,穿孔大或者严重不能临时使用胶和/或角膜片形成前房,而需要角膜移植,这一技术有时也有用——使用组织胶和手术敷料或巩膜材料等半永久性结构性角膜片可以保住眼球,为后面的角膜移植赢取时间[55,58~61]。

受体角膜使用角膜弯剪剪除,这一步骤比通常要更困难些,因为角膜混浊会影响术者视线。当受体角膜片去除后,要观察前房是否有前粘连,后粘连和白内障。多数情况下白内障留下以后再做,因为一期做白内障增加了驱逐性出血、玻璃体丢失和眼内炎的风险。虹膜前、后粘连应该轻轻松解,做一到多个虹膜根切。前房灌注除去坏死和炎症反应碎屑。小剂量的黏弹剂注射到房角和虹膜、瞳孔表面。

将供体角膜放在植床上,使用10-0尼龙线间断缝合。使用平衡盐溶液形成前房,使用冲洗头或虹膜恢复器把周边虹膜回复,防止周边前粘连。在上穹隆结膜下注射抗生素。在非复杂穿透性角膜移植术后局部注射糖皮质激素,但如果有感染存在,尤其是有真菌和严重细菌感染时,局部注射会存储糖皮质激素,要慎重。明显存在上皮愈合差的眼(如神经营养性角膜溃疡、单纯疱疹病毒性或带状疱疹病毒性角膜炎),经常采用临时睑裂缝合和/或泪小点封闭术。

使用自动微型角膜刀制备供体组织,一次性负压环钻和手术刀剖切受体板层,行结构性板层角膜移植被认为是处理全层穿孔而不需要做穿透角膜移植的有效手段[67]。而也有报道结构性DSEK治疗濒临穿孔的角膜也是一种方法[68]。这种方法DSEK加固了角膜的后部,而多层羊膜重建了角膜基质的厚度,并使其上皮化。

穿透性角膜移植植片的术后处理很困难。需要局部使用强糖皮质激素减少炎症反应,要在抑制植片免疫排斥反应和角膜无菌性溶解之间权衡,是增加还是减少用药次数。不管怎样,除真菌感染外,局部糖皮质激素(如1%醋酸泼尼龙)应该常规一天4次。如果仍然怀疑有细菌感染,局部应用大剂量抗生素。如果需要局部也要用抗真菌和抗病毒药治疗。在非感染或者感染已经控制的病例,应使用广谱抗生素一天3~6次。全身抗生素常规使用7~10天。如果患者炎症反应重或者有植片排斥反应应口服糖皮质激素。急救角膜植片可能会失败,可考虑将来在更好的条件下更换植片。这一情况主要是在真菌感染的情况下,认为植片极有可能要失败的,局部和结膜下使用糖皮质激素一定要保守。注意仔细观察眼压,如果需要要使用抗青光眼药物。

供体角膜片

供体角膜片可以用来临时或永久性修补周边或中央部后弹力层膨出和穿孔。这样的角膜片经常是用在穿孔大,不能只使用黏合胶修复,又没有大到需要做对于穿透性角膜移植(5mm或更小)的情况(图137.8A)。角膜补片和其缝线尽量不影响视轴(图137.8B)。如果缺损很小,但影响视轴,倾向于做稍大直径穿透性角膜移植。在后弹力层膨出或治疗慢性、难治性角膜基质溃疡的病例中板层角膜植片可以非常有效地加强变薄和坏死的角膜基质。相反,色素膜组织长久阻塞穿孔部位时,在技术上全厚板层植片更容易制作且更有效。

角膜片修补的术前准备与穿透性角膜移植相同。中央或中周部的圆形溃疡或变薄区域,使用小直径环钻画出轮廓(图137.9A)。如果需要直径非常小的角

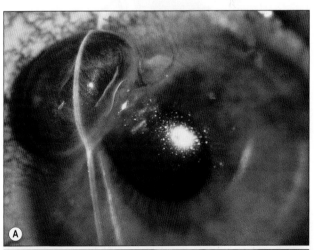

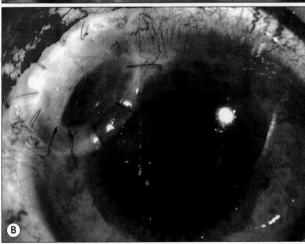

图137.8 供体角膜片。(A)周边大穿孔,周边虹膜膨出,但有完整的上皮和后弹力层。没有漏水,前房存在。(B)使用供体角膜片处理,包括中央部全厚角膜和周边部分厚度巩膜。缝合的是全层角膜片

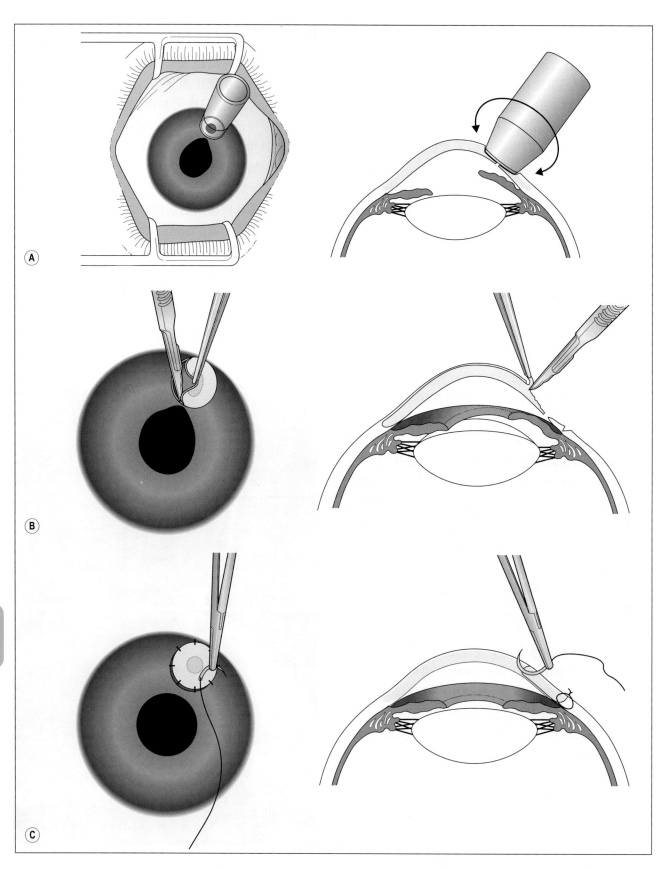

图 137.9 使用供体角膜补片修补角膜穿孔。前面和侧面。(A)使用小环钻画出穿孔部分轮廓,环钻钻切至一半厚度。(B)使用尖刀片加深环钻标记,注意足够深且深度一致。在环钻标记的范围内做板层分离。去除所有坏死组织,在深部角膜甚至达到后弹力层水平做光滑的植床。(C)供体植片使用 10-0 尼龙线间断缝合固定在植床上

膜补片,可以使用一次性的皮肤活检钻,从 1.0~8.0mm (Integra Miltex,York,PA)。尖刀用来加深环钻切口,确认达到足够的深度且深度一致(图 137.9B)。周边溃疡如果病变累及到角膜缘或到巩膜,需要进行结膜环形切除和巩膜切除。对于月牙形或不规则形状要在一侧画出轮廓,尤其是角膜一侧,应使用标准角膜环钻,巩膜侧可使用手术刀或环钻进行手工操作。一些病例在角膜表面标记后,可能整个角膜片都需要手工操作。

在环钻边缘进行板层分离(图 137.9)。要注意去除所有的坏死组织;板层分离时达到确定的深度(至少一半正常角膜厚度),要制作深板层甚至到后弹力层的光滑植床;从供体眼球或者角膜中采用常规方式准备同样大小或直径略大的板层角膜植片;供体植片使用 10-0 尼龙线间断缝合固定。在接近视轴的位置缝线在植片侧要有意地跨距短一些,以尽量减小对视力的影响。当处理不规则或非圆形植片时,有时缝合固定一侧的供体植片,再修剪供体植片的另一侧以保证更好地嵌合,然后缝合剩余的植片边缘。

应特别注意不要损伤晶状体或虹膜。所有色素膜都应轻柔地还纳并远离角膜,如果黏合太紧密使用剪刀切除。如果虹膜切除后,缺损较大,使用 10-0 的聚丙烯缝线(prolene)血管吻合针做瞳孔成形。使用平衡盐溶液形成前房,并检查是否水密。术后处理原则与常规大小的穿透性角膜移植相同。因为这些植片多位于视轴以外,长期的角膜植片透明就不如对于常规穿透性角膜移植那么重要。

也有报道其他类似方法修补 3~5mm 直径的角膜缺损,用组织黏合剂或氰基丙烯酸盐黏合剂把巩膜或不透明角膜组织黏合固定在缺损区之上[58,69]。这些方法都是在无法找到理想的角膜组织材料的紧急情况下使用,为愈合和控制炎症反应提供了时间,而并不是有效恢复视力的手段。在那些使用全飞秒屈光手术的国家,即屈光性透镜取出术"ReLEX",也可将透明角膜基质透镜保存后作为供体角膜补片的一种选择[70]。

羊膜移植

羊膜移植最早是为了帮助治疗持续性角膜上皮缺损和慢性眼表疾病[71,72],但也有使用羊膜加或者不加生物黏合剂的方法[77-79],有效地治疗了后弹力层膨隆和穿孔的报道[73-76]。使用多层移植的方法,清除溃疡底部后放置小片的羊膜填充溃疡部分,在溃疡表面放置第二层(羊膜植片),基底膜朝下覆盖整个伤口,使用 10-0 尼龙,或 8-0 或 9-0 薇乔线(polyglactin 910)

缝合(图 137.10)。近期有报道使用纤维胶辅助扩充羊膜技术可以修补至 5mm 直径的角膜穿孔[80]。这一过程是将 5~7 层羊膜叠在一起,在每一层间放入组织胶制成一个单独的多层羊膜片,上层的上皮面朝

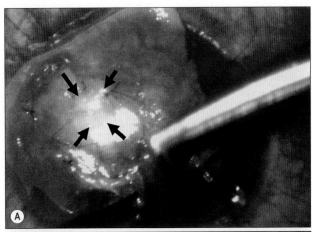

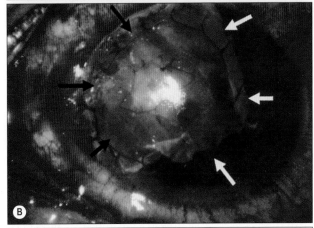

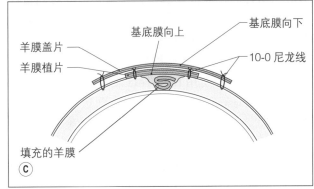

图 137.10 多层羊膜移植(ATM)技术。(A)清除溃疡基底部,放置小片羊膜(AM 填充,见箭头)。第二层羊膜植片放置在溃疡表面,基底膜朝上,10-0 尼龙线固定缝合(羊膜植片)。(B)第三层羊膜可以放在整个伤口上,基底膜朝下,10-0 尼龙或 8-0 可吸收线固定缝合(AM 片,箭头)。(C)图示过程(From Hanada K,Shimazaki J,Shimmura S,et al. Multilayered amniotic membrane transplantation for severe ulceration of the cornea and sclera,Am J Ophthalmol 131: 324-331,2001.)

10

上,剪切成大于穿孔灶 0.5mm 大小,使用 10-0 尼龙线缝合固定。其他一些病例中,羊膜片覆盖整个角膜,10-0 尼龙线固定至角膜缘,放置绷带镜。

一种神奇"折叠"羊膜可用于治疗小于 3mm 的缺损[81]。这种方法是,10-0 尼龙线首先在缺损边缘外部穿过,然后缺损部位放置叠放的羊膜组织,"折叠"多次,最后同一尼龙线穿过对侧缺损边缘,系紧缝线。剪除多余的组织,整个折叠的塞子部分表面用上皮面朝上的羊膜覆盖,10-0 尼龙线固定,放置绷带镜,使其上皮化。

药物治疗

有些病例因为穿孔大小,形状、化脓程度或不适合手术等原因,不能使用组织黏合剂修复伤口,采用保守方法治疗。体质虚弱和容易外伤的患者前弹力层膨出或穿孔,可以使用强抗生素和 / 或人工泪液治疗。一些病例的穿孔因为组织水肿、纤维素渗出、虹膜嵌顿伤口或者随后的上皮化可以自愈。周边小穿孔和愈合能力差的情况(类风湿性关节炎,Stevens-Johnson 综合征等),简单地散瞳可以使虹膜堵塞穿孔口[82]。这些病例一周后上皮通常可以遮盖穿孔区,随后新生血管侵入基质部位促进愈合。穿孔的药物治疗一般是最后选择,因为这样治疗无法获得良好的视力。

文献中其他非传统方法治疗穿孔结果不确定。这些方法一般是在其他方法失败或者是没有角膜供体的情况下的选择。在一些非外伤病例中[61,66],使用组织黏合剂把硬性接触镜黏在角膜上。对侧自体盲目的弱视眼,甚至正常眼的角膜作为板层角膜植片供体[83]。其他技术如使用巩膜瓣反转和结构性角膜上皮移植重建[84],或者同种异体巩膜片[85]等都曾经被尝试过。也有使用 Gore-Tex(聚四氟乙烯膜,W.L. Gore Inc.,Flagstaff,AZ)形成前房直到进行穿透性角膜移植[86]。一些病例甚至还使用了一种聚氨酯微孔材料[87](神经补片,B.Braunmelsungen AG,Melsungen,Germany)。最近,由不同敷料做成的结构性敷料由氰基丙基酸盐黏合剂或组织胶黏合固定[59,61],对于虹膜脱出的患者有人使用两片隔开的敷料,以避免将胶直接黏在虹膜上[60]。总的来说,这些材料都具有较好的相容性,甚至能够在操作后数月内去除。

角膜穿孔的预防

软性绷带镜

绷带镜有利于明确的非感染和感染后期的角膜

表面愈合。使用绷带镜可以提高上皮化,对因为慢性、角膜上皮缺损而不愈合而导致的角膜溃疡很有帮助。如果溃疡已经进展到后弹力层膨出,放置绷带镜可以有效保护后弹力层,加强额外的结构性保护直至上皮化和角膜基质修复[88]。在使用组织黏合剂后应用绷带镜,一定注意要使用宽松的高 Dk 长戴型,局部应用抗生素预防感染。因为增加了感染的风险,认真随访非常重要。必须告知患者如果疼、红、分泌物加重,要立即到眼科就诊。眼类天疱疮、重度干眼和活动性炎症等情况可能不太适合佩戴接触镜。

结膜瓣

结膜瓣对于治疗持续性角膜溃疡和角膜后弹力层膨出等非常有效,主要用于视力预后差的眼。对于已经穿孔的情况治疗不理想,因为可能会在瓣下持续漏水导致修补失败。治疗中央区大的溃疡,推荐使用 Gundersen[89] 及其他人[5]描述的薄的、全结膜瓣。其他章节已经描述了如何制作 Gundersen 结膜瓣技术。同样,清理溃疡基底部上皮和坏死物质后,部分结膜瓣很容易分离制作并旋转覆盖至周边缺损区,使用 10-0 尼龙或 9-0 可吸收 910 薇乔线做固定缝合。结膜瓣对于慢性炎症(如单纯疱疹病毒和真菌溃疡)有作用,可以增加溃疡部位的血管供应,增加宿主对微生物的抵抗能力,促进基质修复。它还能有效治疗因为角膜知觉降低而引起的持续性、慢性上皮缺损。因为结膜瓣在视力和美容方面效果差,所以应首先考虑其他治疗方法。

睑裂缝合

像绷带镜、泪小点栓塞、频点人工泪液和局部使用环孢素一样,睑裂缝合也是治疗慢性角膜溃疡的有效方式。它对于治疗小的后弹力层膨出非常有帮助,因为其能提供一个光滑的平面(睑结膜面)来保护后弹力层,促进重新上皮化。也有报道它可以治疗非常小的周边穿孔[90];但是这种情况下一般不适合选择此法。

睑裂缝合在暴露性角膜炎、干眼症、神经营养性角膜病变部分有效,也可以用于其他临床情况。可以在穿孔前或后,单独或与其他技术如组织胶、结膜瓣、羊膜移植、穿透性角膜移植和供体角膜片技术联合使用。睑裂缝合可以是临时性或"永久性"。"临时性"睑裂缝合可以临时密闭眼睑数周,主要适用于短期问题(如类风湿性关节炎患者上皮缺损)。"永久性"睑裂缝合,颞侧睑缘切开并缝合在一起,主要是为了更

10

长久的状况(如神经营养性角膜病变上皮缺损不愈合)。尽管被叫做"永久性",只要愿意,这种睑裂缝合可以在数月甚至数年后打开。遗憾的是尽管这些睑裂缝合非常有效,由于美容方面的原因,一些患者对于效果并不满意。

羊膜移植

　　羊膜移植(AMT)是有效治疗持续性角膜上皮缺损和溃疡的技术。这一技术在大约50年前出现,主要是用来治疗眼表异常[91,92]。这一技术在1997年被重新定义描述[71,72],其后改进包括多层羊膜移植作为增加基质厚度,促进角膜上皮快速愈合的方法。这一方法比其他方式的优势在于快速上皮化、外观好看、减少角膜血管化和炎症反应及手术相对简单。通过促进上皮化和提供新的基底膜,很多病例可以得到改善,与其他结膜瓣遮盖类的老技术相比,能够获得更好的视力和外观。

　　一些无缝线或不固定羊膜技术开始商品化,如ProKera(Bio-Tissue, Inc., Dora, FL),AmbiDisk(IOP Ophthalmics, Costa Mesa, CA)和BioDOptix(BioD, LLC, Memphis, TN)。ProKera是一种冷冻保存的羊膜,加在一个16mm双面聚碳酸酯环上,可以作为生物绷带镜,其基质面与角膜接触。AmbioDisk和BioDoptix是脱水的羊膜盘,大小约9~15mm,放在绷带镜上。所有这些产品都不需要缝合羊膜固定,使移植过程相对简单,成为成本效率高的诊所治疗,可以潜在的恢复角膜上皮和前部角膜的完整性,预防角膜穿孔。ProKera治疗角膜溃疡和角膜病变的成功率为44%~80%,是一种相对安全和有效的方法[94]。

其他

　　其他预防角膜穿孔有效促进角膜上皮化的方法包括有简单加压包扎、频点人工泪液、泪小点封闭、局部使用环孢素等。在潜在的感染情况下,包扎是禁忌的,它还有其他缺点如剥夺了患者提示病情变化,如视力和眼部表现的能力。

总结

　　处理角膜溃疡的主要目标是预防后弹力层膨出和穿孔。无论病因如何,任何情况下出现穿孔都是急症。如果确实有穿孔,必须按眼科急诊处理。一旦发生穿孔,尽快使用组织黏合剂、穿透性或者板层角膜移植、羊膜移植或供体角膜片恢复结构的完整。在实

行更有效的修补方法前,组织黏合剂是在急诊情况下,对于封闭小的穿孔是最简单、最快速、安全的方法。如果患眼有潜在的视力,后期可以通过尝试眼前节重建和角膜植片等方法恢复视力。

(王丽强　译)

参考文献

1. Arentsen JJ, Laibson PR, Cohen EJ. Management of corneal descemeto-celes and perforations. *Ophthalmic Surg* 1985;**16**:29–33.
2. Setlik DE, Seldomridge DL, Adelman RA, et al. The effectiveness of iso-butyl cyanoacrylate tissue adhesive for the treatment of corneal perforations. *Am J Ophthalmol* 2005;**140**:920–1.
3. Hirst LW, Smiddy WE, Stark WJ. Corneal perforations: changing methods of treatment, 1960–1980. *Ophthalmology* 1982;**89**:630–5.
4. Weiss JL, Williams P, Lindstrom RL, et al. The use of tissue adhesive in corneal perforations. *Ophthalmology* 1983;**90**:610–15.
5. Portnoy SL, Insler MS, Kaufman HE. Surgical management of corneal ulceration and perforation. *Surv Ophthalmol* 1989;**34**:47–58.
6. Kenyon KR. Corneal perforations: discussion. *Ophthalmology* 1982;**89**:634–5.
7. Saini JS, Sharma A, Grewal SPS. Chronic corneal perforations. *Ophthalmic Surg* 1992;**23**:399–402.
8. Lekskul M, Fracht HU, Cohen EJ, et al. Nontraumatic corneal perforation. *Cornea* 2000;**19**(3):313–19.
9. Lin JC, Rapuano CJ, Laibson PR, et al. Corneal melting associated with use of topical nonsteroidal anti-inflammatory drugs after ocular surgery. *Arch Ophthalmol* 2000;**118**:1129–32.
10. Isawi H, Dhaliwal DK. Corneal melting and perforation in Stevens–Johnson syndrome following topical bromfenac use. *J Cataract Refract Surg* 2007;**33**:1644–6.
11. Al-Amri AM. Corneal perforation associated with topically gatifloxacin. *Cornea* 2008;**27**:370–1.
12. Wolf EJ, Keiman LZ, Schrier A. Nepafenac-associated corneal melt. *J Cataract Refract Surg* 2007;**33**:1974–5.
13. Guidera AC, Luchs JI, Udell IJ. Keratitis, ulceration, and perforation associated with topical nonsteroidal anti-inflammatory drugs. *Ophthalmology* 2001;**108**(5):936–44.
14. Krachmer JH, Laibson PR. Corneal thinning and perforation in Sjögren's syndrome. *Am J Ophthalmol* 1974;**78**:917–20.
15. Gudas PP, Altman B, Nicholson DH, et al. Corneal perforations in Sjögren syndrome. *Arch Ophthalmol* 1973;**90**:470–2.
16. Naviri V, Dethlefs R. Bilateral corneal perforation following the use of traditional herbal medicine treated with conjunctival flap. *Nepal J Ophthalmol* 2014;**6**(12):237–9.
17. Pfister RR. The effect of chemical injury on the ocular surface. *Ophthalmology* 1983;**90**:601–9.
18. Knapp A, Heuer D, Stern G, et al. Serious corneal complications of glaucoma filtering surgery with postoperative 5-fluorouracil. *Am J Ophthalmol* 1987;**15**(103):183–7.
19. Kassir MS. Corneal perforation after excision of pterygium and use of 0.02% mitomycin-C eyedrops. *J Fr Ophtalmol* 1999;**22**(7):776–9.
20. Yokogawa H, Kobayashi A, Yamazaki N, et al. Surgical therapies for corneal perforations: 10 years of cases in a tertiary referral hospital. *Clin Ophthalmol* 2014;**8**:2165–70.
21. Morishige N, Hatabe N, Morita Y, et al. Spontaneous healing of corneal perforation after temporary discontinuation of Erlotinib treatment. *Case Rep Ophthalmol* 2014;**5**(1):6–10.
22. Vajpayee RB, Gupta NK, Angra SK, et al. Contact thermal burns of the cornea. *Can J Ophthalmol* 1991;**26**:215–18.
23. Funnell C, Watson K, Stewart O, et al. Corneal perforation secondary to UV radiation from a tanning lamp. *Cornea* 2006;**25**:1224–6.
24. Gelender H. Descemetocele after intraocular lens implantation. *Arch Ophthalmol* 1982;**100**:72–6.
25. Insler MS, Boutros G, Boulware DW. Corneal ulceration following cataract surgery in patients with rheumatoid arthritis. *J Am Intraocul Implant Soc* 1985;**11**:594–7.
26. Wong VW, Zhu CC, Rao SR, et al. Corneal perforation during laser in situ keratomileusis. *J Cataract Refract Surg* 2000;**26**(8):1103–4.
27. Bialasiewicz AA, Schaudig U, Draeger J, et al. Descemetocele after excimer laser phototherapeutic keratectomy in herpes simplex virus-induced keratitis: a clinico-pathologic correlation. *Klin Monatsbl Augenheilkd* 1996;**208**(2):120–3.
28. Dougherty PJ, Hardten DR, Lindstrom RL. Corneoscleral melt after pterygium surgery using a single intraoperative application of mitomycin-C. *Cornea* 1996;**15**(5):537–40.
29. Keithahn MA, Gross RH, Mannis MJ, et al. Corneal perforation associated with argon laser photocoagulation for a retinal tear. *Am J Ophthalmol* 1997;**123**(1):125–7.
30. Ghosheh FR, Rapuano CJ. Corneal perforation associated with silicone

oil in the anterior chamber. *Cornea* 2007;**26**:1129–31.

31. Cinar Y, Selcuk CT, Cingu AK, et al. Spontaneous bilateral corneal perforation in a patient with ichthyosis. *Int Ophthalmol* 2014;**34**:919–21.

32. Rossiter JD, Ellingham R, Hakin KN, et al. Corneal melt and perforation secondary to floppy eyelid syndrome in the presence of rheumatoid arthritis. *Br J Ophthalmol* 2002;**86**(4):483.

33. Srinivasin S, Murphy CC, Fisher AC, et al. Terrien marginal degeneration presenting with spontaneous corneal perforation. *Cornea* 2006;**25**:977–80.

34. Krachmer JH, Feder RS, Belin MW. Keratoconus and related noninflammatory corneal thinning disorders. *Surv Ophthalmol* 1984;**28**:293–322.

35. Akpek EK, Altan-Yaycioglu R, Gottsch JD, et al. Spontaneous corneal perforation in a patient with unusual unilateral pellucid marginal degeneration. *J Cataract Refract Surg* 2001;**27**(10):1698–700.

36. Lahoud S, Brownstein S, Laflamme MY, et al. Keratoconus with spontaneous perforation of the cornea. *Can J Ophthalmol* 1987;**22**:230–3.

37. Goosey JD, Mosteller MW, Kaufman HE. Radiating folds in Descemet's membrane as a sign of impending corneal perforation. *Am J Ophthalmol* 1984;**98**:625–6.

38. Webster RG Jr, Slansky HH, Refojo MF, et al. The use of adhesive for the closure of corneal perforations. *Arch Ophthalmol* 1968;**80**:705–9.

39. Nobe JR, Moura BT, Robin JB, et al. Results of penetrating keratoplasty for the treatment of corneal perforations. *Arch Ophthalmol* 1990;**108**:939–41.

40. Eiferman RA, Snyder JW. Antibacterial effect of cyanoacrylate glue. *Arch Ophthalmol* 1983;**101**:958–60.

41. Leahey AB, Gottsch JD, Stark WJ. Clinical experience with n-butyl cyanoacrylate (Nexacryl) tissue adhesive. *Ophthalmology* 1993;**100**:173–80.

42. Erdey RA, Lindahl KJ, Temnycky GO, et al. Techniques for application of tissue adhesive for corneal perforations. *Ophthalmic Surg* 1991;**22**:352–4.

43. Taravella MJ, Chand CD. 2-Octyl cyanoacrylate medical adhesive in treatment of a corneal perforation. *Cornea* 2001;**20**(2):220–1.

44. Jhanji V, Young AL, Mehta JS, et al. Management of corneal perforation. *Surv Ophthalmol* 2011;**56**(6):522–38.

45. Wessels IF, McNeill JI. Applicator for cyanoacrylate tissue adhesive. *Ophthalmic Surg* 1989;**80**:11–14.

46. Sharma A, Kaur R, Kumar S, et al. Fibrin glue versus n-butyl-2-cyanoacrylate in corneal perforations. *Ophthalmology* 2003;**110**:291–8.

47. Chan SM, Boisjoly H. Advances in the use of adhesives in ophthalmology. *Curr Opin Ophthalmol* 2004;**15**:305–10.

48. Bhatia SS. Ocular surface sealants and adhesives. *Ocul Surf* 2006;**4**(3):146–54.

49. Su CY, Lin CP. Combined use of an amniotic membrane and tissue adhesive in treating corneal perforation: a case report. *Ophthalmic Surg Lasers* 2000;**31**:151–4.

50. Duchesne B, Tahi H, Galand A. Use of human fibrin glue and amniotic membrane transplant in corneal perforation. *Cornea* 2001;**20**(2):230–2.

51. Lin DTC, Webster RG, Abbott RL. Repair of corneal lacerations and perforations. *Int Ophthalmol Clin* 1988;**28**:69–75.

52. Gavin EA, Mahroo OA, Lim R, et al. Using cyanoacrylate glue for corneal perforations. *Cornea* 2013;**32**(12):e193.

53. Vote BJ, Elder MJ. Cyanoacrylate glue for corneal perforations: a description of a surgical technique and a review of the literature. *Clin Experiment Ophthalmol* 2000;**28**(6):437–42.

54. Refojo MF, Dohlman CH, Ahmad B, et al. Evaluation of adhesives for corneal surgery. *Arch Ophthalmol* 1968;**80**(5):645–56.

55. Kara S, Arikan S, Ersan I, et al. Simplified technique for sealing corneal perforations using a fibrin glue-assisted amniotic membrane transplant-plug. *Case Rep Ophthalmol Med* 2014;**2014**(351534):1–3.

56. Hick S, Demers P, Brunette I, et al. Amniotic membrane transplantation and fibrin glue in the management of corneal ulcers and perforatoins. *Cornea* 2005;**24**(4):369–77.

57. Hyndiuk RA, Hull DS, Kinyoun JL. Free tissue patch and cyanoacrylate in corneal perforations. *Ophthalmic Surg* 1974;**5**:50–5.

58. Sharma A, Mohan K, Sharma R, et al. Scleral patch graft augmented cyanoacrylate tissue adhesive for treatment of moderate-sized noninfectious corneal perforations (35–45 mm). *Cornea* 2013;**32**(10):1326–30.

59. Khalifa YM, Bailony MR, Bloomer MM, et al. Management of nontraumatic corneal perforation with tectonic drape patch and cyanoacrylate glue. *Cornea* 2010;**29**(10):1173–5.

60. Gandhewar J, Savant V, Prydal J, et al. Double drape tectonic patch with cyanoacrylate glue in the management of corneal perforation with iris incarceration. *Cornea* 2013;**32**(5):e137–8.

61. Sharma A, Mohan K. Niranakari VS. Management of nontraumatic corneal perforation with tectonic drape patch and cyanoacrylate glue. *Cornea* 2012;**31**(4):465–6.

62. Carlson AN, Wilhelmus KR. Giant papillary conjunctivitis associated with cyanoacrylate glue. *Am J Ophthalmol* 1987;**104**:437–8.

63. Hida T, Sheta SM, Proia AD, et al. Retinal toxicity of cyanoacrylate tissue adhesive in the rabbit. *Retina* 1988;**8**:148–53.

64. Ferry AP, Barnert AH. Granulomatous keratitis resulting from use of cyanoacrylate adhesive for closure of perforated corneal ulcer. *Am J Ophthalmol* 1971;**72**:538–41.

65. Mizuno K, Hayasaka S. Penetrating keratoplasty with use of adhesives and scleral strip in acute corneal perforations. *Ophthalmic Surg* 1982;**13**:475–7.

66. Kobayashi A, Shiaro Y, Segawa Y, et al. Temporary use of a customized, glued-on hard contact lens before penetrating keratoplasty for descemetocele or corneal perforation. *Ophthalmic Surg Lasers Imaging* 2003;**34**(3):226–9.

67. Park JC, Habib NE. Tectonic lamellar keratoplasty: a simplified surgical technique using an automated microkeratome to manage corneal perforations. *Can J Ophthalmol* 2015;**50**(1):80–4.

68. Graue-Hernandez EO, Zuniga-Gonzalez I, et al. Tectonic DSAEK for the management of impending corneal perforation. *Case Rep Ophthalmol Med* 2012;**2012**:916528.

69. Gupta N, Sachdev R, Tandon R. Sutureless patch graft for sterile corneal melts. *Cornea* 2010;**29**(8):921–3.

70. Chunyan X, Yuan X, Yueqin C, et al. A novel approach: treating corneal perforation with corneal lenticule. *Chin Med J* 2014;**127**(24):4295.

71. Lee SH, Tseng SC. Amniotic membrane transplantation for persistent epithelial defects with ulceration. *Am J Ophthalmol* 1997;**123**:303–12.

72. Azuara-Blanco A, Pillai CT, Dua HS. Amniotic membrane transplantation for ocular surface reconstruction. *Br J Ophthalmol* 1999;**83**:399–402.

73. Prabhasawat P. Tesavibul N, Komolsuradej W: Single and multilayer amniotic membrane transplantation for persistent corneal epithelial defect with and without stromal thinning and perforation. *Br J Ophthalmol* 2001;**85**:1455–63.

74. Ma DHK, Wang SF, Su WY, et al. Amniotic membrane graft for the management of scleral melting and corneal perforation in recalcitrant infectious scleral and corneoscleral ulcers. *Cornea* 2002;**21**(3):275–83.

75. Kruse FE, Rohrschneider K, Volcker HE. Multilayer amniotic membrane transplantation for reconstruction of deep corneal ulcers. *Ophthalmology* 1999;**106**:1504–11.

76. Hanada K, Shimazaki J, Shimmura S, et al. Multilayered amniotic membrane transplantation for severe ulceration of the cornea and sclera. *Am J Ophthalmol* 2001;**131**:324–31.

77. Hick S, Demers PE, Brunette I, et al. Amniotic membrane transplantation and fibrin glue in the management of corneal ulcers and perforations – a review of 33 cases. *Cornea* 2005;**4**:369–77.

78. Rodriguez-Ares MT. Multilayer amniotic membrane transplantation in the management of corneal perforation. *Cornea* 2004;**23**(6):577–83.

79. Nubile M, Carpineto P, Lanzini M, et al. Multilayer amniotic membrane transplantation for bacterial keratitis with corneal perforation after hyperopic photorefractive keratectomy. *J Cataract Refract Surg* 2007;**3**:1636–40.

80. Kim HK, Park HS. Fibrin glue-assisted augmented amniotic membrane transplantation for the treatment of large noninfectious corneal perforations. *Cornea* 2009;**28**(2):170–6.

81. Namba H, Narumi M, Nishi K, et al. "Pleats Fold" technique of amniotic membrane transplantation for management of corneal perforations. *Cornea* 2014;**33**(6):653–7.

82. Brown SI. The treatment of corneal perforations. *Trans Pa Acad Ophthalmol Otolaryngol* 1975;**8**:118–20.

83. Lam S, Rapuano CJ, Krachmer JH, et al. Lamellar corneal autograft for corneal perforation. *Ophthalmic Surg* 1991;**2**:716–17.

84. Lifshitz T, Oshry T. Tectonic epikeratoplasty: a surgical procedure for corneal melting. *Ophthalmic Surg Lasers* 2001;**2**:305–7.

85. Levartovsky S, Springer A, Leiba H, et al. Homologous scleral graft for corneal perforation in a child. *Cornea* 2008;**27**:230–1.

86. Legeais JM, Renard G, D'Hermies F, et al. Surgical management of corneal perforation with expanded polytetrafluoroethylene (Gore-Tex). *Ophthalmic Surg* 1991;**22**:213–17.

87. Nuyts RM, Kooijman-DeGroot MJ, Prins M, et al. Use of a polyurethane patch for temporary closure of a sterile corneal perforation. *Arch Ophthalmol* 1999;**17**(10):1427–9.

88. Leibowitz HM, Berrospi AR. Initial treatment of descemetocele with hydrophilic contact lenses. *Ann Ophthalmol* 1975;**7**(9):1161–6.

89. Gundersen T. Conjunctival flaps in the treatment of corneal disease with reference to a new technique of application. *AMA Arch Ophthalmol* 1958;**60**(5):880–8.

90. Pakarinen M, Tervo T, Tarkkanen A. Tarsorrhaphy in the treatment of persistent corneal lesions. *Acta Ophthalmol (Copenh)* 1987;**5**(Suppl. 182):69–73.

91. De Roth A. Plastic repair of conjunctival defects with fetal membrane. *Arch Ophthalmol* 1940;**3**:522–5.

92. Lavery W. Lime burns of conjunctiva and cornea treated with amnioplastin graft. *Trans Ophthalmol Soc UK* 1946;**6**:668–71.

93. Tseng SCG. Amniotic membrane transplantation for persistent corneal epithelial defect. *Br J Ophthalmol* 2001;**5**:1400–1.

94. Suri K, Kosker M, Raber IM, et al. Sutureless amniotic membrane ProKera for ocular surface disorders: Short-term results. *Eye Contact Lens* 2013;**39**(5):341–7.

10

第 138 章

治疗性角膜移植手术

Majid Moshirfar，Darren C. Hill，Eric D. Donnenfeld，Renée Solomon，Alicia Perry，Richard A. Eiferman

关键概念

- 治疗性角膜移植是指在难以控制的感染、炎症反应或者非感染情况下，对威胁眼球完整性的角膜进行手术。
- 穿透性角膜移植和板层角膜移植是治疗性角膜移植的两种类型，各有优缺点，在手术选择中必须考虑。
- 很多病因可以引起严重的急性或者难治性感染性角膜炎，需要做角膜移植手术。
- 术前术后处理包括在保持眼球完整性的同时，使用药物最大限度的减轻感染 / 炎症反应。
- 穿透性角膜移植或板层角膜移植可以加入其他各种手术技术，其中一部分已经证实可以改善预后。
- 治疗性角膜移植手术的预后要差于复明性（屈光性）角膜移植手术，但是已经证实穿透性角膜移植和板层角膜移植预后较好，效果类似。

本章纲要

治疗性角膜移植的手术目的是要保持眼球完整的结构性角膜移植，或者要治疗传统药物难以控制的感染或炎症反应性角膜炎[1]。有时候这两种情况会同时存在。由于威胁到眼球的完整性，治疗性角膜移植通常是急性或者亚急性手术。与增视性角膜移植手术不同，对于治疗性角膜移植手术来说，去除或控制感染更为重要，视力重建置于第二位考虑。如果需要视力重建，可以在可控性更好的条件下二期完成。

治疗性角膜移植最常用的两种手术方法是穿透性角膜移植和板层角膜移植。穿透性角膜移植是指去除全层厚度的角膜后，用角膜供体植片来替代。而板层角膜移植是指只是替代前部部分厚度的角膜片，保留后部角膜的完整。如果角膜内皮和后弹力层没有受到疾病的影响，替换前部角膜可能恢复视力，而无穿透性角膜移植手术的相关风险。例如 Reis-Bücklers 角膜营养不良，球状变性（气候性角膜病或 Labrador 角膜病变）引起的严重溃疡，或者严重感染等是治疗性板层角膜移植的适应证。因为属外眼操作，术中并发症较少，伤口愈合更好。对于独眼和依从性不佳的患者是很好的手术选择。

尽管板层角膜移植的免疫排斥反应低[2]，但由于在供体植片和受体植床的供体 - 受体光学界面的不均匀导致患者视力较差，尤其是手工剥离基质层的病例[3]。此外由于植片与剩余植床间用力不均匀，会导致后部角膜基质床上有皱褶。需要指出的是，供体和受体角膜组织的手工剥离在技术上困难而烦琐；手工几乎不可能达到组织完全匹配。而随着基质切削技术的进步，如自动板层刀，各种技术的深板层角膜移植以及飞秒激光等，可以提高视力预后。

感染性角膜炎的治疗性角膜移植手术

尽管感染性角膜炎的药物治疗取得了很大的进步，但是仍有一些包括细菌性、真菌性、棘阿米巴、寄生虫和病毒感染性角膜炎使用药物治疗无效[4-7]。治疗性角膜移植的适应证包括炎症反应或者感染性疾病在使用最大剂量的药物治疗后仍无法控制，或者威胁到眼球的完整性。药物治疗在必要时仍需持续使用，在认为感染或炎症反应预计无法得到控制、角膜有穿孔风险可能会延伸至巩膜时应改变治疗。角膜穿孔会明显增加眼内炎的发生风险，且应尽量避免感染性巩膜炎的发生，因为这类疾病属于危重症[8]。如果适应证恰当，可以采用无创手术治疗，如结膜瓣遮盖，眼睑缝合等手术[9]。近年来研究证明，使用核黄素和紫外线角膜胶原交联可以控制难治性感染性角膜炎，而不需手术干预[10]。

治疗性角膜移植手术可以清除感染病灶。治疗性角膜移植手术的目的是尽量完整地去除感染病灶，或者减少角膜中微生物含量，依靠外源性抗感染/抗炎症反应药物或者患者本身内源性宿主的抵抗机制有效地抑制感染[3,11]。Al-Yousuf 等回顾了英国 784 例穿透性角膜移植病例，其中 8.3% 的患者的病因是感染治疗无效，威胁角膜即将和已经穿孔，以治疗为目的[12]。最近 Zare 等[13]，回顾了伊朗 1859 例角膜移植病例，10.1% 的患者是角膜溃疡感染。总的来说，治疗性角膜移植在全世界范围占所有角膜移植的一小部分。而在 Wang 等对中国 875 例穿透性角膜移植回顾中，报道了感染性角膜炎接受穿透性角膜移植的比例高达 37.1%[14]。

行治疗性角膜移植的感染性角膜炎的致病微生物因地理位置不同而有差异，但细菌性感染均占很大比例。Killingsworth 等[11]序贯性回顾了 80 多例接受治疗性角膜移植的病例，其中 26 例细菌性感染，15 例真菌性感染，11 例活动性单纯疱疹病毒性角膜炎，2 例棘阿米巴性角膜炎，其他 26 例病例为非感染性。Sony 和同事回顾了印度 100 例治疗性角膜移植病例，主要为难治性细菌性角膜溃疡。相反另一项来自印度和中东的研究表明，治疗性角膜移植病例中，真菌性角膜炎超过了细菌性角膜炎[14]。Sharma 等[16]发表了 506 例感染性角膜炎患者接受治疗性角膜移植的一项调查，细菌性感染占主要（31.0%），其次是真菌（20.9%），细菌/真菌混合（6.9%），病毒（5.3%），棘阿米巴（1.6%）。凝固酶阴性球菌是最常见的细菌，曲霉菌是最常见的真菌。随访 10~42 个月后，89.7% 的眼球保持结构完整。

当一个急性溃疡即将穿孔时，患者应该接受全身和局部治疗，尽量减少侵及眼内的可能。结膜下注射抗生素的效果并不明显优于局部冲击治疗，但是结膜下注射抗真菌药增加了治疗真菌性角膜炎的成功

率。一旦发生了感染性角膜穿孔，应继续使用局部抗生素。医生和患者都应该知道使用氟喹诺酮类药物有增加角膜溶解的风险。因抗阿米巴滴眼液存在潜在内皮毒性，也应停止使用。可以考虑尝试使用氰基丙烯酸盐黏合剂密闭伤口，这样可以重建前房，开放房角，预防房角粘连引起继发性青光眼。已经证明细菌性感染在氰基丙烯酸盐胶的作用下仍可进展，因此要求患者必须密切随访[17]。氰基丙烯酸盐的密闭作用并不是总起作用，可能会需要治疗性角膜移植手术。重要的是如果需要行治疗性角膜移植手术，术前仍应该继续抗生素治疗，主要为了使局部情况好转。

当治疗性角膜移植治疗角膜穿孔或后弹力层膨隆时，结果大多是满意的。Jonas 等检查了这类适应证的 60 例角膜移植病例，发现术后 90% 的病例视力提高，10 例患者（17%）因为复发角膜溃疡需要再次角膜移植[18]。而在另外一系列 20 例因为角膜穿孔接受角膜移植病例中，15 只眼（67%）接受穿透性角膜移植的角膜植片保持透明，85% 的眼在接受治疗性角膜移植后视力提高[19]。

治疗性板层角膜移植在难治性或威胁全眼球的感染性角膜炎治疗中发挥重要作用[20]。Anshu 等进行了比较性研究，回顾对比了进行性感染角膜炎的 126 只眼，接受治疗性穿透性角膜移植（$n=100$）或板层角膜移植（$n=26$）的患者。结果发现接受板层角膜移植与穿透性角膜移植患者相比，在复发率、植片生存率上与后者相同，而在视力提高方面优于后者。

活动性感染患者应尽量避免做板层角膜移植，因可增加感染向深层组织扩散的机会，特别是真菌性角膜溃疡。真菌似乎有向后弹力层生长的趋势。但是板层角膜移植也有相对复发率低的报道。

细菌性角膜炎的治疗性角膜移植

对于确定的细菌，尤其是铜绿假单胞菌（绿脓杆菌）感染角膜，可在 24~48 小时内引起角膜穿孔。这些细菌可以产生胶原酶，引起角膜快速变薄。大多数细菌感染在处理得当的情况下，能够得到控制[21]，但是因为患者在求医和等待就医过程中，感染迅速扩散，可导致角膜穿孔[22]。角膜移植治疗难治性和急性严重细菌性角膜炎主要是为了去除感染灶预防和/或治疗穿孔。如果联合药物治疗，细菌性角膜炎的治愈率可以达到 100%[21]。一项研究表明 157 例分离出细菌的角膜炎，使用治疗性角膜移植后，147 例（96.3%）获得了成功。已经证明，对于进展的化脓性

细菌角膜炎使用治疗性角膜移植1年后结果满意[5]。

1986年，Hill[6]报道了23例细菌性角膜炎，深层惰性溃疡和/或有后弹力层膨隆的患者接受治疗性角膜移植。早期手术并没有影响预后，反而降低了复发率、提高了视力，这可能得益于阻止了角膜新生血管的发生。进展期细菌性角膜溃疡可能需要切除大面积角膜，用供体植片替代。尽管大直径角膜植片会降低植片生存率，但Cowden等[23]证明，使用9.5mm或者更大直径能够挽救感染的眼睛，避免了可能需要的眼球摘除。

结晶状角膜病变是难治性感染性角膜炎的一个亚型，常见原因是a-溶血链球菌感染，但也可以见于各种细菌和念珠菌[11]。这些感染常常发生在角膜手术以及长期使用激素以后，持续发展直到需要进行治疗性角膜移植。由于感染性结晶状角膜病变超过50%的病例对药物治疗反应差，因此这类病变主要是可以减少炎症反应，对于局部抗生素无效病例行治疗

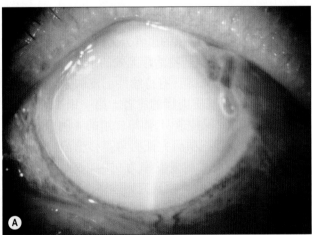

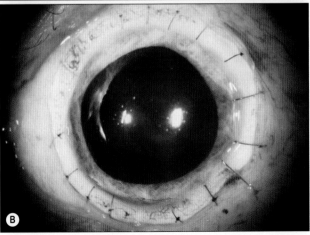

图138.1 细菌感染的治疗性角膜移植。(A)绿脓杆菌性角膜溃疡伴穿孔。(B)12mm直径治疗性角膜移植。(Courtesy of George Stern, MD.)

性角膜移植手术。

治疗性板层角膜移植在治疗细菌性角膜溃疡中的作用逐渐增加。1971年，Malik和Singh报道[24]假单疱菌溃疡使用治疗性角膜移植的研究中，与26例穿透性角膜移植复发4例相比，所有的8个板层角膜移植病例均未复发。2007年，Ti等报道了急性感染性角膜炎12例接受治疗性板层移植的病例，只有1例因为感染复发失败。另一项研究报道了9例细菌性角膜炎，在接受治疗性角膜移植后，尽管4例感染复发，但其中3例接受再次板层移植后未再复发[3]。

真菌性角膜炎的治疗性角膜移植

局部采用抗真菌药物减少了真菌性角膜溃疡对治疗性穿透性角膜移植的需要，并且提高了药物控制不良的真菌性角膜溃疡的预后，改善其视力结果。真菌性角膜炎对于现代局部抗真菌治疗很敏感，其他形式如结膜下注射、角膜基质抗真菌药物注射也能成功控制难治性病例。Forster和Rebell[7]强调了在接受治疗性角膜移植前，局部频繁使用抗真菌药物对于稳定角膜和改善预后的重要性。他们回顾了61只角膜真菌感染眼，其中13例治疗无效。13例中9例治疗无效后接受了治疗性角膜移植。9例中有5例视力达到0.3或者更好。接受穿透性角膜移植的9例患者，通过治疗性角膜移植手术有效阻止了真菌性疾病的进展[7]。Polack等[25]回顾了30例真菌性角膜炎患者，22例接受了手术，穿透性角膜移植明显好于板层角膜移植。病理学检查显示，真菌菌丝穿过后弹力层，导致了板层角膜植片的高复发率。Foster观察了29只感染真菌的角膜，在角膜移植时，其中17只培养阳性，而26只角膜在病理检查结果发现菌丝[26]。最常见的治疗性角膜移植术前和术中分离的真菌包括镰刀菌、曲霉菌和念珠菌[5,7]。术后真菌感染可能会浸润进入植片组织。

尽管如此，Killingsworth等[11]对15例真菌性溃疡使用治疗性角膜移植手术，获得了100%的治愈率[27]。谢立信及其同事[27]研究了108只接受治疗性角膜移植的真菌性角膜炎患者，80%的角膜在随访中保持透明，无复发迹象，视力恢复到0.2~1.0。谢立信及其同事后来的一项研究调查了板层角膜移植治疗真菌性角膜溃疡的效果，93%的眼(55只眼中51只眼接受了手术)因为手术获得了良好的效果，术后视力0.3~1.0[22]。4例患者在术后两周出现复发，使用治疗性角膜移植手术治愈。2006年对中国

10

的 604 例角膜移植治疗真菌性角膜炎的研究中证实 95.7% 的眼保持了眼球的完整性和有用视力。399 例穿透性角膜移植中 14 只眼（3.5%）真菌复发，177 例板层角膜移植 13 例（7.3%）复发[29]。板层角膜移植中的角膜组织比穿透角膜移植使用的新鲜角膜更容易获得，治疗真菌性角膜炎更提倡板层角膜移植[29]。

角膜移植术后主要的治疗方法是使用糖皮质激素防止植片排斥和控制炎症反应。然而在真菌性角膜炎不能使用糖皮质激素，因其可以使现有的感染恶化，或者引发双重感染。手术治疗后使用激素可能会导致真菌复发。在一项前瞻性、非随机干预病例系列研究中，三位真菌性角膜炎患者，在接受治疗性角膜移植后局部使用 0.5% 环孢素 A，对于防止或者减少使用糖皮质激素，有用且安全[30]。更重要的是与糖皮质激素相比，环孢素在抑制真菌生长方面有非常明显的作用[31]。

棘阿米巴角膜炎的治疗性角膜移植

药物和手术对于棘阿米巴角膜炎的治疗仍有争议。一部分早期诊断的患者使用药物治疗有效。早期角膜移植可以去除更多的感染和避免难治的巩膜感染。一项回顾性研究发现，116 例棘阿米巴角膜炎患者，66.7% 的眼单纯药物治疗后感染得到控制，33.3% 的眼需要接受穿透性角膜移植[4]。Ficker 等[32]报道，棘阿米巴性角膜炎植片存活率很低，50% 的植片复发。Robaei 等[33]在 2014 年报道了更好的结果，26 例接受穿透性角膜移植患者中只有 7 例需要再次移植，其中只有 1 例是因为感染复发。Cullen 等总结了 7 个患者的经验，结论是早期诊断对于药物治疗非常有帮助，但穿透性角膜移植在治疗进展性和药物不敏感的病例中发挥了重要作用。

治疗性板层角膜移植也可成功治疗棘阿米巴角膜炎。Anshu 等回顾了 9 例板层角膜移植治疗棘阿米巴角膜炎的患者病例[3]，术后只有 1 例复发。因此得出了板层角膜移植可能替代穿透性角膜移植治疗进展期的感染性角膜炎的结论。

在 32 例患者中，角膜移植治疗棘阿米巴角膜炎后最常见并发症是青光眼，一半以上的患者会出现植片失败、瞳孔散大或瞳孔固定[37]。这些活动性病变积极的治疗方式是尽快消除感染，使用有效的抗棘阿米巴药物尽量延迟手术治疗。也有报道对于药物不敏感病例，采用冷冻植床与穿透性角膜移植相结合的方法治疗。

病毒性角膜炎的治疗性角膜移植

角膜单纯疱疹病毒感染性疾病经常需要手术干预。主要是在控制稳定，病变静止的情况下治疗明显的角膜瘢痕。穿透性角膜移植联合药物可以成功治疗基质活动期的单纯疱疹病毒性角膜炎。治疗性角膜移植可以用于明显溃疡和 / 或穿孔，或者可以去除引起反复免疫炎症反应的病毒抗原物质（图 138.2）。Langston 等研究表明[36]，角膜移植的成功主要取决于感染的程度、是否有新生血管、是否使用好的缝线（10-0）以及在术后开始阶段局部使用高浓度的激素。

联合口服阿昔洛韦也可以提高预后。在术后早期和植片出现排斥的阶段，局部预防性应用抗病毒药物可以预防病毒复发。Fiker 等[37]发现治疗性角膜移植术后，预防性抗病毒药物和局部激素联合可以使感染期角膜炎获得与静止期角膜炎相似的成功率。使用间断缝合、及时拆除松的缝线、抗病毒和局部联合应用激素可以减少单纯疱疹病毒复发率至 15%。Killingsworth 等[11]把 15 个单纯疱疹病毒性角膜炎需要治疗性穿透角膜移植的患者分为两组，第一组包括有严重角膜基质炎、药物治疗无效的患者和已经发展为穿孔的患者，第二组，有持续性上皮缺损发展至穿孔、轻度或没有基质炎症的患者。第一组 11 个患者中只有 4 例植片保持透明，而第二组的 4 例患者植片全部成功。最近三项研究证明角膜移植治疗单纯疱疹病毒性角膜炎术后复发率为 9%~46%[1,16]。2012 年 wang 和其同事的一项研究回顾了 22 例板层角膜移植治疗活动性病毒性角膜炎，结果角膜移植片排斥 1 例，复发 4 例[20]。

角膜移植治疗带状疱疹病毒性角膜炎的预后比单纯疱疹病毒性角膜炎差。病毒性角膜炎患者大多有神经营养性角膜病变。而带状疱疹病毒的麻痹作用大于单纯疱疹病毒。判断带状疱疹角膜炎治疗性角膜移植预后的指标是角膜知觉水平。带疱病毒性角膜炎接受治疗性角膜移植的患者经常需要联合治疗，如结膜瓣遮盖和睑裂缝合。认真处理外眼和角膜疾病可以改善治疗性角膜移植治疗水痘 - 带状疱疹病毒性角膜炎的预后。Tanure 等[38]观察了 1989 年至 1998 年，15 例角膜移植治疗水痘 - 带状疱疹病毒性角膜炎（12 例带状疱疹，3 例水痘），发现 87% 的植片在平均随访 50 个月后保持透明。为了减少神经性角膜病变的并发症，4 只眼接受了角膜移植联合部分睑裂缝合联合加人工泪液频繁使用。

10

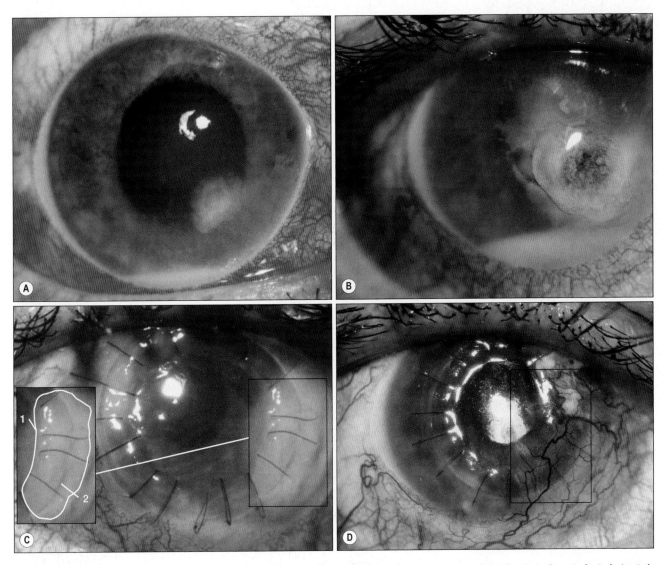

图 138.2 单纯疱疹病毒性角膜炎行治疗性角膜移植术。(A)单纯疱疹病毒性角膜炎角膜变薄。(B)单纯疱疹病毒角膜基质炎进展期穿孔后氰基丙烯酸盐黏合剂封闭。(C)角膜移植治疗急性期单纯疱疹病毒性角膜炎。显示(1)持续上皮缺损和(2)供体角膜薄变。(D)治疗性角膜移植后结膜瓣遮盖治疗进行角膜变薄(见框内)

10

治疗性角膜移植的结构性适应证

严重外眼病导致持续上皮缺损,从而造成基质缺失,需要进行结构性角膜移植。Killingsworth 等[11]发现 80 例患者中 26 例(33%)因为持续性上皮缺损接受了治疗性角膜移植手术,这一组患者多是继发感染。基础病也许有差异,但是所有的病例均有的共同特点是眼表和泪膜状态不稳定。

神经营养性角膜穿孔多是由全身病发展而来,三叉神经功能受损或者局部眼支受损。全身疾病包括 Reily-Day 综合征(家族性自主神经异常)和 Wilson 病(肝豆状核变性)。三叉神经功能障碍由于未知的

机制导致角膜组织破坏,其中一个可能就是由于角膜反射消失,降低了泪腺分泌和泪液的质量。病理机制可能与上皮炎症介质的神经控制有关。三叉神经节切除术或者手术医源性损伤后大约 15%~18% 的患者会出现三叉神经功能障碍[39]。其他的非手术性三叉神经功能障碍包括脑血管意外、多发性硬化、肿瘤以及动脉瘤等。最常见的神经营养性病变是病毒性角膜炎系列[40]。带状疱疹病毒引起的神经营养性角膜炎更为严重。有报道曾因棘阿米巴角膜炎、滥用麻醉药和穿透性角膜移植后角膜麻痹导致的角膜穿孔[32]。这种角膜穿孔破坏力更强,因为患者往往因为痛觉缺乏,而不知道疾病进展的严重性。

暴露性角膜炎更易发生角膜穿孔而需要治疗性

角膜移植。对于暴露性角膜炎的患者共同的发现是角膜上皮缺损和角膜上皮不完整。暴露性角膜炎可以因各种眼睑异常引起，包括面神经麻痹、帕金森病、睑内翻、睑外翻、眼睑缺损、眼睑鳞状重叠综合征，也可因第五和第七神经联合功能障碍而变得更危险（图 138.3）。

重度干眼更容易发生角膜穿孔和需要进行治疗性角膜移植。干眼可能会影响泪膜中黏性、水性或者脂质成分，或者是其中任何组合。重度干眼可与全身病相关，如胶原血管病、眼类天疱疮、玫瑰痤疮、Riley-Day 综合征或 Stevens-Johnson 综合征等。重度干眼的局部病因包括放疗或化学伤。当需要治疗性角膜移植时，患者有神经营养性疾病、暴露性角膜炎或者重度干眼时，更要注意基础疾病。

非感染性周边角膜变薄性疾病如透明边缘角膜变性或者 Terrien 边缘变性最终都可能导致角膜穿孔。这种情况预后很差，可以先采用治疗性板层角膜移

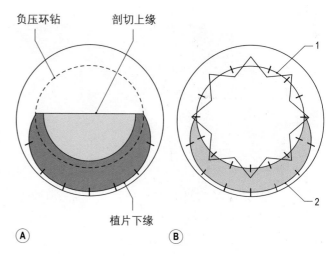

图 138.4　穿透性角膜移植联合月牙形板层角膜移植。（A）原位板层植片。（B）中央部穿透性角膜移植（1）和下方板层角膜移植（2）。图中也显示了 10-0 缝线间断缝合和连续缝合的布局

植。Rasheed 和 Rabinowitz 提倡使用一种由联合周边月牙形板层角膜移植和穿透角膜移植的方法治疗透明角膜边缘变性（图 138.4）[43]。

影响周边角膜炎症反应的原因有很多（框 138.1）。许多全身疾病、微生物感染、过敏症和特发性疾病等都有引起炎症反应性周边角膜变薄、溃疡、视力丢失和穿孔的可能。重要的是要确定周边角膜溃疡的病因，因为它表明存在潜在致命的全身血管炎的可能。明确这些疾病的分级治疗很有必要，包括局部和全

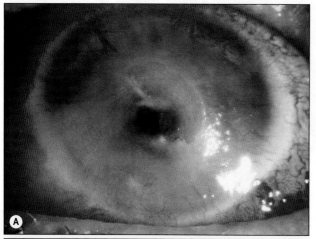

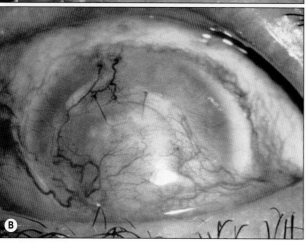

图 138.3　角膜移植治疗持续性上皮缺损。（A）继发于严重神经营养性和神经麻痹性角膜穿孔。（B）治疗性角膜移植联合 Gundersen 结膜瓣预防复发性角膜溶解。患者视力 0.25

框 138.1　影响周边角膜的全身性疾病	
血管性疾病	红斑痤疮
风湿性动脉炎	银屑病
Sjögren 综合征	鱼鳞癣
复发性多软骨炎	肠病性肢端皮炎
青少年风湿性关节炎	Darier 病（毛囊角化病）
系统性红斑狼疮	**代谢性疾病**
进行性系统性硬化症	金质沉着病
肉芽肿性多血管炎	银质沉着病
结节性多动脉炎	高脂血症
巨细胞性动脉炎	Wilson 肝豆状核变性
Cogan 综合征	黏多糖蓄积症
皮肤病变	卟啉症
外胚层发育不良	**其他**
良性黏膜类天疱疮	炎性肠病
Stevens-Johnson 综合征	白血病

Adapted from Robin et al. Surv Ophthalmol 31 : 1-36;1986.

身激素、免疫抑制剂使用以及手术干预。以这种方式处理由感染或炎症反应引起的角膜溃疡既着眼于疾病引起的角膜结构的缺失，又减少或者避免了角膜的持续破坏。如果眼球完整性受到威胁，应该考虑治疗性板层角膜移植或者其他维持结构完整的操作。

术前评估

一旦决定做治疗性角膜移植就应行完整的术前检查。如果感染比较重，共聚焦显微镜对于确诊很有帮助。视轴区往往不透明，影响了进一步进行玻璃体视网膜检查。但还是要尽可能散瞳后做进一步的检查。如果不能准确的观察视网膜，在较大角膜穿孔不威胁眼球的完整性的情况下，尽可能做 B 超。无论何时，治疗性角膜移植治疗感染性角膜炎，术者都应知道可能会伴有眼内炎的发生。治疗性角膜移植增加了眼内炎的发生风险，包括真菌性疾病和角膜穿孔。还有曾经做过白内障摘除手术患者，晶状体摘除打破了晶状体玻璃体屏障。曾经接受过囊内摘除手术的患者，前房如果有玻璃体也增加了眼内炎的风险。而以前接受过囊外摘除手术的患者有完整的后囊也许可以减少眼内炎风险。

没有穿孔的眼术前应该评估眼压，准确控制眼压非常有必要。如果患者眼压明显升高，或者角膜穿孔导致虹膜晶状体隔前移，静脉给予甘露醇可以降低眼压和减少玻璃体容积。玻璃体容积的减少可以通过虹膜晶状体隔后移帮助重建前房。在有晶状体眼、后房型人工晶状体眼或者虹膜嵌顿伤口的患者，术前 1 小时尝试给予 2% 的匹罗卡品缩瞳，保护晶状体，保持晶状体虹膜隔后移。

尽管光学穿透性角膜移植可以在局部麻醉下进行，但是大多治疗穿透性角膜移植应在全身麻醉下进行，尤其是有角膜穿孔的情况。因此，推荐术前进行全身情况的评估。如果有角膜穿孔，应该通知麻醉师，使用去极化的肌松剂，禁止使用球后麻醉。

抗微生物治疗

感染性角膜炎在接受治疗性角膜移植前，患者应该接受针对致病微生物的局部和全身治疗。这一治疗适用于细菌、真菌、病毒以及寄生虫感染。不管感染的病原学结果是什么，均推荐局部使用抗生素以避免细菌二重感染。伴有角膜穿孔的无菌性角膜坏死，

术前预防性抗生素应该是广谱和无毒性的，以帮助角膜上皮再生。抗生素应该有很好的穿透性，进入角膜、房水和玻璃体能够达到抑制大多数致病菌 MIC_{90} 的浓度。结膜局部使用四代氟喹诺酮并全身使用氟喹诺酮药物比较合理。患者住院后可以静脉使用万古霉素和妥布霉素。

供体材料

治疗性角膜移植的禁忌证与光学穿透性角膜移植相同。大多数眼库会应急诊要求，在当地寻找供体或者从其他眼库寻找供体。在急诊情况下，供体角膜可能没有光学穿透性角膜移植的质量好。年龄大的供体植片内皮细胞数量少，或者保存液保存的角膜时间长，不能做光学穿透性角膜移植的植片都可以作为治疗性角膜移植的供体。当没有新鲜材料时，可以考虑使用低温保存、甘油保存的角膜组织，甚至巩膜组织也是可以接受的。术者在进行手术前要对角膜移植的尺寸有一个合理的判断。大多数手术室没有配备小于 7mm 直径，大于 8.5mm 直径的环钻。如果判断需要使用这些大小的环钻，术者有责任找到这些器械。当治疗性角膜移植直径小且距离视轴区较远时，与在视轴附近的病变相比，供体角膜的质量要求更低。中央部治疗性角膜移植经常可能成为光学穿透性角膜移植，所以尽量找到质量好的植片。

手术方法

治疗性穿透角膜移植

治疗性角膜移植时，植片的尺寸应认真确定，应在角膜上放置相应大小的环钻，在上皮形成能辨认的标记。手术的目的是环钻范围内准确去除所有坏死和感染组织、尽可能去除包含 1mm 环状健康角膜组织、保留稳定无感染的植床组织。常规缝合 Flieringa 环可支撑巩膜。受体植床大小决定后，供体角膜使用比受体直径大 0.25~0.5mm 的环钻制备。供体角膜环钻钻切方法与光学穿透性角膜移植相同。

环钻制备受体植床时，应注意不要对眼球施压，这样可能会发生眼内物脱出或驱逐性脉络膜出血。角膜移植治疗角膜穿孔时避免施压更重要。带有自锁功能的开睑器或眼睑缝线有助于防止对眼球施压。角膜穿孔的治疗性角膜移植在钻取植床时由于眼压

10

丢失而失去了巩膜的硬度，飞秒激光辅助板层角膜移植或治疗性角膜移植具有减少眼球压力和稳定角膜穿孔的优势。飞秒激光也可以提供适合穿孔角膜的个性化制备，更精确的供体-受体配合理论上可以减少散光，加速伤口愈合，恢复更好的视力。如果氰基丙烯酸盐黏合剂封闭伤口在治疗性角膜移植手术前失败，可以在术中再次尝试。做角膜缘切口或者周边角膜穿刺口，使用虹膜恢复器在黏弹剂保护下把虹膜从嵌顿的穿孔处回纳。当穿孔处有玻璃体嵌顿时，从角膜缘切口处做前部玻璃体切除术。在玻璃体腔压力高，前房明显变浅时，从扁平部进行玻璃体切除可以有效地加深前房，防止晶状体膨出。如果可能，术前或者术中可以使用氰基丙烯酸盐胶，并用黏弹剂重新形成前房，再对受体进行钻切就可以在更加可控的条件下进行。

角膜环钻以感染或穿孔区为中心，覆盖所有感染和穿孔区组织，在溃疡和植床间留下尽可能大、无感染的组织。在此之外，小的穿孔或者非中心区治疗性角膜移植可以提供更好的光学效果。有些治疗性角膜移植偶尔位于角膜缘附近。这些大多可能是发生在白内障术后角膜缘切口感染、胬肉手术后使用丝裂霉素或放疗后感染，还有 Mooren 溃疡等周边炎症性或全身炎症反应性疾病（框 138.1）。可以使用角膜环钻制作小直径治疗性角膜片，与常规样式相同，横跨在角膜缘上。Jonas 和他的同事完成了 60 例角膜移植治疗穿孔患者或者后弹力层前角膜溃疡患者，发现 8 例角膜缘旁溃疡的患者需要角巩膜移植[18]。然而在偏中心、大的治疗性角膜移植中，圆形的环钻并不能充分去除所有的感染组织，在这些严重病例中，经常需要徒手制作角膜植片。治疗性角膜植片可以从角膜供体使用角膜环钻制作，然后连续地处理角膜组织直到合适地配上角巩膜的缺损。在比较平的前房或者眼压显著低的眼球做钻切比较困难。如果有穿孔要注意避免对眼球施压。我们推荐使用非常锋利的环钻，在眼球上尽量少地用力。使用负压环钻比较有优势，如 Hessburg-Baron 环钻，但是与飞秒激光相比在一定程度上还是会增加眼压。也可以使用电动环钻。

未诊断的感染性角膜炎患者一般很少会直接到手术室接受治疗性角膜移植手术。Cohen[44]等在回顾性病理评估时发现了 2 例棘阿米巴性角膜炎。在做角膜移植时化脓的标本应该做多种类型培养。根据临床提示，除了巧克力琼脂、血琼脂、沙鲍弱氏培养基、巯基乙酸培养基等，标本还应该送 Lowenstein-Jensen 培养基，脑-心浸液，以及血琼脂培养表面覆盖大肠杆菌的培养基。在未诊断的感染性角膜炎应该做多次刮片，其中部分标本可以送冰冻切片做病理评估。在手术室的评估允许修正诊断，进行术中治疗，包括如果怀疑有难治性眼内炎，可进行玻璃体内注射抗生素。诊断明确后，术者也可以改为使用结膜下注射、敏感药物的胶原盾并指导术后治疗。

在角膜移植时，尽量做必要的最小内眼手术。尽可能保留晶状体，因其能提供一个屏障，防止向玻璃体腔播种，引起眼内炎。前房使用平衡盐溶液充分冲洗，重点观察虹膜反应，任何虹膜病变都应该切除并送培养。当发现玻璃体感染，尤其是无晶状体眼，应该做玻璃体培养。当已明确致病菌时，应该在玻璃体腔注入敏感抗菌药。当致病菌未知时，应该使用广谱抗生素，玻璃体腔注入万古霉素（0.1ml 中含 1mg）和头孢他啶（0.1ml 中 2.5mg）对治疗细菌性眼内炎比较有效。

术中任何可能导致需要接受治疗性角膜移植的因素都应该处理。如前所示，许多需要接受治疗性角膜移植的患者都可能提示是正在进展中的其他疾病的部分表现。治疗性角膜移植后，供体角膜比术前角膜麻木，泪膜也会明显改变。如果不能及时处理诱发因素等问题，连同术后引起的变化，经常会引起严重的术后并发症，包括持续上皮缺损、无菌性角膜溶解、感染性角膜炎、伤口渗漏以及角膜新生血管等。术前应该矫治所有眼睑异常，轻度干眼可以接受泪小点封闭术；中度干眼可以采用睑裂缝合；而重度干眼或者角膜麻痹者术后伤口愈合困难，可能需要睑裂缝合，或是做治疗性角膜移植同时做结膜瓣遮盖。结膜瓣遮盖经常是最后的选择，因为这意味着患眼视力预后受限。在 Khodadoust 和 Quinter 等系列病例回顾中[45]，报道了使用结膜瓣遮盖手术成功地治疗角膜穿孔和感染性慢性角膜溃疡。

曾发生过穿孔的穿透性角膜移植患者容易再次原发病复发或因为角膜营养问题引起角膜溶解。在这些病例中可以考虑前板层角膜移植等。Ang 等报道了 8 例穿透性角膜移植后又接受前板层角膜移植手术的序贯病例[46]，其中 3 例是治疗性的，2 例是重建结构。尽管患者因为感染需要重做板层角膜移植，但所有患者视力均有提高。

治疗性板层角膜移植

治疗性板层角膜移植与治疗性穿透性角膜移植

的治疗原则有很多相同之处,如围术期处理、制作一个合适的植片和手术并发症处理。如果发生穿孔或其他并发症,板层角膜移植有可能会改为穿透性角膜移植。

板层植片根据部位和病变深度可以做成各种大小和形状(图 138.5)。手术应先从受体开始,因为有可能需要变成穿透性植片。使用带有气密装置的环钻或通过圈数控制深度的负压环钻制作一个部分深度的圆形植片(图 138.6)。小植片(小于 6mm 直径)可以用皮肤活检环钻来制作。角膜前板层的连接比

后板层紧密,深基质更容易制作分离界面。深板层角膜移植可以使用多种技术分离后弹力层和基质层,制作一个光滑的宿主 - 供体界面,可以提高视力和植片的预后。一种密闭型板层分离方法是使用鸭嘴形的虹膜分离器插入板层口袋中。显微镊牵拉起组织进行分离。用角膜分离器钝性分离要优于用尖刀片。基质层间注入空气、平衡盐溶液或者黏弹剂都可以在深板层角膜移植手术中有效地在后弹力层水平分离组织。

当制作的板层很深时,要在钻的 80% 深度的植

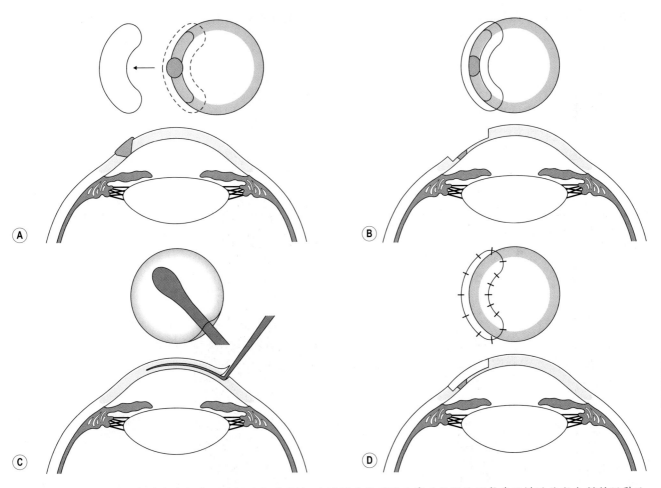

图 138.5 炎症反应性角膜溃疡和穿孔的板层角膜移植。(A)周边角膜溃疡穿孔位置使用氰基丙烯酸盐黏合剂封闭裂孔。做板层切削前,穿刺周边前房注入黏弹剂后形成前房。明确切除的面积部分,使用整形外科用手术孔巾材料做一个形状模板,注意维持受体眼球稳定。(B)使用可调节刻度的钻石刀在确定面积部分做一个上方切口。范围约一个象限,切口深度可使板层刀进入角膜进行分离。板层分离至要切除组织的边缘,最后接近最薄的区域。把角膜瓣剥除后移去。(C)将全眼球供体固定在 Micra 眼托中,在角膜缘附近做一定深度的小切口,钝性板层分离,在分离平面从一侧分离至另一侧,直到有足够的面积。值得注意的是,在分离过程中要注意避免垂直压力,这样角膜植片能够保持在同一个厚度。(D)手动方法制作供体片,可以利用前面准备好的孔巾材料模板(有些病例需要圆形片和环钻),对于那些病变累及角膜缘的病例,可能需要带巩膜的供体片。用 10-0 尼龙线间断缝合角膜侧植片,使用 9-0 尼龙线缝合巩膜侧。(Reproduced from Bessant DA, Dart JK. Lamellar keratoplasty in the management of inflammatory corneal ulceration and perforation. Eye 1994;8(Pt 1):22~28, by kind permission of the Nature Publishing Group.)

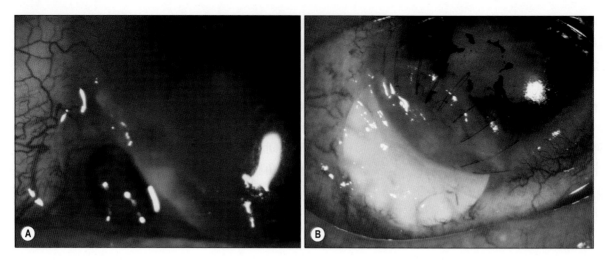

图 138.6 角膜手术。(A)类风湿性关节炎患者周边角膜溃疡穿孔。(B)角巩膜片修补穿孔。偏中心钻取供体角膜与角巩膜病变吻合

床位置做一个大约 1mm 宽的深层唇边。这个唇边为治疗性角膜移植提供支持,减少了术后伤口渗漏的风险。任何感染和炎症性角膜炎都应使用间断缝合。缝线应达到大约 75% 深度,不要全层,因为全层可增加感染性病原体从角膜进入前房的风险。间断缝合应采用放射状缝合,植床的跨度应大于非感染光学穿透性角膜移植。可以适当增加缝线数量而要注意保持适当的松紧度。采用一定张力长间距缝线的目的是防止缝线在坏死的角膜植床上出现缝线豁开(cheese-wiring)的现象。采用间断缝合也是因为可以在多处炎症反应、新生血管或复发感染情况下早些拆除缝线。

如果需要环形植片,例如 Mooren 溃疡,可以使用大小环钻结合方式制作植片。马蹄形或月牙形植片可以联合两个不同尺寸环钻和角度制作供体和受体角膜,利用角膜刀来制作径向直线部分(图 138.7)。

因为不需要健康的内皮,可以使用质量低一些的角膜供体。可以在眼球上使用环钻制作供体角膜,或者是把带巩膜环的角膜放在人工前房上制作。植片应大于植床直径 0.1~0.2mm,用 10-0 尼龙线连续或间断缝合。为了使组织对位更好,可能需要做前房穿刺软化眼球。需要说明的是手动板层分离供体和受体单调乏味,需要较高的技术,并且实际上不可能做到完全吻合。

机械自动板层刀制作供体和受体角膜板层比手动方式有明显改善。无缝线同种移植尝试用于前部角膜基质瘢痕和圆锥角膜的治疗。然而结果受多种

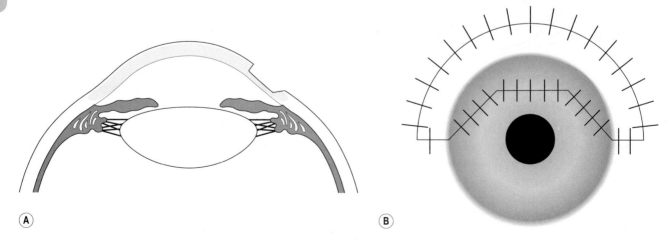

图 138.7 (A,B)图示角巩膜板层移植受体植床准备。(Petit TH 改良。板层角膜移植治疗 Terrien 边缘变性,徒手制作角巩膜板层植片的长期结果。Refractive Corneal Surg 1991;7(1):28~32. Reprinted with permission from SLACK Incorporated.)

因素的干扰较大,如角膜大小、形状和曲率还有界面的扭曲作用等。

近红外飞秒激光的出现为其在板层角膜移植中提供了应用前景。这种激光使用非常高的能量,在角膜内引起"光-离子效应",产生显微镜下空穴现象,产生水和二氧化碳的空气泡。设置的短脉冲间隔为10^{-15}秒,使气泡的定位精确(伴随最小的周围组织破坏),能量可以定位在角膜的任何部位。与193nm的紫外氟化氩准分子激光(作用于前部角膜的碳-碳键)相比,近红外波长可以穿透角膜组织,甚至水肿或瘢痕组织。光束可以聚焦在1μm内,制作重复交叠的空气泡。当与计算机结合,通过光栅与螺旋配置制作切割计划时,可以加入垂直或倾斜的边切。飞秒激光的早期模式使用脉冲为10kHz,新一代使用了500kHz。

制作的这种几乎无缝的层间界面可以显著提高视力和对比敏感度。术者可以非常精确地对供体和受体在水平和垂直方向实施手术计划,制作个性化的形状。另外与机械板层刀不同,联合垂直切除,可以减少缝线的数量。Bascom-Palmer眼科研究所的Yoo和其同事早期报道了无缝合飞秒激光辅助的前板层角膜移植的12例患者证明术后效果良好,另一项研究13例患者采用了同样的治疗,结果证明长期视力保持稳定[48]。在深板层角膜移植中,飞秒激光环切与机械环钻相比,具有同样的视力预后,但视力恢复更快[49]。

板层角膜植片的最佳参数设置还没有确定。一些个性化的切割形状,如蘑菇状、礼帽状和之字形,有助于提高视力的恢复速度,减少术后散光。随着技术的进步和世界范围内的应用,飞秒激光辅助的治疗性角膜移植的比例在持续增加。

治疗性角膜移植术后处理

治疗性角膜移植的术后处理通常与手术一样困难。下面是一些基本的原则:

1. 消除残余感染灶,避免感染复发。治疗性角膜移植通常可以通过手术切除感染灶。当有可疑病灶时,应持续抗感染治疗直到角膜上皮愈合。治疗时间要看感染的程度和致病微生物。一般来说,机会感染,如棘阿米巴和真菌最顽固,术后抗微生物预防复发的持续时间最长。这一治疗有可能持续数月。

2. 促进角膜的重新上皮化和伤口愈合。注意

避免角膜长期过度治疗引起的药物毒性,如强化抗生素、两性霉素B和抗病毒药物。全身使用阿昔洛韦可以起到局部抗病毒作用,并且避免了药物毒性角膜炎的风险。单纯疱疹病毒性角膜炎接受治疗性角膜移植患者可以口服阿昔洛韦400mg,每日两次或者伐昔洛韦500mg,每日一次,持续6个月。在治疗角膜移植术后上皮病变时,经常使用无防腐剂的人工泪液。如果这类治疗无效,使用氰基丙烯酸盐黏合剂的临时性睑裂缝合可以解决持续上皮缺损。当有指征时,可以使用柔和的药物代替毒性大的抗生素。

3. 使用激素抗感染。局部使用糖皮质激素在感染性角膜炎治疗性角膜移植术后是矛盾的。大多数角膜感染的细菌对抗生素敏感。因此在感染眼上同时使用糖皮质激素是正确的。单纯疱疹病毒性角膜炎治疗性角膜移植术后,只要患者局部或者全身使用抗病毒药物,再使用糖皮质激素并无风险。与其相反的是在对于药物治疗不敏感的感染,如真菌或棘阿米巴角膜溃疡,治疗性角膜移植术后应避免使用激素[11]。治疗性角膜移植术后,有任何征象表明治疗性角膜移植后有活动性的真菌或棘阿米巴感染,均应避免使用糖皮质激素。如果眼部治疗充分,手术去除面积足够大,使用糖皮质激素是适应证,可以安全使用[11]。对于严重感染,可以考虑全身使用糖皮质激素。

4. 术后应注意随访患者的眼压。据报道在光学穿透性角膜移植术后,青光眼患病率为18%~42%。2014年一项研究回顾了441只眼接受穿透性角膜移植术后,青光眼发生率为21%[50]。治疗性角膜移植后,患者可能会出现虹膜前粘连、虹膜炎、小梁网炎,以上都会引起眼压升高。应该使用1%睫状体麻痹药物(环戊通)散大瞳孔,可以减少睫状痉挛,预防瞳孔阻滞,减少周边虹膜前粘连。预防治疗性角膜移植术后青光眼引起的视野丢失需要有效的药物和手术治疗。

治疗性角膜移植视力预后

总的来说,治疗性角膜移植后植片透明率为29%~92%[1,5]。角膜植片成功一般术后会提高视力,包括机械性和激光辅助角膜移植植片[3,48]。治疗性角膜移植的最终视力预后受很多因素影响。感染病原体的种类以及治疗的敏感性非常重要。细菌性角膜炎角膜移植预后优于棘阿米巴或真菌性角膜

感染。2014 年一项研究回顾了治疗性角膜移植治疗感染性角膜炎，术后视力 >0.1 的细菌性角膜炎占 18.5%，真菌性角膜炎占 5.7%，而棘阿米巴性角膜炎则没有[16]。角膜病理也影响术后视力重建。眼表性疾病，如干眼和神经营养性角膜炎，明显降低了术后供体角膜的生存能力。严重的眼表疾病视力预后极差，角膜移植主要以结构重建而不是恢复视力为目的。

手术时眼表炎症反应的程度严重影响了植片的存活。活动性炎症反应增加了虹膜前粘连、青光眼、角膜新生血管和植片排斥的风险。尽管角膜感染已经去除，控制炎症反应也非常重要。穿透性角膜移植引起的损伤可以增加供体植片炎症反应。这种炎症反应进展可以引起角膜植片溶解，新生血管和植片排斥。当治疗性角膜移植应用于亚急性患者感染控制时，术前局部短暂使用糖皮质激素可以提高视力预后。角膜新生血管也可以降低治疗性角膜移植的成功率。进入角膜基质的新生血管越多，角膜植片排斥率越高。

最后，治疗性角膜移植植片的大小也决定了植片的存活率。直径超过 9~9.5mm 的植片长期存活率明显降低[11,16]。植片达到接近角膜缘也增加了植片排斥和周边虹膜前粘连继发青光眼的概率。这些大植片的角膜移植往往是为了结构重建，为以后接受光学性角膜移植提供机会。

治疗性角膜移植往往是急诊手术，风险高，在手术和用药方面对角膜手术医生极具挑战性。需要注意细节和术后认真随访观察。无论如何，随着显微手术和技术、抗微生物以及抗炎症反应治疗的进步，使得治疗性角膜移植预后明显提高。穿透和板层角膜移植及相关技术为治疗性角膜移植提供了选择。在每个病例决定采用哪种手术时要考虑到它们的优缺点。

（王丽强 译）

参考文献

1. Yalniz-Akkaya Z, Burcu A, Doğan E, et al. Therapeutic penetrating keratoplasty for infectious and non-infectious corneal ulcers. Int Ophthalmol 2015;**35**(2):193–200.
2. Borderie VM, Guilbert E, Touzeau O, et al. Graft rejection and graft failure after anterior lamellar versus penetrating keratoplasty. Am J Ophthalmol 2011;**151**(6):1024–9.
3. Anshu A, Parthasarathy A, Mehta JS, et al. Outcomes of therapeutic deep lamellar keratoplasty and penetrating keratoplasty for advanced infectious keratitis: a comparative study. Ophthalmology 2009;**116**(4):615–23.
4. Ross J, Roy SL, Mathers WD, et al. Clinical characteristics of Acanthamoeba keratitis infections in 28 states, 2008 to 2011. Cornea 2014;**33**(2):161–8.
5. Tï SE, Scott JA, Janardhanan P, et al. Therapeutic keratoplasty for advanced suppurative keratitis. Am J Ophthalmol 2007;**143**(5):755–62.
6. Hill JC. Use of penetrating keratoplasty in acute bacterial keratitis. Br J Ophthalmol 1986;**70**:502–6.
7. Forster RK, Rebell G. Therapeutic surgery in failures of medical treatment for fungal keratitis. Br J Ophthalmol 1975;**59**:366–71.
8. Reynolds MG, Alfonso E. Treatment of infectious scleritis and keratoscleritis. Am J Ophthalmol 1991;**112**:543–7.
9. Upadhyay MP, Srinivasan M, Whitcher JP. Managing corneal disease: focus on suppurative keratitis. Community Eye Health 2009;**22**(71):39–41.
10. Chan E, Snibson GR, Sullivan L. Treatment of infectious keratitis with riboflavin and ultraviolet-A irradiation. J Cataract Refract Surg 2014;**40**(11):1919–25.
11. Killingsworth DW, Stern GA, Driebe WT, et al. Results of therapeutic penetrating keratoplasty. Ophthalmology 1993;**100**:534–41.
12. Al-Yousuf N, Mavrikakis I, Mavrikakis E, et al. Penetrating keratoplasty: indications over a 10 year period. Br J Ophthalmol 2004;**88**(8):998–1001.
13. Zare M, Javadi MA, Einollahi B, et al. Changing indications and surgical techniques for corneal transplantation between 2004 and 2009 at a tertiary referral center. Middle East Afr J Ophthalmol 2012;**19**(3):323–9.
14. Wang JY, Xie LX, Song XS, et al. Trends in the indications for penetrating keratoplasty in Shandong, 2005–2010. Int J Ophthalmol 2011;**4**(5):492–7.
15. Sony P, Sharma N, Vajpayee RB, et al. Therapeutic keratoplasty for infectious keratitis. A review of the literature. CLAO J 2002;**28**:111–18.
16. Sharma N, Jain M, Sehra SV, et al. Outcomes of therapeutic penetrating keratoplasty from a tertiary eye care centre in northern India. Cornea 2014;**33**(2):114–18.
17. Sharma A, Kaur R, Kumar S, et al. Fibrin glue versus N-butyl-2-cyanoacrylate in corneal perforations. Ophthalmology 2003;**110**(2):291–8.
18. Jonas JB, Rank RM, Budde WM. Tectonic sclerokeratoplasty and tectonic penetrating keratoplasty as treatment for perforated or pre-descemetal corneal ulcers. Am J Ophthalmol 2001;**132**:14–18.
19. Hanada K, Igarashi S, Muramatsu O, et al. Therapeutic keratoplasty for corneal perforation: clinical results and complications. Cornea 2008;**27**(2):156–60.
20. Wang J, Zhao G, Xie L, et al. Therapeutic effect of deep anterior lamellar keratoplasty for active or quiescent herpetic stromal keratitis. Graefes Arch Clin Exp Ophthalmol 2012;**250**(8):1187–94.
21. Al-Shehri A, Jastaneiah S, Wagoner MD. Changing trends in the clinical course and outcome of bacterial keratitis at King Khaled Eye Specialist Hospital. Int J Ophthalmol 2009;**29**(3):143–52.
22. Ross J, Kohilepp PA. Gangrene of the eyelids. Ann Ophthalmol 1973;**4**:84.
23. Cowden JW, Copeland RA, Schneider MS. Large diameter therapeutic penetrating keratoplasties. Refract Corneal Surg 1989;**5**:244–8.
24. Malik SRK, Singh G. Therapeutic keratoplasty in Pseudomonas pyocyanea corneal ulcers. Br J Ophthalmol 1971;**55**:326–30.
25. Polack FM, Kaufman HE, Newmark G. Keratomycosis. Medical and surgical management. Arch Ophthalmol 1971;**85**:410–16.
26. Forster RK. The role of excisional keratoplasty in microbial keratitis. In: Cavanagh HD, editor. The cornea. Transactions of the World Congress on the Cornea. III. New York: Raven; 1988. p. 529–33.
27. Xie L, Dong X, Shi W. Treatment of fungal keratitis by penetrating keratoplasty. Br J Ophthalmol 2001;**85**:1070–4.
28. Xie L, Shi W, Liu Z, et al. Lamellar keratoplasty for the treatment of fungal keratitis. Cornea 2002;**21**:33–7.
29. Xie L, Zhong W, Shi W, et al. Spectrum of fungal keratitis in north China. Ophthalmology 2006;**113**(11):1943–8.
30. Perry HD, Doshi SJ, Donnenfeld ED, et al. Topical cyclosporin A in the management of therapeutic keratoplasty for mycotic keratitis. Cornea 2002;**21**:161–3.
31. Wong TY, Au Eong KG, Chan WK, et al. Fusarium keratitis following the use of topical antibiotic–corticosteroid therapy in traumatized eyes. Ann Acad Med Singapore 1996;**25**:862–5.
32. Ficker LA, Kirkness C, Wright P. Prognosis for keratoplasty in Acanthamoeba keratitis. Ophthalmology 1993;**100**:105–10.
33. Robaei D, Carnt N, Minassian DC, et al. Therapeutic and optical keratoplasty in the management of Acanthamoeba keratitis: risk factors, outcomes, and summary of the literature. Ophthalmology 2015;**122**(1):17–24.
34. Cullen EJ, Parlato CJ, Arentsen JJ, et al. Medical and surgical treatment of Acanthamoeba keratitis. Am J Ophthalmol 1987;**103**:615–25.
35. Kashiwabuchi RT, de Freitas D, Alvarenga LS, et al. Corneal graft survival after therapeutic keratoplasty for Acanthamoeba keratitis. Acta Ophthalmol 2008;**86**(6):666–9.
36. Langston R, Pavan-Langston D, Dohlman CH. Penetrating keratoplasty for herpetic keratitis. Trans Am Acad Ophthalmol Otolaryngol 1975;**79**:577.
37. Ficker LA, Kirkness CM, Rice NSC, et al. Changing management and improved prognosis for corneal grafting and herpes simplex keratitis. Ophthalmology 1989;**96**:1587–96.
38. Tanure MA, Cohen EJ, Grewal S, et al. Penetrating keratoplasty for varicella-zoster virus keratopathy. Cornea 2000;**19**:135–9.
39. Sweet WH, Wepsic JG. Controlled thermocoagulation of trigeminal ganglion and rootlets for differential destruction of pain fibers. 1. Trigeminal neuralgia. J Neurosurg 1974;**40**:143–56.
40. Gundersen T. Herpes corneas: treatment with strong solution of iodine. Arch Ophthalmol 1936;**12**:225.

41. Zagelbaum BM, Donnenfeld ED, Perry HD, et al. Corneal ulcer caused by combined intravenous and anesthetic abuse of cocaine. *Am J Ophthalmol* 1993;**116**:241–2.

42. Rexed B, Rexed V. Degeneration and regeneration of corneal nerves. *Br J Ophthalmol* 1951;**35**:38–49.

43. Rasheed K, Rabinowitz YS. Surgical treatment of advanced pellucid marginal degeneration. *Ophthalmology* 2000;**107**:1836–40.

44. Cohen EJ, Buchanan HN, Laughrea PA, et al. Diagnosis and management of *Acanthamoeba* keratitis. *Am J Ophthalmol* 1985;**100**:389.

45. Khodadoust A, Quinter AP. Microsurgical approach to the conjunctival flap. *Arch Ophthalmol* 2003;**121**(8):1189–93.

46. Ang M, Mehta JS, Arundhati A, et al. Anterior lamellar keratoplasty over penetrating keratoplasty for optical, therapeutic, and tectonic indications: a case series. *Am J Ophthalmol* 2009;**147**:697–702.

47. Yoo SH, Kymionis GD, Koreishi A, et al. Femtosecond laser-assisted sutureless anterior lamellar keratoplasty. *Ophthalmology* 2008;**115**(8): 1303–7.

48. Shousha MA, Yoo SH, Kymionis GD, et al. Long-term results of femtosecond laser-assisted sutureless anterior lamellar keratoplasty. *Ophthalmology* 2011;**118**(2):315–23.

49. Shehadeh-Mashor R, Chan CC, Bahar I, et al. Comparison between femtosecond laser mushroom configuration and manual trephine straight-edge configuration deep anterior lamellar keratoplasty. *Br J Ophthalmol* 2014;**98**(1):35–9.

50. Sharma A, Sharma S, Pandav SS, et al. Post penetrating keratoplasty glaucoma: cumulative effect of quantifiable risk factors. *Indian J Ophthalmol* 2014;**62**(5):590–5.

10

第 139 章

浅层角膜结膜疾病的手术治疗

Marian S. Macsai，Ashley Rohr

关键概念

- 角膜微穿刺、电动金刚钻打磨器和激光治疗性角膜切削术（PTK）均可用于治疗复发性角膜上皮糜烂。
- 应用螯合剂 EDTA 联合角膜上皮刀刮除可以有效地治疗角膜带状变性。
- 选择性的上皮清创术可以用来治疗局部角膜缘干细胞缺乏症。
- 结节切除术是治疗 Salzmann 结节状角膜变性的简单而有效的方法。
- 上方角膜缘角结膜炎可以采用不同的手术方案。
- 结膜切除术可以有效地治疗有症状的结膜松弛症。
- 刮除术可以有效地治疗慢性滤泡性结膜炎相关的传染性软疣。

本章纲要

引言
浅层角膜疾病
浅层结膜疾病
总结

引言

在临床实践中经常遇到浅层角膜和结膜疾病。本章的重点是通过较小的操作即可以成功治疗的疾病，并对这些操作进行了说明。

浅层角膜疾病

复发性角膜上皮糜烂

复发性角膜上皮糜烂综合征是由于角膜上皮的黏附力差导致间歇性发生的自发性上皮缺损。临床表现为突发性的眼睛疼痛，通常发生在早晨或夜间醒来时，伴有流泪、发红和畏光症状。疼痛逐渐加重，发作时间长短可以从几分钟到几天不等。它在 1872 年首先被 Hansen 描述为"间歇性神经性囊泡性角膜炎"[1-3]。角膜上皮基底膜与其下方的前弹力层和基质层黏附力差被认为是源于异常的黏附复合物，包括异常的半桥粒和基质金属蛋白酶（MMP-2 和 MMP-9）的活性增加，或基底膜本身的复制[2,4]。复发性角膜上皮糜烂易发生于既往存在角膜划伤史或潜在的角膜营养不良病史，特别是上皮基底膜营养不良（epithelial basement membrane dystrophy，EBMD）的患者中。该病的诊断主要是通过病史以及裂隙灯显微镜观察发现角膜上皮存在糜烂的、灰白色染色区域（图 139.1），最常出现在下方旁中央角膜区[3,5]。EBMD 患者可能存在上皮微囊。表面麻醉后，在裂隙灯显微镜下使用吸血海绵的尖端可以轻易地使其折叠从而识别松散的角膜上皮[1]。临床表现不显著的复发性角膜上皮糜烂的诊断更为困难。通过裂隙灯显微镜检查可能发现即使角膜上皮恢复完整，角膜基质仍然持续存在棕色颗粒状物。然而有时患者来就诊时角膜上皮已经完全修复，所以即使用裂隙灯显微镜很仔细地检查也发现不了角膜的异常。

在临床实践中有时由于治疗效果不佳而导致病程的延长也是令人沮丧的。通常采用内科和外科联合的阶梯式的治疗方案来治疗复发性角膜上皮糜烂。当存在上皮缺损时，通常会预防性使用抗生素滴眼液。防止上皮出现糜烂通常从眼表面的润滑开始，可以在睡前使用高渗盐水软膏，持续数月。由于夜间泪液蒸发减少，泪膜的相对低渗，这将导致角膜上皮水肿的相对增加和随之而来的上皮黏附力降低。高渗性软膏通过在眼球快速运动期间保持润滑并且在早晨睁眼时增加泪膜的张力从而防止角膜上

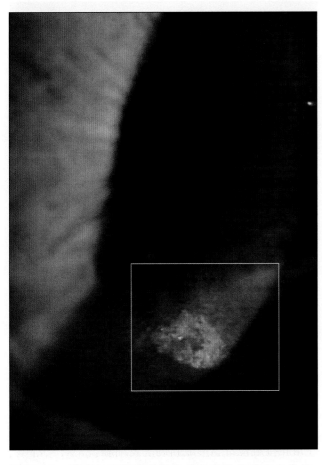

图 139.1 裂隙灯显微镜观察发现复发性角膜上皮糜烂，表现为糜烂、水肿、断裂的灰色角膜上皮（方框中）。值得注意的是糜烂的角膜上皮周边被完整但水肿的灰色上皮包围。（Peter R Laibson，MD；Rubinfeld RS；复发性角膜上皮糜烂；提供。Roy FH 编辑：眼科手术中的主要技术，Baltimore，1995，Williams & Wilkins）

皮糜烂。高渗性软膏必须持续使用至少 6 个月以使得正常黏附复合物重塑。目前可用的高渗性软膏包含 5% 氯化钠（Muro-128，Bausch 和 Lomb）。口服多西环素和局部糖皮质激素的联合应用也可用于治疗复发性角膜上皮糜烂[6,7]，通常认为是通过抑制基质金属蛋白酶 -9 发挥作用。自体血清滴眼液因其含有生长因子亦用来增加眼部润滑[8,9]。急性角膜上皮糜烂发作后佩戴绷带式软性角膜接触镜（bandage soft contact lens，BSCL）数月亦是有效的治疗方法[10]，要警惕角膜接触镜相关的微生物性角膜炎[11]。急性角膜上皮糜烂时包眼与润滑剂 / 抗生素联合治疗也是有效的短期疗法。单纯药物治疗失败的病例，可以采用手术治疗。角膜上皮糜烂发作的频率和严重程度，是否伴有营养不良或其他疾病，糜烂的病因和位置以及患者的需求都决定着手术方式的选择。

前基质微穿刺

前基质微穿刺可用于治疗局部角膜上皮糜烂，最好是位于视轴之外[12,13]，这部分病例往往是外伤引起的。手术是通过裂隙灯显微镜在表面麻醉下进行的。手术前应局部预防性使用抗生素，荧光素染色可以用于观察穿刺痕迹。放置开睑器，使用弯曲的 23~25 号针头在角膜局部穿刺一定深度（约 10%~20% 基质深度或 0.1mm），也可以使用直针，但相对角膜穿孔的风险较高[13]。可以采用尖端弯曲的短（5/8 英寸）的针头放置在 1ml 注射器上[14]，穿刺时针头倾斜尖端保持垂直于角膜表面。穿刺部位应紧密相连，但并不融合，穿刺范围应该比病变区域大 1~2mm。糜烂边缘的正常角膜上皮也应该治疗，因为剥脱的角膜上皮通常都延伸超过糜烂的范围，有时可以通过后部反光照明法观察到（图 139.2）。尽管主观和客观的眩光测试均显示在瞳孔区用穿刺术治疗的患者视觉质量没问题，但如果可能的话，还是应该尽量减少瞳孔区的治疗操作[15]。微穿刺术可以产生细小的上皮下瘢痕，导致角膜上皮与其下层角膜基质之间的紧密粘连（图 139.3）。在电子显微镜和免疫组织化学研究发现该紧密连接与穿刺部位的细胞外基质蛋白（纤维蛋白、IV 型胶原和层粘连蛋白）的诱导有关，还可能与穿刺部位相邻区域的角膜上皮下纤维化有关，上皮下纤维化被认为在上皮细胞附着于基质中起关键作用[16]。

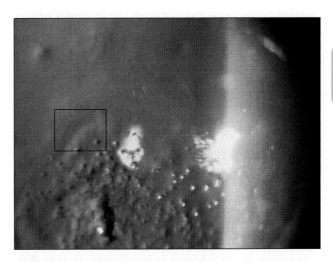

图 139.2 前基质微穿刺后立即通过裂隙灯显微镜后部反光照明法拍摄的照片。注意，前基底膜异常区域（方框）超过荧光素染色的糜烂角膜上皮的界限。（转载自 Rubinfeld RS，et al. Anterior stromal puncture for recurrent erosion：further experience and new instrumentation，Ophthalmic Surg 21：318~326，1990，经 Slack Inc. 的许可）

10

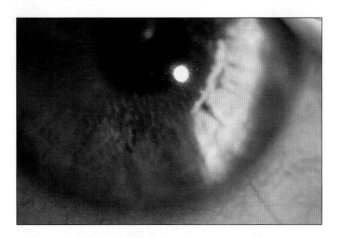

图 139.3 前基质微穿刺后 6 个月后多处小瘢痕形成

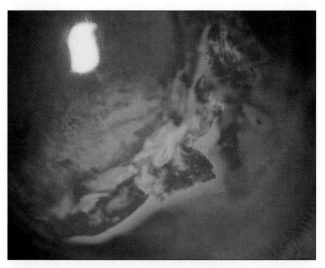

图 139.4 裂隙灯显微镜显示复发性角膜上皮糜烂患者贴附不紧密的松软的上皮。松软的上皮会随着瞬目来回的滑动。值得注意的是,荧光素染色可以使得松散的上皮更加清晰可见

术后用药包括局部抗生素、睫状肌麻痹剂和非甾体类滴眼液,同时佩戴绷带软性角膜接触镜数周,以促进上皮愈合,重新建立紧密连接。经过这些处理,患者有可能会在晨起睁眼时觉得异物感或者轻微不适,也可能在其他时间出现干涩不适感。高渗性软膏应在睡前连续使用 6~12 个月(有时需更长时间),使得黏附复合物和其他超微结构完全重新修复。

Nd∶YAG 激光也可在角膜前基质中产生相似的瘢痕[17-18]。Nd∶YAG 激光的前基质微穿刺通常在表面麻醉下用于未清创的松散上皮或者上皮缺损区域,功率设置为 0.3~0.6 mj/ 次,焦点为角膜上皮下或者浅层基质[19]。治疗区域和术后护理同用针头前基质微穿刺术。

上皮清创术(浅层角膜切削术、电动金刚钻打磨器、准分子激光治疗性角膜切削术)

替代手术可能更适合于角膜中央上皮糜烂或角膜弥漫性病变,如 EBMD。单独的上皮清创术,或与电动金刚钻打磨器(diamond burr,DB)联合或与准分子激光治疗性角膜切削术(phototherapeutic keratectomy,PTK)联合是治疗复发性角膜上皮糜烂的另一选择。单独的角膜上皮清创术可以成功[20-21]。角膜上皮清创术是通过裂隙灯显微镜在表面麻醉下使用棉签、吸血海绵,刀片或 Kirmura 刮铲等钝性器械[22]刮除局部松散的上皮组织(图 139.4)。然而单纯的角膜上皮清创术不能阻止疾病的复发,因为没有完全去除基底膜,没有对角膜上皮层和前弹力层黏附进行显著的修复。

另一种替代传统的机械法去除角膜上皮的有效方法是利用酒精分离[23]。表面麻醉下将 20% 的酒精溶液放置在角膜表面约 4~5mm 孔槽中 40 秒,然后用吸血海绵吸除酒精,用上皮刮刀将角膜上皮剥离。留

下了非常光滑的表面,可以促进新的角膜上皮细胞更牢固的黏附。任何方式的角膜上皮清创后,局部要预防性使用抗生素滴眼液、睫状肌麻痹剂,佩戴绷带软性角膜接触镜直至形成新的上皮细胞。

大范围的角膜上皮切削术,通常需要使用手术显微镜,是一种相对创伤更大的方式。该方法通常用于具有多次糜烂的 EBMD 病史,导致角膜不同区域大面积松散上皮的患者[24]。在适当麻醉(局部浸润、结膜下、球周或者球后)后,使用开睑器开睑,在距离角膜缘正常上皮组织约 1mm 处开始使用上皮刀剥离角膜上皮组织,应该尝试连续剥离角膜上皮组织,可以通过荧光素染色来观察持续存在的上皮碎片,应使用垂直于角膜表面的刀片刮除前弹力层,但注意不要在前弹力层产生线性瘢痕。

电动金刚钻打磨器(diamond burr,DB)是治疗角膜上皮糜烂的另一种有效的方法[25,26]。该技术是通过裂隙灯显微镜表面麻醉下打磨前弹力层。放置开睑器后,用干纤维素海绵或刀片除去所有松散的上皮组织。如果病变总是出现在旁中央角膜同一片小的区域,那么只需要刮除和治疗这一区域即可,如果病变频繁地发生在包括中央角膜在内的区域,那么整个中央角膜上皮均需要刮除。即使只出现过一次病变的部位的松散上皮也应该完全刮除。然后使用 5mm 直径的电动金刚钻打磨器在上述上皮缺损的整个区域打磨前弹力层,以增强角膜上皮的黏附力。DB 应均匀地应用于整个角膜,以减少造成不规则散光的机

10

会。与单独的上皮清创术相比,DB 打磨角膜术后复发和重复治疗的发生率都很低[25,26]。打磨后的光滑表面可以使得新角膜上皮细胞生长并能刺激纤维化和细胞外基质蛋白的激活,从而有助于增强上皮细胞黏附力。DB 术还可以减少由上皮不规则导致的不规则散光[25]。

术后患者可加压包眼或 BSCL 治疗和止痛药物治疗。与其他方法一样,患者也需要局部预防性使用抗生素和睫状肌麻痹剂治疗,直到上皮缺损愈合,晚上使用润滑眼膏 3~6 月。术后角膜可能会出现轻度的上皮下混浊(图 139.5),这种混浊通常不影响视力并可以自愈,但是短期局部使用糖皮质激素可能会缩短病程。

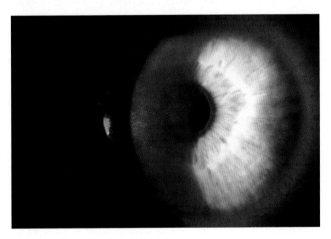

图 139.5　电动金刚钻打磨器治疗两月后可见角膜前基质轻度的上皮下混浊

PTK 已成功用于治疗复发性角膜上皮糜烂[27~30]。该方法使用准分子激光切削前弹力层或前基质,产生用于角膜上皮细胞生长的表面,具有精确度高和对邻近组织最小损伤的优点。潜在的缺点包括需要昂贵的技术设备和角膜曲率变平产生远视漂移。伴有近视的角膜上皮糜烂患者,联合 PTK 和准分子激光屈光性角膜切削术(photorefractive keratectomy,PRK)治疗,可以减少或消除屈光不正,并通过减少上皮的表面不规则性来改善最佳矫正视力。

手术过程包括放置开睑器,表面麻醉后通过上皮铲或刀片机械刮除角膜上皮组织,以避免在角膜深层引起不规则散光。另外可以代替机械刮除上皮的方法是采用 Amoils 刷。也可以通过化学法或激光去除角膜上皮(激光消融去上皮)。刮除上皮细胞后,进行激光消融,消融方法通常采用 193nm 激光束,频率高达 50Hz,直径为 6~7mm,为了保留前弹力层,在同

一区域最多只能发射 4 次[22]。为了减少术后屈光变化,通常表层切削 5~6μm[27~28]。整个视轴区的处理可能降低视觉上显著的不规则散光[29]。在手术过程中需要使用阻滞剂,如甲基纤维素,以防止切削表面的不规则性导致手术后不规则散光。术后通常使用 BSCL 以及局部非甾体类药物,睫状肌麻痹剂和抗生素。PTK 和 DB 两者在治疗复发性角膜上皮糜烂同样有效[31]。

角膜带状变性

角膜带状变性的特征是睑裂区角膜前弹力层灰白色钙质沉着。它通常从鼻侧和颞侧周边开始向角膜中央进展。这种钙化可破坏眼表,导致刺激、畏光和伴有疼痛的复发性角膜上皮糜烂。如果病变延伸到视轴,会造成视力下降和眩光。由于病变区域的角膜发白变色,角膜带状变性也是个美容性问题。

角膜带状变性可以由不同的全身性和眼部病症引起,但也可以是特发性的。与角膜带状变性相关的眼部局部病变包括慢性葡萄膜炎、进展期干燥性角结膜炎、硅油眼和眼球痨(phthisis bulbi)。全身疾病通常与高钙血症的原因相关,在没有眼部原因的患者中应考虑全身情况。角膜中钙质沉积的机制尚不明确,通常认为与角膜暴露有关,因其主要发生在睑裂区。有可能该区域的 pH 值升高,泪液渗透压的改变以及钙或磷酸盐浓度的增加导致该病[32]。

无临床症状的角膜带状变性可以观察,进展期的病变可以使用人工泪液和眼膏,或者去除钙质沉着。去除角膜带状变性的适应证包括疼痛、上皮缺损、视力下降和美容。去除角膜带状变性的方法包括机械刮除、浅层角膜切削、化学螯合作用,联合或不联合羊膜移植术和 PTK[32~36]。

常见的治疗角膜带状变性的有效方法是乙二胺四乙酸二钠(EDTA)螯合作用。它的主要优点是其仅仅去除沉积的钙质并且便宜[32~33]。具体方法为放置开睑器,表面麻醉,使用上皮刀刮除角膜上皮以促进 EDTA 的渗透。可获得的 EDTA 是 150mg/ml(15%)浓度,用生理盐水 1∶4 稀释,形成 3% 的溶液,将稀释的 EDTA 溶液通过吸血海绵或者直接使用储存器放置于病变区域,根据病变范围的不同,钙质大约在 5~30 分钟内溶解(图 139.6)。然后使用上皮刀刮除角膜表面沉着钙质。在一次治疗期间可多次重复使用 EDTA,以完全去除角膜病变。治疗后,使用睫状肌麻痹剂、抗生素眼膏或者佩戴绷带软性角膜接触镜直至上皮愈合。EDTA 处理后或者清创后也可使用羊膜

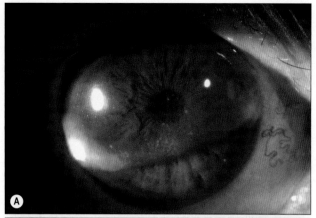

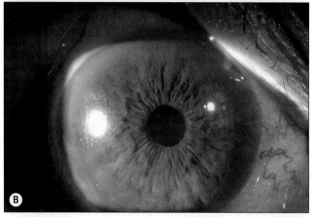

图 139.6 EDTA 治疗角膜带状变性。（A）角膜中央条带状钙质变性。（B）EDTA 螯合作用治疗角膜带状变性后 1 周，角膜明显透明

以促进角膜上皮细胞再生，同时减少术后疼痛[34~35]。EDTA 螯合可有效缓解症状，改善视力[34]，但治疗后有复发的可能。

PTK 也可用于治疗角膜带状变性，可以明显减轻症状和提高视力[36]。然而 PTK 的潜在缺点包括增加成本，潜在的屈光度漂移以及准分子激光不能区分钙质和正常角膜基质。在激光消融过程中通常需要阻滞剂以形成平滑的角膜表面并保护正常角膜基质。

部分角膜缘干细胞缺乏症

角膜上皮细胞衍生自角膜缘的 Vogt 栅栏干细胞，角膜缘干细胞抑制结膜上皮细胞迁移到角膜。角膜缘干细胞的损伤导致正常角膜上皮化过程的破坏，并且可能导致角膜含有结膜杯状细胞和结膜上皮细胞的结膜化。角膜还可能出现上皮缺损、新生血管化和严重的溃疡、溶解和穿孔。患者经常出现视力下降、畏光、流泪以及由于上皮细胞缺损导致的反复发作的疼痛[37]。

角膜缘干细胞缺乏（limbal stem cell deficiency, LSCD）包括部分缺乏和完全缺乏。完全的 LSCD 常见于先天性无虹膜、Stevens-Johnson 综合征、瘢痕性类天疱疮和严重的化学伤。部分的 LSCD 可见于角膜接触镜的过度佩戴、眼部手术、轻度的化学伤或热烧伤和药物毒性所致。角膜缘干细胞缺乏可以通过病变区的角膜缘和角膜的荧光素染色鉴别。完全的 LSCD 可以用结膜缘自体移植物或同种异体移植物进行羊膜移植治疗，同种异体移植需要全身使用免疫抑制剂[38~39]。无症状的部分 LSCD 可以局部滴用人工泪液治疗。有症状的部分 LSCD 可以用多种方法治疗，包括联合或不联合羊膜移植的选择性上皮刮除术[40~41]。

不联合羊膜移植术的上皮刮除术可以通过裂隙灯显微镜在表面麻醉下进行。放置开睑器后，用上皮刀将不规则上皮一直刮除至角膜缘。上皮缺损通常几天内愈合。理想情况下，正常角膜上皮覆盖上皮缺损区，患者症状改善（图 139.7）。由于该方法不能修复真正的角膜缘干细胞，所以在外周也会出现一些异常的结膜上皮细胞。这种方法对于减轻症状是有效的，然而随着时间的推移有可能复发。

Salzmann 结节状角膜变性

Salzmann 结节状角膜变性（Salzmann's nodular degeneration, SND）是一种非炎症性缓慢进行性退行性疾病，其特征是单个或多发白色，灰色或蓝色隆起的上皮下结节，常见于角膜中周区域。结节的根本病因可能是特发性或与以前发作的炎症或眼部手术有关。组织学上显示结节区域上皮下纤维化，破坏了前弹力层，相应的角膜上皮变薄。患者可能表现为完全无症状或者严重的病损。临床症状包括上皮缺损导致的异物感，畏光，流泪，眩光以及由于侵袭视轴或者不规则散光引起的视力下降[42]。

无症状的病例可以观察，轻度的病例可以使用人工泪液，更严重的病例采用表面结节切除术 / 角膜切削术或 PTK，使用或者不使用丝裂霉素 C（MMC）都可见成功的病例[43~45]。穿透性角膜移植术主要用于病变累及角膜中央深基质的患者。单纯的结节切除术在开睑器开睑后表面麻醉，随后刮除结节周围的上皮组织，同时钝性剥离隆起的结节。用镊子抓住结节，轻轻地用刀片将结节从角膜基质分离。术后局部使用抗生素和睫状肌麻痹剂，并且可以佩戴 BSCL 直到上皮愈合。丝裂霉素 C 的使用可以减少或消除浅层结节切除术后的复发[45]。

10

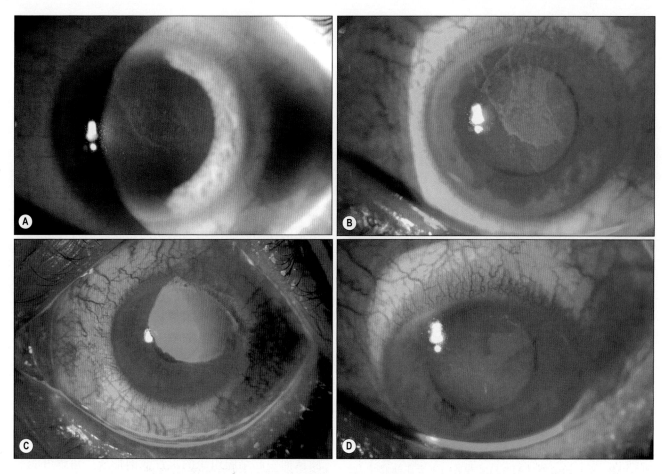

图 139.7 部分的角膜缘干细胞缺乏的治疗。(A 和 B)角膜接触镜过度佩戴引起的部分的角膜缘干细胞缺乏。(C)刮除所有的不正常的角膜上皮后可见大范围的角膜上皮缺损。(D)除了最周边区域,大部分角膜上皮愈合,上皮光滑,最佳矫正视力从 0.6 提高到 1.0

浅层结膜疾病

上方角膜缘角结膜炎

上方角膜缘角结膜炎(Superior limbic kerato-conjunctivitis,SLK)的特征为上方睑结膜和球结膜炎症。它通常是双侧的,但可能不对称。确切的病因尚不明确,有认为与眼睑的机械摩擦、免疫成分和甲状腺疾病相关[46]。临床症状包括发红、灼热、异物感、流泪和偶发的畏光。裂隙灯显微镜观察显示上方球结膜的放射状增厚,上睑结膜的细乳头状增生,甚至上方角膜缘点状染色以及丝状物。在组织学上表现为上皮细胞的角质化和缺乏杯状细胞的棘皮症[46]。

SLK 的治疗方式包括药物治疗和手术治疗。药物治疗包括人工眼泪、抗组胺药和肥大细胞稳定剂滴眼液、环孢素滴眼液、非甾体类抗炎滴眼液、糖皮质激素滴眼液、自体血清和注射用糖皮质激素。手术治疗包括泪小点栓塞、硝酸银烧灼、热烧灼术[47]、缝线固定术[48]和结膜退行或切除术,也可以联合羊膜移植术[49~50]。

SLK 的传统治疗方法是使用棉签或纤维素海绵蘸 0.5%~1% 的硝酸银溶液后置于麻醉的上睑结膜和球结膜 10~20 秒,注意不要碰触角膜组织。这种治疗方法造成结膜轻微的化学烧伤,可以改善症状数周,并且可以重复进行[46]。禁止使用硝酸银棒,因为这种浓度会导致永久性角膜混浊。

结膜切除术是治疗 SLK 非常成功的方法,需要在手术室进行[49~50]。表面麻醉和结膜下局部麻醉后,将上方球结膜从筋膜囊分离,从 10 点位到 2 点位沿角膜缘切除结膜。孟加拉红或丽丝胺绿染色有助于显示异常结膜的范围。

热烧灼术是在诊室中容易开展的手术,其可以明显改善症状。表面麻醉后,上方球结膜注射麻醉剂以形成球囊,然后在球结膜上进行局部的热烧灼,从角膜缘一直往后 8mm 处,在 10 点位到 2 点位之间产生大约 100 个焦斑,注意不要伤及下面的巩膜(图 139.8)。

10

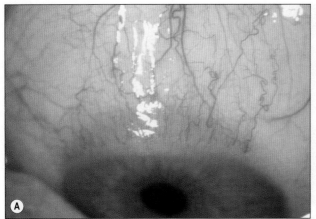

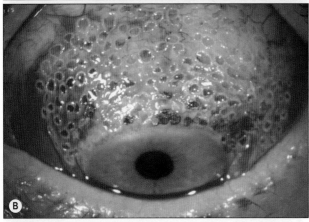

图 139.8　SLK 的治疗。(A)与 SLK 相关的上方球结膜充血。(B)上方球结膜热烧灼术后

手术后使用抗生素眼膏。症状在术后数周内改善,效果可持续几年[47]。如果需要,可以重复进行。

结膜松弛症

结膜松弛症被定义为多余的,松散的球结膜,通常出现于下方眼球与眼睑之间。常见于老年人,被认为是正常的衰老过程,双侧性但可能不对称。结膜松弛症可能引起一系列症状,如干眼症,多余的球结膜遮盖下泪小点引起流泪,在闭合眼睑时暴露的球结膜引起的疼痛和眼红。病因尚不明确,可能与球结膜附着于眼球的部分老化有关,或与眼表炎症或泪液清除周期的延长相关[51,52]。

无症状的患者可以观察,轻微的患者可以使用润滑剂,重症的患者可以采取手术治疗。手术方式包括局部的烧灼术,类似 SLK 的治疗[53],或者采用可吸收缝线将球结膜缝合固定于眼球上[54]。这些方式可能适合于轻度的患者,对于中度甚至重度的患者可能选择手术切除多余的球结膜更加可靠。

切除松弛的球结膜的手术方式有很多,均可明显

改善症状[55~57]。这些手术通常是在表面麻醉或局部麻醉下在门诊手术室完成。手术方式为切除多余的球结膜,余下的球结膜要么自愈,要么缝合边缘,要么使用纤维蛋白胶。一些手术还将羊膜组织置于结膜下或代替去除的结膜组织[56~57]。

手术步骤:患眼放置开睑器,表面麻醉后用镊子在距离角膜缘 5mm 处夹住下方多余的球结膜。应尽量地夹住足够多的结膜组织以收紧下方球结膜,但又不要太紧绷以避免下穹隆回缩,将夹住的组织标记。如果需要,可以采用局部浸润麻醉。用 Westcott 剪将松弛的球结膜组织切开成朝向角膜缘的月牙形。可吸收缝合线,例如 8-0 或 9-0 vicryl 线闭合球结膜(图 139.9 和图 139.10),可以使用组织胶来代替缝线。术中须确定不再有覆盖下泪点的结膜组织。手术后局部短期使用抗生素滴眼液和糖皮质激素滴眼液。症状在多余结膜切除后数周内显著改善[55]。

传染性软疣

传染性软疣是一种 DNA 痘病毒,其皮损特征为圆形白色珍珠样,顶端凹陷。当皮损出现在眼睑时可以引起眼部症状,主要是由于激活的病毒颗粒进入泪膜从而引起结膜组织的毒性滤泡形成。角膜可能形成浅表性点状病变和血管翳[58]。慢性滤泡性结膜炎患者应仔细检查是否存在眼睑皮肤软疣。免疫功能

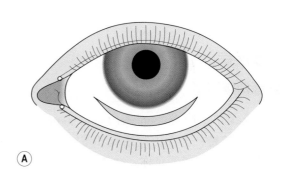

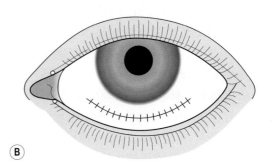

图 139.9　结膜松弛症手术切除。(A)多余的球结膜标记成月牙形,并用 Westcott 剪剪除。(B)剩余球结膜边缘进行缝合

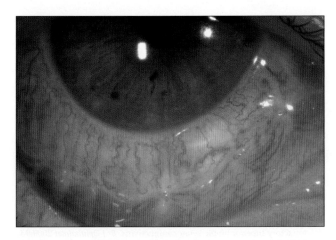

图 139.10　结膜松弛切除术后用 6-0 可吸收缝线缝合后三天

低下的患者可能会出现更大更多的皮损。

传染性软疣的皮损通常会自愈,但可能需要数月至数年。有效的方法是通过刮除顶端凹陷处使病变出血来治疗[59]。这种方法可以在裂隙灯显微镜下进行,可无需麻醉或局部皮肤少量麻醉。可以使用霰粒肿刮匙或刀片或细的镊子刮除皮损中央使其出血(图 139.11)。

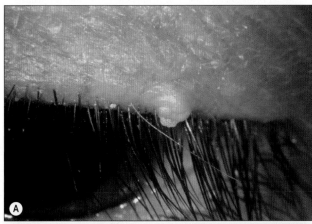

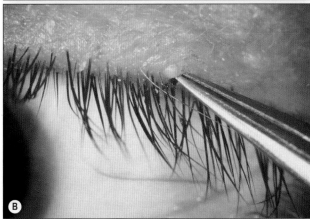

图 139.11　传染性软疣的治疗。(A)传染性软疣在睑缘的皮损。(B)用细镊子挤压皮损的中央区域引起轻微的出血

然后用抗生素软膏处理病变区域。皮损和结膜炎一般几周内治愈。

总结

眼表疾病在日常临床实践中很常见。该类病损首选药物治疗,但是对于药物治疗无效的患者可以采用小的手术治疗。

(刘明娜 译　高华 审)

参考文献

1. Das S, Seitz B. Recurrent corneal erosion syndrome. *Surv Ophthalmol* 2008;**53**:3–15.
2. Suri K, Kosker M, Duman F, et al. Demographic patterns and treatment outcomes of patients with recurrent corneal erosions related to trauma and epithelial and Bowman layer disorders. *Am J Ophthalmol* 2013;**156**:1082–7.
3. Diez-Feijoo E, Grau AE, Abusleme EI, et al. Clinical presentation and causes of recurrent corneal erosion syndrome: Review of 100 patients. *Cornea* 2014;**33**(6):571–5.
4. Ewald M, Hammersmith KM. Review of diagnosis and management of recurrent erosion syndrome. *Curr Opin Ophthalmol* 2009;**20**(4):287–91.
5. Reidy JJ, Paulus MP, Gona S. Recurrent erosions of the cornea: epidemiology and treatment. *Cornea* 2000;**19**:767–71.
6. Wang L, Tsang H, Coroneo M. Treatment of recurrent corneal erosion syndrome using the combination of oral doxycycline and topical corticosteroid. *Clin Experiment Ophthalmol* 2008;**36**:8–12.
7. Dursun D, Kim MC, Solomon A, et al. Treatment of recalcitrant recurrent corneal erosions with inhibitors of matrix metalloproteinase-9, doxycycline and corticosteroids. *Am J Ophthalmol* 2001;**132**:8–13.
8. Benitez del Castillo JM, de la Casa JM, Sardiña RC, et al. Treatment of recurrent corneal erosions using autologous serum. *Cornea* 2002;**21**:781–3.
9. Ziakas NG, Boboridis KG, Terzidou C, et al. Long-term follow up of autologous serum treatment for recurrent corneal erosions. *Clin Experiment Ophthalmol* 2010;**38**(7):683–7.
10. Fraunfelder F, Cabezas M. Treatment of recurrent corneal erosion by extended-wear bandage contact lens. *Cornea* 2011;**30**(2):164–6.
11. Thoft RA, Mobilia EF. Complications with therapeutic extended-wear soft contact lenses. *Int Ophthalmol Clin* 1981;**21**:197–208.
12. Rubinfeld RS, Laibson PR, Cohen EJ, et al. Anterior stromal puncture for recurrent erosion: further experience and new instrumentation. *Ophthalmic Surg* 1990;**21**:318–26.
13. McLean EN, MacRae SM, Rich LF. Recurrent erosion. Treatment by anterior stromal puncture. *Ophthalmology* 1986;**93**:784–8.
14. Zauberman NA, Artornsombudh P, Elbaz U, et al. Anterior stromal puncture for the treatment of recurrent corneal erosion syndrome: Patient clinical features and outcomes. *Am J Ophthalmol* 2014;**157**:273–9.
15. Rubinfeld RS, MacRae SM, Laibson PR. Correspondence regarding successful treatment of recurrent corneal erosion with Nd:YAG anterior stromal puncture. *Am J Ophthalmol* 1991;**111**:252–4.
16. Hsu JKW, Rubinfeld RS, Barry P, et al. Anterior stromal puncture. Immunohistochemical studies in human corneas. *Arch Ophthalmol* 1993;**111**:1057–63.
17. Geggel HS. Successful treatment of recurrent corneal erosion with Nd:YAG anterior stromal puncture. *Am J Ophthalmol* 1990;**110**:404–7.
18. Katz HR, Snyder ME, Green WR, et al. Nd:YAG laser photo-induced adhesion of the corneal epithelium. *Am J Ophthalmol* 1994;**118**:612–22.
19. Tsai TY, Tsai TH, Hu FR, et al. Recurrent corneal erosions treated with anterior stromal puncture by Neodymium: Yttrium-Aluminum-Garnet laser. *Ophthalmology* 2009;**116**:1296–300.
20. Itty S, Hamilton SS, Baratz KH, et al. Outcomes of epithelial debridement for anterior basement membrane dystrophy. *Am J Ophthalmol* 2007;**144**:217–21.
21. Singh RP, Raj D, Pherwani A, et al. Alcohol delamination of the corneal epithelium for recalcitrant recurrent corneal erosion syndrome: a prospective study of efficacy and safety. *Br J Ophthalmol* 2007;**91**:908–11.
22. McGrath LA, Lee GA. Techniques, indications and complications of corneal debridement. *Surv Ophthalmol* 2014;**59**:47–63.
23. Dua HS, Lagnado R, Raj D, et al. Alcohol delamination of the corneal epithelium: an alternative in the management of recurrent corneal erosions. *Ophthalmology* 2006;**113**:404–11.
24. Buxton JN, Constad WH. Superficial epithelial keratectomy in the treatment of epithelial basement membrane dystrophy. *Ann Ophthalmol* 1987;

10

19:92–6.

25. Wong VW, Chi SC, Lam DS. Diamond burr polishing for recurrent corneal erosions: results from a prospective randomized controlled trial. *Cornea* 2009;**28**:152–6.

26. Soong HK, Farjo Q, Meyer RF, et al. Diamond burr superficial keratectomy for recurrent corneal erosions. *Br J Ophthalmol* 2002;**86**:296–8.

27. Jain S, Austin DJ. Phototherapeutic keratectomy for treatment of recurrent corneal erosion. *J Cataract Refract Surg* 1999;**25**:1610–14.

28. Rapuano CJ. Excimer laser phototherapeutic keratectomy: long-term results and practical considerations. *Cornea* 1997;**16**:151–7.

29. Rapuano CJ. Excimer laser phototherapeutic keratectomy. *Curr Opin Ophthalmol* 2001;**12**:288–93.

30. Baryla J, Pan YI, Hodge WG. Long-term efficacy of phototherapeutic keratectomy on recurrent corneal erosion syndrome. *Cornea* 2006; **25**(10):1150–2.

31. Sridhar MS, Rapuano CJ, Cosar CB, et al. Phototherapeutic keratectomy versus diamond burr polishing of Bowman's membrane in the treatment of recurrent corneal erosions associated with anterior basement membrane dystrophy. *Ophthalmology* 2002;**109**:674–9.

32. Jhanji V, Rapuano CJ, Vajpayee RB. Corneal calcific band keratopathy. *Curr Opin Ophthalmol* 2011;**22**:283–9.

33. Najjar DM, Cohen EJ, Rapuano CJ, et al. EDTA chelation for calcific band keratopathy: results and long-term follow-up. *Am J Ophthalmol* 2004;**137**: 1056–64.

34. Esquenazi S, Rand W, Velazquez G, et al. Novel therapeutic approach in the management of band keratopathy using amniotic membrane transplantation with fibrin glue. *Ophthalmic Surg Lasers Imaging* 2008;**39**: 418–21.

35. Anderson DF, Prabhasawat P, Alfonso E, et al. Amniotic membrane transplantation after the primary surgical management of band keratopathy. *Cornea* 2001;**20**:354–61.

36. O'Brart DP, Gartry DS, Lohmann CP, et al. Treatment of band keratopathy by excimer laser phototherapeutic keratectomy: surgical techniques and long term follow up. *Br J Ophthalmol* 1993;**77**:702–8.

37. Dua HS, Azuara-Blanco A. Limbal stem cells of the corneal epithelium. *Surv Ophthalmol* 2000;**44**(5):415–25.

38. Meallet MA, Espana EM, Grueterich M, et al. Amniotic membrane transplantation with conjunctival limbal autograft for total limbal stem cell deficiency. *Ophthalmology* 2003;**110**:1585–92.

39. Santos MS, Gomes JA, Hofling-lima A, et al. Survival analysis of conjunctival limbal grafts and amniotic membrane transplantation in eyes with total limbal stem cell deficiency. *Am J Ophthalmol* 2005;**140**: 223–30.

40. Kheirkhah A, Casas V, Raju VK, et al. Sutureless amniotic membrane transplantation for partial limbal stem cell deficiency. *Am J Ophthalmol* 2008;**145**:787–94.

41. Anderson DF, Ellies P, Pires RT, et al. Amniotic membrane transplantation for partial limbal stem cell deficiency. *Br J Ophthalmol* 2001;**85**: 567–75.

42. Graue-Hernandez EO, Mannis MJ, Eliasieh K, et al. Salzmann nodular degeneration. *Cornea* 2010;**29**(3):283–9.

43. Reddy JC, Rapuano CJ, Felipe AF, et al. Quality of vision after excimer laser phototherapeutic keratectomy with intraoperative Mitomycin-C for Salzmann nodular degeneration. *Eye Contact Lens* 2014;**40**(4): 213–19.

44. Khaireddin R, Katz T, Baile RB, et al. Superficial keratectomy, PTK, and mitomycin C as a combined treatment option for Salzmann's nodular degeneration: a follow-up of eight eyes. *Graefes Arch Clin Exp Ophthalmol* 2011;**249**:1211–15.

45. Bowers PJ, Price MO, Zeldes SS, et al. Superficial keratectomy with mitomycin-C for the treatment of Salzmann's nodules. *J Cataract Refract Surg* 2003;**29**:1302–6.

46. Nelson JD. Superior limbic keratoconjunctivitis. *Eye (Lond)* 1989;**3**: 180–9.

47. Udell IJ, Kenyon KR, Sawa M, et al. Treatment of superior limbic keratoconjunctivitis by thermocauterization of the superior bulbar conjunctiva. *Ophthalmology* 1986;**93**:162–6.

48. Yamada M, Hatou S, Mochizuki H. Conjunctival fixation sutures for refractory superior limbic keratoconjunctivitis. *Br J Ophthalmol* 2009;**93**: 1570–1.

49. Passons GA, Wood TO. Conjunctival resection for superior limbic keratoconjunctivitis. *Ophthalmology* 1984;**91**:966–8.

50. Sun YC, Hsiao CH, Chen WL, et al. Conjunctival resection combined with tenon layer excision and the involvement of mast cells in superior limbic keratoconjunctivitis. *Am J Ophthalmol* 2008;**145**:445–52.

51. Meller D, Tseng SC. Conjunctivochalasis: literature review and possible pathophysiology. *Surv Ophthalmol* 1998;**43**:225–32.

52. Yokoi N, Komuro A, Nishii M, et al. Clinical impact of conjunctivochalasis on the ocular surface. *Cornea* 2005;**24**(Suppl.):S24–31.

53. Haefliger IO, Vysniauskiene I, Figueiredo AR, et al. Superficial conjunctiva cauterization to reduce moderate conjunctivochalasis. *Klin Monatsbl Augenheilkd* 2007;**224**:237–9.

54. Otaka I, Kyu N. A new surgical technique for management of conjunctivochalasis. *Am J Ophthalmol* 2000;**129**:385–7.

55. Liu D. Conjunctivochalasis. *Ophthal Plast Reconstr Surg* 1986;**2**:25–8.

56. Kheirkhah A, Casas V, Blanco G, et al. Amniotic membrane transplantation with fibrin glue for conjunctivochalasis. *Am J Ophthalmol* 2007; **144**:311–13.

57. Meller D, Maskin SL, Pires RT, et al. Amniotic membrane transplantation for symptomatic conjunctivochalasis refractory to medical treatments. *Cornea* 2000;**19**:796–803.

58. Charteris DG, Bonshek RE, Tullo AB. Ophthalmic molluscum contagiosum: clinical and immunopathological features. *Br J Ophthalmol* 1995; **79**:476–81.

59. Gonnering RS, Kronish JW. Treatment of periorbital molluscum contagiosum by incision and curettage. *Ophthalmic Surg* 1988;**19**:325–7.

10

第140章

准分子激光治疗性角膜切削术

Christopher J. Rapuano

关键概念

- 准分子激光治疗性角膜切削术(phototherapeutic keratectomy,PTK)最佳的适应证是角膜前部病变(前部10%~15%)和某些表面凸起的疾病。
- 其他治疗无效的反复发作的角膜上皮糜烂的患者也适用于PTK。
- 术前通过裂隙灯显微镜检查、角膜厚度测量以及成像技术来判断角膜病变的深度至关重要。
- 如果角膜上皮是光滑的、规则的,可以采用经上皮的PTK治疗。
- 如果角膜上皮是不规则的,在激光治疗之前应该先机械刮除上皮组织。
- PTK治疗的目的是使得角膜更加光滑规则,没必要一定要求其变透明。深度切削可以增加角膜上皮下混浊和角膜过度变平(远视漂移)的风险。
- PTK治疗容易出现上皮愈合不良的风险,术后应该密切随诊以确保上皮如期愈合。
- 患者应对PTK手术,术后处理和临床疗效给予适当的期望,事实上PTK治疗的许多病变(如角膜营养不良)会复发。

本章纲要

引言

准分子激光在20世纪90年代彻底改变了角膜屈光手术。准分子激光屈光性角膜切削术(photorefractive keratectomy,PRK)于1995年被美国食品药品管理局(Food and Drug Administration,FDA)批准,准分子激光原位角膜磨镶术(laser in-situ keratomileusis,LASIK)于1998年获得美国FDA批准。这些手术帮助数百万患者获得最佳裸眼视力,但并不适用于角膜异常的患者。准分子激光用于治疗角膜疾病即PTK,于1995年获得美国FDA批准。

准分子激光使用193nm波长的紫外激光断裂角膜分子之间的结合键,以"光化学反应"或"光消融"方式去除角膜组织。这一反应的优点是:①精确地切削需要去除的组织;②对临近组织无影响。从屈光角度看,可以通过角膜塑形达到矫正近视、远视、散光的目的。从治疗角度看,角膜的混浊以及不规则性可以得到改善。

PTK与板层角膜切削术相比最大的优点是准分子激光可以精确地切削角膜组织。一个激光脉冲切除约0.25μm深度的角膜组织,或约1/2000的角膜厚度。激光斑的形状可以从小圆圈调整到大圆圈(直径为0.6~6.5mm)。也可以使用类似尺寸的矩形激光斑。这种精确度可以很精确地去除角膜表面的异常使得剩余角膜基质透明光滑。

PTK的缺点是它无法区分异常和正常角膜组织。准分子激光用于切削角膜组织时,病变角膜组织消融完毕后,继续切削其下方正常的组织。浅表角膜组织也可以用刀片,微型角膜刀或飞秒激光去除。板层角膜切削术可以分辨正常的和异常的角膜组织,然后进行切除从而留下正常的角膜组织。然而刀片并不能识别表面是否光滑,因此板层角膜切削术后通常产生不规则的表面。

PTK 与采用微型角膜刀以及飞秒激光的板层角膜切削术相比的突出优点是手术过程中医生的可控性。使用微型角膜刀,需选择切削深度去除部分浅表角膜。使用飞秒激光,在手术开始时切削的直径、深度和形状需要输入电脑中。无论是应用微型角膜刀还是飞秒激光,在实际手术过程中,精确的切削直径和深度往往超出医生的控制。另外用微型角膜刀或飞秒激光在不规则角膜上进行切削时,剩余的角膜表面通常也是不规则的。此外微型角膜刀和飞秒激光通常不能去切削非常薄的角膜组织。

PTK 的适应证

准分子激光 PTK 用于治疗各种浅层角膜病变。一般来说,PTK 可用于治疗两种角膜异常:混浊和不规则。这两种情况通常同时出现。

美国 FDA 批准的 PTK 适应证包括:①浅层角膜营养不良(包括颗粒状、格子状和 Reis-Bückler 角膜营养不良);②上皮基底膜营养不良和角膜表面不规则(例如继发于 Salzmann 结节性角膜变性、圆锥角膜顶部或其他不规则表面);③角膜瘢痕和混浊(例如创伤、手术、感染和变性)。激光切削的深度不应该大于角膜厚度的三分之一,并且手术后剩余角膜基质床厚度至少需 250μm。

禁忌证

PTK 的禁忌证包括患者免疫力低下,存在未控制的眼部疾病如葡萄膜炎,睑缘炎或干眼症,以及不利于角膜愈合的任何疾病。与大多数禁忌证一样,患者和医生需要考虑这些条件中的任何一个,然后决定治疗益处是否超过风险。其他禁忌证是一些深层角膜混浊者,因去除角膜混浊时需要切削超过 20%~30% 的角膜厚度。治疗区域中角膜变薄也不适合 PTK,因为激光消融可以降低角膜的生物力学从而容易出现不规则散光甚至角膜扩张。在这些情况下,板层或穿透性角膜移植术可能是更好的选择。

术前评估

与大多数眼部手术一样,PTK 之前应进行完整的病史采集和眼科检查。术前评估最重要的目标之一

是确定患者是否适合 PTK 手术。这包括确定患者角膜是否适合于 PTK,PTK 术后是否可以很好地愈合,以及 PTK 术后患者的期望目标是否能达到。

眼部病史

当诊断已经明确(例如格子状角膜营养不良或浅表结节)时,我们需要重点了解患者需要解决什么问题。是反复发作的疼痛,视力差还是不耐受角膜接触镜? 偶尔,经常还是不断发生? 曾经接受过眼镜,角膜接触镜或药物治疗么? 只有这样,医生才能判断出 PTK 是否有益于患者。当诊断不太明确(例如病因不明的角膜瘢痕)时,应行尝试性诊断。例如,单纯疱疹病毒性角膜炎形成瘢痕的治疗和预后与其他角膜瘢痕不同。

眼科诊断和既往手术史也是至关重要的。无论是单纯疱疹,带状疱疹或脑外科手术中导致的神经营养性角膜瘢痕的 PTK 治疗,与其他非神经营养性角膜瘢痕相比愈合要差一些。且可能需要其他药物治疗,如口服抗病毒药物。也可能需要长期佩戴绷带软性角膜接触镜(bandage soft contact lens,BSCL)甚至睑裂缝合以促进愈合。角膜移植术后的 PTK 治疗同样具有类似的不愈合问题而且有可能诱发免疫排斥反应。

药物史

PTK 治疗人群与激光屈光性手术的人群是不同的。PTK 治疗者往往年龄较大,患有疾病的。确定是否存在可能干扰手术或愈合的任何潜在的全身性问题很重要。胶原血管病患者角膜上皮可能难以愈合。无论是全身性疾病还是全身应用免疫调节药物引起的免疫功能低下者均可能增加术后感染的风险。

术前检查

术前应进行完整的眼科检查。需要解决的一个重要问题就是眼睛问题有多少来自角膜。例如角膜瘢痕的患者,但是是由于严重的青光眼影响视力,那么即使角膜变透明也不可能改善视力。类似的,患者患有上皮基底膜营养不良,但疼痛与反复发作的糜烂无关,那么即使治疗了上皮基底膜营养不良也无法改善患者症状。视力差是由于角膜瘢痕引起的还是由于角膜的不规则性引起的,往往分辨不出。可以通过佩戴硬性角膜接触镜是否提高视力来区分上述两者。用裂隙灯显微镜检查评估角膜的异常至关重要,角膜病变的直径、深度、密度、位置以及病变区域的角膜

厚度都应该详细记录。通过上述评估,如果我们得出该患者的眼睛问题来自于角膜的异常,那么我们下一步就该确认 PTK 治疗是否可以改善。如果需要切削超过 15%~20% 的角膜厚度,或者剩余角膜厚度低于 350μm,不适合 PTK 治疗。板层角膜移植术或穿透性角膜移植术可能是更好的选择。

辅助检查

角膜地形图是评估角膜曲率不规则性的一种很好的方法。由于角膜浅表病变引起的角膜不规则可以严重影响视力,同时也非常适合 PTK 手术。角膜地形图无法区分表层不规则和深层角膜疾病。新的技术可以使整个角膜成像。首先是超声生物显微镜(ultrasound biomicroscopy,UBM),其使用高频超声使眼前段 4~5mm 成像,它提供了整个角膜的相当高清晰度的图像[1]。然而早期的 UBM 并没有发现有助于确定哪些适合 PTK 或决定激光切削的深度[2]。最近光学相干断层扫描技术(optical coherence tomography,OCT)被用于眼前节成像[3,4]。技术的进步使得 OCT 能够获得整个角膜的高清图像[5-7]。傅立叶域 OCT 比起常规的 OCT 可以提供更精确的图像[8,9]。希望这些技术可以帮助临床医生更好地确定角膜病变的深度和密度,更好地决定是否适合 PTK 手术。此外如果这些技术可以准确测量角膜混浊的深度,那同样也有助于手术参数的设计,即可以估计需要切削的深度。

患者选择

术前评估尤其是病史采集和眼部检查的目的是为了确认患者是否适合 PTK 治疗[10]。患者适当的预期,愈合良好的可能性很高,临床结果良好的概率很高,都是 PTK 的良好选择。术者需要与患者详细地讨论使得患者了解 PTK 治疗的目的。

手术方法

一般情况

准分子激光 PTK 手术既是科学也是艺术[11,12]。接受 PRK 和 LASIK 的眼睛通常是正常的,因此这些手术的技术非常标准化。PTK 治疗的眼睛都不正常,而且每一个患者的情况完全不相同。因此治疗不同疾病的手术方法也不完全相同[13-15]。例如角膜基质是光滑的但不透明,治疗就不同于基质混浊凸起粗糙

的治疗。复发性角膜上皮糜烂的治疗也不相同。尽管如此,一般的原则和目的还是相通的。

1. 切削角膜中央的大部分混浊。注意并不需要去除所有混浊的角膜。不是必须恢复角膜透明。旁中央区以及周边角膜并不需要恢复完全透明。

2. 使中央以及其旁中央区角膜光滑。注意:周边部分角膜并不需要完全光滑。

3. 尽量以最小的切削量来实现目标 1 和 2。注意:去除的基质越多,角膜变平、远视漂移以及角膜瘢痕形成的风险越大。

4. 在手术过程中要不断进行"切削核对",这意味着再次进行更多的激光治疗之前,请先在手术显微镜下或裂隙灯显微镜下观察切削区域,避免切削过多的组织。注意:这些步骤需要一些时间,但是值得的。

5. 如果角膜上皮有助于恢复角膜表面的光滑,最好进行经上皮的激光切削。反之,如果角膜上皮加剧角膜的不规则性,那在激光治疗之前应该机械法去除上皮。

6. 阻滞剂非常有助于角膜光滑。注意:如果不能正确使用阻滞剂,可能会产生比激光消融更大的不规则性。

7. 如果治疗反复发作的角膜上皮糜烂,需机械法去除上皮,并只需激光切削 5~6μm 深度的前弹力层。

表面光滑的混浊

具有相对平滑的角膜表面的前基质混浊,例如格子状角膜营养不良、颗粒状角膜营养不良和 Reis-Bückler 角膜营养不良,是 PTK 治疗的最佳选择。这些患者的角膜上皮通常是光滑的,可以采用经上皮的激光消融治疗,通常选择大的圆形激光斑,如 6.5mm。嘱患者盯住固视灯,激光以瞳孔为中心进行切削,否则会产生明显的不规则散光。手术前可以联合使用裂隙灯显微镜、超声测厚以及超声成像来评估角膜混浊的深度。这一深度的大约 50%~75% 被消融(图 140.1)。激光脉冲的重复率通常降低到 5~6Hz,以便在手术时更好地显示治疗效果。第一组激光脉冲之后,需要在激光显微镜和/或裂隙灯显微镜下检查角膜以决定是否需要进行更多的激光治疗。当中央角膜相当透明,中央和旁中央区角膜非常光滑时,治疗完成。否则再次进行激光消融并再次观察角膜。在 PTK 治疗过程中,角膜表面可能偶尔会出现不规则性,例如颗粒状营养不良中的不透明颗粒,可以用钝的或锋利的刀片机械去除,再进行激光消融。如果激

10

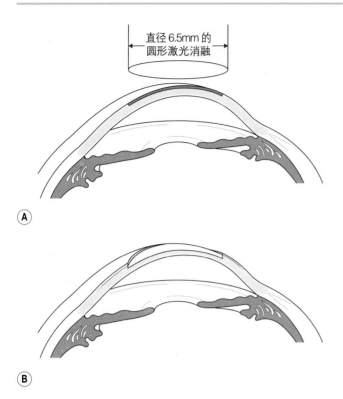

直径 6.5mm 的
圆形激光消融

Ⓐ

Ⓑ

图 140.1　角膜表面光滑的前基质混浊的治疗,例如颗粒状角膜营养不良。(A)经上皮激光切削中央区域。(B)中央大面积的混浊被切削

光消融超过约 20%~25% 的角膜厚度仍没有达到预期的效果,通常不需要进一步的激光消融。

粗糙的或者凹凸不平的混浊

在裂隙灯显微镜或手术显微镜下,板层角膜切削术可以治疗如 Salzmann 板层结节状角膜变性和圆锥角膜顶部的混浊。板层角膜切削术的主要优点是可以在病变的基底部发现光滑的基质床。该类疾病同样也适用于准分子激光治疗。对于不能用刀片产生光滑的基质床的病例,PTK 治疗可以很好的形成光滑的基质床。通常临床工作中会考虑两种技术结合。在显微镜下,使用钝的或锋利的刀片去除表面隆起的混浊。将上皮去掉可以很好地辨别病变的区域,从而更好地形成光滑的基质床。如果去除病变后其下面的基质床光滑,可使用浅层 PTK 联合阻滞剂进行少量的激光切削以形成更光滑的基质床。

如果用刀去除病变后不能形成光滑的基质床,通常会使用 PTK 去除病变。机械性地去除上皮,最初使用比病变区域稍小的激光光斑,通常使用圆形,部分激光器还可以有矩形的光斑。激光治疗时,以病灶的顶点为中心,使用操纵杆移动激光斑以覆盖整个病变。病变的顶点比起病变其他区域需要更多的激光

切削(图 140.2)。此外阻滞剂通常应用于不需要消融的区域,例如在病变基底和周围区域。当隆起的病变区域变平后,激光光斑直径可以扩大到更平滑,更宽的区域。经典的治疗方案为病变区域采用直径 1mm 的圆形激光斑切削,再使用 2~4mm 直径的圆形光斑切削更大的区域,最后使用直径为 6.5mm 的激光使得整个病变区域更光滑。

注意尽量减少不规则散光的产生。治疗隆起的病变的目的是使其尽量与周边的角膜在一个平面上,而不要形成凹痕,一个小的凹痕可以完全用上皮填

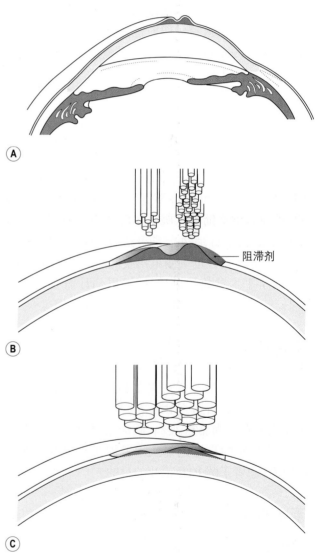

Ⓐ

阻滞剂

Ⓑ

Ⓒ

图 140.2　治疗隆起的角膜病变,例如 Salzmann 变结节状角膜变性。(A)隆起的上皮下病变。(B)从病变顶端机械刮除角膜上皮,凹陷处使用阻滞剂例如盐水或稍微黏稠的人工泪液。多个小的激光斑点用于治疗最高的区域。需要频繁停激光治疗以评估治疗的效果。根据需要应用阻滞剂和激光斑。(C)较大的激光斑用以产生更光滑的表面。应用阻滞剂保护不需要激光切削的区域

10

充,但是大的凹痕则不可能。在视轴上病变尤其如此。当治疗旁中央区的病变时,每一步治疗都应该以视轴为中心以避免形成不规则散光。这意味着可能需要消融部分正常角膜,使之与病变角膜保持相同的平面。

深的不规则的角膜混浊

具有不规则表面的基质瘢痕通常不适用于PTK,因为激光消融容易使既往存在的角膜变薄区域变得更薄,导致角膜更平而形成远视。然而如果下一步治疗方案是角膜移植,并且患者可以用眼镜或角膜接触镜矫正屈光不正,则可以考虑PTK治疗。这部分病例由于上皮的增生形成天然的阻滞作用或者代偿部分角膜基质的变薄,因而通常上皮表面是光滑的。在这种情况下,不是机械地去除上皮,而是采用经上皮的激光消融,类似于光滑的基质混浊,如Reis-Bückler角膜营养不良的治疗。激光治疗选择大直径的光斑(6.5mm),以瞳孔为中心。由于上皮、正常基质和瘢痕可能以不同的频率消融,因此不是一气呵成,而是需要不断地开始或者停下激光消融,以及重复使用阻滞剂以使得切削面光滑。再者,每次治疗都应该以视轴为中心以减少不规则散光的形成。

复发性角膜上皮糜烂

虽然复发性角膜上皮糜烂可以采用药物治疗或者一些小的手术例如前基质微穿刺、电动金刚钻打磨器等,PTK也是相当有效的。用钝或锋利的刀片机械地去除所有松散的上皮,激光消融的深度只需要5~6μm。更深的消融增加了角膜上皮下混浊和不规则散光的风险。理想情况下,治疗区域应该保持在中央6mm,或者包括整个中央区域,即使在消融之前需要去除一些正常的角膜上皮细胞。如果治疗区域大于最大消融区域,首先在中央6.5mm区域切削5~6μm深度[16]。然后将6.5mm海绵放置在中央覆盖先前处理的区域,再将激光消融直径设定为4mm,消融外周区域5~6μm深度。最终所有的病变区域都可以消融5~6μm深度(图140.3)。

远视补偿治疗

当角膜中央切削过深,增加角膜中央变平的风险从而导致远视形成[17,18]。减少角膜平坦化和远视漂移的最佳方法是激光治疗过程中不断地通过手术显微镜或者裂隙灯显微镜观察评估以用最小的消融量来达到治疗的目的。如果需要进行深度消融但又

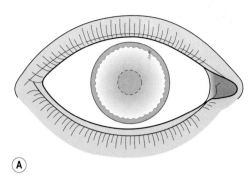

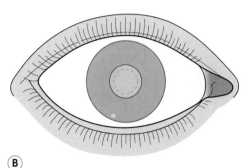

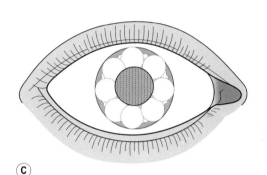

图140.3 范围较大的角膜中央上皮糜烂的治疗。(A)机械性去除角膜中央上皮。(B)中央6.5mm,深度为5~6μm激光消融。(C)6.5mm海绵放置在中央切削区,再将激光消融参数设定为4mm直径圆形光斑,围绕中央切削区依次消融外周角膜,深度为5~6μm

想避免产生远视漂移,有以下几种选择:一、待角膜愈合屈光状态稳定,采用接触镜或者远视屈光治疗。二、在治疗过程中评估远视漂移的量,PTK同时进行远视屈光治疗。这需要使用新的屈光消融卡。三、在PTK治疗过程中同时运行虽不精确但简单的远视补偿治疗程序。这种情况通常用于深度中央切削治疗,例如颗粒状角膜营养不良。在这种情况下,激光切削中央6.5mm的上皮和基质,然后手动去除激光治疗区周围约1~2mm范围的上皮。激光参数设定为2mm直径光斑,80~200μm切削量,具体取决于远视补偿治疗所需的切削量。移动操纵杆将2mm直径激光斑沿着并且部分覆盖6.5mm中心消融区的边缘消融一周(图

10

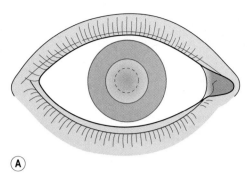

Ⓐ

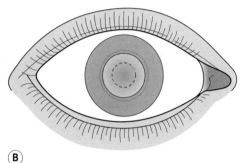

Ⓑ

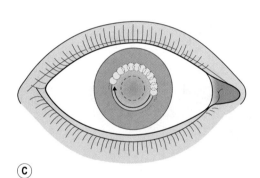

Ⓒ

图 140.4　远视补偿治疗。(A)中央 6.5mm 范围的较深的 PTK 切削。(B)机械去除激光治疗区周围约 1~2mm 范围上皮。(C)依据远视补偿治疗量的不同,激光参数设定为 2mm 光斑直径,80~200μm 切削量。将 2mm 直径激光斑沿着并且部分覆盖中央 6.5mm 切削区边缘进行 360° 均匀消融

140.4),应注意 360 度均匀切削。这种方式增加了周围的切削,可以抵消一部分的中央角膜平坦化。

阻滞剂

阻滞剂或调节剂是指可以选择性地阻挡激光消融以产生更光滑表面的物质。当对不规则的角膜进行 PTK 治疗时需要使用阻滞剂。阻滞剂最早采用的是半固体物质[19],目前大多数医生使用盐水或人工泪液。黏滞性取决于医生的偏好[20]。黏滞性越小,填充性越好,但需要频繁的使用。非常黏稠的阻滞剂可能更难使用,因为难以确定每个位置到底用了多少。

阻滞剂覆盖不需要激光切削的区域。临床上,通

常将阻滞剂放置在待治疗的整个区域,它会从最高的区域移流动至较低的区域,然后进行激光消融。稀薄的阻滞剂如盐水可能每 5~10 秒重复使用。由于手术显微镜下很难评估切削面的光滑程度,激光治疗期间可能需要在裂隙灯显微镜下多次检查,以获得光滑的切削面。

丝裂霉素 C

丝裂霉素 C(mitomycin C,MMC)是衍生自链霉菌的有效 DNA 交联剂。兔实验证明,丝裂霉素 C 可以减少准分子激光消融后的上皮下混浊[21]。目前已被用于治疗屈光手术后的角膜瘢痕[22,23]。也用于预防表层切削后的角膜上皮下混浊[24]。在其低剂量使用时并不影响上皮愈合[25]。

丝裂霉素 C 对内皮细胞的影响不太确定,部分研究没有发现有害作用,而有研究发现内皮细胞计数减少[26-29]。它已被用于预防 PTK 后各种角膜疾病的复发[30],包括 Salzmann 结节状角膜变性[31,32],Reis-Bückler 角膜营养不良[33]和 Avellino 营养不良[34]。使用的浓度范围从 0.04%~0.001% 不等,最常用的浓度为 0.02%(0.2 mg/ml)。其使用持续时间尚未标准化,但通常认为 PTK 治疗时间 1~2 分钟,屈光表面消融后应用 MMC12~60 秒。将圆形海绵浸泡于丝裂霉素 C 中,而后放置在角膜上。注意防止 MMC 溶液渗漏到结膜上。移除浸泡有 MMC 的海绵之前,用另外的海绵吸除多余的 MMC 以防止其流到非治疗区域,然后用 15~30ml 盐水冲洗眼睛以清除多余的 MMC。

术后处理

术后最早期的护理要点是:①促进上皮愈合;②减轻疼痛。手术后立即局部给予抗生素和睫状肌麻痹剂,如东莨菪碱。可以使用抗生素眼膏加压包眼,也可以佩戴 BSCL。患者术后需密切随访,如每隔几日复查直至上皮愈合。如果加压包扎,通常在术后第 1 天取下纱布,并频繁给予抗生素眼膏。如果佩戴 BSCL,则给予抗生素滴眼液,待上皮愈合后摘除绷带镜。如疼痛可以采用冰袋冷敷几日,口服镇痛药物(如对乙酰氨基酚与可待因或羟考酮)和神经性镇痛药物(如加巴喷丁和普瑞巴林)。随着上皮的愈合,疼痛会逐渐消失。

一旦上皮愈合,需要注意的是角膜上皮下混浊。术后早期几周,治疗区域可能出现前基质混浊。轻度的混浊没有显著症状者随访即可,一般会自行消失。

如混浊明显,则局部应用糖皮质激素滴眼液。根据混浊的程度,轻度的可以使用0.1%氟米龙滴眼液或0.2%~0.5%的氯替泼诺滴眼液每日数次,重度的可予1%泼尼松龙滴眼液,每日6~8次。糖皮质激素滴眼液随着混浊在数周至数月内消退而逐渐减量,注意监测糖皮质激素相关的副作用。

结果

根据手术指征,PTK的结果差别很大,世界各地均可见良好的治疗效果的报道[35~40]。PTK最常见的适应证之一是前弹力层和前基质营养不良,如Reis-Bückler角膜营养不良,颗粒状角膜营养不良和格子状角膜营养不良(图140.5、图140.6)。许多研究已经证实PTK治疗上述疾病可以取得很好的疗效[33,34,41~44]。

也有报道斑块状角膜营养不良[45]和Schnyder角膜营养不良[46~47]经PTK治疗后获得较好的效果。对于这些角膜全层营养不良的手术的目的是消除浅层密集的角膜混浊区,手术结束后角膜并不会完全透明。

角膜营养不良行穿透性角膜移植术后容易复发。这些复发通常是表面的,可以采用表层的激光治疗而不需要再重复进行角膜移植[43~48](图140.7、图140.8)。准分子激光治疗后的角膜营养不良同样也容易复发[49,50]。可以重复进行PTK治疗。进行过PTK治疗的基质性营养不良并不影响其随后的角膜移植手术[51]。

对于隆起的角膜病变,如Salzmann结节状角膜变性,PTK的治疗效果也很好(图140.9)[31,52~54]。PTK对于与圆锥角膜相关的顶端结节也有很好的疗效(图140.10)[55]。PTK与PRK可以联合治疗圆锥角膜[56]。

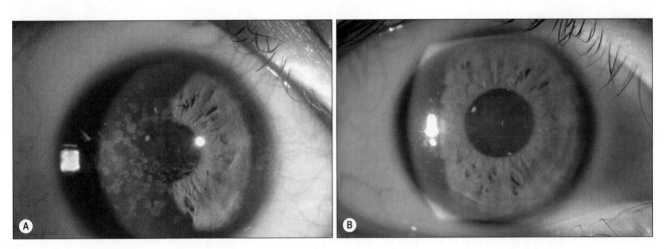

图140.5 PTK治疗颗粒状角膜营养不良术前与术后。(A)27岁女性,右眼颗粒状角膜营养不良,最佳矫正视力为0.5。(B)PTK两月后,角膜透明,最佳矫正视力提高到1.0。主觉验光屈光度从 −4.0D 变为 −3.0D

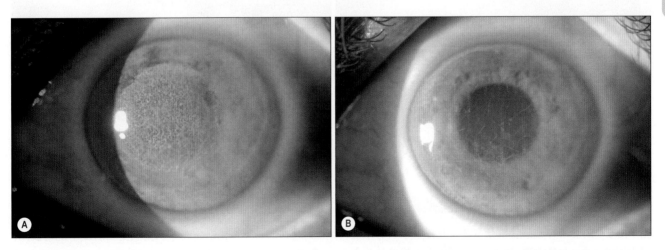

图140.6 PTK治疗Reis-Bückler角膜营养不良术前和术后。(A)41岁男性,左眼Reis-Bückler角膜营养不良,最佳矫正视力为0.1。(B)PTK治疗7周后,角膜透明,最佳矫正视力提高到0.5

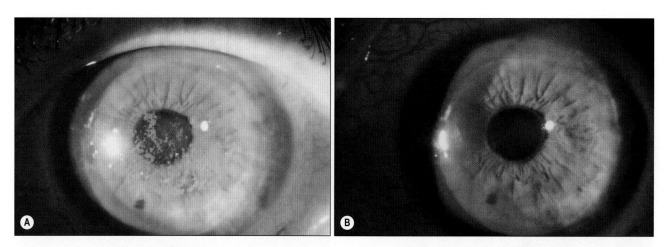

图 140.7　PTK 治疗复发性 Reis-Bücklers 角膜营养不良术前和术后。(A)65 岁女性,由于 Reis-Bücklers 角膜营养不良复发,视力下降至 0.1。患者曾经在 23 年前行穿透性角膜移植术以及多次 PTK 治疗,最后一次治疗为 4 年前。(B)PTK 治疗 8 天后,角膜较前透明,视力提高到 0.4

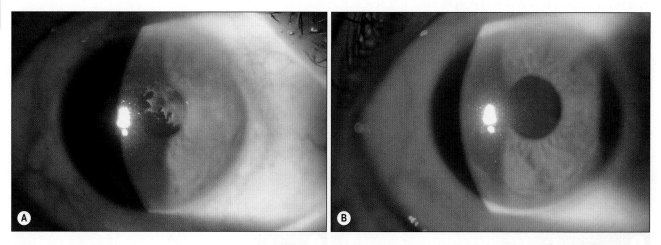

图 140.8　PTK 治疗复发性颗粒状角膜营养不良术前和术后。(A)70 岁女性,由于复发性颗粒状角膜营养不良,视力下降至 0.2。患者 15 年前行穿透性角膜移植术。(B)PTK 治疗 6 周后,角膜透明,视力提高至 0.5

图 140.9　PTK 治疗 Salzmann 结节状角膜变性术前和术后。(A)66 岁男性,由于 Salzmann 结节状角膜变性引起不规则散光,视力下降至 0.6。(B)PTK 治疗后 3 个月,术中使用丝裂霉素 C,角膜光滑透明,视力提高至 0.8

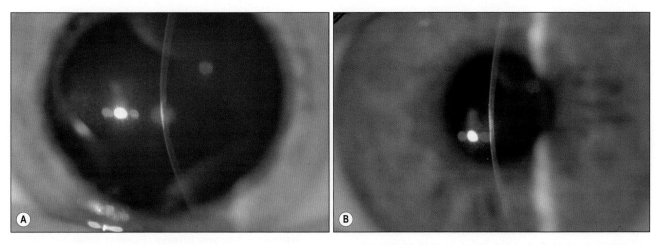

图 140.10　PTK 治疗圆锥角膜结节术前和术后。(A) 44 岁男性，因圆锥角膜结节形成无法佩戴 RGP。(B) PTK 治疗 2 月后隆起的结节消失，残留轻微的角膜瘢痕形成。患者可以佩戴 RGP

另外，上皮基底膜营养不良（epithelial basement membrane dystrophy，EBMD）和复发性角膜上皮糜烂也是 PTK 的常见适应证。无论是上皮反复糜烂的疼痛[16,57~60]还是由于上皮不规则引起的视力下降[61]都可以得到很好的治疗。有研究表明，对于复发性角膜上皮糜烂的患者前弹力层的打磨和 PTK 有相同的疗效[62]。PTK 与 PRK 可以联合治疗伴有近视和散光的 EBMD 或复发性角膜上皮糜烂[63~64]。

PTK 还可以用于治疗屈光手术后的并发症。LASIK 术后瓣皱褶可以用 PTK 治疗，治疗后会出现轻微的远视漂移[65]。PTK 联合 PRK 可以成功地治疗其他的 LASIK 术后角膜瓣的并发症，无论是否使用丝裂霉素 C[66~67]。

尽管逻辑上有些困难，PTK 同样也用于治疗儿童的各种角膜混浊[68,69]。随访 3~6 年，无论单纯 PTK 或者 PTK 联合 PRK 均有很好疗效[70]。

PTK 还可用于治疗流行性角结膜炎形成的上皮下浸润[71]，内皮移植术后[72]、真菌性角膜炎[73]、棘阿米巴角膜炎[74]、大泡性角膜病变所形成的需要角膜移植的瘢痕，或者严重影响视力的瘢痕。

副作用和并发症

PTK 术后，许多情况可能导致裸眼视力或最佳矫正视力的下降。患者需要了解 PTK 不是一门精确的科学而只是一种激光手术，其结果不能保证。

PTK 的副作用和并发症虽然很多，但很多并不常见（框 140.1）。如前所述，由于上皮缺损引起的疼痛需要适当的处理。术后早期最主要的就是角膜上皮

框 140.1　PTK 副作用和并发症

疼痛

上皮愈合不良

上皮下混浊或瘢痕

感染

远视（常见）

近视（不常见）

规则的或者不规则的散光

裸眼视力或者最佳矫正视力下降

单纯疱疹病毒性角膜炎复发

原发病复发（尤其是角膜基质营养不良、Salzmann 结节状角膜变性以及圆锥角膜结节）

免疫排斥反应

上睑下垂

的再生。PTK 术后大部分严重的并发症都是与角膜上皮延迟愈合相关，包括瘢痕形成，不规则散光以及感染。PTK 术后患者需要密切的随访直至角膜上皮完全修复。

其他的副作用和并发症包括屈光度的改变。最常见为远视，规则的或者不规则的散光以及近视也会出现[6]。准分子激光术后会出现病毒性角膜炎的复发[77,78]。如果患者有病毒性角膜炎的病史或者角膜瘢痕是由疱疹病毒引起的，PTK 治疗后应预防性口服一段时间的抗病毒药物。

还有一种并不能算是并发症的情况就是复发。角膜营养不良非常容易复发，有些很快，例如 Reis-Bückler 角膜营养不良；有些较慢，例如 Schnyder 角膜营养不良[49]。尽管使用丝裂霉素 C 可以减少复发，

10

Salzmann 结节状角膜变性在 PTK 治疗后还是容易复发[30,31]。减少复发的最好方法就在于合适患者的选择，细致的手术技术以及密切的随访。

展望

准分子激光治疗性角膜切削术已经演变了数年。对于 PTK 来说，更有效地使用阻滞剂和 MMC 会取得更大的进步。

PTK 的下一个重要进步需有更好的成像系统辅助医生更客观地评估角膜，以确定是否适合 PTK，并且可以帮助制定手术计划。无论是更详细的 OCT 或高分辨率的超声波甚至正在开发的技术，均可以帮助医生更好地选择患者。

随着更好的成像系统的使用，下一步将在实际激光消融过程中实现详细的分析角膜解剖数据。理想情况下，在激光消融过程中将进行实时角膜分析，随时对治疗进行修正。这些进步可能使 PTK 治疗中的一些技巧不再使用，但可以改善患者的临床效果。

总结

准分子激光 PTK 是一种多效的微创手术，可有效治疗各种浅层角膜病变。通常可以成功地延迟或阻止外科性手术，如角膜移植。当不成功时，也不会影响未来角膜移植的选择。达到术后良好的效果，需要仔细的术前检查选择最合适的患者，适当的知情同意，使得医生和患者目标一致，细致的手术和良好的术后护理。做到上述情况，PTK 可以显著改善患者的生活质量。技术的不断改进将确保 PTK 在未来几年内继续更好地治疗病变。

（刘明娜　译　高华　校）

参考文献

1. Pavlin CJ, Harasiewicz K, Sherar MD, et al. Clinical use of ultrasound biomicroscopy. *Ophthalmology* 1991;**98**:287–95.
2. Rapuano CJ. Excimer laser phototherapeutic keratectomy in eyes with anterior corneal dystrophies: preoperative and postoperative ultrasound biomicroscopic examination and short-term clinical outcomes with and without an antihyperopia treatment. *Trans Am Ophthalmol Soc* 2003;**101**:371–99.
3. Garcia JP Jr, Rosen RB. Anterior segment imaging: optical coherence tomography versus ultrasound biomicroscopy. *Ophthalmic Surg Lasers Imaging* 2008;**39**:476–84.
4. Simpson T, Fonn D. Optical coherence tomography of the anterior segment. *Ocul Surf* 2008;**6**:117–27.
5. Lim LS, Aung HT, Aung T, et al. Corneal imaging with anterior segment optical coherence tomography for lamellar keratoplasty procedures. *Am J Ophthalmol* 2008;**145**:81–90.
6. Miura M, Mori H, Watanabe Y, et al. Three-dimensional optical coherence tomography of granular corneal dystrophy. *Cornea* 2007;**26**:373–4.
7. Khurana RN, Li Y, Tang M, et al. High-speed optical coherence tomogra-

8. Kaluzny BJ, Kaluzny JJ, Szkulmowska A, et al. Spectral optical coherence tomography: a novel technique for cornea imaging. *Cornea* 2006;**25**:960–5.
9. Jung SH, Han KE, Stulting RD, et al. Phototherapeutic keratectomy in diffuse stromal haze in granular corneal dystrophy type 2. *Cornea* 2013;**32**:296–300.
10. Rapuano CJ. Phototherapeutic keratectomy: who are the best candidates and how do you treat them? *Curr Opin Ophthalmol* 2010;**21**:280–2.
11. Rapuano CJ. Excimer laser phototherapeutic keratectomy. *Int Ophthalmol Clin* 1996;**36**:127–36.
12. Rapuano CJ. Excimer laser phototherapeutic keratectomy. *Curr Opin Ophthalmol* 2001;**12**:288–93.
13. Ayres BD, Rapuano CJ. Excimer laser phototherapeutic keratectomy. *Ocul Surf* 2006;**4**:196–206.
14. Hersh PS, Burnstein Y, Carr J, et al. Excimer laser phototherapeutic keratectomy. Surgical strategies and clinical outcomes. *Ophthalmology* 1996;**103**:1210–22.
15. Thompson VM. Excimer laser phototherapeutic keratectomy: clinical and surgical aspects. *Ophthalmic Surg Lasers* 1995;**26**:461–72.
16. Chow AM, Yiu EP, Hui MK, et al. Shallow ablations in phototherapeutic keratectomy: long-term follow-up. *J Cataract Refract Surg* 2005;**31**:2133–6.
17. Maini R, Sullivan L, Snibson GR, et al. A comparison of different depth ablations in the treatment of painful bullous keratopathy with phototherapeutic keratectomy. *Br J Ophthalmol* 2001;**85**:912–15.
18. Dogru M, Katakami C, Yamanaka A. Refractive changes after excimer laser phototherapeutic keratectomy. *J Cataract Refract Surg* 2001;**27**:686–92.
19. Kremer F, Aronsky M, Bowyer B, et al. Treatment of corneal surface irregularities using BioMask as an adjunct to excimer laser phototherapeutic keratectomy. *Cornea* 2002;**21**:28–32.
20. Kornmehl EW, Steinert RF, Puliafito CA. A comparative study of masking fluids for excimer laser phototherapeutic keratectomy. *Arch Ophthalmol* 1991;**109**:860–3.
21. Jain S, McCally RL, Connolly PJ, et al. Mitomycin C reduces corneal light scattering after excimer keratectomy. *Cornea* 2001;**20**:45–9.
22. Majmudar PA, Forstot SL, Dennis RF, et al. Topical mitomycin-C for subepithelial fibrosis after refractive corneal surgery. *Ophthalmology* 2000;**107**:89–94.
23. Porges Y, Ben-Haim O, Hirsh A, et al. Phototherapeutic keratectomy with mitomycin C for corneal haze following photorefractive keratectomy for myopia. *J Refract Surg* 2003;**19**:40–3.
24. Lee DH, Chung HS, Jeon YC, et al. Photorefractive keratectomy with intraoperative mitomycin-C application. *J Cataract Refract Surg* 2005;**31**:2293–8.
25. Leccisotti A. Mitomycin C in photorefractive keratectomy: effect on epithelialization and predictability. *Cornea* 2008;**27**:288–91.
26. Morales AJ, Zadok D, Mora-Retana R, et al. Intraoperative mitomycin and corneal endothelium after photorefractive keratectomy. *Am J Ophthalmol* 2006;**142**:400–4.
27. Nassiri N, Farahangiz S, Rahnavardi M, et al. Corneal endothelial cell injury induced by mitomycin-C in photorefractive keratectomy: nonrandomized controlled trial. *J Cataract Refract Surg* 2008;**34**:902–8.
28. Shojaei A, Ramezanzadeh M, Soleyman-Jahi S, et al. Short-time mitomycin-C application during photorefractive keratectomy in patients with low myopia. *J Cataract Refract Surg* 2013;**39**:197–203.
29. Sia RK, Ryan DS, Edwards JD, et al. The U.S. Army Surface Ablation Study: comparison of PRK, MMC-PRK, and LASEK in moderate to high myopia. *J Refract Surg* 2014;**30**:256–64.
30. Ayres BD, Hammersmith KM, Laibson PR, et al. Phototherapeutic keratectomy with intraoperative mitomycin C to prevent recurrent anterior corneal pathology. *Am J Ophthalmol* 2006;**142**:490–2.
31. Marcon AS, Rapuano CJ. Excimer laser phototherapeutic keratectomy retreatment of anterior basement membrane dystrophy and Salzmann's nodular degeneration with topical mitomycin C. *Cornea* 2002;**21**:828–30.
32. Khaireddin R, Katz T, Baile RB, et al. Superficial keratectomy, PTK, and mitomycin C as a combined treatment option for Salzmann's nodular degeneration: a follow-up of eight eyes. *Graefes Arch Clin Exp Ophthalmol* 2011;**249**:1211–15.
33. Miller A, Solomon R, Bloom A, et al. Prevention of recurrent Reis-Bücklers dystrophy following excimer laser phototherapeutic keratectomy with topical mitomycin C. *Cornea* 2004;**23**:732–5.
34. Kim TI, Pak JH, Chae JB, et al. Mitomycin C inhibits recurrent Avellino dystrophy after phototherapeutic keratectomy. *Cornea* 2006;**25**:220–3.
35. Rapuano CJ. Excimer laser phototherapeutic keratectomy in eyes with anterior corneal dystrophies: short-term clinical outcomes with and without an antihyperopia treatment and poor effectiveness of ultrasound biomicroscopic evaluation. *Cornea* 2005;**24**:20–31.
36. Maloney RK, Thompson V, Ghiselli G, et al. A prospective multicenter trial of excimer laser phototherapeutic keratectomy for corneal vision loss. *Am J Ophthalmol* 1996;**122**:149–60.
37. Fagerholm P. Phototherapeutic keratectomy: 12 years of experience. *Acta Ophthalmol Scand* 2003;**81**:19–32.
38. Rao SK, Fogla R, Seethalakshmi G, et al. Excimer laser phototherapeutic keratectomy: indications, results and its role in the Indian scenario.

10

Indian J Ophthalmol 1999;**47**:167–72.

39. Sharma N, Prakash G, Sinha R, et al. Indications and outcomes of phototherapeutic keratectomy in the developing world. *Cornea* 2008;**27**: 44–9.

40. Amano S, Oshika T, Tazawa Y, et al. Long-term follow-up of excimer laser phototherapeutic keratectomy. *Jpn J Ophthalmol* 1999;**43**:513–16.

41. Dogru M, Katakami C, Nishida T, et al. Alteration of the ocular surface with recurrence of granular/Avellino corneal dystrophy after phototherapeutic keratectomy: report of five cases and literature review. *Ophthalmology* 2001;**108**:810–17.

42. Nassaralla BA, Garbus J, McDonnell PJ. Phototherapeutic keratectomy for granular and lattice corneal dystrophies at 1.5 to 4 years. *J Refract Surg* 1996;**12**:795–800.

43. Reddy JC, Rapuano CJ, Nagra PK, et al. Excimer laser phototherapeutic keratectomy in eyes with corneal stromal dystrophies with and without a corneal graft. *Am J Ophthalmol* 2013;**155**:1111–18.

44. Hieda O, Kawasaki S, Wakimasu K, et al. Clinical outcomes of phototherapeutic keratectomy in eyes with Thiel-Behnke corneal dystrophy. *Am J Ophthalmol* 2013;**155**:66–72.

45. Hafner A, Langenbucher A, Seitz B. Long-term results of phototherapeutic keratectomy with 193 nm excimer laser for macular corneal dystrophy. *Am J Ophthalmol* 2005;**140**:392–6.

46. Köksal M, Kargi S, Gürelik G, et al. Phototherapeutic keratectomy in Schnyder crystalline corneal dystrophy. *Cornea* 2004;**23**:311–13.

47. Paparo LG, Rapuano CJ, Raber IM, et al. Phototherapeutic keratectomy for Schnyder's crystalline corneal dystrophy. *Cornea* 2000;**19**:343–7.

48. Ellies P, Bejjani RA, Bourges JL, et al. Phototherapeutic keratectomy for BIGH3-linked corneal dystrophy recurring after penetrating keratoplasty. *Ophthalmology* 2003;**110**:1119–25.

49. Dinh R, Rapuano CJ, Cohen EJ, et al. Recurrence of corneal dystrophy after excimer laser phototherapeutic keratectomy. *Ophthalmology* 1999; **106**:1490–7.

50. Chen M, Xie L. Features of recurrence after excimer laser phototherapeutic keratectomy for anterior corneal pathologies in North China. *Ophthalmology* 2013;**120**:1179–85.

51. Szentmáry N, Langenbucher A, Hafner A, et al. Impact of phototherapeutic keratectomy on the outcome of subsequent penetrating keratoplasty in patients with stromal corneal dystrophies. *Am J Ophthalmol* 2004;**137**:301–7.

52. Das S, Langenbucher A, Pogorelov P, et al. Long-term outcome of excimer laser phototherapeutic keratectomy for treatment of Salzmann's nodular degeneration. *J Cataract Refract Surg* 2005;**31**:1386–91.

53. Germundsson J, Fagerholm P. Phototherapeutic keratectomy in Salzmann's nodular degeneration. *Acta Ophthalmol Scand* 2004;**82**:148–53.

54. Reddy JC, Rapuano CJ, Felipe AF, et al. Quality of vision after excimer laser phototherapeutic keratectomy with intraoperative mitomycin-C for Salzmann nodular degeneration. *Eye Contact Lens* 2014;**40**:213–19.

55. Elsahn AF, Rapuano CJ, Antunes VA, et al. Excimer laser phototherapeutic keratectomy for keratoconus nodules. *Cornea* 2009;**28**:144–7.

56. Kasparova EA, Kasparov AA. Six-year experience with excimer laser surgery for primary keratoconus in Russia. *J Refract Surg* 2003;**19**(Suppl. 2):S250–4.

57. Pogorelov P, Langenbucher A, Kruse F, et al. Long-term results of phototherapeutic keratectomy for corneal map-dot-fingerprint dystrophy (Cogan-Guerry). *Cornea* 2006;**25**:774–7.

58. Baryla J, Pan YI, Hodge WG. Long-term efficacy of phototherapeutic keratectomy on recurrent corneal erosion syndrome. *Cornea* 2006;**25**: 1150–2.

59. Germundsson J, Fagerholm P, Lagali N. Clinical outcome and recurrence of epithelial basement membrane dystrophy after phototherapeutic keratectomy a cross-sectional study. *Ophthalmology* 2011;**118**:515–22.

60. Nassaralla BR, Nassaralla Junior JJ. Ten-year results of phototherapeutic keratectomy on recurrent corneal erosions. *Arq Bras Oftalmol* 2012;**75**: 33–7.

61. Zalentein WN, Holopainen JM, Tervo TM. Phototherapeutic keratectomy for epithelial irregular astigmatism: an emphasis on map-dot-fingerprint degeneration. *J Refract Surg* 2007;**23**:50–7.

62. Sridhar MS, Rapuano CJ, Cosar CB, et al. Phototherapeutic keratectomy versus diamond burr polishing of Bowman's membrane in the treatment of recurrent corneal erosions associated with anterior basement membrane dystrophy. *Ophthalmology* 2002;**109**:674–9.

63. Zaidman GW, Hong A. Visual and refractive results of combined PTK/PRK in patients with corneal surface disease and refractive errors. *J Cataract Refract Surg* 2006;**32**:958–61.

64. Kremer I, Blumenthal M. Combined PRK and PTK in myopic patients with recurrent corneal erosion. *Br J Ophthalmol* 1997;**81**:551–4.

65. Ashrafzadeh A, Steinert RF. Results of phototherapeutic keratectomy in the management of flap striae after LASIK before and after developing a standardized protocol: long-term follow-up of an expanded patient population. *Ophthalmology* 2007;**114**:1118–23.

66. Weisenthal RW, Salz J, Sugar A, et al. Photorefractive keratectomy for treatment of flap complications in laser in situ keratomileusis. *Cornea* 2003;**22**:399–404.

67. Muller LT, Candal EM, Epstein RJ, et al. Transepithelial phototherapeutic keratectomy/photorefractive keratectomy with adjunctive mitomycin-C for complicated LASIK flaps. *J Cataract Refract Surg* 2005;**31**:291–6.

68. Kollias AN, Spitzlberger GM, Thurau S, et al. Phototherapeutic keratectomy in children. *J Refract Surg* 2007;**23**:703–8.

69. Rathi VM, Vyas SP, Vaddavalli PK, et al. Phototherapeutic keratectomy in pediatric patients in India. *Cornea* 2010;**29**:1109–12.

70. Autrata R, Rehurek J. Vodicková K: Phototherapeutic keratectomy in children: 5-year results. *J Cataract Refract Surg* 2004;**30**:1909–16.

71. Yamazaki ES, Ferraz CA, Hazarbassanov RM, et al. Phototherapeutic keratectomy for the treatment of corneal opacities after epidemic keratoconjunctivitis. *Am J Ophthalmol* 2011;**151**:35–43.

72. Awdeh RM, Abbey AM, Vroman DT, et al. Phototherapeutic keratectomy for the treatment of subepithelial fibrosis and anterior corneal scarring after Descemet stripping automated endothelial keratoplasty. *Cornea* 2012;**31**:761–3.

73. Lin CP, Chang CW, Su CY. Phototherapeutic keratectomy in treating keratomycosis. *Cornea* 2005;**24**:262–8.

74. Kandori M, Inoue T, Shimabukuro M, et al. Four cases of Acanthamoeba keratitis treated with phototherapeutic keratectomy. *Cornea* 2010;**29**: 1199–2202.

75. Chawla B, Sharma N, Tandon R, et al. Comparative evaluation of phototherapeutic keratectomy and amniotic membrane transplantation for management of symptomatic chronic bullous keratopathy. *Cornea* 2010; **29**:976–9.

76. Amm M, Duncker GI. Refractive changes after phototherapeutic keratectomy. *J Cataract Refract Surg* 1997;**23**:839–44.

77. Deai T, Fukuda M, Tomoda Y, et al. Excimer laser photokeratectomy reactivates latent herpes simplex virus. *Jpn J Ophthalmol* 2004;**48**: 570–2.

78. Lu CK, Chen KH, Lee SM, et al. Herpes simplex keratitis following excimer laser application. *J Refract Surg* 2006;**22**:509–11.

79. Cleary C, Li Y, Tang M, et al. Predicting transepithelial phototherapeutic keratectomy outcomes using Fourier domain optical coherence tomography. *Cornea* 2014;**33**:280–7.

80. Rush SW, Matulich J, Rush RB. Long-term outcomes of optical coherence tomography-guided transepithelial phototherapeutic keratectomy for the treatment of anterior corneal scarring. *Br J Ophthalmol* 2014;**98**: 1702–6.

10

第141章

翼状胬肉的治疗

Donald T.H. Tan,Elaine W.Chong

关键概念

- 翼状胬肉是一种眼表退行性病变,与慢性紫外线暴露有关,常见于热带气候。
- 单纯暴露巩膜的切除术应当被摒弃,因为这一术式可引起较高的复发率。
- 胬肉切除联合自体结膜移植是治疗翼状胬肉的金标准,有较低的复发率和并发症。
- 翼状胬肉手术最常见的并发症是复发,并且一般复发出现于切除后的一年内。
- 不同手术技术复发率差别很大,辅助治疗是为了降低复发率。
- 应当慎重使用减少翼状胬肉复发的某些辅助性治疗,如β辐射和丝裂霉素C,因为可能造成长期威胁视力的并发症,包括巩膜坏死和眼内炎。

引言

翼状胬肉是由结膜上皮和肥大的结膜下结缔组织组成的三角形"翼状"增生组织,在睑裂区的鼻侧和/或颞侧发生,并侵入角膜[1]。由于实际致病机制仍然未知,它仍然是眼科的一个谜[2]。

翼状胬肉的症状可表现为从轻度的眼表刺激和干燥到不规则散光和阻挡视轴引起的视力下降。

治疗这种看似良性疾病的困难源自于我们缺乏对它的了解和手术切除后的复发倾向。目前用于翼状胬肉的手术和药物治疗措施很多。本章详细探讨了目前对该疾病的理解及其各种方式的治疗。

定义和形态

翼状胬肉可以定义为原发性或复发性,复发性胬肉通常是更具侵袭性的病变,可在切除原发性翼状胬肉后数周至数月迅速发生。

翼状胬肉的顶端由"头部"组成,通常在前缘的是无血管的帽状组织。"体部"是巩膜表面胬肉的主要组成部分,并从眦部延伸。

翼状胬肉通常发生在鼻侧睑裂区,但也可能发生在颞侧。颞侧胬肉也可以和鼻侧胬肉共存(称为"双头"胬肉)。胬肉的结膜下组织或纤维血管成分可能在外观上差别很大,从薄而半透明到肉质肥厚。Tan等[3]基于胬肉体部的相对透明度,研发了一种简单的临床裂隙灯分级量表,可以根据该透明度预测复发。在此分级中,T1(萎缩型)表示胬肉体部下方的巩膜外层血管清晰可辨(图141.1A)。T3(肥厚型)表示一种肥厚的胬肉,体部下方的巩膜外层血管完全被纤维血管组织遮蔽(图141.1B)。巩膜血管细节不清晰或部分模糊的翼状胬肉被列为T2级(中间型)(图141.1C)。使用这种分级系统,Tan等[3]在他们的随机临床研究中比较了暴露巩膜的切除术与自体结膜移植,显示复发与暴露巩膜手术时胬肉中纤维血管组织的程度明显相关(而在自体结膜移植这一术式中,胬肉复发太少而无法判断这种相关性)[3]。手术复发与半透明程度相关,肥厚型胬肉复发率最高,而萎缩型复发率最低。复发率对于原发性和复发性胬肉都有

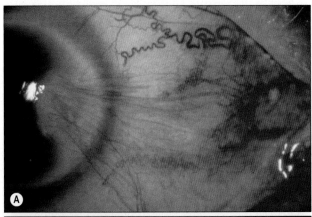

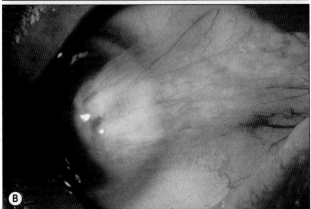

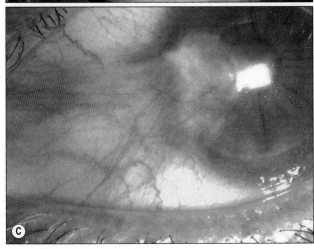

图 141.1　A-C 翼状胬肉的 Tan 氏分级系统

非常显著的差异。

翼状胬肉的流行病学

翼状胬肉的分布具有全球性,但更常见于温暖、干燥的气候地区[4,5]。典型的翼状胬肉最常发生于赤道周围的"翼状胬肉带"(赤道南北纬 37° 之间),阳光照射明显增加了发生风险[4,6]。在近期 20 项研究的 900 个对象中,545 个研究对象显示了 10.2% 的胬肉

聚集流行,男性的比值比为 2.32,户外活动的比值比为 1.76[7]。最常见的发病年龄为 20~30 岁[8,9],一些研究显示,翼状胬肉的流行随着年龄的增长而增加[7,8]。

危险因素

大多数风险因素似乎主要是自然环境因素,但一些研究也涉及遗传因素。

紫外线照射

翼状胬肉发展的主要环境危险因素是暴露于紫外线照射[6,7,9]。角膜和结膜所吸收的紫外线促进细胞损伤和随后的细胞增殖[10]。

遗传因素

已有个例病例报告描述了家族成员翼状胬肉的集群,一项以医院为基础的病例对照研究显示,家族史有重要的意义,表明可能是常染色体显性遗传模式。但普遍缺乏持续性的家族遗传联系表明翼状胬肉没有强大的家族遗传基础[11]。最近的研究显示,与 DNA 修复相关的基因、细胞增殖、迁移和新生血管化与胬肉的发生相关[12~14]。这并不奇怪,细胞重塑和增生的中断可能是参与胬肉生成的多因素发病机制之一。

其他危险因素

发生于角膜缘或周边部的慢性刺激或炎症,被许多学者称为"慢性角膜炎"[15,16],导致角膜缘缺陷和之后的翼状胬肉发生[17]。Wong 还提出存在"翼状胬肉血管生成因子"[18],近期的研究发现胬肉中血管内皮生长因子水平也升高[19]。此外,人乳头状瘤病毒也显示与胬肉发病相关[20]。

翼状胬肉的发病机制

翼状胬肉发生的确切病理生理机制及其进展和复发的机制仍在探讨中[21]。

退行性学说对增殖异常学说

长期以来,基于组织学检查,翼状胬肉被认为是慢性退行性病变。经典的描述为"弹力纤维变性",胬肉组织的特征在于含有变性胶原纤维的异常上皮下组织,经弹性纤维染色所证实[22,23]。翼状胬肉的行为和病因特征也表明存在生长增殖的异常,与良性肿瘤

10

的性质相似[24]。翼状胬肉与 p53 致癌基因有关。紫外线是翼状胬肉的主要环境危险因素,能够诱发突变导致日光性角化病,Bowen 病和皮肤癌[24,25]。并且翼状胬肉在手术切除后有较高的复发倾向,抗代谢物辅助治疗可以减少它的复发。值得注意的是,结膜上皮瘤在翼状胬肉患者中的患病率为 1.8%[26,27]。一些治疗方式模仿抗癌治疗。

翼状胬肉的角膜缘干细胞缺乏和上皮异常

角膜缘干细胞缺乏的典型征象或临床特征包括:结膜向内生长、血管化、慢性炎症、基底膜破坏和纤维内生[28]。这些征象明显存在于翼状胬肉中,因此如今许多研究人员认为,它是睑裂区局部角膜缘干细胞功能障碍或缺乏的表现,可能是紫外线相关干细胞破坏的结果[13,29]。

由于微卫星不稳定(microsatellite instability)和杂合性缺失的高发生率,翼状胬肉组织也因紫外线照射而表现出 DNA 修复的内在异常[30]。研究表明,原发性和复发性胬肉的基底上皮层都过度表达 p53 肿瘤抑制基因,这是一种癌基因,作为转录因子激活或抑制生长控制基因的表达,从而解释上皮增生的经典组织学发现[13]。由于 p53 在凋亡控制基因的转录调控中具有不可或缺的作用,发现在原发性和复发性翼状胬肉的上皮中有异常凋亡发生[12]。研究还显示随着 TGF-β 信号下调和基质金属蛋白酶的过度表达,成纤维细胞的活性增加[17,31]。

翼状胬肉的治疗方案

翼状胬肉的治疗主要包括手术切除和降低术后胬肉复发的方法。手术技术从简单的暴露巩膜的切除术到更加复杂和广泛的结膜和筋膜囊(Tenon's capsule)切除联合大的自体结膜移植。复发是胬肉手术最常见的失败原因,复发率根据使用的手术技术不同介于 0~89% 之间[3,33~49]。β 辐射和丝裂霉素 C 这些辅助治疗引起的并发症也已被广泛认知[50-52]。

翼状胬肉手术方法可以分为四组,按照手术复杂程度的递增排列如下:

1. 暴露巩膜的切除术
2. 切除联合结膜闭合或转位
3. 暴露巩膜的切除联合抗有丝分裂辅助治疗
4. 眼表移植技术,包括结膜或自体结膜角膜缘移植和羊膜移植

当前,翼状胬肉切除联合自体结膜移植是治疗原发性翼状胬肉手术的金标准,复发率和并发症均很低。通常,这些手术根据以下几点有所不同:①胬肉的范围、大小和个数(单头或者双头);②为原发性还是复发性胬肉;③是否有足够的结膜用于自体移植。接下来将讨论这些方法。

暴露巩膜的切除术

1948 年,D'Ombrain 首先描述了将翼状胬肉的头部和体部切除至鼻侧眦部的想法,并使巩膜床暴露重新上皮化[53]。现在普遍认为单纯暴露巩膜的切除术不足以防止复发,因此即使小的原发性胬肉也不要单纯切除。近期的报道显示使用暴露巩膜的切除术与更先进的技术相比,复发率高的令人无法接受,可达 24%~89%[3,33,34,41~44,54]。翼状胬肉暴露巩膜的切除术后复发侵袭性非常大,有些严重的病例可能远远超过原发损害,发展为睑球粘连,眼球运动受限和注视依赖性复视。也有报道暴露巩膜的切除术不联合其他辅助治疗后出现巩膜坏死或感染性巩膜炎[55](图 141.2)。

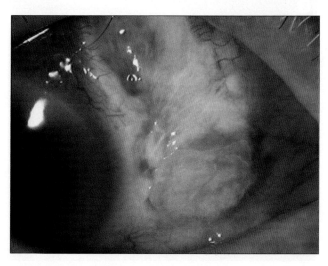

图 141.2　翼状胬肉切除术后巩膜坏死

切除联合结膜闭合 / 转位

自 20 世纪 40 年代以来,许多外科医生认为,在切除翼状胬肉后暴露巩膜不符合伤口愈合和闭合的一般原则,因此报道了许多描述翼状胬切除后结膜闭合的手术方式。伤口可以通过简单拉近创缘的结膜来闭合,根据情况决定是否松解切口,或者通过使用来自上方或者下方的带蒂结膜转位来实现。然而,复发率似乎并不显著低于暴露巩膜的切除术。两项研究显示使用单纯闭合或上方结膜瓣转位同样有较高

复发率,分别达 37% 和 29%[39,45]。

暴露巩膜的切除联合辅助药物治疗

许多辅助疗法可以降低手术切除翼状胬肉后复发的风险。由于手术操作相对简单,这一治疗在许多国家仍然很流行。

β 辐射

自 1950 年以来,锶 -90 被引入用于治疗肿瘤疾病,作为胬肉切除后的辅助方法用于降低复发,复发率大约 10%。目前 β 辐射已经几乎不再使用,自从 1990 年以来,在它应用的地方数年以后出现迟发性巩膜溶解和感染,这些并发症使得它声望直线下降。

β 辐射导致的并发症被认为是剂量相关的,并且可能有超过 10 年的潜伏期。严重并发症包括巩膜坏死、伴或不伴有继发眼内炎的感染性巩膜炎、角膜穿孔、白内障形成、虹膜萎缩、继发性青光眼和钙化巩膜斑[56,57]。较轻的并发症包括结膜炎、结膜瘢痕、角膜炎、上睑下垂和早期角膜缘干细胞功能障碍,可能最终进展为更严重的眼表疾病。

丝裂霉素 C

丝裂霉素 C(mytomicin C,MMC)是一种烷基化剂,通过抑制 DNA 和细胞 RNA 抑制细胞分裂。因此它具有抗增殖和减少纤维血管生成的功能,可以直接减少胬肉单纯切除后的复发。

MMC 用于治疗胬肉有三种方式:

1. 在暴露巩膜的切除术前 1 个月,直接结膜下注射 MMC 到角膜缘的胬肉组织(0.1ml 0.15mg/ml MMC)。报道 2 年随访期间复发率为 6%[58]。

2. 在暴露巩膜的切除术治疗翼状胬肉术中应用浸泡 MMC 溶液的手术海绵直接放置于巩膜床。通常是 0.02% MMC 放置 30 秒至 5 分钟[43-45,54,59]。这一方法报道的复发率在 3%~43% 之间。

3. 术后使用局部 MMC 滴眼液。一般使用 0.02% 的 MMC 滴眼液(然而浓度可波动于 0.005%~0.04% 之间),每天 4 次使用 1~2 周。术后使用 MMC 滴眼液的复发率报道在 0%~38% 之间[45,50,51]。MMC 滴眼液报道的并发症包括虹膜炎、角膜缘无血管化、巩膜溶解或钙化斑块、角膜内皮细胞功能失代偿、巩膜或角膜穿孔、继发性青光眼和白内障[50-52]。

术中使用 MMC 是当前最常用的方法,因为使用的 MMC 总量最小,但是报道的并发症仍然包括早期点状角膜炎、球结膜水肿、结膜伤口延迟愈合、结膜肉芽

肿角膜内皮细胞丢失和角膜溶解[43,44,59-61]。总之,MMC 的并发症很可能与浓度较高和接触的时间有关[62]。

尽管自体结膜移植是原发性翼状胬肉手术的首选,而且 MMC 相关的潜在风险和长期的并发症已经众所周知,这一结论还需要进一步研究证实[35,62],MMC 作为结膜移植或自体角膜缘结膜移植的辅助手段治疗更严重的复发胬肉可能仍然发挥作用[62-65]。

眼表移植手术

以下眼表移植手术是当前翼状胬肉应用的手术,最常见的首先列出:

1. 自体结膜移植
2. 自体结膜角膜缘移植
3. 羊膜移植

这些技术将在下面讨论,同时介绍原发性或复发性胬肉的手术技术和其他与自体结膜移植联用的辅助方法和技术。

自体结膜移植

自体结膜移植是当前翼状胬肉手术的首选,成为与其他手术相比的“金标准”。这是一项安全的手术,复发率低,美容效果好[3,49,62](图 141.3)。手术方法包括获得游离自体结膜移植物(在鼻侧翼状胬肉切除术中通常来自颞上方球结膜),并将移植物覆盖于翼状胬肉切除后的裸露的巩膜床上。

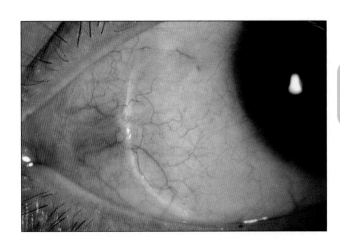

图 141.3　自体结膜移植:良好的美容效果

自体结膜移植的必要步骤包括:

- 切除胬肉并充分去除周围的纤维血管组织和筋膜囊组织。
- 测量缺损面积,获取较大的自体结膜移植物(超过裸露的巩膜缺损 1mm)。

- 获取薄而不含筋膜囊的植片(通过表面分离技术),已确保最小的收缩和更好的外观。
- 避免自体移植物出现纽孔。
- 使用间断缝合或纤维蛋白胶固定移植物。

自体结膜移植的证据

5个随机对照临床研究报道了治疗原发性翼状胬肉使用自体结膜或角膜缘移植比暴露巩膜的切除术复发率明显降低[3,33,66-68],两个研究显示自体结膜移植治疗复发性胬肉复发率明显降低[3,66]。

另外5个随机对照研究比较了自体结膜移植和使用丝裂霉素C的效果[69-73]。这些研究使用了与自体结膜角膜缘移植相似的技术,报道的复发率在1.9%~4%之间。然而,术中使用0.02%MMC时间2~5分钟不等,复发率在5.8%~20%之间。这些研究随访观察12~38个月,结果显示自体结膜角膜缘移植在预防胬肉复发方面比MMC效果更好。

最近,Young等人随访研究了47例使用MMC和29例使用自体结膜移植手术治疗原发性胬肉术后10年的结果[59]。在10年的随访研究中,他们发现MMC组的复发率是25.5%,自体结膜移植组是6.9%(p=0.021)。还指出71%的复发都是在术后第一年,而且使用MMC未发现远期并发症[59]。

自体结膜或角膜缘移植被证明比羊膜移植更有效[62]。随机临床试验比较羊膜移植与自体结膜或角膜缘移植发现[68,74,75],自体结膜或角膜缘移植复发率更低(p<0.05)。

其他治疗胬肉的辅助方法

抗血管内皮生长因子

翼状胬肉中血管内皮生长因子(VEGF)水平升高,提示抗血管生成剂可能成为治疗翼状胬肉的方法[19]。贝伐单抗(Avastin,Genentech,旧金山南,CA)是重组人抗-VEGF抗体,用来绑定所有VEGF亚型,通过抑制VEGF受体交互反应发挥中和作用[76]。然而近期一项Meta分析汇总了9组随机对照试验474例患者482只眼,结果显示尽管安全性和耐受性良好,贝伐单抗在防止胬肉复发方面也没有明显的效果[风险比0.90,95%可信区间(CL)0.77~1.07,p=0.23][77]。贝伐单抗可与结膜瓣手术联合[78-83],亦可作为暴露巩膜切除术的辅助治疗[84],或者用于防止即将发生的胬肉[85,86]。应该指出的是,抗VEGF因子半衰期短,往往需要重复治疗或结膜下注射(7个研究)[79-85],或局部点眼(2个研究)[78,86]。

聚四氟乙烯治疗复发性胬肉

膨体聚四氟乙烯(e-PTFE),广泛的被称为Gore-Tex(戈尔特斯),是促进上皮形成的生物相容性含氟聚合物,并且炎症反应较轻[87]。0.1mm厚的e-PTFE片(GORE PRECLUDE 心包膜,Gore,Flagstaff,Arizona,USA)用于非随机对照研究治疗伴有睑球粘连或运动受限的多次复发胬肉[88]。研究包括62位患者62只眼,胬肉复发2次以上,根据Tan等人的分级标准均分为T3级(肥厚型)[3],表现为睑球粘连,或运动受限相关的双眼复视。所有患眼接受翼状胬肉切除,随后应用0.03%丝裂霉素C,羊膜移植和自体结膜角膜缘移植。30只眼将多微孔的e-PTFE植入羊膜和结膜之间(A组),另外32只眼不植入(B组)。术后4周移出e-PTFE,平均随访时间是17.2±2.3个月,A组的睑球粘连、运动受限、复视和结膜充血相对于B组明显改善(分别是p≤0.001,<0.001,0.008和<0.001)。手术后A组1只眼复发(3.3%),B组8只眼复发(25%)(p=0.027)。这可能是治疗严重复发胬肉的比较新颖的方法,尽管其有效性仍需进一步研究探讨。

5氟尿嘧啶用于即将复发的胬肉

5氟尿嘧啶(5FU)是干扰DNA和RNA合成的嘧啶类似物。5FU可以导致筋膜囊成纤维细胞凋亡,并具有抗成纤维细胞增殖的特性[89]。

在一项15年的回顾性研究中,从术后复发一个月内开始,每周病灶内注射0.1~0.2ml(2.5~5mg)5FU,93.3%病例显示纤维血管厚度减少和血管消退,80%(12例)仅需要3次或3次以下注射,并且没有并发症出现[90]。

组织黏合剂在胬肉手术中的使用

纤维蛋白胶

纤维蛋白黏合剂(例如Tisseel,Baxter Healthcare,CA,USA)是生物可降解的黏合剂,可以用于眼表而不引起炎症反应[91]。纤维蛋白胶是血源性产品,包括两个组成部分:纤维蛋白原和凝血酶。当这两种成分混合,纤维蛋白原被凝血酶激活,形成黏合纤维蛋白网。在翼状胬肉手术中,纤维蛋白胶可以代替缝线来固定结膜植片或羊膜移植物。近期一项Meta分析关于7个随机对照研究比较了纤维蛋白胶和缝线在自体结膜移植手术治疗翼状胬肉的效果,结果显示纤维蛋白胶显著缩短了手术时间(接近18分钟),与缝线相比对减少胬肉复发率更有效(比值比0.33,95%可信区间0.15~0.71,p=0.004)[92]。纤维蛋白胶术后不适感少,患者整体满意度高[93~95]。与缝线相比,主要限制纤维蛋白黏合剂在胬肉手术中使用的因素是费用增加和潜在传播感染的风险。包括Meta分析在内的342例患者均没有感染的报道。

自体血液原位凝集素

近期已有研究使用自体血液作为纤维蛋白黏合剂的来源用于替代商业纤维蛋白胶[96~99]。迄今已有3项研究直接比较了自体血液和纤维蛋白胶[97~99]。最初引人注意的是一个包含20只眼的小研究,该研究比较自体结膜移植使用纤维蛋白胶和自体血液(每组各10只眼),结果显示有可比性[99]。随后在一项原发性胬肉的随机对照研究中,100只眼使用自体血液进行自体结膜移植,而另100只眼使用纤维蛋白胶,结果显示植片移位率(2%~3%)和一年内的复发率(6%~8%)均无明显差异[98]。另一项随机研究纳入90例患者,比较缝线、纤维蛋白胶和自体血液原位凝集素三者在胬肉切除后结膜固定情况(每组30只眼),三组复发率相似(p=0.585)。纤维蛋白胶和自体血液组的手术时间较缝线组减半(p<0.001)[97]。自体血液原位凝集素似乎可以合理取代纤维蛋白胶,进一步研究仍是必要的。

翼状胬肉切除和自体结膜移植的手术技巧

翼状胬肉切除技术

目的是确保翼状胬肉完全清除,而没有过度的组织损伤或瘢痕。翼状胬肉切除术的原则是:
1. 完全去除前弹力层平面和巩膜上的胬肉组织
2. 使角膜上的瘢痕和不规则散光最小化
3. 使巩膜损伤最小化

麻醉

在大多数情况下结膜下或局部麻醉就足以实施手术。如果计划实施自体结膜移植等附加手术,可以选择球后阻滞麻醉或球周阻滞麻醉。在复发胬肉已经有明显的肌肉运动受限或者瘢痕形成的特殊情况下,可以选择全麻手术。

暴露/固定眼球

在角膜缘12点钟的牵引缝线可以很好的牵引旋转眼球,一方面可以在翼状胬肉切除期间水平旋转,另一方面可以在之后获取上方自体结膜植片时垂直旋转。上方缝线应当避免缝合上直肌,因为可能会干扰获取结膜植片。

切除翼状胬肉组织

翼状胬肉纤维横向跨越角膜,一般在角膜缘和胬肉头部黏附最紧密,而在巩膜处黏附最不紧密,除非曾经做过手术发生粘连。因此,如果从巩膜侧或胬肉体部开始分离,较容易获得胬肉组织和下方巩膜之间清洁的平面。应注意不要去除太多的组织,因为所有病例都会发生组织水平退缩。切除距离角膜缘3~4mm组织,将会引起巩膜缺损暴露达到水平6~8mm。

将翼状胬肉组织向角膜方向反折,暴露角膜缘附着点,然后使用64号Beaver微型刀将其从巩膜和角膜缘刮除。可以从Bowman膜平面以片状方式将胬肉组织剥除或刮除。

应当注意的是在某种情况下,翼状胬肉可能附着在比Bowman层更深的角膜基质中。在这种情况下应该注意避免剥离过深,导致过多组织损失。

应当清除巩膜床和角膜缘的所有胬肉纤维血管组织以降低复发的风险。因此需要扩大切除技术,有必要去除胬肉体部上方和下方一小条正常的结膜。

复发性胬肉切除术

复发性胬肉手术应该由有经验的医生进行,因为之前的手术通常导致胬肉体部和下方的巩膜发生明显的纤维瘢痕和粘连,使组织平面分界不清。失去组织平面,使从正常的巩膜和角膜基质分离胬肉瘢痕更加困难,应注意避免过度分离巩膜和角膜基质。

在许多情况下直肌肌鞘也可能被包裹在致密的纤维瘢痕组织中。有时可能发生直肌向前收缩迁移,可能无意中引起肌肉损伤或者脱离。因此建议先切除瘢痕组织,然后分离胬肉瘢痕后面的直肌。肌肉分离后,肌肉周围所有的瘢痕都要被清理,以防止眼球运动受限。如果存在睑球粘连,也需要松解,以使眼球与眼睑分离。视频141.2示范了复发胬肉切除和广泛的筋膜囊切除联合使用纤维蛋白胶的自体结膜移植。

获取自体结膜移植物

手术成功的关键步骤是仔细获取一个足够大的,不含筋膜囊的薄自体结膜移植物。由于该移植物是

10

预防翼状胬肉复发不可或缺的部分,因此需要采用良好的手术技巧来获取,以确保在进行自体结膜移植时复发率维持较低水平。

获取部位

在完成翼状胬肉切除术后,眼球向下旋转以暴露上方球结膜,这里通常是获取结膜移植物的部位(可能偶尔使用下方球结膜,但是下方移植物可能不足够大,并且可能引起下方睑球粘连或下穹隆狭窄)。通常选择远离翼状胬肉切除的部位,保留一个象限的球结膜,以便于将来可能实施滤过性手术。例如,如果切除鼻侧胬肉,需要从颞上方球结膜获取移植物(图 141.4)。

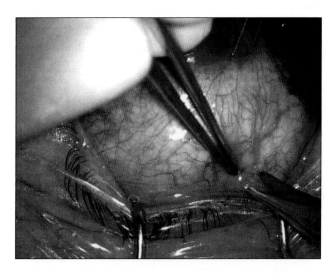

图 141.4　自体结膜移植物获取部位 - 颞上方球结膜

浅层剥离技术

手术成功的一个关键因素就是获得薄的结膜移植物。在筋膜囊和巩膜表面存在天然的组织平面,这是通常滤过性手术或斜视手术中分离结膜的平面。然而,在筋膜囊和结膜上皮之间不存在明显的组织平面,因此浅层分离需要反复实践。通过最初的上皮层细小缺口提起上皮而不包括筋膜囊,然后用结膜剪刀开始分离两层。小心提起上皮使得筋膜囊拉伸,靠近上皮层切断筋膜囊的纤维,使上皮下组织退缩。钝头结膜镊和剪刀可以防止出现移植物的纽孔,但是细尖剪刀可以获得更薄的移植物。分离应当一直延续到上方角膜缘。

这种浅层分离技术具有减少结膜出血的优点,并且很少需要烧灼。此外,如果对筋膜囊的干扰少,伤口愈合没有明显的结膜瘢痕形成,可以从同一个部位

重新获取结膜。

结膜自体移植物的大小

尽管使用浅层分离技术,有些移植物仍然会出现回缩,因为不可能完全去除上皮下纤维组织。因此,移植物应相对于植床每个直径至少大于 1mm。最初仔细测量及标记巩膜床和移植物有助于获得准确的比例。

自体结膜移植的方向

虽然角膜缘干细胞移植理论的魅力在于最大化包含角膜缘上皮细胞,但是没有证据表明浅层结膜分离能够将深层角膜缘干细胞包含在移植物内,而临床上移植物角膜缘与植床角膜缘的解剖对合似乎并非成功的关键。然而,结膜移植物被正确的上皮面朝上放置是非常重要的,因此建议在获取移植物后,将其小心地从上方获取部位滑到暴露的巩膜床。移植物无意中倒置将导致术后早期快速脱落。

固定自体结膜移植物

自体结膜移植物通过间断缝合固定在合适的位置:10-0 薇乔缝线或 8-0 粗丝线是首选。最先应缝合植片角膜缘的部位,其次缝合上下边缘。将移植物固定到下方的巩膜表面是很重要的,可以防止眼球运动期间发生移位。缝合覆盖直肌的移植物时不应缝合在肌肉组织上。最后,还需要在角膜缘中央缝合一针,以防止移植物向角膜方向移动。手术结束前结膜下注射抗生素/糖皮质激素。最后还应进行检查,以确保旋转眼球时移植物良好的固定在眼球上。

附加技术

自体结膜移植的改良包括:①自体结膜旋转移植,切除胬肉纤维血管组织,保留覆盖胬肉的上皮层,然后在角膜缘旋转 180°(优点是不需要从上方取球结膜)[36];②环形的自体结膜移植,从上方球结膜获取植片,纵向分开形成一个细长的环形移植物,可以包裹侵犯 50% 角膜缘的宽大胬肉引起的大的角膜缘缺损[100]。图 141.5,141.6 和 141.7 展示了应用环形自体结膜移植成功治疗侵犯大部分角膜和角膜缘的晚期胬肉。细长条形的结膜在术后 1 周清晰可见(图 141.6)。胬肉手术后 6 个月未出现复发,患者成功实施穿透性角膜移植术(图 141.7)。

组织病理学

切除的翼状胬肉标本应当送组织病理学检查,因

10

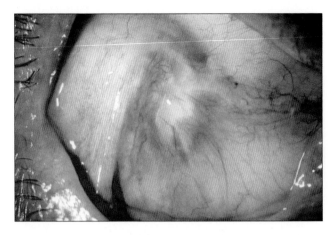

图 141.5 侵犯大部分角膜和角膜缘的严重翼状胬肉

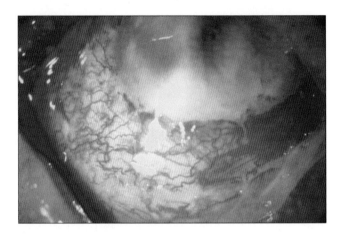

图 141.6 环形移植手术后一周,植片在位

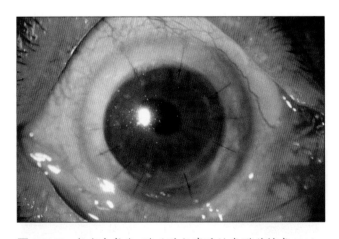

图 141.7 胬肉未复发,随后进行穿透性角膜移植术

为翼状胬肉发生结膜上皮瘤样病变的患病率大约为1.8%。由于发生结膜上皮瘤样病变的胬肉与未发生的在临床特征上并无差别,需要做组织病理学检测以明确诊断(59% 的结膜上皮瘤样病变在做常规胬肉病理检查时无意发现)[26,27]。

术后方案

局部糖皮质激素/抗生素眼药水通常在手术后使用一个月,因为自体结膜移植后会有明显的眼表炎症反应。在此期间应注意观察糖皮质激素的不良反应。

虽然自体结膜移植是非常成功的手术,但本手术对技术要求高,对手术医生依赖性强。因此报道的成功率有明显差别。

翼状胬肉扩大切除以及随后扩大的结膜移植(P.E.R.F.E.C.T)技术

上文所述的自体结膜移植的变化形式是翼状胬肉扩大切除以及随后扩大的结膜移植(P.E.R.F.E.C.T)技术。这是对自体结膜移植术的重大改进,包括更广泛的胬肉切除和清理,并需要较大的自体结膜移植物。连续 250 例原发性翼状胬肉切除使用这种技术,一年内复发率为 0[47]。同样的,一年后连续 111 例复发性翼状胬肉切除使用这种技术,复发率为 0[48]。在 Hirst 的研究中,连续 1000 例翼状胬肉手术(其中包括原发性及复发性翼状胬肉),只有 1 人(0.1%)复发,尽管有 6 例患者(0.6%)需要接受进一步手术:移植物复位 3 例,斜视、植入性囊肿和肉芽肿各 1 例[49]。显而易见这是一项成功的技术,尤其是对于严重的复发病例,但这种扩大的手术方式是否适用于简单的病例仍存在争议,因为标准的自体结膜移植就足够了。

自体结膜角膜缘移植术

局灶性角膜缘干细胞缺乏被认为可能是翼状胬肉的致病途径[17]。由此发展了角膜缘干细胞移植技术,例如异体角膜缘移植和自体角膜缘移植术。角膜缘移植,根据荷兰的分类也被称为结膜角膜缘自体移植,已被倡导在胬肉手术中使用[101,102]。这类手术与自体结膜移植相似,区别在于角膜缘移植物还包括由浅层角膜切除术或浅层板层剥离术获得的角膜缘上皮。移植物含有角膜缘的部位被放置在与之匹配的巩膜植床角膜缘的位置,使包含干细胞的上皮重建角膜缘。

在一项随机研究中,79 例晚期原发性或复发性翼状胬肉:24 例原发性和 12 例复发性胬肉接受游离的自体球结膜移植,28 例原发性和 15 例复发性胬肉接受自体结膜角膜缘移植。随访至少 3 年,自体结膜移植组 2 例原发性(8.3%)和 4 例复发性(33.3%)胬肉出现复发,而自体结膜角膜缘移植组没有患者复发。尽管角膜缘移植显示出比游离结膜移植治疗复发性胬肉更有效(p<0.05)[103],作者的结论是两项技术都对晚期原发性胬肉有效,没有统计学差异。

在另一项随机前瞻性临床研究中,224例患者均为晚期复发性胬肉,112例接受游离的自体球结膜移植,112例接受自体结膜角膜缘移植手术。平均随访62个月,自体结膜移植组10例患者(10.0%)和自体结膜角膜缘移植组1例患者(1.0%)发生复发。随访期内没有观察到角膜缘干细胞缺乏的迹象。他们的自体角膜缘移植术技术使用可调钻石刀设置为100μm的深度,在角膜缘血管弓的位置做一个长度与裸露的角膜缘相同的浅层弧形的切口,这一步在取结膜瓣之前进行。一旦结膜部分分离后,在相同的组织平面进一步钝性分离结膜植片到角膜缘[104]。这一方法比简单的切除含有角膜缘的结膜更具有技术含量。另一项随机研究比较了自体结膜角膜缘移植术中使用丝裂霉素C的结膜瓣移植治疗复发性胬肉。平均随访15.5个月,自体结膜角膜缘移植组6例复发(14.6%),丝裂霉素C组5例复发(12.5%)(p= 0.77)。两项技术在治疗复发性胬肉中显示了相似的复发率[35]。可以考虑应用自体结膜角膜缘移植或丝裂霉素C辅助治疗来处理多次复发的胬肉。

自体结膜移植的并发症

自体结膜移植通常被认为是一种安全的手术,因为没有严重威胁视力的并发症。

术后早期的并发症包括移植物水肿、移植物出血、移植物退缩/缝线断裂、移植物反转和坏死以及角巩膜凹陷。结膜肉芽肿也可在手术后不久形成。由于暴露筋膜囊的部位发生过度炎症反应和局部刺激,肉芽肿可能发生于获取移植物的部位(图141.8),

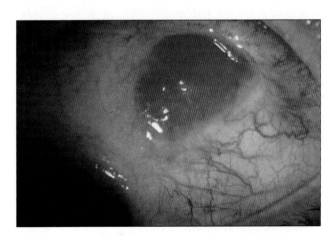

图141.8 在获取供体部位的结膜肉芽肿

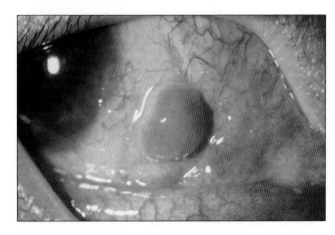

图141.9 在受体植床的结膜肉芽肿

与自体移植物相邻的植床(图141.9),或者出现缝线肉芽肿。

术后晚期并发症包括上皮植入性囊肿、供体部位结膜瘢痕或纤维化以及糖皮质激素诱发的高眼压症。

自体结膜移植术后复发的原因

自体结膜移植术后胬肉复发的形态学特征表明,几个因素可能导致移植失败。翼状胬肉的复发可能发生在结膜移植物的上缘或下缘,表明或者胬肉周围组织切除不充分,或者自体结膜移植物大小不够。包含下方筋膜囊组织的厚移植物可能导致术后早期移植物回退和扇形边缘,引起移植物边缘巩膜暴露,继而成为复发的部位。早期缝线断裂也会导致局部移植物回退和该部位胬肉的复发。然而应该指出的是,在某些情况下,良好缝合的薄结膜移植物本身可以转变成角膜缘的复发性胬肉,表明在这种情况下角膜或角膜缘因素可能导致复发(图141.10)[36,100]。

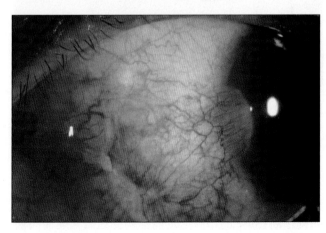

图141.10 自体结膜移植物自身发生胬肉复发

羊膜移植术

人羊膜具有抗瘢痕形成,抗血管生成和抗炎的特性[106]。基底膜作为基质引导愈合和上皮化[106],这些属性使其适用于胬肉手术。一项随机对照研究比较了切除后简单的闭合,自体结膜移植和羊膜移植(amniotic membrane transplantation,AMT)治疗翼状胬肉[39],显示复发率分别是45%、4.9%和14.8%,结果表明,虽然AMT的成功率无法与自体结膜移植相比,但与简单的切除方法相比确实可以降低胬肉复发率[39]。在随后的研究中,Solomon证实通过更广泛的切除结膜下纤维血管组织,和利用大的羊膜覆盖缺损可以显著降低复发胬肉的复发率到9.5%[106]。

已有研究证明羊膜可以抑制结膜和翼状胬肉成纤维细胞的TGF-β信号[32,107],因此在眼表手术中可以有效地减少瘢痕形成及纤维化。

羊膜移植与常规结膜移植相比主要的优点是可以保留上方球结膜,有自体结膜移植禁忌的患者可以使用。因此,AMT的适应证与自体结膜转位相似。对于治疗如双侧胬肉、晚期原发胬肉和复发胬肉这类需要扩大手术切除的病例,羊膜移植手术也不需要获取大的自体结膜移植物。图141.11显示了AMT治疗翼状胬肉的成功病例。

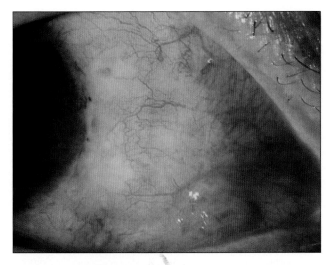

图141.11 羊膜移植:良好的术后结果

AMT还可以与角膜缘移植联合治疗严重的复发胬肉[39,108]。Shimazaki等人[108]介绍了一项技术,使用羊膜覆盖裸露的巩膜缺损,然后用一个小于切除组织的自体结膜角膜缘进行移植。在某些病例,羊膜还可以作为自体结膜上皮体外培养的基质,成为胬肉治疗的替代方案[105]。

羊膜移植的外科技术

AMT比自体结膜移植相对简单。但是AMT手术时有几个基本点要注意。

羊膜移植物的大小

由于眼库或组织库提供的羊膜往往很大,因此可以去除比常规自体结膜移植手术更大的胬肉上皮和纤维血管组织。另外,由于胬肉纤维血管组织侵袭通常发生于移植物的边缘,通常建议将羊膜放置到眦区。一般情况下,自体结膜大小受到上方结膜组织的限制,而羊膜植片可以比自体结膜大50%~100%。

巩膜床制备

与自体结膜移植术一样,在获取羊膜之前首先要去除巩膜床尽可能多的胬肉纤维血管组织。巩膜仔细止血也必不可少,因为术后羊膜植片下出血可能持续数周,我们发现胬肉复发灶可能发生于出血部位。

羊膜的应用

羊膜应该将它的光滑、不黏的表面(上皮面)朝上,以便结膜上皮快速覆盖表面而上皮化。羊膜应当轻轻牵拉缝合在相应的位置,使用10-0单丝薇乔线间断缝合,羊膜边缘对合周边球结膜。张力不足会引起"松垮"和移植物下垂,将影响上皮化;张力过大会引起植片边缘缝线之间扇形回缩,导致植片面积变小。

术后处理

与自体结膜移植术一样,术后需要使用糖皮质激素和抗生素滴眼液。应每周检查移植物的上皮化情况,通常两周愈合。应该指出的是,与自体结膜移植术类似,胬肉复发仍可能出现于术后几个月,因此患者应该随访至少六个月,或者发现胬肉复发的迹象时尽早复诊。

板层角膜移植

如今板层角膜移植治疗翼状胬肉最常用于光学性去除胬肉瘢痕,或修复继发于手术并发症的角膜或巩膜溶解(图141.12)[109]。

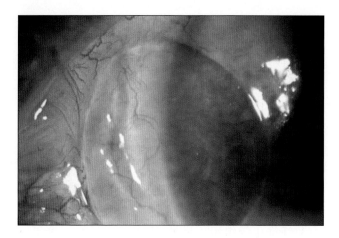

图 141.12　板层角膜移植治疗翼状胬肉 - 板层角膜移植术后早期表现

总结

　　翼状胬肉是热带地区常见的疾病，由于复发常见，其治疗具有挑战性。结膜移植术是目前治疗原发性胬肉的金标准。自体结膜移植术需小心谨慎的充分去除围绕胬肉下方的筋膜囊，以获得良好的结果。纤维蛋白胶的使用已经被证实不仅可以减少复发，与缝线相比炎症反应轻，还可以使手术时间减半。在一些国家术中使用含 MMC 的手术海绵仍然是减少简单切除后复发的常见辅助方法，但是远期并发症仍令人担忧。抗代谢药物或其他辅助方法在多次复发的胬肉和将要复发的胬肉中仍然发挥作用，可以减轻这些情况下的侵袭性纤维化反应。

（李素霞　译）

参考文献

1. Duke-Elder S. Diseases of the outer eye. *Syst Ophthalmol* 1965;**8**: 573–85.
2. Coster D. Pterygium–an ophthalmic enigma. *Br J Ophthalmol* 1995;**79**(4): 304–5.
3. Tan DT, Chee SP, Dear KB, et al. Effect of pterygium morphology on pterygium recurrence in a controlled trial comparing conjunctival autografting with bare sclera excision. *Arch Ophthalmol* 1997;**115**(10): 1235–40.
4. Saw SM, Tan D. Pterygium: prevalence, demography and risk factors. *Ophthalmic Epidemiol* 1999;**6**(3):219–28.
5. Talbot G. Pterygium. *Transactions of Ophthalmological Society New Zealand* 1948;**2**:42–5.
6. Threlfall TJ, English DR. Sun exposure and pterygium of the eye: a dose-response curve. *Am J Ophthalmol* 1999;**128**(3):280–7.
7. Liu L, Wu J, Geng J, et al. Geographical prevalence and risk factors for pterygium: a systematic review and meta-analysis. *BMJ Open* 2013;**3**(11): e003787.
8. Moran DJ, Hollows FC. Pterygium and ultraviolet radiation: a positive correlation. *Br J Ophthalmol* 1984;**68**(5):343–6.
9. Hirst LW. Distribution, risk factors, and epidemiology of pterygium. In: Taylor HR, editor. *Pterygium*. The Netherlands: Kugler Publications; 2000.
10. Mackenzie FD, Hirst LW, Battistutta D, et al. Risk analysis in the development of pterygia. *Ophthalmology* 1992;**99**(7):1056–61.
11. Zhang JD. An investigation of aetiology and heredity of pterygium. Report of 11 cases in a family. *Acta Ophthalmol (Copenh)* 1987;**65**(4): 413–16.
12. Tan DT, Tang WY, Liu YP, et al. Apoptosis and apoptosis related gene expression in normal conjunctiva and pterygium. *Br J Ophthalmol* 2000;**84**(2):212–16.
13. Tan DT, Lim AS, Goh HS, et al. Abnormal expression of the p53 tumor suppressor gene in the conjunctiva of patients with pterygium. *Am J Ophthalmol* 1997;**123**(3):404–5.
14. Riau AK, Wong TT, Lan W, et al. Aberrant DNA methylation of matrix remodeling and cell adhesion related genes in pterygium. *PLoS ONE* 2011;**6**(2):e14687.
15. Nakagami T, Murakami A, Okisaka S, et al. Pterygium and mast cells – mast cell number, phenotype, and localization of stem cell factor. *J Jpn Ophthalmol Soc* 1997;**101**:662–8.
16. Kadota Y. Morphological study on the pathogenesis of pterygium. *Acta Soc Ophthalmol Jpn* 1987;**91**:324–34.
17. Tseng SCG, Lee SB, Li DQ. Limbal stem cell deficiency in the pathogenesis of pterygium. In: Taylor HR, editor. *Pterygium*. The Netherlands: Kugler Publications; 2000.
18. Wong WW. A hypothesis on the pathogenesis of pterygiums. *Ann Ophthalmol* 1978;**10**(3):303–8.
19. Jin J, Guan M, Sima J, et al. Decreased pigment epithelium-derived factor and increased vascular endothelial growth factor levels in pterygia. *Cornea* 2003;**22**(5):473–7.
20. Woods M, Chow S, Heng B, et al. Detecting human papillomavirus in ocular surface diseases. *Invest Ophthalmol Vis Sci* 2013;**54**(13): 8069–78.
21. Liu T, Liu Y, Xie L, et al. Progress in the pathogenesis of pterygium. *Curr Eye Res* 2013;**38**(12):1191–7.
22. Austin P, Jakobiec FA, Iwamoto T. Elastodysplasia and elastodystrophy as the pathologic bases of ocular pterygia and pinguecula. *Ophthalmology* 1983;**90**(1):96–109.
23. Ansari M, Rahi A, Shukla B. Pseudoelastic nature of pterygium. *Br J Ophthalmol* 1970;**54**:473–6.
24. Clear AS, Chirambo MC, Hutt MSR. Solar keratosis, pterygium and squamous cell carcinoma of the conjunctiva in Malawi. *Br J Ophthalmol* 1979;**63**(2):102–9.
25. Greenblatt MS, Bennett W, Hollstein M, et al. Mutations in the p53 tumor suppressor gene: Clues to cancer etiology and molecular pathogenesis. *Cancer Res* 1994;**54**(18):4855–78.
26. Artornsombudh P, Sanpavat A, Tinnungwattana U, et al. Prevalence and clinicopathologic findings of conjunctival epithelial neoplasia in pterygia. *Ophthalmology* 2013;**120**(7):1337–40.
27. Oellers P, Karp CL, Sheth A, et al. Prevalence, treatment, and outcomes of coexistent ocular surface squamous neoplasia and pterygium. *Ophthalmology* 2013;**120**(3):445–50.
28. Tseng SCG. Concept and application of limbal stem cells. *Eye* 1989;**3**: 141–57.
29. Tan D, Tseng SCG. Pterygium and ultraviolet light-induced conjunctival disorders. In: Parrish IIRK, editor. *Atlas of Ophthalmology*. Butterworth–Heinemann; 2000.
30. Spandidos DA, Sourvinos G, Kiaris H, et al. Microsatellite instability and loss of heterozygosity in human pterygia. *Br J Ophthalmol* 1997;**81**(6): 493–6.
31. Chen JK, Tsai RJ, Lin SS. Fibroblasts isolated from human pterygia exhibit transformed cell characteristics. *In vitro cellular & developmental biology. Animal* 1994;**30a**(4):243–8.
32. Lee SB, Li DQ, Tan DTH, et al. Suppression of TGF-beta signaling in both normal conjunctival fibroblasts and pterygial body fibroblasts by amniotic membrane. *Curr Eye Res* 2000;**20**(4):325–34.
33. Chen PP, Ariyasu RG, Kaza V, et al. A randomized trial comparing mitomycin C and conjunctival autograft after excision of primary pterygium. *Am J Ophthalmol* 1995;**120**(2):151–60.
34. Lewallen S. A randomized trial of conjunctival autografting for pterygium in the tropics. *Ophthalmology* 1989;**96**(11):1612–14.
35. Mutlu FM, Sobaci G, Tatar T, et al. A comparative study of recurrent pterygium surgery: limbal conjunctival autograft transplantation versus mitomycin C with conjunctival flap. *Ophthalmology* 1999;**106**(4): 817–21.
36. Jap A, Chan C, Lim L, et al. Conjunctival rotation autograft for pterygium. An alternative to conjunctival autografting. *Ophthalmology* 1999;**106**(1):67–71.
37. Jaros PA, DeLuise VP. Pingueculae and pterygia. *Surv Ophthalmol* 1988;**33**(1):41–9.
38. Sanchez-Thorin JC, Rocha G, Yelin JB. Meta-analysis on the recurrence rates after bare sclera resection with and without mitomycin C use and conjunctival autograft placement in surgery for primary pterygium. *Br J Ophthalmol* 1998;**82**(6):661–5.
39. Prabhasawat P, Barton K, Burkett G, et al. Comparison of conjunctival autografts, amniotic membrane grafts, and primary closure for pterygium excision. *Ophthalmology* 1997;**104**(6):974–85.
40. Kenyon KR, Wagoner MD, Hettinger ME. Conjunctival autograft transplantation for advanced and recurrent pterygium. *Ophthalmology* 1985;**92**(11):1461–70.
41. Singh G, Wilson MR, Foster CS. Mitomycin eye drops as treatment for pterygium. *Ophthalmology* 1988;**95**(6):813–21.
42. Mahar PS, Nwokora GE. Role of mitomycin C in pterygium surgery.

Br J Ophthalmol 1993;**77**(7):433–5.

43. Mastropasqua L, Carpineto P, Ciancaglini M, et al. Long term results of intraoperative mitomycin C in the treatment of recurrent pterygium. *Br J Ophthalmol* 1996;**80**(4):288–91.

44. Caliskan S, Orhan M, Irkec M. Intraoperative and postoperative use of mitomycin-C in the treatment of primary pterygium. *Ophthalmic Surg Las* 1996;**27**(7):600–4.

45. Cardillo JA, Alves MR, Ambrosio LE, et al. Single intraoperative application versus postoperative mitomycin C eye drops in pterygium surgery. *Ophthalmology* 1995;**102**(12):1949–52.

46. Snibson GR, Luu CD, Taylor HR. Pterygium surgery in Victoria: a survey of ophthalmologists. *Aust NZ J Ophthalmol* 1998;**26**(4):271–6.

47. Hirst LW. Prospective study of primary pterygium surgery using pterygium extended removal followed by extended conjunctival transplantation. *Ophthalmology* 2008;**115**(10):1663–72.

48. Hirst LW. Recurrent pterygium surgery using pterygium extended removal followed by extended conjunctival transplant: recurrence rate and cosmesis. *Ophthalmology* 2009;**116**(7):1278–86.

49. Hirst LW. Recurrence and complications after 1000 surgeries using pterygium extended removal followed by extended conjunctival transplant. *Ophthalmology* 2012;**119**(11):2205–10.

50. Rubinfeld RS, Pfister RR, Stein RM, et al. Serious complications of topical mitomycin-C after pterygium surgery. *Ophthalmology* 1992;**99**(11):1647–54.

51. Dunn JP, Seamone CD, Ostler HB, et al. Development of scleral ulceration and calcification after pterygium excision and mitomycin therapy. *Am J Ophthalmol* 1991;**112**(3):343–4.

52. Gupta S, Basti S. Corneoscleral, ciliary body, and vitreoretinal toxicity after excessive instillation of mitomycin C. *Am J Ophthalmol* 1992;**114**(4):503–4.

53. King JH Jr. The pterygium; brief review and evaluation of certain methods of treatment. *AMA Arch Ophthalmol* 1950;**44**(6):854–69.

54. Frucht-Pery J, Siganos CS, Ilsar M. Intraoperative application of topical mitomycin C for pterygium surgery. *Ophthalmology* 1996;**103**(4):674–7.

55. Alsagoff Z, Tan DT, Chee SP. Necrotising scleritis after bare sclera excision of pterygium. *Br J Ophthalmol* 2000;**84**(9):1050–2.

56. MacKenzie FD, Hirst LW, Kynaston B, et al. Recurrence rate and complications after beta irradiation for pterygia. *Ophthalmology* 1991;**98**(12):1776–80, discussion 81.

57. Moriarty AP, Crawford GJ, McAllister IL, et al. Severe corneoscleral infection. A complication of beta irradiation scleral necrosis following pterygium excision. *Arch Ophthalmol* 1993;**111**(7):947–51.

58. Donnenfeld ED, Perry HD, Fromer S, et al. Subconjunctival mitomycin C as adjunctive therapy before pterygium excision. *Ophthalmology* 2003;**110**(5):1012–16.

59. Young AL, Ho M, Jhanji V, et al. Ten-year results of a randomized controlled trial comparing 0.02% mitomycin C and limbal conjunctival autograft in pterygium surgery. *Ophthalmology* 2013;**120**(12):2390–5.

60. Dougherty PJ, Hardten DR, Lindstrom RL. Corneoscleral melt after pterygium surgery using a single intraoperative application of mitomycin-C. *Cornea* 1996;**15**(5):537–40.

61. Avisar R, Avisar I, Bahar I, et al. Effect of mitomycin C in pterygium surgery on corneal endothelium. *Cornea* 2008;**27**(5):559–61.

62. Kaufman SC, Jacobs DS, Lee WB, et al. Options and adjuvants in surgery for pterygium: a report by the American Academy of Ophthalmology. *Ophthalmology* 2013;**120**(1):201–8.

63. Kheirkhah A, Hashemi H, Adelpour M, et al. Randomized trial of pterygium surgery with mitomycin C application using conjunctival autograft versus conjunctival-limbal autograft. *Ophthalmology* 2012;**119**(2):227–32.

64. Frucht-Pery J, Raiskup F, Ilsar M, et al. Conjunctival autografting combined with low-dose mitomycin C for prevention of primary pterygium recurrence. *Am J Ophthalmol* 2006;**141**(6):1044–50.

65. Narsani AK, Nagdev PR, Memon MN. Outcome of recurrent pterygium with intraoperative 0.02% mitomycin C and free flap limbal conjunctival autograft. *Journal of the College of Physicians and Surgeons–Pakistan: JCPSP* 2013;**23**(3):199–202.

66. Kaya M, Tunc M. Vertical conjunctival bridge flaps in pterygium surgery. *Ophthalmic surgery, lasers & imaging : the official journal of the International Society for Imaging in the Eye* 2003;**34**(4):279–83.

67. Kilic A, Gurler B. The efficiency of limbal conjunctival autografting in pterygium surgery. *Eur J Ophthalmol* 2006;**16**(3):365–70.

68. Ozer A, Yildirim N, Erol N, et al. Long-term results of bare sclera, limbal-conjunctival autograft and amniotic membrane graft techniques in primary pterygium excisions. *Ophthalmologica* 2009;**223**(4):269–73.

69. Young AL, Leung GY, Wong AK, et al. A randomised trial comparing 0.02% mitomycin C and limbal conjunctival autograft after excision of primary pterygium. *Br J Ophthalmol* 2004;**88**(8):995–7.

70. Biswas MC, Shaw C, Mandal R, et al. Treatment of pterygium with conjunctival limbal autograft and mitomycin C–a comparative study. *J Indian Med Assoc* 2007;**105**(4):200, 202, 204.

71. Akinci A, Zilelioglu O. Comparison of limbal-conjunctival autograft and intraoperative 0.02% mitomycin-C for treatment of primary pterygium. *Int Ophthalmol* 2007;**27**(5):281–5.

72. Sharma A, Gupta A, Ram J, et al. Low-dose intraoperative mitomycin-C

versus conjunctival autograft in primary pterygium surgery: long term follow-up. *Ophthalmic Surg Las* 2000;**31**(4):301–7.

73. Ari S, Caca I, Yildiz ZO, et al. Comparison of mitomycin C and limbal-conjunctival autograft in the prevention of pterygial recurrence in Turkish patients: A one-year, randomized, assessor-masked, controlled trial. *Curr Ther Res Clin E* 2009;**70**(4):274–81.

74. Tananuvat N, Martin T. The results of amniotic membrane transplantation for primary pterygium compared with conjunctival autograft. *Cornea* 2004;**23**(5):458–63.

75. Keklikci U, Celik Y, Cakmak SS, et al. Conjunctival-limbal autograft, amniotic membrane transplantation, and intraoperative mitomycin C for primary pterygium. *Ann Ophthalmol (Skokie, Ill)* 2007;**39**(4):296–301.

76. Ferrara N. Role of vascular endothelial growth factor in physiologic and pathologic angiogenesis: therapeutic implications. *Semin Oncol* 2002;**29**(6 Suppl. 16):10–14.

77. Hu Q, Qiao Y, Nie X, et al. Bevacizumab in the treatment of pterygium: a meta-analysis. *Cornea* 2014;**33**(2):154–60.

78. Ozgurhan EB, Agca A, Kara N, et al. Topical application of bevacizumab as an adjunct to recurrent pterygium surgery. *Cornea* 2013;**32**(6):835–8.

79. Razeghinejad MR, Hosseini H, Ahmadi F, et al. Preliminary results of subconjunctival bevacizumab in primary pterygium excision. *Ophthalmic Res* 2010;**43**(3):134–8.

80. Nava-Castaneda A, Olvera-Morales O, Ramos-Castellon C, et al. Randomized, controlled trial of conjunctival autografting combined with subconjunctival bevacizumab for primary pterygium treatment: 1-year follow-up. *Clin Exp Ophthal* 2014;**42**(3):235–41.

81. Shahin MM, Elbendary AM, Elwan MM. Intraoperative subconjunctival bevacizumab as an adjunctive treatment in primary pterygium: a preliminary report. *Ophthalmic Surg Lasers Imaging* 2012;**43**(6):459–66.

82. Banifatemi M, Razeghinejad MR, Hosseini H, et al. Bevacizumab and ocular wound healing after primary pterygium excision. *J Ocul Pharmacol Ther* 2011;**27**(1):17–21.

83. Enkvetchakul O, Thanathanee O, Rangsin R, et al. A randomized controlled trial of intralesional bevacizumab injection on primary pterygium: preliminary results. *Cornea* 2011;**30**(11):1213–18.

84. Shenasi A, Mousavi F, Shoa-Ahari S, et al. Subconjunctival bevacizumab immediately after excision of primary pterygium: the first clinical trial. *Cornea* 2011;**30**(11):1219–22.

85. Lekhanont K, Patarakittam T, Thongphiew P, et al. Randomized controlled trial of subconjunctival bevacizumab injection in impending recurrent pterygium: a pilot study. *Cornea* 2012;**31**(2):155–61.

86. Fallah MR, Khosravi K, Hashemian MN, et al. Efficacy of topical bevacizumab for inhibiting growth of impending recurrent pterygium. *Curr Eye Res* 2010;**35**(1):17–22.

87. Karesh JW, Fabrega MA, Rodrigues MM. Interpositional polytetrafluoro-ethylene grafts. Conjunctival biocompatibility. *Ophthal Plast Reconstr Surg* 1991;**7**(4):278–83.

88. Kim KW, Kim JC, Moon JH, et al. Management of complicated multi-recurrent pterygia using multimicroporous expanded polytetrafluoro-ethylene. *Br J Ophthalmol* 2013;**97**(6):694–700.

89. Mallick KS, Hajek AS, Parrish RK 2nd. Fluorouracil (5-FU) and cytarabine (ara-C) inhibition of corneal epithelial cell and conjunctival fibroblast proliferation. *Arch Ophthalmol* 1985;**103**(9):1398–402.

90. Said DG, Faraj LA, Elalfy MS, et al. Intra-lesional 5 fluorouracil for the management of recurrent pterygium. *Eye* 2013;**27**(10):1123–9.

91. Chan SM, Boisjoly H. Advances in the use of adhesives in ophthalmology. *Curr Opin Ophthalmol* 2004;**15**(4):305–10.

92. Pan HW, Zhong JX, Jing CX. Comparison of fibrin glue versus suture for conjunctival autografting in pterygium surgery: a meta-analysis. *Ophthalmology* 2011;**118**(6):1049–54.

93. Uy HS, Reyes JM, Flores JD, et al. Comparison of fibrin glue and sutures for attaching conjunctival autografts after pterygium excision. *Ophthalmology* 2005;**112**(4):667–71.

94. Koranyi G, Seregard S, Kopp ED. The cut-and-paste method for primary pterygium surgery: long-term follow-up. *Acta Ophthalmol Scand* 2005;**83**(3):298–301.

95. Karalezli A, Kucukerdonmez C, Akova YA, et al. Fibrin glue versus sutures for conjunctival autografting in pterygium surgery: a prospective comparative study. *Br J Ophthalmol* 2008;**92**(9):1206–10.

96. Choudhury S, Dutta J, Mukhopadhyay S, et al. Comparison of autologous in situ blood coagulum versus sutures for conjunctival autografting after pterygium excision. *Int Ophthalmol* 2014;**34**(1):41–8.

97. Sati A, Shankar S, Jha A, et al. Comparison of efficacy of three surgical methods of conjunctival autograft fixation in the treatment of pterygium. *Int Ophthalmol* 2014;**34**(6):1233–9.

98. Kurian A, Reghunadhan I, Nair KG. Autologous blood versus fibrin glue for conjunctival autograft adherence in sutureless pterygium surgery: a randomised controlled trial. *Br J Ophthalmol* 2015;**99**(4):464–70.

99. Singh PK, Singh S, Vyas C, et al. Conjunctival autografting without fibrin glue or sutures for pterygium surgery. *Cornea* 2013;**32**(1):104–7.

100. Yip CC, Lim L, Tan DT. The surgical management of an advanced pterygium involving the entire cornea. *Cornea* 1997;**16**(3):365–8.

101. Dushku N, Reid TW. P53 expression in altered limbal basal cells of pingueculae, pterygia, and limbal tumors. *Curr Eye Res* 1997;**16**(12):1179–92.

10

102. Holland EJ, Schwartz GS. The evolution of epithelial transplantation for severe ocular surface disease and a proposed classification system. *Cornea* 1996;**15**(6):549–56.

103. Al Fayez MF. Limbal versus conjunctival autograft transplantation for advanced and recurrent pterygium. *Ophthalmology* 2002;**109**(9):1752–5.

104. Al Fayez MF. Limbal-conjunctival vs conjunctival autograft transplant for recurrent pterygia: a prospective randomized controlled trial. *JAMA Ophthalmology* 2013;**131**(1):11–16.

105. Ang LP, Tan DT, Cajucom-Uy H, et al. Autologous cultivated conjunctival transplantation for pterygium surgery. *Am J Ophthalmol* 2005;**139**(4):611–19.

106. Solomon A, Pires RT, Tseng SC. Amniotic membrane transplantation after extensive removal of primary and recurrent pterygia. *Ophthalmology* 2001;**108**(3):449–60.

107. Shimazaki J, Yang HY, Tsubota K. Amniotic membrane transplantation for ocular surface reconstruction in patients with chemical and thermal burns. *Ophthalmology* 1997;**104**(12):2068–76.

108. Shimazaki J, Shinozaki N, Tsubota K. Transplantation of amniotic membrane and limbal autograft for patients with recurrent pterygium associated with symblepharon. *Br J Ophthalmol* 1998;**82**(3):235–40.

109. Golchin B, Butler TK, Robinson LP, et al. Long-term follow-up results of lamellar keratoplasty as a treatment for recurrent pterygium and for scleral necrosis induced by beta-irradiation. *Cornea* 2003;**22**(7):612–18.

10

第142章

结膜瓣遮盖术

Ana Carolina Vieira, Mark J. Mannis

关键概念

- 结膜瓣遮盖术是治疗角膜和眼表疾病的一项成熟技术。
- 适应证包括持续性角膜上皮缺损、大泡性角膜病变、角膜和巩膜溶解、角膜穿孔、无反应性溃疡性感染性角膜炎、角膜缘病变、青光眼术后并发症和美容性眼片的眼表准备。
- 结膜瓣遮盖术的不同类型包括:全结膜瓣、双蒂桥状结膜瓣、单蒂结膜瓣和前徙瓣。

本章纲要

引言
适应证
缺点
手术方法
并发症

引言

结膜瓣遮盖术是公认的用于治疗有挑战性的眼表疾病的手术方式,已有成功应用100多年的历史[1,2]。1958年,Gundersen描述了使用薄的结膜瓣遮盖技术治疗多种眼表疾病,并普及了这一手术[3]。

近些年来结膜瓣手术的适应证已经减少。这主要归因于出现了更多有效的治疗严重眼表损害的方法。优质的眼部润滑系统、软性绷带镜、组织黏合剂、更有效的抗菌药物、免疫抑制剂和其他角膜、结膜及眼表手术,这些方法的出现使得结膜瓣手术应用减少。尽管如此,结膜瓣手术在某些特定情况下仍然是有效治疗眼表疾病的方法。潜在视力差和有慢性前节刺激的患者比较适合常规结膜瓣手术,避免了长期

药物治疗和使用绷带镜的必要性[4]。已有报道发现结膜瓣手术可以减少眼部用药的频率和门诊随访的次数[5],显著改善患者术后的生活质量。此外,结膜瓣手术可以被逆转,并在后期可以进行光学性手术。许多病例中结膜瓣改善角膜移植手术前植床的炎症反应状态,提高穿透性角膜移植的治疗效果[6]。

在本章中,我们将回顾结膜瓣遮盖术的适应证,不同类型的结膜瓣和手术技术。

适应证

结膜瓣手术很少作为治疗眼表疾病的首选方法,通常在其他常规药物或手术治疗失败时使用。结膜瓣的目的是恢复受损眼表的完整性,为角膜愈合提供代谢和机械支持,改善美容外观,减轻疼痛,并提供侵入性手术或眼球摘除术的替代方法,减轻许多患者的心理创伤。

持续性角膜上皮缺损

对润滑剂、包扎、绷带镜、湿房,或者临时性睑裂缝合均效果不佳的持续性非感染性角膜溃疡,是结膜瓣遮盖术最常见的适应证。这种溃疡可能由以下原因导致:角膜去神经支配和神经营养性角膜炎,面神经麻痹导致的暴露性角膜炎,继发于带状疱疹病毒后的角膜知觉减退,与慢性单纯疱疹性角膜炎相关的变态疱疹溃疡(metaherpetic ulcer,译者注:metaherpetic 角膜溃疡(神经营养性角膜病变)被认为是慢性或慢性复发性浅表性疱疹后角膜炎,检测无HSV-1活性,疱疹性糜烂、溃疡和大泡性角膜病是疱疹后角膜炎的主要类型)。严重化学烧伤引起的眼表损害导致慢性上皮不愈合。除了治疗不愈合的上皮缺损,结膜瓣还在最关键时期保护角膜,并提供代谢支持,使角膜恢

复完整[7-10]。

值得注意的是，一些单纯疱疹病毒性角膜溃疡的患者虽然经抗病毒和手术治疗，活动性疾病可能仍会持续存在。事实上，单纯疱疹病毒感染于结膜瓣术后复发也有报道[11]。

潜在视力差或者无有用视力的大泡性角膜病变，也是结膜瓣手术的适应证。结膜瓣可以提供完整的表面，缓解不适或疼痛[4,12,13]。

无反应性溃疡性微生物相关角膜炎

结膜瓣遮盖术很少用于治疗急性细菌性角膜炎。然而，当细菌或真菌性角膜炎损伤上皮基底膜和下方的基质而影响表面愈合时，结膜瓣手术可能有效。此外，结膜瓣可以用于治疗无反应性、位于周边角膜的真菌性角膜溃疡[14]和棘阿米巴性角膜炎[15,16]。同时已有报道应用该方法成功治愈一例难治性绿脓杆菌性角膜炎[17]。

对于位于周边部的角膜植片细菌性脓肿，当常规药物治疗失败后，结膜瓣遮盖术可以作为有效的手术方法[18]。白内障超声乳化摘除术后透明角膜切口感染也可以使用结膜瓣遮盖术作为辅助治疗手段[19]。

角膜变薄和穿孔

对于潜在视力差、角膜后弹力层膨出的病例，结膜瓣遮盖术可能获得较好的效果[20,21]。然而，由于结膜瓣手术只有薄薄一层结膜覆盖溃疡，不适合用于治疗视觉潜力好的活动性炎症期的即将穿孔或已经穿孔的角膜[22]。因为这些病例可能发生结膜瓣下囊肿，导致前房消失。

对于即将穿孔或已经穿孔的角膜，如果没有供体角膜或不适合进行角膜移植手术，可以用厚的含有筋膜囊的带蒂结膜瓣缝合固定，为角膜提供较强的机械性支持。这项技术可以封闭穿孔，防止前房渗漏[23,24]。有研究连续观察50例患者，证明了这种方法在结膜瓣位置没有水泡形成[25]。

近期有应用结膜瓣手术治疗波士顿1型人工角膜移植术后植片炎症性变薄的报道[26]。应用结膜瓣治疗人工角膜移植患者的局限性在于，由于原发疾病或者多次前期手术，结膜或者眼表可能已受损。因此，建议在确定手术适应证前仔细评估结膜是否适合行结膜瓣遮盖手术。

角膜缘疾病

靠近角膜缘的扩张性变薄、伤口瘘和翼状胬肉是结膜瓣手术的其他适应证。在这些情况下，如发生明显变薄，结膜瓣可以与板层角膜或巩膜修补联合使用。

结膜瓣遮盖术治疗翼状胬肉是一项简便和安全的技术，比自体结膜移植手术时间短，同时比暴露巩膜的技术复发率低[27~29]。

巩膜坏死

结膜瓣联合巩膜修补移植为具挑战性的坏死性巩膜炎提供了替代治疗方案[30,31]。如果严重的巩膜溶解无法单纯通过全身治疗控制，这种手术可以恢复眼部解剖结构和维持眼球的完整性。

青光眼手术并发症

带蒂结膜瓣可以用来修复滤过泡渗漏和青光眼植入引流装置暴露[32]。带蒂结膜瓣可以用于手术修复发生渗漏的水泡，愈合率很高[33]。

美容性眼片的眼表准备

眼球痨的患者、无视力的小眼球或是毁容的盲眼可能受益于美容性眼片。当下方的角膜敏感，假体眼片可能引起强烈的刺激[34]。结膜瓣为其提供一个规则的表面，增强了眼表对假体眼片的耐受性[4,35]。

缺点

尽管结膜瓣手术在上述情况中有效，但也存在一定的弊端。由于结膜瓣遮盖视轴，视力可能明显下降。但结膜瓣覆盖周边角膜的病例，视力可能不受影响。然而，多数需要全结膜瓣遮盖的病例，关注的重点往往是保持眼球的完整性，而不是改善视力。

覆盖整个角膜的结膜瓣阻止了对疾病进程的监测，使得直接观察角膜病理变化过程更加困难，同时阻挡了对前房的可视性。除了非常薄或者靠近周边的结膜瓣，该手术对外观美容的破坏成为影响患者的主要问题，需要在术前与患者沟通。

结膜瓣遮盖术后由于对眼压的评估受限，确定是否存在继发性青光眼也成为巨大的挑战[25]。如果患者将来需要行小梁切除术，Gundersen结膜瓣手术中大范围的结膜分离和移动破坏了手术部位[23]。

最后，虽然结膜瓣手术通常使用局部球后注射麻醉，但是在某些情况下，局部浸润麻醉本身也是一种手术操作，因此应当在尝试了非手术替代方案后才考虑结膜瓣手术。

手术方法

大多数情况球后麻醉足以开展结膜瓣手术,儿童和不配合的成年人可以使用全麻。

在进行任何结膜瓣手术之前,特别是全结膜瓣,医生评估结膜的移动性非常重要。未发现手术部位的结膜瘢痕会使手术更加困难。

全结膜瓣

最常用的全结膜瓣是 Gundersen 描述的薄、双蒂、桥状结膜瓣[3](图 142.1)或者它的改良方式[5]。

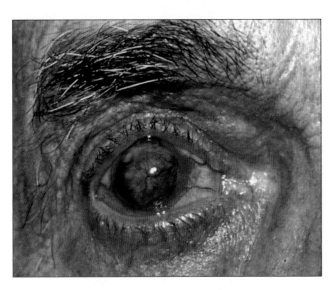

图 142.1 全结膜瓣

去除角膜上皮

该步骤也可以在结膜瓣制备后进行。然而通常建议在手术开始时准备去除上皮,可以在无血的视野中进行,确保不会遗忘。放置开睑器后,应用手术刀片或者吸血海绵轻轻的机械性去除整个角膜上皮。如果有必要,可以使用无水酒精来松解上皮。酒精只应用于要去上皮的部位,并且在机械清创之前要清洗干净,以防止酒精对下方组织造成任何伤害。可以使用刀片从角膜缘刮除松动的上皮,但是需要注意避免对下方角膜造成任何损伤。干的吸血海绵是一种刮除上皮的替代方法。

结膜瓣的活动性

上皮清创后,应用 4-0 或 6-0 的牵引丝线缝合于12 点位的角膜缘,牵引眼球以最大范围的暴露上方球结膜和穹隆部(图 142.2A 和 B)。

360° 环形打开球结膜以增加它的移动性并减少结膜瓣的张力(图 142.2C)。可以使用 Westcott 剪(译者注:通常为我们使用的角巩膜剪)或者手术刀片。

应用卡尺由上方角膜缘到穹隆部至少测量14mm,达到完全覆盖角膜所需的面积。制备结膜瓣可以通过向结膜下注射麻醉剂来增加其活动性(例如,1~2ml 1%~2% 的利多卡因和 1/100 000 肾上腺素)。形成结膜水泡,将结膜和筋膜囊以及紧紧附着的角膜缘机械分离。应使用 30 号针头小心注射,针头不要穿刺到取结膜瓣的区域。

眼球向下旋转,在上穹隆 14mm 的位置做与角膜缘同心的切口。切口长度大约 2cm。为避免损伤,处理结膜时应使用无齿镊和钝头剪刀。然后从上方穹隆钝性分离球结膜至角膜缘(图 142.2D)。仔细分离结膜,确保没有包含筋膜囊,并且避免出现纽孔,这对手术成功至关重要。去除上方角膜缘缝线后,将结膜瓣移动并滑至清创的角膜表面(图 142.2E)。如果需要,可以在 4 点和 8 点位置做松解切口,使结膜瓣在位并且没有张力。

缝合结膜瓣

然后用薇乔线(Vicryl)或尼龙线将结膜瓣间断缝合到位(图 142.2 F 和 G)。上方结膜是裸露的,但通常会很快再上皮化。

最近,纤维蛋白胶作为缝线的代替品已经成功应用于 Gundersen 结膜瓣手术。该方法的优点是能够缩短手术时间,减少术后的不适感并加快眼表愈合[36]。

双蒂桥状结膜瓣

此种类型的结膜瓣适用于位于角膜中央或者旁中央的小病灶,不需要覆盖全角膜。其优点是仍然可以看到前房,以及没有被覆盖的角膜。手术技术与Gundersen 结膜瓣相似,不同之处在于结膜瓣的宽度(图 142.3)。放置开睑器之后,去除需要覆盖区域的角膜上皮。然后测量并用亚甲蓝标记双蒂结膜瓣。结膜瓣的宽度应当大于角膜病灶直径的 20%~30%,以确保能够充分覆盖而且没有张力。然后仔细的由周边到角膜缘钝性分离,将结膜瓣移动到角膜病灶区,用尼龙线间断缝合固定。

单蒂结膜瓣

单蒂结膜瓣,也称为球拍状瓣[37],适用于角膜边

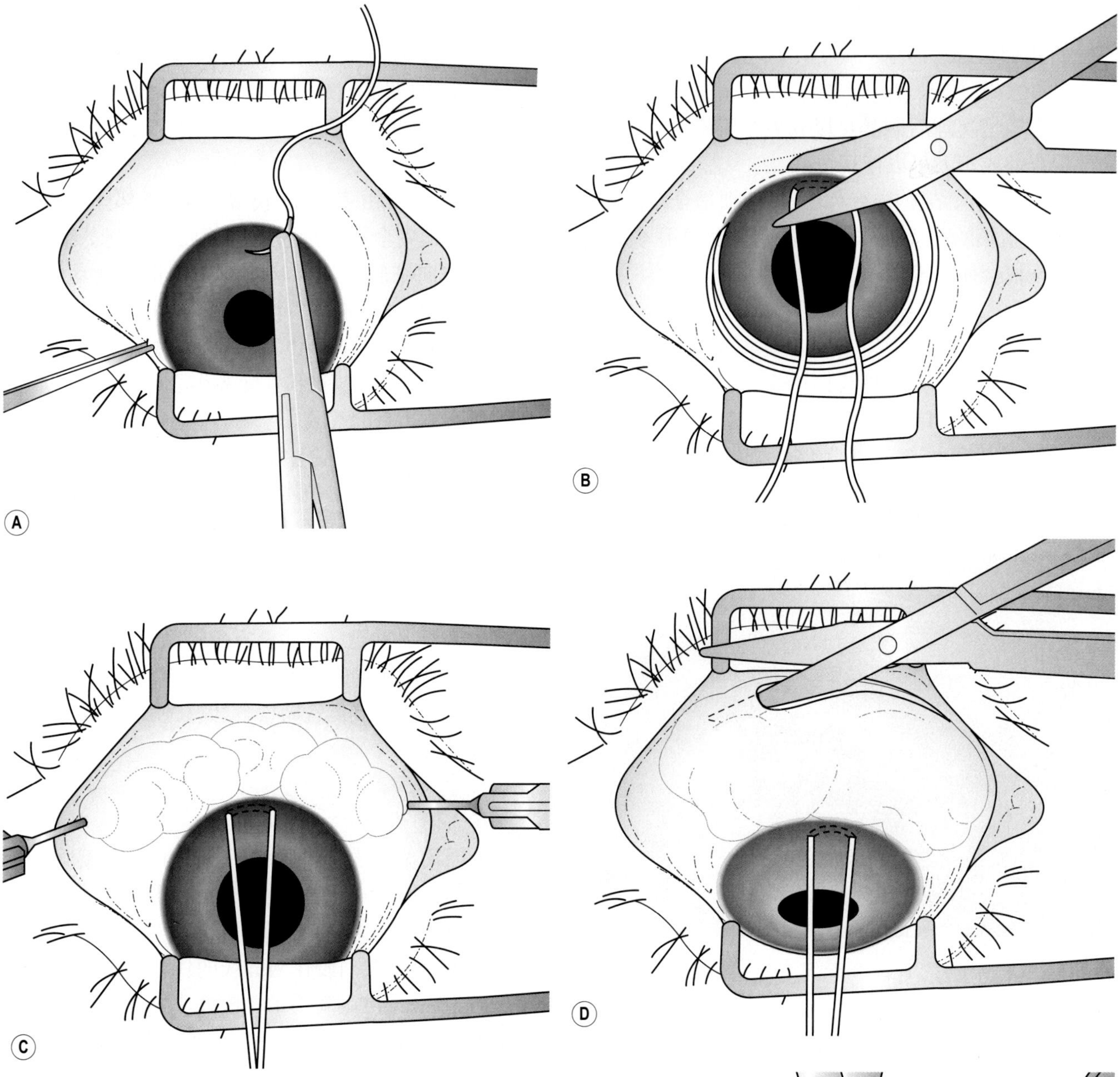

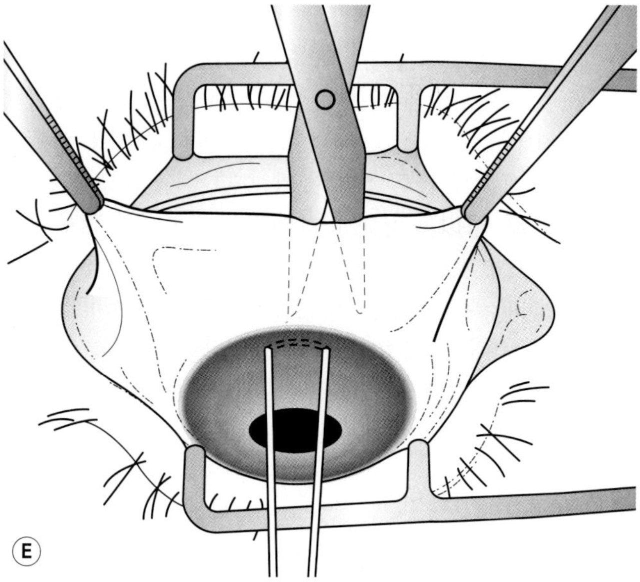

图 142.2 手术技术。(A)在 12 点位的角膜缘设置牵引缝线以引导眼球,获得上方球结膜和穹隆部最大范围的暴露。(B)360°环切。(C)结膜下注射麻醉剂。(D 和 E)钝性剥离上方结膜

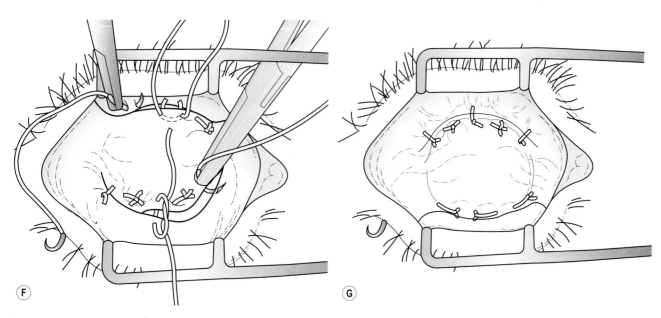

图 142.2(续)　(F)结膜瓣覆盖在清创的角膜表面并间断缝合。(G)多处缝线在位

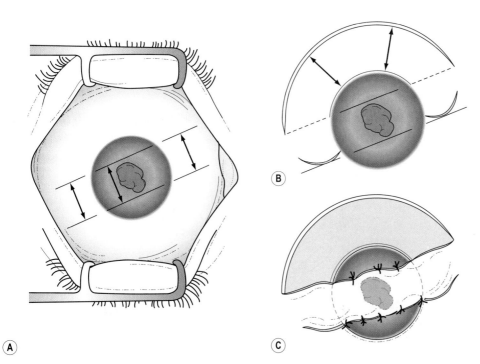

图 142.3　双蒂结膜瓣。(A)检查病变以确定蒂的宽度。(B)瓣的宽度应大于角膜病变直径的20%~30%。(C)瓣固定到位

缘的病变,其大小不需要全结膜瓣(图 142.4)。放置开睑器后,将需要覆盖区域的角膜上皮去除,用亚甲蓝标记需要移动的结膜,确保标记出的面积比角膜病灶大 20%~30%。用含有 1/100 000 肾上腺素的利多卡因结膜下注射,机械性分离结膜和筋膜囊。

然后分离薄的结膜瓣,覆盖在角膜病损区域,尼龙线间断缝合固定。这种类型的结膜瓣与下述前徙瓣相比,不容易收缩。

前徙瓣

角膜缘周边的损伤也可以用简单的前徙瓣进行治疗(图 142.5)。通常与板层角膜修补或巩膜修补联合应用。第一步是做一个角膜缘切口并充分松解。然后分离结膜并牵拉至角膜覆盖周边病灶。尼龙线间断缝合将结膜瓣固定在位。这种手术方式的缺点是随着时间推移结膜瓣可能回退。

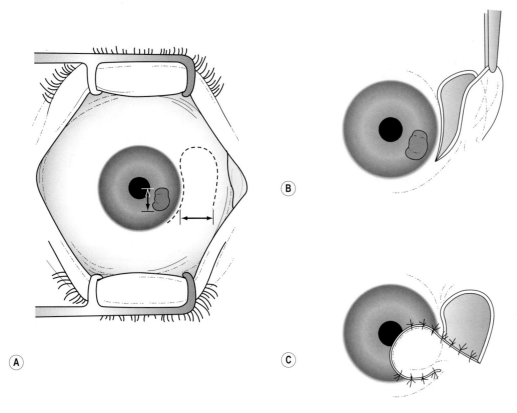

图 142.4 单蒂("球拍状")结膜瓣。(A)检查病变判断瓣的大小。(B)分离薄的结膜瓣。(C)将结膜瓣缝合至清创的角膜表面

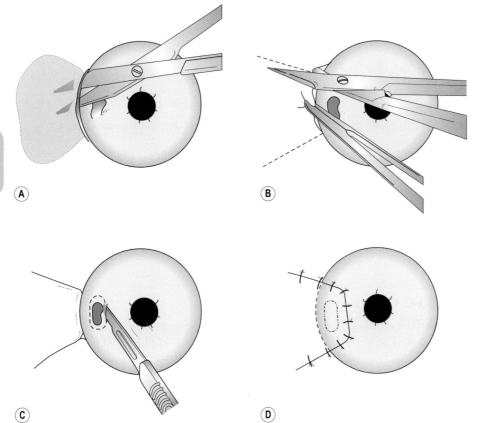

图 142.5 前徙结膜瓣。(A 和 B)结膜分离和松解切口。(C)角膜清创。(D)前徙结膜瓣缝线在位

并发症

通过术前仔细评估需要获取结膜的部位,以及术中注意手术器械和手术技巧,大部分结膜瓣手术的并发症都可以避免。

术中并发症

纽孔形成

结膜瓣手术最常见的并发症是瓣上出现纽孔。即使结膜瓣上非常小的未闭合的纽孔术后也会扩大,特别是在有张力的情况下。避免纽孔出现最好的方法是使用钝性剪刀和平镊,并在分离过程中小心谨慎。然而,如果无意间结膜瓣上出现纽孔,可以用10-0或11-0的尼龙线缝合,这种线连接无创型缝针,适用于显微血管手术。如果出现较大的缺损,可以在下方的球结膜再分离另一个结膜瓣。

分离结膜瓣不充分

分离的结膜瓣不够大也是术中常见的并发症。为了避免出现这种问题,术前需要仔细设计。为了确定上方可获取活动性结膜的多少,在患者进入手术室之前滴入表面麻醉药,然后用一个棉签移动眼球上方的球结膜判断。结膜的自由运动确保了瘢痕不会阻碍手术的进行。例如对于全结膜瓣,如果医生不能从上方找到至少14mm的球结膜,他/她可能需要从上方睑板边缘获取结膜。然而,如果发现分离的结膜不足以覆盖全角膜,可以缝合上方结膜边缘,并从下方球结膜获取双蒂桥状结膜瓣来覆盖没有被上方结膜瓣覆盖的角膜。

过度出血

手术中的出血通常可以通过烧灼的方法控制,有时术后出血可能会发生于瓣下。通常不需要处理,积血会随时间逐渐消退。

术后并发症

结膜瓣回退

如果结膜活动度不充分,或者结膜瓣张力过大,术后可能出现回退。缝线部位可能发生结膜撕裂,也会导致回退。由于老年人结膜较薄而且弹性较差,因此这一并发症在老年人中更为常见[38]。这些病例需要重新复位并缝合结膜瓣,并且不能有太大张力。

上睑下垂

结膜瓣手术后,可能暂时或长期出现上睑下垂。可能在过度分离上方穹隆部的患者术后发生。通过仔细注意上穹隆部的解剖和完全切断穹隆组织和移动结膜之间的连接,可以很好的避免上睑下垂。

结膜瓣囊肿

如果结膜瓣下的角膜上皮没有完全去除,可能发生结膜瓣下上皮囊肿。可能是单个或者多个[38]。可能会自发消退,或者变大需要手术切除。

混浊和血管

结膜瓣在位时间过长可能发生角膜的血管化和混浊。光学性修复或者穿透性角膜移植可以轻易地去除结膜瓣,但是底部的血管将不利于穿透性角膜移植手术的预后[39]。

(李素霞 译)

参考文献

1. Scholer KW. *Jahresberichte uber die Wirksamkeit der Augen-Klinik, in den Jahren 1874–1880*. Berlin: H. Peters; 1881.
2. Kuhnt H. *Uber die Verwertbarkeit der Bindehaut in der prakischen und opera-tiven Heilkunde, Monogram*. Weisbaden: Bergmann; 1898.
3. Gundersen T. Conjunctival flaps in the treatment of corneal disease with reference to a new technique of application. *Arch Ophthalmol* 1958;**60**:880–7.
4. Alino AM, Perry HD, Kanellopoulos AJ, et al. Conjunctival flaps. *Ophthalmology* 1998;**105**:1120–3.
5. Paton D, Milauskas AT. Indications, surgical technique, and results of thin conjunctival flaps on the cornea: a review of 122 consecutive cases. *Int Ophthalmol Clin* 1970;**10**(2):329–45.
6. Geria RC, Zarate J. Geria MA: Penetrating keratoplasty in eyes treated with conjunctival flaps. *Cornea* 2001;**20**:345–9.
7. Brown DD, McCulley JP, Bowman RW, et al. The use of conjunctival flaps in the treatment of herpes keratouveitis. *Cornea* 1992;**11**:44–6.
8. Donzis PB, Mondino BJ. Management of noninfectious corneal ulcers. *Surv Ophthalmol* 1987;**32**(2):94–110.
9. Cheng KC, Chang CH. Modified Gundersen conjunctival flap combined with an oral mucosal graft to treat an intractable corneal lysis after chemical burn: a case report. *Kaohsiung J Med Sci* 2006;**22**(5):247–51.
10. Tuli SS, Schultz GS, Downer DM. Science and strategy for preventing and managing corneal ulceration. *Ocul Surf* 2007;**5**(1):23–39.
11. Rosenfeld SI, Alfonso EC, Gollamudi S. Recurrent herpes simplex infection in a conjunctival flap. *Am J Ophthalmol* 1993;**116**(2):242–4.
12. Sugar HS. The use of Gundersen flaps in the treatment of bullous keratopathy. *Am J Ophthalmol* 1964;**57**:977–83.
13. Siu GD, Young AL, Jhanji V. Alternatives to corneal transplantation for the management of bullous keratopathy. *Curr Opin Ophthalmol* 2014;**25**(4):347–52.
14. Sanitato JJ, Kelley CG, Kaufman HE. Surgical management of peripheral fungal keratitis (keratomycosis). *Arch Ophthalmol* 1984;**102**:1506–9.
15. Cremona G, Carrasco MA, Tytiun A, et al. Treatment of advanced Acanthamoeba keratitis with deep lamellar keratectomy and conjunctival flap. *Cornea* 2002;**21**:705–8.
16. Mauger TF, Craig E. Combined Acanthamoeba and Stenotrophomonas maltophilia keratitis treated with a conjunctival flap followed by penetrating keratoplasty. *Cornea* 2006;**25**:631–3.
17. Buxton JN, Fox ML. Conjunctival flaps in the treatment of refractory Pseudomonas corneal abscess. *Ann Ophthalmol* 1986;**18**(11):315–18.
18. Geria RC, Wainsztein RD, Brunzini M, et al. Infectious keratitis in the corneal graft: treatment with partial conjunctival flaps. *Ophthalmic Surg Lasers Imaging* 2005;**36**(4):298–302.
19. Cosar CB, Cohe EJ, Rapuano CJ, et al. Clear corneal wound infection after

phacoemulsification. *Arch Ophthalmol* 2001;**119**(12):1755–9.

20. Arentsen J, Laibson P, Cohen E. Management of corneal descemetoceles and perforations. *Trans Am Ophthalmol Soc* 1984;**82**:92–105.

21. Portnoy SL, Insler MS, Kaufman HE. Surgical management of corneal ulceration and perforation. *Surv Ophthalmol* 1989;**34**:47–58.

22. Arentsen J, Laibson PR, Cohen EJ. Management of corneal descemetoceles and perforations. *Ophthalmic Surg* 1985;**16**:29–33.

23. Sandinha T, Zaher SS, Roberts F, et al. Superior forniceal conjunctival advancement pedicles (SFCAP) in the management of acute and impending corneal perforations. *Eye (Lond)* 2006;**20**:84–9.

24. Madhusudhan S, Chandra KP. Forniceal conjunctival pedicle grafts. *Eye (Lond)* 2007;**21**:283–4.

25. Khodadoust A, Quinter AP. Microsurgical approach to the conjunctival flap. *Arch Ophthalmol* 2003;**121**:1189–93.

26. Adesina OO, Vickery JA, Ferguson CL, et al. Stromal melting associated with a cosmetic contact lens over a Boston Keratoprosthesis: treatment with a conjunctival flap. *Eye Contact Lens* 2013;**39**(3):e4–6.

27. Hirst LW. The treatment of pterygium. *Surv Ophthalmol* 2003;**48**(2):145–80.

28. Anduze AL. Conjunctival flaps for pterygium surgery. *Ann Ophthalmol (Skokie)* 2006;**38**(3):219–23.

29. Aslan L, Aslankurt M, Aksoy A, et al. Comparison of wide conjunctival flap and conjunctival autografting techniques in pterygium surgery. *J Ophthalmol* 2013;**2013**:209401.

30. Davidson RS, Erlanger M, Taravella M, et al. Tarsoconjunctival pedicle flap for the management of a severe scleral melt. *Cornea* 2007;**26**(2):235–7.

31. Casas VE, Kheirkhah A, Blanco G, et al. Surgical approach for scleral ischemia and melt. *Cornea* 2008;**27**:196–201.

32. Godfrey D, Merritt J, Fellman R, et al. Interpolated conjunctival pedicle flaps for the treatment of exposed glaucoma drainage devices. *Arch Ophthalmol* 2003;**121**:1772–5.

33. Wadhwani RA, Bellows AR, Hutchinson BT. Surgical repair of leaking filtering blebs. *Ophthalmology* 2000;**107**(9):1681–7.

34. Ma'luf RN, Awwad ST. Mucous membrane graft versus Gundersen conjunctival flap for fitting a scleral shell over a sensitive cornea. *Ophthal Plast Reconstr Surg* 2005;**21**(5):356–8.

35. Ding J, Chen T, Hou Z, et al. Cosmetic shell fitting over a sensitive cornea in mild phthisis bulbi using total conjunctival flap. *Aesthetic Plast Surg* 2013;**37**:398–401.

36. Chun H-W, Mehta JS. Fibrin glue for Gundersen flap surgery. *Clin Ophthalmol* 2013;**7**:479–84.

37. Cies W. The racquet conjunctival flap. *Ophthalmic Surg* 1976;**7**:31–2.

38. Gundersen T, Pearlson HR. Conjunctival flaps for the corneal disease: their usefulness and complications. *Trans Am Ophthalmol Soc* 1969;**67**:78–95.

39. Gokhale NS. Penetrating keratoplasty after a total conjunctival flap. *Indian J Ophthalmol* 2004;**52**(4):341–2.

10

第143章

羊膜适应证和应用

Jose L. Guell，Oscar Gris，Daniel Elies，Felicidad Manero，Merce Morral

关键概念

- 羊膜(amniotic membrane，AM)促进上皮化、抑制炎症，具有抗微生物特性，仅伴有轻微的免疫反应。

- 羊膜作为植片可用于上皮和基质缺损的治疗。羊膜表面利于上皮形成。

- 羊膜的补丁作用类似于生物角膜接触镜，可以减轻炎症，促进上皮形成。

- 羊膜移植的预后取决于潜在疾病和眼表功能，并与炎症的程度呈负相关。

- 羊膜在角膜手术中的适应证包括神经营养性角膜溃疡、感染性角膜炎、大泡性角膜病变。

- 羊膜移植可治疗角膜移植术后上皮愈合延迟。

- 羊膜移植可能对急性期眼部烧伤、Stevens-Johnson综合征和中毒性表皮坏死松解症治疗有效。

- 羊膜可用于部分角膜缘干细胞功能障碍的治疗，有助于重建角巩膜缘干细胞(stem cell，SC)的微环境，减轻炎症，刺激角膜缘干细胞增生。

- 角膜上皮细胞在羊膜上进行体外培养扩增时，可增加有活性角膜缘干细胞的数量，降低活体供者的风险。

本章纲要

羊膜的组织学、生物学特性和临床作用
羊膜的获取和保存
羊膜移植方法
羊膜移植治疗眼表疾病的适应证
羊膜移植治疗眼表疾病的局限性
并发症

羊膜的组织学、生物学特性和临床作用

  羊膜是胎膜最内层，由三层构成：上皮、基底膜和基质。上皮层是由通过许多半桥粒附着于基底层的单层立方形细胞组成。基底膜由Ⅳ型和Ⅶ型胶原、纤连蛋白、层粘连蛋白1和层粘连蛋白5组成。基质层的疏松结缔组织使羊膜具有抗张强度[1]。

  羊膜的大多数生物学特性是依据组织成分推断出来的，而非科学证据(表143.1)[2]。研究表明人羊膜在-80℃条件下保存1个月，保留上皮的羊膜所检测到的生长因子(EGF、TGFα、KGF、HGF、bFGF、TGFβ1和TGFβ2)浓度明显高于无上皮的羊膜，提示这些生长因子为上皮来源。羊膜的上皮细胞还提供维持角膜上皮干细胞微环境的细胞因子[3]。羊膜基

表143.1　羊膜组织成分和生物学特性

羊膜分层	成分	生物学特性
上皮层	生长因子*	维持未分化上皮
	细胞因子	培养角膜缘干细胞时细胞表型
基底层	胶原Ⅳ/Ⅶ	促进上皮细胞移行
	层粘连蛋白1/5	增强基底细胞黏附
	纤连蛋白+	诱导上皮分化(包括结膜杯状细胞)
		防止细胞凋亡发生
基质层	TGFβ	抑制角膜成纤维细胞
	抗炎及抗新生血管生成蛋白	抑制各类结膜纤维细胞的增生和分化(包括角膜缘的、正常的、病理的)
		抑制愈合
	蛋白酶抑制因子	吸引其他组织的炎症细胞，迅速诱导细胞凋亡、抑制炎症和新生血管形成

*完整羊膜比无上皮羊膜中含量更高
+类似于结膜组织

底膜促进上皮细胞移行,增强基底上皮细胞的黏附,并防止细胞凋亡。最后,羊膜基质的一种成分通过TGFβ抑制信号转导(TGFβ能够调控正常角膜、结膜和角膜缘成纤维细胞的增殖,并减轻结膜下纤维化)。羊膜基质还包含抗炎和抗新生血管生成的蛋白以及减少基质炎症和溃疡形成的蛋白酶抑制剂[1]。

羊膜的生物学特性可概括为一系列的临床作用,包括:①促进上皮形成;②抑制炎症、新生血管和瘢痕形成;③抗微生物特性[1]。

羊膜是无血管组织的薄膜,尽管表达 HLA Ⅰ、HLA Ⅱ类抗原,但不引起任何免疫反应[1,4]。

羊膜的获取和保存

因为细菌污染概率较低,羊膜的收集应有选择性的获取剖宫产的胎盘。应使用细菌培养、真菌培养血清结果均为阴性的胎盘[1]。

羊膜在组织库内制备和保存方法由 Tseng 等描述[5]。在层流环境下用含有 50μl/ml 青霉素、50μl/ml链霉素、100μl/ml 新霉素、2.5μl/ml 两性霉素 B 的无菌平衡盐溶液清洗胎盘。将羊膜从绒毛膜剥离,羊膜上皮面朝上平铺在硝酸纤维素试纸上。然后将羊膜贮存在 –80℃下含有 Dulbecco 改良的 Eagle 低温保护剂(Dulbecco's modified Eagle's medium)(Life Technologies Ltd, Paisley, UK)和甘油或二甲亚砜的无菌小瓶内。

随着保存时间的延长活性生物因子数量减少:2个月后为 50%,18 个月后几乎检测不到。保存的羊膜被认为是没有活性细胞的惰性组织,生物学活性有限。尽管新鲜羊膜具有更多生物学活性,但是通常不易获得,同时由于窗口期的存在,即使血清学检查阴性也具有微生物传染的风险。

商品化的羊膜包括:

低温贮藏无缝线羊膜

PROKERA(Prokera, BIO-Tissue Inc., Doral, FL)是将低温贮藏的羊膜植片夹在双聚碳酸酯环内。这种 PROKERA 装置,形状与睑球粘连支撑环类似。可在医生诊室内给患者植入,也可以在联合手术的某个步骤放置。其作用类似于基质面与角膜接触的生物绷带镜[6]。(图 143.1A 和 B)

脱水羊膜

PURION Process(AmbioDry2, Ambio5, 和 AmbioDisk IOP Ophthalmics, IOP Ophthalmics, Costa Mesa, CA)保

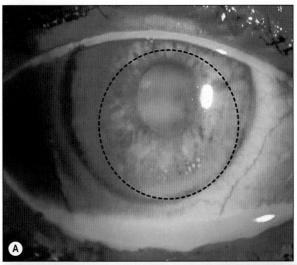

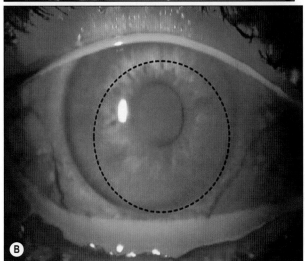

图 143.1 (A)63 岁老年女性干眼患者,尽管已给予大量人工泪液治疗,仍表现为持续眼疼、眼红和视力波动。裂隙灯检查见浅层点状角膜炎(superficial punctate keratitis, SPK)伴有睑裂暴露区片状角膜上皮缺损(暴露性角膜炎)。(B)PROKERA Slim 羊膜放置 5 天后,未给予其他药物治疗。羊膜移除后,角膜透明不伴有 SPK 或上皮缺损,患者重获清晰视力。(Dr. S.Tseng 提供)

留有与创伤愈合有关的关键成分。已进行脱水灭菌的组织在室温储存,贮藏期限为 3 年。将干燥的羊膜植片置于眼表面,无菌生理盐水数分钟内活化并用缝线、生物胶或绷带镜进行固定[7]。此外,可将脱水的同种异体羊膜植片微粉化为粉末状形式,然后局部用粉剂或与生理盐水混合形成注射溶液或局部凝胶。

羊膜移植方法(视频 143.1)

保存的羊膜可以作为植片、补片或两者联合使用[1]。

10

- **植片（上皮面向上）** 作为移植片，羊膜可用于上皮和基质缺损的病例。羊膜替代缺失的基质，为细胞生长提供基底膜。羊膜应该填充组织缺损，但不能完全覆盖。多层羊膜可用于角膜溶解或变薄区。上皮形成于羊膜上面，羊膜嵌顿在基质内，直到逐渐被吸收。

- **补片（上皮面向下）** 羊膜覆盖没有基质损伤的上皮缺损区，缝合固定于角巩膜缘附近。羊膜可被移除、再吸收或脱落。羊膜保护眼表免于外部损伤，减少炎症并促进羊膜下上皮形成。

- **联合使用** 内层羊膜上皮面朝上进行缝合。另一个外层羊膜通常较大，将基质面向上缝合固定于内层羊膜上面。Dua 等[1]报道外层羊膜边缘重叠覆盖在环形剪开的球结膜上，可以确保结膜来源上皮向心移行至外层羊膜而不是在角膜上生长。

羊膜移植治疗眼表疾病的适应证[1,2,8]

羊膜移植的预后取决于潜在的疾病和眼表功能，并与炎症程度呈负相关[9]。

羊膜植片在结膜重建中的作用（视频 143.2）

在结膜组织缺损区，羊膜恢复正常的基质，并为上皮细胞增殖和分化提供适合的基底膜。维持正常的上皮细胞表型，减轻炎症、新生血管生成和组织纤维化。

羊膜已成功用于如翼状胬肉[1,10]、肿瘤[11]、结膜瘢痕和睑球粘连[12]、上方边缘性角结膜炎和结膜松弛等术中的结膜修补（图 143.2A 和 B）[12,13]。在大范围结膜切除手术中，联合羊膜移植不如小范围切除效果好。如果周围结膜组织仍有活性及血管化，羊膜可以缝合于发生缺血的结膜上（图 143.2C 和 D）[13]。

羊膜移植在青光眼手术中可减轻滤过手术的瘢痕形成，也可覆盖暴露的引流阀，起到一定程度的治疗效果。此外羊膜联合巩膜移植可修补马方综合征（Marfan syndrome）继发巩膜穿孔。而羊膜在眼睑和眼眶手术中的应用仍存在着争议[1]。

羊膜移植在角膜表面重建中的作用（视频 143.2）

作为移植物，羊膜提供基质和正常角膜上皮生长的基底膜。羊膜可以促进基质变薄的角膜溃疡（如神经营养不良性角膜溃疡）愈合。羊膜移植治疗角膜基质溶解尤其有用[14]。（图 143.3A 和 B）我们于 2002 年在神经营养不良性角膜溃疡中描述了羊膜植片的组织学特点[15]。正常角膜上皮生长在基底膜上生长。在没有角膜新生血管形成的情况下，羊膜在基质存留数月且没有炎症反应，它的再吸收可能由于吞噬作用以及激活角膜基质细胞导致胶原吸收有关。相反在新生血管化的角膜中，大量的炎症浸润

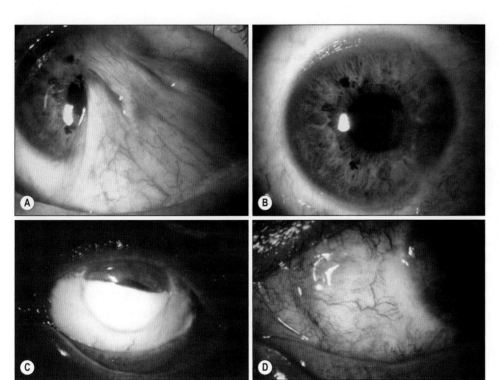

图 143.2 （A）三次手术后复发胬肉，结膜广泛瘢痕化，不适合自体结膜移植。（B）术后3 个月，健康结膜生长且无病变复发。（C）65 岁老年患者，左眼硫酸化学伤后 8 周。角膜和结膜大范围钙化，伴有邻近巩膜严重缺血。手术切除钙化病灶和无活性组织后，移植的羊膜覆盖于大范围巩膜缺血区。（D）移植术后几周在羊膜表面可观察到缓慢的上皮形成和血管再生，均来自于周围的健康结膜

10

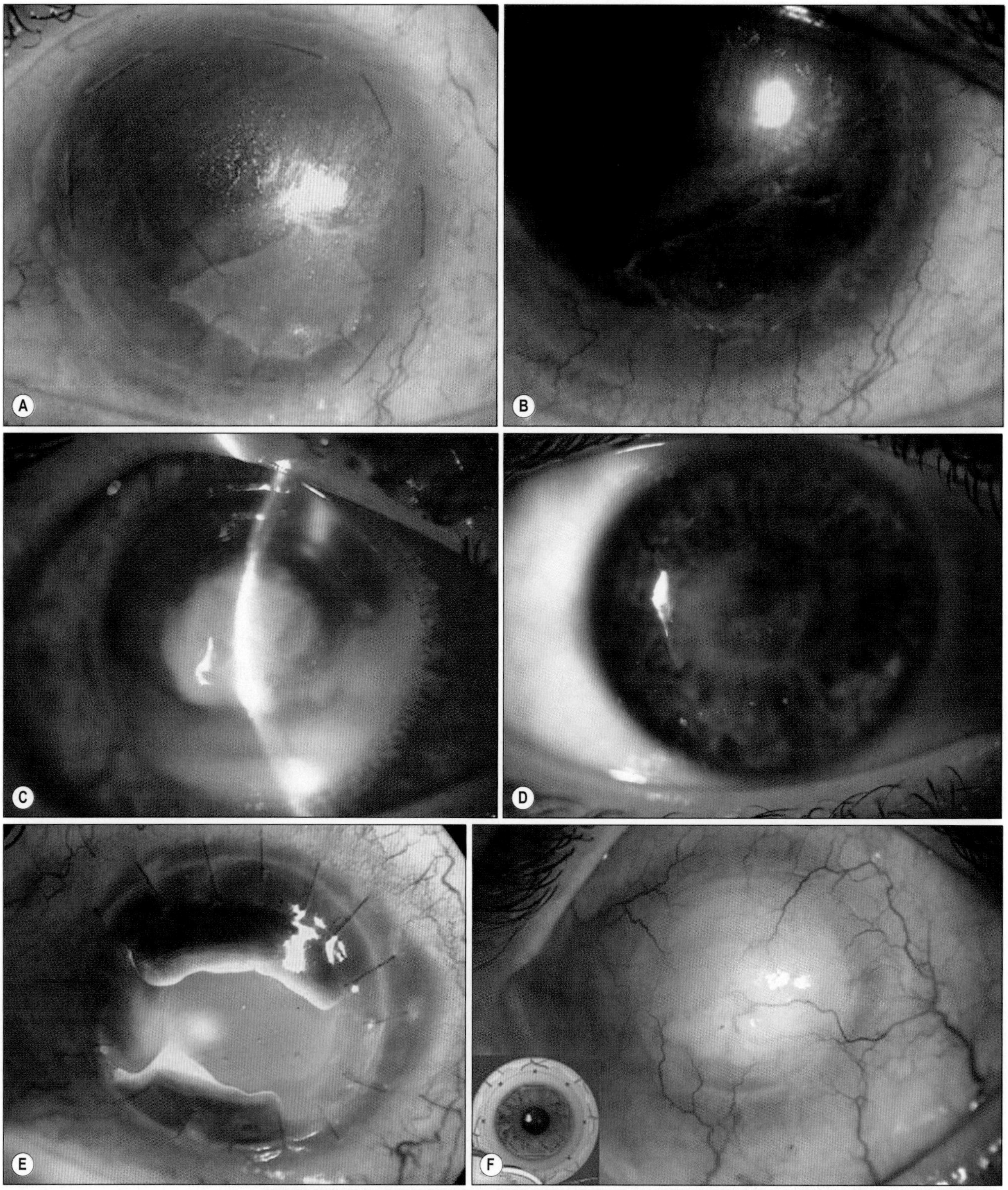

图 143.3 （A）神经营养不良性角膜溃疡对于药物治疗无效。手术清洁溃疡基底和边缘，进行羊膜移植手术。（B）术后 4 个月观察到完全上皮化。（C）角膜接触镜佩戴者发生严重的细菌性角膜炎。患者表现为大面积角膜溃疡和前房积脓。加强局部抗生素治疗 3 天后几乎无效，由于严重的角膜溶解而施行多层羊膜移植手术。（D）术后六个月，残留中央区角膜白斑且无继发角膜新生血管形成。（E）继发于大泡破裂的复发性上皮缺损，原发病为先天性青光眼患者接受穿透性角膜移植术后，发生无晶状体眼大泡性角膜病变和带状角膜变性。视力为光感。（F）改良 Gundersen 结膜瓣和羊膜移植。上皮面向上将羊膜植片以 10-0 尼龙线连续缝合固定于周边角膜，线结埋于角膜基质。羊膜瓣边缘与周边切开结膜用 9-0 可吸收缝线进行缝合，结膜边缘置于羊膜植片上。术后 4 年，结膜血管上皮完全覆盖于角膜，症状得以持续缓解

导致羊膜植片迅速被吸收,而被新形成的纤维化角膜基质所代替。

羊膜已显示出在春季角结膜炎相关的盾形溃疡的抗炎作用[16]。另外,羊膜可能对于发生显著角膜基质溶解的难治性感染性角膜炎的治疗有效,为角膜愈合提供营养代谢和机械支持作用,减轻炎症反应,并具有抗菌作用。多层羊膜移植覆盖于角膜基质变薄区或全角膜,促进上皮形成[17]。(图 143.3C 和 D)

羊膜移植可用于治疗视力预后差、不适合穿透性角膜移植的疼痛性大泡性角膜病变。以我们的经验,羊膜移植联合改良 Gundersen 结膜瓣手术可以持续缓解并减少因结膜瓣移位而导致的解剖变形[18]。(图 143.3E-F,视频 143.3)

羊膜补片在角膜表面重建中的作用(视频 143.2)

羊膜补片作用可促进角膜上皮形成,治疗因神经营养不良而引发的持续上皮缺损。强烈建议当角膜移植术后发生角膜上皮愈合延迟(如部分角膜缘干细胞功能障碍、疱疹病毒性角膜疾病)时行羊膜移植。(图 143.4A 和 B)带状角膜病变钙质沉着去除联合 EDTA(ethyldiamine tetra acetic acid,EDTA)螯合术后可行羊膜移植手术[20]。此外对于浅表角膜变性疾病,羊膜移植联合表层角膜切削手术可改善角膜表面(如 Salzmann 角膜变性)。

在化学伤和热烧伤的急性期羊膜移植可促进角膜和结膜表面的恢复,减轻角膜缘基质浸润,并限制睑球粘连形成[21]。然而,Cochrane 的综述中未能找到确切的证据[22]。羊膜移植治疗急性期 SJS(Stevens-Johnson syndrome,SJS)可能有效[22]。

羊膜可以降低 PRK(photorefractive-phototherapeutic keratectomy,PRK)术后的基质混浊和浸润。上皮化的速度似乎不受影响[24]。此外对于已植入角膜基质环后再行 PRK 手术时,上皮机械刮除术、丝裂霉素 C 和羊膜移植可用于治疗 PRK 术后严重的上皮反应[25]。

羊膜和角膜缘干细胞缺乏(视频 143.2 和视频 143.4)

羊膜移植主要适应证是急性或慢性角膜缘干细胞缺乏相关的瘢痕性疾病,包括化学伤或热烧伤、SJS 和瘢痕性天疱疮。羊膜移植是一种角膜缘干细胞移植的辅助手段。然而在已发生角化明显干眼的状态下,重建手术很少成功[26]。

对于部分角膜缘功能失代偿,羊膜重建角巩膜缘基质的干细胞微环境,减轻炎症,刺激角膜缘干细胞增生,进而避免角膜缘干细胞移植[5]。羊膜也被成功用于异常上皮或表面纤维血管组织的清创术后[5]。

对于完全角膜缘功能失代偿,角膜缘移植是重建角膜缘干细胞的重要辅助手段[27,28]。羊膜移植联合角膜缘移植构成了干细胞增殖和上皮移行的基质,可加速术后的上皮再生[5,7]。羊膜移植也可首先用于重塑角巩膜缘基质微环境。

羊膜作为角巩膜缘上皮干细胞培养载体

Pellegrini 等[29]首次描述了在纤维蛋白膜片上体外扩增角膜上皮细胞,随后转移至角膜缘干细胞缺乏(SCD)的角膜表面。Schwab 等[30]用去除上皮细胞的羊膜扩增角膜上皮细胞。当获取的角膜缘组织放置于已去除上皮细胞但具有完整基底膜的羊膜上时,角膜上皮细胞迅速移行,但是当羊膜基底膜保持完整,

10

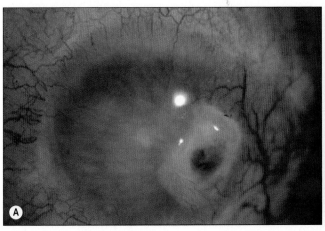
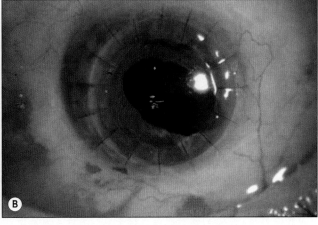

图 143.4 (A)单纯疱疹病毒导致周边角膜溃疡穿孔。严重的角膜新生血管形成。穿透性角膜移植联合晶状体切除术联合前部玻璃体切割术联合羊膜移植联合结膜下注射贝伐单抗。(B)术后 6 个月,角膜植片透明,上皮光滑,新生血管完全退缩

未去除上皮时则移行相对缓慢,当羊膜基底膜被翻转时则最慢,细胞直接生长于基质表面[1]。来源于活体供体的角膜上皮细胞在已去除上皮的羊膜上培养扩增后,无论用作自体移植或异体移植,都可增加存活角膜缘细胞数量,降低活体供体的风险,且在自体移植时避免免疫反应[31,32]。巴塞罗那 - 辛辛那提手术(Barcelona-Cincinnati technique)联合角膜上皮细胞在

羊膜体外扩增培养和角膜缘移植手术,可以成功治疗全角膜缘干细胞缺乏症[33]。(图 143.5A-C)

羊膜移植治疗眼表疾病的局限性

羊膜移植治疗睑球粘连仍有争议[12,34]。我们的观点是羊膜移植只适用于无活动性病变的局限性睑球粘连。

翼状胬肉切除联合羊膜移植复发率高于联合自体结膜移植。对于切除后结膜缺损大、双侧胬肉或可能后期需要青光眼手术的翼状胬肉患者,联合羊膜移植是一种替代方法[10]。羊膜在青光眼手术中的应用有一定的局限性。

根据我们的经验,羊膜移植治疗穿孔性角膜溃疡的效果并不理想。羊膜不能阻止房水通过穿孔流出,虹膜通常在羊膜下封闭穿孔。羊膜覆盖于穿孔表面时。而且炎症和血管化的存在会导致羊膜迅速溶解[1,12,14]。如果完全角膜缘功能缺乏时,单纯羊膜移植治疗无效,需联合角膜缘干细胞移植。

并发症

羊膜移植通常是安全的手术方式,报道的并发症似乎与羊膜本身并不相关(如缝线肉芽肿、无菌性前房积脓)[35]。未能达到预期的治疗效果可能是羊膜最重要的局限性。通过缝合固定羊膜和使用角膜绷带接触镜可以避免术后早期发生的羊膜脱落。商品化 ProKera 羊膜也可以改善羊膜的保留率。当羊膜作为移植物时,可能因上皮下残存的羊膜影响视力。最后必须谨记病毒和细菌传播的潜在风险[1]。

总之羊膜移植是治疗眼表疾病的重要手段之一,但是普遍缺乏基于随机对照研究证实其疗效优于其他治疗方法的研究报道的科学依据。

（陈敏　译）

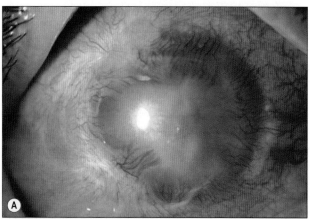
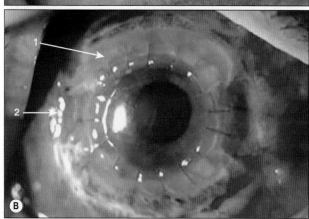
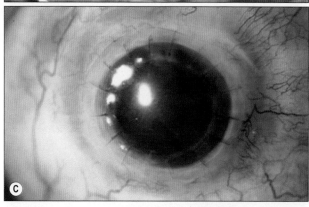

图 143.5　Barcelona-Clicinnati 技术。(A)右眼严重化学伤后继发完全角膜缘干细胞功能障碍。(B)来自于同一患者对侧眼的角膜上皮细胞在羊膜上(箭头 2)体外扩增培养联合角膜缘移植(箭头 1)进行眼表重建手术。术后 4 周角膜透明,上皮表面光滑。(C)术后 8 个月上皮完整,角膜缘解剖部分恢复

参考文献

1. Dua HS, Gomes JAP, King AJ, et al. The amniotic membrane in ophthalmology. *Surv Ophthalmol* 2004;**49**:51–77.
2. Gris O, Güell JL. Amniotic membrane transplantation. Essentials in ophthalmology: corneal and external eye disease. 2005:205–217. In: Reinhard T, Lorkin F, editors. *Dry eye. A practical guide to ocular surface disorders and stem cell surgery*. NJ: Slack Inc.; 2006.
3. Grueterich M, Espana E, Tseng SC. Ex vivo expansion of limbal epithelial stem cells: amniotic membrane serving as a stem cell niche. *Surv Ophthalmol* 2003;**48**:631–46.
4. Akle CA, Adinolfi M, Welsh KI. Immunogenicity of human amniotic epithelial cells after transplantation into volunteers. *Lancet* 1981;**2**:1003–5.
5. Tseng SCG, Prabhasawat P, Barton K, et al. Amniotic membrane transplantation with or without limbal allografts for corneal surface reconstruction in patients with limbal stem cell deficiency. *Arch Ophthalmol*

10

1998;**116**:431–41.

6. Suri K, Kosker M, Raber IM, et al. Sutureless amniotic membrane ProKera for ocular surface disorders: short-term results. *Eye Contact Lens* 2013;**39**: 341–7.

7. Amescua G, Atallah M, Nikpoor N, et al. Modified simple limbal epithelial transplantation using cryopreserved amniotic membrane for unilateral limbal stem cell deficiency. *Am J Ophthalmol* 2014;**158**:469–75.

8. Maharajan VS, Shanmuganathan V, Currie A, et al. Amniotic membrane transplantation for ocular surface reconstruction: indications and outcomes. *Clin Experiment Ophthalmol* 2007;**35**:140–7.

9. Saw VP, Minassian D, Dart J, et al. Amniotic membrane transplantation for ocular disease: a prospective evaluation of the first 233 cases from the UK user group. *Br J Ophthalmol* 2007;**91**:1042–7.

10. Luanratanakorn P, Ratanapakorn T, Suwan-Apichon O, et al. Randomised controlled study of conjunctival autograft versus amniotic membrane graft in pterygium excision. *Br J Ophthalmol* 2006;**90**(12):1476–80.

11. Gris O, Lopez-Navidad A, Caballero F, et al. Amniotic membrane transplantation for ocular surface pathology: long-term results. *Transplant Proc* 2003;**35**:2031–5.

12. Azuara-Blanco A, Pillai CT, Dua HS. Amniotic membrane transplantation for ocular surface reconstruction. *Br J Ophthalmol* 1999;**83**:399–402.

13. Gris O, del Campo Z, Wolley-Dod C, et al. Conjunctival healing after amniotic membrane graft over ischemic sclera. *Cornea* 2003;**22**(7): 675–8.

14. Chen H-J, Pires RTF, Tseng SCG. Amniotic membrane transplantation for severe neurotrophic corneal ulcers. *Br J Ophthalmol* 2000;**84**:826–33.

15. Gris O, Wolley-Dod C, Güell JL, et al. Histologic findings after amniotic membrane graft in the human cornea. *Ophthalmology* 2002;**109**:508–12.

16. Pelegrin L, Gris O, Adan A, et al. Superficial keratectomy and amniotic membrane patch in the treatment of corneal plaque of vernal keratoconjunctivitis. *Eur J Ophthalmol* 2008;**18**:131–3.

17. Gicquel JJ, Vejan RA, Ellies P, et al. Amniotic membrane transplantation in severe bacterial keratitis. *Cornea* 2007;**26**:27–33.

18. Güell JL, Morral M, Gris O, et al. Treatment of symptomatic bullous keratopathy with poor visual prognosis using a modified Gundersen conjunctival flap and amniotic membrane. *Ophthalmic Surg Lasers Imaging* 2012;**43**(6):508–12.

19. Gris O, del Campo Z, Wooley-Dod C, et al. Amniotic membrane implantation as a therapeutic contact lens for the treatment of epithelial disorders. *Cornea* 2002;**21**:22–7.

20. Anderson DF, Prabhasawat P, Alfonso E, et al. Amniotic membrane transplantation after the primary surgical management of band keratopathy. *Cornea* 2001;**20**:354–61.

21. Meller D, Pires RTF, Mack RJS, et al. Amniotic membrane transplantation for acute chemical or thermal burns. *Ophthalmology* 2000;**107**:980–90.

22. Clare G, Suleman H, Bunce C, et al. Amniotic membrane transplantation for acute ocular burns. *Cochrane Database Syst Rev* 2012;**9**:CD009379.

23. Hsu M, Jayaram A, Verner R, et al. Indications and outcomes of amniotic membrane transplantation in the management of acute Stevens-Johnson syndrome and toxic epidermal necrolysis: a case-control study. *Cornea* 2012;**31**:1394–402.

24. Lee HK, Kim JK, Kim EK, et al. Phototherapeutic keratectomy with amniotic membrane for severe subepithelial fibrosis following excimer laser refractive surgery. *J Cataract Refract Surg* 2003;**29**:1430–5.

25. Güell JL, Morral M, Gris O, et al. Management of epithelial hyperplasia after photorefractive keratectomy on a cornea with intrastromal corneal ring segments. *Br J Ophthalmol* 2010;**94**:1547–8.

26. Gomes JA, Santos MS, Ventura AS, et al. Amniotic membrane with living related corneal limbal/conjunctival allograft for ocular surface reconstruction in Stevens–Johnson syndrome. *Arch Ophthalmol* 2003;**121**(10): 1369–74.

27. Barreiro TP, Santos MS, Vieira AC, et al. Comparative study of conjunctival limbal transplantation not associated with the use of amniotic membrane transplantation for total limbal deficiency secondary to chemical injury. *Cornea* 2014;**33**:716–20.

28. Miri A, Al-Deiri B, Dua HS. Long-term outcomes of autolimbal and allolimbal transplants. *Ophthalmology* 2010;**117**:1207–13.

29. Pellegrini G, Traverso CE, Franzi AT. Long-term restoration of damaged corneal surfaces with autologous cultivated corneal epithelium. *Lancet* 1997;**349**:990–3.

30. Schwab IR, Reyes M, Isseroff RR. Successful transplantation of bioengineered tissue replacements in patients with ocular surface disease. *Cornea* 2000;**19**:421–6.

31. Güell JL, Torrabadella M, Calatayud M, et al. Limbal stem cell culture. In: Reinhard T, Larkin F, editors. *Essentials in ophthalmology: corneal and external eye disease*. Berlin: Springer-Verlag; 2005. p. 85–92.

32. Ricardo JR, Cristovam PC, Filho PA, et al. Transplantation of conjunctival epithelial cells cultivated ex vivo in patients with total limbal stem cell deficiency. *Cornea* 2013;**32**:221–8.

33. Güell JL, Morral M, Gris O. Barcelona-Cincinnati technique for limbal transplantation. *J Emmetropia* 2012;**3**:124–8.

34. Tseng SC, Di Pascuale MA, Liu DT, et al. Intraoperative mitomycin C and amniotic membrane transplantation for fornix reconstruction in severe cicatricial ocular surface diseases. *Ophthalmology* 2005;**112**(5):896–903.

35. Gabler B, Lohmann CP. Hypopion after repeated transplantation of human amniotic membrane onto the corneal surface. *Ophthalmology* 2000;**107**:1344–6.

10

第 144 章

眼前节创伤的手术治疗和康复

Marian S. Macsai，Ashley Rohr

关键概念

- 对于眼外伤患者，需详细记录病史和查体结果。
- 组织黏合剂可以修复直径小于 2mm 的角膜穿孔。
- 急诊手术的仔细修复可能避免二次手术干预的必要。
- 为重塑正常角膜曲率，应准确对位，避免两端伤口的重叠。
- 虹膜创伤的复位和修补需要特定的缝合技术。
- 眼前节的眼内异物需迅速确认并取出。
- 眼外伤手术修复的术后护理需要预防性应用抗生素并及时拆线。视觉康复需要处理术后不规则散光。

患者评估

眼外伤患者的初始评估至关重要，需要在伤后立即进行，因为它决定着后续的诊疗措施。对每个外伤患者，检查者都必须采用合理、系统且全面的检查方法。应在可能危及生命的损伤被鉴别并处置之后再进行眼部检查。初始评估的目标应该是完成完整的眼科检查并做好记录、预先识别有潜在影响的全身及眼部疾病、定位异物并最终制定治疗方案。

病史

眼外伤的患者可能无法提供详细的病史，所以可询问任何能找到的家属或外伤目击者[1]。眼部和全身既往史很重要，包括任何既往眼科手术或眼科疾病，尤其是那些与视力下降有关系的。既往的视力下降可能部分地解释了初始创伤是如何发生的，并可作为潜在视力恢复的一个重要预后指标[2]。

此外还应问一些特定的问题以确定患者是否佩戴护目镜、眼镜或角膜接触镜，以及损伤发生时患者的活动、所涉及的各方面因素、损伤究竟如何发生以及损伤后事件如何进展[3]。因为在初始损伤发生数年之后，很多这种案例可能会引起法律诉讼，初始检查者的记录可能成为法律证词时回想损伤的唯一来源。

当检查眼前节外伤患者时，首先应该检查是否有异物[4~7]。异物的来源和组成决定了其潜在的眼毒性[8]（铁或铜与玻璃或塑料），也影响了影像技术的定位。由于打击力会产生热量，所以来自金属打击的金属性异物通常是无菌的，而树枝、植物性物质或农场工具则有较高的微生物污染风险（框 144.1）[9,10]。

框 144.1　异物检查表

1. 异物来源
   a. 组成
   b. 损伤时的活动
2. 异物原始性质
   a. 大小和形状
   b. 能量
   c. 温度
3. 可能的轨迹
4. 微生物污染的风险

　　根据 *Freeman HM*：《眼外伤的检查》修改。见诸 *Miller D*、*Stegman R* 等：《眼前节外伤的治疗》，蒙特利尔，*1986 年*，*Medicopea*

钝挫伤时传递到眼球和眼眶的能量决定了眼损伤的程度[11,12]。眼球可能从外部或内部破裂。巩膜破裂在直肌附着点后方最常见。但是对于接受了角膜切开术(放射状或散光性)的患者,之前的手术切口是最可能的破裂点(图144.1)[13];眼球内部组织的钝挫伤包括睫状体的撕裂,导致前房积血或房角后退;虹膜括约肌断裂可能会导致外伤性瞳孔散大。

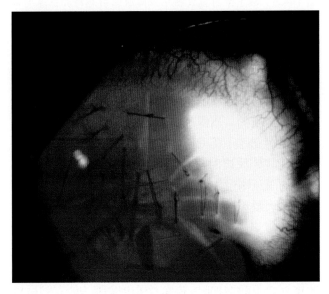

图 144.1　钝挫伤后放射状角膜切开术切口破裂的手术修补照片。(承蒙 Stephen S. Lane 博士供图)

检查

只要有可能,就应在设备齐全的眼科检查室对外伤患者进行评估,并进行一次全面的检查。检查面部和眼睑的外观以发现任何外伤或撕裂伤、眼球相对于其他骨性结构的位置异常、出现皮下气肿、眼睑的位置、功能异常及眼睑或面部上的任何颗粒物等都提醒检查者异物损伤的可能性。

在眼外伤中,治疗的目标都是想要获得最佳的视功能。基线视力和瞳孔检查是重要的预后指标。视力检查用近视力卡和小孔镜或标准 +2.00 屈光镜来完成。当没有这些物品时,可以使用其他印刷品代替。可能需要代马尔式拉钩(译者注:代马尔式拉钩为我们常用的眼睑拉钩)或开睑器来提起严重肿胀的眼睑并评估视力;应避免过度用力,以防止在眼球开放性外伤中发生医源性损伤。瞳孔检查可提示颅内病变或视神经的直接损伤,且在昏迷患者中是评价视功能的唯一指标。相对性瞳孔传入障碍的存在与否也必须记录,瞳孔的形状、位置和大小亦是如此。相对性瞳孔传入障碍的测定可能需要进行反向测试。如果

可能,在初始检查时应评估正面视野。通常在对外伤患者进行分诊时,初始检查者需要判断除基线视力和瞳孔检查之外是否需要进行其他检查。

裂隙灯检查

对于儿童和昏迷或带颈托的患者来说,手持裂隙灯很有必要。检查从对眼睑和结膜的视诊开始,并记录结膜下出血的程度和是否存在结膜水肿。

角膜裂伤、擦伤或异物应怀疑有眼球穿孔的可能[14]。如果认为眼球无破裂,可以翻开上睑来取出上穹隆内留有或嵌入的异物。对角膜异物的位置和深度,以及裂伤的深度和长度都需要进行记录(图144.2)。可能需要溪流试验来确定是否存在全层角膜裂伤[14]。如果没有出现房水外漏,轻压眼球即可发现自闭性穿孔。如果出现了房水外漏,应以最小的创伤来继续余下的检查(图144.3)。不要给予局部药物,其可能会

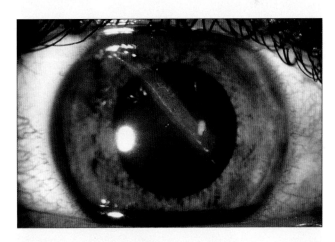

图 144.2　非全层角膜斜向裂伤的裂隙灯照片。(承蒙 Steven B. Koenig 博士供图)

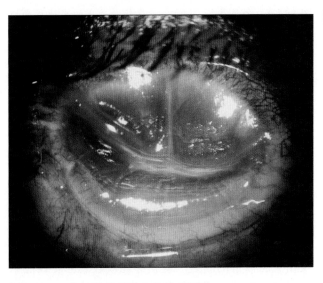

图 144.3　广泛性角膜裂伤伴前房塌陷

进入前房。在穿通伤或贯通伤中,前房可能变的极浅。相反前房变深可能是由于急性房角后退或晶状体脱位。应记录下是否存在出血、晶状体碎片、玻璃体内的碎片或异物。穿透前房但没有嵌入虹膜或晶状体的异物可能落到房角的 6 点位,在常规裂隙灯检查时极难发现。四面镜的应用将有助于识别前房内异物,但不适用于开放性眼外伤(图 144.4)。

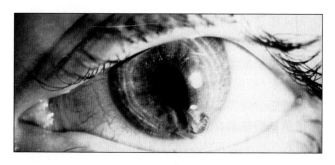

图 144.5 颞下方角膜裂伤中虹膜脱出引起瞳孔出现尖角改变。(承蒙 Steven B. Koenig 博士供图)

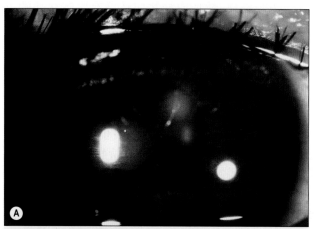

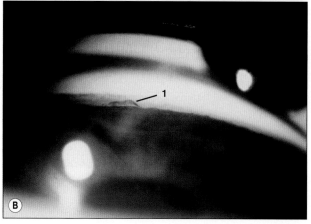

图 144.4 金属异物。(A)金属异物所致小的贯通性角膜裂伤的裂隙灯照片。(B)金属异物的前房角镜照片(1),它导致了 A 中所见的贯通性角膜裂伤。(承蒙 Steven B. Koenig 博士供图)

虹膜的检查应通过直接照明法和后部反光照明法观察虹膜细致形态和纹理,及由眼内异物引起的小孔或穿孔。这些虹膜缺损可帮助估计异物的位置。瞳孔出现尖角可能表明玻璃体经伤口脱出进入前房或虹膜经伤口脱出(图 144.5)。前房积血可能会遮挡虹膜的细节或异物[15]。需要记录括约肌撕裂和虹膜根部离断的部位。虹膜震颤提示可能有晶状体脱位,及相关悬韧带的断裂。囊膜穿孔或破裂会导致晶状体区域性混浊。漂浮的晶状体碎片或前房絮状物提

示明显的晶状体破裂。应注意是否有人工晶状体及其位置。当有明显的角膜裂伤或眼球破裂时,测量眼压是不恰当的。当眼球破裂不明显时,低眼压可能提示隐匿性破裂;眼压正常或升高也不能排除这种可能。睫状体脱离时也会出现低眼压。推荐使用创伤最小的眼压测量方法。

除大量玻璃体积血的情况外,应当用裂隙灯初步来完成玻璃体和视网膜的检查。玻璃体内出现红细胞和色素提示可能有视网膜撕裂。在初始检查时应尽一切努力对视网膜进行检查,因为当眼内出血或晶状体混浊不断增加时,初检者可能是唯一能看到后极部的人。在钝挫伤或穿通伤中,视网膜脱离、脉络膜脱离或脉络膜破裂都可能看到。

X 线平片在观察金属异物的形状和数量或定位眶壁骨折时占有优势。在怀疑有金属异物的病例中,平片结果阴性可能就不必再进行更多昂贵的检查[16,17]。以重叠的 1.5mm 层厚的计算机断层扫描(CT)对伤眼和眼眶进行扫描,可检测 1mm 大小的不透 X 线的金属性和非金属性异物[18]。去骨投影用来检测眼前节内小的射线可透性异物,并帮助诊断眼眶骨折和视神经撕脱。磁共振成像(MRI)可检测到眼、眼眶和眼附属器中种类繁多的异物,如植物、塑料、玻璃和射线可透性异物[19]。在眼外伤中,MRI 可得到更高分辨率的眼眶成像(图 144.6)[20]。但磁性异物的运动可能带来组织损伤,妨碍了 MRI 作为一种筛查技术的使用。

如果钝挫伤后在完整的眼球中无法看到后极部,可用 B 超扫描来检查玻璃体积血、视网膜脱离或脉络膜脱离。玻璃和金属异物的反射能力很强,在 B 超扫描上显示为高亮区。标准的 B 超扫描可确定眼球内部或紧邻的外部是否有小的异物。超声生物显微镜(UBM)[21~24]和眼前节 OCT[25,26]可以帮助定位和取出小的眼内异物,尤其是在房角、睫状沟和睫状体中

10

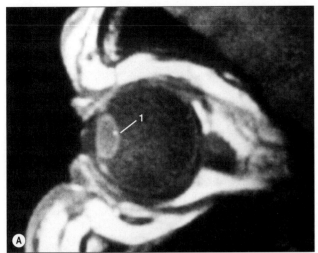

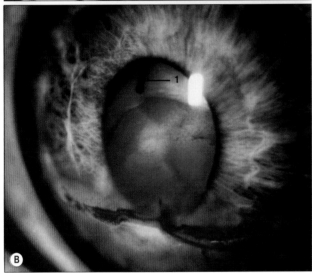

图144.6　晶状体内异物。(A)使用表面线圈的磁共振成像展示了一个晶状体内异物(1),在后囊附近可见一个小的白色高信号。(B)用裂隙灯检查 A 中的角膜裂伤患者。晶状体的斜视图展示了相同的晶状体内异物(1)。(承蒙 Steven B. Koenig 博士供图)

的异物。眼部 CT 可以帮助定位和识别眼前节异物,并协助可视化其他技术下难以显影的区域,比如睫状沟、前房角和睫状体。

穿通伤和贯通伤的处理

组织黏合剂

　　小于 2mm 的角膜穿孔可以用组织胶封闭。新兴技术可能增加组织封闭剂在创伤修复中的适应证[27~30]。黏合剂,比如氰基丙烯酸盐黏合剂,与液体接触后即可聚合[31]。聚合之后黏合剂产生一个粗糙的表面,因此它很少用于干燥和缺乏上皮的眼球区域。使用

方法多种多样,包括注射器滴注法。或者可以在眼膏涂药棒的末端放置一个聚乙烯盘。然后将黏合剂涂在聚乙烯盘的另一面,应用于穿孔区域。应用组织胶之后,放置治疗性角膜接触镜以避免黏合剂对睑结膜表面的摩擦,减少患者不适。组织胶具有抗菌性,所以使用时很少见到角膜感染,但周围的炎性浸润常见[32]。当使用黏合剂时,推荐频繁外用广谱抗生素滴剂。如果黏合剂在与其下部分组织黏附发生脱落时,可能会出现组织缺损。当组织胶大量用于后弹力层膨出时,这种情况最常见。

急诊手术治疗

阻滞麻醉和眼部准备

　　在大多数患者中,贯通性眼外伤的修补一般需要全身阻滞麻醉,球后或球周注射可能会增加眼压,且有眼内容物脱出的风险。推荐使用非去极化肌松剂以避免眼外肌同步收缩和眼压升高。术后早期应小心拔管,以防止气管插管引起"呛咳"和呕吐。在某些情况下,表面或局部阻滞麻醉可与静脉镇静同步联合使用[33,34]。

　　眼部常规消毒,铺无菌孔巾,应小心操作避免医源性对眼球施压而导致眼内容物脱出。同时应用黏附性贴膜暴露眼球、遮住睫毛,并小心地放置开睑器以避免对眼球产生压力。提升性开睑器,比如 Schott 线或 Jaffe 开睑器,能够更好的暴露眼球而对眼球产生很小压力或没有压力。如果不能放置开睑器,可使用 4-0 缝线进行眼睑牵引缝线。不要在结膜穹隆使用聚维酮碘(Polyvidone-iodine),可以在放置开睑器后用生理盐水进行充分冲洗。

手术时机和目标

　　对创口应及时进行手术闭合以降低眼内炎的风险,避免组织坏死。在手术室内医生用手术显微镜检查伤口,之后进行闭合。手术目标包括重建正常解剖关系及获得最理想的视功能。为了实现这些目标,需要制定手术方案,包括眼表的充分准备、组织保护和最小化的医源性创伤。

角膜裂伤修复

　　修复角膜裂伤是具有挑战性的,这是因为角膜组织缺乏固有的弹性[35]。不同于皮肤,角膜是没有弹性的;因此角膜伤口的急诊缝合很重要。穿通伤的力学效应极大的改变了角膜形态。角膜缝合的目标是

10

使伤口变得水密,瘢痕最小化,并重建非散光性原始角膜轮廓。角膜缝合使用带有单丝 10-0 尼龙缝线的铲针。小曲率半径的弯针有助于完成短且深的缝合。因其有更大的跨度或更长的针距,周边部角膜缝合时需要更大曲率半径的针(160°)。角膜缝合应该达基质深度的 90%,在伤口两侧深度相同。缝合较浅可能会导致内部伤口裂开,不对称缝合会导致创缘重叠。全层缝合可能会成为微生物入侵的通道,随后形成眼内炎。如果可能缝线应避免通过视轴。如有必要可以在视轴上使用短而小的缝合来实现瘢痕最小化。

当缝制角膜缝线时,应将针的尖端垂直放置于角膜表面,沿其弧度将针旋转通过伤口,再垂直切面穿出。如果伤口是垂直的,针穿过伤口的另一侧时应保持相同的深度和长度。将所有的线结剪短,在远离视轴的一侧浅埋于基质中。所埋线结的末端方向远离表面以方便后期拆线。缝合时打尽可能小的结,以方便将结埋进组织。滑结可以调节缝合松紧而且足够小,很容易被埋入角膜(图 144.7)[36,37]。术者应避免将线结埋在伤口中,以防止后面的伤口裂开。

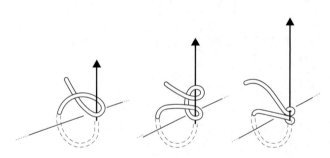

图 144.7 滑结,可控制缝合张力。缝线绕好后,就形成一个滑结。垂直拉一端,同时水平拉另一端,拉紧缝线达到理想的张力

在闭合角膜伤口时应避免切除组织,一旦组织缺损这将需要使用紧密缝合,会对剩余组织产生重大的力矩效应[43]。线性裂伤中,医生应检查角膜裂伤的垂直和倾斜部分,并先用间断缝合闭合切口的垂直区域,以重新形成前房(图 144.8)。这种方法可让切口的倾斜区域自发闭合,所需缝合更少[43]。初始缝合时往往很难判断正确的张力。因此可先打滑结,在全部缝合完成之后再松开或收紧,以重新形成前房。

缝合角膜裂伤与角膜切口时需要不同的技术。医生必须避免组织重叠缝合。在垂直切口中,如果进出点深度不等或者如果切口两侧的缝合长度不同,就产生了组织重叠。因此,良好的组织对合需要缝合的

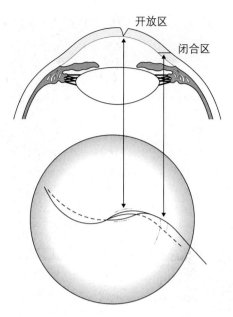

图 144.8 角膜裂伤的垂直与倾斜区域。闭合裂伤的垂直区域将使裂伤的倾斜区域自发封闭,所需缝合张力最小

深度相同,且每针缝合到角膜前表面的长度相同。但在斜切口中,这种方法会导致创缘重叠(图 144.9)。为了避免缝合后伤口两端折叠,应该使缝线在斜形裂伤角膜两侧伤口的后面(或内侧面)中的跨度相等。使用这种方法可能会出现双侧缝线距前面或上皮面不对称。但是从伤口的后面或内面来看,缝合是对称的[37]。

在角膜裂伤修复中,角膜散光的处理是必不可少的。周围加压缝合以压紧压平角膜周边,并使中央角膜变得陡峭[38,39]。以最小的缝合张力,用短小的对接缝合来闭合中央角膜伤口。(图 144.10)在别处做前房穿刺,形成前房并检查伤口是否有渗漏。荧光素(2%)可用于表面来验证伤口闭合是否完整。压迫眼

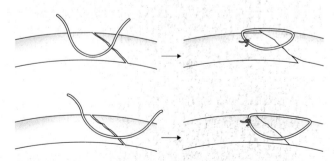

图 144.9 角膜裂伤的缝线放置。如果缝线穿入和穿出位点距伤口前面的距离相等,缝合将是不对称的,且只涵盖了被覆盖伤口的部分边缘。如果缝线的穿入和穿出位点距伤口后面的距离相等,从前面来看伤口是不对称的。缝合不应过分收紧,因为这将导致伤口边缘移位和组织覆盖

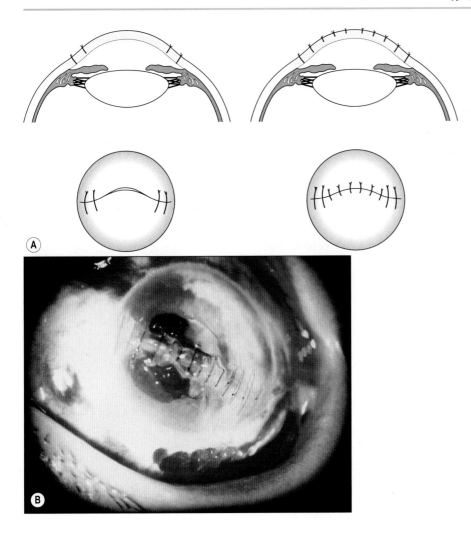

图 144.10　周边加压缝合。(A)周边应用加压缝合以压平周边角膜。注意:在周边角膜使用更长的针距,在中央角膜使用最小张力的短小对接缝合。(B)角膜裂伤术后1天。在伤口的垂直方向区域的中央使用了短的对接缝合。用针距更长的周边加压缝合对周边倾斜区域进行了闭合,以压平周边角膜

球同时使用高放大倍率来监测伤口表面是否有渗漏。

锯齿状切口的缝合

在缝合锯齿状切口时,切口的每个直线部分都要单独缝合。应避免首先缝合顶端很重要。首先缝合裂伤的直线部分可使顶端自封,避免了对该组织的更多创伤。使用滑结缝合非常有效。当需要闭合锯齿状裂伤的顶端时,采用褥式缝合效果最好(图144.11)[40]。在距离伤口远端 0.30mm,制作一个板层切口。缝线从板层切口的底部穿过损伤处,再穿回至板层切口处,在此处打结。保留缝线待其自行降解。

星状裂伤

Eisner 建议采用改良的褥式缝合来闭合星状裂伤(图 144.12)。采用荷包缝合可以避免对裂伤顶端造成创伤[37,41]。这种方法是用钻石刀切开正常的角膜基质,深度达基质厚度的一半。可将钻石刀设置为0.3mm 作这些切口。之后用 10-0 尼龙缝线在切口的

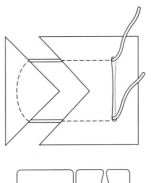

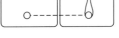

图 144.11　在裂伤顶端可用褥式缝合进行单纯板层内缝合。在伤口远端用钻石刀作板层切口。然后将缝线从切口底部穿过伤口,再穿回至切口处,在此打结

深部依次穿过相邻的基质和裂伤,然后通过相邻切口穿出。收紧缝线将使中央基质和裂伤顶端并在一起。可以使用滑结来控制缝合的松紧,线结埋在预设的切口深度即可。如果缝合过紧,伤口的边缘会过度压缩,

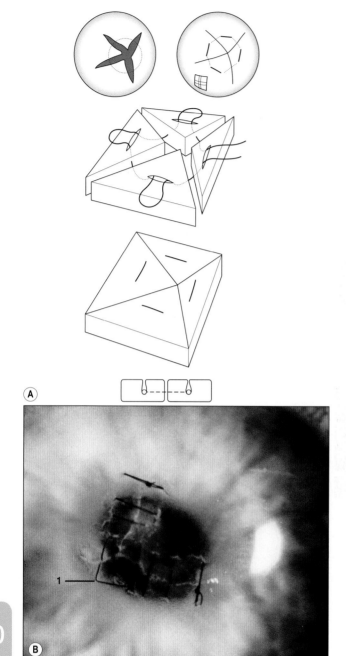

图 144.12　星状裂伤的闭合。(A)用板层内荷包缝合来闭合星状伤口。用设置为 0.3mm 的钻石刀作板层角膜切口。荷包缝合通过这些切口并收紧,使伤口的顶端闭合。(B)临床上应用板层内荷包缝合术闭合星状伤口。间断缝合星状裂伤,顶端用板层内荷包缝合(1)。(承蒙 Steven B. Koenig 博士供图)

引起顶端向前移位,以及随之而来的切口的渗漏。因为这种荷包缝合完全在角膜的基质内,所以一旦打结就会固定在原位。

组织缺损的处理

　　对于不能用组织胶封闭的组织缺损,可使用自体

板层角膜移植(图 144.13)[42~46]。这种技术适用于直径小于 5mm 且基质未坏死的损伤。使用环钻钻到角膜厚度的一半,直径比组织缺损区域大 1mm。角膜的植床是通过在组织损伤区域周围进行基质层间剥离产生的。然后将同样大小的环钻移到没有损伤的周边角膜区域,进行板层环钻术。使用层间剥离来游离自体移植的角膜,将其放在组织缺损区,用 10-0 尼龙线做四个小的间断缝合进行固定,埋藏线结。如果自体移植无法实现,可以使用供体角膜或巩膜。但是,自体移植不需要组织捐献,也避免了移植排斥或疾病传播的风险。

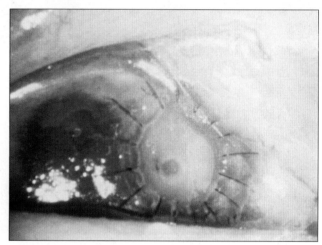

图 144.13　使用板层角膜移植修补组织缺损区域。(承蒙 Steven B. Koenig 博士供图)

角巩膜裂伤

　　应仔细探查超出角膜缘延伸进入巩膜的裂伤,应记录其全部的损伤范围,并防止医源性损伤或眼内容物进一步被挤出。如有可能使用 8-0 或 9-0 尼龙缝线首先缝合角膜缘以恢复正常的解剖关系。注入黏弹剂可帮助虹膜复位。环状切开局部的球结膜,仔细探查伤口边界,检查有无异物、有无玻璃体或葡萄膜脱出。为了逐步稳定眼球,防止葡萄膜脱出,一旦暴露新的裂伤区域,在探查远端之前即进行巩膜缝合。伴葡萄膜脱出的巩膜闭合的首选方法包括两手交替法,即当伤口暴露时,在后面依次用间断缝合从角膜缘端缝合伤口。葡萄膜之上的巩膜组织需紧密缝合。缝合时,可能需要一名助手用虹膜恢复器将脱出的组织轻轻压进眼内。巩膜缝合时使用 7-0 或 8-0 的可吸收外科缝线(聚乙丙交酯,强生)[45,47]。如果有伤口裂开,需将缝针完全穿过伤口的一侧,在穿第二针之前重新

夹持缝针,以避免眼球变形。当需封闭延伸到眼外肌后面的裂伤时,助手可用肌肉拉钩牵拉肌肉。如有必要当用双臂式 6-0 可吸收缝线缝合眼外肌后,离断肌肉。当巩膜裂伤被全部闭合时,再从肌肉原附着点将肌肉重新缝合以恢复眼外肌。使用干燥的吸血海绵,即可确定是否有玻璃体通过巩膜伤口脱出,并将其沿着巩膜表面切除,以避免对玻璃体的牵拉。

虹膜损伤

　　眼前节的贯通伤通常会导致虹膜损伤。原因可能是由于伤口处的虹膜嵌顿、钝挫伤或直接裂伤。严重钝挫伤后的虹膜损伤最常见的形式是括约肌撕裂和虹膜根部离断[48]。可能会出现远期后遗症如虹膜劈裂和虹膜萎缩。通过单独的穿刺通道注入黏弹剂可以加深前房将虹膜拉离角膜,使嵌顿但未脱出的虹膜复位。如果这种方法失败,可使用睫状体分离器将虹膜从角膜裂伤处分离。一般从角膜伤口内的虹膜嵌顿处进行分离。虹膜不应与角膜裂伤长期接触,因为随时间推移,内皮细胞会从角膜迁移到相邻的虹膜上,最后在裂伤部位周围形成角膜水肿。

　　在切除之前应对暴露或脱出的虹膜进行仔细的评估。暴露或坏死的虹膜可能被微生物寄居,这时将虹膜复位可能会引发炎症,增加眼内炎的风险。用无菌平衡盐溶液进行彻底冲洗,洗去附着的颗粒物之后,对于暴露几小时内的虹膜可进行复位。严重裂伤的虹膜或已脱出超过 24 小时的则需要切除[49]。

　　虹膜损伤的手术修复通常被推迟作为二期手术,因为急性角膜损伤和出血降低了术中的可视化范围。修复虹膜的主要目的是为改善视功能,但这在从最初的损伤中愈合并经历视觉康复之前可能无法得到充分的评估。术后局部积极使用抗炎药物和睫状肌麻痹剂会减少虹膜前粘连和后粘连形成的概率[49]。

虹膜根部离断

　　当创伤性虹膜根部离断范围较大,造成了明显的眩光或复视时,才进行修复(图 144.14)。在制作巩膜瓣以覆盖缝合的外部之后,将虹膜周边与巩膜相缝合。使用双臂式 10-0 聚丙烯缝线,以一个或多个褥式缝合来修补虹膜根部离断。在巩膜瓣下打结。两针聚丙烯缝合以大约 90° 远离虹膜根部离断的方向进行穿针。黏弹剂用于展开回缩的虹膜,并提升虹膜使其离开晶状体前囊膜。用长弯针穿过虹膜,避开晶状体前囊膜。每针轮流在虹膜的撕裂缘进针,穿过巩

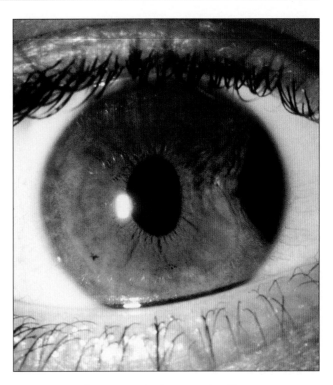

图 144.14　外伤性虹膜根部离断。(承蒙 Mark J. Mannis 博士供图)

膜进入巩膜瓣床。先在巩膜瓣床用褥式缝合打一滑结,之后用方结系紧,旋转进入眼部。然后在巩膜瓣的拐角处用 10-0 尼龙缝线间断缝合巩膜瓣,将巩膜瓣上的结膜缝合好(图 144.7)[51,52]。在进行结膜环切后,如果在巩膜上做一凹槽,可不用制作巩膜瓣(图 144.15)。褥式缝合打结并埋在巩膜槽里,然后旋进眼内,这样缝线就位于巩膜槽里。然后将结膜从缝合的上方拉过来,固定在适当位置。

　　一种可选的扇形虹膜缺损的修复是经 Shin 改良的 McCannel 方法[52]。它包含 McCannel 的想法,即用 1.6cm 25 号(25G)皮下注射针头与结核菌素注射器相连来进行缝合。25G 针尖从前向后刺穿近端虹膜伤口边缘,然后从后向前刺穿远端伤口边缘,随后从反方向的角膜缘穿出。移除结核菌素注射器,用 10-0 聚丙烯缝线通过针头斜面穿进 25G 针头的腔内,直到它到达针头的另一端。然后移除针头,将缝线留在原位。

　　McCannel 法的另一种改良是 Siepser 滑结[53]。此方法用来修复扇形虹膜缺损和其他类型虹膜缺损。它使前房内的操作和虹膜变形最小化,允许通过小切口进行复杂的虹膜重建。想象一条沿缝合轨迹的线,在其与角膜缘相交的两个点上进行穿刺。在入口点进行穿刺,另一个放在出口点。将带 10-0 聚丙烯缝

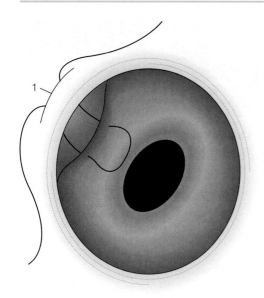

图 144.15　用双臂式 10-0 聚丙烯缝线以褥式缝合修复虹膜根部离断，在巩膜槽外打结(1)。聚丙烯缝线的每个臂通过穿刺穿入。虹膜离断的边缘可用透明质酸钠抬高。每针双臂式缝合都包含虹膜离断的边缘，将针穿过巩膜进入预制的巩膜槽。穿刺伤口用 10-0 尼龙线密闭缝合。褥式缝合打结并将线结旋转进入巩膜。以前嵌入的结膜在所埋 10-0 聚丙烯缝线上复位

线的长的弯针(CIF4)通过入口点引入前房。将 25 号针头从出口穿刺点穿入，在虹膜缺损的边缘引导虹膜组织到针尖。然后将针穿过虹膜缺损的对边，放入针头中央并撤回针头，引导针通过出口点。在前房内使用小钩来操纵缝合的远端长度，制作一个大环并将其从入口点拉出。用一个简单的双掷滑结将缝线末端系在环上。然后缝线的两端向外拉，线结下滑进入眼内将虹膜缺损的边缘并在一起。使用类似的步骤来打出另一个结，将第一个结锁在原位[54]。

Morcher 公司的带有不透明隔断的囊袋张力环，可以用来选择性地填塞虹膜缺损(萎缩的区域或周边虹膜切除术/切开术)。在白内障摘除术中，这种张力环可以植入到囊袋内，或在已安装后房型人工晶状体的眼中植入槽中[55~61]。这些环有各种配置，可以组合使用实现更大的作用。如果需要两个环可以彼此旋转从而形成一个完整的周边环。

晶状体损伤、脱位

在穿通性眼外伤中经常发生晶状体损伤与白内障。虽然视力可能会在外伤后下降(外伤后数天、数周或数月)，但在早期阶段并没有明显的影响。视力波动或视力下降可能源于晶状体半脱位或白内障。

半脱位源于当钝挫伤以从前向后的方向作用于眼球时，赤道部扩大引起经线缩短并伴随赤道部伸长[62]。这可能会导致赤道处晶状体囊破裂，造成晶状体混浊或悬韧带断裂和晶状体脱位或半脱位。晶状体源性眼内炎症可能是由于晶状体囊外伤性破裂，伴随晶状体蛋白质释放进入房水所改。

如果晶状体囊完整不必急诊手术，可择期手术，除非脱位的晶状体与角膜内皮直接接触，这是一期晶状体摘除的指征。当晶状体囊出现较大破裂时，必须一期摘除晶状体。如果伴有角膜裂伤，最好修复角膜裂伤并重建前房。然后通过单独的角膜缘切口摘除晶状体。前囊撕裂可转换为囊膜环形撕开；或者可以应用开罐法将晶状体皮质完整移除。关于在初次手术修补时是否植入后房型人工晶状体，还有较大的争议[63~65]。只有可视条件许可，才能放置人工晶状体。大多数情况下，眼内异物或眼后段外伤也是人工晶状体植入的禁忌(框 144.2)。

> **框 144.2　外伤性白内障的处理**
>
> **分期手术的适应证**
> 1. 前段玻璃体切除术后玻璃体在后囊膜平面之前
> 2. 裂伤修复后角膜混浊或前房积血，看不清晶状体
> 3. 晶状体虹膜隔后的眼内异物
> 4. 中度或重度眼后段外伤
> 5. 患者年龄小于 18 岁。
>
> **一期手术的适应证**
> 1. 清洁的全层角膜裂伤，能看清虹膜和晶状体
> 2. 明确的晶状体前囊膜裂伤或破裂
> 3. 囊袋完整，足以支持后房型人工晶状体植入
> 4. 没有眼后段外伤或异物的证据。

如果晶状体向前脱位，应滴入缩瞳药来防止前房中的晶状体移位。软的晶状体可以手术抽吸[65]。这往往需要前段玻璃体切除术，因为这样严重的脱位通常伴随玻璃体脱出。可用双手法移除玻璃体。两个器械的入口点角度约 135°以方便操作。将玻切头(孔径约 0.3~0.4mm)穿过切口，最大吸力不超过 150mmHg，把光导管穿过第二个切口。关闭手术显微镜照明。使用光导管可轻易识别玻璃体膜。玻切头使用切削模式(300~400 次/分)，切除脱垂进入前房的玻璃体，或者使用较慢的切削速度(50 次/分)，在晶状体进入切削口后将其切除。如有可能可将玻璃体切除模式调为抽吸模式，在医生确定周围没有玻璃体后吸出残余的皮质。用这种系统的方式，在用光导管识别后，可将玻璃体从前房切除，也不会遗留残

10

余皮质。光导管也可用于修复虹膜及检查赤道区域。眼内注射曲安奈德可使玻璃体可视化,可确保完整切除[66]。当后囊破裂或晶状体脱位或半脱位进入玻璃体腔时,后路(睫状体平坦部)手术更可取。双手法中,灌注头从鼻侧插入,切削和吸引器械经睫状体平坦部从颞侧插入。然后进行玻璃体切除手术去除所有残余皮质。残余皮质引起的术后炎症很容易与术后眼内炎相混淆,因此抽吸的内容物应送检做培养和革兰氏染色。

眼前节异物

多数眼内异物为磁性并与机器或金属撞击有关[67,68]。然而眼内异物也可能是玻璃、沙子、石头、塑料或植物。眼内异物如果是铜或铁需要立即完全取出。玻璃、石头、沙子和塑料性异物属于惰性异物且机体对其有较好的耐受性[69]。

金属性眼内异物必须取出以避免毒性风险。含铁的眼内异物会导致铁质沉着[8]。纯铜和含铜80%或80%以上合金会导致铜屑沉着。眼内异物如锌和铝亦有毒性,应予以取出。如果很容易看到前房内的异物,患者术前不应进行药物散瞳。术中根据眼内异物的位置和大小作小口径斜切口。

对于附着在虹膜上的异物,使用黏弹剂分离将其剥离,然后用镊子取出。如果眼内异物为金属,可用磁铁吸出。在这种情况下18或20号稀土磁铁很有用。使用磁铁进行前房内异物取出时,黏弹剂通常可以防止其对角膜内皮和晶状体囊膜的损伤。如果眼内异物卡在房角,应在角膜缘离异物90°作切口,以方便伸入镊子取出异物,而不用穿过晶状体前囊膜。如果眼内异物嵌入晶状体,在异物还卡在晶状体中时将晶状体完整取出通常更可取[68]。这种方法可防止异物进入后房。如果有必要可以一期或二期经巩膜固定做后房型人工晶状体植入。如果可以在晶状体中轻易看到眼内异物,可使用磁铁或镊子将其取出[80]。然后通过眼内异物造成的前囊膜破裂处抽吸晶状体。可将裂开的前囊膜扩大形成环形撕囊,使医生可以将晶状体完整取出。

术后护理

手术结束时,结膜下注射抗生素(万古霉素25mg,头孢他啶100mg)(框144.3)。如果担心穿通伤会引起术后眼内炎,也可以结膜下注射地塞米松(12~24mg)[70-72]。玻璃体内使用抗生素尚有争议。

对于常规穿通伤,我们目前推荐经静脉给予4天的抗生素,万古霉素1g每12小时1次和头孢他啶1~2g每8小时1次联合使用。在第一个48小时,大约每小时使用一次外用强化抗生素(万古霉素50mg/ml,头孢他啶50mg/ml),之后根据术后情况酌情减少剂量。根据培养结果调整抗生素治疗方案。术后使用睫状肌麻痹剂是防治虹膜炎的关键。局部应用糖皮质激素(1%醋酸泼尼松龙每日四次)有助于减少术后炎症,但必须权衡术后感染的风险,尤其是植物异物污染的伤口或暴露在野外环境中的伤口。术后前几周睡觉时建议术眼使用保护性眼罩。如有需要可使用β受体阻滞剂和碳酸酐酶抑制剂控制眼压。必要时眼表也需处理以促进其上皮化。可使用润滑剂、绷带镜、包扎或睑裂缝合来稳定眼表。

框144.3　眼前节外伤中抗菌药物的预防性使用

眼内(可选)
万古霉素 1mg/0.1ml
头孢他啶 2mg/0.1ml

球周
万古霉素 25mg
头孢他啶 100mg

局部
万古霉素 50mg/ml
头孢他啶 50mg/ml
睫状肌麻痹剂

全身
万古霉素 1g iV q12h
头孢他啶 1~2g iV q8h

根据 *Dhaliwal RS, Merideth TA*:《眼内炎》修改。*Charlton JF, Weinstein GW* 等:《眼科手术并发症:预防和处理》,费城,1995 年,利平科特

所有眼穿通伤的患者在出院时都应佩戴护目镜(聚碳酸酯镜片),以防止任何可能损伤健眼的风险。

拆线

角膜缝线松动时应立即拆除,以防止可能的上皮损伤和角膜溃疡或缝合处脓肿形成。松动的缝线可能会积累黏液和碎片,可在裂隙灯下用荧光素染色识别。此外下方基质血管化也是拆线的指征。另外用裂隙灯检查时发现角膜伤口的纤维化明显时也要拆除角膜缝线。一般情况下这至少需要三个月时间。最初时应间断拆线。拆线后外用抗生素一天四次,使

用五到七天。一个月后拆除剩余的缝线。每次拆线后需重复短疗程的外用抗生素。儿童伤口愈合更快。婴儿短短几周就需要在镇静状态下拆线。

术后并发症

术后早期并发症包括眼内炎等。当可能诊断眼内炎时,必须抽取房水和玻璃体样本行革兰氏染色、培养和药敏。玻璃体腔内注射抗生素是治疗细菌性眼内炎的最重要措施[71,72]。

术后前房积血在进行了眼内操作的患者中常见。大多数前房积血在术后一周内会缓慢吸收。眼压升高可能由小梁网堵塞所致,口服或外用降眼压药物即可。局部和全身用糖皮质激素有助于控制眼内炎症。一般不需要进行前房冲洗[73],但可以在必要时用来控制升高的眼压,防止角膜内皮细胞损伤或角膜血染。有镰状细胞病或此特质的患者术后需要严格控制眼压[74]。

如果术后第一天眼压较低,应怀疑有伤口渗漏。行溪流试验以排除伤口渗漏。加压包扎、抑制房水生成和绷带镜常用于封闭小的伤口渗漏。当这些措施不成功时,需要在手术室内用 10-0 尼龙缝线进行修补。未发现的伤口渗漏可能会导致周边虹膜与角膜内皮持续紧贴,引起周边前粘连和随之导致的青光眼。

上皮植入是穿通伤罕见但具毁灭性的并发症。上皮植入的起源于允许上皮向前房增殖的瘘管。仔细闭合伤口是防止上皮植入的关键。一旦出现上皮植入,用裂隙灯照片进行记录,可以显示上皮向下生长的角膜后表面线的进展。低功率氩激光照射虹膜基质会在存在上皮的区域产生白色的痕迹,从而勾画出上皮生长区域的轮廓。如果可疑可抽吸房水行细胞病理学检查[75]。治疗的目标是从前房移除所有的上皮细胞,这可能需要做根治性手术。

视觉康复

术后使用眼镜或角膜接触镜进行视觉康复[76~78]。用眼镜尝试进行早期光学矫正。角膜地形图可以识别组织过度挤压和引起角膜散光的缝合。伤口充分愈合后,选择性拆除这些挤压的缝线以纠正散光,加速视力恢复。如果用眼镜不能恢复视力,但通过检查包括潜在视力仪检测显示可以获得更好的视力,应尝试佩戴角膜接触镜。在修复眼前节外伤后,可以使用硬性角膜接触镜,因为它可以治疗角膜不规则散光[76]。角膜不规则散光是由角膜裂伤修复过程中缝合位置和张力变化引起。硬性透气性角膜接触镜可以平均纠正 6D 的不规则散光,有助于这些患者的视觉康复。软性角膜接触镜会增加角膜瘢痕和血管化的风险。

对佩戴角膜接触镜也没有取得显著视觉改善的患者通常需要手术干预[79,80]。在遭受重大创伤后,眼的功能重建往往比解剖重构更困难也耗时更长。在进行任何治疗之前,确定视力恢复的潜能很重要。如果视力下降由于角膜瘢痕所致,是角膜移植(穿透、板层或旋转)的指征。如果由于屈光原因(例如高度散光眼表的稳定性差)而不能耐受角膜接触镜是屈光手术(散光性角膜切开术、楔形切除术等)的指征。最终目标是改善视力和 / 或使其能达到可进行眼球其他部位外伤修复的可视化效果。

总结

总之,眼前节外伤的处理需要仔细询问病史和体格检查以及使用辅助成像技术建立一个详细的手术治疗方案。眼前节外伤的手术干预对医生的挑战在于初次修复中使用各种手术技术处理不可预测的情况。初次仔细认真的手术修复可能避免二次手术干预的必要。术后医生必须监测可能发生的眼内炎,并适时对伤眼视力进行光学矫正。

(王蕾 译 张红 审)

参考文献

1. Freeman SHM. Examination of the traumatized eye. In: Miller D, Stegman R, editors. *Treatment of anterior segment ocular trauma*. Montreal: Medicopea; 1986.
2. Szijártó Z, Gaál V, Kovács B, et al. Prognosis of penetrating eye injuries with posterior segment intraocular foreign body. *Graefes Arch Clin Exp Ophthalmol* 2008;**246**:161–5.
3. Aslam SA, Sheth HG, Vaughan AJ. Emergency management of corneal injuries. *Injury* 2007;**38**:594–7.
4. Lit ES, Young LH. Anterior and posterior segment intraocular foreign bodies. *Int Ophthalmol Clin* 2002;**42**:107–20.
5. Greven CM, Engelbrecht NE, Slusher MM, et al. Intraocular foreign bodies: management, prognostic factors, and visual outcomes. *Ophthalmology* 2000;**107**:608–12.
6. Cooke CA, Mulholland DA. A closer look at anterior segment intraocular foreign bodies. *Eye* 2005;**19**:476–8.
7. Griffiths ML, Lee GA. Retained intraocular foreign body. *Clin Exp Optom* 2004;**87**:34–6.
8. Witherspoon SR, Hogan RN, Petroll VM, et al. Slit-lamp, confocal and light microscopic findings of corneal siderosis. *Cornea* 2007;**26**:1270–2.
9. Gumus K, Karakucuk S, Mirza E. Corneal injury from a metallic foreign body; an occupational hazard. *Eye Contact Lens* 2007;**33**:259–60.
10. Ehlers JP, Kunimoto DY, Ittoop S, et al. Metallic intraocular foreign bodies: characteristics, interventions, and prognostic factors for visual outcome and globe survival. *Am J Ophthalmol* 2008;**146**:427–33.
11. Thakker MM, Ray S. Vision-limiting complications in open-globe injuries. *Can J Ophthalmol* 2006;**41**:86–92.
12. Hamill MB. Corneal and scleral trauma. *Ophthalmol Clin North Am* 2002;**15**:185–94.
13. Schmitt-Bernard CF, Villain M, Beaufrere L, et al. Trauma after radial

10

keratotomy and photorefractive keratectomy. *J Cataract Refract Surg* 1997;**23**(5):803–4.

14. Madhusudhana KC. Corneal abrasion or corneal penetration? *J Trauma* 2006;**60**:687.

15. Hamel MB, et al. Traumatic hyphema: a review of possible risk factors. *Invest Ophthalmol Vis Sci* 1989;**30**:438.

16. Kubal WS. Imaging of orbital trauma. *Radiographics* 2008;**28**:1729–39.

17. Gor DM, Kirsch CF, Leen J, et al. Radiologic differentiation of intraocular glass: evaluation of imaging techniques, glass types, size, and effect of intraocular hemorrhage. *Am J Roentgenol* 2001;**77**(5):1199–203.

18. Arey ML, Mootha VV, Whittemore AR, et al. Computed tomography in the diagnosis of occult open-globe injuries. *Ophthalmology* 2007;**114**: 1448–52.

19. LoBue TD, Deutsch TA, Lobick J, et al. Detection and localization of nonmetallic intraocular foreign bodies by magnetic resonance imaging. *Arch Ophthalmol* 1988;**106**:260–1.

20. Ta CN, Bowman RW. Hyphema caused by a metallic intraocular foreign body during magnetic resonance imaging. *Am J Ophthalmol* 2000;**129**(4): 533–4.

21. Looi AL, Gazzard G, Tan DT. Surgical exploration minimised by ultrasound biomicroscopy localisation of intraocular foreign body. *Eye* 2001; **15**(Pt 2):234–5.

22. Guha S, Bhende M, Baskaran M, et al. Role of ultrasound biomicroscopy (UBM) in the detection and localization of anterior segment foreign bodies. *Ann Acad Med Singapore* 2006;**35**:536–45.

23. Kaushik S, Ichhpujani P, Ramasubramanian A, et al. Occult intraocular foreign body: ultrasound biomicroscopy holds the key. *Int Ophthalmol* 2008;**23**:71–3.

24. Luo Z, Gardiner M. The incidence of intraocular foreign bodies and other intraocular findings in patients with corneal metal foreign bodies. *Ophthalmology* 2010;**117**:2218–21.

25. Madhusudhana KC, Hossain P, Thiagarajan M, et al. Use of anterior segment optical coherence tomography in a penetrating eye injury. *Br J Ophthalmol* 2007;**91**:982–3.

26. Wylegala E, Dobrowolski D, Nowinska S, et al. Anterior segment optical coherence tomography in eye injuries. *Graefes Arch Clin Exp Ophthalmol* 2009;**24**:451–5.

27. Siatiri H, Moghimi S, Malihi M, et al. Use of sealant (HFG) in corneal perforations. *Cornea* 2008;**27**:980–7.

28. Velazquez AJ, Carnahan MA, Kristinsson J, et al. New dendritic adhesives for sutureless ophthalmic surgical procedures: in vitro studies of corneal laceration repair. *Arch Ophthalmol* 2004;**122**:867–70.

29. Noguera G, Lee WS, Castro-Combs J, et al. Novel laser-activated solder for sealing corneal wounds. *Invest Ophthalmol Vis Sci* 2007;**48**:1038–42.

30. Chae JJ, Mulreany DG, Guo Q, et al. Application of a collagen-based membrane and chondroitin sulfate-based hydrogel adhesive for the potential repair of severe ocular surface injuries. *Mil Med* 2014;**179**: 686–94.

31. Sharma A, Kaur R, Kumar S, et al. Fibrin glue versus N-butyl-2-cyanoacrylate in corneal perforations. *Ophthalmology* 2003;**110**:291–8.

32. Chen WL, Lin CT, Hsieh CY, et al. Comparison of the bacteriostatic effects, corneal cytotoxicity, and the ability to seal corneal incisions among three different tissue adhesives. *Cornea* 2007;**26**:1228–34.

33. Scott IU, McCabe CM, Flynn HW, et al. Local anesthesia with intravenous sedation for surgical repair of selected open globe injuries. *Am J Ophthalmol* 2002;**134**(5):707–11.

34. Scott IU, Gayer S, Voo I, et al. Regional anesthesia with monitored anesthesia care for surgical repair of selected open globe injuries. *Ophthalmic Surg Lasers Imaging* 2005;**36**:122–8.

35. Macsai M. *Ophthalmic microsurgical suturing techniques*. New York: Springer Verlag; 2007.

36. Harris DJ, Waring GO. A granny style slip knot for use in eye surgery. *Refract Corneal Surg* 1992;**8**:396–8.

37. Eisner G. *Eye surgery*. New York: Springer Verlag; 1990.

38. Rowsey JJ. Corneal laceration repair: topographic considerations in suturing techniques. In: Shingleton BJ, Hersh PS, Kenyon KR, editors. *Eye trauma*. St Louis: Mosby; 1991.

39. Rowsey JJ. Ten caveats in keratorefractive surgery. *Ophthalmology* 1983; **90**:148–55.

40. Palmer RM, Burgoyne CF. Applications for a corneal mattress suture in anterior limbal wound repairs. *Ophthalmic Surg* 1994;**25**(10):726–9.

41. Akkin C, Kayikcioglu O, Erakgun T. A novel suture technique in stellate corneal lacerations. *Ophthalmic Surg Lasers* 2001;**32**(5):436–7.

42. Lam S, Rapuano CJ, Krachmer JH, et al. Lamellar corneal autograft for corneal perforation. *Ophthalmic Surg* 1991;**22**:716–17.

43. Cheng CL, Tan DT. Lamellar corneal autograft for corneal perforation. *Aust NZ J Ophthalmol* 1999;**27**(6):437–9.

44. Titiyal JS, Ray M, Sharma N, et al. Intralamellar autopatch with lamellar keratoplasty for paracentral corneal perforations. *Cornea* 2002;**21**(6): 615–18.

45. Van der Meulen IJ, Maillette de Buy Wenniger-Prick LJ, Lapid-Gortzak R, et al. A successful alternative: repair of a penetrating limbal wound by lamellar keratoplasty. *Eur J Ophthalmol* 2007;**17**:117–20.

46. Levartovsky S, Springer A, Leiba H, et al. Homologous scleral graft for corneal perforation in a child. *Cornea* 2008;**27**:230–1.

47. Fini ME, Stramer BM. How the cornea heals: cornea-specific repair mechanisms affecting surgical outcomes. *Cornea* 2005;**24**:S2–11.

48. Dunn SP, Stec L. *Iris reconstruction in ophthalmic microsurgical suturing techniques*. In: Macsai M, editor. *Ophthalmic microsurgical suturing techniques*. New York: Springer Verlag; 2007.

49. Orlin SE, Farber MG, Brucker AJ, et al. The unexpected guest: problem of iris reposition. *Surv Ophthalmol* 1990;**35**:59–66.

50. Yuen NS, Hui SP, Woo DC. New method of surgical repair for 360-degree cyclodialysis. *J Cataract Refract Surg* 2006;**32**:13–17.

51. McCannel MA. A retrievable suture idea for anterior uveal problems. *Ophthalmic Surg* 1976;**7**:98–103.

52. Shin DH. Repair of sector iris coloboma. Closed-chamber technique. *Arch Ophthalmol* 1982;**100**:460–1.

53. Siepser SB. The closed-chamber slipping suture technique for iris repair. *Ann Ophthalmol* 1994;**26**:71–2.

54. Dağlioğlu MC, Coşkun M, Ilhan N, et al. Repair of iridodialysis using 8-0 polypropylene. *Semin Ophthalmol* 2014;**29**:159–62.

55. Chung MY, Milly KM, Weissman BA. Morcher iris reconstruction lens and rigid contact lens for traumatic aniridia. *Eye Contact Lens* 2009;**35**:108–10.

56. Srinivasan S, Yuen C, Watts M, et al. Endocapsular iris reconstruction implants for acquired iris defects: a clinical study. *Eye* 2007;**21**: 1109–13.

57. Phillips PM, Shamie N, Chen ES, et al. Transcleral sulcus fixation of a small-diameter iris-diaphragm intraocular lens in combined penetrating keratoplasty and cataract extraction for correction of traumatic cataract, aniridia and corneal scarring. *J Cataract Refract Surg* 2008;**34**(12): 2170–3.

58. Chen YJ, Wu PC. Favorable outcome using a black diaphragm intraocular lens for traumatic aniridia with total iridectomy. *J Cataract Refract Surg* 2003;**29**:2455–7.

59. Khng C, Snyder ME. Iris reconstruction with a multipiece endocapsular prosthesis in iridocorneal endothelial syndrome. *J Cataract Refract Surg* 2005;**31**:2051–4.

60. Ozbek Z, Kaynak S, Zengin O. Transscleral fixation of a black diaphragm intraocular lens in severely traumatized eyes requiring vitreoretinal surgery. *J Cataract Refract Surg* 2007;**33**:1494–8.

61. Petousis V, Krause L, Willerding G, et al. Results and complications after implantation of a black iris-lens diaphragm in patients with traumatically induced aphakia and aniridia. *Eur J Ophthalmol* 2011;**21**:754–9.

62. McWhae JA, Crichton AC, Rinke M. Ultrasound biomicroscopy for the assessment of zonules after ocular trauma. *Ophthalmology* 2003;**110**: 1340–3.

63. Chuang LH, Lai CC. Secondary intraocular lens implantation of traumatic cataract in open-globe injury. *Can J Ophthalmol* 2005;**40**:454–9.

64. Baykara M, Dogru M, Ozcetin H, et al. Primary repair and intraocular lens implantation after perforating eye injury. *J Cataract Refract Surg* 2002;**28**(10):1832.

65. Agarwal A1, Kumar DA, Nair V. Cataract surgery in the setting of trauma. *Curr Opin Ophthalmol* 2010;**21**:65–70.

66. Burk SE, Da Mata AP, Snyder ME, et al. Visualizing vitreous using Kenalog suspension. *J Cataract Refract Surg* 2003;**29**:645–51.

67. Mester V, Kuhn F. Intraocular foreign bodies. *Ophthalmol Clin N Am* 2002;**15**(2):235–42.

68. Chang YS, Jeong YC, Ko BY. A case of an asymptomatic intralenticular foreign body. *Korean J Ophthal* 2008;**22**:272–5.

69. Thach AB, Ward TP, Dick JS 2nd, et al. Intraocular foreign body injuries during Operation Iraqi Freedom. *Ophthalmology* 2005;**112**:1829–33.

70. Al-Mezaine HS1, Osman EA, Kangave D, et al. Risk factors for culture-positive endophthalmitis after repair of open eye injuries. *Eur J Ophthalmol* 2010;**20**:201–8.

71. Ahmed Y1, Schimel AM, Pathengay A, et al. Endophthalmitis following open-globe injuries. *Eye* 2012;**26**:212–17.

72. Zhang Y1, Zhang MN, Jiang CH, et al. Endophthalmitis following open globe injury. *Br J Ophthalmol* 2010;**94**:111–14.

73. Yu T, Dahan E, Yin ZQ, et al. Use of an anterior chamber maintainer in the surgical management of traumatic hyphaemas. *Clin Experiment Ophthalmol* 2008;**36**:206–8.

74. Osman EA, Al-Fawaz N, Al-Otaibi AG, et al. Glaucoma after open globe injury at a tertiary care university hospital in Central Saudi Arabia. Cumulative incidence and risk factors. *Saudi Med J* 2013;**34**:374–8.

75. Anseth A, Dohlman CH, Albert DM. Epithelial downgrowth fistula repair and keratoplasty. *Refract Corneal Surg* 1991;**7**:23–7.

76. Cogger TJ. Correction with hard contact lenses. In: Tasman W, Jaeger EA, editors. *Duane's clinical ophthalmology, vol. 1*. Philadelphia: Lippincott; 2000.

77. Titiyal JS, Sinha R, Sharma N, et al. Contact lens rehabilitation following repaired corneal perforations. *BMC Ophthalmol* 2006;**6**:11.

78. Pratoomsoot C, Tanioka H, Hori K, et al. A thermoreversible hydrogel as a biosynthetic bandage for corneal wound repair. *Biomaterials* 2008;**29**: 272–81.

79. Miller AR, Olson MD, Miller KM. Functional and cosmetic outcomes of combined penetrating keratoplasty and iris reconstruction lens implantation in eyes with a history of trauma. *J Cataract Refract Surg* 2007;**33**(5): 808–14.

80. Andreoli MT, Andreoli CM. Surgical rehabilitation of the open globe injury patient. *Am J Ophthalmol* 2012;**153**:856–60.

10

第145章

虹膜重建术

Michael E. Snyder, Jason H. Bell

关键概念

- 虹膜缺损不仅会导致光敏感和眩光,还会造成单眼复视和视觉阴影。
- 虹膜重建术式的选择取决于缺损面积的大小和位置以及患者的功能性主诉。
- 目前有许多缝合技术可用于虹膜修复和重建。
- 虹膜假体可以减轻眩光的症状和/或改善眼球外观。
- 有一些虹膜假体可以置于囊袋中,还有一些设计成可以放置或缝合固定于睫状沟。
- 治疗性虹膜假体不应与其他没有合格证的植入前房角可改变虹膜颜色的装置相混淆。

虹膜缺损的分类方法很多,一些是基于病因学,一些是基于解剖学,还有一些是基于虹膜缺损持续的时间。以上的分类法各具优点,但任何一种有用的评判方法应该具备四个要素:第一,患者因虹膜缺损引起的症状和主诉;第二,患者剩余虹膜在解剖学上的相对健全性(如果有的话);第三,患者能利用的资源和选择(他/她的外科医生);最后,患者本人的意愿选择。虽然每一个病例都具有独特性,但一些共性的原则是有用的。本章将概述其中的一些内容。

一旦虹膜缺损被确诊,患者有相关症状的主诉而且他们想通过手术进行治疗时,医生必须要考虑其现存虹膜组织的健康状况以决定剩余的虹膜组织是否可以通过手术修复达到患者预期的治疗效果。当虹膜缺损很小且剩余的组织状况良好,直接缝合修复术是最佳的选择。同样,如果虹膜缺损较大,那么虹膜假体修复术则是唯一的选择。但如果虹膜中等大小缺损且剩余的虹膜组织情况不确定,则很难决定手术方式及术中操作的可行性。本章将介绍虹膜修复的一些相关术式并举例说明不同虹膜修复术的优点。

虹膜缝合术

McCannel 首次提出在闭合的眼前节通过小切口缝合虹膜的概念[1]。在他最初的描述中,是将一根带有 10-0 缝线的长针通过虹膜缺损区,并将针头通过角膜穿刺口的置管引出。再将缝线的两端通过线结近侧的穿刺口穿出,将缝线在切口表面打结并剪断,然后将线结和已缝合对位的虹膜组织复位。重复这个操作直到将缺损修补完全为止。Shin 提出了许多改良 McCannel 技术的方法[2],当缺损位于周边部虹膜可以拉伸时,线结不需打的过紧,此时这种术式最适合。

前房内滑结缝合

Siepser 在 1994 年首次提出前房内滑结缝合术[3]。这项技术引领了在闭合眼前段手术的范例。

滑结是将细线穿过角膜缘切口穿入前房,再穿过虹膜组织。然后用牵引钩或眼内镊将缝线环拉出,然后将缝线的尾端穿过外部的缝线环,一次、两次或三次(图 145.1)牵拉缝线两端,缝线被拉入眼内而不对虹膜组织产生牵引。

可以通过缝线的再次穿梭而使线结变的更牢固。

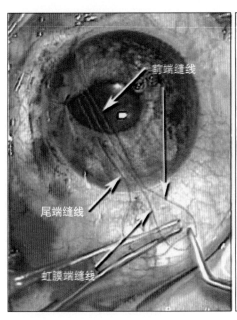
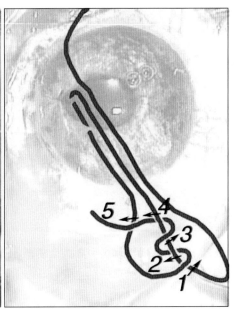

图 145.1　该图演示了 Siepser 前房内滑结缝合术,缝线穿过虹膜缺损的近端和远端勾取出缝线,然后缠绕在缝线环的虹膜侧上以制备滑结。找准线圈的位置至关重要,来自远端虹膜的缝线要在另外两条缝线中间穿过打

线结的固定主要通过两种机制[4]。第二次操作和第一次类似,可以实现加强结。如果缝线的尾端是通过线环而非朝下,那么将会形成一个方结。同样,在第二次操作时进行镜像穿梭或者将缝线环反转也可以形成一个方结[4]。

一旦应用了 Siepser 的滑结技术,可以在封闭的前房重新对位虹膜基质,这种术式主要受剩余的虹膜组织量和弹性的限制。

瞳孔环扎术

在一些病例中,由于钝挫伤、炎症或眼内高压后局部缺血导致瞳孔括约肌损伤。因此,在这些病例中扩大的瞳孔会导致畏光和眩光。这好比舞台上的幕布被拉开,即使幕布完好舞台仍会被暴露。当虹膜基质未受影响时,瞳孔环扎术可有效减轻症状,同时可让眼睛更美观。

长期使用散瞳药会导致明显畏光和虹膜功能损坏。Osher 提出在每个象限应用一条类似 McCannel 的缝线来缩小瞳孔直径[5]。Ogawa 随后提出了一种可以达到预期缩瞳效果的瞳孔环扎术[6]。他的方法是将缝线单纯的疏松缝合于瞳孔领部附近。我们目前首选的方式是在边缘进行环形缝合,即棒球缝合法。瞳孔环扎术有几个重要的步骤。首先向瞳孔中央机械性的展开虹膜,这会展开那些随着时间的推移堆积在失活虹膜表面的纤维化物质,展开的动作也可使虹膜部分回弹,有助于后续的缝合。长弯针带着10-0 缝线经角膜穿刺口进入前房,沿着虹膜边缘从前到后全层缝合之后再从后到前缝合,缝合部位要紧贴

于之前的缝合点。这样缝线于虹膜表面上,然后在虹膜边缘尽可能靠近之前缝合的部位,以相反的方向再缝合一次。可以用针尖或眼科镊子固定虹膜,以同样的方式再次缝合,通常在 3 个钟点位缝合非常困难。惯用右手的术者倾向于逆时针操作,惯用左手的术者习惯顺时针操作。当一个象限缝合结束时,在虹膜最末端的缝合处做一穿刺口,将针与置于穿刺口中的 27号针头对接。依个人经验也可以用 24 号的留置针进行对接,可以防止缝合针头的损伤变钝。这样从同一个穿刺口进针出针并按同样方法完成缝合。通常完成一周的缝合需要三到四次对接。一旦边缘已经完全对合则可以使用前房内滑结缝合法进行打结,同时可根据所需要的孔径大小给予适当的拉力。

虹膜根部离断的修复

修复虹膜根部离断需要注意几点。首先,修复的目的是闭合离断的虹膜和巩膜内侧壁间的缺损,以期减少或消除由此而产生的畏光,散光以及视物阴影等问题。需要注意的是虹膜括约肌的神经支配和血液供应在虹膜内呈放射状分布,在发生较大面积的虹膜根部离段时,括约肌可能会出现局灶性缺血和或神经损伤。这通常会导致瞳孔局部散大,一般也需要将这部分的瞳孔缘进行重叠缝合。此外,如果离断时间较长,离断的虹膜带会出现卷曲和纤维化。通过用两个放射状放置的镊子对此区域进行轻柔的机械牵拉可以在一定程度上减轻这种现象。通过穿刺口引入双针聚丙烯缝线,将每根针穿过离断虹膜的边缘部,然

10

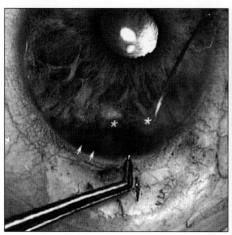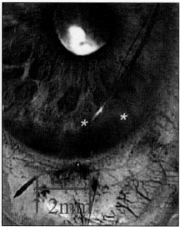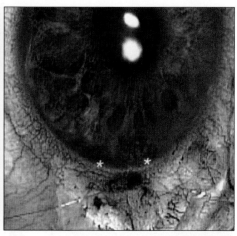

图 145.2　双针 10-0 缝线,由穿刺口进入前房穿过周边虹膜由巩膜壁穿出(左图),以相同的方法在距离头端大约 2mm 的位置将头端穿出(中图)。轻轻将缝线打结之后将线结旋入眼内

后缝合在睫状沟水平的巩膜壁上。如果术者使虹膜的缝合端宽于巩膜的缝合端,这样可以有效地将虹膜组织向缺损的部位拉伸,从而填补由于纤维化而形成的缺损区域。巩膜缝合的间距应至少 2mm 宽,以允许将外部的线结旋转进入巩膜壁内。打结后由于周边部虹膜的位置发生了变化,这时的瞳孔有可能是偏心的,需要进行额外的缝合。我们不希望将外周虹膜紧贴缝合在巩膜内侧壁上,而是使其悬挂于角膜缘下方覆盖可见的缺损区域,这样既不需要进行中央瞳孔修复,还可防止阻塞该处的小梁网[7]。缝线可以采取 3~1-1 式打结法,修剪线结至 1mm,之后旋入巩膜壁内(图 145.2)。有些术者不是将线结旋入巩膜壁,而是选择将线结留在预先准备好的板层巩膜瓣或移植材料下方。

Barkak 等人提出了利用 26G 针头引线法。将10-0 的丙烯酸缝线穿过 26G 针头而通过虹膜和巩膜,然后引出巩膜在巩膜瓣下打结[8]。

最后,也可以采取经由角膜缘大切口进行开放缝合,但这是我们最不希望看到的,因为这种方式会增加开放手术的风险。

虹膜松解切口

在某些情况下,虹膜组织可能受到先前疾病或外伤的限制,可能无法充分伸展以修复缺损区域。这种情况下,在瞳孔括约肌做一个小的松解切口可以实现这一目标。当切开全层括约肌时应格外小心,因为周边虹膜组织可能会因伸展过度而在其他地方造成新的缺损。

虹膜透光缺损的缝合

在某些情况下,可能会出现肉眼可见的局灶性的虹膜色素缺失。一般只发生在 1~2 点钟的位置。可能是由单纯疱疹性虹膜炎的色素萎缩引起的,也可能是由虹膜松弛综合征患者的虹膜在白内障手术过程中脱入颞侧切口引起的。在虹膜色素萎缩的情况下,周边具有健康色素上皮细胞的虹膜可以通过重叠缝合的方式覆盖到缺损区域。此时需要注意的是只做虹膜前基质部分的缝合,以防止造成新的虹膜色素上皮层损伤[7](视频,145.1)。

剪刀瞳孔成形术

由于瞳孔本身的炎症反应或者是广泛的缝合修复之后,瞳孔会变的非常小,此种情况下,用小号的显微弯剪刀进行组织修剪是非常有效的解决办法(图 145.3)。

玻切刀瞳孔成形术

另一种用于瞳孔成型的方法是用玻切头来处理不规则的瞳孔。25G 玻切刀比 23G 更柔和。新型的27G 的玻切刀在切削虹膜时更容易掌控,但应注意避免修剪过多。

虹膜烧灼术

Ike Ahmed 提出用细的电凝刀进行虹膜烧灼,使

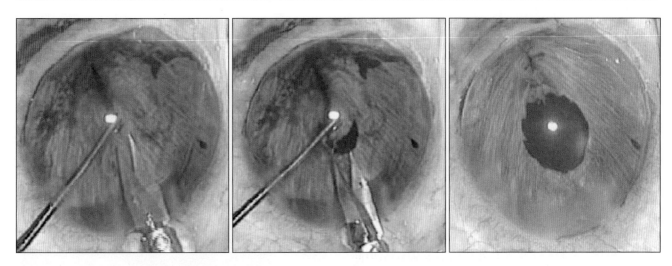

图 145.3　缩小伴偏心的瞳孔(左图),用显微弯剪刀修剪瞳孔边缘(中图),修剪完成(右图)

局部虹膜收缩,可以微调瞳孔的孔径。这种方法可能会使局部虹膜的颜色发生变化。操作时应尽量用较小的能量,能量过大会损伤虹膜基质和后方的色素上皮层造成裂孔。

虹膜假体

在一些病例由于患者虹膜自身的质量和数量的问题,即便是最熟练的医生尽了最大的努力也很难形成合适的功能性瞳孔。在这种情况下,虹膜假体是最佳的选择。虹膜假体的种类有很多,需要根据患者病变的解剖学位置及自身的要求进行选择。虹膜假体的出现,给重度虹膜缺损的患者带来了巨大的福音。Choyce 在 1958 年首次提出了虹膜假体的概念,之后

Sundmacher 在欧洲开展了虹膜假体移植术[9,10]。随着这项技术传入北美洲,Kenneth Rosenthal 在 1996 年瓦尔施举办的白内障学会上首次介绍了美国使用的 50-c 虹膜环。在此之后不久,Robert Osher 进行了虹膜假体移植手术。他们为在美国使用虹膜假体及其后的一些植入物奠定了基础。虽然虹膜移植术是医疗器械临床调查(investigational device exemption,IDE)研究的主题,但到目前为止美国 FDA 还没有批准任何一种虹膜假体上市。

大切口硬性人工虹膜植片

硬性虹膜植片有不同类型,有的带一个开放的小孔,有的则是有一个光学透镜(图 145.4)。Morcher GMBH(德国)公司在 1990 年首次推出了人工虹膜。

10

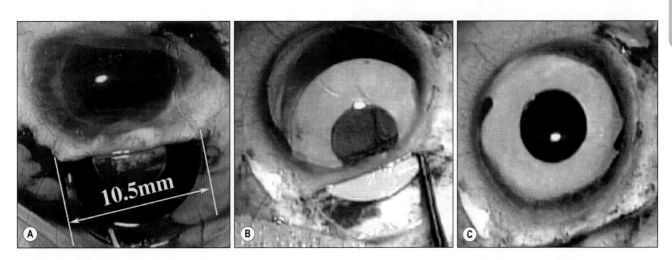

图 145.4　大切口硬性植片植入。(A)硬性虹膜植片植入需要相当大的角膜缘切口,与过去的白内障囊外摘除术切口类似。通常切口需要比植片的直径大 0.5mm。该 Morcher 67G 植片的直径为 10.0mm,内部光学元件直径为 5.0mm。(B、C)Ophtec 311 植片的外径是 9.0mm,内部光学元件直径是 4.0mm

他们的 67 系列植片使用照射过的黑色多聚甲基丙烯酸酯（PMMA）作为附着的方形边缘光学透镜的外围载体。该系列植片需要在角膜缘做一个 10mm 的切口进行植入，并且它对眼球的外观没有任何改善。尽管如此它还是经过了时间的考验。Morcher 曾推出过一款现已停产的 30-B 系列，该系列有 45 种颜色可供选择，但它的市场占有率很低。Malhar Somi 博士在 2013 年美国眼科学会年会报告了一例该虹膜植片光学部空泡变的病例，这可能与植片外部涂层材料有关。

荷兰的 Ophtec BV 制造了一种称为 HMK ANI 2 的人工虹膜（图 145.5），尽管其外径稍小于 9.0mm，但同 Morcher 67 系列一样，也需要一个大切口进行植入。这种植片由浸渍颜料的甲基丙烯酸甲脂制成，有浅蓝色、浅绿色和棕色可供选择。这种材料比 PMMA 脆性低，生物相容性更好。光学部分具有圆形的边缘并且位于外部载体材料中的斜面内，因此它不会导致与边缘相关的光学现象产生。虹膜假体想要达到美容目的取决于剩余的虹膜组织的颜色或对侧眼的虹膜。

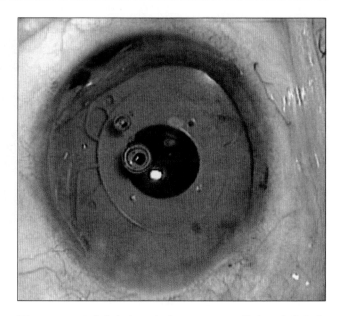

图 145.6 眼外伤患者眼中的 Ophtec IPS 植片。囊袋内有张力环和人工晶状体，两片重叠的植片也被放在囊袋内。附加的锁定元件可以防止两个植片使瞳孔缩小，同时也可以将囊袋缩小

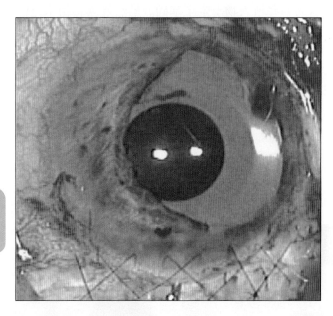

图 145.5 Ophtec HMK ANI 2 植片原位修补

硬性的单片植片可以用于很多种情况，尤其适用于没有或仅存少量囊袋或虹膜组织的无晶状体眼，因为植片上有小的孔眼，可以将其缝合在巩膜壁上[11,12]。

小切口硬性虹膜植片

Ophtec 还制作了一种可以置于晶状体囊袋内的多片式虹膜植片（图 145.6）。它的材质与 311 植片相同，在一个已经放置了囊袋张力环（CTR）和人工晶状体的囊袋内，可以将两片虹膜植片彼此垂直相交重叠植入。其中锁定环的放置和定向需要较高的手术技巧。Snyder 在 2005 年的一例虹膜角膜内皮综合征病例中证实了它的功能和美容效果[13]。

Morcher 50 系列也是囊袋内植入设计。这些植片也由黑色 PMMA 制成，可以通过一个 3.5mm 的切口植入。它由一个具有向心性排列翅片的 CTR 骨架组成。将两个植片置于囊袋内，调整好方向使其完全对合形成一个周边不透明的复合体（图 145.7）。其中心孔径有各种尺寸，从 3.5mm 到 6.5mm 不等。显然进入大孔径的光线更多。50-C 系列会减轻光刺激症状，而 50-D、F 和 E 系列则能缓解或在更大程度上使这一症状减轻。人工晶状体（IOL）放于植片的前面或后面都可以。必须根据 IOL 放置的位置调整 IOL 的度数。如果没有增加 IOL 的度数，安放在虹膜植片后方的人工晶状体更可能保留后囊清晰度，因为人工晶状体后方的直角边缘防止后发性白内障形成的功能未受影响。当 IOL 安放在植片前面的囊袋中时，发生后囊混浊则不可避免。虽然如此，在 50 系列虹膜植片植入前安放 IOL 会妨碍植片的放置，但是将 IOL 通过植片中央的孔洞植入其后方并不容易。我们发现将 IOL 折叠起来有助于在植片后将其展开，而不会使人工晶状体袢被虹膜植片的边缘勾住（视频 145.2）。

50 系列植片需要一个完美的撕囊和一个完整的囊袋（图 145.7），它的使用效果很好但不具有美容功

10

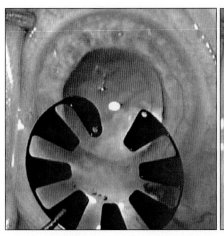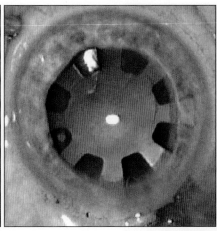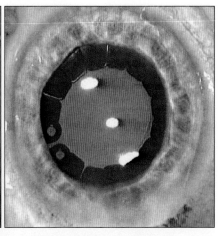

图 145.7　Morcher 50-F 虹膜植片(左图),通过白化病患者的虹膜观察其在囊袋内的位置(中图),当放入第二片植片并且使翅片相互重叠时,不透明的隔膜就产生了(右图)

效。Karatza 等报告了这一系列植片(和其他虹膜植片)在白化病患者眼中良好的治疗效果[14]。Olson 等人报道了 13 例使用 50-D,50-F 和 Morcher 96 型植片的患者,在 1 年的随访中疗效显著[15]。

对于较小的缺损,Morcher 还推出了 96 系列植片,其中一个较大的翅片连接到 CTR 骨架上,它非常适用于虹膜扇形缺损,例如小面积的虹膜摘除或虹膜睫状体黑色素瘤造成的虹膜缺损[16]。当缺损太大而一个植片不能完全覆盖时,可以将两个或多个植片叠加放置,以期随着囊袋中植片整体数量的增加而增强 IOL 光学功能的有效性。

小切口柔性人工虹膜

HumanOptics(Erlangen,Germany)研发了一种可私人订制的软性虹膜植片(CustomFlex)(图 145.8),这种独特的硅胶假体可以与伤眼中剩余的组织照片或者对侧眼的虹膜照片相匹配,甚至在无虹膜存在的情况下患者可以重新制作自己喜欢的虹膜。可以用环钻将植片调整到适当的大小,无需缝合直接置于睫状沟内,或者在囊袋完整的理想情况下完全将其放置于囊袋中。此外,可以将植入物切割成适合特定缺损大小的植片缝合固定于健康虹膜的周围。这种假体的美容效果无论从色彩匹配的角度还是从纹理匹配的角度都非常完美,因为它的前表面被模制成像具有多个平面和裂隙的虹膜表面一样。

这种个体化的虹膜在欧洲有超过十年的历史,在美国也有 7 年的历史。当需要缝线固定时,可以选择性使用嵌入式聚酯网。Snyder 和 Perez 介绍了 60 例囊袋内植入的病例,其良好的美容效果令人印

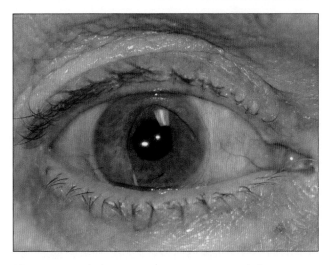

图 145.8　一个由 HumanOptics/Schmidt 医生(Intraocular-linsen,德国)定制的虹膜假体(Customflex)植入到一名虹膜睫状体黑色素瘤切除术后的女患者的囊袋内

象深刻(2013 年美国白内障与屈光医师协会年会)。囊袋内植入需要使用张力环防止囊袋皱缩,在使用缝线固定的张力环病例中,它依然可以很好的发挥作用(图 145.9)。

当定制的虹膜用于囊袋内植入时,应该对囊袋的大小进行测量。首先将 CTR 放置在囊袋中,之后将后房型人工晶状体(PCIOL)放置在囊袋中并将其置于中心。然后用眼内尺进行测量(MicroSurgical Technology,Redmond,Washington),将 Purkinje 1,3 和 4 的反射对齐,将标尺尖端放于 CTR 的内缘处,直接观察标尺与 Purkinje 反射的交叉处的读数得到囊袋的半径,然后就能得出囊袋的直径。用环钻冲切植片,使其直径比测量的囊袋直径小 0.5mm。植片经由推

10

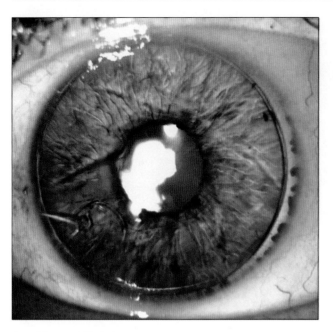

图145.9　囊袋内定制的虹膜植片，囊袋还包含Cionni张力环和植入的眼内透镜

注器植入囊袋中，展开时通过其前端反折抓住瞳孔的边缘而使尾端可以置于囊袋内，同时这种自身折叠也减小了植片的外径使其能够卷入囊袋的穹隆部然后展开（视频145.3）。

在无晶状体的情况下，有几种方法可以固定IOL和虹膜植片。Frolic和他的同事们将IOL固定在虹膜植片上，然后将其缝合固定于巩膜壁上[17]。Gooi等人曾报道将PCIOL附着在虹膜植片上的，然后通过将PCIOL的襻置于巩膜内而将它们固定在巩膜壁上[18]。我们目前常用的方法是首先将PCIOL固定在巩膜壁上，然后通过睫状沟中相同的巩膜开口用单独的缝线固定虹膜植片。美国FDA正在进行一个IDE试验，希望最终PMA（美国对高风险医疗器械的管理上市前审批）可以批准该植片进入美国市场。

最近有学者报道了一种俄罗斯的植片[19]。该植片是具有隔膜和襻的弹性圆盘，在其后部外侧有五个等间隔的拱形星束状支撑元件，可以在睫状沟内与周围的眼部组织有限的接触。这五个支撑元件将机械压力分配到五个点，从而使每个点的压力都降低了。截至本书出版日期为止，该植片仍未商品化。

瞳孔孔径：瞳孔与入射瞳孔

当为患者选择虹膜假体时，应仔细考虑瞳孔孔径的问题。首先我们必须记住，一旦植入虹膜假体的瞳孔孔径将被角膜放大。这表明实际瞳孔大小与植入瞳孔尺寸之间存在差异，或者可以理解为瞳孔从外面看起来是不一样的。当使用虹膜假体时，我们会选择较小孔径的植片将眩光和畏光的问题最小化，同时也要考虑到小孔径是否能满足后续需要视网膜治疗的患者的需求。目前可以使用具有广角观察系统的OR显微镜通过HmmanOptics（CustomFlex）植入物的3.35mm孔径的人工虹膜成功地完成标准和高度复杂的玻璃体视网膜手术，同时验证了该大小孔径可以满足后段手术的需求[20]。

上面我们所讨论的几种虹膜假体不应该与市面上的名为NuIris或NuColorIris假体相混淆，这是一种用于改变虹膜颜色的植入物，通常放置在正常眼的房角中。我们强烈反对使用这些未经测试的植入物。Thiagalingam等认为这种美容植入物会产生威胁视力的后遗症[21-23]。

并发症

无论是术中还是术后，所有的内眼手术都有发生并发症的风险。例如在虹膜根部离段修复术中，虹膜周边部大血管相对较少，而虹膜根部和睫状沟内血运则非常丰富，因此可能会造成前房积血或玻璃体积血。当需要做较大的修补手术时，如果患者在服用抗血小板或抗血栓药物，应当请相关科室的医生会诊，看是否可以在短期内暂停服药。睫状体脱离可能是由损伤引起的低眼压造成的，在进行修复手术时要注意这一点。在需要虹膜重建的重度眼外伤中，创口闭合后眼压会升高，可能会导致玻璃体涌入前房使缝合和打结困难。由此产生的玻璃体牵引在术后可能导致慢性眼内炎或牵拉性视网膜脱离。由于重度眼外伤需要重建虹膜的病例，术后的眼内炎症反应对治疗是一大挑战。将40mg无防腐剂的地塞米松加入到500ml平衡盐溶液进行前房冲洗可显著减少纤维蛋白反应，同时在术后可能需要应用糖皮质激素类药物继续治疗。

应用不同的虹膜假体会产生不同的并发症，应根据每个患者的具体情况进行风险评估。

总结

几乎所有的虹膜缺损病例都具有挑战性。如果医生熟练掌握了虹膜修复手术的技术，能够适当的应用虹膜假体，那么就可以在最大限度上帮助这些患者。

（王蕾译　张红审）

参考文献

1. McCannel M. A retrievable suture idea for anterior uveal problems. *Ophthalmic Surg* 1976;**7**:98–103.
2. Shin DH. Repair of sector iris coloboma. *Arch Ophthalmol* 1982;**100**:460–1.
3. Siepser SB. The closed chamber slipping suture technique for iris repair. *Ann Ophthalmol* 1994;**26**:71–2.
4. Osher RH, Snyder ME, Cionni RJ. Modification of the Siepser slip-knot technique. *J Cataract Refract Surg* 2005;**31**:1098–100.
5. Osher RH. Surgical repair of the fixed, dilated pupil. Consultation section. *J Cataract Refract Surg* 1994;**20**(6):665–6.
6. Ogawa GSH. The iris cerclage suture for permanent mydriasis: a running suture technique. *Ophthalmic Surg Lasers* 1998;**29**(12):1001–9.
7. Snyder ME, Lindsell LB. Nonappositional repair of iridodialysis. *J Cataract Refract Surg* 2011;**37**(4):625–8.
8. Bardak Y, Ozerturk Y, Durmus M, et al. Closed chamber iridodialysis repair using a needle with a distal hole. *J Cataract Refract Surg* 2000;**26**:173–6.
9. Reinhard T, Sundmacher R, Althaus C. Irisblenden-IOL bei Traumatischer Aniridie. *Klin Monatsbl Augenheilkd* 1994;**205**:196–200.
10. Sundmacher R, Reinhard T, Althaus C. Black-diaphragm intraocular lens for correction of aniridia. *Ophthalmic Surg* 1994;**24**(3):180–5.
11. Price MO, Price FW Jr, Chang DF, et al. Ophtec iris reconstruction lens United States clinical trial phase I. *Ophthalmology* 2004;**111**(10):1847–52.
12. Schmitz K, Viestenz A, Meller D, et al. [Aniridia intraocular lenses in eyes with traumatic iris defects] [German]. *Ophthalmologe* 2008;**105**(8):744–52.
13. Khng C, Snyder ME. Iris reconstruction with a multipiece endocapsular prosthesis in iridocorneal endothelial syndrome. *J Cataract Refract Surg* 2005;**31**(11):2051–4.
14. Karatza EC, Burk SE, Snyder ME, et al. Outcomes of prosthetic iris implantation in patients with albinism. *J Cataract Refract Surg* 2007;**33**(10):1763–9.
15. Olson MD, Masket S, Miller KM. Interim results of a compassionate-use clinical trial of Morcher iris diaphragm implantation: report 1. *J Cataract Refract Surg* 2008;**34**(10):1674–80.
16. Snyder ME. Consultation section. *J Cataract Refract Surg* 2008;**34**(8):1231–3.
17. Forlini C, Forlini M, Rejdak R, et al. *Arch Clin Exp Ophthalmol* 2013;**251**(3):667–75.
18. Gooi P, Teichman JC, Ahmed II. Sutureless intrascleral fixation of a custom-tailored iris prosthesis with an intraocular lens. *J Cataract Refract Surg* 2014;**40**(11):1759–63.
19. Pozdeyeva NA, Pashtayev NP, Lukin VP, et al. Artificial iris-lens diaphragm in reconstructive surgery for aniridia and aphakia. *J Cataract Refract Surg* 2005;**31**:1750–9.
20. Toygar O, Snyder ME, Riemann CD. Pars plana vitrectomy through a custom flexible iris prosthesis. *Retina* 2016;**36**(8):1474–9.
21. Thiagalingam S, Tarongoy P, Hamrah P, et al. Complications of cosmetic iris implants. *J Cataract Refract Surg* 2008;**34**(7):1222–4.
22. Anderson JE, Grippo TM, Sbeity Z, et al. Serious complications of cosmetic NewColorIris implantation. *Acta Ophthalmol* 2010;**88**(6):700–4.
23. Hoguet A, Ritterband D, Koplin R, et al. Serious ocular complications of cosmetic iris implants in 14 eyes. *J Cataract Refract Surg* 2012;**38**(3):387–93.

10

第 146 章

巩膜穿孔

M.Bowes Hamill

关键概念

- 成功治疗巩膜穿孔的关键是治疗基础疾病。
- 修复巩膜穿孔有多种术式和材料可供选择。
- 伴有自身免疫性疾病,医生应考虑使用同源材料修复巩膜穿孔。
- 血管瓣可用于继发感染引起的巩膜穿孔修补。
- 保存的异体巩膜颜色通常比周围组织更白,从美观的角度考虑,更适用于后部病变的修补。

巩膜穿孔较为罕见但治疗棘手。巩膜穿孔与其他疾病不同,它是持续进展的,而且穿孔周围的巩膜组织常常受累,进而会导致继续发生不同程度的穿孔。此外由于其潜在的医疗问题,患有巩膜穿孔的患者通常是有潜在疾病的年老体弱者。

本章纲要

一般治疗策略
巩膜穿孔的麻醉方式
巩膜穿孔的手术修复
总结

一般治疗策略

虽然有较多关于巩膜穿孔的报道,但尚未有公认的最佳治疗方法。因为巩膜穿孔通常是全身疾病的局部表现,治疗的第一步是诊断和治疗原发病(如果存在原发病的话)。与巩膜穿孔相关的疾病见框146.1。由感染性疾病引起的穿孔,应在手术治疗之前或同时进行相关微生物检测和有效的抗生素治疗。同样对炎症因素引起的穿孔,局部或全身可应用适当的免疫抑制剂进行治疗。如果没有对基础疾病进行治疗或治疗不成功,那么导致巩膜穿孔的病因将会继续存在,进而导致治疗失败或在其他部位出现新的穿孔。

框 146.1　巩膜穿孔的病因

外伤
　穿通伤
　　眼内异物
　化学伤
　放射伤
感染性疾病
　细菌性巩膜炎 / 角巩膜炎
　真菌性巩膜炎 / 角巩膜炎
炎症性疾病
　坏死性巩膜炎
　穿孔性巩膜软化
　蚕蚀性角膜溃疡
术后原因
　视网膜脱离手术
　　巩膜扣带侵蚀糜烂
　翼状胬肉手术
　　接受照射治疗后
　　丝裂霉素治疗后
特发性原因
　老年性巩膜软化症
　巩膜缺损 - 自发性穿孔
　Franceschetti 角膜缘旁中央巩膜软化症

一旦发生巩膜穿孔,有几种方法可供选择。对于不伴有葡萄膜脱出的小的巩膜缺损,只要原发病(由感染性或炎性疾病)得到控制,就不需要对穿孔本身进行治疗,创伤引起的小穿孔也不需要手术。对于较大的穿孔,可能需要通过一期缝合或者植片移植进行修复。手术前应仔细对患者进行检查,以确定缺损的位置、程度以及周围组织的情况,这有利于医生评估病情,对植片材料和尺寸的选择具有指导意义。例如,当处理涉及角膜缘的穿孔时,植片的弧度应与周围的眼部结构相符合,以防止形成凹陷或不必要的角膜屈光后遗症。术前检查还应判断术中并发症,如葡萄膜炎或玻璃体脱出的可能性,术前评估使医生可提前准备各种器械、设备等,以获得最佳的手术效果。

巩膜穿孔的麻醉方式

麻醉方式的选择需要综合考虑。表面麻醉对全身的影响最小而且对眼部损伤的风险也最低,这种方法适合于前部较小的缺损。然而这类穿孔并不多见,大多数的病例都需要做广泛的结膜和筋膜囊的剥离,而且病变多位于后方,表面麻醉无法发挥作用。在这种情况下,球后和球周阻滞浸润麻醉更适合。这种麻醉方法具有良好的局部制动作用,而且对心脏和呼吸系统的应激损伤最小。这些因素对于患有全身疾病的患者可能很重要,尤其是那些由于类风湿性关节炎引起的穿孔。在巩膜变薄或穿孔的情况下,球后麻醉的主要风险与注射本身有关。注射到眼眶内的麻醉剂会引起眶内压升高从而对眼球施加压力,眼内压升高可能导致巩膜破裂面积增大,或者使局部变薄的巩膜区发生破裂。由于眼压升高,葡萄膜也可能通过新的或现有的巩膜缺损脱出(或进一步脱出)。除球后注射的液压作用外,靠近眼球的进针路径也可能会产生并发症。坏死性巩膜炎或巩膜软化引起的巩膜穿孔患者可有巩膜变薄和后巩膜葡萄肿,球后针头可能会对此处造成损伤。尽管存在这些潜在的风险,但许多大而复杂的巩膜穿孔修复术都使用了局部麻醉并取得成功。

第三种麻醉方式是全身麻醉。全身麻醉与其他麻醉方式相比的优势如对眼压的影响最小,能产生最佳的制动和麻醉效果,并且可以在多个部位进行相关的手术(例如收集阔筋膜或骨膜做成移植片)。然而,全身麻醉不适用于全身状况差的患者。

巩膜穿孔的手术修复

术前注意事项

对于由外伤引起的穿孔,在术前检查中必须特别注意排除眼内异物或隐匿性眼内损伤。在许多情况下穿孔由内在的巩膜疾病引起,必须仔细检查缺损的边缘,以确定病变的范围及健康巩膜的位置。

对于由感染性因素引起的穿孔,首要的治疗是控制感染,如果可能的话,应该在应用适当的抗生素后再行手术治疗。对于继发性感染引起的巩膜坏死和溶解,即使已经控制病原体增殖,病程还可能会持续一段时间,若术前不给予抗生素治疗,可能会因病情进展而使手术失败。感染性病例在抗生素治疗后,因穿孔部位边缘的组织得到改善,组织破坏减少,所以越晚进行手术效果越好。因为增加局部血运会使治疗效果更好,对于由感染引起的穿孔,在修补时应用带血管瓣植片(结膜或睑板结膜)的效果要优于无血管的植片(巩膜)。这种情况下的血管化组织也不太可能继发感染。

由炎症疾病继发的巩膜穿孔修复,其治疗原则与感染因素引起的穿孔有许多共同之处。与感染性巩膜穿孔的治疗一样,最初的目标都是治疗潜在的疾病。修复时需考虑的其他问题与疾病的内在炎症性质相关。而与感染引起的穿孔不同,对于自身免疫性疾病引起的穿孔,使用血管瓣植片修复的效果可能会适得其反。巩膜修补疗效也不好,非巩膜组织如骨膜可能是更好的选择[1]。

其他导致巩膜穿孔的情况,如化学伤和眼瘢痕性类天疱疮(ocular cicatricial pemphigoid,OCP),由于眼表疾病导致的结膜缺乏和上皮化困难,使治疗变得更加复杂。在这种情况下,带自体上皮的植片材料,例如中厚皮片移植物优于其他材料[2,3]。在所有使用植片进行修补的病例中,医生需权衡应用自体或供体材料的利弊。

手术注意事项

当巩膜穿孔需要进行手术治疗时,有几种术式可供选择,这主要取决于缺损的大小和潜在的疾病。主要包括:一期缝合穿孔,使用胶或组织黏合剂修补穿孔及使用植片修补穿孔。小的穿孔,特别是由外伤引起的边界清晰组织状态良好的穿孔可以通过一期缝合进行治疗。

结膜和筋膜囊修补术

结膜巩膜修补术主要包括制备带或不带有筋膜囊的结膜瓣,将结膜瓣缝合于巩膜缺损处。结膜与其他组织相比具有许多优点,在没有并发眼表面疾病的多数患者中,想要制备可用的结膜瓣并不难,而且取下后组织无需处理可直接使用。另外,带血管的结膜瓣适用于由感染性疾病引起的小穿孔的修补。van der Hoeven成功使用结膜瓣对巩膜软化症造成的角巩膜缘穿孔进行了修补[4]。Rosenthal和Williams报道了类似的治疗病例[5]。然而他们的病例在术后两周内,结膜瓣发生了挛缩。接下来的几个月中病情进展,眼球发生了穿孔需要摘除[5]。

因结膜瓣在结构上缺乏可以保持眼球外形和支撑眼内容物的韧性,因此不适用于穿孔较大或已有明显葡萄膜脱出的情况。

带睑板的结膜瓣修补术

应用带睑板的结膜瓣修补要优于单独使用结膜瓣修补,因为带睑板的结膜比单独的球结膜更有韧性,并且可以对变薄的巩膜或脱出的葡萄膜起到结构上支撑的作用。手术要点包括制备一个带蒂的睑板及睑结膜瓣和巩膜结膜瓣(图 146.1)。分离穿孔巩膜区域周边的球结膜,清除穿孔部位的坏死组织,然后游离带睑板的睑结膜瓣,覆盖在巩膜穿孔区进行缝合。应用带睑板的睑结膜瓣进行修补的优势在于,由于植片中有部分睑板组织,所以其在结构上的支撑作用更好,同时还可以给组织带来足够的血供。Rootman 等[6]报道了使用这种术式修复两例化学伤引起的巩膜穿孔,这两名患者的巩膜缺损在随访期间均愈合良好(随访分别在第 4 和第 6 个月)。

自体巩膜修补术

巩膜穿孔修补术中最常用到的材料之一是巩膜。可以取材于不相关的供体(同种异体)或患者自己的组织(自体)。患者来源的(自体巩膜修补术主要包括两种。一种是在紧邻巩膜穿孔的部位制作一个"合页"状巩膜瓣,反折过来覆盖在缺损区进行缝合(图 146.2)。另一种更常见的方法是在修复较大的缺损时,在患眼或健眼未受损伤的巩膜区域游离一片板层巩膜瓣,然后将植片转移到巩膜缺损区缝合固定。

使用自体巩膜的优势是自体组织可降低免疫排斥的风险。弊端是在自身免疫引起的巩膜变薄的病例中,由于自体巩膜可能比捐献的异体组织更容易受到自身免疫疾病的影响,因此使用自体组织进行移植会增加疾病的易感性。此外,在患有严重疾病的病例中,几乎没有可用于作为植片材料的健康巩膜组织。尽管如此,自体巩膜已经成功地用于治疗由各种情况导致的穿孔。Stilma 报道利用板层巩膜移植对来自塞拉利昂的 38 例蚕蚀性角膜溃疡(30 例伴眼前段穿孔)的患者进行治疗[7]。最初是用结膜进行修复治疗,但结果令人失望。由于缺乏角膜供体组织,他在患者中选择了 5 例(6 只眼)使用自体板层巩膜移植。植片从同侧眼的颞下象限获得,在这些病例中,所有患

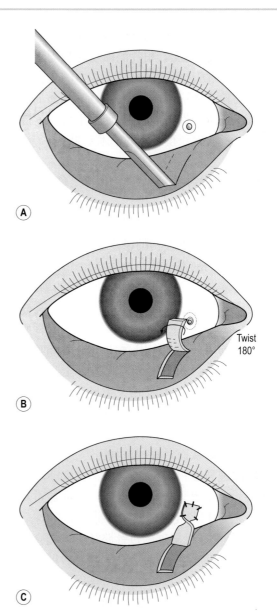

图 146.1 睑结膜瓣移植。(A)去除穿孔部位的结膜和坏死组织以暴露健康的组织边缘。(B)在邻近巩膜缺损的部位制作一个带蒂带睑板的睑结膜瓣。(C)然后将结膜瓣旋转缝合于巩膜缺损处。(Adapted from Rootman DS, Insler MS, Kaufman HE: Ophthalmic Surg 19:808-810, 1988. Reprinted with permission of SLACK Incorporated.)

者都保住了眼球,其中 5 例还保存了视力,术后也没有出现并发症[7]。Cappin 和 Allen 也用自体巩膜治疗角巩膜缘软化症的患者[8],使用"合页"状巩膜瓣成功治疗了自发性巩膜穿孔,还有报道指出应用相似的方法治疗巩膜软化症的病例[9]。Carroll 等人报道了利用自体板层巩膜瓣修补老年性巩膜软化症导致的继发性巩膜变薄的病例[9]。在移植 15 个月之后,植片与正常组织愈合良好,没有出现任何炎症反应。作者认为自体巩膜移植具有的优点包括不存在免疫排斥

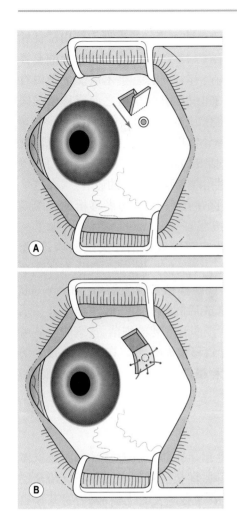

图146.2 "合页"状巩膜瓣移植。(A)紧邻缺损部位制作一个巩膜瓣。(B)将巩膜瓣反折覆盖病变部位进行缝合。这种修补方法要求缺损周边的组织必须健康,相比于其他方法的优势在于不需要从其他地方或者是侧眼取材

的风险、移植材料易于获得和使用以及无移植物坏死的风险[9]。

异体巩膜

异体巩膜移植是手术治疗巩膜穿孔的最常用方法之一。异体巩膜不是来自患者自身的组织,而是来自于供体的眼球组织。供体巩膜可储存在甘油或酒精中。使用该组织时,在移植前必须仔细冲洗巩膜瓣,以免巩膜瓣上残留的防腐剂损坏植床。除冲洗外,我们还应仔细地清除供体表层巩膜上任何附着的残留物,并用纱布擦拭内层以去除表面上残留的色素。在分离、冲洗、清洁供体巩膜后,制备植床。制备植床时任何结膜或坏死的巩膜都应小心分离去除,以确定清晰的组织边缘。通常可使用手术铺巾或类似材料作为模板以有助于确定供体巩膜瓣的最终大小和形状。

将模板放置于供体巩膜上,以制备供体巩膜并放置于受体巩膜缺损区域。巩膜瓣可用多种缝合材料进行缝合,包括尼龙缝线,可吸收缝线(薇乔线,Vicryl)和聚酯缝线等。缝合材料的选择视个体情况而定。例如在从前面可以看到缝线的情况下,而受体植床质量又好,可以用10-0的尼龙线缝合,并将线结埋在巩膜层间,这样可以在角膜缘周边形成光滑的球结膜表面。

异体巩膜具有优于其他材料的优势,因为它可以在不需要专门技术的情况下无限期地储存于甘油或酒精中,因此便于应用。此外与自体巩膜不同,异体巩膜可以整个储存,因此对于患者来说很少出现供体短缺的情况。巩膜浸泡于生理盐水中会变柔软,通常不会给巩膜瓣的制作和移植造成技术困难。临床上这种组织的耐受性良好。Johnson等[10]进行了动物实验评估异体巩膜瓣移植,他们发现用新鲜的狗巩膜修补的狗眼睛恢复良好。他们研究了全层和板层植片以及全层加固植片。在所有病例中,植片的愈合相对较快,且巩膜无移位并少有炎症反应[10]。在该项研究的时限内(手术后四周至七个月)没有发现任何植片脱落,显微镜检查仅发现极轻微的炎症反应,且巩膜移植组织与植床结合良好。当使用全层植片时,表面的移植物并不影响下面巩膜的血供。尽管有的动物在接受移植前进行了全层或板层的植床剥切,仅有轻微的眼底异常[10]。

异体移植已被用来治疗多种人体疾病。Obear和Winter[11]描述了异体巩膜移植技术。第一步是通过进行球结膜环切和分离暴露整个巩膜缺损。如有必要,可用缝线标记结膜边缘,以便稍后重新对位缝合。研究发现使用6-0~7-0的可吸收缝线(薇乔线)或丝质缝线最佳,由于颜色不同利于辨认不同边缘因而不至混淆。在去除结膜并暴露巩膜缺损后,要将所有坏死或化脓组织从巩膜缘清除。应注意不要损伤植床上可能隆起的脉络膜。在清创的同时,应评估缺损边缘以确定结构稳定的无病变的巩膜边界,用以缝合移植瓣。一旦明确巩膜缺损的边界,就可以徒手进行移植瓣制作。移植瓣大小应覆盖健康巩膜边界几毫米,以使边缘良好地贴附、密闭和愈合。Obear和Winter建议制作更大的植片,覆盖健康巩膜边界5~10mm[11]。无论病变程度如何,植片都应大于缺损,以保证足够的缝合跨度以及与正常巩膜组织的接触,从而有利于愈合。将巩膜植片覆盖于巩膜缺损处作为上覆移植瓣,与缺损的所有边缘重叠并缝合到位。Obear和Winter建议使用4-0白色丝线进行褥式缝合以固定

10

移植瓣,边缘采用间断缝合[11]。推荐使用间断缝合是因其可保证植片边缘对位良好及更好地控制针距。此外间断缝合可使移植瓣可控地收紧,以使脱垂的葡萄膜复位,并恢复正常的巩膜轮廓。此步骤可采用多种缝线。由于巩膜需要相对较长的愈合时间,为了保证巩膜稳固性,不推荐使用快速可吸收缝线,例如铬制缝线。可选择丝制和涤纶缝线,因其耐久易操控且不具有侵蚀倾向。当应用多个小跨度的缝合方法从周围固定移植瓣时,应根据具体情况以及患者植床的状况合理选择 6-0~10-0 的缝线。

　　唯一例外的情况是当移植瓣毗邻角膜缘,例如角膜缘周围穿孔。这种情况建议使用 10-0 尼龙缝线用于前路缝合以及所有涉及角膜的缝合。在眼球更靠后的位置可以使用较粗的缝合材料。在移植瓣固定后,将结膜拉回原位,边缘用适当的缝线缝合。关于异体巩膜还需考虑美观问题。储存过的巩膜通常比周围组织更白,在可见位置时可能会非常明显。

　　有许多利用异体巩膜进行疾病治疗的报道,图146.3 就是其中之一。Sevel 和 Abramson 在 1972 年报道了一例应用异体巩膜瓣移植并成功治疗了巩膜软化症穿孔的病例。由于患者在术后七个月后死亡,可以获取其眼球进行病理检查。组织学上移植瓣下层组织已被肉芽肿组织取代,且移植瓣本身也参与到肉芽肿反应中[12]。最近,Sainz de la Maza 等人[13]报道了 12 例患有坏死性巩膜炎伴或不伴有边缘溃疡性角膜炎的患者(在 12 只眼上有 15 个植片)的巩膜瓣移植效果。在报道的病例中,作者使用了冷冻或甘油保

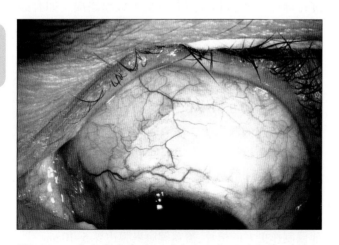

图146.3　本例患者有前巩膜炎和上部巩膜变薄,并被投掷的石块击中,导致大面积角巩膜缘撕裂合并脉络膜脱出。由于周围巩膜很脆弱和大面积的缺损,对该患者使用了异体巩膜瓣移植。移植瓣的前缘在上方角膜缘后清晰可见。其他位置,移植瓣已经很好地与下层组织愈合,形成了平滑的巩膜轮廓且没有复发性巩膜炎的迹象

存的组织,在没有活动性血管炎的患者中获得了良好的长期效果(平均随访 12 个月)。在未经治疗的血管炎患者中,移植瓣存活时间很短,手术后 2 个月内有坏死的情况。他们建议在巩膜移植之前或移植的同时进行免疫抑制治疗以确保移植瓣的存活[13]。在其他的一些应用同种异体巩膜瓣移植的报道中也出现了类似的情况,包括 Rosenthal 和 Williams,他们报道了一例移植治疗穿孔性巩膜软化症的患者[5],在这一病例中,移植瓣被保存在石蜡中,患者移植的巩膜瓣溶解吸收并最终成眼球痨。Torchia 等[14]也报了一例穿孔性巩膜软化症巩膜移植治疗失败的病例,而 Breslin 等[1]报告了一个类似病例,是一例患有坏死性巩膜炎的患者,其巩膜移植瓣发生溶解。在 Torchia 等报道的病例中未成活的移植瓣的病理学检查显示存在多形核白细胞浸润和坏死的细菌,这表明供体组织可能被感染而导致移植失败[14]。在 Breslin 报告的病例中,覆盖巩膜移植瓣的结膜发生坏死且无血供,巩膜随后自发溶解[1]。

供体角膜

　　另一种修补巩膜穿孔的移植瓣材料来源是供体角膜。多个眼库可提供全层或者板层角膜。与全层角膜相比,板层角膜具有显著的优点,因为将其移植后,角膜缘的厚度变化比全层角膜移植小。这使其适用于角膜缘移植(图 146.4A 和 B)。然而这种材料通常比供体巩膜略微透明。有研究者报道了利用后弹力层角膜内皮移植(DMEK)组织制备余下的前角膜瓣作为巩膜移植瓣材料[14a]。

阔筋膜

　　作为同源巩膜的替代选择,阔筋膜作为巩膜穿孔的修补材料也具有一些优点,主要包括它的强度、相对易得性和柔韧性。阔筋膜来源于患者的大腿外侧部,并且移植瓣材料的获取通常与移植修补手术同时进行。阔筋膜可以像前述的供体巩膜一样用作上覆移植瓣材料,并具有相对薄和弧度适应眼球的优点。

　　在 1959 年,Bick 首先在美国文献中报道了使用阔筋膜修补穿孔性巩膜软化症所致的巩膜穿孔[15]。在他报告的病例中,自体阔筋膜被成功用于修复象限性的巩膜缺损。据 Bick 报道,术后早期虽然植片上方的结膜水肿明显,但移植瓣最终变薄,与下面的巩膜组织愈合良好。Armstrong 和 McGovern 同时也报道了类似的结果[16]。在他们的病例中,病人经历了多次修补手术,但在最后一次手术中不幸死亡。阔筋膜

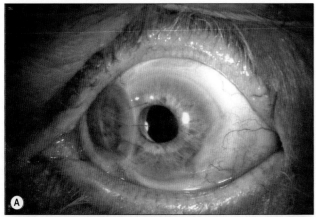

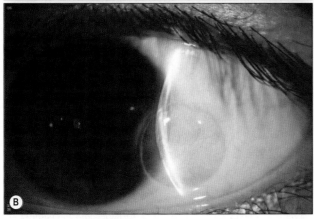

图 146.4　角膜瓣移植。(A)该患者在角膜缘有复发性鳞状细胞癌,需要全层切除角膜和巩膜。该病例使用了全层角膜瓣移植。(B)该患者切除了角膜缘皮样囊肿并进行了板层角膜瓣移植。可以看出尽管外观尚可接受,但移植瓣仍稍显透明。此外由于是板层角膜移植,从移植瓣到角膜的过渡在外观上也可接受

移植瓣的组织学检查显示有血管与移植的组织融合,未见溶解迹象。Bick 在检查了显微照片后认为,这种移植瓣容易引起巩膜软化,术后 4 个月的组织学标本显示,移植的筋膜瓣发生软化[15]。几年之后,Taffet 和 Carter 报道了一例类似的阔筋膜移植用于治疗巩膜软化的病例。术后 8 个月检查显示移植区域有正常的眼球轮廓且无复发性疾病的迹象[17]。Torchia、Blum 和 Zer 还报道了另外的病例[14,18,19]。Torchia 报道的是在同种异体巩膜移植瓣坏死之后成功地进行了阔筋膜移植。Zer 等[19]指出,对于穿孔性巩膜软化症患者来说,鉴于造成眼部疾病的潜在免疫干扰,自体阔筋膜移植可能是更好的选择。

然而,阔筋膜也存在缺点:没有上皮或结膜覆盖的阔筋膜可能会发生坏死[3]。此外,阔筋膜需要在患者腿部再做一个切口以获取供体材料,这可能会对患者的整体护理产生不利影响。

我们观察到一个有趣的现象,Torchia,Bick 和 Taffett 在各自的病例中都报道了在进行烧灼后脱出的葡萄膜成功收缩[14,15,17]。在 Bick 进一步的报道中,患者的眼底在手术后 6 周未见异常[15]。

骨膜

像阔筋膜一样,骨膜也是一种自体修补材料。可以沿着胫骨前嵴切入,游离骨膜前组织。然后用骨膜剥离器将骨膜切开并与其下附着组织分离。移植前将骨膜瓣储存于生理盐水中。骨膜在眼科已经有多种用途,包括支持 Cardona 植入物[20]。由于骨膜的这种作用,它已被广泛用于修复巩膜缺损。骨膜与其他材料相比有很多优点,因为它容易获取,具有良好的拉伸强度,并且是容易血管化的组织[20~22]。此外,一些学者认为骨膜不易受免疫排斥的影响[21,22]。

许多学者报道了用自体骨膜进行移植的病例。Breslin 等在 1977 年报道了两例以此手段治疗的坏死性巩膜炎病例,术后 9 个月结果良好。在这两个病例中,眼球均没有炎症反应,以前的葡萄肿也已经变平坦,且没有进一步病变的迹象[1]。Rao 等[20]报道了巩膜软化即将导致巩膜穿孔的情况下使用骨膜治疗的病例。在该病例中,移植的骨膜表面采用患者下唇的颊黏膜移植瓣覆盖。术后 5 个月,移植瓣在位且仅有极轻微的炎症反应[20]。Koenig 等在 1982~1986 年间报道了另外四例患者[21,22]。Koenig 的病例涉及用骨膜瓣移植治疗穿孔性巩膜软化以及角巩膜裂伤。平均随访期为 36 个月。在每个病例中,骨膜自体移植瓣都能很好地融入其下的组织,既没有溶解也没有发生原发病复发[21]。

虽然这些结果令人深受鼓舞,但骨膜与所有移植材料一样也存在缺点。在移植后的初期,骨膜移植瓣会发生严重水肿,需要一定的时间才能变平坦和融入其下的组织[21]。

中厚皮瓣移植

虽然中厚皮瓣移植最初在眼科用于覆盖眶内容剜除术后暴露的眶骨,但有人提出这种材料也可用于修补角膜和巩膜缺损[2,3]。中厚皮瓣移植通常是用植皮刀从大腿外侧获取。首先是切出一个表皮皮瓣并将其翻开。随后从表皮瓣下方获取中厚皮瓣(厚度约 2.9mm)。然后将表皮瓣复位以覆盖真皮移植供体部位,同时再开窗以允许组织液排出。巩膜植床部位的制备与其他类型的巩膜移植类似,将巩膜缺损处的结膜剪开并清除所有坏死组织。然后将中厚皮瓣缝合

10

在巩膜缺损处,并注意皮瓣的方向正确。真皮组织的使用与其他移植材料相比有一个优点,就是它能够自上皮化。这种移植瓣的上皮可以从植片内的皮肤附属物衍生出来,从而形成缺乏附属结构的非角化上皮结构[3]。中厚皮瓣的这一特性可能对缺乏正常上皮细胞或有严重的眼表破坏的患者极为有利,例如化学损伤之后或由眼瘢痕性类天疱疮(OCP)致穿孔的患者。与所有其他材料一样,中厚皮瓣移植并不是在每种情况下都是理想的选择。真皮移植瓣随着愈合会逐渐变薄并发生显著的血管化,这对于由自身免疫疾病所致的疾病可能是个问题。

尽管如此,中厚皮瓣移植的临床结果却令人满意。1993 年,Mauriello 和 Pokorny 报道了在 10 例患者的 11 只眼中使用中厚皮瓣移植修复角膜和巩膜缺损[2]。这些患者的病因包括翼状胬肉切除术后联用丝裂霉素所致的巩膜变薄、穿孔性巩膜软化症、OCP并发症、巨大的葡萄肿、继发于缺血性血管炎的角膜溶解以及化学伤。所有患者均随访 1~5 年。除一例用于修复人工角膜的中厚皮瓣移植在术后 2 月发生皱缩外,所有移植瓣均保持原位[2]。所有移植瓣均逐渐变薄且随时间推移发生收缩。上皮化在移植术后的 2~3 周内完成,血管化则需要 1~1.5 个月。只有一例移植瓣中发现毛发并用脱毛术成功去除[2]。

羊膜

用于巩膜穿孔修复的最新材料之一是羊膜(AM)。羊膜最初被用于眼表修复,它能够抑制瘢痕组织形成,促进结膜上皮细胞的生长和分化,并促进角膜上皮重新形成[23-25],羊膜的这几个特性使得它适用于巩膜修补。羊膜已被证实具有内在的抗蛋白水解及抗炎特性并表现出抗菌活性[26-29]。这些特点使它也适用于巩膜修补。虽然羊膜具有这些特性的机制尚不清楚,但已知羊膜不仅仅是一个简单的基底膜,它包含了多种分子成分和基质蛋白。2001 年,Hanada 等[30]报道了两例使用羊膜修补巩膜溃疡的病例,一例溃疡由异物引起,另一例发生于翼状胬肉切除术后。这两个病例都是通过先用小块羊膜填补缺损基底,再用一层或多层上皮面朝上的羊膜覆盖表面治疗。结果两个病例中均再上皮化。Oh 等人[31]报道了另外 8 例通过羊膜移植成功治疗巩膜软化症的病例。利用羊膜的抗菌和抗炎特性,Ma 及其同事[32]用羊膜治疗了由感染性角巩膜溃疡引起的巩膜溶解。他们在 2002 年发表的报告中,详细介绍了 7 例由感染引起的巩膜脓肿病例,其中几例在移植时培养仍是阳性。这些感染的病因包括假单胞菌属、曲霉菌属、分枝杆菌属和镰刀菌属等微生物。这些病例的手术治疗包括清除坏死组织及冷冻治疗病变区域,并覆盖一至三层羊膜(基底膜面向上)。所有病变均重新上皮化,最短用时 5 天,最长 31 天。从这些结果可见,羊膜无论是单独使用还是与异体巩膜组合使用,都是用于修复巩膜缺损的一种很有前景的材料。

其他材料

还有许多种材料用于巩膜修补也都或多或少的取得了一些疗效。Merz 在 1964 年进行了动物实验,以评估使用主动脉作为同种移植材料的效果[33]。在该研究中,他将主动脉移植瓣缝合到狗的巩膜上,术后 3~6 个月检查未发现任何明显的炎症反应,并且组织学检查显示主动脉弹性组织除仅有极轻微的白细胞浸润外无明显变化。动物实验研究成功之后,Merz 将人体主动脉用于治疗一位穿孔性巩膜软化症导致角膜变薄的患者[33]。据报道该患者恢复良好。

Mori 等人报道了一例用纤维蛋白胶和冻干硬脑膜成功治疗由先天性缺损所致的自发性巩膜穿孔的病例[34]。在该病例中,将冻干硬脑膜通过 Tisseel(纤维蛋白胶)及两针缝合固定在巩膜缺损处。术后患者恢复良好且少有炎症反应。在两年的随访中,患者对这种修补材料没有产生任何不良反应。

心包膜也被用作眼科手术中的修补材料,并且与其他材料相比具有可商业化的优点。市售 Tutoplast 可购于 IOP 公司(科斯塔梅萨市,加州),加工过的心包膜商品名为 IoPatch,该产品为 400μm 厚、1.5cm 方形的软组织薄片。据报道该材料比储存过的巩膜更易于操作,具有良好的拉伸强度。虽然临床应用这种材料主要是修复瘘管和覆盖青光眼引流装置,但有几位学者报道了使用心包膜修复暴露的巩膜扣带和复发性翼状胬肉的成功病例[35,36]。1998 年,Schein 报道了使用加工过的心包膜修复翼状胬肉术后局部联用丝裂霉素 C 所致的巩膜坏死、眼瘢痕性类天疱疮患者中重新覆盖角膜及修复白内障术后持续的伤口渗漏。在每个病例中,该材料均可修复缺损且术后 4~12 个月未出现并发症[37]。然而据报道这种材料会发生降解。Lama 和 Fechtner 报道了两例使用加工过的心包膜覆盖青光眼引流阀的病例。两例患者移植的心包膜均在术后 7~8 个月内溶解[38]。研究者指出,这两位患者并不存在葡萄膜炎或全身免疫性疾病等促使移植瓣溶解的诱因。

除了生物组织之外,合成材料也已被视为可能的

10

巩膜修补材料。例如膨胀聚四氟乙烯（PTFE 或 Gore-Tex）。在一项旨在评估 PTFE 作为巩膜外植体材料的兔实验中，Whitmore 等[39]和 Tawakol 等[40]报道了这种材料在眼组织中具有极好的耐受性，仅有极轻微的细胞反应且无粘连形成。然而，Huang 等[41]报道了在 3 例角巩膜穿孔中使用 PTFE 作为移植瓣疗效不佳的病例。PTFE 的主要问题是它不能很好地融入周围组织且缺乏上皮化和黏附性不强。PTFE 不是防水材料，因此不会自行达到水密状态。基于这些原因，不推荐使用 PTFE 作为角膜或巩膜穿孔的修补材料。

总结

成功修补巩膜穿孔需要注意几个问题。在致力于修复巩膜缺损之前或修复的同时，必须检查并治疗任何潜在的疾病。对于由外伤所致缺损的患者，必须仔细检查是否有眼内异物。对需要干预的病例考虑手术时，必须谨慎选择移植瓣所用材料，并基于缺损的大小和位置、基础疾病的性质以及患者整体健康状况作出决定。

（王蕾 译 张红 审）

参考文献

1. Breslin CW, Katz JI, Kaufman HE. Surgical management of necrotizing scleritis. *Arch Ophthalmol* 1977;**95**:2038–40.
2. Mauriello JA, Pokorny K. Use of split-thickness dermal grafts to repair corneal and scleral defects – a study of 10 patients. *Br J Ophthalmol* 1993;**77**:327–31.
3. Mauriello JA Jr, Fiore PM, Pokomy KS, et al. Use of split-thickness dermal graft in the surgical treatment of corneal and scleral defects. *Am J Ophthalmol* 1988;**105**:244–7.
4. van der Hoeven J. Scleromalacia perforans. *Arch Ophthalmol* 1934;**11**:112–18.
5. Rosenthal JW, Williams GT. Scleromalacia perforans: as a complication of rheumatoid arthritis. *Am J Ophthalmol* 1962;**54**:862–4.
6. Rootman DS, Insler MS, Kaufman HE. Rotational tarsal conjunctival flap in the treatment of scleral necrosis. *Ophthalmic Surg* 1988;**19**:808–10.
7. Stilma JS. Conjunctival excision or lamellar scleral autograft in 38 Mooren's ulcers from Sierra Leone. *Br J Ophthalmol* 1983;**67**:475–8.
8. Cappin JM, Allen DW. Paralimbic scleromalacia. *Br J Ophthalmol* 1973;**57**:871–2.
9. Carroll CP, Peyman GA, Raichand M. Surgical management of senile scleromalacia. *Ophthalmic Surg* 1980;**11**:719–21.
10. Johnson WA, Henderson JW, Parkhill EM, et al. Transplantation of homografts of sclera. *Am J Ophthalmol* 1962;**54**:1019–30.
11. Obear MF, Winter FC. Technique of overlay scleral homograft. *Arch Ophthalmol* 1964;**71**:837–8.
12. Sevel D, Abramson A. Necrogranulomatous scleritis treated by an onlay scleral graft. *Br J Ophthalmol* 1972;**56**:791–9.
13. Sainz de la Maza M, Tauber J, Foster CS. Scleral grafting for necrotizing scleritis. *Ophthalmology* 1989;**96**:306–10.
14. Torchia RT, Dunn RE, Pease PJ. Fascia lata grafting in scleromalacia perforans. *Am J Ophthalmol* 1968;**66**:705–9.
14a. Chu H, Hsieh M, Chen Y, et al. Anterior corneal buttons from DSAEK donor tissue can be stored in optisol GS for later use in tectonic lamellar patch grafting. *Cornea* 2014;**33**:555–8.
15. Bick MW. Surgical treatment of scleromalacia perforans. *Arch Ophthalmol* 1959;**61**:907–17.
16. Armstrong K, McGovern VJ. Scleromalacia perforans with repair grafting. *Trans Ophthalmol Soc Aust* 1955;**15**:110–21.
17. Taffet S, Carter GZ. The use of fascia lata graft in the treatment of scleromalacia perforans. *Am J Ophthalmol* 1961;**52**:693–6.
18. Blum FG, Salamoun SG. Scleromalacia perforans. *Arch Ophthalmol* 1963;**69**:287–9.
19. Zer I, Machtey I, Kurz O. Combined treatment of scleromalacia perforans in rheumatoid arthritis with penicillamine and plastic surgery. *Ophthalmologica* 1973;**166**:293–300.
20. Rao GN, Aquavella JV, Palumbo AJ. Periosteal graft in scleromalacia. *Ophthalmic Surg* 1977;**8**:86–92.
21. Koenig SB, Sanitato JJ, Kaufman HE. Long-term follow-up study of scleroplasty using autogenous periosteum. *Cornea* 1990;**9**:139–43.
22. Koenig SB, Kaufman HE. The treatment of necrotizing scleritis with an autogenous periosteal graft. *Ophthalmic Surg* 1983;**14**:1029–32.
23. Tseng SCG, Li DG, Ma X. Suppression of transforming growth factor-beta isoforms, TGF-beta receptor type II, and myofibroblast differentiation in cultured human corneal and limbal fibroblasts by amniotic membrane matrix. *J Cell Physiol* 1999;**179**:325–35.
24. Meller D, Tseng SCG. Conjunctival epithelial cell differentiation on amniotic membrane. *Invest Ophthalmol Vis Sci* 1999;**40**:878–86.
25. Lee SH, Tseng SCG. Amniotic membrane transplantation of persistent epithelial defects with ulceration. *Am J Ophthalmol* 1997;**123**:303–12.
26. Talmi YP, Sigler L, Inge E, et al. Antibacterial properties of human amniotic membranes. *Placenta* 1991;**12**:285–8.
27. Svinarich DM, Gomez R, Romero R. Detection of human defensins in the placenta. *Am J Reprod Immunol* 1997;**38**:252–5.
28. Na BK, Hwang JH, Kim JC. Analysis of human amniotic membrane components as proteinase inhibitors for development of therapeutic agents for recalcitrant keratitis. *Trophoblast Res* 1999;**13**:453–66.
29. Kim JS, Kim JC, Na BK, et al. Amniotic membrane patching promotes healing and inhibits proteinase activity on wound healing following acute corneal alkali burn. *Exp Eye Res* 2000;**70**:329–37.
30. Hanada K, Shimazaki J, Shimmura S, et al. Multilayered amniotic membrane transplantation for severe ulceration of the cornea and sclera. *Am J Ophthalmol* 2001;**131**:324–31.
31. Oh JH, Kim JC. Repair of scleromalacia using preserved scleral graft with amniotic membrane transplantation. *Cornea* 2003;**22**:288–93.
32. Ma DH, Wang S, Su W, et al. Amniotic membrane graft for the management of scleral melting and corneal perforation in recalcitrant infectious scleral and corneo-scleral ulcers. *Cornea* 2002;**23**(3):275–83.
33. Merz EH. Scleral reinforcement with aortic tissue. *Am J Ophthalmol* 1964;**57**:766–70.
34. Mori S, Komatsu H, Watari H. Spontaneous posterior bulbar perforation of congenital scleral coloboma and its surgical treatment: a case report. *Ophthalmic Surg* 1985;**16**:433–6.
35. Weissgold DJ, Millay RH, Bochow TA. Rescue of exposed scleral buckles with cadaveric pericardial patch grafts. *Ophthalmology* 2001;**108**(4):753–8.
36. Alvarenga LS, de Sousa LB, de Freitas D, et al. Efficacy and safety of recurrent pterygium surgery using processed human pericardium. *Cornea* 2002;**21**:542–7.
37. Schein OD. The use of processed pericardial tissue in anterior ocular segment reconstruction. *Am J Ophthalmol* 1998;**125**(4):549–52.
38. Lama PJ, Fechtner RD. Tube erosion following insertion of a glaucoma drainage device with a pericardial patch graft. *Arch Ophthalmol* 1999;**117**:1243–4.
39. Whitmore WG, Harrison W, Curtin BJ. Scleral reinforcement in rabbits using synthetic graft materials. *Ophthalmic Surg* 1990;**21**:327–30.
40. Tawakol ME, Peyman GA, Liu KR, et al. Gore-Tex soft tissue bands as scleral explants in rabbits: a preliminary histologic study. *Ophthalmic Surg* 1989;**20**:199–201.
41. Huang WJ, Hu FR, Chang SW. Clinicopathologic study of Gore-Tex patch graft in corneoscleral surgery. *Cornea* 1994;**13**:82–6.

10

第 147 章

胶原交联治疗圆锥角膜

Mohammed Ziaei, Allon Barsam, Eric D. Donnenfeld

关键概念

- 角膜胶原交联（corneal collagen crosslinking, CXL）已经成为阻止圆锥角膜进展的主要治疗方法。
- 标准德累斯顿方案（Dresden protocol）包括去除角膜上皮、局部滴用核黄素渗透基质 30 分钟，然后紫外光辐照 30 分钟。
- 目前针对德累斯顿方案的一些修订已经用于评估高辐照度快速交联和经上皮交联（transepithelial crosslinking, TEX）。
- 研究显示，CXL 对阻止圆锥角膜进展很有效。
- 已有关于角膜胶原交联并发症的报道，但既不严重也不常见。

本章纲要

作用机制

适应证

病例选择

手术方法

生物力学变化

并发症

临床结果

经上皮胶原交联

展望

总结

角膜胶原交联已经彻底革新了我们治疗圆锥角膜和阻止其自然进展。在美国，圆锥角膜是角膜移植的第二大常见手术适应证[1]。交联的定义为：创建一个聚合物链与另一个聚合物链之间的连接。角膜胶原交联是随着年龄的增加而自然发生的一个生理过程，它通过诸如谷氨酰胺转移酶和赖氨酰氧化酶等酶学途径实现[2]。光化学胶原交联已经被各种外科专科用来调节结缔组织的生物力学性能，其历史已有数十年之久。胶原交联已被用于多种疾病的治疗，比如供体组织重建[3]和牙釉质固化[4]。1998 年，德累斯顿大学的 Spoerl 和 Seiler 首次将该技术用于角膜控制角膜扩张症，随后在 2003 年将其在文献中进行了报道[5]。（译者注：原书的参考文献 4 和 5 的顺序有误。）

作用机制

角膜胶原交联技术被用来增强角膜组织的强度。基本原理是利用核黄素（即维生素 B_2）作为光敏剂，在紫外线 A 的照射下形成自由基，从而通过光聚合过程来增加胶原内和胶原间的羰基共价键形成[6]。交联在分子水平的精确定位还未能被确定。一些学者认为交联主要发生在胶原纤维的表面，而不在胶原纤维自身[7]。

虽然还未明确交联确切的分子反应[8]，但是实验数据显示主要通过两种机制产生。在交联的早期需氧阶段，核黄素分子被激发成单线态或三线态。通过核黄素与活性氧的交互作用，基质蛋白就会产生光敏氧化反应（Ⅱ型机制）[9]。在氧源耗尽进入缺氧状态后，自由基的活性成分就会产生并与角膜基质中的大量分子互相作用（Ⅰ型机制）[10]。角膜基质中的这些分子的释放，同时伴随着手术的机械和光化学损伤导致的创伤愈合反应，被认为会增加前部 $200\mu m$ 的角膜基质的硬度。另外胶原纤维厚度增加有助于抵抗拉伸和酶降解，同时肿胀率和渗透率也相应地降低[11~13]。

适应证

虽然角膜胶原交联的主要手术适应证是阻止圆

锥角膜进展,但是也被用于治疗透明角膜边缘变性和继发于 LASIK、PRK 和 RK 术后的医源性角膜扩张。角膜胶原交联也可以和其他治疗方法(比如角膜基质环植入和角膜地形图引导的激光消融)联合应用[8]。

由于角膜胶原交联可使角膜基质更加紧实并减少水肿角膜中存留液体的潜在空间[14],因此它已经被有效地用于人工晶状体植入术后大泡性角膜病变患者的短期缓解治疗。而且,初期的实验研究显示角膜胶原交联有潜在的抗菌特性,迄今为止已经有小宗病例报道了其在治疗细菌性、真菌性、原虫性和非典型性角膜炎中呈现了较好的治疗效果[15]。

病例选择

交联的主要目的是阻止角膜扩张的进展。然而目前还没有一个普遍接受的标准,但可利用在过去 12 个月里一些引起疾病进展的参数作为参照:

- 源于角膜地形图的陡峭模拟角膜曲率计 K 值增加至少 1D(最常用的进展指数);
- 由主觉验光确定的散光增加至少 1D;
- 裸眼视力或者最佳框架矫正视力(BSCVA)下降一行以上。

角膜胶原交联的主要禁忌证是最薄点角膜厚度少于 400μm。这个禁忌证是因为紫外线辐照有引起不可逆的内皮损伤的风险。另外的治疗禁忌证包括 K 值超过 58D、年龄超过 35~40 岁和明显的角膜瘢痕。禁忌证总结于表 147.1。

手术方法

德累斯顿方案

角膜胶原交联的标准方案或者现在作为参照的德累斯顿方案(Dresden protocol)最早由 Wollensak 等报道[5]。该方案需要去除上皮,滴用 0.1% 的核黄素 -5' 磷酸和 20% 的右旋糖苷溶液 30 分钟,用辐照度为 3mW/cm²、波长为 370nm 的紫外线照射 30 分钟(总剂量 5.4J/cm²)(图 147.1)。裂隙灯下检查角膜确认核黄素完全渗透角膜基质。在持续照射期间,每 5 分钟再次滴用核黄素于角膜表面。在紫外线辐照前术中测量角膜厚度以确保角膜不会太薄。

角膜胶原交联术后,患者需要局部应用抗生素直到角膜上皮完全愈合,以及局部应用糖皮质激素 1 个月减轻角膜雾状混浊(Haze)和瘢痕的形成。在术后早期阶段,通过全身应用镇痛药、局部滴用非甾体类抗炎滴眼液和佩戴绷带型角膜接触镜来缓解疼痛。在术后的前两天,也可以限量应用表面麻醉滴眼

表 147.1 角膜胶原交联特殊禁忌证

特殊注意事项	原因	备注
角膜厚度 <400μm	超过了内皮安全界限[16]的辐照度 0.18 mW/cm²,因此紫外线辐照后内皮损伤的潜在风险将增加	在某些情况下,可以在术前应用低渗溶液(0.5% 核黄素 +0.9% 氯化钠溶液)增加薄角膜的基质厚度[17]。薄角膜也可在戴绷带型角膜接触镜后再行交联
术前 K 值 >58D	进展的风险增加和术后永久性基质雾状混浊[18,19]	
年龄 >35~40 岁	矫正视力下降的风险增加[19]	通常圆锥角膜患者在这个年龄段是稳定的,但是确实有进展或期望进行角膜地形图引导切削的还是应当治疗
最佳框架矫正视力 >0.8	矫正视力下降的风险增加[19]	
患者眼前节有活动性炎症(比如疱疹病毒性角膜炎)	角膜溶解的风险增加[20]	在角膜胶原交联之前要考虑控制疾病病程(比如全身应用抗病毒药物控制疱疹病毒性角膜炎)
显著的角膜中央混浊	这类患者可能需要角膜移植,而角膜胶原交联可能没有帮助	
切开性屈光手术史	去上皮时,角膜切开术切口有破裂的潜在风险	放射状角膜切开术后远视漂移和进展性角膜扩张的患者有成功行角膜胶原交联术的病例报道[21]
自身免疫疾病或结缔组织疾病	可利用的安全性数据不充分	

11

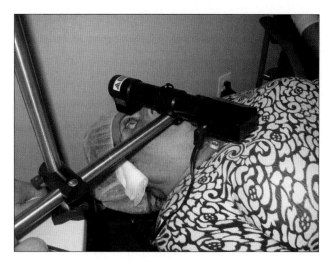

图 147.1　去上皮核黄素紫外线交联治疗圆锥角膜

液。建议患者至少在术后两周内不要佩戴硬性角膜接触镜。

改良的胶原交联

目前，较多的角膜胶原交联已经不同于最初的德累斯顿方案。这些新技术通过利用不同的机型和核黄素的给药方法并改变紫外线暴露，致力于达到缩短持续时间，减轻患者的不适以及把术后并发症减少到最低的目的。

高辐照度交联

高辐照度交联（high fluency crosslinking）的理论基础是基于光化学互反律的 Bunsen-Roscoe 法则。（译者注：Bunsen-Roscoe 法则认为光化学的生物学效应与总能量有关，而总能量是由辐照度和辐照时间的乘积决定。）要想获得同样的治疗效果，可以通过提高辐照度缩短照射时间。目前的商用超速设备所提供的辐照强度最高可达 43mW/cm²。应用这样的设备，总治疗时间只需 2 分钟即可获得标准德累斯顿方案的能量剂量 3.4J 或辐照总能量 5.4J/cm²。

经上皮交联

核黄素在角膜基质中的扩散过程呈时间依赖，这一过程受到角膜上皮的紧密连接的限制。然而，本身会导致疼痛的角膜上皮刮除被认为是角膜胶原交联术后并发症的主要原因，比如并发感染性角膜炎和非正常的创伤愈合反应。正因如此，人们一直对保留角膜上皮技术的潜在应用感兴趣。这一技术面临如下两个主要的挑战：其一，分子量为 376g/mol 的核黄素微粒在通过亲脂性的角膜和其上皮紧密连接时扩散

会受到限制；其二，角膜上皮和前弹力层具有高紫外线吸收系数。

核黄素通过完整角膜上皮的扩散可通过一系列技术实现。比如应用机械方式和 / 或化学方式改变角膜上皮的通透性；改变核黄素微粒的理化特性；从核黄素溶液中去除右旋糖酐大分子微粒；离子导入法；直接将核黄素微粒送达角膜基质（表 147.2）。

表 147.2　进行经上皮角膜胶原交联术可利用的技术

经上皮技术	
应用化学或物理强化剂改变上皮渗透性	在这项技术中，苯扎氯铵、乙二胺四乙酸铵、氨基丁三醇或庆大霉素单独添加或与核黄素溶液同时添加可松解上皮的紧密连接，从而促进核黄素在角膜基质中的扩散。也可以代之以棉签或吸血海绵机械地使上皮表面破坏
离子导入法	在这项技术中，利用微弱的电流来提高带负电荷的核黄素水溶液通过完整的角膜上皮层在基质中的扩散
直接导入法	在这项技术中，核黄素被送入角膜基质既可以通过用核黄素浸透为角膜基质环植入术所创建的角膜囊袋的方式，也可以通过飞秒激光制作的中央角膜囊袋来进行浅基质层的核黄素给药方式

典型术后表现

在去上皮交联术后的前三天，患者通常会感到明显的眼部疼痛。对此通常需事先告知患者。前部角膜基质雾状混浊通常发生在治疗后的第一个月，一般会在治疗后的 12 周到 20 周消退[22]。这种雾状混浊的后部界面可通过在中部基质（约 300μm）见到的模糊高反射分界线进行区分。这被认为是治疗区域与未治疗区域的角膜组织之间在折射和反射时存在着差异变化的表现。

角膜胶原交联术后细胞和超微结构表现

在术后早期阶段至术后 3 年，在角膜激光共聚焦显微镜可清晰看到角膜胶原交联术引起的创伤愈合反应及其所伴随的角膜细胞和结构的变化。在角膜胶原交联术后立即进行共聚焦显微镜检查的研究中，显示角膜基质水肿、角膜上皮层变薄、角膜基质细胞凋亡以及前部角膜基质（250~300μm）中的神经纤维

密度减低[23]。

在治疗后的 3~6 月，共聚焦显微镜显示角膜基质水肿减轻、细胞外基质的密度增加以及从周边角膜中被激活的角膜基质细胞逐渐在角膜基质中增殖。

在治疗后 1 年，后部角膜基质和内皮细胞形态无变化[24]。在术后 3 年，可在前部角膜细胞外基质中见到"桥和针"形的高反光物质。这可能是新的被替换掉的胶原[25]。

生物力学变化

角膜胶原交联可明显增加角膜硬度，据报道杨氏模量（Young's modulus）增加了 450%，硬度增加了 328.9%[12,26]。然而在最近的研究中，利用眼反应仪（ocular response analyzer, ORA）检查，未能显示出角膜滞后量（黏性阻尼的测量）和角膜阻力因子（与角膜的黏弹性和变形相关）长期显著增加[27]。

并发症

角膜胶原交联已经成为治疗早期和进展期圆锥角膜的一种普遍的方法。随着对这种手术方式理解的逐步加深，角膜胶原交联将会成为治疗早期和进展期圆锥角膜的常规。然而与这一技术相关的一系列并发症虽然少见，但值得引起重视。一项随访 10 年的研究显示，核黄素紫外光交联治疗圆锥角膜安全有效，减少了角膜移植的需求[28]。

根据所报道的角膜胶原交联术的不良反应，可大致分为以下几类：治疗失败、感染、炎症以及愈合不佳的相关并发症所引起的矫正视力丢失。治疗失败通常被定义为圆锥角膜持续进展，最大的角膜曲率数值超过术前 1D。报道显示，这种情况在治疗后第 1 年的患者中发生率为 7.6%~9.8%[19,29]。有文献报道在稳定 3 年后，角膜地形图进展再次出现。这表明角膜基质重塑可能会让一些患者丧失治疗效果[30]。

Koller 等[19]对 117 例行传统角膜胶原交联的圆锥角膜眼进行评估，发现治疗失败率为 7.6%，2.9% 的患者矫正视力下降两行或以上（Snellen 视力表）。交联术后一些更常见的并发症包括：无菌性浸润发生率为 7.6%（图 147.2），角膜中央基质瘢痕发生率为 2.8%[19]。也有报道交联术后角膜基质发生混浊（图 147.3）[19,25]，这可能会引起一过性的角膜成纤维细胞增殖[31]，在术后第一个月最明显，接着进入 3 个月的稳定期，至术后 1 年逐渐减轻[22]。有报道 8.6% 的患者发生永

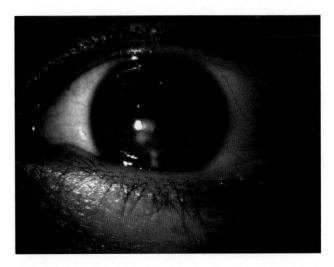

图 147.2　核黄素紫外线交联术后无菌性浸润所致的角膜瘢痕

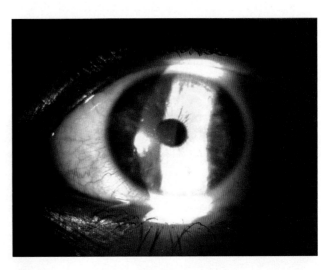

图 147.3　核黄素紫外线交联治疗圆锥角膜后出现的中度角膜雾状混浊

久性角膜混浊[18]。如果发现有角膜基质混浊，应延长局部糖皮质激素的使用时间。

治疗后的少见并发症包括感染性角膜炎（由细菌、原生动物、疱疹病毒和真菌引起的均有报道）、虹膜炎、明显的高眼压以及需要行深板层角膜移植的角膜溶解都有报道。

在一些文献中也报道了一些非常严重的并发症，比如持续的角膜水肿、角膜内皮细胞破坏、结膜上皮内瘤样病变（conjunctival intraepithelial neoplasia, CIN）形成。

临床结果

标准角膜胶原交联

自从 2003 年 Wollensak 等[5]的第一篇临床对照

11

研究发表后,涌现了大量的研究评估角膜胶原交联作为圆锥角膜的治疗模式。在 Wollensak 等的开创性研究中,为处于进展期圆锥角膜的 22 例患者 23 只眼进行了交联治疗,并随访了 3~47 个月(平均 23.2±12.9 月)。所有治疗眼在末次随访时均未发现圆锥角膜再进展。并且观察到其中 16 只眼(70%)的最大角膜曲率值(K_{max})平均降低了 2.01D,伴随的屈光度下降了 1.14D(图 147.4)。治疗眼的最佳框架矫正视力(BSCVA)平均提高了 1.26 行($p=0.026$),主觉验光等效球镜度平均降低了 1.14D($p=0.03$)。随访 1 年时,22% 的对侧未治疗眼的角膜曲率数值平均增加了 1.48D。

在 Wollensak 等的报道之后,有超出 20 项的队列研究应用不同的测量指标报告了标准角膜胶原交联术治疗圆锥角膜的效果。这些研究根据最大角膜曲率(K_{max})的变化来评估角膜胶原交联阻止圆锥角膜进展的有效率为 62%~100%。所有这些研究(可用的数据)均报道了 K_{max} 的降低,其中有超过一半的研究显示了这些降低有显著的统计学意义。角膜变扁平的

程度在 0.01D 与 1D 之间的研究有 42%,在 1D 与 2D 之间的研究为 33%,在 2D 与 3D 之间的研究为 24%。在长达六年的时间里,交联治疗的扁平化效应似乎可持续并且没有明显的并发症。

所有这些数据可用的研究中,角膜形态的改善伴随着裸眼视力的提高(0.01~1.0LogMAR)以及最佳矫正视力的改善(0.01~0.55 LogMAR)。治疗后视力的改善得益于散光的减少、角膜曲率的降低以及由于角膜硬度增加所致的角膜地形图均匀化。角膜胶原交联治疗后圆锥角膜眼中最普遍的高阶像差 - 彗差(Coma-like aberrations)也显著降低[32]。有效的标准角膜胶原交联并没有伴随显著的角膜厚度、内皮细胞计数、眼压、晶状体密度和黄斑厚度等的变化。

四项前瞻性随机对照试验研究结果支持如上非随机队列研究的结果(表 147.3)。这些研究报道阻止圆锥角膜进展的成功率为 89%~100%,角膜明显扁平,K_{max} 值降低的范围在 0.62D 与 2.0D 之间。这四项研究中有三项因为角膜进行性变陡显示出了对照组

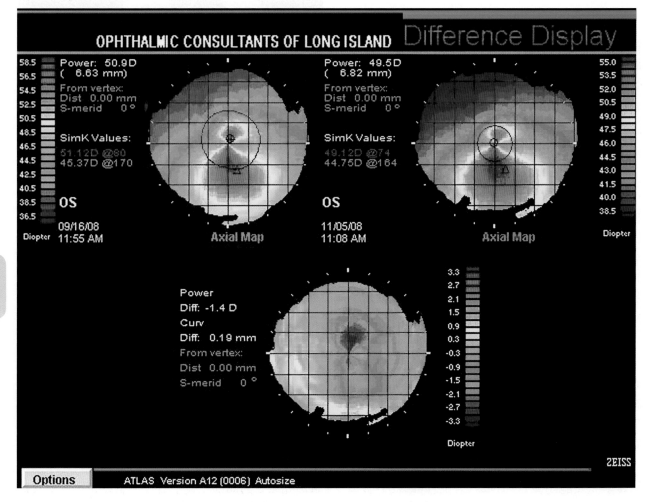

图 147.4　核黄素紫外线交联治疗前后的差异性角膜地形图显示角膜变扁平 1.4D,散光减少

表 147.3　角膜胶原交联治疗进展性圆锥角膜的随机对照试验研究

作者/年代	治疗眼数	平均年龄(岁)	平均随访时间(月)	最大K值/平均K值稳定(改善)百分比	最大K值/平均K值平均变化值(D)	等效球镜平均变化量(D)	裸眼视力平均变化	最佳矫正视力平均变化	中央角膜厚度(μm)	永久并发症	交联设备
Wittig-Silva/2008[34]	66	26.9	12	100(>50)	1.45*	—	—	0.8*	>400	无	UV-X IROC
Hersh/2011[29]	49	—	12	90(51)	2.0*	0.85	0.9	0.7*	>400(如果<400就应用低渗溶液)	—	UV-X IROC
O'Brart/2011[33]	24	29.6	18	100(23)	0.62*	0.82	0.06	0.12*	>400	无	CMB Vega X-linker & Roithner Lasertechnik
Wittig-Silva/2014[35]	46	25.6	36	98(-)	1.03*	0.61	0.6*	0.8*	>400	无	UV-X IROC

SE(spherical equivalent):等效球镜度;*CDVA(corrected distance visual acuity)*:矫正远视力;* 表示结果具有显著性统计学意义

疾病进展的证据。

角膜胶原交联对矫正视力的影响令人鼓舞,因为所有随机对照试验研究都显示出治疗后矫正视力的改善具有显著的统计学意义(0.09~0.14 LogMAR)。同时,在所有四项研究中,角膜胶原交联治疗后均有裸眼视力改善和平均等效球镜度降低的趋势,但是在多数试验研究中未能达到显著的统计学意义。O'Brart 等也报道了交联治疗后角膜顶点屈光力和波前测量指标(均方根值、彗差和五叶草像差)得到了改善[33]。没有永久威胁视力的并发症报道。

经上皮胶原交联

由于手术方案和报道结果的差异,经上皮胶原交联阻止圆锥角膜进展的效果难以像去上皮交联一样进行全面评价。同时早期结果显示,与标准的角膜胶原交联相比,经上皮胶原交联(transepithelial collagen crosslinking,TEXL)的治疗效果不是很明显[36,37],但是这还是会对薄角膜患者、不合作患者或可疑进展的患者有利。与标准的角膜胶原交联相比,TEXL 并发症的发生率更低。随着核黄素更好的渗透,TEXL 的短期结果显示其有前景,接受该治疗的 30 只眼圆锥角膜病例随访 6 个月,发现其 Kmax 和矫正视力都有显著统计学意义的改善[38]。一项设计良好的长期随机对照试验,对标准经上皮胶原交联和传统角膜胶原交联进行比较,需要评估其非劣效性、确认其并发症的发生情况,围绕当前 TEXL 的使用需要明确这些不确定性。

高辐照度交联

一项长期随机对侧眼对比研究中,发现高辐照度交联术利用辐照度为 $7mW/cm^2$ 辐照 15 分钟的治疗效果与标准辐照度 $3mW/cm^2$ 辐照 30 分钟的治疗效果相同。在随访 46 个月后,两组的临床疗效指标如裸眼视力、矫正视力、Kmax 和等效球镜度均相似[39]。如果这些结果可以在其他随机研究中复制,这将成为高辐照度交联术的一个主要优势,因为目前患者不得不接受一个耗时更长、更烦琐的交联过程。

展望

从角膜胶原交联被引进至今已 10 余年,目前仍然在发展。最近研究人员已经探索了一些途径来进一步提高角膜生物力学性能和减低附带的角膜超微结构损害,比如利用紫外线和聚乙烯吡咯烷酮进行超速交联[40]、利用其他光学介质(如孟加拉红)进行交联[41]。

事实上,在这些快速发展的领域,我们可能很快就会看到个性化交联治疗的广泛应用。同时,暴露在自然光照下的局部核黄素治疗可能会导致在角膜扩张症领域药物治疗策略的诞生。

总结

角膜扩张症是一种逐步进展的疾病,它会极大地影响患者的健康状况和视觉相关的生活质量[42]。早期控制角膜扩张症有助于阻止疾病的进展、保存视觉功能以及推迟、减低甚至排除角膜移植的可能。目前,这一领域最有希望的治疗方法是胶原交联。近年来,它通过有效地稳定潜在的角膜扩张过程,彻底改变了对角膜扩张症的治疗。利用关键的地形图、屈光和视力结果的定量评估发现在一些病例中这种疾病被扭转。这种新型的治疗方法有很大的潜力,一些人预测在美国它可能减少 50% 的角膜移植手术[43]。

标准的角膜胶原交联作为一种阻止角膜扩张过程的方法,得到了近 15 年的实验室和临床研究的支持。这一治疗方法似乎是安全的,报道的并发症仅为 1%~3%[44],且多数是由于去除角膜上皮所致。虽然报道的这些并发症通常比较少见并且经常可逆,但是我们仍鼓励严格遵照标准指南和手术方案以确保患者安全。与往常一样,在知情同意的过程中眼科医生往往占据主动,因此应与患者明确交代治疗的潜在风险和收益。

（晏丕松 译）

参考文献

1. Eye Bank Association of America Statistical Report. 2006.
2. Siegel RC. Biosynthesis of collagen crosslinks: increased activity of purified lysyl oxidase with reconstituted collagen fibrils. *Proc Natl Acad Sci USA* 1974;**71**(12):826–30.
3. Ersek RA, Delerm AG. Processed irradiated bovine cartilage for nasal reconstruction. *Ann Plast Surg* 1988;**20**(6):540–6.
4. Wollensak G, Spoerl E, Seiler T. Riboflavin/ultraviolet-a-induced collagen crosslinking for the treatment of keratoconus. *Am J Ophthalmol* 2003;**135**(5):620–7.
5. Koide T, Daito M. Effects of various collagen crosslinking techniques on mechanical properties of collagen film. *Dent Mater J* 1997;**16**(1):1–9.
6. McCall AS, Kraft S, Edelhauser HF, et al. Mechanisms of corneal tissue cross-linking in response to treatment with topical riboflavin and long-wavelength ultraviolet radiation (UVA). *Invest Ophthalmol Vis Sci* 2010;**51**(1):129–38.
7. Hayes S, Kamma-Lorger CS, Boote C, et al. The effect of riboflavin/UVA collagen cross-linking therapy on the structure and hydrodynamic behaviour of the ungulate and rabbit corneal stroma. *PLoS ONE* 2013;**8**(1):e52860.
8. Meek KM, Hayes S. Corneal cross-linking–a review. *Ophthalmic Physiol Opt* 2013;**33**(2):78–93.
9. Kamaev P, Friedman MD, Sherr E, et al. Photochemical kinetics of corneal cross-linking with riboflavin. *Invest Ophthalmol Vis Sci* 2012;**53**(4):2360–7.
10. Wollensak G. Crosslinking treatment of progressive keratoconus: new hope. *Curr Opin Ophthalmol* 2006;**17**(4):356–60.
11. Spoerl E, Wollensak G, Seiler T. Increased resistance of crosslinked cornea against enzymatic digestion. *Curr Eye Res* 2004;**29**(1):35–40.
12. Wollensak G, Spoerl E, Seiler T. Stress-strain measurements of human and porcine corneas after riboflavin-ultraviolet-A-induced cross-linking. *J Cataract Refract Surg* 2003;**29**(9):1780–5.
13. Wollensak G, Wilsch M, Spoerl E, et al. Collagen fiber diameter in the rabbit cornea after collagen crosslinking by riboflavin/UVA. *Cornea* 2004;**23**(5):503–7.
14. Wollensak G, Aurich H, Pham DT, et al. Hydration behavior of porcine cornea crosslinked with riboflavin and ultraviolet A. *J Cataract Refract Surg* 2007;**33**(3):516–21.
15. Vazirani J, Vaddavalli PK. Cross-linking for microbial keratitis. *Indian J Ophthalmol* 2013;**61**(8):441–4.
16. Spoerl E, Mrochen M, Sliney D, et al. Safety of UVA-riboflavin cross-linking of the cornea. *Cornea* 2007;**26**(4):385–9.
17. Hafezi F, Mrochen M, Iseli HP, et al. Collagen crosslinking with ultraviolet-A and hypoosmolar riboflavin solution in thin corneas. *J Cataract Refract Surg* 2009;**35**(4):621–4.
18. Raiskup F, Hoyer A, Spoerl E. Permanent corneal haze after riboflavin-UVA-induced cross-linking in keratoconus. *J Refract Surg* 2009;**25**(9):S824–8.
19. Koller T, Mrochen M, Seiler T. Complication and failure rates after corneal crosslinking. *J Cataract Refract Surg* 2009;**35**(8):1358–62.
20. Eberwein P, Auw-Hadrich C, Birnbaum F, et al. Corneal melting after cross-linking and deep lamellar keratoplasty in a keratoconus patient. *Klin Monbl Augenheilkd* 2008;**225**(1):96–8.
21. Mazzotta C, Baiocchi S, Denaro R, et al. Corneal collagen cross-linking to stop corneal ectasia exacerbated by radial keratotomy. *Cornea* 2011;**30**(2):225–8.
22. Greenstein SA, Fry KL, Bhatt J, et al. Natural history of corneal haze after collagen crosslinking for keratoconus and corneal ectasia: Scheimpflug and biomicroscopic analysis. *J Cataract Refract Surg* 2010;**36**(12):2105–14.
23. Raiskup F, Spoerl E. Corneal crosslinking with riboflavin and ultraviolet A. I. Principles. *Ocul Surf* 2013;**11**(2):65–74.
24. Mazzotta C, Caporossi T, Denaro R, et al. Morphological and functional correlations in riboflavin UV A corneal collagen cross-linking for keratoconus. *Acta Ophthalmol* 2012;**90**(3):259–65.
25. Mazzotta C, Traversi C, Baiocchi S, et al. Conservative treatment of keratoconus by riboflavin-uva-induced cross-linking of corneal collagen: qualitative investigation. *Eur J Ophthalmol* 2006;**16**(4):530–5.
26. Knox Cartwright NE, Tyrer JR, Marshall J. In vitro quantification of the stiffening effect of corneal cross-linking in the human cornea using radial shearing speckle pattern interferometry. *J Refract Surg* 2012;**28**(7):503–8.
27. Greenstein SA, Fry KL, Hersh PS. In vivo biomechanical changes after corneal collagen cross-linking for keratoconus and corneal ectasia: 1-year analysis of a randomized, controlled, clinical trial. *Cornea* 2012;**31**(1):21–5.
28. Raiskup F, Theuring A, Pillunat LE, et al. Corneal collagen crosslinking with riboflavin and ultraviolet-A light in progressive keratoconus: ten-year results. *J Cataract Refract Surg* 2015;**41**(1):41–6.
29. Hersh PS, Greenstein SA, Fry KL. Corneal collagen crosslinking for keratoconus and corneal ectasia: One-year results. *J Cataract Refract Surg* 2011;**37**(1):149–60.
30. Kymionis GD, Karavitaki AE, Grentzelos MA, et al. Topography-based keratoconus progression after corneal collagen crosslinking. *Cornea* 2014;**33**(4):419–21.
31. Salomao MQ, Chaurasia SS, Sinha-Rov A, et al. Corneal wound healing after ultraviolet-A/riboflavin collagen cross-linking: a rabbit study. *J Refract Surg* 2011;**27**(6):401–7.
32. Caporossi A, Baiocchi S, Mazzotta C, et al. Parasurgical therapy for keratoconus by riboflavin-ultraviolet type A rays induced cross-linking of corneal collagen: preliminary refractive results in an Italian study. *J Cataract Refract Surg* 2006;**32**(5):837–45.
33. O'Brart DP, Chan E, Samaras K, et al. A randomised, prospective study to investigate the efficacy of riboflavin/ultraviolet A (370 nm) corneal collagen cross-linkage to halt the progression of keratoconus. *Br J Ophthalmol* 2011;**95**(11):1519–24.
34. Wittig-Silva C, Whiting M, Lamoureux E, et al. A randomized controlled trial of corneal collagen cross-linking in progressive keratoconus: preliminary results. *J Refract Surg* 2008;**24**(7):S720–5.
35. Wittig-Silva C, Chan E, Islam FM, et al. A randomized, controlled trial of corneal collagen cross-linking in progressive keratoconus: three-year results. *Ophthalmology* 2014;**121**(4):812–21.
36. Buzzonetti L, Petrocelli G. Transepithelial corneal cross-linking in pediatric patients: early results. *J Refract Surg* 2012;**28**(11):763–7.
37. Leccisotti A, Islam T. Transepithelial corneal collagen cross-linking in keratoconus. *J Refract Surg* 2010;**26**(12):942–8.
38. Lesniak SP, Hersh PS. Transepithelial corneal collagen crosslinking for keratoconus: six-month results. *J Cataract Refract Surg* 2014;**40**(12):1971–9.
39. Kanellopoulos AJ. Long term results of a prospective randomized bilateral eye comparison trial of higher fluence, shorter duration ultraviolet A radiation, and riboflavin collagen cross linking for progressive keratoconus. *Clin Ophthalmol* 2012;**6**:97–101.
40. Paik DC, Wen Q, Braunstein RE, et al. Initial studies using aliphatic beta-nitro alcohols for therapeutic corneal cross-linking. *Invest Ophthalmol Vis Sci* 2009;**50**(3):1098–105.
41. Cherfan D, Verter EE, Melki S, et al. Collagen cross-linking using rose bengal and green light to increase corneal stiffness. *Invest Ophthalmol Vis Sci* 2013;**54**(5):3426–33.
42. Kymes SM, Walline JJ, Zadnik K, et al. Quality of life in keratoconus. *Am J Ophthalmol* 2004;**138**(4):527–35.
43. Stulting RD. Corneal collagen cross-linking. *Am J Ophthalmol* 2012;**154**(3):423–424.e1.
44. Kolli S, Aslanides IM. Safety and efficacy of collagen crosslinking for the treatment of keratoconus. *Expert Opin Drug Saf* 2010;**9**(6):949–57.

11

第 148 章

胶原交联治疗屈光术后角膜扩张

Steven A. Greenstein, Peter S. Hersh

关键概念

- 角膜胶原交联是一种延缓圆锥角膜进展和屈光术后角膜扩张的治疗方法。
- 角膜胶原交联后,最大角膜曲率逐渐稳定,平均可变平达 1D。
- 平均最佳矫正视力明显改善约 0.5 行(Snellen 视力表)。
- 角膜胶原交联治疗后 1 个月临床体征加重,而在 3 个月至 1 年之间逐步改善。
- 与交联后的临床结果类似,术后会增加交联相关的角膜雾状混浊(Haze),一个月达到峰值,1 个月到 3 个月是一个平台期,在 3 个月到一年之间逐步改善。
- 在未来,更快速、更精确的靶向紫外光发射系统以及核黄素的新剂型将继续改善这一治疗方式的安全性和有效性。

引言

角膜胶原交联不仅可以阻止圆锥角膜的进展[1],也可以阻止其他角膜变薄的进程如 LASIK 和 PRK 后的角膜扩张[2-5]。研究表明交联在一些患者当中会对视力和光学效果有益,比如降低角膜的陡峭程度、减少屈光度和散光、改善最佳矫正视力和裸眼视力以及改善地形图的不规则指数。LASIK 和 PRK 术后角膜扩张的具体危险因素包括:高度近视、残留基质床厚度薄以及术前地形图显示顿挫型圆锥角膜[6]。

病理生理学

目前尚不明确激光屈光术后角膜扩张的发病机制。在许多情况下,最终的角膜扩张可能是在手术前就有发生圆锥角膜的倾向,或未被确诊的完全型圆锥角膜或顿挫型圆锥角膜,或其他看起来正常的角膜。也有其他的可能性,比如在 LASIK 或 PRK 手术中切除了过多的组织使角膜变薄,以致不足以维持角膜生物力学的稳定,从而导致症状明显的角膜扩张。

对角膜生物力学的理解也可能会有助于阐明术后发生角膜扩张的机制。角膜是一种既有黏性成分也有弹性成分的黏弹性组织[7]。在对压力的反应中,角膜立即有弹性反应,接着持续时间很久的、时间依赖的黏弹性复原。与圆锥角膜类似,扩张的角膜基质中有胶原纤维蛋白的流失和 / 或下降,以及细胞外基质的改变[8]。这些变化被认为会引起角膜的生物力学不稳定,随之而来会出现角膜的解剖结构和地形图形态的改变[9]。在 LASIK 术后角膜扩张的这些改变主要集中在残留的基质床[10]。

胶原交联的目标是使扩张的角膜强度增加,从而阻止角膜地形图随着时间的延长而进一步变形。术中给予核黄素(维生素 B_2)联合紫外线 A(UVA-365nm)辐照。核黄素作为光敏剂会产生活性氧(单态氧)。两者相互作用产生的氧自由基与核黄素受紫外线激发产生的分子都导致了交联效应,从而增加角膜的机械强度[11]。目前还不清楚实际的交联是发生在胶原分子之间、之内,还是涉及角膜的蛋白多糖[12-16]。

交联过程

Seiler 及其同事描述了最初的角膜胶原交联手术步骤[1]。简言之,给予局部麻醉剂之后,用机械清创术的方式去除角膜中央 9mm 区域的角膜上皮。然后将核黄素滴加于角膜表面,每 2 分钟一次,持续 30 分钟。随后在裂隙灯下检查确认核黄素的吸收。此时进行角膜厚度的测量,如果角膜厚度小于 400μm,就滴加低渗的核黄素,每 10 秒钟一次,持续 2 分钟,然后再次测量角膜厚度以确认角膜基质水肿 ≥400μm。这样处理的目的是提供足够的角膜厚度吸收入射的紫外光以保护角膜内皮细胞免受紫外线核黄素交互作用所带来的损害。将角膜对位好后,用辐照度为 3mW/cm^2 的紫外线 A(UVA-365nm)辐照 30 分钟。在紫外线辐照的过程中,每间隔 2 分钟滴加一次核黄素于角膜表面。术后滴用抗生素和糖皮质激素滴眼液,戴软性绷带型角膜接触镜,在裂隙灯下再次检查眼睛。在上皮完全愈合后取掉角膜接触镜。

临床结果

视力和角膜地形图结果

通常,圆锥角膜患者较角膜扩张症患者对角膜胶原交联的反应更为强烈。对于角膜扩张症,角膜胶原交联看起来像是使角膜地形图和视力得以稳定,让部分患者获得了适度的改善。从纳入美国交联多中心临床试验的我们单个中心的病人一年的结果来看,患者的最佳矫正视力提高了约 0.5 行 Snellen 视力,最大 K 值变平 1D,然而这些改变没有显著的统计学意义。单独看 LASIK 术后角膜扩张患者有 23%(5/22)的最佳矫正视力提高了两行或两行以上,而 4.5%(1/22)的患者最佳矫正视力下降了两行或两行以上。至于角膜地形图,有 23%(5/22)的患者角膜变平了 2D 或以上,而 9%(2/22)的患者变陡了 2D 或以上。在术后 1 年,大部分患者的视力和地形图依然保持稳定[17]。

术后进程

在交联治疗后的临床进程中,术后一个月视力明显变差,扩张的顶点变得更陡。大约在术后 6 个月,这些临床结果大幅度改善,其后进入平台期。有趣的是,这些术后的临床结果似乎同术后角膜厚度变薄和交联相关的角膜混浊随时间的变化一致(图 148.1)。

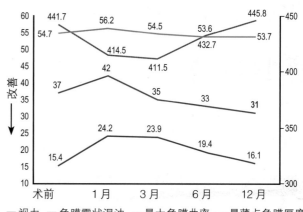

一视力 一角膜雾状混浊 一最大角膜曲率 一最薄点角膜厚度

图 148.1 随时间变化的曲线(红色表示与基线测量值相比有显著性的统计学意义),蓝线 - 最佳框架矫正视力(分数视力或 Snellen 视力)[17]。红线 - 交联相关的角膜混浊随时间的变化(Scheimpflug 光密度测量)[31]。绿线 - 最大角膜曲率随时间的变化。(D)[17]。紫线 - 曲率随时间测量的最薄点的角膜厚度(μm)(来源于:Hersh PS,Greenstein SA,Fry KL. Corneal collagen crosslinking for keratoconus and corneal ectasia:One-year results. J Cataract Refract Surg 2011;37:149~60. Greenstein SA,Fry KL,Bhatt J,Hersh P S. Natural history of corneal haze after collagen crosslinking for keratoconus and corneal ectasia:Scheimpflug and biomicroscopic analysis. J Cataract Refract Surg 2010;36:2105-2114.)

并发症

术后角膜雾状混浊

在临床检查中,交联术后角膜雾状混浊已经得到关注(图 148.2)。交联相关的角膜雾状混浊的临床表现不同于其他手术如 PRK 术后的角膜雾状混浊。前

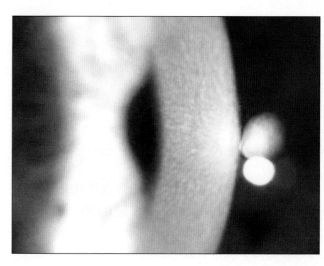

图 148.2 胶原交联后角膜雾状混浊

者为在角膜基质或中部角膜基质分界线处的粉末状改变[18]，而后者则是出现在上皮下的更多网状的外观。交联相关的角膜雾状混浊最容易被后部反光照明法检查观测到，因其引起了角膜透明度的下降[22]。角膜 Haze 也可以应用共聚焦显微镜予以确认，还可以利用 Scheimpflug 光密度法对其进行客观定量(图148.3)[19]。

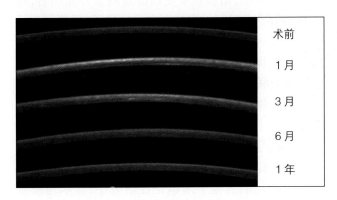

图148.3 交联相关的角膜雾状混浊随时间变化的 Scheimpflug 图像。显示雾状混浊在一个月时达到峰值，然后在一年时回到基线

与临床结果的术后进程相似，角膜雾状混浊似乎也是先增加，到术后 1 月时达到高峰，术后 1 月和 3 月之间进入平台期，在术后 3 月至 6 月间角膜开始变透明，到术后 1 年，角膜持续恢复到术前基线水平(图 148.1)。

迄今为止，还不清楚这种雾状混浊是角膜交联术后的并发症，还是术后希望看到的能体现交联效果的损伤修复反应。对重塑角膜基质很重要的活化角膜基质细胞可能在雾状混浊的形成中起到作用。

角膜厚度测量

在交联治疗后早期，通常伴随着角膜厚度变薄(图 148.1)[3~6,14~17]。与术后交联相关的角膜雾状混浊和临床结果的进程相似，角膜厚度在术后 1 个月至 3 个月变薄，在术后 3 个月至 12 个月间再增厚。最初的角膜厚度变薄和随后的再增厚的生理机能至今仍不清楚。在角膜厚度的变化中，角膜上皮重塑是一种可能的早期因素。此外，角膜胶原纤维的解剖和结构的改变，如胶原纤维的压缩(特别是更多的横向前部纤维)[10,23]，角膜水化[24]和水肿[25,26]的改变，角膜细胞凋亡[13,27,28]，黏多糖的变化[29]以及其他过程可能与角膜胶原交联治疗后的不同的临床时间过程有关。

结果预测

胶原交联的根本目标是使进展的角膜膨隆稳定。一项治疗反应的多元回归分析显示，LASIK 术后的角膜膨隆和圆锥角膜患者在交联治疗后 1 年没有明显的差异。我们的多因素分析显示圆锥角膜和 LASIK 术后角膜扩张症患者最佳矫正视力变化的唯一独立预测指标是其术前的最佳矫正视力。那些术前最佳矫正视力越差的患者越有可能最佳矫正视力提高≥2 行(Snellen 视力)。尤其是术前 Snellen 视力为 0.5 或更差的眼有 5.9 倍的可能 Snellen 视力提高 2 行或以上(图 148.4A)。关于术后角膜地形图在交联后与角

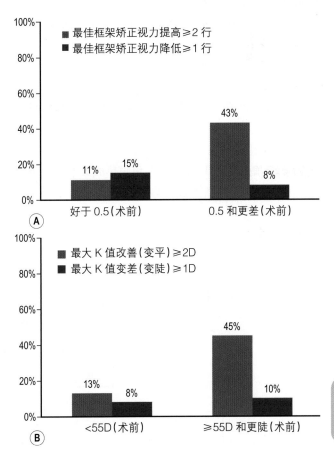

图148.4 (A)术前最佳矫正视力对角膜胶原交联术后结果的影响。蓝色：交联术后一年，最佳矫正视力提高≥2行(Snellen 视力)的眼所占百分比。红色：交联术后 1 年，最佳矫正视力降低≥1 行(Snellen 视力)的眼所占百分比。注意对最佳矫正视力丢失在 1 行的水平进行分析是为了提高对较差结果预测的敏感性。(B)术前最大角膜曲率对角膜胶原交联治疗后结果的影响。蓝色：交联治疗后 1 年，最大 K 值变平≥2D 的眼所占百分比。红色：交联治疗后 1 年，最大 K 值变陡≥1D 的眼所占百分比。注意对角膜地形图进展在 1D 的水平进行分析是为了提高对较差结果预测的敏感性

11

膜更平的眼相比,最大 K 值≥55D 的眼有 5.4 倍的可能性角膜地形图变平≥2D(图 148.4B)。从临床决策的角度来看,由于没有独立的预测方法来确定交联不能使疾病的地形图进展稳定,因此为了减少疾病的进展,应考虑对所有进展性的角膜扩张采用交联治疗。至于术后最佳矫正视力,根据我们现有知识,推断最初视力较差的眼将有更大的机会获得实际视力的改善这一点是合理的。所有的眼睛都同样有可能保持在最佳矫正视力的两行内,但是最初视力良好(超过 0.5)的眼睛可能在某种程度上更有可能下降 1 行(图 148.5)。因此,虽然给予那些病程进展而视力较好的眼进行交联治疗,仍然可能会使其受益,但是眼科医生应该意识到术后可能会使患者视力略有下降,并给患者适当的建议。

最后,术前圆锥的位置在交联治疗的有效性中也起着重要作用[20]。对于那些圆锥位于中央的眼睛似乎其地形图更有可能变平。在我们以往的工作中,中央圆锥的角膜最大 K 值变平可达 2.6D,而对于那些旁中央圆锥和周边圆锥的角膜,其最大 K 值变平只能分别达到 1D 和 0.05D。接受过 LASIK 手术的患者更有可能有周边圆锥,因此可先行其他手术以使圆锥集中。例如,植入角膜基质环或传导性角膜热成形术可使角膜更规则,这样能引起更强劲的交联反应。因为圆锥角膜和角膜扩张之间存在病理生理的差异,所以与圆锥角膜相比角膜扩张对交联的反应可能要弱一些。

角膜胶原交联的未来

经上皮交联是传统交联术的一种变化,它不去除角膜上皮,有一些潜在的益处。早期的经上皮交联的结果多样,暂无可使用的长期观察结果[21~24,33]。

传统交联的另外一个改变是快速角膜胶原交联。在这一术式中,角膜接受更高能量的紫外光照射,可显著缩短手术时间。实验研究已经显示,尽管利用了更高能量的紫外光,但是在这非常短的暴露时间内,仍然可以保持角膜内皮细胞的安全性和完整性。目前快速交联的临床研究还在进行中。

越来越多的人开始关注角膜胶原交联作为角膜扩张的一个大的治疗方案中的一部分来应用。然而许多患者可以单独获益于交联治疗,另一些患者则可以把交联作为联合治疗稳定角膜并从中受益。与交联联合应用的其他手术也正在研究中,比如角膜基质环[25~28]、PRK[29]、传导性角膜热成形术和微波角膜热成形术(Kereflex)[30]。这些手术可使更陡的圆锥在早期变得更平和改善扩张角膜的形态,然而,要让这些变化随着时间的推移得以稳定,还需行角膜胶原交联。

角膜胶原交联是治疗 LASIK 和 PRK 术后角膜扩张的一种新的有希望的治疗方法,其可以稳定甚至改善视力和角膜地形图。在未来将会有更快更精准的

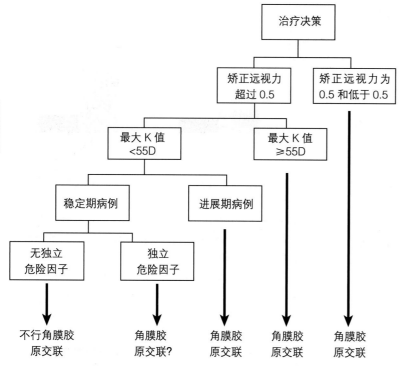

图 148.5　角膜胶原交联患者选择的治疗整体框架(源于:Greenstein SA,Hersh PS. Characteristics influencing outcomes of corneal collagen crosslinking for keratoconus and ectasia: implications for patient selection. J Cataract Refract Surg 2013;39:1133~1140.)

个性化紫外光照射系统,以及新的核黄素剂型,这些都会持续提高这项新技术的安全性和有效性。正在进行更深入的研究将可能显示患者将更多地从角膜胶原交联中受益,要么单独进行,要么联合其他手术一起改善扩张角膜的形态和光学质量。

财务披露

Steven Greenstein 博士与本文涉及的仪器、公司等没有经济利益。Peter Hersh 博士是 Avedro 有限公司的顾问,但没有经济利益。

(晏丕松 译)

参考文献

1. Wollensak G, Spoerl E, Seiler T. Riboflavin/ultraviolet-a-induced collagen crosslinking for the treatment of keratoconus. *Am J Ophthalmol* 2003;**135**:620–7.
2. Vinciguerra P, Camesasca FI, Albe E, et al. Corneal collagen cross-linking for ectasia after excimer laser refractive surgery: 1-year results. *J Refract Surg* 2009;**1**:12.
3. Seiler T, Koufala K, Richter G. Iatrogenic keratectasia after laser in situ keratomileusis. *J Refract Surg* 1998;**14**:312–17.
4. Salgado JP, Khoramnia R, Lohmann CP, et al. Corneal collagen crosslinking in post-LASIK keratectasia. *Br J Ophthalmol* 2011;**95**:493–97.
5. Hafezi F, Kanellopoulos J, Wiltfang R, et al. Corneal collagen crosslinking with riboflavin and ultraviolet A to treat induced keratectasia after laser in situ keratomileusis. *J Cataract Refract Surg* 2007;**33**:2035–40.
6. Randleman JB, Russell B, Ward MA, et al. Risk factors and prognosis for corneal ectasia after LASIK. *Ophthalmology* 2003;**110**:267–75.
7. Roberts C. The cornea is not a piece of plastic. *J Refract Surg* 2000;**16**:407–13.
8. Meek KM, Tuft SJ, Huang Y, et al. Changes in collagen orientation and distribution in keratoconus corneas. *Invest Ophthalmol Vis Sci* 2005;**46**:1948–56.
9. Gefen A, Shalom R, Elad D, et al. Biomechanical analysis of the keratoconic cornea. *J Mech Behav Biomed Mater* 2009;**2**:224–36.
10. Dawson DG, Randleman JB, Grossniklaus HE, et al. Corneal ectasia after excimer laser keratorefractive surgery: histopathology, ultrastructure, and pathophysiology. *Ophthalmology* 2008;**115**:2181–2191.e1.
11. Wollensak G, Spoerl E, Seiler T. Stress-strain measurements of human and porcine corneas after riboflavin-ultraviolet-A-induced cross-linking. *J Cataract Refract Surg* 2003;**29**:1780–5.
12. Sawaguchi S, Yue BY, Chang I, et al. Proteoglycan molecules in keratoconus corneas. *Invest Ophthalmol Vis Sci* 1991;**32**:1846–53.
13. Wollensak J, Buddecke E. Biochemical studies on human corneal proteoglycans–a comparison of normal and keratoconic eyes. *Graefes Arch Clin Exp Ophthalmol* 1990;**228**:517–23.
14. Sawaguchi S, Yue BY, Sugar J, et al. Lysosomal enzyme abnormalities in keratoconus. *Arch Ophthalmol* 1989;**107**:1507–10.
15. Wollensak G, Iomdina E. Long-term biomechanical properties of rabbit cornea after photodynamic collagen crosslinking. *Acta Ophthalmol* 2009;**87**:48–51.
16. Ahearne M, Yang Y, Then KY, et al. Non-destructive mechanical characterisation of UVA/riboflavin crosslinked collagen hydrogels. *Br J Ophthalmol* 2008;**92**:268–71.
17. Hersh PS, Greenstein SA, Fry KL. Corneal collagen crosslinking for keratoconus and corneal ectasia: One-year results. *J Cataract Refract Surg* 2011;**37**:149–60.
18. Seiler T, Hafezi F. Corneal cross-linking-induced stromal demarcation line. *Cornea* 2006;**25**:1057–9.
19. Mazzotta C, Balestrazzi A, Baiocchi S, et al. Stromal haze after combined riboflavin-UVA corneal collagen cross-linking in keratoconus: in vivo confocal microscopic evaluation. *Clin Experiment Ophthalmol* 2007;**35**:580–2.
20. Greenstein SA, Fry KL, Hersh PS. Effect of topographic cone location on outcomes of corneal collagen cross-linking for keratoconus and corneal ectasia. *J Refract Surg* 2012;**28**:397–405.
21. Caporossi A, Mazzotta C, Paradiso AL, et al. Transepithelial corneal collagen crosslinking for progressive keratoconus: 24-month clinical results. *J Cataract Refract Surg* 2013;**39**:1157–63.
22. Zhang ZY, Zhang XR. Efficacy and safety of transepithelial corneal collagen crosslinking. *J Cataract Refract Surg* 2012;**38**:1304–5.
23. Koppen C, Wouters K, Mathysen D, et al. Refractive and topographic results of benzalkonium chloride-assisted transepithelial crosslinking. *J Cataract Refract Surg* 2012;**38**:1000–5.
24. Caporossi A, Mazzotta C, Baiocchi S, et al. Transepithelial corneal collagen crosslinking for keratoconus: qualitative investigation by in vivo HRT II confocal analysis. *Eur J Ophthalmol* 2012;**22**(Suppl. 7):S81–8.
25. Vega-Estrada A, Alio JL, Brenner LF, et al. Outcome analysis of intracorneal ring segments for the treatment of keratoconus based on visual, refractive, and aberrometric impairment. *Am J Ophthalmol* 2013;**155**:575–584.e1.
26. Saelens IE, Bartels MC, Bleyen I, et al. Refractive, topographic, and visual outcomes of same-day corneal cross-linking with Ferrara intracorneal ring segments in patients with progressive keratoconus. *Cornea* 2011;**30**:1406–8.
27. Alio JL, Shabayek MH, Artola A. Intracorneal ring segments for keratoconus correction: long-term follow-up. *J Cataract Refract Surg* 2006;**32**:978–85.
28. Kwitko S, Severo NS. Ferrara intracorneal ring segments for keratoconus. *J Cataract Refract Surg* 2004;**30**:812–20.
29. Spadea L. Collagen crosslinking for ectasia following PRK performed in excimer laser-assisted keratoplasty for keratoconus. *Eur J Ophthalmol* 2012;**22**:274–7.
30. Barsam A, Patmore A, Muller D, et al. Keratorefractive effect of microwave keratoplasty on human corneas. *J Cataract Refract Surg* 2010;**36**:472–6.
31. Greenstein SA, Fry KL, Bhatt J, et al. Natural history of corneal haze after collagen crosslinking for keratoconus and corneal ectasia: Scheimpflug and biomicroscopic analysis. *J Cataract Refract Surg* 2010;**36**:2105–14.
32. Greenstein SA, Hersh PS. Characteristics influencing outcomes of corneal collagen crosslinking for keratoconus and ectasia: implications for patient selection. *J Cataract Refract Surg* 2013;**39**:1133–40.
33. Lesniak SP, Hersh PS. Transepithelial corneal collagen crosslinking for keratoconus: six-month results. *J Cataract Refract Surg* 2014;**40**:1971–9.

11

第 149 章

胶原交联治疗感染性角膜炎

Ana Luisa Höfling-Lima，Francisco Bandeira e Silva

关键概念

- 角膜胶原交联被认为是感染性角膜炎的辅助治疗。
- 病情严重且治疗效果不佳的感染性角膜炎应当考虑角膜胶原交联。
- 在根除真菌或原生动物微生物方面，角膜胶原交联并没有被证明有效。
- 角膜胶原交联的间接益处，如阻止角膜溶解，可能会改善角膜感染治疗的临床和视觉效果。
- 角膜胶原交联可能会缩短角膜上皮再生的时间，减少疼痛症状。

本章纲要

细菌的敏感性
真菌的敏感性
棘阿米巴的敏感性
PACK- 角膜胶原交联
总结

利用紫外光角膜交联治疗感染性角膜炎的基本原理是基于核黄素的病原菌减少技术(pathogen reduction technology，PRT)[1]。查阅文献并进行关于这一课题研究的交流，提出一个新的术语"光活化生色团治疗角膜炎"(photo-activated chromophore for keratitis，PACK)。目前，角膜胶原交联只是被用于稳定扩张性角膜疾病(比如圆锥角膜、透明角膜边缘变性)，而 PACK- 角膜胶原交联应当只被用于控制角膜感染。

交联通过以下机制减少感染性病原体而治疗角膜溃疡：

- 直接破坏微生物核酸、蛋白和细胞膜，增加角膜基质对酶降解的抵抗力，增加角膜基质中胶原的抗张强度和硬度；
- 增加胶原纤维的直径和硬度使其更好地抵抗酶降解。此外，核黄素在被辐照时会引起核酸的氧化。

细菌的敏感性

体外实验文献

Martins 等[2]报道了体外核黄素 / 紫外线 A 交联对以下耐药菌和敏感菌的影响：耐苯唑西林表皮葡萄球菌、耐青霉素肺炎链球菌、广泛耐药的绿脓杆菌和耐甲氧西林金黄色葡萄球菌；苯唑西林敏感的表皮葡萄球菌、金黄色葡萄球菌和绿脓杆菌。结果显示，紫外线 A 单独应用和核黄素 / 紫外线 A 联合应用均可明显抑制体外试验菌株生长。除了耐药绿脓杆菌外，紫外线 A 的单独应用对其余所有试验菌株有效[2]。

Makdoumi 等[3]也发现，在体外实验中与辐照 30 分钟相比，辐照 60 分钟可获得更高的细菌清除率。Kashiwabuchi 等[4]对体外金黄色葡萄球菌在辐照核黄素 / 紫外线 A 后的生存能力进行评估，其结果与以往报道的结果不一致。即使角膜胶原交联的设置相同(10)，金黄色葡萄球菌辐照 30 分钟后没有杀菌效果。

真菌的敏感性

白色念珠菌

研究显示，角膜胶原交联可减小白色念珠菌的直径。这个效果可解释为过氧化氢酶活性减低、抗氧化能力和生长调节损害[5]。其他原因包括一部分或全部基因失活：氧化应激性损坏(13)和 β1,3 葡聚糖合成酶降低[6,7]。

腐皮镰刀菌

观察腐皮镰刀菌的形态学和表型的改变显示其对核黄素的敏感性较白色念珠菌更高。针对腐皮镰刀菌的抗真菌机制的主要假说是与交联诱导丝状细胞的衰老作用有关[8]。角膜胶原交联和核黄素的单独使用都可能会对腐皮镰刀菌的生长有抑制效应[6]。

体外实验文献

在一项CXL抗白色念珠菌和腐皮镰刀菌的研究中,没有发现不同浓度的核黄素(0.1%和0.5%)[2,6]有效。虽然没有观察到细胞活力的丧失,但是与对照菌株相比,白色念珠菌的菌膜显示出了更低的生长率。除此之外,核黄素的单独应用对丝状真菌的形态特征或大小有影响,然而紫外线的单独辐照显示出白色念珠菌细胞结构轻微减少[6]。

体内实验研究

体内实验研究显示,在治疗感染性角膜炎的实验模型中,利用角膜胶原交联可降低腐皮镰刀菌角膜炎的严重程度和强度。实验动物经过角膜胶原交联治疗后,其相关临床评分显著降低。与对照组相比,角膜胶原交联组的组织病理学分析显示出更少的镰刀菌菌丝、炎症性细胞和非特异性基质改变。

在角膜胶原交联治疗后7天,两组在临床评分上显示出显著的统计学差异:角膜混浊变透明、角膜浸润的直径减小和前房积脓减少($p=0.00$)[9]。

棘阿米巴的敏感性

除了自由基对DNA的攻击,角膜胶原交联过程中的氧化过程可能有杀菌效应,因其耗尽为微生物提供的天然营养来源。在角膜胶原交联过程中,前基质暴露在高温下,滋养体可能会受到热损伤。

在棘阿米巴角膜炎中,I型胶原蛋白降解的胶原蛋白降解酶被认为是一种特异性的毒性因子,而角膜胶原交联治疗应当增加胶原抵抗对酶的消化[10]。此外辐照核黄素产生的自由基,联合基于过氧化氢的氧化反应,似乎能压制棘阿米巴包囊[11]。

体外实验文献

已有相关研究角膜胶原交联针对包囊和滋养体的杀阿米巴效应,并对不同的紫外线暴露时间和核黄素浓度进行了测试。在治疗后24小时,仍可发现活的包囊和滋养体[12]。

体外试验的结果显示,在对照组和治疗组之间没有差异,除了暴露在羟乙磺酸丙氧苯脒(Brolene)组显示出最高百分比的死亡细胞之外,而CXL治疗组和对照组相比效果大致相当,约为10%。核黄素和紫外线A单独和联合使用都没有显示出任何抗滋养体活性效应[10]。

Letsch等[13]研究了角膜胶原交联对棘阿米巴包囊形态的影响,他们的结果与以往的研究结果不同。他们比较了单独应用角膜胶原交联、单独应用0.02%的双氯苯双胍己烷以及两种治疗方式联合应用,发现阿米巴的包囊形态在所有组均减少。当与单独应用0.02%的双氯苯双胍己烷相比,减少得更多的是单独应用角膜胶原交联($p<0.01$)和两种治疗方式的联合应用($p<0.01$)。

体内实验研究

在同一项研究工作中,Letsch和其同事也报道了单独使用角膜胶原交联术和与Brolene联合应用对活体动物角膜的原生动物酶活性的影响。与体外实验文献的结果一致,单独使用交联组表现为临床结果持续恶化[10]。Berra等[14]也进行了活体兔的研究,发现与未治疗组相比,在棘阿米巴悬浮接种3天后应用角膜胶原交联治疗组角膜炎恶化。

PACK-角膜胶原交联

技术

交联过程已经在第147章和148章进行过详细地描述。PACK-角膜胶原交联与标准角膜胶原交联(德累斯顿方案)相似[15]。

辐照区域

治疗角膜炎时,辐照区域应当覆盖整个角膜溃疡和浸润的范围。

特殊情况

当角膜厚度少于400μm或浸润太深时(真菌性),可考虑应用低渗性核黄素溶液[16]。

为了获得更好结果,PACK-角膜胶原交联可延长至45分钟以上[16]。有文献支持这一推荐,与PACK-角膜胶原交联相比,病原菌减少技术(PRT)可递送更高的总能量(6.2J),应用更短的波长(265~370nm),它可以对病原菌造成更大的损伤[10]。

重复这一过程可以提高 PACK- 角膜胶原交联最初反应欠佳的情况，但是这一策略需要谨慎应用，因还未确定这种治疗方法的安全性，而且它可能会导致更多的角膜细胞凋亡或内皮细胞损害。

这个假说的基本原理是增加紫外线 A 的暴露而非核黄素的渗透压 / 浓度，紫外线剂量的增加应当也会使氧化应激产生的量放大，然而使用更高的核黄素浓度并不一定获得相同的效果[3]。

安全性

应用紫外光的主要的局限性是缺乏穿透力和强烈依赖与紫外光源的距离，这会导致微生物失活不均匀[2]。此外，角膜混浊或基质瘢痕会妨碍紫外线 A 或核黄素的渗透，这可能会限制其抗菌作用。

众所周知，紫外线会刺激潜伏的单纯性疱疹病毒感染再激活，即便患者没有眼疱疹的临床病史。在进行 PACK- 角膜胶原交联治疗之前，必须进行调查研究，询问临床病史和检查角膜知觉。

病灶深度超过 250~300μm，与紫外线 A- 核黄素相关的角膜内皮细胞丢失的风险会更高。真菌感染渗透更深，PACK- 角膜胶原交联通常无效且更危险[17]。

对于严重的角膜变薄和自发性穿孔的风险增加的重症病例，应仔细权衡核黄素紫外线胶原交联治疗的风险和收益。

PACK- 角膜胶原交联治疗任何类型的角膜感染都可能会使先前已存在的前房积脓增加或者会引起新的前房积脓形成。这一现象涉及的常见的微生物群有假单胞菌、曲霉菌和镰刀菌[18,19]。由于核黄素可通过发炎水肿的角膜基质渗透进入到有炎症的前房，导致更严重的炎症，这可解释前房积脓的出现或恶化。

适应证

PACK- 角膜胶原交联治疗角膜溃疡应当考虑到严重且治疗效果不佳的角膜炎病例有行急诊角膜移植的风险。PACK- 角膜胶原交联应当避免下列情况：

- 疱疹性角膜炎
- 未经临床治疗的原发性感染性溃疡
- 浸润深度超过 250μm
- 致密的混浊
- 角膜厚度少于 400μm
- 后弹力层膨出或穿孔的角膜溃疡
- 巩膜炎
- 自身免疫性疾病
- 怀孕 / 哺乳

结果

PACK- 角膜胶原交联的主要好处是消除病原体。这一治疗的几个次要优势[1,11,17,19]包括：更快地解决疼痛、减轻炎症 / 免疫反应、改善创伤愈合和减少角膜坏死和穿孔的风险。这会减小行角膜移植手术的可能。

PACK- 角膜胶原交联后角膜上皮愈合时间平均为 3~4 周，但也可能需要长达 4 个月的时间。角膜上皮愈合较快见于革兰氏阳性菌的治疗后，其次是革兰氏阴性菌、棘阿米巴和真菌。年龄大的患者角膜上皮愈合需要更长时间，这也可能见于棘阿米巴和曲霉菌感染(60~140 天)或者分枝杆菌感染的患者(120 天)[16]。

PACK- 角膜胶原交联在阻止由革兰氏阴性菌引起的角膜溶解方面最有效(92%)，其次是革兰氏阳性菌(84%)，棘阿米巴(71%)，最后是真菌(61%)[1,2,11,15]。最佳矫正视力的最佳结果被报道于莫拉菌和金黄色葡萄球菌感染者(图 149.1)。真菌和分枝杆菌感染者的

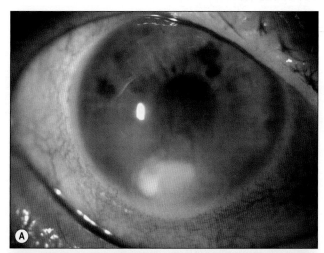

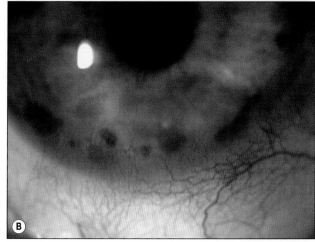

图 149.1　（A）局部抗生素治疗两周后莫拉菌角膜炎出现角膜溶解。（B）局部抗生素治疗和角膜胶原交联治疗后 50 天的同一患者

结果最差。分枝杆菌感染者的结果非常差,所有患者都必须进行角膜移植[16]。

患者的疼痛快速减轻可能是角膜神经对感染和炎症过程减少痛觉反应的表现,也可能是核黄素的直接作用,或者是由于交联损坏了上皮下神经丛所体现的"化学性去神经支配"作用(图149.2)[19]。

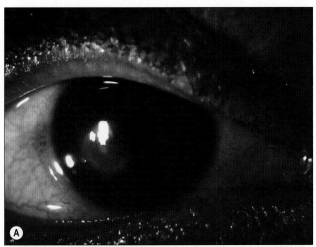

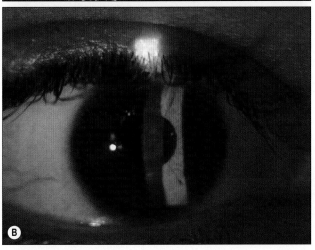

图149.2　(A)棘阿米巴角膜炎。患者对抗阿米巴药物无反应且疼痛剧烈。(B)同一患者在角膜胶原交联术后3周,疼痛几乎完全缓解

临床报道被不好的研究设计所破坏。很多报道包括了那些通过标准治疗适当时间能够使溃疡治愈的病例。因为伦理的限制禁止对患者单独使用PACK-CXL治疗而不首先应用抗感染药物。

2014年,Said等[18]发表了应用交联治疗角膜感染的前瞻性随机临床试验。PACK-角膜胶原交联和抗生素联合应用的实验组与单独应用抗生素的对照组进行比较。在上皮愈合时间或视力结果方面,无统计学差异。结果显示与对照组有关的严重并发症(角膜穿孔和再感染)的发生率增加(21% VS 0)。虽然这项研究还不足以支持PACK-角膜胶原交联作为感染性角膜炎的一线治疗,但是更多的客观结果阐明它能作为一种辅助治疗。

对角膜虚弱症状的解决或改善应增加对临床治疗的依从性,即便PACK-角膜胶原交联不能完全解决感染,但它可被考虑作为一种辅助治疗。此外也有报道交联治疗可缩短治疗时间、促进瘢痕形成和角膜上皮再生。角膜坏死、白内障形成和虹膜萎缩均与棘阿米巴角膜炎长期使用氯己定有关。不易获得这些药物也是积极治疗的主要延时因素。

总结

对于感染性角膜炎尤其是可能需要治疗性角膜移植的严重的难治性病例,PACK-角膜胶原交联可作为一种可选择/辅助的治疗。作为替代核黄素的更新的生色团用于交联一直被测试。孟加拉红光动力治疗腐皮镰刀菌、烟曲霉菌和白色念珠菌非常有效。比较孟加拉红/518nm绿光与核黄素/375nm紫外光显示出孟加拉红对腐皮镰刀菌($p<0.049$)和白色念珠菌有显著的更强的抑制作用($p<0.025$)[20]。

现在,PACK-角膜胶原交联的进展集中于缩短治疗时间和使其更加轻便,从而更容易进行。

(晏丕松　译)

参考文献

1. Moren H, Malmsjö M, Mortensen J, Ohrström A. Riboflavin and ultraviolet a collagen crosslinking of the cornea for the treatment of keratitis. *Cornea* 2010;**29**(1):102–4.
2. Martins SA, Combs JC, Noguera G, et al. Antimicrobial efficacy of riboflavin/UVA combination (365 nm) in vitro for bacterial and fungal isolates: a potential new treatment for infectious keratitis. *Invest Ophthalmol Vis Sci* 2008;**49**(8):3402–8.
3. Makdoumi K, Bäckman A, Mortensen J, Crafoord S. Evaluation of antibacterial efficacy of photo-activated riboflavin using ultraviolet light (UVA). *Graefes Arch Clin Exp Ophthalmol* 2010;**248**(2):207–12.
4. Kashiwabuchi RT, Khan Y, Carvalho FR, et al. Antimicrobial susceptibility of photodynamic therapy (UVA/riboflavin) against *Staphylococcus aureus*. *Arq Bras Oftalmol* 2012;**75**(6):423–6.
5. Nakagawa Y. Catalase gene disruptant of the human pathogenic yeast *Candida albicans* is defective in hyphal growth, and a catalase-specific inhibitor can suppress hyphal growth of wild-type cells. *Microbiol Immunol* 2008;**52**(1):16–24.
6. Kashiwabuchi RT, Carvalho FR, Khan YA, et al. Assessment of fungal viability after long-wave ultraviolet light irradiation combined with riboflavin administration. *Graefes Arch Clin Exp Ophthalmol* 2013;**251**(2):521–7.
7. Li J, Hirota K, Yumoto H, et al. Enhanced germicidal effects of pulsed UV-LED irradiation on biofilms. *J Appl Microbiol* 2010;**109**(6):2183–90.
8. Cornforth JW, Ryback G, Robinson PM, Park D. Isolation and characterization of a fungal vacuolation factor (bikaverin). *J Chem Soc [Perkin 1]* 1971;**16**:2786–8.
9. Galperin G, Berra M, Tau J, et al. Treatment of fungal keratitis from *Fusarium* infection by corneal cross-linking. *Cornea* 2012;**31**(2):176–80.
10. Kashiwabuchi RT, Carvalho FR, Khan YA, et al. Assessing efficacy of combined riboflavin and UV-A light (365 nm) treatment of *Acanthamoeba* trophozoites. *Invest Ophthalmol Vis Sci* 2011;**52**(13):9333–8.
11. Khan YA, Kashiwabuchi RT, Martins SA, et al. Riboflavin and ultraviolet light a therapy as an adjuvant treatment for medically refractive *Acan-*

thamoeba keratitis: report of three cases. *Ophthalmology* 2011;**118**(2): 324–31.

12. del Buey MA, Cristóbal JA, Casas P, et al. Evaluation of in vitro efficacy of combined riboflavin and ultraviolet a for *Acanthamoeba* isolates. *Am J Ophthalmol* 2012;**153**(3):399–404.

13. Letsch J, Abou-Bacar A, Candolfi E, et al. Evaluation of in vitro efficacy of combined riboflavin and ultraviolet-A (365 nm) for *Acanthamoeba*. *J Fr Ophtalmol* 2015;**38**(3):213–19.

14. Berra M, Galperín G, Boscaro G, et al. Treatment of *Acanthamoeba* keratitis by corneal cross-linking. *Cornea* 2013;**32**(2):174–8.

15. Wollensak G, Spoerl E, Seiler T. Riboflavin/ultraviolet-a-induced collagen crosslinking for the treatment of keratoconus. *Am J Ophthalmol* 2003; **135**(5):620–7.

16. Price MO, Tenkman LR, Schrier A, et al. Photoactivated riboflavin treatment of infectious keratitis using collagen cross-linking technology.

J Refract Surg 2012;**28**(10):706–13.

17. Alio JL, Abbouda A, Valle DD, et al. Corneal cross linking and infectious keratitis: a systematic review with a meta-analysis of reported cases. *J Ophthalmic Inflamm Infect* 2013;**3**(1):47.

18. Said DG, Elalfy MS, Gatzioufas Z, et al. Collagen cross-linking with photoactivated riboflavin (PACK-CXL) for the treatment of advanced infectious keratitis with corneal melting. *Ophthalmology* 2014;**121**(7): 1377–82.

19. Shetty R, Nagaraja H, Jayadev C, et al. Collagen crosslinking in the management of advanced non-resolving microbial keratitis. *Br J Ophthalmol* 2014;**98**(8):1033–5.

20. Arboleda A, Miller D, Cabot F, et al. Assessment of rose Bengal versus riboflavin photodynamic therapy for inhibition of fungal keratitis isolates. *Am J Ophthalmol* 2014;**158**(1):64–70.e2.

11

第十二篇

人工角膜

第150章

人工角膜的适应证

Duna Raoof,James Chodosh

关键概念

- 对于许多无法通过其他治疗方法复明的患者,广泛采用各种人工角膜装置,形成其改善视力的适应证标准。
- 接受人工角膜治疗的患者预后可分为三类,成功率依次降低。(a)同种异体角膜移植失败。(b)化学烧伤。(c)自体免疫相关性及瘢痕性角结膜疾病。
- 在美国和欧洲,最常应用的两种人工角膜是 Boston Ⅰ型人工角膜(Boston type 1 keratoprosthesis)和骨齿型人工角膜(osteo-odonto-keratoprosthesis, OOKP)。
- 在美国,角膜移植失败是最常见的人工角膜植入适应证,而在国际上,化学烧伤是更常见的适应证。

本章纲要

引言
目前广泛应用的人工角膜设计
其他人工角膜装置
总结

引言

目前认为角膜移植在实体器官移植中的成功率最高,美国每年角膜移植超过 70 000 例。在理想条件下,5 年的植片存活率超过 80%[1]。然而还有一些影响视力的角膜混浊患者,标准的穿透角膜移植或板层角膜移植预后很差。在角膜盲的视觉重建方面,人工角膜或人工角膜替换术的应用在不断增加。人工角膜的历史可追溯到 1789 年,由 Guillaume Pellier de Quengsy 首先提出用人工制作的角膜来替代混浊的角膜[2]。最初认为人工角膜适用于多次角膜移植失败患者的最终治疗选择,而今人工角膜的适应证已扩

展到多种角膜疾病。圆锥角膜和角膜营养不良是最佳的标准角膜移植适应证,5 年的植片存活率分别为 93% 和 89%[3]。而在角膜缘干细胞衰竭、无虹膜症、化学烧伤、Stevens-Johnson 综合征和黏膜类天疱疮等同种异体角膜移植存活率较低。在严重角膜血管化的条件下[4],第一次同种异体角膜移植存活率不足 25%,最佳矫正视力达 0.5 的比率为零。印度一项研究显示,总的角膜移植 5 年存活率不足 50%[5]。角膜缘干细胞缺乏使许多良好的植片角膜上皮变得混浊。角膜屈光问题使角膜植片透明的患者也不能获得良好视力。术后散光、屈光参差及无法耐受屈光性角膜接触镜也很常见。仅有约三分之一的穿透性角膜移植患者带框架眼镜能获得 0.5 的满意视力[6]。而对于高度散光的患者,带框架眼镜可能仍然为法定盲。最后,当同种异体角膜移植失败后,再次进行角膜移植的成功率可能降低,5 年存活率仅为 25%,而第三次角膜移植的 5 年存活率为 0[7,8]。

目前广泛应用的人工角膜设计

尽管已提出过多种人工角膜的设计和尝试,目前人工角膜的设计主要有两种。分别在美国和欧洲应用。应用最多的是 Boston Ⅰ型人工角膜,另一种为骨齿型人工角膜。在特定的临床条件下,两种装置各有其优缺点。因此两者的适应证也不同。

Boston 人工角膜

由美国麻省眼耳医院的 Claes Dohlman 博士发明的 Boston 人工角膜,是目前应用最广泛的人工角膜。自 1992 年美国 FDA 发放市场许可证以来,Boston 人工角膜已进行一系列设计修改以改善其临床效果[9]。到 2014 年 12 月为止,全球已有超过 12 000 例接受

Boston 人工角膜的患者,多数是在美国接受手术(J.
Chodosh 个人提供的信息)。Boston 人工角膜是由聚
甲基丙烯酸甲酯(PMMA)和钛金属制成的领扣型装
置。在美国有两种型号,Boston I 型和 Boston II 型。
与标准的角膜移植操作相似,可一次手术完成植入。
以往的设计是"嵌入式"设计,而新型的为"卡入式"
设计。嵌入式设计由 3 个部件组成:PMMA 前盘光学
部、PMMA(或钛金属)后盘和 C 形钛锁环。而新式"卡
入式"设计与其相似,但仅有 2 个部件:PMMA 前盘
光学部和带锁环功能的钛金属后盘(图 150.1A 和 B)。
每种设计都有用于人工晶状体眼和无晶状体眼的度
数,后者依据眼轴的长度来选择。8.5mm 直径的后盘
用于成人,7.0mm 的用于儿童。Boston II 型人工角膜
用于眼表严重角化的患者,需要永久性睑裂缝合,光
学部通过眼睑皮肤穿出。

对具有视觉恢复潜能的角膜混浊患者,Boston 人
工角膜已成为替代同种异体角膜移植的一种选择,
用于各种角膜疾病的复明治疗。他们都是角膜移植
预后差的患者。I 型人工角膜的常用适应证包括角

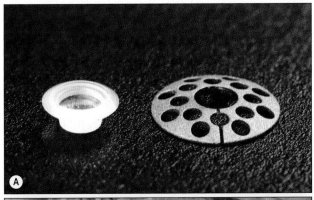

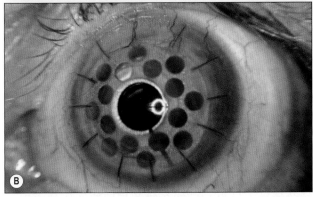

图 150.1 (A)波士顿 I 型人工角膜的新型"领扣型"装置,
这个装置由两部分构成,PMMA 前盘光学部和带锁环功能
的钛金属后盘。后盘上设计的缝隙可在装配 PMMA 前盘时
微微扩张,一旦到位,即可锁住后盘。(B)特应性角结膜炎和
单纯疱疹病毒性角膜炎患者进行波士顿 I 型人工角膜治疗
后的眼前节照片

膜移植排斥、伴大量角膜新生血管角膜混浊、伴角膜
缘缺陷综合征的角膜混浊(包括先天性无虹膜、轻到
中度化学烧伤及其他原因)[10]。自体免疫性疾病如
Stevens-Johnson 综合征,植入人工角膜要比角膜移植
手术的结果要好[11],但要获得理想的结果并减少眼
表的并发症,可能需要植入 II 型人工角膜[12]。

特殊的适应证可见于已发表的多项研究。一项
由 Ciolino 等领导 18 个中心参加的前瞻性多中心研
究,分析了 303 例 321 个 Boston 人工角膜植入术数
据[13]。适应证分类如下:严重自体免疫性疾病(眼瘢
痕性类天疱疮和 Stevens-Johnson 综合征)、化学烧伤、
单纯疱疹病毒性角膜炎、Fuchs 角膜内皮营养不良、圆
锥角膜、感染性角膜炎、神经营养性角膜溃疡、角膜缘
干细胞缺乏、人工晶状体眼大泡性角膜病变、创伤、先
天性无虹膜、植片失败、未明原因等。多数眼(86.2%,
$n=244$)在人工角膜植入术前经历过一次或多次失败
角膜移植手术(平均 2.3 次)。小部分(13.3%,$n=39$)
为首选人工角膜植入术,他们均为角膜移植的高危病
例。作者发现统计学上与人工角膜失败有关的唯一
适应证是自体免疫性疾病($p<0.0001$),出现失败的时
间也明显缩短。把自体免疫性疾病除外后,人工角膜
1 年的在位率为 95.9%,2 年为 90.0%。

另一项回顾性多中心研究分析了 150 例(158 眼)
Boston 人工角膜结果[14],根据人工角膜的适应证分
类:眼表疾病(严重干燥性角结膜炎、化学伤或热烧
伤引起的瘢痕性结膜炎、或自体免疫性疾病如黏膜类
天疱疮和 Stevens-Johnson 综合征)、先天性角膜异常、
感染性角膜炎、大泡性角膜病变/角膜营养不良及未
明原因疾病。手术适应证主要为以往角膜移植失败
(73%)。但有 27% 的眼首选人工角膜植入术,以往未
做过任何角膜移植手术。近四分之一(23.0%)为眼表
疾病。大泡性角膜病变和角膜营养不良的人工角膜
在位率最高(84 个月为 85%)。眼表疾病眼的在位率
(仅 35%)在统计学上比没有眼表疾病眼(84 个月时为
78%)显著降低,Log-rank 检验 $p<0.001$。2 年的总在
位率为 84%,7 年为 67%。

Boston 人工角膜已在全球近 50 个国家应用,有
一项国际系列研究包括 100 例(107 眼)123 次人工角
膜植入的报道[15]。最常见的手术适应证是角膜移植
失败(44%,$n=50$),其次为化学烧伤(27%,$n=30$)。113
只眼中有 91 只眼(80.5%)在平均 14.2 个月随访期间
人工角膜保持在位。虽然角膜移植失败是人工角膜
最常见的适应证,在美国化学烧伤也是较常见的适应
证。

12

骨齿型人工角膜

骨齿型人工角膜(osteo-odonto-karatoprothesis, OOKP)最先由 Strampelli 提出,后来经 Falcinelli 改进而成[16,17]。OOKP 植入的基本方法包括:利用一颗尖牙和邻近骨组织做生物支撑襻支撑 PMMA 光学部。利用颊黏膜覆盖眼表面(图 150.2),以保护整个骨 - 齿人工角膜[18]。角膜中央、虹膜 - 晶状体隔、轴心部玻璃体均需要去除。因此人工角膜完全避开了病变的眼表。OOKP 的主要优点是在位时间,许多患者尽管眼表已完全破坏,仍能保持在位[19]。OOKP 的 2 年解剖在位率达 80% 以上。半数以上患者视力可达 0.5 以上。然而 OOKP 被认为是破坏性最大和植入难度大的人工角膜技术,而且在美容方面也较差。因此对眼表湿润或另眼有一定视功能的患者不考虑用这种人工角膜。人们最容易接受的适应证是严重化学烧伤,以及与角膜盲相关的瘢痕性结膜炎如黏膜类天疱疮或 Stevens-Johnson 综合征。该人工角膜的所有并发症都与开放性手术有关,包括暴发性脉络膜出血、视网膜脱离和青光眼等,OOKP 的特殊并发症包括上颌窦、面部和下颌骨骨折等损伤,晚期可发生 OOKP 骨片脱出[18]。

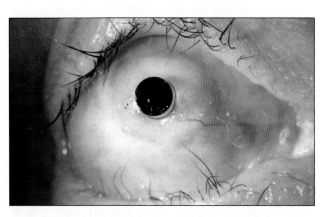

图 150.2 骨 - 齿型人工角膜(OOKP)植入数年后的照片。此为 Stevens-Johnson 综合征患者(图片由新加坡国立眼科中心 Jodhbir Singh Mehta 教授提供)

12

其他人工角膜装置

MICOF 人工角膜(俄罗斯莫斯科眼显微外科联合体生产)

MICOF 人工角膜由 PMMA 光学镜柱和钛金属支架两部分组成。手术分两步进行。一期手术制作角膜基质口袋,植入钛支架。3 个月后,二期手术将光学镜柱旋入支架中央和角膜中。2011 年中国回顾性研究报道了 85 例(85 只眼)植入 MICOF 人工角膜,最常见的适应证是碱烧伤(39 只眼,45.9%)、热烧伤(20 只眼,23.5%)、酸烧伤(11 只眼,12.9%)、Stevens-Johnson 综合征(10 只眼,11.8%)、眼瘢痕性类天疱疮(5 只眼,5.9%)[20]。85 只眼中,41 只眼平均做过 1.3 次角膜移植。最佳矫正视力术后 6 个月达 0.1 的占 80.7%,术后 3 年为 78.8%(26/33 只眼)。平均随访 34 个月的总在位率为 81.8%。同一研究团队回顾性分析 14 例终末期自体免疫性干眼(Stevens-Johnson 综合征 7 只眼,眼瘢痕性类天疱疮 4 只眼,干燥综合征 3 只眼),植入 MICOF 人工角膜后 13 只眼(93%)获得 0.1 或以上视力,6 只眼(43%)视力达 0.5 或以上[21]。

KeraKlear、Pintucci、AlphaCor 和 Auro 人工角膜

篇幅所限,对这些设计不进行充分讨论。KeraKlear 人工角膜是丙烯酸制作的单片装置,植入角膜层间或可深达近角膜后弹力层[22]。可折叠、没有后盘和锁环。一项研究报道[23]共 11 只眼,将该人工角膜植入角膜层间。其中 4 只眼采用飞秒激光辅助,人工角膜植入到后弹力层前。植入角膜基质内的 6 只眼发生严重并发症,包括角膜深基质炎性膜、全角膜血管化和人工角膜排出。而植入后弹力层前的 4 只眼均在位,没有发生并发症。视力结果未报道。

Pintucci 人工角膜始于 1979 年,采用聚酯纤维(Dacron)做 PMMA 光学部的裙边支架,允许血管化结缔组织长入。在最初 20 只眼中,最常见并发症(50%)是表面黏膜坏死[24]。其后印度报道 31 只眼,包括化学烧伤 11 只眼和角膜移植失败 11 只眼。39% 的患者发生明显的并发症,有些发生严重视力丧失[25]。

AlphaCor 人工角膜由澳大利亚在 1998 年发明,2003 年获美国 FDA 批准。采用生物相容性良好的水凝胶材料,即聚甲基丙烯酸 -2- 羟乙酯(poly(2-hydroxyethyl methacrylate),pHEMA)[26],该人工角膜分两个区,中央为透明的光学区,周围为混浊的海绵状裙边。分二期植入角膜基质中,间隔 8~12 周[27]。最初结果显示了其有效性,可恢复角膜盲患者的视力,比传统的人工角膜手术并发症低[28]。但是相对较差的视力结果和后期角膜前板层溶解使其应用数量减少。

Auro 人工角膜(Aurolab,Madural,India)是以 Boston 人工角膜设计为基础,由 PMMA 前盘、PMMA 后盘和钛锁环构成。该人工角膜仅在印度销售,目前尚无研究结果发表。

总结

人工角膜的广泛应用表明其有多种适应证。人工角膜手术使许多无法通过其他方法复明的患者改善了视功能。随着研究的进一步深入，了解各种人工角膜相应的最佳适应证以及术中和术后处理方法，在全球范围内接受人工角膜手术患者的数量会继续增加。

（黄一飞　译）

参考文献

1. Eye Banking Statistical Report. <http://www.restoresight.org/wp-content/uploads/2014/04/2013_Statistical_Report-FINAL.pdf>; 2013 [accessed 27.07.16].
2. Barber JC. Keratoprosthesis: past and present. *Int Ophthalmol Clin* 1988;**28**(2):103–9.
3. Rahman I, Carley F, Hillarby C, et al. Penetrating keratoplasty: indications, outcomes, and complications. *Eye (Lond)* 2009;**23**(6):1288–94.
4. Tugal-Tutkun I, Akova YA, Foster CS. Penetrating keratoplasty in cicatrizing conjunctival diseases. *Ophthalmology* 1995;**102**(4):576–85.
5. Dandona L, Naduvilath TJ, Janarthanan M, et al. Survival analysis and visual outcome in a large series of corneal transplants in India. *Br J Ophthalmol* 1997;**81**(9):726–31.
6. Lim L, Pesudovs K, Coster DJ. Penetrating keratoplasty for keratoconus: visual outcome and success. *Ophthalmology* [Research Support, Non-US Gov't]. 2000;**107**(6):1125–31.
7. Bersudsky V, Blum-Hareuveni T, Rehany U, et al. The profile of repeated corneal transplantation. *Ophthalmology* 2001;**108**(3):461–9.
8. Williams KA, Coster DJ. The immunobiology of corneal transplantation. *Transplantation* [Research Support, Non-US Gov't Review]. 2007;**84**(7):806–13.
9. Ilhan-Sarac O, Akpek EK. Current concepts and techniques in keratoprosthesis. *Curr Opin Ophthalmol* [Research Support, Non-US Gov't Review]. 2005;**16**(4):246–50.
10. Akpek EK, Harissi-Dagher M, Petrarca R, et al. Outcomes of Boston keratoprosthesis in aniridia: a retrospective multicenter study. *Am J Ophthalmol* [Multicenter Study Research Support, Non-US Gov't]. 2007;**144**(2):227–31.
11. Sayegh RR, Ang LP, Foster CS, et al. The Boston keratoprosthesis in Stevens–Johnson syndrome. *Am J Ophthalmol* [Research Support, Non-US Gov't]. 2008;**145**(3):438–44.
12. Pujari S, Siddique SS, Dohlman CH, et al. The Boston keratoprosthesis type 2: the Massachusetts Eye and Ear Infirmary experience. *Cornea* [Research Support, Non-US Gov't]. 2011;**30**(12):1298–303.
13. Ciolino JB, Belin MW, Todani A, et al. Retention of the Boston keratoprosthesis type 1: multicenter study results. *Ophthalmology* 2013;**120**(6):1195–200.
14. Srikumaran D, Munoz B, Aldave AJ, et al. Long-term outcomes of Boston type 1 keratoprosthesis implantation: a retrospective multicenter cohort. *Ophthalmology* [Multicenter Study]. 2014;**121**(11):2159–64.
15. Aldave AJ, Sangwan VS, Basu S, et al. International results with the Boston type 1 keratoprosthesis. *Ophthalmology* [Comparative Study Multicenter Study]. 2012;**119**(8):1530–8.
16. Strampelli B. Osteo-Odontokeratoprosthesis. *Ann Ottalmol Clin Ocul* 1963;**89**:1039–44.
17. Falcinelli GC, Falsini B, Taloni M, et al. Detection of glaucomatous damage in patients with osteo-odontokeratoprosthesis. *Br J Ophthalmol* 1995;**79**(2):129–34.
18. Avadhanam VS, Liu CS. A brief review of Boston type 1 and osteo-odonto keratoprostheses. *Br J Ophthalmol* [Review]. 2015;**99**(7):878–87.
19. Tan A, Tan DT, Tan XW, et al. Osteo-odonto keratoprosthesis: systematic review of surgical outcomes and complication rates. *Ocul Surf* [Review]. 2012;**10**(1):15–25.
20. Huang Y, Yu J, Liu L, et al. Moscow eye microsurgery complex in Russia keratoprosthesis in Beijing. *Ophthalmology* 2011;**118**(1):41–6.
21. Huang Y, Dong Y, Wang L, et al. Long-term outcomes of MICOF keratoprosthesis in the end stage of autoimmune dry eyes: an experience in China. *Br J Ophthalmol* 2012;**96**(1):28–33.
22. Schrage N, Hille K, Cursiefen C. Current treatment options with artificial corneas: Boston Kpro, Osteo-odontokeratoprosthesis, Miro Cornea(R) and KeraKlear(R). *Ophthalmologe* 2014;**111**(11):1010–19.
23. Alio JL, Abdelghany AA, Abu-Mustafa SK, et al. A new epidescemetic keratoprosthesis: pilot investigation and proof of concept of a new alternative solution for corneal blindness. *Br J Ophthalmol* 2015;**99**(11):1483–7.
24. Pintucci S, Pintucci F, Cecconi M, et al. New Dacron tissue colonisable keratoprosthesis: clinical experience. *Br J Ophthalmol* 1995;**79**(9):825–9.
25. Maskati QB, Maskati BT. Asian experience with the Pintucci keratoprosthesis. *Indian J Ophthalmol* [Comparative Study]. 2006;**54**(2):89–94.
26. Crawford GJ, Hicks CR, Lou X, et al. The Chirila Keratoprosthesis: phase I human clinical trial. *Ophthalmology* [Clinical Trial Clinical Trial, Phase I Research Support, Non-US Gov't]. 2002;**109**(5):883–9.
27. Hicks CR, Crawford GJ, Lou X, et al. Corneal replacement using a synthetic hydrogel cornea, AlphaCor: device, preliminary outcomes and complications. *Eye (Lond)* [Clinical Trial Multicenter Study Research Support, Non-US Gov't]. 2003;**17**(3):385–92.
28. Hicks CR, Crawford GJ, Dart JK, et al. AlphaCor: Clinical outcomes. *Cornea* 2006;**25**(9):1034–42.

12

第151章

Boston Ⅰ型人工角膜手术方法

Kimberly Hsu,Samantha Williamson,Jose de la Cruz

关键概念

- Boston Ⅰ型人工角膜的成功始于详尽的手术前评估,特别注意影响手术成功的各种因素,包括同时存在的眼病处理。
- 眼科多学科团队参与这类患者的处理至关重要,包括青光眼、视网膜和眼整形专科的专家。
- Boston Ⅰ型人工角膜安装顺序依次为:PMMA 光学镜柱前盘、角膜植片、后盘(PMMA 或钛金属)和锁环(某些型号)。
- 用环钻切除受体角膜,将安装好的人工角膜复合体缝合至植床上,与穿透性角膜移植手术方式相似。
- 手术中可能需要额外的操作,包括摘除晶状体、植入青光眼阀、切除玻璃体等。
- 手术结束时放置绷带接触镜,并长期佩戴。

本章纲要

手术前评估

人工角膜装配和手术方法

手术后处理

手术前评估

恰当的术前评估对 Boston Ⅰ型人工角膜手术取得成功至关重要。术者必须考虑视力丧失的病因、术眼和对侧眼的视力、眼表状态、眼睑位置、伴随的眼部和全身疾病及患者年龄。患者的可靠性也是一项关键因素,因为用药依从性和随访对人工角膜患者是必要的。最终,人工角膜医生和患者都将从多学科团队获益,因为这些患者常常需要青光眼、眼整形和视网膜疾病方面的治疗和护理。

根据 WHO 的标准,患者单眼或双眼功能性盲才考虑应用 Boston 人工角膜。随着人工角膜的成功率

逐渐提高,尽管对侧眼视力良好,许多手术医生现在也提倡人工角膜手术。这种变化主要是由于术后视功能改善的潜力、双眼视觉和美容方面的获益[1,2]。以往人工角膜植入术仅用于那些光定位准确的光感患者,文献证实术前视力较好的患者视力结果更好[1,3]。人工角膜成功与否与术前诊断相关。许多研究表明严重眼表疾病,如 Stevens-Johnson 综合征、黏膜类天疱疮、化学烧伤和先天性无虹膜,要比非眼表疾病原因如多次角膜移植失败(排斥、感染、角膜营养不良等)的预后差[4]。自体免疫性疾病最初被认为是相对禁忌证,因为角膜溶解风险高。但是近年手术后处理的改进,增加了对这些患者植入人工角膜的信心[5,6]。然而对这些患者应该十分谨慎,应与他们详细讨论有关无菌性角膜溶解和人工角膜排出的风险。

详尽的检查是人工角膜成功的第一步,包括视功能评估。为获得理想的结果,患者应具备一些基本条件,如眼睑解剖结构完整、良好瞬目功能、泪液充足等。上下穹隆足够宽大,术后能佩戴大直径角膜绷带镜。为植入 Boston 人工角膜做准备,有些患者可能从穹隆重建或眼表干细胞移植等先期手术中获益。必须进行仔细的角膜和眼前节检查。应注意是否有虹膜周边前粘连,要通过房角镜或前节 OCT 了解房角结构。需确定晶状体情况,以便选择合适屈光度的 Boston Ⅰ型人工角膜。该人工角膜有无晶状体眼型和人工晶状体眼型两种。医生在术前要考虑植入哪一型。如果计划植入无晶状体眼型,需要用 A 超检查测量眼轴长度。人工角膜以 0.5mm 眼轴长度递进。如果眼后节无法直接观察到,B 超检查有助于了解视网膜解剖结构。详细的病史有助于医生确定是否有明显的视神经功能异常、视网膜病变或严重的弱视。尽可能对已存在的视神经损伤进行定量,青光眼是否控制良好,以决定是否做青光眼手术。

术前应就手术与患者进行详细讨论,包括人工角膜排出、眼内炎、青光眼进展等风险。要让患者对视力恢复有切合实际的期望。特别重要的是患者要了解术后经常复查和永久性局部使用预防性药物的必要性。手术应由具有直接与眼库联络资质和具有丰富穿透性角膜移植经验的医生完成。理想的是有一个包括青光眼、视网膜和眼整形专家参与的多专业眼科医师团队,因为在人工角膜手术前后和术中,常常需要植入青光眼阀、经睫状体平部的玻璃体切除手术和眼睑重建等手术[1,7]。

设计

Boston Ⅰ 型人工角膜可通过美国麻省眼耳医院(波士顿)订货。四个部件构成"嵌入式"Boston Ⅰ 型人工角膜。这包括透明的前盘和与之相连的光学镜柱(医用级聚甲基丙烯酸甲酯,即 PMMA)、同种异体角膜植片、大的后盘和钛锁环(图 151.1)。

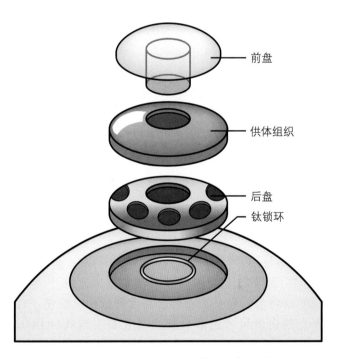

图 151.1　嵌入式 Boston Ⅰ 型人工角膜组成示意图

前盘直径为 5mm 或 6mm,向后突出的圆柱体穿入其他三个部件。圆柱的首段直径 3.35mm,高 0.62mm,用于嵌入角膜植片。第二段直径 3mm,高 0.84mm,用于嵌入后盘。在圆柱的最末端前,有一环形槽,锁环可紧紧卡入。沟槽的直径为 2.74mm,高度 0.33mm[8]。现在可提供一种新型的"卡入式"设计。锁环整合到后盘上,后盘可直接卡入前盘的圆柱体上。

"嵌入式"后盘有 PMMA 和钛两种。最初后盘是用惰性和生物相容性俱佳的 PMMA 材料制作。另一个新的选择是钛金属,用于其他植入物显示具有良好的组织相容性,而且其机械性能可使其比 PMMA 材料做的更薄,减少了人工角膜后膜(RPM)的潜在风险和前房拥挤问题[9]。PMMA 后盘中央厚度是 0.8mm,周边 0.6mm。而钛后盘边缘厚度可做到 0.25mm。体外试验发现:与 PMMA 材料相比,接触钛表面的角膜细胞具有较高的增殖率和较低的死亡率,提示其生物相容性更好,对形成 RPM 的炎症刺激更小[10]。钛是非磁性物质,对 MRI 检查没有禁忌。一些研究表明,通过电化学阳极处理对后盘上色,可获得较好的美容效果[11]。钛的潜在缺点是在前节 OCT 检查时有金属性人工伪影,而 PMMA 材料允许看到房角结构。

后盘有 7mm 和 8.5mm 两种直径可选。7mm 的后盘有 7 个直径为 1.3mm 的孔,8.5mm 的有 16 个直径 1.17mm 的孔。角膜植片通过这些孔可获得营养和水分。液体对维持角膜组织长期稳定和减少角膜溶解至关重要[12]。后盘中央 3mm 孔正好可穿入到前盘镜柱中。钛锁环外径 3.6mm,内径 2.8mm,厚度 0.23mm[8]。新型"卡入式"Boston Ⅰ 型人工角膜只有 8.5mm 的钛金属后盘,不需要另外的锁环(图 151.2)。

人工角膜装配和手术方法(视频 151.1)

上述介绍了 Boston Ⅰ 型人工角膜安装和植入的相关技术[8,13]。除手术当天在手术显微镜下检查外,在裂隙灯下也要详细检查患者角膜情况。用卡尺确定制作植床环钻的大小,尽量包括病变角膜。需要注意植片的大小和植片与房角的距离。用环钻切取供体角膜,一般直径为 8.0~9.0mm,比受体植床大 0.25~0.5mm。角膜内皮面向上放置在无菌台上,手持 3mm 环钻冲切,稍加旋转向下施压,去除植片中央 3mm 角膜。最好植片的中央孔居中。有些医生建议先做植片中央孔,以此为中心再做外周环切,可能居中性更好[14]。在无菌台上涂少许黏弹剂,将前盘反过来放在上面,角膜植片内皮面向上轻轻套入镜柱中。植片内皮面也可以放些黏弹剂。将选定的后盘中央套入镜柱,不要做旋转动作。最后套入 Boston Ⅰ 型人工角膜最后面的部件钛锁环。该锁环需用配套的中空棒向下施压嵌入到达镜柱的环槽位置。对于"卡入式"型号,只要把后盘直接卡入镜柱环槽即可,不需要锁环。安装完成后应在手术显微镜下检查,确保各部件完全到位。

12

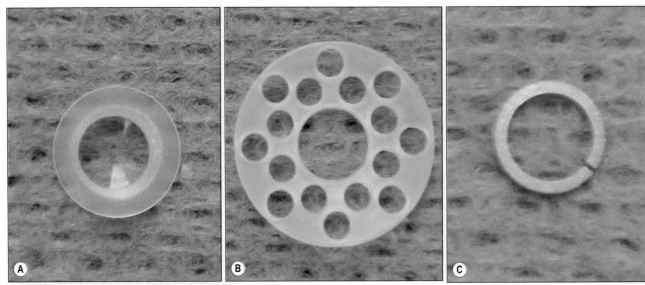

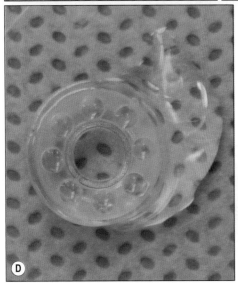

图 151.2 嵌入式 Boston Ⅰ型人工角膜的组成部件。(A)带光学镜柱的前盘。(B)后盘。(C)钛金属环。(D)装配完成的人工角膜复合体

受体植床制备与标准的穿透性角膜移植相同。术眼按常规内眼手术的无菌要求准备。一般环钻选用比植片小 0.25~0.5mm。除超大直径的供体植片，植片和植床也可以用同样大小的环钻制备。必要时可分离虹膜与角膜的粘连。如果为有晶状体眼，通常行晶状体摘除术，以避免今后再需要白内障手术，并植入无晶状体眼型人工角膜。做标准的白内障手术，要保留全部的晶状体后囊。如果有玻璃体脱出，需要做前部玻璃体切除。如果是后房型人工晶状体眼，可以保留，选择人工晶状体眼用的人工角膜类型。也可以术中取出人工晶状体，植入无晶状体眼型人工角膜。9-0 或 10-0 尼龙线间断缝合(16~24 针)，确保人工角膜在角膜植床内稳固。埋藏线结。检查植片和植床对合良好无漏水。手术结束时，放置基弧为 9.8mm 的 16mm 直径平光软性角膜接触镜(Kontur Kontact Lens

C., Hercules, CA)(图 151.3)。

多学科协作对这些患者非常重要。在手术中就可以对术前存在的眼科合并症进行相应处理。对青光眼患者可考虑联合植入青光眼引流阀(GDD)。

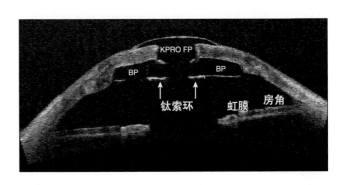

图 151.3 植入 Boston Ⅰ型人工角膜的 OCT 影像，Kpro FP 为人工角膜前盘，BP 为后盘

GDD引流管可植入前房或睫状沟，不做玻璃体切除术或经睫状体平部将引流管植入同时切除玻璃体[15,16]。结膜瘢痕、前房拥挤（常常由于术前或术后的虹膜角膜粘连），以及术后需要戴绷带接触镜等都需要在放置青光眼引流管时加以考虑。联合手术结果在眼压控制上非常成功，并发症风险较低[17]。同样对有明显视网膜疾病史或术前无法看清视网膜情况的患者，同时行玻璃体切除术也可能使患者受益[18]。对患严重眼表疾病的患者，了解GDD易发生蚀出问题也很重要。

手术后处理

手术后短期内，常用万古霉素（浓度为15~25mg/ml）联合四代氟喹诺酮药物局部滴眼4次/日，每次一滴[19,20]。1个月后，抗菌滴眼液可减少到2次/日，但必须预防性继续终生使用抗菌滴眼液。另一个加强性预防措施，建议在每月随访时，滴一滴5%聚维酮碘[7]。对患有严重眼表疾病的患者，因为真菌感染的风险较高，应考虑局部预防性应用两性霉素。

围手术或手术后，全身应用糖皮质激素或手术结束时球周给药，可预防术后强烈的眼内炎症反应和人工角膜后膜（RPMs）形成[7,19]。手术后，局部糖皮质激素（1%二氟泼尼酯或泼尼松龙）2小时一次，连续1周。随后的一个月为4次/日。在1~3个月内，继续逐渐减量。后期仍需要1%泼尼松龙1次/日。

人工角膜术后，必须一直佩戴Kontur软性角膜接触镜。其主要目的是防止眼表干燥、形成凹陷和角膜溶解。接触镜的其他作用包括改善患者舒适度、对眼表的保护作用、矫正屈光不正、改善外观和减少眩光（使用合成上色接触镜）[21]。接触镜每3或4周更换一次[7]。有些人的更换时间更短或更长，取决于个体患者的情况不同。

总之，成功的Boston Ⅰ型人工角膜植入术始于详尽的术前评估和周密计划。手术需要装配人工角膜技术，只要术者有穿透性角膜移植的丰富经验，手术并不难。应该考虑同时处理青光眼或切除玻璃体。定期术后随访对维持人工角膜稳定至关重要。

（黄一飞　译）

参考文献

1. Aldave AJ, Kamal KM, Vo RC, et al. The Boston type I keratoprosthesis: Improving outcomes and expanding indications. *Ophthalmology* 2009; **116**(4):640–51.
2. Pineles SL, Ela-Dalman N, Rosenbaum AL, et al. Binocular visual function in patients with Boston type I keratoprostheses. *Cornea* 2010;**29**: 1397–400.
3. Srikumaran D, Munoz B, Aldave AJ, et al. Long-term outcomes of Boston type 1 keratoprosthesis implantation: a retrospective multicenter cohort. *Ophthalmology* 2014;**121**(11):2159–64.
4. Khan B, Dudenhoefer EJ, Dohlman CH. Keratoprosthesis: an update. *Curr Opin Ophthalmol* 2001;**12**(4):282–7.
5. Colby KA, Koo EB. Expanding indications for the Boston keratoprosthesis. *Curr Opin Ophthalmol* 2011;**22**:267–73.
6. Sayegh RR, Ang LP, Foster CS, et al. The Boston keratoprosthesis in Stevens-Johnson syndrome. *Am J Ophthalmol* 2008;**145**:438–44.
7. Ament JD, Pineda R, Lawson B, et al. The Boston Keratoprosthesis International Protocol Version 2. June 15, 2009.
8. Harissi-Dagher M, Dohlman CH. The Boston keratoprosthesis: a new threadless design. *Digit J Ophthalmol* 2007;**13**(3).
9. Todani A, Ciolino JB, Ament JD, et al. Titanium back plate for a PMMA keratoprosthesis: clinical outcomes. *Graefes Arch Clin Exp Ophthalmol* 2011;**249**(10):1515–18.
10. Ament JD, Spurr-Michaud S, Dohlman CH, et al. The Boston keratoprosthesis: comparing corneal cell compatibility with titanium and PMMA back plates. *Cornea* 2009;**28**:808–11.
11. Paschalis E, Chodosh J, Spurr-Michaud S, et al. In vitro and in vivo assessment of titanium surface modification for coloring the backplate of the Boston keratoprosthesis. *Invest Ophthalmol Vis Sci* 2013;**54**(6): 3863–73.
12. Harissi-Dagher M, Khan BF, Schaumberg DA, et al. Importance of nutrition to corneal grafts when used as a carrier of the Boston keratoprosthesis. *Cornea* 2007;**26**:564–8.
13. Dohlman CH, Abad JC, Dudenhoefer EJ, et al. Keratoprosthesis: beyond corneal graft failure. In: Spaeth GL, editor. *Ophthalmic surgery: Principles and practice, 3e.* Philadelphia: WB Saunders; 2002. p. 199–207.
14. Khalifa YM, Moshirfar M. Improved centration of the type 1 Boston keratoprosthesis in donor carrier tissue. *Clin Ophthalmol.* 2010;**4**:931–3.
15. Vajaranant TS, Blair MP, McMahon T, et al. Special considerations for pars plana tube-shunt placement in Boston type 1 keratoprosthesis. *Arch Ophthalmol* 2010;**128**(11):1480–2.
16. Law SK, Huang JS, Nassiri N, et al. Technique of combined glaucoma tube shunt and keratoprosthesis implantation. *J Glaucoma* 2014;**23**(8):501–7.
17. Huh ES, Aref AA, Vajaranant TS, et al. Outcomes of pars plana glaucoma drainage implant in Boston type 1 keratoprosthesis surgery. *J Glaucoma* 2014;**23**(1):e39–44.
18. Kiang L, Sippel KC, Starr CE, et al. Vitreoretinal surgery in the setting of permanent keratoprosthesis. *Arch Ophthalmol* 2012;**130**(4):487–92.
19. Zerbe BL, Belin MW, Ciolino JB. Results from the Multicenter Boston Type I Keratoprosthesis Study. *Ophthalmology* 2006;**113**(10):1779–84.
20. Durand ML, Dohlman CH. Successful prevention of bacterial endophthalmitis in eyes with the Boston keratoprosthesis. *Cornea* 2009;**28**: 896–901.
21. Harissi-Dagher M, Beyer J, Dohlman CH. The role of soft contact lenses as an adjunct to the Boston keratoprosthesis. *Int Ophthalmol Clin* 2008; **48**:43–51.

12

第 152 章

Boston Ⅰ型人工角膜手术后处理

Sadeer B. Hannush, Lorena Riveroll-Hannush

关键概念

- 对无法行传统角膜移植的手术眼,人工角膜是合理的选择。
- Boston Ⅰ型人工角膜设计改进,例如钛后盘,使预后得到改善。
- Boston Ⅰ型人工角膜术后处理的变化使并发症减少。
- 术后处理包括抗菌药物、糖皮质激素应用、治疗性绷带镜使用以及眼压的控制都至关重要。

本章纲要

如何避免并发症
术后评估
手术后处理
总结

21 世纪 20 年代,人工角膜的时代到来并不让人感到惊讶。人工角膜本身、手术技术和手术后处理的进步,使人们对这种方法有了广泛的认识,即:如果对首次或再次穿透性角膜移植手术无法解决的角膜混浊,人工角膜是合理的选择[1-4]。在包括骨齿型人工角膜(OOKP)等各种人工角膜中,Boston Ⅰ型人工角膜已成为最常应用的人工角膜,主要原因是其易于植入、在位率高和复明的成功率高[4]。2013 年,人工角膜全球植入数量为 1200 枚。自 1992 以来[5],总数已超过 10 000 枚,使 Boston Ⅰ型人工角膜成为目前世界上最常应用的人工角膜装置。作为多次角膜移植失败(图 152.1)或非炎性角膜缘干细胞缺乏的适应证,在位率为 95% 左右,多数患者比术前视力改善。炎性疾病如 Stevens-Johnson 综合征、黏膜类天疱疮(图152.2)和化学烧伤,以及严重眼表干燥引起的疾病,其在位率较低也在预料之中[6]。

如何避免并发症

2002 年,Boston Ⅰ型人工角膜的设计有所改进,将装配载体角膜组织的 PMMA 前后盘分离。在后盘开孔以利于角膜组织的液体营养交换。用钛锁环来减少后盘脱位入前房的机会。最近证明采用钛后盘可减少眼前节炎症(图 152.3)[1-4]。目前钛后盘有"嵌入式"和"卡入式"两种,前者需要钛锁环,而后者可直接卡入镜柱,不需要锁环(译者注:虽然钛后盘被认为是 Boston 人工角膜的一个优点,但近来有人关注到,与 PMMA 后盘相比,钛表面有潜在更多发生生物膜的概率)。设计改进的同时,推荐用健康的供体角膜组织做载体,而不是以往认为任何供体组织包括冰冻或甘油保存的角膜都行。健康的供体角膜组织能更好地与人工角膜茎部周围契合,可有效减少角膜溶解。多数手术医生也感觉到人工角膜的术后处理也已经使该技术发生了革命性变化,与上述设计改变一起,对其成功起到非常大的作用[3]:

1. 接受长期局部应用抗生素的原则。以往一直与多数外眼病专家的想法对立,担心发生耐药。长期应用广谱抗生素,例如新一代氟喹诺酮药,已使眼内感染的发生率显著下降[1,4,6]。

2. 过去发生眼内感染,几乎都是革兰氏阳性微生物。因此新的建议包括在氟喹诺酮基础上加用万古霉素或单独使用万古霉素。

3. 术中和术后应用糖皮质激素。对术后局部激素逐渐减量的患者,停用时,可考虑玻璃体腔注射糖皮质激素。

4. 只要可能,在人工角膜表面长期戴绷带接触镜(图 152.1)。使人工角膜颈部保持湿润环境,减少蒸发,可减少角膜基质溶解和人工角膜排出[7,8]。此

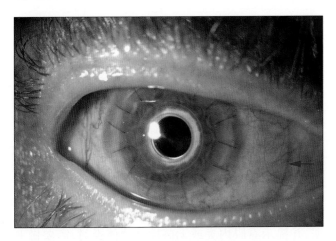

图 152.1　Boston Ⅰ型人工角膜佩戴绷带镜（箭头）

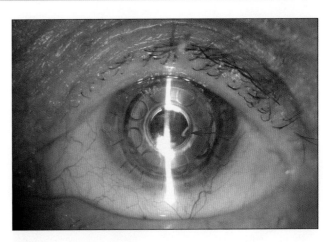

图 152.4　后部反光照明法可通过 Boston Ⅰ型人工角膜光学部见到青光眼阀的引流管

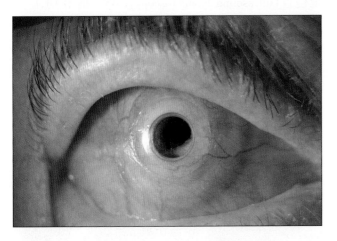

图 152.2　Boston Ⅰ型人工角膜用于黏膜类天疱疮眼

视野检查。

上述术后治疗的进展变化，以及术后终生的常规检查，对人工角膜手术的远期成功至关重要。

术后评估

手术后第 1 天、1 周、2~3 周，进行人工角膜手术患者评估。此后每个月复查，数月后每年复查 4 次。

每次需要检查视力，尽可能评估眼压水平，可以指测眼压，也可以在眼睑用数字化压力计或在角膜缘用棉签头轻压评估眼压，观察角膜缘部巩膜压陷情况。动态轮廓眼压计有一定帮助，但压平式和电子眼压计通常没用。

裂隙灯检查注意绷带镜位置、绷带镜和人工角膜前盘表面蛋白沉着、前后盘以及可见的前节细节变化。包括虹膜、人工晶状体和后囊膜（如果存在的话）。可以取下绷带镜以便评估前盘周围角膜表面。有角膜上皮缺损必须记录并密切随访。绷带镜应定期更换或表面有沉积物时更换。6 个月内必须更换 1 次。有些医生观察到，如果上皮生长到全周 360° 前盘表面，封堵住了载体角膜与光学镜柱茎部的潜在间隙，可能不需要戴绷带镜（图 152.5）。荧光素染色可发现是否渗漏（图 152.6）。术后后盘孔的混浊出现较早可能表明低度或中等程度的炎症，需要积极增加局部激素的用量，或在球周注射曲安奈德。也可以见到早期人工角膜后膜，在没有变的很厚和偶尔血管化之前（图 152.7），用 YAG 激光可以较容易的处理。

用 90D 或 78D 前置镜可以对眼后节进行观察。通常可见到视乳头和黄斑。"小瞳孔"诊断镜可以看到更大范围的周边视网膜。

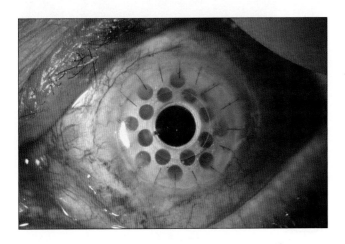

图 152.3　Boston Ⅰ型人工角膜后盘为钛金属材料

外，绷带镜可减少眼睑与人工角膜前盘之间的机械力，使人工角膜更稳定。

　　5. 术前、术中和术后均需要通过药物积极处理青光眼，必要时植入青光眼引流阀（152.4）[6-10]。人工角膜术后眼压测量困难，有必要定期视神经影像和

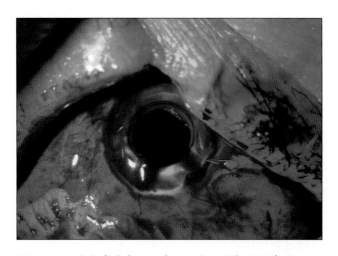

图 152.5　角膜上皮长过 Boston Ⅰ型人工角膜前盘边缘（箭头）

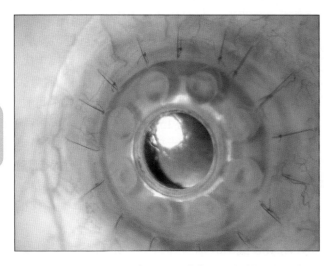

图 152.6　荧光素染色显示在人工角膜茎部周围渗漏

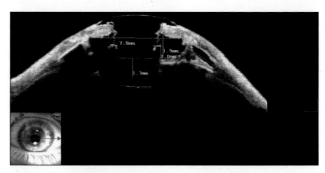

图 152.8　人工角膜术后前节 OCT 表现（图片由 José de la Cruz，MD 提供）

由于人工角膜术后眼压随访困难，医生有必要通过直接或影像学方法，如 OCT（optical coherence tomography，OCT）或 HRT（Heidelberg retinal tomography，HRT）对视神经进行连续性监测。同时要定期做定量视野检查，特别关注中央视野，期望发现早期青光眼视野损害证据。最新型号的 Boston Ⅰ型人工角膜设计，多数患者视野可达 60°[7]。由于未被发现的青光眼是远期视力丧失的主要原因之一，这些患者除需要角膜医生随诊外，还需要青光眼专家随诊。

对怀疑有周边视网膜病变或有任何眼内炎症证据，并提示有眼内炎或无菌性玻璃体炎时，需要做 B 超检查。最后，亚专科检查可能包括超声生物显微镜检查（ultrasound biomicroscopy，UBM）、前节 OCT[11]等，为术后遇到的无法解释的任何现象寻找线索，包括虹膜与后盘的关系、青光眼阀引流管和人工晶状体的位置、人工角膜后膜（RPM）以及玻璃体的情况（图 152.8）[12]。OCT 还可用于了解光学部颈部与其周围载体角膜间的间隙，纤维性内生及其来源[11]等。

手术后处理

一般情况下，Boston Ⅰ型人工角膜患者术后需要应用抗生素和糖皮质激素。如果可能，戴用绷带镜。

抗生素

在手术中，静脉给予头孢唑啉 1g（如果对青霉素或头孢菌素不过敏）。在手术结束时术者可选择结膜下注射抗生素。

在手术后，如果属于感染的高危眼（例如免疫性眼表疾病或严重干眼），可考虑短期口服抗生素。头孢菌素类如头孢氨苄 500mg，2~3 次/日[7]或氟喹诺酮类如莫西沙星 400mg，1 次/日，应用 5~7 天。

局部开始使用新一代的氟喹诺酮类药物(莫西沙星或加替沙星,但氧氟沙星也同样有效),4 次 / 日,1 或 2 周后减量。之后一直不能停用。每次复查都要强调这一点。

第二种抗生素是万古霉素,通常也局部应用,浓度为 10~15mg/ml(美国麻省眼耳医院一直用 14mg/ml 浓度,含苯扎氯铵防腐剂)[1,4,6]。可以由医院或制剂室配制,只要手术医生认为术眼易发生感染即可应用,特别是革兰氏阳性菌感染。对于高危病例,依据诊断、手术性质、伴发疾病或临床情况,可考虑无限期的维持使用万古霉素。多黏菌素 B/ 甲氧苄氨嘧啶也可作为广谱抗生素,用于替代氟喹诺酮和万古霉素。此外有些术者提出每次复诊时,术眼滴用聚维酮碘。

最后一点是在罕见情况下,怀疑真菌性角膜炎或绷带镜上有真菌菌落,可用 1.5mg/ml 浓度的两性霉素 B,每日 2~4 次[1,13]。对高危病例,也可以预防性使用抗真菌药物(例如严重眼表疾病)。有些医生选择性对某些较高危人工角膜患者间断给予抗真菌药,例如每月用 1 周药。

糖皮质激素

手术结束时,可在玻璃体腔注射糖皮质激素(地塞米松 400μg 或曲安奈德 4mg)。

术后应用激素滴眼液,通常为 1% 醋酸泼尼松龙 4 次 / 日,4~6 周后,减为 2 次 / 日,一直维持不变。当怀疑炎症加重时,例如后盘孔混浊或发生 RPM(图 152.7),可能需要多次球周注射曲安奈德(每次 20~40mg)。极少数情况下,还可以考虑短期口服激素,通常用于处理无菌性玻璃体炎。

青光眼处理

排查术后早期和晚期青光眼,对保持人工角膜患者远期视力非常重要。手术后可通过指测眼压,还可以通过直接观察视神经或影像学方法,以及多次视野检查排查早期青光眼。如果怀疑青光眼及可疑指数高,就应选用眼穿透性强的抗青光眼药物。口服碳酸酐酶抑制剂常常同样有效。许多情况下,需要植入青光眼引流阀(作者对 Ahmed S-2 和 FP-7 有丰富经验)(图 152.4)[6-10]。另一方面,如果术前患者的青光眼控制不好,或预计有低度慢性炎症(通常可导致严重房角损害),就应考虑在人工角膜术前或手术同时植入青光眼引流阀,引流管可植入前房或在玻璃体切除后植入玻璃体腔[1,2,7,9,10,14]。人工角膜术后也可以考虑应用青光眼阀,通常可由具有一定人工角膜手术经验的术者一次完成,先行经睫状体平部的玻璃体切除术,然后将引流管植入玻璃体腔[9,10,14]。

软性角膜接触镜

接受 Boston I 型人工角膜的患者,通常需要永久性佩戴绷带接触镜,覆盖前盘和全部角膜表面[8]。接触镜可以使眼表蒸发减少,在人工角膜颈部产生湿房作用,维持载体角膜组织水化和生存。仔细观察并发现接触镜下持续性上皮缺损非常重要。处理包括频繁使用润滑剂、封闭泪小点和口服多西环素。推荐使用的接触镜为直径 16mm,基弧 9.8mm 的 Kontur 绷带镜(图 152.1)[8]。该镜片可矫正球镜屈光不正。在发生蛋白沉积时,需要进行更换[15]。(图 152.9)有些术者喜欢每 6 个月内定期更换接触镜。有时眼表条件差,无法佩戴接触镜。不佩戴接触镜的病例,密切随访变得非常重要。有时接触镜的边缘与覆盖青光眼阀引流管的结膜间产生摩擦,使结膜糜烂,导致引流管暴露。有些医生喜欢用辐射处理过的供体角膜覆盖引流管的眼外段,而不是用保存的心包膜,引流管通过巩膜隧道进入前房,或干脆在睫状体平部将管子放在后房[9]。

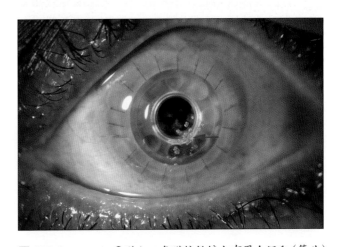

图 152.9 Boston I 型人工角膜接触镜上有蛋白沉积(箭头)

人工角膜前盘表面也可出现蛋白沉积。在裂隙灯下用蘸湿的纤维素海绵棒即可擦除。如果接触镜过松,很容易移位,可考虑用更大直径和更紧的 Kontur 接触镜(直径 18mm,基弧 8.3mm)。也可以考虑选用其他具有类似性质的绷带接触镜。某些情况下,混合式接触镜(例如 SynergyEyes)可能有用。最后,正如前面所述,如果无法让绷带镜在眼表保持稳定,就要更密切随访,给予颞侧睑裂缝合,如果必要,偶尔可能需要鼻侧睑裂缝合[1,7]。

12

对于部分或完全性无虹膜的处理[16]，可考虑用中央透明的染色接触镜（图152.10）。

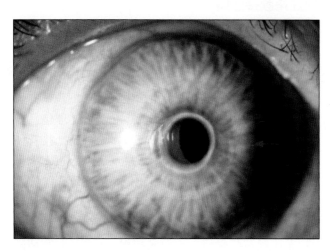

图152.10 无虹膜患者植入 Boston Ⅰ型人工角膜。其表面的中央透明的染色 Kontur 接触镜（图片由 Claes Dohlman，MD. 提供）

总结

对反复多次角膜移植失败或其他原因导致角膜移植预后差的眼，可考虑用 Boston Ⅰ型人工角膜进行复明治疗。过去数年中，该手术技术已积累了许多成功的经验，这得益于设计的改进，同样也得益于对手术眼的术后处理方法进步，包括密切的临床随访、广谱抗生素使用、长期激素应用、角膜表面的绷带镜保护以及积极的青光眼监控和处理。对这些患者长期随访，才能使手术结果进一步改善。

（黄一飞 译）

参考文献

1. Aldave A, Kamal KM, Vo RC, et al. The Boston type I keratoprosthesis: improving outcomes and expanding indications. *Ophthalmology* 2009; **116**(4):640–51.
2. Bradley JC, Graue-Hernandez E, Schwab IR, et al. Boston Type I keratoprosthesis: the University of California Davis experience. *Cornea* 2009; **28**(3):321–7.
3. Schneider LR, Hannush SB. Boston keratoprosthesis type 1: surgical techniques. In: Cortina MS, de la Cruz J, editors. *Keratoprostheses and artificial corneas*. Springer; 2015. p. 45–9.
4. Khan BF, Harissi-Dagher M, Khan DM, et al. Advances in Boston keratoprosthesis: enhancing retention and prevention of infection and inflammation. *Int Ophthalmol Clin* 2007;**47**:61–71.
5. Chodosh J, Dohlman CH, Gelfand L. *Boston keratoprosthesis user manual: European Union 2014 edition*. Boston, MA: Massachusetts Eye and Ear Infirmary; 2014.
6. Zerbe LB, Belin MW, Joseph B, et al. Boston Type 1 Keratoprosthesis Study Group. Results from the multicenter Boston Type 1 Keratoprosthesis Study. *Ophthalmology* 2006;**113**(10):1779–84.
7. Dohlman CH, Barnes S, Ma J. *Keratoprosthesis*. 2nd ed. St. Louis: Mosby-Year Book; 2004.
8. Harissi-Daguer M, Beyer J, Dohlman CH. The role of soft contact lenses as an adjunct to the Boston keratoprosthesis. *Int Ophthalmol Clin* 2008; **48**:43–51.
9. Huh ES, de la Cruz J, Cortina MS, et al. Outcomes of pars plana glaucoma drainage implant in Boston type 1 keratoprosthesis surgery. *J Glaucoma* 2013;**23**:39–44.
10. Law SK, Caprioli J, Aldave AJ. Technique of combined glaucoma tube shunt and keratoprosthesis implantation. *J Glaucoma* 2014;**23**:501–7.
11. Shapiro BL, Cortés DE, Mannis MJ, et al. High-resolution spectral domain anterior segment optical coherence tomography in Type I Boston keratoprosthesis. *Cornea* 2013;**32**:951–5.
12. Garcia JPS, De la Cruz J, Rosen RB, et al. Imaging implanted keratoprosthesis with anterior segment optical coherence tomography and ultrasound biomicroscopy. *Cornea* 2008;**27**(2):180–8.
13. Barnes SD, Dohlman CH, Durand ML. Fungal colonization in the Boston keratoprosthesis. *Cornea* 2007;**26**:9–15.
14. Kiang L, Sippel KC, D'Amico DJ, et al. Vitreoretinal surgery in the setting of permanent keratoprosthesis. *Arch Ophthalmol* 2012;**130**:487–92.
15. Beyer J, Todani A, Dohlman CH. Visually debilitating deposits on soft contact lenses in keratoprosthesis patients. *Cornea* 2011;**30**:1419–22.
16. Akpek EK, Harissi-Dagher M, Petrarca R, et al. Outcomes of Boston keratoprosthesis in aniridia: a restrospective multicenter study. *Am J Ophthalmol* 2007;**144**(2):227–31.
17. Srikumaran D, Aldave AJ, Hannush SB, et al. Long-term outcomes of Boston type 1 keratoprosthesis implantation: A Retrospective Multicenter Cohort. *Ophthalmology* 2014;**121**:2159–64.

第 153 章

Boston I 型人工角膜并发症

Edward J. Holland,Sheraz M. Daya,Ali R. Djalilian,Clara C. Chan

关键概念

- 人工角膜适应证已有扩展,但术后处理仍有许多困难。
- 对于严重眼表疾病,例如 Stevens-Johnson 综合征、黏膜类天疱疮和严重化学烧伤,副作用的风险较大。
- 人工角膜术后最常见的并发症是人工角膜后膜形成。
- 人工角膜患者眼压精确评估困难,而且远期视力丧失主要因青光眼所致,具有挑战性。
- 患者终身有眼内炎的危险。要跟患者强调局部预防性抗感染治疗的必要性。
- 眼后节病变并不少见,并与视力预后较差有关。
- 感染性角膜炎处理后的不间断密切随访至关重要,因为这些眼发生角膜溶解的危险性更高。
- 角膜溶解或无菌性角膜溶解,可导致眼结构破坏,产生永久性视力丧失或眼球丧失。
- 为恰当处理人工角膜术后的并发症,必须有多个亚专科组成的眼科团队。

本章纲要

人工角膜后膜
青光眼
眼内炎
眼后节并发症
感染性角膜炎
角膜溶解
人工角膜脱出或丢失

2013 年世界范围内植入最多的人工角膜类型是 Boston I 型人工角膜,共计 1163 例(与 Dr. Claes Dohlman 的私人通信)。文献报道的多数人工角膜结果采用的是人工晶状体眼或无晶状体眼的两片式设计,即由带光学镜柱的前盘和直径 8.5mm 的 PMMA 后盘组成。后盘除中央孔外,周围还有 8~16 个小孔[1]。用钛锁环将后盘固定在镜柱上。而中央 3mm 打孔的供体角膜作为人工角膜的载体被夹在前后盘之间。无限期的佩戴大直径的软性角膜接触镜,用以保护角膜表面[2]。

近年来,在拓宽人工角膜手术的适应证方面做了许多努力[3]。许多无法通过其他复明方法治疗的角膜盲患者,奇迹般地成功恢复了视力。同时,了解这些患者终身都有发生威胁视力并发症的危险是极为重要的。特别是那些由于严重眼表疾病,如 Steven-Johnson 综合征(SJS)、黏膜类天疱疮(MMP)等引起的慢性眼部炎症和化学烧伤危险较高[4,5]。本章就 Boston I 型人工角膜植入术后的各种并发症进行阐述。

人工角膜后膜

人工角膜后膜(retroprosthetic membrane,RPM)形成是人工角膜植入术后最常见的并发症,增生的纤维血管组织长入光学部后表面,引起视力下降(图 153.1)。YAG 激光治疗(正如晶状体后囊膜混浊的治疗一样)多能奏效,但是对于晚期病例膜极厚时,可能需要手术切除。Stacy 等复习这方面文献发现,RPM 形成的发生率为 25%~65%[6]。这项研究中,组织学的分析确定了 RPM 可能是受体角膜基质组织经后部创口的间隙下生所致。化生的晶状体上皮和虹膜基质也可能参与其中。RPM 的危险因素包括感染性角膜炎和无虹膜患者接受人工角膜手术[7],另外眼前节炎症、以往有角膜炎、人工角膜植入术同时进行其他眼内手术[8],以及有视网膜脱离病史[9]。

新的人工角膜设计可能会降低 RPM 的发生率。

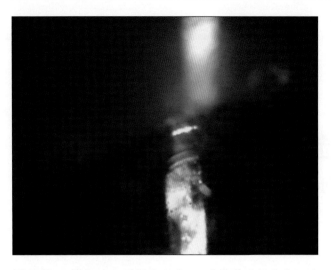

图 153.1　模糊的人工角膜后膜。注意在裂隙灯光束经过 Boston Ⅰ型人工角膜光学部时其后方的白色反光

钛金属后盘比传统 PMMA 的 RPM 发生少：术后 6 个月 PMMA 后盘发生率为 41.8%（33/55），而钛后盘为 14%（3/23），$p<0.014$[10]。

一项研究检查了 6 例 9.5mm 超大直径后盘的人工角膜患者和 10 例传统 8.5mm 直径的后盘患者，发现在 12 个月的随访期中，较大的后盘均未发现有明显的 RPM[11]。前节 OCT 图像显示，在供体-受体角膜结合部 RPM 和虹膜与创口的前粘连减轻。有些医生提倡在手术同时行经睫状体平部的玻璃体切除术，作为减少 RPM 形成的方法[12]。

青光眼

人工角膜植入术后可诱发青光眼并使原有的青光眼加重。Bannitt 回顾文献发现：这类患者青光眼的发生率高达 36%~76%，而植入人工角膜后新发生的青光眼为 2%~28%[13]。青光眼是最具挑战性的主要视力丧失原因之一。在加利福尼亚大学 Davis 研究的 40 只眼，保持最佳矫正视力 0.1 或以上的百分数在每年的随访中都有下降[14]。54% 的患者视力丧失由青光眼引起。

青光眼的原因包括房角结构变形、RPM 形成和周边虹膜前粘连[15]。前节 OCT 研究显示房角进行性关闭[16]。因为无法用角膜压陷方法，可通过指测估计眼压。视野检查也常常不可靠，因为光学区小对视野有一定限制[17]。视盘照相和 OCT 或海德堡视网膜断层成像（HRT）技术有所帮助。但是麻省眼耳医院的一项 87 例共 106 只眼的研究（平均随访 3.3 ± 1 年）发现：杯 / 盘比 <0.8，眼压 16.5 ± 5.7mmHg，31% 的眼

视神经苍白[17]。该研究的结论是还有其他引起人工角膜眼视神经病变的机制，而不是眼压增高。

严格的监测青光眼的发生和发展非常重要。可疑的视神经改变和轻微的眼压升高都应积极治疗。局部抗青光眼药物可能对降眼压有效。但是多数人工角膜患者需要手术治疗，如青光眼引流阀（GDD）植入[15,18]或睫状体光凝[19]。遗憾的是与 GDD 相关的并发症很高。Li 等报道结膜蚀出发生率为 59%，其中只有 25% 视力在随访 1 年时保持 0.1[18]。其次如低眼压、眼内炎、脉络膜和视网膜脱离等并发症进一步影响视力[15,18]。GDD 植入应仔细筛选合适的患者，术前应做经睫状体平部的完全性玻璃体切除，以避免玻璃体嵌塞引流管[20]。为避免影响人工角膜患者远期视力稳定的青光眼及其治疗的相关并发症，理想的候选对象是那些无法用其他方法复明，年龄较大而青光眼后遗症较小的人群。

眼内炎

人工角膜终生都有发生眼内炎的风险。在 PMMA 镜柱和角膜植片的交界面处，存在眼表和前房之间的潜在交通。一项综述显示：眼内炎的发生率为 0~25%[21]。采用合并的数据，眼内炎在过去的十年间的发生率约为 5.4%。而每日滴用万古霉素的方法，已使革兰氏阳性菌眼内炎发病率减少[22]，而革兰氏阴性菌和真菌性眼内炎发病率增加[21,23]。并且出现新的担忧，有报道人工角膜眼内炎病例中，发现甲氧西林耐药和氟喹诺酮耐药的凝固酶阴性葡萄球菌[24]。当需要终生应用眼药时，患者的依从性就成了问题。

在炎症情况下例如 SJS、MMP 和化学烧伤，眼内炎的总的危险性较高[25]。其他危险因素包括术后感染性角膜炎、GDD 蚀出和预防性应用抗菌药依从性差。诊断具有挑战性，因为许多患者的症状和体征相当轻，包括缺乏疼痛[23]。要向患者强调局部预防用药的重要性，及时做出鉴别诊断和治疗。取出人工角膜、玻璃体切除、玻璃体培养和玻璃体腔注射广谱抗菌剂等都是至关重要的治疗方法[21,23]。人工角膜眼内炎的视力预后差[22]。需要进一步研究预防和治疗眼内炎，特别是真菌性眼内炎，以改善其总的预后。

眼后节并发症

人工角膜患者可发生多种眼后节并发症。除眼内炎外（已讨论），下列并发症均有报道：视网膜脱

离(0~27.6%)、脉络膜脱离(0~6.9%)、无菌性玻璃体炎(0~4.5%)、玻璃体积血(0~16.7%)、黄斑囊样水肿(0~33%)、视网膜前膜(0~9.5%)和视网膜血管闭塞(0~4.88%)[26]。加利福尼亚大学研究显示:随访至少6个月的患者,41%的眼(38/83)发生眼后节并发症,其中17%为视网膜脱离,17%脉络膜脱离,14.5%为玻璃体炎[27]。经治疗后平均最佳矫正视力为0.08。在人工角膜患者中的视力和预后都较差。

有关人工角膜的眼后节病变治疗方法的讨论不在本章讨论范围,但一般来讲,由于术野受限和手术困难,处理上具有挑战性。对视网膜脱离的手术修复,填充硅油为较好的选择[27]。无菌性玻璃体炎视力预后较好,但如果是眼内炎漏诊,会产生灾难性后果。这些病例强烈推荐进行玻璃体腔抗菌剂注射,即使缺乏眼痛症状以及眼部较安静也应如此[27]。由于没有常规做OCT检查,黄斑囊样水肿可能是有所低估的并发症,对视力恢复不理想的患者,可能因同时还有其他疾病给忽略了。

感染性角膜炎

感染性角膜炎的眼表微生物,可很容易地沿着人工角膜光学部与角膜基质之间的潜在间隙进入眼内。如果未加以治疗,可发展成眼内炎,特别是对单房眼(译者注:即没有完整虹膜晶状体隔)。此外感染性角膜炎也是角膜溶解的一个危险因素[28]。在一项126只眼(105例)大样本量研究中,平均随访25个月(1~66个月),感染性角膜炎的发生率为7.9%[28]。在培养阳性的眼中50%为真菌,包括3例念珠菌属、1例镰刀菌和1例缩缩指孢霉菌。另一项110只眼(105例)共125次人工角膜手术的研究,感染性角膜炎发生率为13.6%[29]。培养阳性结果中40%为真菌感染,包括4例近平滑假丝酵母菌和1例支顶孢属菌。

感染性角膜炎的危险因素包括:瘢痕性结膜炎(SJS、MMP或化学烧伤)和有持续性角膜上皮缺损病史者[28]。佩戴接触镜和使用万古霉素统计学上不是显著的危险因素,但另外一项研究发现长期使用万古霉素可增加真菌性角膜炎和感染性角膜炎[29]。

患者可能表现眼不适、疼痛和/或视力下降,也可能没有症状。感染性角膜炎最常见的临床表现是人工角膜接近镜柱处的前盘边缘下方混浊(图153.2和图153.3)。这种表现无法区分其浸润是细菌还是真菌感染。在人工角膜或软性角膜接触镜上的大理石样沉积物提示可能为真菌感染。刮片培养非常重

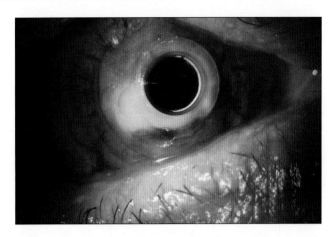

图153.2　黏膜类天疱疮患者发生的细菌性角膜炎和角膜溶解。注意8点钟角膜浸润及其表面的上皮缺损,12~7点钟角膜基质变薄,在6点钟可见到虹膜

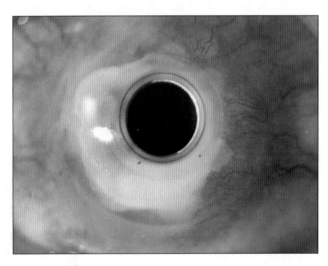

图153.3　真菌性角膜炎和角膜溶解。注意Boston Ⅰ型人工角膜光学部周围的大片浸润。在鼻下方5点钟可见后盘的边缘,后盘前面的角膜已经溶解

要。在等待染色和培养结果同时,应给予抗菌剂和抗真菌剂的加强治疗,即使培养为阴性或没做培养,也要继续上述治疗,直到浸润吸收和上皮愈合。感染性角膜炎处理后,需要持续的密切随访,因为这些眼有较高的角膜溶解风险。

必须向患者强调终生局部使用抗微生物药物和经常随访(每3个月)的重要性。如果在佩戴的软性角膜接触镜上有沉积物,就应该更换。至于随访的区域性、费用和细菌耐药等问题,麻省眼耳医院推荐下列三种选择方案,每日1次:

1. 多黏菌素B/甲氧苄啶。

2. 含万古霉素(14mg/ml)的四代氟喹诺酮和0.05%的苯扎氯铵。

12

3. 含氯霉素的四代氟奎诺酮。

患有自体免疫性疾病（如 SJS、MMP）和化学烧伤的患者或独眼者，应选用上述三种方案（方案 1 额外加万古霉素）每日 1~2 次。有些医生让患者每日 2 次，以保证滴眼液至少每日 1 次。如果没药的时候，短期内可使用 1% 聚维酮碘每日 2~4 次。在特殊的疾病流行区域或高危的患者（如有真菌性角膜炎或持续性角膜上皮缺损病史），应该每间隔 3 个月用 0.15% 二性霉素 B 或 5% 那他霉素，2 次 / 日，持续 1 周。

角膜溶解

角膜溶解或无菌性角膜溶解是人工角膜的重要并发症，因为可导致严重后果，如眼内炎、房水渗漏、低眼压、脉络膜或视网膜脱离、脉络膜出血和人工角膜排出[30]。对眼结构的损害可导致永久性视力丧失或眼球丧失。不同的研究报道，无菌性角膜溶解发生率为 0~18%[30]。随着随访期增加，溶解的风险增加。在发病率上可能有两个高峰，在植入术后 1 年内的早期溶解和数年后的晚期溶解[30]。自体免疫性疾病如 SJS，中毒性表皮坏死综合征和 MMP，特别容易发生角膜溶解、渗漏和人工角膜排出[4,31]。裂隙灯检查时，角膜溶解最易出现在靠近人工角膜镜柱的上皮缺损区或前盘的边缘（图 153.2 和图 153.3）。基质变薄区的进展很迅速，并向周围扩展，最终导致后盘暴露或整个排出。

角膜溶解的危险因素包括人工角膜的角膜组织由于厚的 RPM 营养供应差，特别是发生后盘后的膜[32]。慢性眼表炎症可引起较高水平的基质金属蛋白酶表达，而诊断为 SJS、MMP 和化学烧伤的眼，需要修补的可能要大得多，术后保持 0.1 或更好视力的可能性更

小[4,31]。在急性感染性角膜炎或在感染控制后的无菌状态下，进行性角膜溶解的危险高达 50%[28]。其他危险因素还有持续性上皮缺损（图 153.4）和不耐受角膜绷带接触镜[31]。

如果无房水渗漏，可保守治疗。佩戴合适的绷带接触镜和外侧睑裂缝合以改善眼表的湿润度。减少局部激素使用，局部或口服金属蛋白酶抑制剂，如多西环素或甲羟孕酮，以及因福利美（infliximab）静脉给药[31]。局限的溶解可用氰基丙烯酸组织胶处理，角膜溶解的手术处理包括半月形羊膜移植、联合或不联合颊黏膜移植的板层角膜移植、去除人工角膜并行临时穿透性角膜移植、更换人工角膜或在保持人工角膜不动的情况下更换角膜载体[31,33-35]。小的渗漏创口可通过缝合关闭。今后胶原交联可能成为增加角膜坚固性，减少角膜组织酶溶解的可能方法[36]。钛后盘人工角膜应用的增加，可能使 RPM 和后盘后膜相关的角膜溶解发生减少[10]。对于自体免疫性疾病（SJS 和 MMP 和化学烧伤），控制慢性眼表炎症和基质金属蛋白酶的过度表达仍然是最大的挑战，这些疾病的角膜溶解风险也最大，不是人工角膜的理想对象。

人工角膜脱出或丢失

人工角膜的解剖性在位与否是病例报道的常用主要指标。不同随访时间在位率为 80%~100%（表 153.1）[37-41]。300 例 300 只眼的多中心多因素分析表明，人工角膜丢失有 3 个独立的危险因素：自体免疫性疾病、眼表暴露（需要同时行睑裂缝合）和以往穿透性角膜移植失败次数[37]。人工角膜丢失的原因包括致密 RPM、眼内炎、真菌感染和角膜溶解[37]（图 153.5）。其他因素如青光眼、感染性角膜炎、玻璃体积

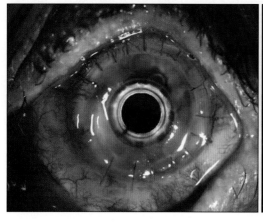
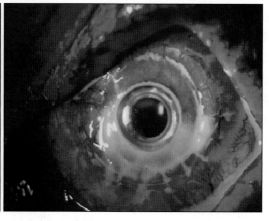

图 153.4　持续性上皮缺损对感染性角膜炎和角膜溶解具有较大的风险。注意在 8 点钟临近光学部和角膜交界处上皮缺损，荧光素染色 4~8:30 钟点位角膜着色

12

表 153.1　选取的一些 Boston I 型人工角膜的在位率

作者，发表年份	眼数	随访时间（平均月数）	在位率（最后随访时）
Chew 等：2009[24]	36	16	100%
Dunlap 等：2010[38]	126	6	98%
Greiner：2011[14]	40	33.6	80%
Shihadeh 等：2012[39]	20	18.1	80%
Aldave 等：国际 2012[40]	113	14.2	81%
Aldave 等：USA 2012[40]	110	24.1	80%
Ciolino 等：2013[37]	300	17.1	93%
De la Paz 等：2014[41]	67	26	81%

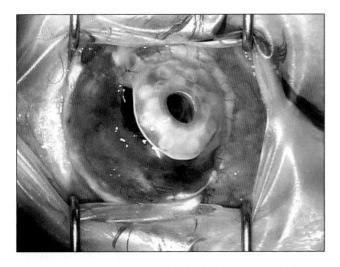

图 153.5　Stevens-Johnson 综合征患者。Boston Ⅰ型人工角膜排出，其周围角膜和巩膜溶解，脉络膜暴露。注意有厚重的后盘后膜和轻度的人工角膜后膜

血、无菌性玻璃体炎、脉络膜脱离、黄斑囊样水肿和视网膜血管闭塞和视网膜前膜，他们可能并不直接引起人工角膜排出，但对患者的最终结果有显著影响。这些在本章已进行过讨论。已积累的人工角膜经验，证明其适应证的拓展，但术后处理仍有许多困难没能解决，特别是严重眼表疾病如 SJS、MMP 和化学烧伤的患者。远期因青光眼而视力丧失也是一个挑战。处理这些复杂的患者需要多个眼科亚专科参与的团队。而这些角膜盲患者除人工角膜外没有其他的选择。

（黄一飞　译）

参考文献

1. Traish AS, Chodosh J. Expanding application of the Boston type I keratoprosthesis due to advances in design and improved post-operative therapeutic strategies. *Semin Ophthalmol* 2010;**25**:239–43.
2. Harissi-Dagher M, Beyer J, Dohlman CH. The role of soft contact lenses as an adjunct to the Boston Keratoprosthesis. *Int Ophthalmol Clin* 2008;**48**:43–51.
3. Colby KA, Koo EB. Expanding indications for the Boston Keratoprosthesis. *Curr Opin Ophthalmol* 2011;**22**:267–73.
4. Yaghouti F, Nouri M, Abad JC, et al. Keratoprosthesis: preoperative prognostic categories. *Cornea* 2001;**20**:19–23.
5. Ciralsky J, Papaliodis GN, Foster CS, et al. Keratoprosthesis in autoimmune disease. *Ocul Immunol Inflamm* 2010;**18**:275–80.
6. Stacy RC, Jakobiec FA, Michaud NA, et al. Characterization of retrokeratoprosthetic membranes in the Boston type 1 keratoprosthesis. *Arch Ophthalmol* 2011;**129**:310–16.
7. Rudnisky CJ, Belin MW, Todani A, et al. Risk factors for the development of retroprosthetic membranes with Boston Keratoprosthesis Type 1 Multicenter Study Results. *Ophthalmology* 2012;**119**:951–5.
8. Magalhães FP, Sousa LB, Oliveira LA. Boston type I keratoprosthesis: Review. *Arq Bras Oftalmol* 2012;**75**:218–22.
9. Patel AP, Wu EI, Ritterband DC, et al. Boston type 1 keratoprosthesis: the New York Eye and Ear experience. *Eye (Lond)* 2012;**26**:418–25.
10. Todani A, Ciolino JB, Ament JD, et al. Titanium back plate for a PMMA keratoprosthesis: clinical outcomes. *Graefes Arch Clin Exp Ophthalmol* 2011;**249**:1515–18.
11. Cruzat A, Shukla A, Dohlman CH, et al. Wound anatomy after type 1 Boston KPro using oversized back plates. *Cornea* 2013;**32**:1531–6.
12. Kiang L, Sippel KC, Starr CE, et al. Vitreoretinal surgery in the setting of permanent keratoprosthesis. *Arch Ophthalmol* 2012;**130**:487–92.
13. Banitt M. Evaluation and management of glaucoma after keratoprosthesis. *Curr Opin Ophthalmol* 2011;**22**:133–6.
14. Greiner MA, Li JY, Mannis MJ. Longer-term vision outcomes and complications with the Boston Type 1 keratoprosthesis at the University of California, Davis. *Ophthalmology* 2011;**118**:1543–50.
15. Kamyar R, Weizer JS, de Paula FH, et al. Glaucoma associated with Boston type I keratoprosthesis. *Cornea* 2012;**31**:134–9.
16. Kang JJ, Allemann N, Cruz JD, et al. Serial analysis of anterior chamber depth and angle status using anterior segment optical coherence tomography after Boston keratoprosthesis. *Cornea* 2013;**32**(10):1369–74.
17. Crnej A, Paschalis EI, Salvador-Culla B, et al. Glaucoma progression and role of glaucoma surgery in patients with Boston keratoprosthesis. *Cornea* 2014;**33**:349–54.
18. Li JY, Greiner MA, Brandt JD, et al. Long-term complications associated with glaucoma drainage devices and Boston keratoprosthesis. *Am J Ophthalmol* 2011;**152**:209–18.
19. Rivier D, Paula JS, Kim E, et al. Glaucoma and keratoprosthesis surgery: role of adjunctive cyclophotocoagulation. *J Glaucoma* 2009;**18**:321–4.
20. Robert MC, Pomerleau V, Harissi-Dagher M. Complications associated with Boston keratoprosthesis type 1 and glaucoma drainage devices. *Br J Ophthalmol* 2013;**97**:573–7.
21. Robert MC, Moussally K, Harissi-Dagher M. Review of endophthalmitis following Boston keratoprosthesis type 1. *Br J Ophthalmol* 2012;**96**:776–80.
22. Durand ML, Dohlman CH. Successful prevention of bacterial endophthalmitis in eyes with the Boston keratoprosthesis. *Cornea* 2009;**28**:896–901.
23. Chan CC, Holland EJ. Infectious endophthalmitis after Boston type 1 keratoprosthesis implantation. *Cornea* 2012;**31**:346–9.
24. Chew HF, Ayres BD, Hammersmith KM, et al. Boston keratoprosthesis outcomes and complications. *Cornea* 2009;**28**:989.
25. Nouri M, Terada H, Alfonso EC, et al. Endophthalmitis after keratoprosthesis: incidence, bacterial causes, and risk factors. *Arch Ophthalmol* 2001;**119**:484–9.
26. Modjtahedi BS, Eliott D. Vitreoretinal complications of the Boston Keratoprosthesis. *Semin Ophthalmol* 2014;**29**:338–48.
27. Goldman DR, Hubschman JP, Aldave AJ, et al. Postoperative posterior segment complications in eyes treated with the Boston type I keratoprosthesis. *Retina* 2013;**33**:532–41.
28. Chan CC, Holland EJ. Infectious keratitis after Boston type 1 keratoprosthesis implantation. *Cornea* 2012;**31**:1128–34.
29. Kim MJ, Yu F, Aldave AJ. Microbial keratitis after Boston type I keratoprosthesis implantation: incidence, organisms, risk factors, and outcomes. *Ophthalmology* 2013;**120**:2209–16.
30. Robert MC, Dohlman CH. A Review of corneal melting after Boston Keratoprosthesis. *Semin Ophthalmol* 2014;**29**:349–57.
31. Chan CC, Nordlund ML, Holland EJ. *Risk factors and surgical management of Boston type 1 Keratoprosthesis melts, leaks, and extrusions*. San Diego, CA: American Society of Cataract and Refractive Surgery Symposium and Congress; 2011.
32. Sivaraman KR, Hou JH, Allemann N, et al. Retroprosthetic membrane and risk of sterile keratolysis in patients with type I Boston Keratopros-

12

thesis. *Am J Ophthalmol* 2013;**155**:814–22.

33. Ziai S, Rootman DS, Slomovic AR, et al. Oral buccal mucous membrane allograft with a corneal lamellar graft for the repair of Boston type 1 keratoprosthesis stromal melts. *Cornea* 2013;**32**:1516–19.

34. Tay E, Utine CA, Akpek EK. Crescenteric amniotic membrane grafting in keratoprosthesis-associated corneal melt. *Arch Ophthalmol* 2010;**128**: 779–82.

35. Feng MT, Burkhart ZN, McKee Y, et al. A technique to rescue keratoprosthesis melts. *Cornea* 2013;**32**(10):1407–11.

36. Kanellopoulos AJ, Asimellis G. Long-term safety and efficacy of high-fluence collagen crosslinking of the vehicle cornea in Boston keratoprosthesis type 1. *Cornea* 2014;**33**:914–18.

37. Ciolino JB, Belin MW, Todani A, et al. Boston Keratoprosthesis Type 1 Study Group. *Ophthalmology* 2013;**120**:1195–200.

38. Dunlap K, Chak G, Aquavella JV, et al. Short-term visual outcomes of Boston type 1 keratoprosthesis implantation. *Ophthalmology* 2010;**117**: 687–92.

39. Shihadeh W, Mohidat H. Outcomes of the Boston Keratoprosthesis in Jordan. *Middle East Afr J Ophthalmol* 2012;**19**(1):97–100.

40. Aldave AJ, Sangwan VS, Basu S, et al. International results with the Boston type 1 keratoprosthesis. *Ophthalmology* 2012;**119**:1530–8.

41. De la Paz M, Stoiber J, de Rezende Couto Nascimento V, et al. Anatomical survival and visual prognosis of Boston type 1 keratoprosthesis in challenging cases. *Graefes Arch Clin Exp Ophthalmol* 2014;**252**:83–90.

12

第 154 章

Boston I 型人工角膜的效果

Jay C. Wang, Michael W. Belin, Joseph B. Ciolino

关键概念

- 对于既往接受穿透性角膜移植失败的患者，Boston I 型人工角膜植入术是一种有效的治疗方法，对于具有常规角膜移植高危因素的患者来说，已经逐步成为首选。
- 人工角膜植入术的视觉效果通常令人满意，而且大多数患者的视力都有显著改善。
- 基于恰当的术后护理，人工角膜的生存率非常出色，在植入术后 1~2 年内高达 85%~90%。
- 对于患有眼表疾病，如自身免疫性疾病（黏膜类天疱疮、Stevens-Johnson 综合征和干燥性角结膜炎）以及化学性烧伤的患者，术后并发症及植入失败率较高。
- 严密监测和积极治疗青光眼是维持术后视力的关键。

本章纲要

引言

1992 年，美国 FDA 批准 Boston 人工角膜（kerato-prosthesis，KPro）应用于既往穿透性角膜移植（penetrating keratoplasty，PK）失败的患者，作为 PK 的一种替代手术。如今它已经成为可行的治疗选择，广泛用于各种既往角膜移植失败的病例，包括化学和热烧伤、先天性无虹膜、大泡性角膜病变、感染性角膜炎、Fuchs 角膜内皮营养不良、圆锥角膜、Stevens-Johnson 综合征（SJS）、干燥性角结膜炎和黏膜类天疱疮（mucous membrane pemphigoid，MMP）等。

迄今，世界范围内 Boston 人工角膜植入术已经超过 8000 例。随着它的不断普及，尤其是在近十年，其移植效果越来越被深入和广泛的研究。本章将重点论述 Boston 人工角膜的临床疗效，包括视力、植入物生存和术后并发症等方面。

视力和植入物生存

总体上，Boston 人工角膜可以改善大多数患者的术后视力，这点已经非常明确。术前最佳矫正视力（best-corrected visual acuities，BCVA）随疾病的诊断不同而不同，但一般都非常差；大多数研究报道，80% 以上的患者术前 BCVA 低于 0.1[1-5]。患者 BCVA 在术后 6 个月至 1 年的短时间内一般都能获得显著改善。大多数研究报道，至少 40%（大部分研究为 43%[5]~89%[3]，多中心临床研究为 56%[1]）的患者术后 BCVA 达到 0.1 以上[1-5]。后续的多中心队列研究结果显示，术后获得 0.1 以上的最佳矫正视力（BCVA）可平均维持 47.8 个月[5]。

在新近的一项长期随访研究中，有一半的患者 BCVA 达到 0.1 以上，并能维持该视力水平长达 7 年[4]。在术后视力早期改善后，进展性青光眼和年龄相关性黄斑变性一般是视力恶化的主要原因。部分患者由于术后并发症导致视力丧失，如视网膜脱离、感染、角膜溶解和植入物脱出。

根据随访时间的不同,大多数研究报道植入物生存率为80%[3]~95%[1](最初的多中心研究为95%[1])。在随后的300只眼多中心研究中,1年和3年的生存率分别为95%和94%[7]。一项长期研究中,植入物7年的生存率约为67%[4]。失败的最常见原因为角膜溶解导致植入物脱出。其他原因包括感染性角膜炎、眼内炎和严重的人工角膜后膜(retroprosthetic membranes,RPM)。据报道,严重眼表疾病的存在,是植入术失败的显著危险因素[2,3,7],如自身免疫性疾病,包括Stevens-Johnson综合征、中毒性表皮坏死松解症(toxic epidermal necrolysis syndrome,TEN)、干燥性角结膜炎、MMP以及化学烧伤。其他危险因素包括既往角膜移植失败的次数和睑球粘连,后者的风险不在其本身,而在于进行性的睑球粘连是发生暴露相关并发症的高风险因素。

MMP患者在植入Boston I型人工角膜后视力预后很差。事实上,在这项研究中,尽管术后早期视力有所提高,但最终随访结果显示所有患者视力都低于0.1,植入物生存率也低于37.5%。如上所述,多项研究都显示自身免疫性疾病如Stevens-Johnson综合征、MMP和严重的干燥性角结膜炎,与人工角膜植入术后预后较差相关,包括人工角膜的脱失,这可能与炎症和组织损伤的持续进展有关。

术后并发症

术后常见并发症包括人工角膜后膜形成、原有青光眼的进展、新发生的青光眼、视网膜脱离、无菌性玻璃体炎、脉络膜脱离、黄斑囊性水肿和玻璃体出血。其他虽然不常见,但可能具有破坏性的并发症包括感染性角膜炎、眼内炎、角膜溶解和植入物脱出。

人工角膜后膜

人工角膜后膜(retroprosthesis membrane,RPM)的形成是人工角膜植入术后最常见的并发症,各报道的发病率为14%[9]~65%[10],多数研究报道在50%左右[3-5]。术后RPM形成的平均时间为3~7个月,但在时间上也存在较大差异[11]。RPM形成的显著危险因素包括感染性角膜炎和先天性无虹膜症[11]。前房内注射糖皮质激素可延缓RPM的形成,但不能显著降低其发生率。RPM形成的病因尚不清楚,但推测是对外源性人工角膜材料、潜在的炎症或供体角膜产生的纤维增生反应。使用钛质后盘代替聚甲基丙烯酸

甲酯后盘可显著降低RPM的发生率。

幸运的是,并不是所有发生RPM的患者都需要干预。有些患者的视力并没受到显著影响。Nd:YAG激光切除人工角膜后膜可有效恢复视力。然而对于一些致密或复发性RPM且难于用Nd:YAG激光切开的病例,就可能需要手术切除。在一些极特殊和罕见情况下,RPM持续并且严重的时候,可以更换人工角膜。

青光眼

原有青光眼的进展和新产生的青光眼是人工角膜术后主要关注的问题。首先,根据不同的研究,人工角膜植入术患者其术前存在青光眼的比例估计在32%[9]~76%[13]。术前存在青光眼且比率很高并不奇怪,这与这些患者多为热化学烧伤、先天性无虹膜和做过穿透角膜移植有关。术后新发青光眼的发生率随时间而增加;一项研究显示,在移植术后4年,发病率为25%[14];而另一项研究显示,术后7年发病率为21.6%,并需要手术[14]。遗憾的是,青光眼的进展是术后视力早期改善后再次恶化的主要原因之一。许多研究报道了青光眼的形成和发展,其中有27%的患者诊断为新发的青光眼,22.5%的患者为进展性青光眼,54%的眼在1年后没能保持住0.1或以上的视力[3]。年轻患者行人工角膜植入术时,青光眼是主要的考虑因素之一。

以下几个因素使得人工角膜植入术后青光眼的处理和监测富于挑战。首先,由于术前角膜混浊造成视杯监测和视野评估困难;术后偶尔由于致密RPM形成和玻璃体混浊,也会如此。此外测量眼压(introcular pressure,IOP)的标准方法用于KPro患者并不准确。因此植入术后眼压检测往往靠指测,这带有主观性,不是最优的测量眼压的方法。一些因素推测可能是导致移植术后青光眼更为恶化的原因;如虹膜周边前粘连、人工角膜本身和炎性碎片,可能导致前房角进一步变窄。

由于青光眼潜在的快速进展,这需要始终积极治疗和密切监测。青光眼引流装置(glaucoma drainage devices,GDD)可与人工角膜同期植入,对降低眼压有效。对于术前就存在青光眼,或者术后存在青光眼高风险因素的患者,在人工角膜植入术前或术后应该植入GDD。此外应尽早积极行药物治疗。

感染性角膜炎

据报道,人工角膜植入术后,感染性角膜炎(细

菌性和真菌性)的发病率为 7.9%[15]~13.6%[16]。瘢痕性疾病包括 Stevens-Johnson 综合征、化学烧伤和 MMP,以及持续性上皮缺损都可能成为危险因素。万古霉素、局部糖皮质激素和角膜接触镜的应用,并未被证明是感染性角膜炎的危险因素[15,16]。真菌性角膜炎和细菌性角膜炎的发病率相似,及时给予抗真菌或抗生素治疗大约有一半患者会治愈;其余可能需要更换新的人工角膜。由于真菌性角膜炎的发病率较为显著,对有瘢痕性疾病、持续性角膜上皮缺损或生活在易发生真菌感染气候下的患者,要考虑预防性抗真菌治疗。及时发现和治疗感染性角膜炎非常重要,如不及时治疗很可能会发展为眼内炎。

眼内炎

眼内炎是人工角膜植入术术后具有毁灭性的并发症,严重情况下可能需要更换人工角膜。根据研究的随访时间不同,眼内炎的发生率估计为 0[1]~13%[3]。一份世界范围内的全面综述显示,眼内炎的发病率在 1990~2000 年约为 12%,2000~2010 年约为 3%;这可能反映出了经验的积累和术后预防性抗生素治疗方案的改进[17]。尤其是因观察到 60% 的眼内炎都是由革兰氏阳性菌引起,局部应用万古霉素已成为标准的术后预防眼内炎的方案[18],也强力推荐术后预防用抗生素要覆盖革兰氏阴性菌;标准预防方案包括局部应用万古霉素和氟喹诺酮类药物。过去 10 年中,出现了真菌性眼内炎的病例,抗真菌药物可用于存在自身免疫性疾病或之前有真菌感染的患者。

当怀疑眼内炎时,有必要获取玻璃体样本作细菌培养,并且玻璃体内针对性注药。然而视力的预后一般较差。眼内炎的危险因素包括瘢痕性疾病、术后感染性角膜炎、青光眼引流装置蚀出暴露、未正规预防性使用抗生素[18]。实际上,对患者强调眼卫生和终身正规用药非常重要。

无菌性玻璃体炎

据报道,人工角膜患者无菌性玻璃体炎的发生率在 0[3]~14.5%[19]之间。无菌性玻璃体炎的病因不明,但可能与人工角膜介导的免疫反应相关。其临床表现与眼内炎相似,但细菌培养结果为阴性,视力预后较好。然而由于眼内炎的临床后果非常严重,疑似无菌性玻璃体炎的病例,在确诊之前应首先按感染性眼内炎的治疗方案处置。

视网膜脱离

视网膜脱离的发生率为 0[3]~16.9%[19]。视网膜脱离可能为孔源性、渗出性或牵拉性的。一项研究显示发生视网膜脱离的平均时间为术后 11.8 个月[19]。人工角膜术后 RMP 形成的患者在接受 Nd:YAG 激光治疗后视网膜脱离的发生率更高。患者视力障碍的程度与视网膜脱离的范围和严重性相关。玻璃体切除常用于视网膜脱离的修复。由于硅油的充填周期比气体长,所以更倾向于使用硅油,用于视力恢复非常困难的病例,更常用于人工角膜眼。

角膜溶解

角膜溶解是指角膜基质的无菌性坏死,这是最严重的并发症之一,也是人工角膜手术失败的最常见原因[7]。角膜溶解的发生率在 2%[1]~19.5%[4]之间,并随时间而升高。角膜溶解的病因尚不完全清楚,但可能与基质金属蛋白酶的过度激活有关[20]。已确认的危险因素包括角膜上皮持续性缺损、致密的 RPM 影响了营养物资的弥散、自身免疫性疾病和感染性角膜炎。对于程度较轻的病例,可以采用高透氧的角膜绷带镜和局部应用基质金属蛋白酶抑制剂,如四环素、甲羟孕酮等。然而严重的病例需要板层角膜移植来修补或更换人工角膜。

总结

在过去的 20 年里,对于需要角膜移植的各种眼病患者,Boston 人工角膜已经越来越成为充满希望的治疗选择。在接受 Boston 人工角膜植入术后,多数患者视力明显改善。然而,为可能获得最好的长期疗效,对人工角膜植患者的密切随访、熟悉常见和危害视力的术后并发症至关重要。

(高明宏 译)

12

参考文献

1. Zerbe BL, Belin MW, Ciolino JB. Results from the multicenter Boston Type 1 Keratoprosthesis Study. *Ophthalmology* 2006;**113**(10):1779.e1–7.
2. Aldave AJ, Sangwan VS, Basu S, et al. International results with the Boston type 1 keratoprosthesis. *Ophthalmology* 2012;**119**(8):1530–8.
3. Greiner MA, Li JY, Mannis MJ. Longer-term vision outcomes and complications with the Boston type 1 keratoprosthesis at the University of California, Davis. *Ophthalmology* 2011;**118**(8):1543–50.
4. Srikumaran D, Munoz B, Aldave AJ, et al. Long-term outcomes of Boston type 1 keratoprosthesis implantation: A retrospective multicenter cohort. *Ophthalmology* 2014;**121**(11):2159–64.
5. Patel AP, Wu EI, Ritterband DC, et al. Boston type 1 keratoprosthesis: the

New York Eye and Ear experience. *Eye (Lond)* 2012;**26**(3):418–25.

6. Rudinsky CJ, Belin MW, Guo R, et al. Visual acuity outcomes of the Boston keratoprosthesis type 1: Multicenter study results. *Am Acad Ophthalmol* 2016;**162**:89–98.e1.

7. Ciolino JB, Belin MW, Todani A, et al. Retention of the Boston keratoprosthesis type 1: multicenter study results. *Ophthalmology* 2013;**120**(6):1195–200.

8. Palioura S, Kim B, Dohlman CH, et al. The Boston keratoprosthesis type 1 in mucous membrane pemphigoid. *Cornea* 2013;**32**(7):956–61.

9. Dunlap K, Chak G, Aquavella JV, et al. Short-term visual outcomes of Boston type 1 keratoprosthesis implantation. *Ophthalmology* 2010;**117**(4):687–92.

10. Chew HF, Ayres BD, Hammersmith KM, et al. Boston keratoprosthesis outcomes and complications. *Cornea* 2009;**28**(9):989–96.

11. Rudinsky CJ, Belin MW, Todani A, et al. Risk factors for the development of retroprosthetic membranes with Boston keratoprosthesis type 1: multicenter study results. *Ophthalmology* 2012;**119**(5):951–5.

12. Todani A, Ciolino JB, Ament JD, et al. Titanium back plate for a PMMA keratoprosthesis: clinical outcomes. *Graefes Arch Clin Exp Ophthalmol* 2011;**249**(10):1515–18.

13. Aldave AJ, Kamal KM, Vo RC, et al. The Boston type 1 keratoprosthesis: improving outcomes and expanding indications. *Ophthalmology* 2009;**116**(4):640–51.

14. Crnej A, Paschalis EI, Salvador-Culla B, et al. Glaucoma progression and role of glaucoma surgery in patients with Boston keratoprosthesis. *Cornea* 2014;**33**(4):349–54.

15. Chan CC, Holland EJ. Infectious keratitis after Boston type 1 keratoprosthesis implantation. *Cornea* 2012;**31**(10):1128–34.

16. Kim MJ, Yu F, Aldave AJ. Microbial keratitis after Boston type 1 keratoprosthesis implantation: incidence, organisms, risk factors, and outcomes. *Ophthalmology* 2013;**120**(11):2209–16.

17. Behlau I, Martin KV, Martin JN, et al. Infectious endophthalmitis in Boston keratoprosthesis: incidence and prevention. *Acta Ophthalmol* 2014;**92**(7):e546–55.

18. Robert M-C, Moussally K, Harissi-Dagher M. Review of endophthalmitis following Boston keratoprosthesis type 1. *Br J Ophthalmol* 2012;**96**(6):776–80.

19. Goldman DR, Hubschman J-P, Aldave AJ, et al. Postoperative posterior segment complications in eyes treated with the Boston type 1 keratoprosthesis. *Retina* 2013;**33**(3):532–41.

20. Robert M-C, Dohlman CH. A review of corneal melting after Boston keratoprosthesis. *Semin Ophthalmol* 2014;**29**(5-6):349–57.

12

第 155 章

Boston Ⅱ 型人工角膜的手术方法、并发症与效果

Duna Raoof, James Chodosh

关键概念

- Boston Ⅱ型人工角膜植入术对于经过严格筛选的、具有排斥反应高风险因素的患者来说,能够获得长久的视力改善,然而,这些结果的获得也与术后并发症显著相关,并且术后需要终身护理。
- Boston Ⅱ型人工角膜用于治疗严重的自身免疫性眼表疾病,如 Stevens-Johnson 综合征 / 中毒性表皮坏死松解症、黏膜类天疱疮、终末期干燥性角结膜炎和严重的化学烧伤。
- Boston Ⅱ型人工角膜植入术的术前治疗方案包括:与患者进行充分的沟通,如术后外观、频繁的随访、眼部的终身用药、可能的免疫治疗干预,以及青光眼引流装置植入和玻璃体切除手术等同步进行的手术计划。
- 充分的眼睑和眼表准备包括去除所有黏膜性上皮和眼睑前缘,这对维持人工角膜长期稳定非常重要。
- Boston Ⅱ型人工角膜植入术后常见并发症包括青光眼、人工角膜后膜形成和人工角膜镜柱周围皮肤退缩。

本章纲要

背景和设计

手术计划

手术方法

术后护理

结果和并发症

总结

背景和设计

Boston Ⅰ型人工角膜是最常用的人工角膜,全球应用超过 10 000 例。Boston Ⅱ型人工角膜是在Ⅰ型基础上的改进,适用于眼睑闭锁的患者;虽然很少应用(大约 100 例),但其自身具有独特的适应证。Ⅱ型

Boston 人工角膜用于治疗严重的自身免疫性眼表疾病,如 Stevens-Johnson 综合征 / 中毒性表皮坏死松解症、黏膜性类天疱疮、终末期干燥性角结膜炎和严重的化学烧伤后[1]。Boston Ⅱ型人工角膜通常应用于泪液严重缺乏的眼表干燥和角化、睑球粘连、眼睑闭锁眼睑正常功能丧失的患者。Boston Ⅱ型人工角膜在设计上除了其镜柱的前部有所伸长,使镜柱能穿过经手术处理的闭合眼睑外,基本与Ⅰ型相同(图 155.1A 和 B)。

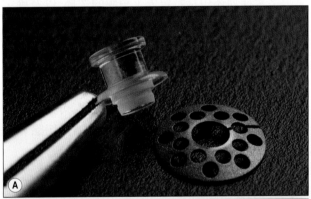

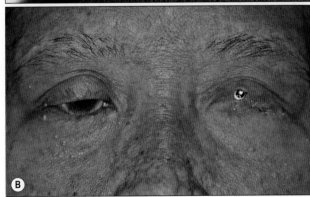

图 155.1 Boston Ⅱ型人工角膜照片。(A)Ⅱ型装置和Ⅰ型类似,但其前部有所加长,这样可在植入Ⅱ型人工角膜时容许眼睑融合。(B) Stevens-Johnson 综合征角膜盲患者左眼行 Boston Ⅱ型人工角膜植入术后数年

手术计划

Ⅱ型人工角膜植入术前要对手术的风险和受益进行详细的讨论,这一点非常重要。患者必须了解植入术后他们需要终身持续的治疗,包括日常应用抗生素和在有资质的角膜病专家指导下进行终生随访。与 Boston Ⅰ型人工角膜类似,长期随访对加强患者接受药物治疗的依从性、早期发现和治疗潜在的感染以及对新出现的青光眼或原有青光眼的恶化做出及时诊断都十分必要;因为这些并发症均可导致术后视力的下降甚至失明。患者也应明白Ⅱ型人工角膜术后,他们的外观将发生巨大的改变。改善术后外观的方法很有限,只能使用有色眼镜。所以在术前必须充分劝告患者,确保患者愿意接受术后的新外观。

在部分患者中,术前的药物治疗非常重要。对于下列炎症性和自身免疫性疾病,如 SJS/TEN 和 MMP 的患者,要获得最好的治疗结果,术前就必须使眼表炎症最小化。这可能需要使用像麦考酚酸酯这样的全身免疫抑制剂。当患者需要长期使用免疫抑制剂时,需要和免疫学专家和风湿病专家协作治疗。

手术计划还包括特定人工角膜的选择,以及确定同期辅助治疗方法。对于有晶状体和无晶状体眼患者,或医生拟取出的人工晶状体眼病例,要根据眼轴长度选择人工角膜的屈光度数。对于有晶状体的患者,晶状体必须在行人工角膜手术时摘除。如果为人工晶状体眼并且术者想保留人工晶状体,可选用人工晶状体型人工角膜。其他手术包括玻璃体切除和青光眼阀植入,可与人工角膜植入术同时进行。

手术方法

鉴于手术时间较长和眼周组织切除范围较大,采用全身麻醉是必要的。与 Boston Ⅰ型人工角膜相比,Ⅱ型的植入手术更加复杂,需要多个步骤(视频155.1):

1. 眼睑和眼表的准备,包括去除所有黏膜上皮和前部睑缘。

2. 将 Boston Ⅱ型人工角膜安装到供体角膜。

3. 人工角膜复合体植入。

4. 完成眼睑的融合,并为人工角膜制作出眼睑开口。

眼睑和眼表准备

首先,去除所有眼表上皮,以免眼睑融合后形成上皮性囊肿。在这个操作过程中,要分离睑球粘连,锐性去除结膜的黏膜上皮。需要注意的是,必须切除所有的球结膜、穹隆结膜和睑结膜。应用1%利多卡因和肾上腺素在睑缘上下做浸润麻醉,切除眼睑的前部睑缘,同时仔细切除前部睑缘的睫毛毛囊,以免眼睑融合后睫毛向内生长。

BostonⅡ型人工角膜的安装

无菌区准备好后,要在进行下步操作前,将人工角膜的所有相关部件准备就绪,包括 PMMA 前盘和镜柱、8.5mm 直径的钛质后盘以及安装工具。供体角膜需要两次钻切:以 3mm 的皮肤活检器(制造商将其与人工角膜一起包装)在供体角膜中央打孔;再用所需直径的常规环钻制作完成植片。先钻切哪部分取决于术者的个人习惯。供体角膜直径应比患者角膜植孔大 0.5mm,并且植片直径至少为 8mm。

人工角膜的安装过程中,首先将光学部固定,前盘面朝下。这可以用制造商提供的双面胶实现,既稳定了人工角膜,又使人工角膜安装变得更容易。然后把植片(内皮面朝上)的 3mm 内孔对准套入人工角膜的镜柱部分,用专用的工具将植片压至前盘,使植片的上皮面与前盘贴紧。接着,将后盘凹面朝上,套入到镜柱上,再用专用的安装工具将后盘向下压紧,固定到植片上。最后,应用专用工具,轻轻向下用力,类似"点击"方法将后盘锁环压到位,这时能听到"咔"的一声。在植入手术前,在手术显微镜下仔细检查各部件是否完成正确安装。安装好的人工角膜放置在角膜保存液中,并保存在无菌容器中备用,需要时打开。

人工角膜植入

人工角膜安装完成后,选择直径大小适宜的环钻,在患者角膜上进行打印标记,刮除标记区以外的周边角膜和角膜缘上皮。然后在患者角膜上用环钻制作植床,方法同常规穿透性角膜移植手术,切下的患者角膜送病理检查。如果术眼既往没有接受过内眼手术,透明晶状体需要摘除。为降低术后青光眼和视网膜脱离的风险,切除全部虹膜、摘除晶状体囊膜、经平坦部玻璃体切除和经平坦部植入 Ahmed 阀,对于 BostonⅡ型人工角膜植入术的患者是有益处的。这些附加的手术往往需要玻璃体视网膜医生和青光眼医生一起参与。备好的人工角膜通常用 9-0 的尼龙线间断缝合固定 12 针,或以 10-0 的尼龙线间断缝合固定 16 针,线结旋转到周边,但不必埋线。

睑裂缝合

人工角膜植入术后，建议球旁注射抗生素及糖皮质激素；并沿着人工角膜光学部的前部加长部分周围，手术缝合眼睑。在人工角膜镜柱的两侧（内侧和外侧），预置 6-0 可吸收线间断缝线 2 针或 3 针，每针都要穿过部分厚度的睑板组织。上下眼睑拉拢至人工角膜镜柱旁，应小心地将睑缘进行褥式缝合，并加上保护性皮肤枕垫，其余部分以 8-0 尼龙线进行缝合。最后用 Vannas 剪在上眼睑上制作缺口，使人工角膜镜柱前端凸出来。此缺口位置的设计，要保证人工角膜和睑裂能在第一眼位时正好平行对齐，这点很重要。在患者全麻苏醒前，行球后麻醉可减少患者术后的不适。在睑裂缝合区涂抗生素眼膏，加柔软的眼垫和眼罩。

术后护理

术后用药方案同 Boston Ⅰ 型人工角膜植入术。术后第 1 天，1% 醋酸泼尼松龙和氟喹诺酮眼液滴眼，每日 4 次。在术后头 1~2 周内，应用含有苯扎氯铵防腐剂的 14mg/ml 万古霉素眼液，每日 4~6 次。数周后，氟喹诺酮和万古霉素眼液递减至每天 2 次，之后根据情况决定是否继续用药，目的是减少人工角膜镜柱周围眼睑皮肤的微生物感染。术后 2 周时拆除眼睑皮肤缝线和保护性枕垫，在此之前，要在睑缘处使用糖皮质激素和抗生物眼膏。如果发生眼压增高，口服乙酰唑胺或醋甲唑胺。眼睑皮肤通常在术后 2~3 周完全愈合，这时滴眼液就不能渗透到眼内，因此 Boston Ⅱ 型人工角膜植入术后发生高眼压时，滴用抗青光眼药物无效。

结果和并发症

在马萨诸塞州眼耳医院一项回顾性研究中，Pujari 等[2] 对 2000 年至 2009 年接受 Boston Ⅱ 型人工角膜的 26 例（29 只眼）资料进行了分析。术前疾病包括：MMP（15 只眼，51.79%）、SJS/TEN（12 只眼，41.4%）和其他眼表疾病（6.9%），后者包括 1 例化学烧伤和 1 例淋巴瘤治疗后并发严重辐射病。其中，7 例（26.9%）MMP 和 3 例（11.5%）SJS/TEN 患者在人工角膜手术时，应用了免疫抑制疗法。几乎所有病例（96.6%）的 Boston Ⅱ 型人工角膜植入术前视力为 ≤0.1。术后随访 1 年以上的结果（n=21）有 12 只眼（57.1%）。术后随访达 5 年以上的 13 只眼，其中 6 只眼（46.2%）在最后一次随访检查中，视力 ≥0.1。视力没有提高到 0.1 甚至失明的病例，与绝对期青光眼、术前存在视网膜脱离或年龄相关性黄斑变性有关。

Sayegh 等[3] 一项更早的研究，对马萨诸塞州眼耳医院行人工角膜手术的 15 例 SJS 患者（16 只眼）资料进行了回顾性分析。10 只眼接受了 Boston Ⅱ 型人工角膜；12 只眼（70%）术后视力 ≥0.1；其中 8 只眼（50%）获得了 0.5 以上的较佳视力。术后视力保持在 ≥0.1 的平均时间为 2.5 ± 2.0 年。没有 1 例发生眼内炎。但其中 1 例由于术后即刻出现严重的无菌性炎症，而导致不可控的视网膜脱离。

Boston Ⅱ 型人工角膜的早期眼睑融合技术中，涉及睑板切除（C.H.Dohlman 的个人经验）。Sayegh 所做的 10 只眼 Boston Ⅱ 型人工角膜植入术中，4 只眼（40%）发生了镜柱周围的皮肤退缩。首次报道的术后皮肤退缩时间，平均为 18.6 ± 10.0 月（10~33 月）。这种情况的处理方法是在皮肤退缩处进行皮肤整复和创口缝合。其中 2 只眼做了 2 次皮肤整复，1 只眼进行了 3 次。尽管接受了 2 次皮肤整复，仍不能阻止最后一只眼的皮肤退缩，随后只能更换 Ⅱ 型人工角膜，以防止再复发。

在眼睑融合手术中，如果不切除睑板，人工角膜镜柱周围皮肤退缩这一并发症并不常见。出现 Boston Ⅱ 型人工角膜镜柱周围皮肤退缩时，如果不进行修复，表皮松解脱落和感染机会增加，并导致镜柱脱出和植片穿孔。这种情况的矫正可能需要多种的皮肤整复方法来完成，如移行皮瓣技术，甚至采用游离皮瓣技术。必须更换人工角膜的情况很少。在一个病例报告中，骨膜瓣被应用于 2 例皮肤退缩的患者，成功地修复了镜柱周围的组织。另有报道，在 1 例 Boston Ⅱ 型人工角膜术后球周眼睑中，出现了由于泪道的囊性扩张而形成的泪道囊肿，并持续分泌液体[5]。通过切开引流的方法无效，最终完整切除了囊肿。

其他 Boston Ⅱ 型人工角膜的非特异性并发症，包括人工角膜后膜形成。在 Sayegh 等研究中，9 只眼（56%）发生了 RPM，所有病例均通过 Nd:YAG 激光得到成功治疗。青光眼是另一个重要并发症：4 只眼（25%）在术前做了青光眼阀手术，11 只眼（69%）在人工角膜植入的同时植入了青光眼阀。作者发现，术前即存在的青光眼，是最终视力丧失的显著危险因素，控制好青光眼对获得长期良好视力至关重要。值得注意的是，无法精确测量人工角膜眼的眼压，会使青光眼的疗效评估特别困难。此外,抗青光眼滴眼液对Boston I 型人工角膜有效。但对于 II 型人工角膜术后,口服降眼压药可能是治疗青光眼唯一有效的方法。

在一项评估 Boston II 型人工角膜成本效益的研究中,对 29 例接受该手术的患者进行了回顾性图表分析[6]。通过对 II 型人工角膜手术组和无进一步干预组的成本效益进行分析比较,确定了手术的平均成本效益。研究发现,此手术确实具有成本效益性:队列研究结果显示,5 年内平均视力获得显著改善,从手动提高至 0.05,并获得合适的成本效益比,为 63 196 美元 / 质量调整生命年。

总结

Boston II 型人工角膜选择性应用于高危患者人群,可以持久地改善患者视力。但对于伴有明显并发症者,术后需要终身治疗。在未来,随着人工角膜设计和材料的进一步改进,免疫调节治疗新方法的出现,以及术前术后治疗水平的提高,Boston II 型人工角膜的并发症将会逐渐降低。

（高明宏　译）

参考文献

1. Ciralsky J, Papaliodis GN, Foster CS, et al. Keratoprosthesis in autoimmune disease. *Ocul Immunol Inflamm* [Case Reports Research Support, Non-U.S. Gov't Review] 2010;**18**(4):275–80.
2. Pujari S, Siddique SS, Dohlman CH, et al. The Boston keratoprosthesis type 2: the Massachusetts Eye and Ear Infirmary experience. *Cornea* [Research Support, Non-US Gov't] 2011;**30**(12):1298–303.
3. Sayegh RR, Ang LP, Foster CS, et al. The Boston keratoprosthesis in Stevens–Johnson syndrome. *Am J Ophthalmol* [Research Support, Non-U.S. Gov't] 2008;**145**(3):438–44.
4. Nanavaty MA, Avisar I, Lake DB, et al. Management of skin retraction associated with Boston type 2 keratoprosthesis. *Eye (Lond)* [Case Reports Letter] 2012;**26**(10):1384–6.
5. Gonzalez-Saldivar G, Lee NG, Chodosh J, et al. Dacryops in the setting of a Boston type 2 keratoprosthesis. *Ophthal Plast Reconstr Surg* [Case Reports] 2014;**30**(3):e73–5.
6. Ament JD, Stryjewski TP, Pujari S, et al. Cost effectiveness of the type 2 Boston keratoprosthesis. *Eye (Lond)* 2011;**25**(3):342–9.

12

第156章

骨齿人工角膜

Jean S. M. Chai,adaonald T.H. Tan

关键概念

- 骨齿人工角膜(osteo-odonto-keratoprosthesis,OOKP)是一种应用于 Stevens-Johnson 综合征或化学损伤等严重终末期眼表和角膜疾病患者的人工角膜,这些眼病患者的眼表环境严重受损或极其干燥,使角膜或眼表移植手术最终不会成功。
- OOKP 植入手术包括把聚甲基丙烯酸甲酯光学镜柱镶嵌到自体牙齿中,再把全层口腔黏膜移植到眼表。
- 手术第一阶段是获取患者自体的一颗单根管牙齿,并在牙齿中间钻孔,用于安装圆形镜柱。手术将齿镜柱复合体埋在颧眶区的眼轮匝肌下睑袋,再用口腔黏膜替代去上皮化的眼表。
- 手术第二阶段是把齿镜柱复合体取出,将其在掀起的口腔黏膜下缝合到角膜上,然后在口腔黏膜上钻孔,以使镜柱显露。
- 青光眼是威胁视力的最常见的并发症,可能由于患眼的基础状况差、OOKP 手术前就存在青光眼或在术后青光眼进展。
- OOKP 的长期解剖存活率非常高,有报道 20 年的存活率达到 81%。
- OOKP 在技术上非常具有挑战性,需要亚专业的专家和多学科协作才能完成。尽管如此,它仍然是严重终末期眼表疾病患者视觉重建的一种具有持久生命力的治疗方法。

本章纲要

引言

终末期眼表疾病的手术治疗具有挑战性。尽管眼表重建和角膜缘干细胞移植已取得重大进展,但多数病例的结局和移植物长期存活仍然很差,尤其对于存在重度干眼的患者。其他合成人工角膜(例如 Boston 和 Alphacor)的应用局限性在于长期存活率很差,以及在严重干眼病例中存在视力损害相关的并发症,如人工角膜的脱出和眼内炎等[1,2]。迄今对于重度终末期眼表疾病的患者,OOKP 是唯一的一种有效治疗方法,显示出了良好的长期存活率和在位率[3]。

20 世纪 60 年代,Strampelli 最早提出了 OOKP 的概念,并建立了此项技术。OOKP 是一种人工角膜植入手术,其操作过程包括:用全厚的口腔黏膜替代整个眼表,并把聚甲基丙烯酸甲酯(polymethyl methscrylate,PMMA)光学镜柱植入到自体犬齿中,然后再插入到角膜中(图 156.1)[4]。Falcinelli、Liu 和其

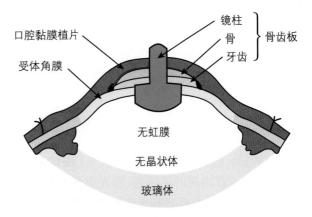

图 156.1 骨齿人工角膜示意图,显示口腔黏膜、OOKP 和角膜的关系

他人等对原有技术进行了改进,并成立了OOKP改进教学小组(人员包括意大利罗马的Falcinelli,英国布莱顿的Liu,奥地利萨尔茨堡的Grabner,德国霍姆伯格的Hille等)[5,6]。2001~2002年,此小组在一个共识会议上出台了罗马-维也纳方案,并把OOKP的改良手术技术进行了标准化[7]。

启动一个OOKP手术程序,需要考虑到专业知识伦理委员会和三级眼科医院专业知识的资源的支持,以及需要在筛选合适病例、手术和指导术后护理方面进行必要和适当的培训。如今全球只有欧洲和亚洲的少数几家眼科中心能提供多学科合作的OOKP手术[8~15]。

术前评估

OOKP 适应证

严重的终末期眼表疾病(如Stevens-Johnson综合征、瘢痕性类天疱疮、化学烧伤和沙眼)导致的双侧角膜盲并残留有视网膜和视神经功能的患者可考虑行OOKP手术。该手术一般只做一只眼,另一只眼备用[6]。

已报道的其他适应证包括严重眼外伤、严重角膜缘干细胞缺乏且眼表移植失败者,或由于眼表状况差多次角膜移植失败者[3,12~14]。

表 156.1　OOKP 术前评估表(引自罗马-维也纳方案)

视力至少光感	必须
常规检查	非必须
电生理学(闪光刺激VEP、ERG)	非必须检查
超声检查	必须
A超眼轴测量	必须
眼压评估	必须
牙科评估	
曲面体层片	必须
牙齿X线检查	必须
螺旋CT	非必须

绝对禁忌证包括儿童患者(恒牙缺失)、眼球萎缩、无光感、无法治愈的视网膜脱离、青光眼绝对期或近绝对期、严重的眼后节疾病和无法接受全身麻醉。相对禁忌证包括精神障碍妨碍患者理解手术及并发症或患者不愿随访。

术前评估

术前评估对决定患者是否适合OOKP手术非常重要。表156.1(罗马-维也纳方案)[6]提供了评估事项。要详细询问病史,并认真进行眼科检查,特别是眼部前期手术细节和视功能状态。应确定晶状体状况,并注意是否有角膜溃疡或穿孔的病史,如果有,要在手术第一阶段做好治疗性角膜移植的准备。

视力必须至少达到光感,不要求光定位特别准确,因为眼球表面已不正常,可明显影响眼的感光。青光眼是OOKP手术的主要问题之一,术前应对青光眼进行评估和治疗,尤其是对于术前已经接受了很多的眼部治疗并合并青光眼的终末期眼。眼压测定由于眼表不规则而不准确,可采用数字化的接触式测量方法。采用A、B超扫描了解眼轴长度、晶状体状况、排除视网膜脱离和眼球萎缩等。电生理检测可辅助评估视功能。

由颌面科医生来进行牙科评估,筛选一个单根管的牙齿,通常为犬齿[6]。患者要改善口腔健康状况,停止吸烟,因为吸烟可能会影响牙齿和口腔黏膜。麻醉评估也非常重要,由于患者可能有潜在的皮肤黏膜病,或面部先前的化学烧伤,皮肤、口腔和上呼吸道形成瘢痕,使口腔和静脉通路受阻,导致插管困难。

最后,心理评估也很重要。要适当控制期望值,对外观的改变要有心理准备。此外必须让患者明白终身随访是必要的,而且鼓励患者依从术后护理。

手术方法

按照罗马-维也纳方案,OOKP手术分两阶段进行,间隔2~4个月,手术均在全麻下进行。

第一阶段手术将预先确定好的单根管犬齿或前磨牙,连同周围齿槽骨和骨膜一起切除。在牙根的矢状面磨出3mm厚的板层面,暴露并去除牙髓。然后在中央钻孔,镶入3.5或4mm PMMA镜柱,并用黏合剂与PMMA固定(图156.2A和B)。通常在对侧眼的下眼睑下方皮肤做一切口,在眼轮匝肌下方植入齿镜柱复合体。然后进行3cm直径的全厚口腔黏膜取材,并在直肌附着点附近切除眼球表面的全部瘢痕组织。通过板层角膜移植手术,对严重变薄或结构破坏的角膜(之前穿孔伴有基质变薄或缺如)进行修补。将口腔黏膜缝合在角巩膜表面,再把塑料成形器放置在颊黏膜表面(图156.2C)(视频156.1)。术后全身和局部抗生素、糖皮质激素和抗青光眼药物治疗。

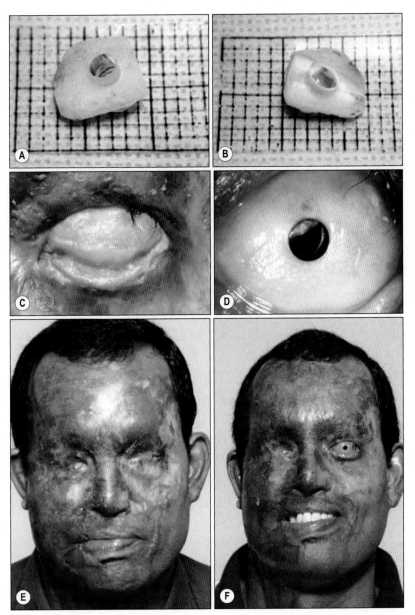

图 156.2 （A）齿 - 镜柱复合体的前面观。（B）齿 - 镜柱复合体的角膜侧面，大多为牙质。（C）第一阶段手术后已经血管化、较为健康的口腔黏膜外观。（D）第二阶段手术植入了齿 - 镜柱复合体。（E，F）OOKP 患者的术前和术后外观对比

第二阶段手术在第一阶段手术后 2~4 个月后进行，口腔黏膜已经完全血管化并保持稳定，镜柱周围骨组织愈合。这时是手术的良好时机，如果超时延迟手术，会导致骨质吸收。下一步就开始移植齿镜柱复合体。将部分口腔黏膜掀起反折，暴露眼表。缝合固定 Flieringa 环，用环钻在角膜中央钻切 5~5.5mm 的植孔，切除虹膜。根据晶状体状况行囊外或囊内白内障摘除，或将人工晶状体取出，再行前部玻璃体切除。然后把齿镜柱复合体置于中心植孔处，并缝合固定。经睫状体平坦部向眼球内注入空气，用双目间接检眼镜查找黄斑来定位。之后将口腔黏膜再翻转过来，并用皮肤打孔器在黏膜中央打 3mm 直径的孔，让镜柱突显出来（图 156.2D 和 F）（视频 156.2）。

结果和并发症

视力效果及稳定性

OOKP 手术非常复杂，是眼前部非常规的手术。报道结果显示 OOKP 的长期解剖存活率表现优异，特别是与高危病例行常规角膜移植后，长期存活率相对较差相比，它的 5 年解剖存活率高达 87.8%，20 年亦达到 81%[3,7,10~14]。Marchi 报道的解剖存活率最高，20 年期竟高达 98%[13]。最早 Falcinellid 的报道，平均随访 9.7 年的解剖存活率为 94%。Liu 等报道由于异体牙吸收率更高，所以存活率较低，OOKP 术后骨齿角膜均未达到 5 年。也有报道用胫骨做载体，la

Paz 等人比较了 OOKP 和胫骨人工角膜在 5~10 年内的解剖存活率,与后者相比,OOKP 同期内功能存活状态更好,这可能与 OOKP 使用了更坚硬的牙质,而胫骨人工角膜只能依赖骨质差异有关[7]。

综合 OOKP 的研究报道,52%(46%~72%,SD 0.22)的患者获得 0.3 的视力[3]。这对于接受 OOKP 之前双侧盲的患者来说是显著的改善,对于接受不了其他形式眼表重建的患者来说,通过 OOKP 也获得一定的视功能。

OOKP 手术后的结果通常并不直接与其他人工角膜比较。这是因为 OOKP 主要用于泪液缺乏的严重终末期眼表疾病的患者,而其他人工角膜需要泪液功能相对较好。波士顿Ⅱ型人工角膜是通过把镜柱置入闭合的眼睑,同样来治疗终末期眼表疾病,但关于其长期预后的结果很少。Sayegh 等人用 Boston 人工角膜治疗 Stevens-Johnson 综合征(Ⅰ型 8 只眼,Ⅱ型 10 只眼),50% 的患眼术后视力达到 0.5 或更好。然而术后随访显示在相对较短的时间内(平均 3.6 年),发生组织溶解和房水渗漏的比率较高,20% 的波士顿人工角膜需要取出。

并发症

表 156.2 显示了 OOKP 可能的并发症。OOKP 术

表 156.2　OOKP 并发症

第一阶段	第二阶段
术中	**术中**
角膜穿孔	虹膜出血
上颌窦瘘	脉络膜上腔出血
下颌骨骨折	
邻牙损伤	**术后(早期)**
牙槽骨韧带损伤	感染性眼内炎
腮腺导管损伤	低眼压/脉络膜脱离
	镜柱倾斜/偏心
术后	
颊黏膜坏死	**术后(晚期)**
骨质/牙质吸收	青光眼
镜柱松动	视网膜脱离
骨感染	黏膜坏死溶解
	牙齿暴露
	黏膜增生
	复合体板层吸收
	人工角膜后膜形成
	感染性眼内炎
	镜柱不稳定/脱出

后最严重的并发症是感染或眼内炎,这时通常需要取出 OOKP,切除玻璃体,加上玻璃体内和全身抗生素治疗,同时需要角膜移植封闭植孔[6]。幸运的是,不同的研究报告显示,与其他人工角膜相比,OOKP 术后眼内炎的发生率相对较低,只有 0.8%[4]。Falcinelli 等人报道了接受 OOKP 手术的最大宗病例的 181 例患者中,发生眼内炎的只有 2.2%[12]。相比之下,已发表的报道显示在 2001~2011 年,植入 Boston 人工角膜后,感染性眼内炎的发生率为 5.4%,并且在 Stevens-Johnson 综合征和化学烧伤的患者中,眼内炎发生的风险更高[14]。

玻璃体出血是最常见的术中并发症,研究显示发生率在 0~52% 之间,与虹切除膜时或血管化的角膜组织瞬时出血有关[3]。然而这种出血通常并不凶险,有自限性,能控制得住。3%~9% 的 OOKP 患者会发生牵拉性和孔源性视网膜脱离,合并增殖性玻璃体视网膜病变者更加复杂[3,17]。此外玻璃体视网膜并发症发生后,如何看清视网膜是手术的主要挑战之一,现在可以在内镜下行玻璃体手术、BIOM 系统有利于对周围视网膜的辨认、用临时人工角膜替换 OOKP 板层可显著改善术野。玻璃体及视网膜的并发症常需要硅油填充治疗但在已是高危的人群中使用硅油,增加了青光眼的风险。与角膜移植不同(硅油可影响角膜植片透明度),硅油对 OOPK 术后视觉影响不大,可以保留不取[17]。

青光眼是威胁视力最常见的并发症,其患病率为 7%~47%,青光眼可能在术前已经存在,特别是理化损伤或眼部多次手术的患者。OOKP 术后,由于眼前部结构的改变,青光眼的发生率也增加[18]。评估和诊断青光眼的困难在于无法准确测量眼压,OOKP 镜柱限制了眼压的测量。因此只能通过视盘观察,结合连续视野监测和其他辅助检查评估眼压。已证明影像学检查,如海德堡视网膜断层扫描(Heidelberg retinal tomography,HRT)和光学相干断层扫描(optical coherence tomography,OCT)对评价青光眼的进展有用[18]。全身用乙酰唑胺是治疗青光眼的重要方法。由于口腔黏膜对药物通透的不确定性,局部用药的有效性值得商榷。青光眼的手术方式包括经巩膜或经眼内镜睫状体光凝以及植入青光眼引流装置(如 Ahmed 或 Baerveldt 引流装置植入),罗马-维也纳方案推荐采用后者治疗青光眼。对于 OOKP 术前就存在青光眼的患者,在第一阶段或第二阶段手术时植入青光眼引流装置,已经是非常普遍的治疗方案。

骨或牙板层的慢性吸收导致光学镜柱结构的不

稳、膜形成、房水渗漏等；而且在极端情况下，会出现人工角膜脱出或眼内炎，有 0~28% 的病例出现这些状况。影像学显示骨或牙已有吸收的 OOKP 术后患者，临床检查有 60% 不能发现[19]。因此，建议在 OOKP 术后随访时，做基本的以及 2D、3D-CT 了解骨牙质早期吸收程度。当吸收严重时，为保存视力，就要预防性的准备并置换新的骨牙质板层[10,19]。临床上，骨牙质板层吸收时常伴有无菌性玻璃体炎，并且常发生在骨板层较薄处[19]。在 Stevens-Johnson 综合征的患者中，骨牙质吸收出现更早，也更容易发生。已有研究报道描述了用骨形成蛋白和骨芯片重建的方法挽救部分吸收的骨板层[20]。

总结

　　OOKP 作为少数具有良好的长期稳定性和存留率的人工角膜之一，为重度终末期眼表疾病伴泪液功能差、而且无法接受其他形式角膜和眼表移植患者的视觉重建提供了一个可行的选择。

（高明宏　译）

参考文献

1. Greiner MA, Li JY, Mannis MJ. Longer term visual outcomes and complications with the Boston Type 1 keratoprosthesis at the University of California, Davis. *Ophthalmology* 2011;**118**:1543–50.
2. Holak SA, Holak HM, Bleckmann H. Alphacor keratoprosthesis: postoperative development of six patients. *Graefes Arch Clin Exp Ophthalmol* 2009;**247**:535–9.
3. Tan A, Tan DT, Tan XW, et al. Osteo-odonto keratoprosthesis: systemic review of surgical outcomes and complication rates. *Ocul Surf* 2012;**10**: 15–25.
4. Strampelli B. Osteo-odontokeratoprosthesis. *Ann Ottalmol Clin Ocul* 1963; **89**:1039–44.
5. Falcinelli GC, Missiroli A, Petitti V, et al. Osteo-odonto-keratoprosthesis up-to-date. *Acta XXV Concil Ophthalmol Milan* 1987;**2**:2772–6.
6. Hille K, Grabner G, Liu C, et al. Standards for modified osteo-odontokeratoprosthesis (OOKP) surgery according to Strampelli and Falcinelli: the Rome-Vienna Protocol. *Cornea* 2005;**24**:895–908.
7. De La Paz MF, De Tolego JA, Charoenrook V, et al. Impact of clinical factors on the long-term functional and anatomic outcomes of osteo-odontokeratoprosthesis and tibial bone keratoprosthesis. *Am J Ophthalmol* 2011;**151**:829–39.
8. Iyer G, Pillai VS, Srinivasan B, et al. Modified osteo-odonto keratoprosthesis – the Indian experience: results of the first 50 cases. *Cornea* 2010; **29**:771–6.
9. Fukuda M, Hamada S, Liu C, et al. Osteo-odonto-keratoprosthesis in Japan. *Cornea* 2008;**27**(Suppl. 1):556–61.
10. Liu C, Okera S, Tandon R, et al. Visual rehabilitation in end-stage inflammatory ocular surface disease with the osteo-odonto-keratoprosthesis: results from the UK. *Br J Ophthalmol* 2008;**92**:1211–17.
11. Hille K, Hille A, Ruprhecht KW. Medium term results in keratoprostheses with biocompatible and biological haptic. *Graefes Arch Clin Exp Ophthalmol* 2006;**244**:696–704.
12. Falcinelli G, Falsini B, Taloni M, et al. Modified osteo-odonto-keratoprosthesis for treatment of corneal blindness: long-term anatomical and functional outcomes in 181 cases. *Arch Ophthalmol* 2005;**123**:1319–29.
13. Marchi V, Ricci R, Pecorella I, et al. Osteo-odonto-keratoprosthesis. Description of surgical technique with results in 85 patients. *Cornea* 1994; **13**:125–30.
14. Tan DT, Tay AB, Theng JT, et al. Keratoprosthesis surgery for end-stage corneal blindness in Asian eyes. *Ophthalmology* 2008;**115**:503–10.e3.
15. Sayegh RR, Ang LP, Foster CS, et al. The Boston keratoprosthesis in Steven-Johnsons syndrome. *Am J Ophthalmol* 2008;**145**:438–44.
16. Robert MC, Moussally K, Harissi-Dagher M. Review of endophthalmitis following Boston keratoprosthesis type 1. *Br J Ophthalmol* 2012;**96**: 776–80.
17. Lim LS, Ang CL, Wong DW, et al. Vitreoretinal complications and vitreoretinal surgery in osteo-odonto-keratoprosthesis surgery. *Am J Ophthalmol* 2014;**157**:249–54.
18. Kumar RS, Tan DT, Por YM, et al. Glaucoma management in patients with osteo-odonto-keratoprosthesis (OOKP): the Singapore OOKP Study. *J Glaucoma* 2009;**18**:354–60.
19. Iyer G, Srinivasan B, Agarwal S, et al. Laminar resorption in modified osteo-odontokeratoprosthesis procedure: a cause for concern. *Am J Ophthalmol* 2014;**158**:263–9.
20. Iyer G, Srinivasan B, Agarwal S, et al. Structural and functional rehabilitation in eyes with lamina resorption following MOOKP – can the lamina be salvaged? *Graefes Arch Clin Exp Ophthalmol* 2014;**252**:781–90.

12

第十三篇

眼表移植

第157章

眼表疾病的分类与分期

Gary S. Schwartz，Lorena LoVerdé，Jose Gomes，Edward J. Holland

关键概念

- 角膜上皮的更新有赖于位于角巩缘上皮基底层的干细胞。
- 角膜上皮被结膜组织替代引起了角膜缘干细胞缺乏的大多数临床症状。
- 角膜缘干细胞缺乏的组织学特征是角膜上皮层出现结膜杯状细胞。
- 严重眼表疾病的分级必须同时考虑角膜缘干细胞和结膜的状态。
- 最严重的一类眼表疾病表现为全角膜缘干细胞缺乏合并结膜活动性炎症。

本章纲要

眼表疾病的分类
角膜缘干细胞缺乏
自身免疫性疾病
眼表疾病的分期

眼表之所以独特，是因为它是不被皮肤保护的为数不多的身体部位之一。皮肤是身体抵御干燥和感染最重要的防线。由于眼球没有这道天然防线的保护，它自身必须拥有复杂巧妙、多因子协调的防御系统以自卫。这个防御系统包括眼睑、睫毛、泪膜以及由结膜与角膜上皮共同组成的眼表。

眼睫毛能够阻止碎屑损伤眼球表面。眼睑有多层组织构成，从表面到深部依次为皮肤、轮匝肌、睑板和结膜。眨眼时，眼睑周期性闭合，睡眠时，眼睑闭合的时间更长。在眼睑闭合期间，眼表可以得到类似于其他组织器官所受到的皮肤保护。

结膜上皮是一层黏膜，必须时刻保持湿润，避免干燥[1]。结膜是眼部淋巴组织的唯一来源，因此，在防御感染方面具有重要的功能。结膜组织必须疏松富余，便于眼球在眼眶内转动。

眼表需时刻浸浴在泪液中以保持健康。泪膜由眼表组织自身分泌的复合物组成。泪液的水液层由位于结膜穹隆的无神经支配的 Krause 腺和 Wolfring 腺分泌。泪液的黏蛋白层由散落分布在结膜上皮的杯状细胞分泌。泪液的脂质层由位于睑缘的睑板腺分泌。泪膜成分中任一成分异常都会引起眼表的不稳定。

角膜作为眼部最主要的屈光介质，必须保持无血管、透明和一定程度的脱水状态，并且具有光学纯度。角膜上皮约每七天完全脱落并更新一次。角膜上皮不是黏膜组织，在眼睑和泪膜异常时，非常容易干燥。

眼表异常有很多种表现方式。结膜和角膜炎症较为普遍，患者常常有刺激感、眼红和畏光等症状。当结膜瘢痕致睑球粘连或睑缘粘连时，会使眼球运动受限。如果角膜上皮受累，则会导致视功能下降。

眼表疾病的分类

眼睑和睫毛

眼睑 - 睫毛异常可以造成眼表环境不稳定，总体来可以归为两类。如倒睫、双行睫和睑内翻，这一类病症通过睫毛对结膜和角膜表面的摩擦而造成损伤。首先是摩擦本身对眼表细胞的损伤，其次是慢性的轻度损伤引起炎症，炎症进一步损伤眼表。如睑裂闭合不全和眼睑外翻这一类疾病造成的损伤，则会引起眼表暴露。在这些情况下，眼睑不完全闭合增加了局部泪膜的蒸发，继而造成角膜和结膜干燥，其继发的炎症将进一步损伤眼表。

泪膜

泪膜异常的特征是泪膜成分的异常或量不足。

随着年龄的增加,泪液水液层产生减少,这种病症被称作原发性获得性泪液疾病[2]。如果泪液产生减少是继发于非特异性炎症,例如结节病和移植物抗宿主病患者出现的泪液产生减少,我们称之为继发性泪液疾病。干燥综合征(Sjögren syndrome)是明确的自身免疫性疾病,以泪液和唾液中水样成分分泌减少为特征。干燥综合征患者可能同时患有结缔组织病[2]。反射性泪液分泌减少同样可能因泪腺和导管的炎症或瘢痕而受损,这种情况可发生于黏膜类天疱疮(mucous membrane pemphigoid,MMP)、Stevens-Johnson 综合征(Stevens-Johnsonsyndrome,SJS)以及眼表碱烧伤或热烧伤。

黏蛋白的作用是促进甚至扩散水样层在疏水性角膜上皮上的扩散。泪液黏蛋白缺乏往往见于伴随分泌黏蛋白的杯状细胞丢失的结膜疾病。杯状细胞的丢失可能继发于非特异性炎症或瘢痕,例如碱烧伤和活跃的免疫系统介导的炎症,如 MMP 和 SJS。

睑板腺分泌的健康的脂质层对减缓泪液的蒸发非常重要。因此,睑板腺分泌异常被称为"蒸发型"泪膜疾病,有别于上面提到的水液层和黏蛋白层异常。脂质层异常最主要的病因是睑缘炎。例如前睑缘炎,由于细菌分泌物将脂质转变为脂肪酸,脂肪酸使得泪膜不稳定[2]。后睑缘炎是由于睑板腺原发性炎症导致其分泌更黏稠的脂质成分。这些异常的脂质成分不仅对角膜上皮有毒性作用,还干扰泪液在眼表的正常分布。

结膜

结膜病变的特征是炎症,可能是急性也可能是慢性的,可能是免疫介导的也可能是非特异性的。免疫介导的结膜炎有很多种,有症状轻且具有自限性的疾病如季节性结膜炎,有严重的具有致盲性的疾病,如 MMP 和 SJS。非特异性炎症可能继发于眼表的化学伤、热烧伤、创伤、角膜接触镜过度佩戴以及其他类似的病因。我们必须意识到免疫介导的慢性炎症同样会继发非特异性炎症,换句话说,就是"炎症产生炎症"。

结膜炎最主要的症状是结膜血管扩张引起的结膜充血。这种结膜红肿往往伴随着炎细胞浸润和结膜水肿。非特异性炎症往往伴随着睑结膜乳头增生。免疫系统介导的炎症可能出现睑结膜或角巩膜缘的结膜滤泡。在严重的结膜炎病例中,如春季结膜炎、SJS、腺病毒性结膜炎、衣原体感染、白喉杆菌感染、乙型溶血性链球菌感染,结膜表面可能会出现纤维蛋白白膜。

如果结膜炎仅仅累及上皮并且病程较短,炎症消退后,正常结膜的解剖结构和功能就会恢复[3]。如果炎症严重且转为慢性,则会引起不可逆的改变。杯状细胞位于结膜上皮层,因此很容易受到持续性结膜炎症的伤害。杯状细胞数量的减少可见于一系列的疾病,如干燥综合征、病毒、细菌或衣原体感染,化学、热或者物理创伤,以及免疫系统疾病如 SJS、MMP 和过敏性疾病。由于杯状细胞分泌黏蛋白,而黏蛋白有助于水样泪液分布于疏水的眼表,那么杯状细胞的丢失将导致泪膜的异常。

患有结膜炎的患者泪液中除了黏蛋白层减少,水液层也会减少。副泪腺 Krause 和 Wolfring 主要负责基础泪液的分泌。它们位于结膜组织并且大多数腺体位于上穹隆结膜。结膜炎会直接损伤这些腺体,导致基础泪液分泌下降。

主泪腺主要负责反射性泪液分泌。虽然主泪腺不位于结膜内,但是泪腺分泌导管经过结膜固有层和上皮层,将泪液水样层于上穹隆处排出至结膜表面。严重的急性或慢性结膜炎会损伤泪腺分泌导管并抑制机体反射性的分泌泪液。值得注意的是,炎症会导致泪膜中黏蛋白层和水液层的异常,而这两种异常又会加重炎症,进一步减少黏蛋白和水液层的量,这个过程可能继续恶性循环。

慢性的结膜炎症可能导致结膜固有层的改变。可能出现上皮下纤维化,这种改变通过裂隙灯检测可以轻易地观察到,表现为结膜上皮下组织变白。如果炎症状态持续,瘢痕组织会改变穹隆部的结构导致穹隆变浅。上皮下瘢痕进一步进展可能导致睑球粘连,甚至可能导致结膜囊闭锁。虽然炎症活跃期和瘢痕期结膜之间有显著的差别,但我们必须明白,这两种情况下结膜都是异常的。如上所述,结膜炎症活跃期的特征是结膜充血、水肿以及免疫介质显著增多。结膜处于瘢痕化非炎症期的特征是泪膜黏蛋白层和水液层减少、上皮下纤维化、可能存在的穹隆变浅以及睑球粘连。

角膜缘干细胞缺乏

关于造血系统、肠道、表皮组织的细胞动力学研究表明,上皮中增殖的细胞是干细胞和短暂扩增细胞(transient amplifying cells,TACs)[4,5]。所有具有自我更新能力的组织里都存在干细胞[6]。干细胞只构成组织的一小部分,占细胞总数量的 0.5%~10%[7,8]。

干细胞存活时间长,有较长的细胞周期,具有精确的自我增殖能力,低分化并且能够进行不对称分裂[5,9,10]。这种不对称分裂得到两个不同类型的子细胞,其中一个保持干细胞特性,另一个分化成为短暂扩增细胞。短暂扩增细胞可进一步分化至有丝分裂后期,并最终分化成为终末分化细胞(terminally differentiated cells,TDCs)。有丝分裂后期的细胞和短暂扩增细胞都不具有细胞分裂能力(图157.1)[9]。

角膜上皮每七天完全更新一次。其更新有赖于位于角巩缘上皮基底层的一群干细胞。探寻上皮干细胞位置的研究由来已久,早期大多依赖于观察。1996年,Hannah[11]发现兔角膜上皮缺损后,上皮细胞从角膜缘向中央移行修复缺损。1971年,Davanger和Evensen[12]直接观察到带色素的角膜缘细胞向角膜中央移行。Schermer和他的同事[13]发现一些位于角膜缘位置的上皮细胞不表达位于其他位置的角膜上皮所共同表达的一种64kD蛋白。观察到这一现象后他们提出假设:这些细胞比其他上皮细胞分化程度低。他们还提出了角膜细胞增殖路线图,角膜缘基底细胞(干细胞)→角膜上皮基底细胞(TAC)→角膜上皮基底上层细胞(TDC)(图157.1)。1987年,Cotsarelis和他的同事[14]发现氚化胸腺嘧啶核苷可以整合入角膜缘上皮基底细胞并且存留很长时间,这种标记表明这些细胞的细胞周期很长。Ebato和同事[15]观察到人角膜缘上皮在组织培养时生长得比周边部

角膜上皮好,并且具有更高的有丝分裂活性。

假定角膜缘干细胞只存在于角膜缘,是因为角膜缘是角膜唯一血管化的部位[16,17]。这些血管对Vogt栅栏的形成有帮助,能够提供更高的营养以及更多的与血管源因子相互作用的机会,某种程度上这是维持干细胞生存不可或缺的条件[18]。一个干细胞不对称分裂得到一个子代细胞和一个干细胞。干细胞留在角膜缘,因此,这种分裂不会造成干细胞数量的净减少。子代细胞则离开角膜缘上皮基底层并分化,大多数从上皮基底层往角膜中央迁移,他们被称作TACs。当他们往中央迁移的时候,他们成为基底上层细胞并且转变为有丝分裂后期细胞,即翼状细胞。他们将继续向七层鳞状上皮的表层移动,直至成为终末分化细胞到达最表面并最终脱落。在健康状态、非应激情况下的角膜,这个过程往往需要7天。

并不是每一个分裂后期的细胞只能留在角膜缘基底层或者向中央迁移成为终末分化细胞。一部分干细胞向角膜缘表层迁移,这个过程目前尚未完全阐明。这些细胞可能是作为屏障保证结膜组织不能侵入角膜上皮层[2]。

角膜缘干细胞数量的异常将降低角膜上皮自我更新的能力。这种情况下患者常常有眼红、刺激症状、畏光和视力减退等症状。早期裂隙灯检查可发现Vogt栅栏的消退、晚期上皮荧光素钠染色着染、角膜新生血管以及周边角膜血管翳形成。随着时间推移,

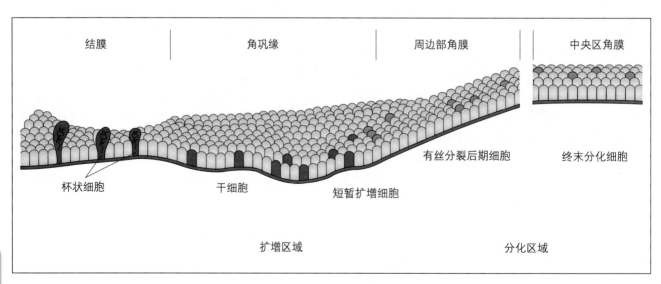

图157.1　角膜上皮干细胞的位置位于角膜缘。一小部分角膜缘基底细胞是角膜上皮干细胞(stem cells,SCs)。SC的分化有两种路径。SC向角膜中央移动,分化为短暂增殖细胞。这些细胞位于角膜的基底层,增殖并分化成位于上皮基底上层的有丝分裂后细胞(post-mitotic cells,PMCs)。PMCs进一步分化成为位于上皮表层的终末分化细胞SC还可以分化并向表层迁移。这个过程对建立结膜和角膜间的屏障很重要。(图片翻印自 Holland EJ,Mannis MJ,eds. Ocular surface disease:medical and surgical management. New York,Springer-Verlag,2002,Ch.1,p.8,Fig.1.5. Copyright©2002 Springer-Verlag GmbH.)

这种异常可能累及中央角膜。起初角膜上皮变得不规则和混浊,可能发生点状角膜上皮病变,这些可能融合形成真正的上皮缺损。上皮的缺损可能持续存在,并且可能导致角膜基质的瘢痕、溃疡甚至穿孔。

排列有序的角膜上皮被一种与结膜上皮表型相近的上皮替代的过程,被称之为结膜化。这一过程并不常见。在干细胞理论出现之前,个别病例中存在结膜化的表面自发性修复为正常角膜表面的情况[5,19-21]。因此当时的假说认为结膜是角膜上皮干细胞增殖的来源[22]。然而现在的观点认为,结膜化是结膜组织向角膜表面的侵袭,并不是结膜样组织向角膜组织横向分化过程中出现异常[23]。这种侵袭的发生在某种程度上与构成结膜迁移屏障的那部分角膜缘干细胞缺失有关,过程还不十分明确。上述病例中出现的角膜上皮愈合可能是由于这些患者只是部分角膜缘干细胞缺失,还有残存的健康的干细胞[24]。

正是这种结膜组织对角膜组织的替代引起了角膜缘干细胞缺失性疾病的大多数临床症状。由于结膜上皮间的细胞间连接比角膜上皮松散,因此渗透性更高,表现为典型的晚期荧光素钠着染[25]。这种松散的连接可能是受累角膜表面呈现出的混浊和灰色外观的组织学病因[2]。此外,这种连接可能会允许泪膜中的白细胞浸润进入角膜基质,引起与炎症一致的体征和症状[2]。这些基底层的结膜上皮间缺乏正常的半桥粒连接,增加了患者发生上皮糜烂的风险。同样有证据表明,这些结膜细胞不能分泌正常角膜上皮能分泌的抗血管化因子,使其更容易发生角膜新生血管[26]。

临床上通常比较容易做出角膜缘干细胞缺乏的诊断。对于已经确诊患有可能引起角膜缘干细胞缺乏的疾病(如先天性无虹膜、SJS、碱烧伤)的患者,若出现 Vogt 栅栏的缺失、角膜表面结膜化以及持续性上皮缺损,我们认为可以直接诊断为角膜缘干细胞缺乏,不提倡做更多地复杂检测。然而对于诊断不太明确的患者,应当依据组织学做出诊断,特别是在考虑进行角膜缘干细胞移植的时候。

从组织学角度,角膜缘干细胞缺乏的特征是角膜上皮层出现结膜杯状细胞。角膜表面的活组织切片检测可以在移植手术时做,也可以单独做。必须告知病理科医生标本检测的目的,使用阿尔辛蓝染色和过碘酸 - 希夫染色(Periodic Acid-Schiff,PAS)鉴定杯状细胞[2]。相比于活组织切片检测,更多的临床医生倾向于做印迹细胞学检测,这种检测操作更简便并且损伤更小[27]。做印迹细胞学检测时,表面麻醉后,将硝

酸纤维素膜按压至角膜表面。上皮细胞会黏在膜上,这些细胞可以做 PAS 和苏木精伊红染色。角膜出现杯状细胞是角膜缘干细胞缺乏的诊断指征。

角膜缘干细胞缺乏可能继发于很多病因。角膜上皮更新不足可能继发于角膜缘干细胞数量的减少,或者干细胞功能异常。在大多数病例中,真正的病因混合了这两种情况。例如先天性无虹膜患者,很可能出生时有功能的角膜缘干细胞数量就很少。这种患者的角膜病严重程度随着年龄的增加而加重。病情的加重可能是继发于干细胞的逐渐丢失以及留存的干细胞失功以至于不能维持眼表稳定[28]。

化学伤和 SJS 患者面临着与先天性无虹膜患者相似的境况。损伤发生的最初阶段,干细胞数量急剧减少。鉴于这两种疾病的本质,存活的干细胞必须在炎症状态、不适合居留的环境以及异常的泪膜中发挥功能。慢性炎症不仅会导致更多角膜缘干细胞死亡,还将造成存活的干细胞不能正常发挥功能。最终的结果是随着病程延长,角膜缘干细胞缺乏的临床症状越来越严重。

先天性

虽然角膜缘干细胞缺乏往往被认为是获得性疾病,多种先天性因素同样可以导致疾病的发生。这包括先天性无虹膜和外胚层发育不良。

先天性无虹膜

先天性无虹膜是先天性角膜缘干细胞缺乏最常见的病因[28]。先天性无虹膜是双眼的、先天性的累及多个眼部结构的异常,活产婴儿发生率 1/96 000~1/64 000[29]。"无虹膜"得名于一例几乎没有虹膜组织的先天性无虹膜病例。然而先天性无虹膜代表了一系列的病症,先天性无虹膜患者可以表现出多种虹膜解剖结构,最严重的一种是虹膜完全缺失,最轻的只有轻微的基质发育不全而瞳孔形态正常[30-32]。除了虹膜异常,先天性无虹膜患者可能有视网膜中央凹发育不全、视神经发育不全、眼球震颤、青光眼以及白内障。当患者年龄增大,白内障和青光眼可能发生或进展。小儿患者视功能情况主要取决于视网膜中心凹发育不全的程度。

先天性无虹膜可能散发也可能是以家族形式发生。以家族遗传形式发生的先天性无虹膜以常染色体显性遗传为主。家族式先天性无虹膜是由于 *PAX6* 杂合异常,染色体 11p13 位置的缺失导致 *PAX6* 失去功能,或者是 *PAX6* 本身基因突变。目前人类 *PAX6*

13

等位基因变异数据库中已经收录超过 300 种 *PAX6* 基因的突变（http://pax6.hgu.mrc.ac.uk），未来将有更多的突变报道。先天性无虹膜的表型随着突变位点的不同而变化[33]。*PAX6* 基因在发育状态中的人眼以及成体角膜缘干细胞中广泛表达[34]。然而目前尚未阐明 *PAX6* 突变引起先天性无虹膜角膜病变的确切机制。

虽然具有遗传性，先天性无虹膜的病情并不是静止不变的：随着时间推移，患者会由于青光眼或白内障出现进行性视力下降。先天性无虹膜角膜病变发病率占先天性无虹膜患者的 90%[29,35-37]，是导致视力进行性下降的重要因素，但尚未被公众认知。角膜病在生命的前十年表现为周边部角膜上皮不规则增厚，晚期荧光素钠着染（图 157.2）。这种上皮病理性改变发生之后，细小的表层新生血管生成，在之后的几年里向中央区进展直至侵及全部角膜。如果不治疗的话，最终将发生上皮下纤维化和基质瘢痕（图 157.3）。Tseng 和他的同事于 1989 年[38]提出先天性无虹膜角膜病变的角膜缘干细胞缺失模型，这一理论最终被 Nishida 等人[39]通过细胞印迹检测证明。

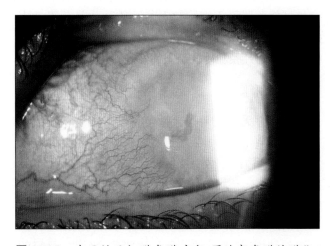

图 157.2 先天性无虹膜角膜病变，周边部角膜结膜化。这一期未出现基质病变

发生先天性无虹膜角膜病的患者会出现复发性角膜上皮糜烂、角膜溃疡、慢性疼痛以及失明。疾病早期，最常用的治疗方法是支持治疗，如在疾病早期用润滑剂、睑裂缝合和绷带镜治疗。然而，如果角膜缘干细胞缺失没有得到及时治疗，疾病常常进展发生基质瘢痕。虽然目前已经公认先天性无虹膜角膜病变的病因是角膜缘干细胞缺失，但是仍然有人将穿透性角膜移植或板层角膜移植手术用作恢复视功能的治疗。已经发表的研究结果表明，不修复角膜缘干细

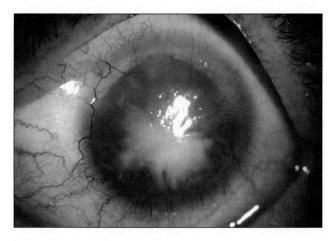

图 157.3 先天性无虹膜角膜病变。疾病进展期，眼表环境破坏，继发基质瘢痕

胞，仅通过穿透性角膜移植治疗先天性无虹膜角膜病是无意义的[28,40,41]。

2003 年，Holland 等描述了 23 例（31 只眼）先天性无虹膜角膜病变的治疗过程。平均年龄 41.5 岁，平均视力 0.02。作者观察到年轻的无虹膜患者往往视力 0.1~0.2。然而，年长的先天性无虹膜患者大多数视力低于 0.05。角膜病的进展导致了年龄相关性的进行性视力下降。眼表稳定的患者平均视力从 0.02 提高至 0.2（*p*<0.001），这一事实支持了上述假说。他们指出，对于上皮病变进展至基质瘢痕期的患者，异体角膜缘移植之后需要进行穿透性角膜移植以恢复视功能。对于上皮病变尚未引起基质瘢痕的患者，仅进行异体角膜缘移植就能显著提高视功能。因此作者建议，对于有明显上皮疾病的患者，在角膜基质瘢痕形成之前进行异体角膜缘移植。

先天性无虹膜的变异表现为轻微的虹膜异常。与经典的先天性无虹膜，几乎虹膜完全缺如不同，虹膜的改变可能包括轻微的萎缩、葡萄膜外翻、缺损、瞳孔异位以及向鼻侧移位[42-44]。显性遗传性角膜炎过去被认为是一种病症，以进行性的前部角膜基质瘢痕化、上皮变薄以及前弹力层被纤维血管翳替代为特征[45]。这种病症目前被认为是先天性无虹膜的一个变异，因为这些患者被检测到 *PAX6* 突变[42]。先天性无虹膜变异疾病患者在异体角膜缘移植之后视功能提高，眼表更稳定[44]。如前文所讨论，在角膜基质瘢痕形成之前进行异体角膜缘移植可以提高视功能。由于先天性无虹膜变异疾病的患者不表现经典的虹膜症状，在诊断这些患者时，我们必须持高度怀疑的态度，因为这些患者早期手术干预效果好，然而这种疾病常常在病程后期才得到确诊。

外胚层发育不良

已经被发现的外胚层发育不良性疾病超过150种[46,47]。这一类疾病包括各种各样的非进行性遗传性疾病，累及表皮和至少一种表皮附属器，如毛发、指甲、牙齿或者汗腺[48,49]。部分疾病表现为睫毛稀疏、睑板腺异常、泪液水样层减少和泪道发育不全。睑球粘连、翼状胬肉、角膜缘干细胞缺乏、角膜新生血管化和角膜基质瘢痕都曾被报道[50]。

至少有三种外胚层发育不良性疾病并发角膜缘干细胞缺乏[51-53]。两个家系表现为同一种外胚层发育不良性疾病的变异，表现为角膜血管翳和Vogt栅栏缺失[51]。角膜缘干细胞缺乏被发现是引起缺指(趾)-外胚层发育不良-唇腭裂综合征(ectrodactyly-ectodermal dysplasia-clefting, EEC)视力缺失的原因[52]。杂合P63突变引起EEC综合征，并且导致角膜缘干细胞缺失(LSCD)，作者得出p63突变同样能导致LSCD的结论。1996年，Caceres-Rios等回顾文献发现61位角膜炎-鱼鳞病-耳聋综合征(keratitis-ichthyosis-deafness, KID)患者[53](图157.4)。其中79%的患者患有"血管性角膜炎"，浅层角膜切除术治疗无效。角膜症状似乎是继发于LSCD。后续的研究揭示了患者发生的LSCD与原发病KID综合征相关[54]。

创伤

角膜缘干细胞的损伤可能继发于创伤。创伤可能是以pH的形式，见于碱或酸烧伤；以热度的形式，见于热损伤；以物理创伤的形式，见于治疗引起的角膜缘干细胞缺乏[55]。很多创伤引起的角膜缘干细胞缺乏的病例中，创伤事件最初直接损害干细胞导致干细胞数量迅速减少，对存活的干细胞同样也有潜在的损伤。作为对创伤的副反应，炎症将使得干细胞进一步丢失。在碱烧伤患者中，干细胞因创伤后炎症而损失的情况最严重。

碱烧伤和酸烧伤

碱烧伤常常不仅对眼表结构，甚至对眼内结构都具有巨大的破坏性[56,57]。这种巨大的破坏性是由于很多碱性物质在对眼表细胞造成损害后能够穿透进入前房，很多患者发生急性和慢性炎症，炎症产物将继续损伤眼部。虽然有一项研究显示，在某些美国城市人口中，碱烧伤最常发生于家居环境[58]，但是一般认为典型的碱烧发生在工作场所。肥料和家庭清洁剂中含有氨水，因为它能够穿透角膜，所以可能造成眼表严重损伤[59,60]。下水道清洁剂中含有的氢氧化钠同样可以穿透角膜。水泥、砂浆和石膏中含有氢氧化钙(石灰)，是工作场所最常见的碱烧伤源，因其不容易穿透角膜，因此引起的眼内结构损伤较轻。当它接触到泪液，石灰形成钙皂并在泪膜中析出[61]。当处理急性石灰烧伤时，寻找并从结膜上穹隆取出这些析出物很重要。

碱通过皂化细胞膜脂肪酸造成损伤。这个过程会导致细胞死亡[57]。当pH≥11.5时将造成严重的眼表损伤(图157.5)。损伤的严重程度与烧伤源、pH值、浓度、体积和暴露时间相关[56]。碱烧伤的体征和急症期的处理将在本书其他部分谈及。酸烧伤不如碱烧伤常见，不是典型的眼部创伤。尽管如此，暴露

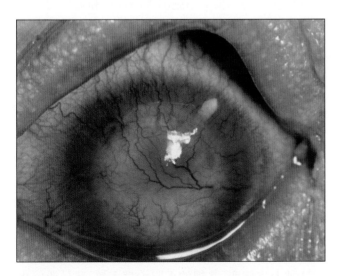

图157.4　角膜炎-鱼鳞病-耳聋综合征(keratitis-ichthyosis-deafness, KID)。因角膜缘干细胞完全缺失和眼表环境异常而导致穿透性角膜移植失败

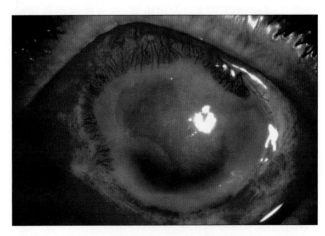

图157.5　严重碱烧伤伴结膜瘢痕、炎症和全部角膜缘干细胞缺乏。可见持续性上皮缺损和基质溃疡

13

于高浓度盐酸和硫酸仍会造成巨大损伤[62-64]。大多数酸烧伤发生在家居环境。盐酸、硫酸和硝酸是清洁剂和除锈剂的主要成分,也存在于汽车电池和其他家用物品中[65,66]。碱导致脂肪酸皂化,酸则导致蛋白质析出和变性[67,68]。蛋白析出物形成屏障阻碍酸进一步侵入眼内。尽管蛋白析出物能够阻碍酸侵入眼内,对虹膜、睫状体、晶状体等眼内结构起到保护作用,但是对眼表的保护作用不大。同碱烧伤一样,损伤的严重程度与烧伤源、pH 值、浓度、体积和暴露时间相关。

碱或酸烧伤能够对眼表所有部位造成损伤。患者在急性损伤后出现大面积甚至全部角膜上皮缺损较常见。眼表损伤修复的能力取决于角膜缘干细胞受损的程度。有研究证实,即使是碱烧伤引起大面积上皮缺损,仍然能够在角膜缘干细胞数量不受损的情况下痊愈[69]。遗憾的是足以引起大面积上皮缺损的碱和酸烧伤,常引起角膜缘较大区域的损伤。角膜缘损伤的程度可以通过评估角膜缘周边局部缺血情况估算,见于 Hughes 描述的分类系统[70],该系统后被 Roper-Hall[71] 改善和 Pfister 再次完善[56]。然而,对于大多数病例,只有时间会告诉人们是否有足够多的干细胞存活使角膜表型正常的上皮组织重新覆盖角膜。在角膜缘干细胞数量不足的病例,角膜最终会结膜化。这些病例的印迹细胞学将在位于角膜表面的上皮层中检测到杯状细胞,提示角膜缘干细胞缺乏。

化学伤后的损伤修复过程中炎症扮演了重要角色。损伤后的第一个 12~24 小时内,多形核细胞被趋化到患处[72,73]。他们释放胶原酶,产生超氧化物自由基,进一步损伤组织。一旦渡过急性损伤期,任何未愈合的上皮缺损都有可能激发轻度慢性炎症,炎症过程中产生的物质将进一步损伤眼表。临床医生认识并且理解到以下这一点很重要,当急性碱烧伤或酸烧伤得到处理并且炎症已经消退时,患者的眼表往往没有恢复正常。结膜损伤会导致分泌黏蛋白的杯状细胞显著减少。继发于严重的碱烧伤,水液层分泌腺 Krause 和 Wolfring 同样可能受到损伤或破坏。由于泪膜异常,这些患者眼表存活的干细胞将经受更进一步的持续性损伤。

结膜瘢痕往往发生于碱烧伤或酸烧伤之后,以上皮下纤维化、穹隆缩短、睑球粘连或者睑缘粘连的形式出现。严重的病例可导致眼睑畸形,如眼睑内翻、倒睫,眼睑畸形将进一步对眼表造成机械损伤。眼睑伤导致睑外翻和睑裂闭合不全,暴露因素将对眼表进一步造成损伤。一旦度过急性损伤期,应当修复眼睑的畸形,阻止其对眼表的损伤。

热烧伤

热烧伤分为两类,一类是火焰灼伤,由火焰烧伤导致,另一类是接触烫伤,由接触高温物体或液体导致[74]。火焰灼伤的灼伤部位常包括脸和眼睑。由于眼睑的保护作用,火焰直接灼伤角膜和干细胞的情况罕见[75-77]。1982 年,Guy 等[77]回顾了 400 个被送入烧伤科的患者。虽然有 47% 患者脸部受累,仅 11% 的损伤严重到需要做眼科检查。足以造成角膜瘢痕的火焰灼伤十分严重,可造成眼睑组织的缺失,且甚至可能损伤眼前段。

相比于火焰灼伤,角膜更容易遭受接触烫伤。幸运的是,大多数接触烫伤都小而局限,由工作场所高温金属碎片或焊接剂[74],或家中飞溅的油脂[78]或卷发钳[79]引起。这些损伤往往都很小,即使损伤到角膜缘,往往也不会引起临床上严重的角膜缘干细胞缺乏疾病。在这些病例中,毗邻的健康的角膜缘干细胞能够代替那些丢失的或被破坏的干细胞并发挥功能。

大面积的接触烫伤确实存在但非常罕见[16]。这种病例往往是患者眼部被直接喷洒了灼热的液体。干细胞数量将骤减,创伤后炎症还将可能进一步使干细胞数量减少。患者常表现为慢性结膜充血和刺激症状,以及角膜周边血管翳逐渐向中央角膜侵袭。这类病例晚期才会出现视力下降。如果灼伤本身已经严重到引起明显的急性角膜缘干细胞缺乏,患者可能会经历长时间的上皮不愈合,进展至溃疡甚至穿孔。总体来看,如化学伤中所见的那样,最终眼表疾病的严重程度与角膜缘干细胞损失的数量和炎症的严重程度相关。

医源性角膜缘干细胞缺乏

1998 年,我们报道了一组医源性角膜缘干细胞缺乏的病例[55]。与 Tseng 等报道的一组病例相似[80],这些患者患有的干细胞疾病不是继发于已确诊的疾病,是由于"在角膜缘区域进行了多种手术操作或冷冻治疗"。所有患眼都患有慢性、进展性的上皮病变,病变从周边部角膜向中央进展。在某些病例中,上皮病变伴随发生细小的新生血管化。临床表现与其他疾病引起的上皮病变不同,如角膜结膜干燥症、睑缘炎相关角结膜病变或者药物毒性角膜上皮病变。此外对于这种上皮病变,常规的干眼治疗无效,减量或停止使用眼药水也不能使之缓解。

报道的所有患眼都有涉及角膜缘的手术史,每个患眼平均经历过 2.6 次手术。我们推测手术对角膜缘的直接创伤导致了干细胞丢失。角膜缘区域的手术本身往往不足以造成引起眼表疾病干细胞的大量丢失。然而角膜缘区域的手术操作可能造成局部干细胞的丢失,当干细胞遭受其他创伤时,患者更易出现临床症状。

我们研究中的所有患者都是上 1/4 象限受累,与之前角膜缘手术区域相吻合。众所周知,角膜缘上方比眼表其他任何部位含有更多的干细胞[81]。上方手术切口的长度和位置可能会影响角膜缘干细胞缺乏的发生。上眼睑的机械牵引力同样可能造成局部缺血,进一步造成对干细胞的损害。

长期使用眼药水如匹罗卡品、β 受体阻滞剂、抗生素和糖皮质激素,可导致这些患者干细胞缺乏。已知上述眼药水对角膜上皮细胞有害。有一位患者还在眼表使用丝裂霉素 C。长期固定使用某些眼药水对角膜缘干细胞可能有毒害作用,并可能导致不可逆的细胞损伤和眼表疾病。

这些疾病的临床过程是一个缓慢进展的从周边角膜到中央角膜上皮病变的过程。眼球往往处于稳定状态,但是可能处于轻微的炎症状态中。上皮病变特征性地位于之前角膜缘手术部位相应的扇形区域。这个扇形的区域呈现出楔形病变上皮区,紧邻正常上皮区。总的来说,角膜缘扇形区域受损的特点将这一类型的角膜缘干细胞缺乏性疾病与前文描述的倾向于累及全角膜缘的疾病区分开来(图 157.6)。

患有医源性角膜缘干细胞缺乏的病例与其他病因引起的角膜缘干细胞缺乏不同,不存在一种单一的疾病种类导致角膜缘干细胞缺乏。多因素,如手术、眼药水和外部疾病都可能导致这些患者出现角膜缘干细胞缺乏。既往对角膜缘干细胞造成创伤的手术可能是最重要的致病因素,因为干细胞缺乏的部位常常与手术部位相吻合。

自身免疫性疾病

在前文描述的很多眼表疾病中,炎症都会加重病情。碱烧伤和睑内翻时,炎症是继发症状但同样影响预后。很重要的一点是,要有效治疗患者必须控制炎症。因为炎症是一种对外来物的反应,去除外来物有利于改善炎症症状。例如碱烧伤引起的炎症在碱性物质去除后,积极治疗时间足够长的情况下,炎症往往是可以控制下来的。睑内翻引起的炎症可在手术修复睑内翻之后消退。

眼表自身免疫性疾病,如 SJS 和 MMP,炎症是疾病重要的一部分。这些疾病与上述疾病病因学上最本质的区别在于,对于自身免疫性疾病,炎症本身是疾病发生和进展的始动因素。不能通过去除外源物的方式减轻炎症,因此治疗这些患者的炎症必须从治疗原发病入手,积极并长期治疗以阻止眼表疾病进一步发展。

Stevens-Johnson 综合征

Stevens-Johnson 综合征是一种累及皮肤和黏膜的自身免疫性疾病,疾病涵盖多形性红斑和中毒性表皮坏死松解综合征[82]。Stevens-Johnson 综合征往往

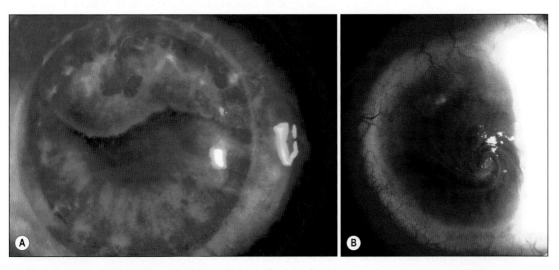

图 157.6　医源性角膜缘干细胞缺乏。(A)继发于多次手术和长时间局部用药。注意角膜上方的异常上皮。(B)继发于青光眼长期用药引起的眼表损伤

13

因接触药物如磺胺药物、苯妥英钠或接触感染源如单纯疱疹病毒、肺炎支原体而发病[83]。典型的病程包括急性期和慢性期。

急性期发生于接触发病源1~3周后，一般持续2~4周[84]。全身性的前驱症状可能包括发热、头痛、全身乏力、恶心、呕吐、腹泻、游走性关节疼痛和咽炎[85]。之后会出现黏膜损害和皮肤大泡状病变。急性期的眼部症状比较严重[86-88]。患者将发生严重的结膜炎，常常是膜性结膜炎，可能继发感染引起细菌性结膜炎，并可能进一步进展至眼内炎[89]。睑球粘连可能于急性期发生。角膜的体征包括角膜上皮异常和血管翳形成。

当急性炎症消退，慢性改变开始显现[90,91]。眼睑往往受累，也可能发生睑内翻、睑外翻、倒睫以及睑板腺损害。结膜瘢痕化常见，包括穹隆缩窄和睑球粘连（图157.7）。当发生结膜瘢痕化，患者常常会大量损失结膜杯状细胞、Krause和Wolfring副泪腺和腺体导管[92]。继发的干眼常严重到能够引起结膜角化。

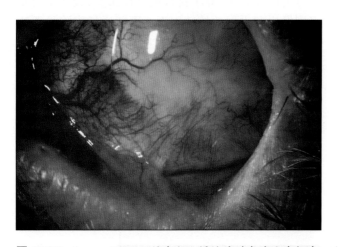

图157.7 Stevens-Johnson综合征。慢性结膜炎伴睑球粘连

该综合征的急性期，可能有大量角膜缘干细胞丢失或遭破坏。然而真正引起慢性眼表疾病的是严重的泪膜异常所致的慢性损伤。干燥、角化的环境常不适合角膜缘干细胞生存，患者常患有持续性上皮缺损，最终导致眼表结膜化。角膜基质混浊、溃疡甚至可能发生穿孔。

治疗方案应当随着疾病的进展而做相应更改。病程早期，如果大面积皮肤受累，患者常在烧伤科或重症监护室接受治疗。眼部的炎症通过眼表滴加润滑剂和抗炎药物加以控制，必要时给予抗生素，必须预防可能在急性期发生的睑球粘连。

当疾病进展至慢性期，治疗的重点是通过降低炎症反应尽可能恢复眼表健康。必须积极通过泪小点栓塞和频滴不含防腐剂的人工泪液治疗干眼。必须适当纠正眼睑畸形，如睑内翻、倒睫以减少对眼表的机械损伤。对于临床症状严重的角膜缘干细胞缺乏性疾病，应当考虑进行角膜缘干细胞移植。然而，由于产生泪液的组织结构遭到严重破坏，这些患者是角膜缘干细胞移植失败风险最高的人群，因此在做出手术决定时一定要慎重。

黏膜性类天疱疮

黏膜性类天疱疮（MMP）虽然罕见，但其发病率可能比文献报道的发病率要高[93-96]。它是一种全身性疾病，能够累及黏膜如结膜、口腔黏膜、食管、尿道以及阴道，较少累及皮肤[97]。平均诊断年龄为65岁，很多患者会在确诊后的10~30年进展为双眼盲[83,94]。

组织学检测发现受累结膜表现为继发于自身免疫反应的黏膜下瘢痕及纤维化[93]。上皮表现为明显的浆细胞和肥大细胞浸润、鳞状上皮化生以及杯状细胞丢失或完全缺失[83,94,98-102]。直接免疫荧光染色显示，免疫球蛋白和/或补体呈线形沉积于基底膜[93]。

MMP的临床特征是结膜上皮下纤维化和瘢痕。这种瘢痕会导致穹隆变浅、睑球粘连，严重时导致睑缘粘连。这一疾病的进展将导致泪膜各种成分的破坏。因为杯状细胞受损，黏蛋白成分缺乏很常见。病程后期，由于泪腺导管和Krause、Wolfring腺体受损，泪液中的水样层将减少[94]。MMP患者中，甚至睑板腺也常常受累，导致泪膜异常。随着结膜瘢痕和纤维化进展，常发生眼睑畸形。常表现为睑内翻和倒睫，并通过机械损伤造成进一步损伤。睑外翻和睑裂闭合不全虽然相对较少见，但是也有可能发生，并因暴露因素而损伤眼表。

如果找到了加剧炎症反应并且可通过治疗逆转的因素，应当尽早积极治疗。由于泪膜常受累，经常点不含防腐剂的人工泪液对患者有好处。如果疾病进展过程中，泪小管尚未因瘢痕封闭，应当考虑进行泪小点栓塞[103]。睑板腺异常应当进行睑缘清洁。易发生感染的患者可使用抗生素眼膏。倒睫应当通过冷冻、电凝、透热疗法或者手术切除。睑内翻手术仅适用于最难以控制病情的病例，因为手术本身会加重炎症状态和瘢痕[104]。

由于MMP的发病是一个自身免疫过程，治疗的核心是减轻炎症反应。单纯眼表局部给药不足以阻止这一全身性疾病的进展。推荐用于MMP的治疗的全身用药包括氨苯砜、糖皮质激素、硫唑嘌呤和甲胺

13

喋呤[105,106]，鉴于这些药物可能存在的风险，大多数眼科医生选择在内科或风湿免疫科医生协助下对患者进行治疗。

眼表疾病的分期

一个实用的眼表严重程度分期方法必须兼顾角膜缘干细胞和结膜的状态。在给患者治疗的过程中，我们认识到干细胞和结膜的状态相比于原发病的病因更加能够提示预后。鉴于此，我们提出了一种以角膜缘干细胞和结膜状态为基础的分类体系[107]。我们发现，这一体系对严重眼表疾病的药物和手术治疗方案的制定有帮助（表157.1）。

表 157.1 依据干细胞损失数量和是否伴有结膜炎症进行的眼表疾病分类

角膜缘干细胞丢失率(%)(a期)	结膜正常(a期)	结膜曾发生过炎症(b期)	结膜处于炎症状态(c期)
<50(Ⅰ期)	医源性，OSSN，角膜接触镜(Ⅰa期)	化学或热烧伤病史(Ⅰb期)	轻度SJS、MMP、近期化学烧伤史(Ⅰc期)
>50(Ⅱ期)	先天性无虹膜、重度角膜接触镜使用、医源性(Ⅱa期)	严重化学或热烧伤病史(Ⅱb期)	重症SJS、MMP、近期化学或热烧伤史(Ⅱc期)

（表格翻印自 Holland EJ, Mannis MJ, Lee WB, eds, Ocular surface disease: cornea, conjunctiva and tear film. Elsevier, 2013, Ch.38, Table 38.1, p.318, ©2013, Elsevier.)

首先，依据角膜缘干细胞损失程度将患者分类。当角膜缘干细胞缺失小于总数的一半时，属于Ⅰ期。当角膜缘干细胞缺失大于总数的一半时，属于Ⅱ期。Ⅰ期的角膜缘干细胞在正常情况下能够增殖产生覆盖大部分角膜的表型正常的角膜上皮，这一期发生持续性上皮缺损少见，如果出现结膜化，结膜化常局限于LSCD区域，往往不影响视轴。Ⅱ期患者中更常见到持续性上皮缺损、结膜化影响视力，甚至是角膜基质瘢痕。

其次，依据结膜状态将患者分类。结膜正常，属于"a"类。对于结膜正常的眼表疾病患者，例如先天性无虹膜中见到的那样，只有当原发病造成干细胞数量减少时，疾病才加重。如果结膜因既往有炎症史或

损伤史而异常，但是目前病情已经稳定，属于"b"类。因为"b"类患者分泌泪膜中黏蛋白和水液成分的结构常遭到破坏，泪膜的异常会加重他们的病情。如果结膜正处于炎症活跃期，我们将患者分为"c"类。炎症可能由外部病因引起，如碱烧伤，或者由自身免疫性疾病引起，如SJS。结膜炎症将加重患者眼表病情，治疗往往以根除原发病为目的。

符合Ⅰa分期的疾病包括医源性LSCD[55]、角膜接触镜引起的角膜病变以及眼表鳞状上皮瘤（ocular surface squamous neoplasia, OSSN）（图157.8）。属于Ⅱa期的是全角膜缘干细胞缺乏并且结膜正常。Ⅰa期患者在角膜缘干细胞进一步丢失后可能进展至Ⅱa期。因此，医源性角膜缘干细胞缺乏、角膜接触镜引起的角膜病变和OSSN同样能够进展至Ⅱa期。先天性无虹膜，一种原发性的角膜缘干细胞缺乏性疾病，是另一类属于Ⅱa期的疾病（图157.9）[36,37]。

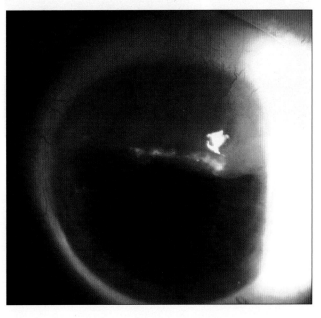

图157.8 Ⅰa期眼表疾病。使用丝裂霉素C引起的部分角膜缘干细胞缺乏

Ⅰb期包含部分角膜缘干细胞缺乏且结膜有炎症史或损伤史，但是目前结膜已经稳定的病例。有化学或热烧伤史且干细胞丢失率<50%的患者属于这一期（图157.10）。这一类患者在受伤后经历了严重的炎症期，但是使用免疫抑制药物后，炎症随着时间的延长能够消退。当计划给这类患者手术时，最好等到度过炎症期，如有可能在Ⅰb期而不是在Ⅰc期给他们做手术。

大于50%的角膜缘干细胞缺失并且结膜有炎症

13

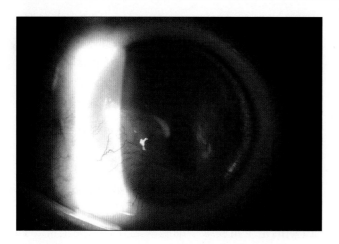

图 157.9 Ⅱa 期眼表疾病。先天性无虹膜角膜病变

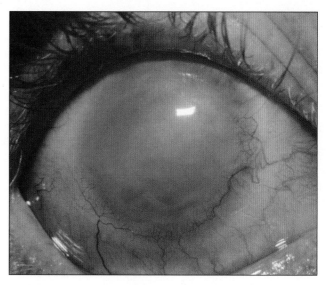

图 157.11 Ⅱb 期眼表疾病。既往碱烧伤引起的完全角膜缘干细胞衰竭,结膜非炎症期

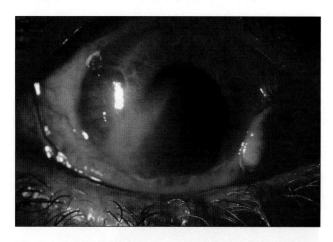

图 157.10 Ⅰb 期眼表疾病。既往酸烧伤引起的部分角膜缘干细胞缺乏

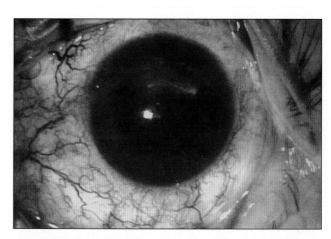

图 157.12 Ⅰc 期眼表疾病。部分角膜缘干细胞缺乏和慢性结膜炎

史或损伤史,但是目前结膜已经稳定的病例属于Ⅱb期(图 157.11)。这一期的患者有化学或热烧伤史并且 >50% 的角膜缘受累。与上述Ⅰb 期病理生理学相似,这部分患者在暴露期属于Ⅱc 期,结膜炎症平息后属于Ⅱb 期。

结膜处于炎症活跃期的患者,可能发生继发性部分角膜缘干细胞缺乏,这种情况属于Ⅰc 期(图157.12)。这一期还包含未达到严重期的结膜炎症性疾病,如病情轻微的 SJS 和 MMP。结膜炎症导致结膜瘢痕、水液层减少以及最终导致的部分角膜缘干细胞功能障碍[108]。这一期的另一类患者是碱、酸或热烧伤引起部分角膜缘干细胞缺乏,结膜炎症尚未控制。如上所述,随着时间延长以及合理的治疗,炎症会慢慢消退,这些患者将从Ⅰc 期转变为Ⅰb 期。

最严重的一类眼表疾病是全角膜缘干细胞缺乏合并活动性结膜炎症。这种病例属于Ⅱc 期,包括重症SJS、MMP 和新发的化学或热烧伤的病例(图 157.13)。

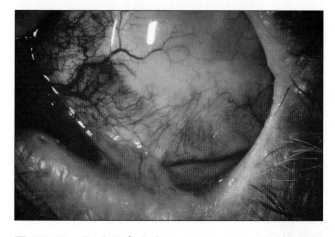

图 157.13 Ⅱc 期眼表疾病。Stevens-Johnson 综合征引起的完全眼表缺乏和持续性结膜炎症

13

在这些病例中,几乎全部角膜缘干细胞缺乏往往并发结膜瘢痕、黏蛋白和水样层产生减少,眼表角化的可能性,以及活动性炎症。如果尝试干细胞移植,干细胞可能会被移植到泪膜质量差、炎症活跃的不适合生存的微环境中。我们的临床经验是,非特异性炎症产生的大量免疫介质会在绝大多数这类患者中产生针对移植组织的特异性免疫排斥反应。鉴于这些原因,Ⅱc 期患者不仅病程进展严重,而且进行重建手术后预后也最差[16]。

(邵春益 译 傅瑶 校)

参考文献

1. Tsubota K, Tseng SCG, Nordlund ML. Anatomy and physiology of the ocular surface. In: Holland EJ, Mannis MJ, editors. *Ocular surface disease: medical and surgical management.* New York: Springer-Verlag; 2002.
2. Kruse FE. Classification of ocular surface disease. In: Holland EJ, Mannis MJ, editors. *Ocular surface disease: medical and surgical management.* New York: Springer-Verlag; 2002.
3. Lindquist TD. Conjunctivitis: an overview and classification. In: Krachmer JH, Mannis MJ, Holland EJ, editors. *Cornea.* St. Louis: Mosby; 1997.
4. Lathja LG. Stem cell concepts. *Differentiation* 1979;**14**:23–34.
5. Kinoshita S, Friend J, Thoft RA. Biphasic cell proliferation in transdifferentiation of conjunctival to corneal epithelium in rabbits. *Invest Ophthalmol Vis Sci* 1983;**24**:1008–14.
6. Potten CS, Loeffler M. Epidermal cell proliferation. I. Changes with time in the proportion of isolated, paired and clustered labeled cells in sheets of murine epidermis. *Virchows Arch [B]* 1987;**53**:286–300.
7. Potten CS, Morris RJ. Epithelial stem cells in vivo. *J Cell Sci* 1988;**10**(Suppl.):45–62.
8. Pfister RR. Corneal stem cell disease; concepts, categorization, and treatment by auto- and homo-transplantation of limbal stem cells. *CLAO J* 1994;**20**:64–72.
9. Leblond CP. The life history of cells in renewing systems. *Am J Anat* 1981;**160**:114–58.
10. Potten CS. *Epithelial proliferative subpopulations. Stem cells and tissue homeostasis.* Cambridge: Cambridge University Press; 1978. p. 317.
11. Pellegrini G, Traverso CE, Franzi AT, et al. Long-term restoration of damaged corneal surfaces with autologous cultivated corneal epithelium. *Lancet* 1997;**349**:990–3.
12. Davanger M, Evensen A. Role of the pericorneal papillary structure in renewal of corneal epithelium. *Nature* 1971;**229**:560–1.
13. Schermer S, Galvin S, Sun T-T. Differentiation-related expression of a major 64K corneal keratin in vivo and in culture suggests limbal location of corneal epithelial stem cells. *J Cell Biol* 1986;**103**:49–62.
14. Cotsarelis G, Dong G, Sun T-T, et al. Differential response of limbal and corneal epithelia to phorbol myristate acetate (TPA). *Invest Ophthalmol Vis Sci* 1987;**28**(Suppl.):1.
15. Ebato B, Friend J, Thoft RA. Comparison of limbal and peripheral human corneal epithelium in tissue culture. *Invest Ophthalmol Vis Sci* 1988;**29**:1533–7.
16. Holland EJ. Epithelial transplantation for the management of severe ocular surface disease. *Trans Am Ophthalmol Soc* 1996;**44**:677–743.
17. Gipson IK. The epithelial basement membrane zone of the limbus. *Eye* 1989;**3**:132–40.
18. Zieske JD. Perpetuation of stem cells in the eye. *Eye* 1994;**8**:163–9.
19. Friend J, Thoft RA. Functional competence of regeneration ocular surface epithelium. *Invest Ophthalmol Vis Sci* 1978;**17**:134–9.
20. Shapiro MS, Friend J, Thoft RA. Corneal re-epithelialization from the conjunctiva. *Invest Ophthalmol Vis Sci* 1981;**21**:135–42.
21. Kinoshita S, Kiorpes TC, Friend J, et al. Limbal epithelium in ocular surface wound healing. *Invest Ophthalmol Vis Sci* 1982;**23**:73–80.
22. Buck RC. Ultrastructure of conjunctival epithelium replacing corneal epithelium. *Curr Eye Res* 1986;**5**:149–59.
23. Dua HS. The conjunctiva in corneal epithelial wound healing. *Br J Ophthalmol* 1998;**82**:1407–11.
24. Cintron C, Hassinger L, Kublin CL, et al. A simple method for removal of rabbit corneal epithelium utilizing n-heptanol. *Ophthalmic Res* 1979;**11**:90–7.
25. Dua HS, Forrester JV. The corneoscleral limbus in human corneal wound healing. *Am J Ophthalmol* 1990;**110**:646–56.
26. Chang JH, Azar DT, Hernandez-Quintela HC, et al. Characterization of angiostatin in the mouse cornea. *Invest Ophthalmol Vis Sci* 2000;**41**(Suppl.):832.
27. Puangsricharern V, Tseng SCG. Cytologic evidence of corneal diseases with limbal stem cell deficiency. *Ophthalmology* 1995;**102**:1476–85.
28. Holland EJ, Djalilian AR, Schwartz GS. Management of aniridic keratopathy with keratolimbal allograft: a limbal stem cell transplantation technique. *Ophthalmology* 2003;**110**(1):125–30.
29. Nelson LB, Spaeth GL, Nowinski TS, et al. Aniridia: a review. *Surv Ophthalmol* 1984;**28**:621–42.
30. Elsas FJ, Maumenee IH, Kenyon KR, et al. Familial aniridia with preserved ocular function. *Am J Ophthalmol* 1977;**83**:718–24.
31. Mintz-Hittner HA, Ferrell RE, Lyons LA, et al. Criteria to detect minimal expressivity within families with autosomal dominant aniridia. *Am J Ophthalmol* 1992;**114**:700–7.
32. Pearce WG. Variability of iris defects in autosomal dominant aniridia. *Can J Ophthalmol* 1994;**29**:25–9.
33. Lee HJ, Colby KA. A review of the clinical and genetic aspects of aniridia. *Semin Ophthalmol* 2013;**28**(5–6):306–12.
34. Ramaesh K, Ramaesh T, Dutton GN, et al. Evolving concepts on the pathogenic mechanisms of aniridia related keratopathy. *Int J Biochem Cell Biol* 2005;**37**(3):547–57.
35. Hitter HM. *The glaucomas.* St. Louis: CV Mosby; 1989. p. 869–84.
36. Mackman G, Brightbill FS. Optis JM: Corneal changes in aniridia. *Am J Ophthalmol* 1979;**87**:497–502.
37. Margo CE. Congenital aniridia: a histopathologic study of the anterior segment in children. *J Pediatr Ophthalmol Strabismus* 1983;**20**:192–8.
38. Tseng SC. Concept and application of limbal stem cells. *Eye* 1989;**3**:141–57.
39. Nishida K, Kinoshita S, Ohashi Y, et al. Ocular surface abnormalities in aniridia. *Am J Ophthalmol* 1995;**120**:368–75.
40. Kremer I, Rajpal RK, Rapuano CJ, et al. Results of penetrating keratoplasty in aniridia. *Am J Ophthalmol* 1993;**115**:317–20.
41. Gomes JAP, Eagle RC, Gomes AKGDP, et al. Recurrent keratopathy after penetrating keratoplasty for aniridia. *Cornea* 1996;**15**:457–62.
42. Mirzayans F, Pearce WG, MacDonald IM, et al. Mutation of the PAX6 gene in patients with autosomal dominant keratitis. *Am J Hum Genet* 1995;**57**(3):539–48.
43. Pearce WG, Mielke BW, Hassard DTR, et al. Autosomal dominant keratitis: a possible aniridia variant. *Can J Ophthalmol* 1995;**30**:131–7.
44. Skeens HM, Brooks BP, Holland EJ. Congenital aniridia variant: minimally abnormal irides with severe limbal stem cell deficiency. *Ophthalmology* 2011;**118**(7):1206–64.
45. Kivlin JD, Apple DJ, Olson RJ, et al. Dominantly inherited keratitis. *Arch Ophthalmol* 1986;**104**:1621–3.
46. Sugar J. Congenital stem cell deficiency. In: Holland EJ, Mannis MJ, editors. *Ocular surface disease: medical and surgical management.* New York: Springer-Verlag; 2002.
47. Freire-Maia N, Pinheiro M. Ectodermal dysplasias: a review of the conditions described after 1984 with an overall analysis of all the conditions belonging to this nosologic group. *Rev Brasil Genet* 1988;**10**:403–14.
48. Sadowsky AE. Dermatologic disorders. In: Krachmer JH, Mannis MJ, Holland EJ, editors. *Cornea.* St. Louis: Mosby; 1997.
49. Arnold HL Jr, Odone RB, James WD. *Andrews' diseases of the skin: clinical dermatology,* 8th ed. Philadelphia: WB Saunders; 1990.
50. Moyes AL, Hordinsky M, Holland EJ. Ectodermal dysplasia. In: Mannis MJ, Macsai MS, Huntley AC, editors. *Eye and skin disease.* Philadelphia: Lippincott; 1996.
51. Tijmes NT, Zaal MJW, DeJong PTVM, et al. Two families with dyshidrotic ectodermal dysplasia associated with ingrowth of corneal vessels, limbal hair growth, and Bitot-like conjunctival anomalies. *Ophthalmic Genet* 1997;**18**:185–92.
52. Di Iorio E, Kaye S, Ponzin D, et al. Limbal stem cell deficiency and ocular phenotype in ectrodactyly-ectodermal dysplasia-clefting syndrome cause by p63 mutations. *Ophthalmology* 2012;**119**(1):74–83.
53. Caceres-Rios H, Tamayo-Sanchez L, Duran-McKinster C, et al. Keratitis, ichthyosis, and deafness (KID) syndrome: a review of the literature and proposal of a new terminology. *Pediatr Dermatol* 1996;**13**:105–13.
54. Gicquel JJ, Lami MC, Catier A, et al. Limbal stem cell deficiency associated with KID syndrome, about a case. *J Fr Ophthalmol* 2002;**25**:1061–4.
55. Schwartz GS, Holland EJ. Iatrogenic limbal stem cell deficiency. *Cornea* 1998;**17**(1):31–7.
56. Pfister RR, Pfister DA. Alkali-injuries of the eye. In: Krachmer JH, Mannis MJ, Holland EJ, editors. *Cornea.* St. Louis: Mosby; 1997.
57. Kim T, Khosla-Gupta BA. Chemical and thermal injuries to the ocular surface. In: Holland EJ, Mannis MJ, editors. *Ocular surface disease: medical and surgical management.* New York: Springer-Verlag; 2002.
58. Klein R, Lobes LA. Ocular alkali burns in a large urban area. *Ann Ophthalmol* 1976;**8**:1185–9.
59. Pfister R. Collagenase activity of intact corneal epithelium in peripheral alkaline burns. *Arch Ophthalmol* 1971;**86**:308–10.
60. Grant W, Schuman J. *Toxicology of the eye.* 4th ed. Springfield: Charles C. Thomas; 1993.
61. McCulley J. Chemical injuries. In: *The cornea: scientific foundation and clinical practice.* 1987. p. 527–42.
62. Pfister DA, Pfister RR. Acid injuries of the eye. In: Krachmer JH, Mannis MJ, Holland EJ, editors. *Cornea.* St. Louis: Mosby; 1997.

63. Friedenwald JS, Hughes WF Jr, Herrmann H. Acid injuries of the eye. *Arch Ophthalmol* 1946;**35**:98–108.
64. Schultz G, Henkind P, Gross E. Acid injuries of the eye. *Am J Ophthalmol* 1968;**66**:654–7.
65. Rumack BH, Frederick HL Jr. Clinical toxicology. In: Klaassen CD, Amdur MO, Doull J, editors. *Casarett and Doull's toxicology: the basic science of poisons*. 3rd ed. New York: Macmillan; 1986.
66. Bentur Y, Tannenbaum S, Yaffe Y, et al. The role of calcium gluconate in the treatment of hydrofluoric acid eye burn. *Ann Emerg Med* 1993;**22**:1488–90.
67. Pfister RR. Chemical injuries of the eye. *Ophthalmology* 1983;**90**:1246–53.
68. Guidry MA, Allen JH, Kelly JB. Some biochemical characteristics of hydrochloric-acid injury of the cornea. II. Carbohydrate metabolism. *Am J Ophthalmol* 1957;**44**:243–8.
69. Pfister RR, Burstein N. The alkali-burned cornea. I. Epithelial and stromal repair. *Exp Eye Res* 1976;**23**:519–35.
70. Hughes W. Alkali burns of the eye. Review of the literature and summary of present knowledge. *Arch Ophthalmol* 1946;**35**:423–8.
71. Roper-Hall M. Thermal and chemical burns. *Trans Ophthalmol Soc UK* 1965;**85**:631–3.
72. Brown S, Weller C. The pathogenesis and treatment of collagenase-induced diseases of the cornea. *Trans Am Acad Ophthalmol Otolaryngol* 1970;**74**:375–83.
73. Burnett J, Smith L, Prauss J. Acute inflammatory cells and collagenase in tears of human melting corneas. *Invest Ophthalmol Vis Sci* 1990;**31**:107–14.
74. Duke-Elder S, MacFaul PA. Radiation injuries. In: Duke-Elder S, editor. *System of ophthalmology,* vol. XIV, part 2. St. Louis: Mosby; 1972.
75. Hamill HB. Corneal injury. In: Krachmer JH, Mannis MJ, Holland EJ, editors. *Cornea*. St. Louis: Mosby; 1997.
76. Linhart RW. Burns of the eyes and eyelids. *Ann Ophthalmol* 1978;**10**:999–1000.
77. Guy RJ, Baldwin J, Kwedar S, et al. Three-years experience in a regional burn center with burns of the eyes and eyelids. *Ophthalmic Surg* 1982;**13**(5):383–6.
78. Vajpayee RB, Gupta NK, Angra SK, et al. Contact thermal burns of the cornea. *Can J Ophthalmol* 1991;**26**(4):215–18.
79. Mannis MJ, Miller RB, Krachmer JH. Contact thermal burns of the cornea from electric curling irons. *Am J Ophthalmol* 1984;**98**:336–9.
80. Tseng SCG, Chen JJY, Huang AJW, et al. Classification of conjunctival surgeries for corneal disease based on stem cell concept. *Ophthalmol Clin North Am* 1990;**3**:595–610.
81. Wiley L, SunderRaj N, Sun T-T, et al. Regional heterogeneity in human corneal and limbal epithelia: an immunohistochemical evaluation. *Invest Ophthalmol Vis Sci* 1991;**32**:594–602.
82. Palmon FE, Webster GF, Holland EJ. Erythema multiforme, Stevens–Johnson syndrome, and toxic epidermal necrolysis. In: Krachmer JH, Mannis MJ, Holland EJ, editors. *Cornea*. St. Louis: Mosby; 1997.
83. Tauber J. Autoimmune diseases affecting the ocular surface. In: Holland EJ, Mannis MJ, editors. *Ocular surface disease: medical and surgical management*. New York: Springer-Verlag; 2002.
84. Patz A. Ocular involvement in erythema multiforme. *Arch Ophthalmol* 1950;**43**:244–56.
85. Fabbri P, Panconesi E. Erythema multiforme ("minus" and "maius") and drug intake. *Clin Dermatol* 1993;**11**:479–89.
86. Mondino BJ, Brown SI, Biglan AW. HLA antigens in Stevens-Johnson syndrome with ocular involvement. *Arch Ophthalmol* 1982;**100**:1453–4.
87. Mobini N, Ahmed AR. Immunogenetics of drug-induced bullous diseases. *Clin Dermatol* 1993;**11**:449–60.
88. Roujeau JC, Huynh TN, Bracq C, et al. Genetic susceptibility to toxic epidermal necrolysis. *Arch Dermatol* 1987;**123**:1171–3.
89. Patterson JW, Parsons JM, Blaylock WK, et al. Eosinophils in skin lesions of erythema multiforme. *Arch Pathol Lab Med* 1989;**113**:36–9.
90. Dohlman CH, Doughman DJ. The Stevens-Johnson syndrome. *Trans New Orleans Acad Ophthalmol* 1972;**24**:236–52.
91. Wright P, Collin JR. The ocular complications of erythema multiforme (Stevens-Johnson syndrome) and their management. *Trans Ophthalmol Soc UK* 1983;**103**:338–41.
92. Arstikaitis MJ. Ocular aftermath of Stevens-Johnson syndrome. Review of 33 cases. *Arch Ophthalmol* 1973;**90**:376–9.
93. Mondino BJ, Brown SI. Ocular cicatricial pemphigoid. *Ophthalmology* 1981;**88**:95–100.
94. Foster CS. Cicatricial pemphigoid. *Trans Am Ophthalmol Soc* 1986;**84**:527.
95. Smith RC, Myers EA, Lamb HD. Ocular and oral pemphigus: report of case with anatomic findings in eyeball. *Arch Ophthalmol* 1934;**11**:635.
96. Bedell AJ. Ocular pemphigus: a clinical presentation. *Trans Am Ophthalmol Soc* 1964;**62**:109.
97. Lever WF, Talbott JH. Pemphigus: a historical study. *Arch Dermatol Syph* 1942;**45**:800.
98. Foster CS. Cicatricial pemphigoid. In: Krachmer JH, Mannis MJ, Holland EJ, editors. *Cornea*. St. Louis: Mosby; 1997.
99. Kinoshita S, Kiorpes TC, Friend J, et al. Goblet cell density in ocular surface disease. *Arch Ophthalmol* 1983;**101**:1284–7.
100. Ralph RA. Conjunctival goblet cell density in normal subjects and dry eye syndromes. *Invest Ophthalmol Vis Sci* 1975;**12**:299–302.
101. Hoang-Xuan T, Foster CS, Raizman MB, et al. Mast cells in conjunctiva affected by cicatricial pemphigoid. *Ophthalmology* 1989;**96**:1110–14.
102. Thoft RA, Friend J, Kinoshita MA, et al. Ocular cicatricial pemphigoid associated with hyperproliferation of the conjunctival epithelium. *Am J Ophthalmol* 1984;**98**:37–42.
103. Ormerod LD, Fong LP, Foster CS. Corneal infections in mucosal scarring disorders and Sjögren's syndrome. *Am J Ophthalmol* 1988;**105**:512–18.
104. Mondino BJ. Cicatricial pemphigoid and erythema multiforme. *Ophthalmology* 1990;**97**:939–52.
105. Tauber J, Sainz de la Maza M, Foster CS. Systemic chemotherapy for ocular cicatricial pemphigoid. *Cornea* 1991;**10**:185–95.
106. Tauber J. Autoimmune diseases affecting the ocular surface. In: Holland EJ, Mannis MJ, editors. *Ocular surface disease: medical and surgical management*. New York: Springer-Verlag; 2002.
107. Ang AY, Schwartz GS, Holland EJ. Preoperative staging of ocular surface disease. In: Holland EJ, Mannis MJ, editors. *Ocular surface disease: cornea, conjunctiva and tear film*. New York: Elsevier Saunders; 2013.
108. Tugal-Tutkun I, Akova YA, Foster CS. Penetrating keratoplasty in cicatrizing conjunctival diseases. *Ophthalmology* 1995;**102**:576–85.

13

第158章

眼表重建术

Edward J. Holland,Gary S. Schwartz,Sheraz M. Daya,Ali R. Djalilian,Clara C. Chan

关键概念

- 移植同种异体组织前,先最大限度减轻眼表炎症。
- 移植同种异体组织时,全身应用足量免疫抑制剂。
- 眼表干细胞移植术前,先最大限度治疗青光眼和眼睑异常。
- 眼表干细胞移植手术更适合年轻、健康,并且无全身免疫抑制禁忌证的患者。
- 人工角膜移植适合双侧患病、允许长期佩戴绷带镜、眼表移植和角膜移植术失败或者有全身免疫抑制禁忌证的老年患者。
- 进行自体结膜角膜缘移植(conjunctival limbal autograft,CLAU)或者单纯角膜缘上皮细胞移植术(simple limbal epithelial transplant,SLET)时,需确保供体眼无角膜缘干细胞缺乏的风险。
- 异体角膜缘移植可提供最多量的角膜缘干细胞。
- 可以联合应用异体或自体结膜移植和异体角膜缘移植治疗严重结膜和角膜缘干细胞缺乏的眼表疾病。

本章纲要

引言

仅仅过去几十年,角膜缘干细胞的重要性和角膜缘干细胞失代偿的临床表现就已经得到了充分的重视。对干细胞生理机制理解的巨大进步推动了数个用于治疗干细胞疾病的移植手术的发展[1-17],再加上免疫抑制方案的优化,一起革新了以前对致盲性眼表疾病的处理,同时也给重症失明的患者带来了新的希望。干细胞体外扩增技术的发展使已经瞩目的成果更上一层楼。本章节重点概述了几种主要的干细胞移植技术及其适应证,同时在章节结束还讨论了几个有前景的用于治疗严重眼表疾病方法的最新研究进展。

干细胞移植的进步带动了数个新移植技术的发展。1996年,为了方便理解和交流,我们创建了一套手术分类体系[10]。随后角膜协会又组建了一支研究团队不断扩充这个分类以涵盖更新的技术(表158.1)。分类是在组织的解剖学来源以及供体是自体还是异体的基础上展开的,异体组织又进一步被分为是活体亲属来源还是尸体来源[18]。

自体结膜角膜缘移植

适应证和禁忌证

自体结膜角膜缘移植(conjunctival limbal autograft,CLAU)是把从患者健眼上取的带角膜缘的结膜组织移植到对侧的患眼上,仅适用于单侧角膜缘干细胞缺乏的患者。CLAU相比于异体移植,最大的优点是不存在免疫排斥反应,但是它有个最大的前提,就是要先确保患者的供体眼不会发生角膜缘干细胞缺乏。

表 158.1 严重眼表疾病上皮移植方法的分类

方法	缩写	移植的组织
移植方法		
结膜移植		
自体结膜移植	CAU	结膜
尸体结膜移植	c-CAL	结膜
亲属活体结膜移植	Ir-CAL	结膜
非亲属活体结膜移植	Inr-CAL	结膜
角膜缘移植		
自体结膜角膜缘移植	CLAU	角膜缘 / 结膜
尸体结膜角膜缘移植	c-CLAL	角膜缘 / 结膜
亲属活体结膜角膜缘移植	Ir-CLAL	角膜缘 / 结膜
非亲属活体结膜角膜缘移植	Inr-CLAL	角膜缘 / 结膜
自体角膜缘移植	KLAU	角膜缘 / 角膜
异体角膜缘移植	KLAL	角膜缘 / 角膜
其他黏膜移植		
自体口唇黏膜移植	OMAU	口腔黏膜
自体鼻黏膜移植	NMAU	鼻黏膜
自体肠道黏膜移植	IMAU	肠黏膜
自体腹腔黏膜移植	PMAU	腹膜
体外组织工程方法		
体外培养结膜移植		
体外培养自体结膜移植	EVCAU	结膜
体外培养尸体结膜移植	EVc-CAL	结膜
体外培养亲属活体结膜移植	EVIr-CAL	结膜
体外培养非亲属活体结膜移植	EVInr-CAL	结膜
体外培养角膜缘移植		
体外培养自体角膜缘移植	EVLAU	角膜缘 / 角膜
体外培养尸体角膜缘移植	EVc-LAL	角膜缘 / 角膜
体外培养亲属活体角膜缘移植	EVIr-LAL	角膜缘 / 角膜
体外培养非亲属活体角膜缘移植	EVInr-LAL	角膜缘 / 角膜
体外培养其他黏膜移植		
体外培养口腔黏膜自体移植	EVOMAU	口腔黏膜

Daya SM, Chan CC, Holland EJ; Members of the Cornea Society Ocular Surface Procedures Nomenclature Committee. Cornea Society nomenclature for ocular surface rehabilitative procedure. Cornea 2011; 30 : 1115~1119.

（译者注：亲属活体结膜移植缩写原书错误，应为"Ir-CAL"）

13

这一点严重限制了 CLAU 的应用，因为大多数需要干细胞移植的患者都是双眼患病。但其对单眼伤治疗效果确实较好。多数情况下，由于从自身健眼获得的干细胞组织有限，所以 CLAU 对仅有部分干细胞缺乏的患者的治疗更有效。

术前注意事项

自体移植不需要应用免疫抑制剂，因此全身疾病一般不会影响手术。患者要有一只正常健康的供体眼，并且如前所述，患眼如果仅部分角膜缘干细胞缺乏,治疗效果会更好。CLAU 除了角膜缘组织,同时还移植了结膜组织,这对治疗伴有结膜瘢痕或者炎症的患者尤其有效。最后不同于异体移植都存在排斥风险,CLAU 即使是对有炎症的眼睛也常常有效。

CLAU 一个主要问题是可能带给供眼潜在风险。事实上,已有研究显示局部的角膜缘组织全层切除会损伤眼表[19],但这在临床上还未曾有报道。所以为了避免造成供眼干细胞缺乏,手术医生应该谨慎挑选患者,并且排除所有那些怀疑有眼表病变,或者可能暴露于任何危险因素,例如长期局部用药或佩戴角膜接触镜[20],或者有手术史的患者。此外,保守的获取角膜缘组织也是必不可少的。

手术方法

首先沿角膜缘周边切开受体眼结膜,并去除异常的角膜上皮(图 158.1),然后潜行分离使结膜后退,

这个过程通常不需要对结膜进行切除就可以为移植片留出空间。术中可以烧灼止血。应用浅层角膜切除术去除异常的上皮和纤维血管翳。然后在供体眼 6 点和 12 点钟方向,分别沿角膜缘取大约 6mm 长,距角膜缘后 5~8mm 宽的两个梯形的角膜缘移植片。可利用在结膜下注射麻醉剂或者平衡盐溶液的方式从筋膜囊分离结膜,然后从侧缘和后缘切取植片并将瓣翻折到角膜上,再继续沿角膜通过 Vogt 栅栏仔细分离延伸约 1mm,以保证带有干细胞,最后从近端剪断植片。转移植片到受体眼时要注意保持上皮和角膜缘的原始方位。用 10/0 尼龙线间断缝合,缝合要在侧缘穿过巩膜浅层,并在后缘缝上巩膜浅层和受体的结膜。为了避免对干细胞的损伤,角膜缘一侧无需缝合(图 158.2)。也可以在缝合固定植片的前缘后用组织胶固定植片的基底部(视频 158.1)。

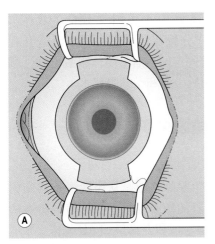
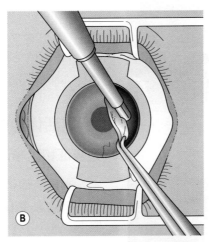
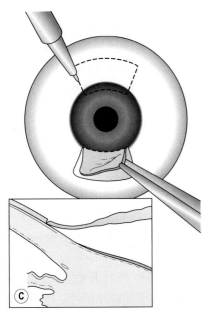
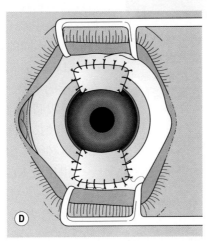

图 158.1　自体结膜角膜缘移植方法。(A)制备受体眼:沿角膜缘周边 360° 切开结膜,并在 6 点及 12 点钟方向切除 2~3mm 球结膜使其后退。(B)使用适当方法(撕除、钝性分离、锐性分离)切除浅层异常的角膜上皮和纤维血管翳。(C)获取供体组织:用甲紫记号笔标记结膜植片的范围,插图:角膜缘的分离要超过角膜边血管弓的位置,从球结膜开始并向前分离获取。(D)转移结膜角膜缘植片到受体眼相对应的解剖位置,并用 10-0 尼龙线间断缝合

13

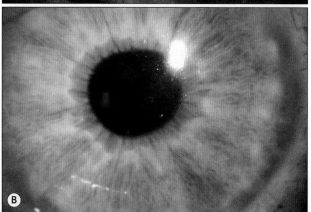

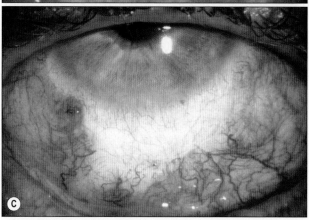

图 158.2　自体结膜角膜缘移植。(A)单眼化学伤伴有持续角膜上皮缺损和新生血管化。(B)自体结膜角膜缘移植术后角膜的外观,图示为正常角膜上皮。(C)在受体眼中自体结膜角膜缘植片的位置,图示自体移植结膜正常以及未移植区域慢性充血的状态

单纯角膜缘上皮移植

适应证和禁忌证

单纯角膜缘上皮移植(simple limbal epithelial transplant,SLET)的适应证和禁忌证与 CLAU 相似,主要适用于单侧角膜缘干细胞缺乏的患者。SLET 首要的优势也是不需要免疫抑制,SLET 相比于 CLAU 需

要更少的移植组织。

术前注意事项

SLET 的术前注意事项与 CLAU 相似。虽然最好是供体眼正常健康,但由于只需要取较小的供体组织,所以即使供体眼有轻微的角膜缘干细胞缺乏改变,手术也还是可以谨慎进行。不同于 CLAU 的是 SLET 中移植的角膜缘组织带的结膜非常小,不同于异体移植,SLET 没有排斥风险。

手术方法

SLET 手术[21]要先制备供体眼。在上方角膜缘标记一块 2×2mm 大小的区域,切开结膜,在结膜下分离至角膜缘,然后穿过 1mm 灰色区域直至透明角膜,把切下的角膜缘组织放在平衡盐溶液里。在受体眼 360° 沿角膜缘周边切开结膜,并去除角膜血管翳。术中可以烧灼止血。然后将羊膜覆盖在裸露的眼表,用组织胶固定,羊膜的边缘要塞进后退的结膜缘下,然后把供体组织切成 8~10 小块,上皮层向上放在羊膜上,并以环形方式分置在角膜中心周围以避开视轴,植片也用生物胶固定。最后给受体眼戴上软性绷带镜,同时局部应用抗生素和激素眼药水。

亲属活体结膜角膜缘移植

适应证和禁忌证

亲属活体结膜角膜缘移植是从患者活着的亲属眼睛上获取带有结膜的角膜缘组织并移植到患者病眼上。这个手术的适应证和方式与 CLAU 相似。亲属可以作为供体使更多的患者适合做结膜角膜缘移植,如双眼角膜缘干细胞缺乏的患者就可以选择此方法。与 CLAU 不同的是,行亲属活体结膜角膜缘移植(living related conjunctival limbal allograft,lr-CLAL)的患者存在排斥的风险,并且与所有同种异体移植一样,伴有炎症的眼睛的排斥风险会大大增加,因此患者术前必须使用较长时间的药物以减轻炎症反应。此外,患者术后也必须应用免疫抑制剂来保证植片的存活。

相比于 KLAL,lr-CLAL 的优点是除了角膜缘组织,还移植了结膜,因此对干细胞缺乏同时伴有结膜缺损的患者,行 lr-CLAL 会比行 KLAL 效果更好。lr-CLAL 的一般适应证包括眼瘢痕性类天疱疮(ocular cicatricial pemphigoid,OCP)、Stevens-Johnson 综合征(Stevens-Johnson syndrome,SJS)和特异性角结膜炎。这些疾病常常存在着穹隆狭窄和睑球粘连。与 KLAL

相比，Ir-CLAL 的缺点是从供眼获取的角膜缘组织有限，因此 Ir-CLAL 比 KLAL 能移植的干细胞数量明显要少，所以部分干细胞缺乏的患者比完全干细胞缺失的患者更适合 Ir-CLAL。因为没有角膜缘移植组织充当屏障，所以受体角膜缘 3 点和 9 点钟区域结膜化的风险较高。

术前注意事项

　　和所有异体移植一样，免疫抑制是维持植片存活的一个重要方式。因为干细胞植片放置的位置是高度血管化的角膜缘，所以除了局部用药，口服的免疫抑制也必不可少。因此，患者必须先进行全身疾病的筛查看是否会限制免疫抑制药物的应用。未控制的糖尿病、肾功能不全、血细胞成熟异常疾病，如骨髓增生异常、严重的肝功能缺陷、恶性肿瘤病史和高龄都是免疫抑制的潜在禁忌证。同时患者还要行其他检查以排除影响植片成活的危险因素。术前要应用激素控制眼表炎症，并且矫正所有的眼睑异常。严重的

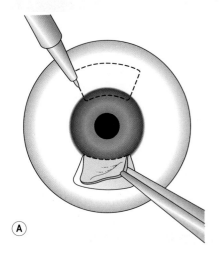

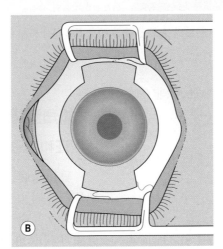

图 158.3　亲属活体结膜角膜缘移植方法。（A）获取供体组织：用甲紫笔标记结膜植片的范围，从球结膜开始向前分离获取。（B）制备受体眼：360°沿角膜缘周边切开结膜，并使球结膜后退，在12 点和 6 点钟方向做三个钟点宽的植床。（C）剪除结膜下纤维组织。（D）切除浅层不正常的角膜上皮和纤维血管翳（撕除、钝性或锐性分离）。（E）转移结膜角膜缘植片到受体眼，解剖对位，10-0 尼龙线缝合固定

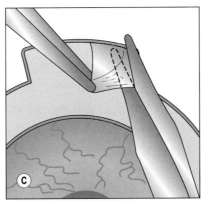

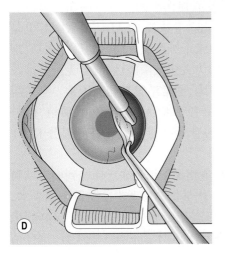

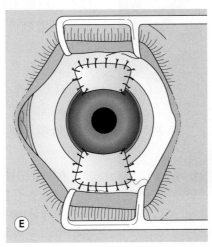

13

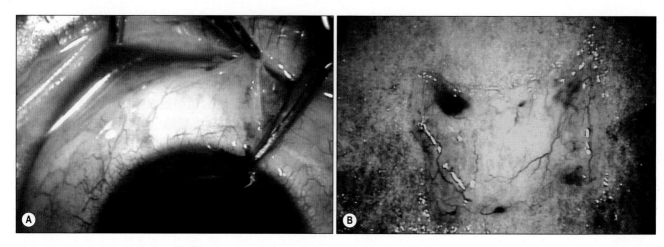

图 158.4 亲属活体结膜角膜缘移植。(A)移植片来源于受体的亲属。(B)移植前预先切取的结膜角膜缘组织

干眼和眼表角化是所有异体移植的禁忌证,除非在术前已治疗好转。最后和 CLAU 一样,Ir-CLAL 也会给供体眼带来潜在的风险,所以供体应该排查会导致未来干细胞缺乏的潜在危险因素,同时手术医生应该谨慎选择患者和制取供体组织。

手术方法

Ir-CLAL 包括两个独立的手术。首先和之前描述的 CLAU 一样,从供眼制取植片(图 158.3),组织可以轻柔地放在纸上并浸没在胶状保存液中再转移到受体上。在转移过程中一定要保持植片的原始方位,一般用甲紫非对称标记避免放错。然后将组织移到准备好的受体眼上,并用 10-0 的尼龙线间断缝合,具体方法同前所述的 CLAU(图 158.4 和图 158.5),也可以用组织胶固定植片。

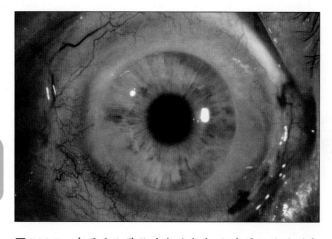

图 158.5 有严重化学伤病史的患者,行亲属活体结膜角膜缘移植和二期穿透性角膜移植后

异体角膜缘移植

适应证和禁忌证

异体角膜缘移植(keratolimbal allograft,KLAL)是把从尸体眼来源的角膜缘组织以角膜为载体移植到受体眼上。由于手术医生通常只从尸体眼球或者角巩膜环获取角膜缘组织,所以尸体来源的角膜缘移植(cadaveric KLAL)这个术语通常就缩减为 KLAL。KLAL 可以移植大量的角膜缘干细胞。事实上,我们目前的方法是将一个半供体眼的角膜缘组织都移植到患眼上,因此 KLAL 可以用于严重干细胞缺乏的患者。KLAL 还可用于治疗双眼角膜缘干细胞缺乏而引起的严重的眼表疾病。KLAL 也是那些单眼患病,但是害怕健眼因取干细胞会受到损害的患者的一个选择。异体角膜缘组织是没有亲属或无捐献意愿亲属的患者的唯一选择。

异体角膜缘移植较适用于那些病变主要侵犯角膜缘而结膜未累及或损伤小的患者。例如先天性无虹膜患者就可能最适于选择 KLAL[17]。KLAL 也是大多数医源性角膜缘干细胞缺乏病例的最佳选择,理由与前相似[22],因为大多数医源性损伤,无论是涉及部分还是全部角膜缘,通常结膜都相对正常。全角膜缘干细胞缺乏的患者行 KLAL 需要 360° 移植,但是部分角膜缘缺乏的患者可能就只需要行部分 KLAL 移植。

KLAL 同样对角膜缘干细胞缺乏伴轻到中度结膜受损的患者有效。化学伤的患者也能受益于该手术,但只有术前眼表状态稳定才行。SJS 或者 OCP 的患者也可以受益于 KLAL,但术前必须控制炎症,这样植

13

片存活的概率才会比较高。

KLAL 的成功率会随着结膜炎症程度的升高而下降。完全的角膜缘干细胞缺乏伴活动性的结膜炎症是最严重的眼表疾病(例如严重的 SJS、OCP 和化学伤早期),在这些病例中,结膜炎症和瘢痕,黏性和水样泪液的减少,还有潜在的眼表角化都会使角膜缘干细胞缺乏更难治疗。因为 KLAL 并不能提供健康的结膜,所以这种情况可能就需要考虑行联合异体结膜 - 角膜缘移植(combined conjunctival-keratolimbal allograft,C-KLAL)。

术前准备

泪膜不正常或不稳定是影响眼表重建手术成功率的一个主要因素[23]。如果眼表没有正常的泪膜,就需要通过矫正眼睑异常、神经源性暴露和重度干眼来改善泪膜,特别是那些反射性泪液减少的患者。眼睑异常,例如眼睑闭合不全、睫毛方向异常、睑缘异位或者角化都应该在行 KLAL 前或者同时矫正。给瞬目异常或者不足的患者行 KLAL 时要特别注意,因为可能会发生持续性上皮缺损,继而有发生瘢痕和感染的风险。

KLAL 的另一个相对禁忌证是严重的水样泪液缺乏并伴有反射性减少,这些患者除了缺乏正常泪膜的营养和机械润滑功能外,还缺失像维生素 A 和上皮生长因子(epidermal growth factor,EGF)这些重要的成分[24~27]。如果这样的患者行 KLAL,那么术后要常规应用自体血清以最大限度提高眼表重建的成功率。

KLAL 治疗严重眼表角化的成功率也不高[28]。众所周知,结膜上皮来源于一组不同于角膜缘的干细胞[29,30]。因此单独的 KLAL 不足以治疗由于结膜干细胞和角膜干细胞都缺失所导致的弥漫性眼表角化,但是否同时移植两种上皮干细胞能够帮助解决这个棘手难题还无法确定。

无法控制的严重的炎症是另一个导致 KLAL 预后不良的因素。即使是 CLAU,在急性化学伤患者中严重的炎症也会限制其成功[6,31],并且在全角膜缘缺乏的兔眼模型上,慢性炎症也会影响移植的成功率[32]。确切的机制还不清楚,但是炎症因子,例如干扰素 γ 在急性化学伤中可以上调 Fas 或者 HLA Ⅱ型抗原而促使上皮走向凋亡[33]。HLA Ⅱ型抗原的上调还可能增加免疫敏感度,进而导致异体排斥。这些数据支持了无法控制的炎症会降低 KLAL 成功率的理论,所以抑制炎症是提高手术成功率的重要方式。

对伴有炎症的眼球,在 KLAL 治疗的同时行羊膜移植(AMT)所观察到的有利结果支持了 KLAL 术后抑制炎症是有益的这一事实[34]。羊膜移植已被证实在治疗急性化学和热烧伤时可以抑制炎症、促进上皮化和预防瘢痕。

手术方法

总论

行 KLAL 的目的是为了给受体角膜缘提供健康的角膜缘干细胞(stem cells,SCs)。因为 SCs 存在于狭窄而又薄弱的角膜缘位置,所以在移植 SCs 时必须与一个较结实的载体组织一起。利用周边的角膜巩膜组织就可以确保 SCs 移植的安全性和黏附在受体角膜缘的稳定性。

制备受体眼

患者常常会存在睑球粘连而难以暴露手术部位。要放入开睑器,如果需要可以行外眦切开。首先做 360° 的角膜缘环状切开,但多数有严重 OSD 的患者切开结膜时会有明显的出血,这时可能就需要一次只切开一个象限。可以局部应用肾上腺素(1∶10 000 稀释)、凝血酶和烧灼止血。在睑球粘连的区域,首先分离近角膜缘处的结膜组织,然后松解使结膜后退。这样操作不仅可以帮助重建穹隆,而且还为睑结膜提供了更多的组织。如果最初就在穹隆部切开并且只单纯地分开粘连,会在睑结膜面出现大范围缺损,导致以后睑球粘连再形成。因此,分离睑球粘连实际上可以用来帮助重建穹隆并为睑结膜提供上皮,但需要注意的是在分离广泛粘连的区域时要避免损伤上下直肌。

结膜分离后退到角膜缘后 4~5mm 处,为放置 KLAL 供体组织暴露足够大的巩膜植床,然后去除角膜表面不正常的纤维血管翳和上皮。行浅层角膜切除术,虽然经常需要用圆刀或者尖头 Westcott 剪半锐性分离来制作一个光滑的表面,但是最初一般会用纤维海绵进行钝性分离。需要注意的是要确保切削在层间,保持在角膜浅基质层而避免破坏深基质层。必须谨记这步切削的目的是为了去除异常的纤维血管和结膜化的表面。过程中同样可以用局部的肾上腺素和凝血酶止血。

已报道的有很多种方法可以制备和移植供体组织,下面主要介绍其中的两种。

手术方法 1

这种方法中[36],供体组织是来源于存储在 4℃

13

角膜保存液中的角巩膜环。供体中间的角膜用 7.5mm 的环钻切除(图 158.6A)。如供体来源于儿童角膜较小,就用更小的环钻。按常规角膜移植钻取植片的方法,将角膜组织上皮面朝下放置,用 Iowa 环钻切取角膜,这样可以尽量不损伤到角膜缘干细胞。

把角巩膜环平分成两半,然后用剪刀修去外周多余的巩膜组织,仅留下距角膜缘大约 1mm 的巩膜(图 158.6B)。每部分角巩膜环的后二分之一到三分之二的组织再用锋利的月形刀板层切除。这几步要在手术显微镜下进行,并且通常需要一个助手用镊子帮忙固定组织。后板层切除要去除后部的巩膜和包括后弹力层和内皮在内的深层基质。如果植片太厚,很可能移植后导致瞬目动作在眼表产生摩擦而阻碍上皮再生。再者如果植片太厚导致植片和角膜之间出现了阶梯,那上皮化也很难完成。剪下的后板层组织可丢弃,然后用同样的方法制备第二个供体。把四片组织(每眼分两片)上皮面朝上放在保存液中等待后续的手术使用。

为了有足够的组织包围在受体的角膜缘周围而不出现缺口,就需要来自两个供眼的组织。过去的方式是仅来自一只供眼的组织,这样就会在角膜缘的

三点钟和九点钟方向留下小缺口,结膜样的组织就会通过植片的缺口侵入角膜表面。而通过移植来自两个供眼的组织(通常是三等份的植片,包括一只供眼 100% 的角膜缘和另一只供眼 50% 的角膜缘),移植的干细胞数量就会相当于仅用一只供体眼时的 1.5 倍。

新月形供体角膜缘要以稍微盖住受体角膜缘的方式放到受体眼解剖学位置上。每块组织的前面两个角用 10/0 尼龙线间断缝合固定在角膜缘。KLAL 供体组织的角膜边缘要在受体角膜上放置平坦。然后缝合后面两个角,或者用组织胶固定基底面,为安全起见在后缘加缝 1~2 针。剩下的两个植片也都以同样的方式首尾相连放置,直到受体角膜缘的一周都被覆盖上正常的供体干细胞组织。为了使排列紧密,其中一块供体组织可能要切短一点。在 KLAL 缝合的过程中,应用黏弹剂和平衡盐溶液来保护上皮免受机械损伤和防止干燥。如果存在青光眼滤过手术留下的功能性滤泡,可以留下一个缺口来维持这个滤泡。在一些已经放置引流装置或者预期安装引流装置的情况下,角膜缘还是可以用另外的植片来覆盖,这些并不影响青光眼治疗效果。后退的结膜游离缘要缝在新月形植片的后缘。手术结束时,患眼包扎并

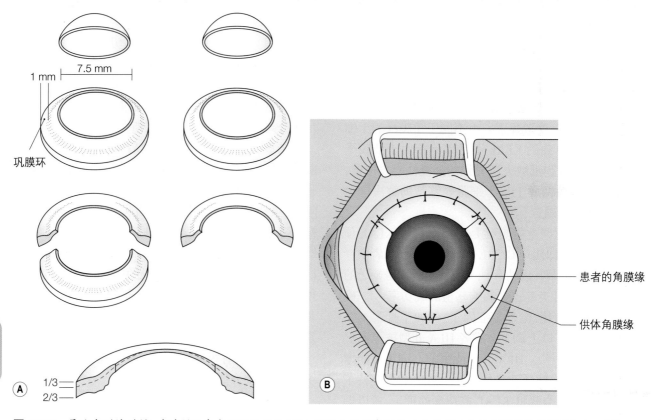

图 158.6 异体角膜缘移植。(A)制取来自尸眼的供体组织,用两个角膜来制备三个具有 6 个钟点弧度的角膜缘组织。(B)KLAL 受体的示意图,显示放置在角膜缘的三个新月形角膜缘组织

用眼罩保护起来,直到第二天患者来复诊(图 158.7 和图 158.8)(视频 158.2)。

方法二

异体结膜角膜缘移植

异体结膜角膜缘移植(conjunctival limbal allograft, CLAL)是异体角膜缘移植(KLAL)手术的一种改变,其供体组织获取方式稍不同于 KLAL,并且一般通过纤维蛋白胶固定于受体眼[37~39]。

供体眼

使用直径 7.5mm 的环钻将中央角膜从供体角巩膜环上切取下来并将余下的环状组织切成两个 180°的新月形。在无菌平面上(比如无菌塑料盒的

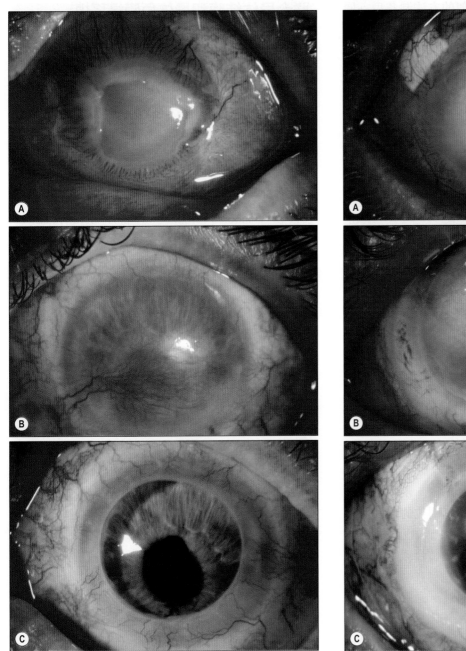

图 158.7 异体角膜缘移植。(A)严重碱烧伤患者的术前表现。(B)KLAL 术后三个月,图示正常的角膜上皮和消退的新生血管。(C)KLAL 三个月后成功的行穿透性角膜移植术

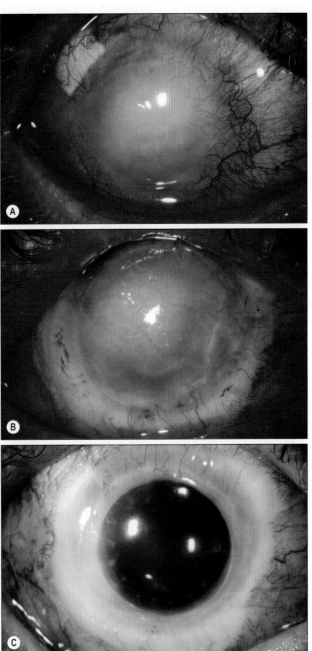

图 158.8 异体角膜缘移植。(A)化学伤后继发全角膜缘缺失患者的术前表现,图示 KLAL 术前已安装青光眼阀控制眼压。(B)KLAL 后正常角膜上皮的状态。(C)KLAL 后成功行穿透性角膜移植,图示临近 KLAL 植片的慢性结膜充血

13

底面)平铺一层薄的组织黏合剂(氰基丙烯酸丁酯,Indermil),并在黏合剂前缘涂一些黏弹剂(图158.9),然后将一个180°的新月形供体组织上皮层朝上置于黏合剂的表面并牢固地贴住(黏弹剂能防止黏合剂黏附在角膜上)。用镊子提起结膜的游离缘,用Westcott剪将其与巩膜分离,并继续分离至角膜缘,再用月形刀(巩膜隧道刀)将其分离至角膜。这样,角膜的前三分之一及角膜缘就通过上述浅层分离方法得到了。余下的三个新月形组织也用相似的方法制备后一同放置于保存液中。

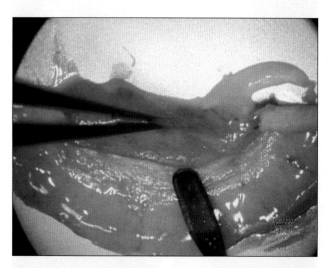

图158.9　利用氰基丙烯酸胶将一个180°新月形角膜缘黏在上面。用镊子提起结膜,用月形刀(巩膜隧道刀)从结膜向角膜缘做浅板层分离

受体眼

受体的制备方法与KLAL一致,首先进行球结膜360°环切并去除角膜血管翳。然后,将3块新月形供体角膜缘放置于受体眼的角膜周围。供体角膜组织的角膜缘通常放置于患者自身解剖位的角膜缘外2~3mm处,以便于3份角膜供体组织能相互贴合,然后修剪供体组织上多余的结膜使之贴合球结膜环切术后的边缘。接下来使用纤维蛋白胶(Tisseel,Baxter)使之与巩膜贴合。凝血酶可以通过厂家提供的特殊装置与纤维蛋白原同时加入,或采用先加入纤维蛋白原再加入凝血酶的连续加入方式。后一种方式可以为摆放组织,去除多余胶水,将移植组织的下缘贴近受体结膜等步骤提供更多时间。其中最后一个步骤对于避免形成结膜下囊肿十分重要。

该手术方法的优点如下。首先,供体组织的分割可以独立完成,不需要助手,也不需要如人工前房等

特殊器械。其次,相较于需要较高的手术技巧的徒手操作来说,该方法简化了薄板层分离的技术。最后,纤维蛋白胶的使用不仅减少了手术时间,而且似乎术后疼痛比缝合要轻。值得注意的是,尽管这种手术方式理论上能为结膜缺损的患者提供结膜来源,但除非移植组织十分年轻和新鲜,通常移植的结膜组织在移植后都不太能保持活性。

联合异体结膜和异体角膜缘移植

适应证和禁忌证

联合异体结膜和异体角膜缘移植包括尸体角膜缘组织移植以及亲属活体结膜角膜缘组织移植。这种手术方式适用于瘢痕性眼表疾病,比如SJS、OCP以及一些化学烧伤。这类患者由于眼表病变导致结膜缺失。严重的睑球粘连、穹隆消失和倒睫都可能导致干细胞移植失败。另外,结膜杯状细胞的缺失也会导致泪液黏蛋白层破坏。联合异体结膜和异体角膜缘移植(combined conjunctival limbal and keratolimbal allograft,C-KLAL)可以提供大量的带有角膜缘干细胞的结膜组织。也有类似的技术用于单眼眼表环境受损,在行KLAL的同时取自体健眼结膜移植[41]。具体见视频158.3。

术前注意事项

前面所述的KLAL和Ir-CLAL术前注意事项也适用于此类患者。基本上需要进行联合手术的患者,其眼表病变范围均较大。这类患者眼表的重建通常需要结膜穹隆的重建和眼睑的重建,这个手术最好有眼整形医生的帮助。最严重的患者需要进行黏膜移植,可能需要耳鼻喉科医生帮助从下鼻甲获取鼻黏膜。术前还需要各个专科的医生对患者进行全面评估。

手术方法

亲属活体组织的获取和前面描述的Ir-CLAL一样,组织保存于胶样储存液中。角巩膜环的制备也如前述的KLAL一致,放置于保存液中。但不需要两个角膜环,因为受体的上方和下方部分角膜缘要移植Ir-CLAL。接下来要进行受体眼的准备,首先解除睑球粘连、去除眼表瘢痕组织,以便为新的穹隆提供空间。然后再沿角膜缘进行球结膜环形切开,在手术过程中,尽可能保留结膜组织。通过表面角膜切削术去除异常的上皮以及纤维血管翳,利用轻柔的烧灼进行

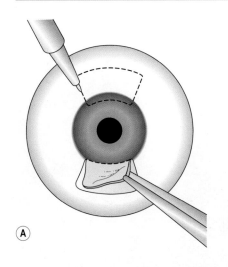
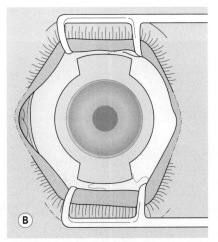
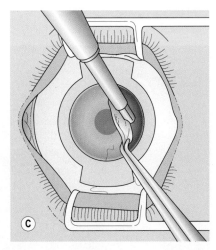
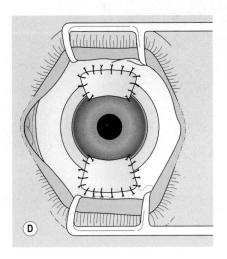
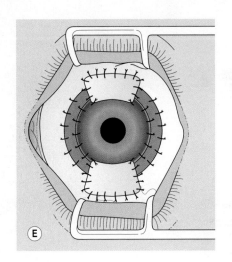

图 158.10 联合异体结膜和异体角膜缘移植手术示意图。(A)从供体眼获取角膜缘和结膜组织。(B)受体准备。(C)去除异常的角膜上皮和纤维血管翳。(D)在上方和下方缝合固定异体结膜角膜缘植片。(E)在颞侧和鼻侧缝合固定同种异体角膜缘植片

止血。必要的时候可以利用黏膜对睑结膜面进行重建。然后将 Ir-CLAL 植片放在 12 点和 6 点位进行缝合固定(图 158.10)。用 10-0 尼龙线对植片的侧缘和后缘进行间断缝合。将取自尸眼的角膜缘植片放在颞侧和鼻侧角膜缘。这些植片之间不能有间隙。角膜缘植片也利用 10-0 尼龙线缝合固定。我们有时会在眼表上皮的重建过程中放置一个睑球粘连环支撑穹隆。C-KLAL 的前期结果比较理想,在严重结膜和角膜缘缺损的患者中这种技术取得了比单用 KLAL 更好的结果(图 158.11)。

体外组织工程技术

生物工程组织的应用代表了最新的替代眼表组织的方法。目前有许多体外组织工程技术能提供如角膜缘干细胞,结膜细胞或者黏膜上皮细胞。这些上皮细胞可以是同种异体或者自体移植[42~60]。这些新技术基本相似,就是取少量的细胞,放在一个组织培养微环境中进行增殖培养形成上皮薄片,然后将其种植到受体眼上。

这些技术的主要优势是医生只需获取很小的组织就能得到大片的组织用来移植。这对于自体移植更重要,从供体眼取少量的角膜缘干细胞,能使该眼自身患角膜缘干细胞缺乏的风险减小。将来最终的目标是培养一些多潜能细胞,比如骨髓来源的细胞,获得具有角膜缘功能的干细胞。通过这种方式,患有双侧严重眼表疾病的患者能通过自体组织移植技术得到治疗,因而可以避免因服用免疫抑制剂带来的并发症。

13

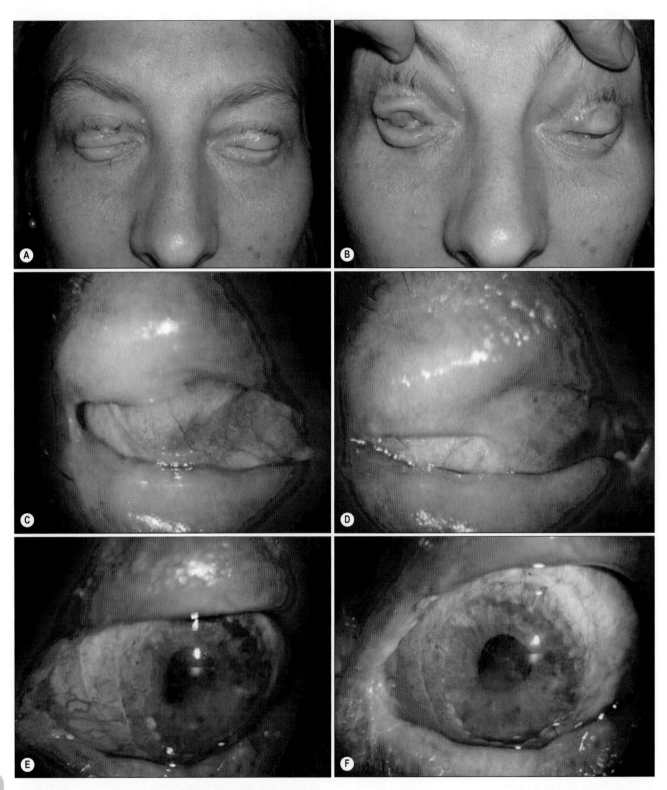

图 158.11　联合异体结膜和异体角膜缘移植。(A,B)SJS 患者伴有眼表受损和结膜囊闭锁。(C)术前右眼外观。(D)术前左眼外观。(E、F)左眼行 C-KLAL 和二期穿透性角膜移植术后。视力为 0.3

体外培养角膜缘干细胞移植

体外培养角膜缘干细胞移植是 Pellegrini 等人最早报道应用于临床的[14]。之后陆续有一些报道发表出来[15,16,42-55]。这个技术有很多方式，但它们都包括将获取的角膜缘干细胞在载体（通常是羊膜）上培养后移植到受体眼上。不同的步骤主要是取决于组织来源的不同，健侧眼，尸眼或者是亲属眼。

各种方法移植的步骤也大体相同。简单来说，先做 360°球结膜切开，然后结膜和筋膜囊后退。表层角膜切削术去除异常的角膜上皮和纤维组织。将体外培养的组织放在刮除上皮后的角膜上并利用尼龙线或者可吸收线缝合固定。然后将治疗性角膜接触镜覆盖在植片上。

体外培养异体干细胞移植

随着组织工程的进步我们现在可以选择性的培养和扩增细胞系，包括角膜缘干细胞和多能干细胞。最初由 Pellegrini，Deluca 团队[14]发明的技术已经派生出了很多其他的方式，包括将细胞种植在塑料、羊膜或其他载体如纤维蛋白上。由于细胞在羊膜上形态不正常，我们更倾向于将细胞培养在塑料皿上然后转移至临时载体进行移植。

角膜缘上皮细胞培养

方法

角膜缘组织来源于角膜移植术后废弃的供体角巩膜环。把角膜缘切成很多块，每块约 1~2mm 长，用胰蛋白酶消化后培养在六孔板中，以进一步培养细胞。将分离的角膜上皮细胞培养在加入了 DMEM、F12、胎牛血清、氢化可的松、表皮生长因子以及霍乱毒素的完全培养基中，此外还要加入 γ 射线灭活的 3T3 成纤维细胞系作为饲养层细胞（Rheinwald 和 Green 的传统方法）。在培养 12 天左右形成两到三层融合细胞后，用 II 型 Dispase 酶（Roche，East Sussex，UK）将细胞从培养板上分离（图 158.12），将整层角膜细胞膜片取下并将其基底细胞放置于防粘连的尼龙材料上（Tegapore，3M，St Paul，MN）。然后将植片用湿房保存法保存，转移到手术室准备移植（图 158.13）。

手术步骤

做 360°球结膜切开暴露角膜缘，然后将角膜缘处的结膜修剪后退。去除角膜血管翳，用电动金刚钻打磨器（diamondburr）打磨不规则的角膜表面。局部使用 10% 肾上腺素或轻度烧灼进行止血。将培养的细胞膜片基底面朝下放在 Tegapore 敷料上转移到眼表。只要角膜表面相对干燥植片就可以黏附在上面。将

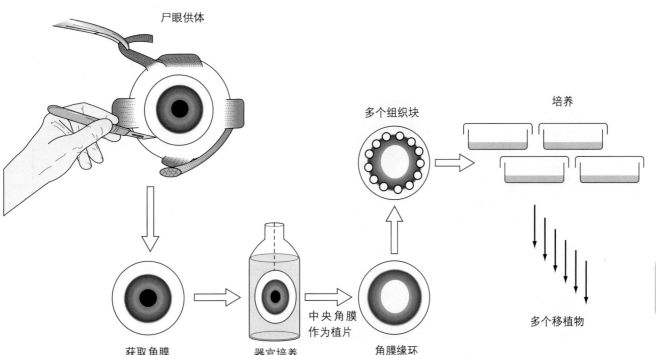

图 158.12 尸眼供体 - 多个移植物

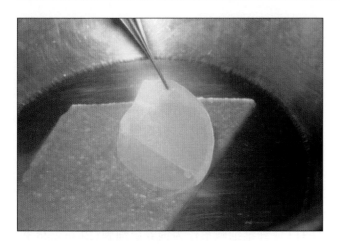

图 158.13 将上皮细胞片放在 Tegapore 敷料上

上皮片边缘轻轻地在敷料上折起,然后抽掉敷料。干细胞膜片较脆弱,要轻柔地展开后平铺在角膜表面并覆盖角膜缘。

将筛选过的经过二甲亚砜冷藏保存的人的羊膜上皮面朝上覆盖在培养的细胞膜片上,在角膜缘外侧利用 10-0 缝线(Ethicon,livingstone,UK)连续缝合。

手术结束后在结膜下注射头孢呋辛(125mg)和甲泼尼龙(40mg),包扎术眼。在术后根据炎症反应的程度给予患者静脉滴注甲泼尼龙(1~2mg/kg)3 天或者更久。局部给予不含防腐剂的 0.1% 地塞米松,0.5% 氯霉素和未稀释的自体血清点眼,每种滴眼液 4~6 次 / 天。口服环孢素 A 3mg/kg 并在两周后减量至 2mg/kg,监测血压变化,血肌酐和环孢素水平。在滴眼药水期间,包眼 5 天避免羊膜过早脱落。最后羊膜要么溶解要么脱落,留下一个光滑的上皮化的角膜。维持自体血清滴眼直到确定眼表稳定(图 158.14)。

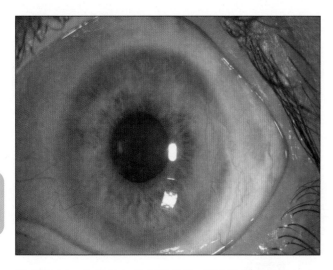

图 158.14 体外干细胞扩增移植,穿透性角膜移植术后,视力 1.0

体外培养结膜移植

结膜移植应用于有大范围结膜病变的患者中。如果只有单眼受累,自体结膜移植或者自体结膜缘移植是可选择的治疗方案。然而如果双眼受累,没办法安全地或者有效地从健眼获取得足够的组织时,患者可以受益于体外培养结膜移植。这个技术能够将少量的健康结膜细胞培养出大量的结膜组织。Tan 和他的团队报道了用体外培养结膜移植治疗的一组病例,包括广泛的结膜痣,巨大翼状胬肉和小梁切除术后持续滤泡漏。

体外培养口腔黏膜移植

有从颊黏膜上获取自体上皮细胞放在组织培养液中培养扩增,然后移植治疗严重眼表疾病的报道[64]。在这些病例中,移植组织和角膜上皮组织具有相似的形态。这种方法的一个优势就是不需要任何一只眼提供移植组织来源,就算是非常严重的双眼疾病的患者也能得到治疗。

羊膜移植

作用机制

羊膜是胎盘的最内层,由三层组成:基质层、厚的基底膜和单层上皮层。它已经被证实能促进角膜上皮愈合以及减少眼表炎症。多种作用机制和这些属性有关。羊膜基底膜与结膜基底膜成分和作用类似,可以减少蛋白溶解酶的活性,在兔眼中可诱导非杯状细胞上皮分化,增加人眼中杯状细胞密度。已经发现羊膜基质能抑制转化生长因子 β 的通路,下调结膜和角膜成纤维细胞从而减少炎症和瘢痕[69,70]。此外羊膜表现为免疫赦免组织,并且具有免疫调节因子,因此可以减轻炎症反应[71]。

对于医生来说知道羊膜没有干细胞这一特性十分重要。所以单纯羊膜移植(amniotic membrane transplantation,AMT)不适用于干细胞缺乏的治疗。结合干细胞移植,羊膜可以为干细胞增殖和上皮细胞迁移提供基质,这可以加速术后的上皮化。另外,羊膜的抗炎作用也有利于提高干细胞移植的成功率。在一些病例中,单纯羊膜移植被证实可以治疗因干细胞缺乏而导致的持续性上皮缺损。然而,在这些患者的组织学检查中,显现出修复结果为结膜上皮表型而

13

不是表现为角膜上皮[68]。因此,尽管羊膜移植在联合干细胞移植手术中能促进上皮愈合,它作为唯一的治疗方法还是更适合于慢性炎症伴有顽固性上皮缺失。一些类似的适应证会在下面列出。

临床应用

最早报道的应用于眼科的羊膜移植是在20世纪40年代,用于睑球粘连[72]导致的结膜上皮缺损和化学伤累及结膜和角膜[73]。对于羊膜移植的兴趣是在20世纪90年代再次复苏。很多文章报道其应用于术后结膜缺失[74],持续性上皮缺损[75],神经麻痹性角膜溃疡[76,77],大泡性角膜病[78,79],复发或原发翼状胬肉切除术[80~85]和术后巩膜变薄[86~89]。

临床应用效果

Kim和Tseng[90]是最早在兔眼角膜缘干细胞缺乏模型上进行实验的。羊膜移植修复角膜上皮成功率为5/13,而在对照组,即仅接受表面角膜切除术,成功率为0/10。然而,对于眼表疾病来说3个月的观察期时间较短。Tseng和他的团队报道了在10只有部分角膜缘干细胞缺乏的患眼上仅仅使用羊膜移植就能修复得到健康的角膜上皮[34]。同时作者也进行了羊膜移植联合异体角膜缘移植,以及在一些病例中进行了穿透性角膜移植,得到了经验性结果即羊膜移植能减少炎症反应。这些患者平均随访时间为15个月。Azuara-Blanco等[91]在由于化学伤,角膜胀肿和外伤导致的角膜缘干细胞缺乏的患者中使用了羊膜移植并得到了50%的成功率。在同一中心的另外一篇报道中,羊膜移植在4例急性化学烧伤的眼中治疗效果不佳[35]。也有报道羊膜在轻中度的急性化学伤或热烧伤治疗中具有良好的效果[92]。近年来羊膜作为体外培养角膜缘干细胞的载体,更有应用潜能。

推荐治疗方案

根据多年来对眼表疾病诊治的经验,针对不同的眼表状况,我们建立了一套详细的系统的治疗方案,为异体移植提供了良好的治疗时机(框158.1)。首先,说明患者是否存在青光眼及其严重程度。我们建议对局部使用多于一种抗青光眼药物的患者采取积极的方法,早期放置一个青光眼引流阀。在异体角膜缘移植之前控制眼压并维持稳定很重要。这样做的理由是因为异体角膜缘移植之后眼压易升高。此外,局部应用多种药物对移植的眼表上皮有毒性作用。患

框 158.1 · 严重眼表疾病的治疗原则

1. 青光眼的治疗
   a. 局部用药一种以上的青光眼需做引流手术
2. 矫正眼睑和睫毛的异常
   a. 暴露:闭合不全、睑外翻
   b. 乱睫:睑内翻、倒睫、乱睫
3. 控制炎症
   1. 局部应用糖皮质激素和环孢素A
   2. 全身免疫抑制
      i. 口服糖皮质激素
      ii. 他克莫司或环孢素A
      iii. 麦考酚酯或硫唑嘌呤
      iv. 雷帕霉素
4. 眼表移植
   a. 单眼患病行自体结膜角膜缘移植(CLAU)
   b. 双眼角膜缘干细胞缺乏伴轻中度的结膜病变,行异体角膜缘移植(KLAL)
   c. 双侧角膜缘干细胞缺乏伴中重度的结膜病变,行亲属活体结膜角膜缘移植(Ir-CLAL)
   d. 双眼角膜缘干细胞缺乏伴重度的结膜病变,行联合异体结膜和异体角膜缘移植(C-CLAL)
5. 角膜移植
   a. 板层角膜移植:适用于角膜内皮正常、基质混浊
   b. 穿透角膜移植:适用于角膜基质混浊伴内皮失代偿
   c. 人工角膜移植:适用于穹隆尚可,但不能常规行角膜移植的患者

者也有可能需要局部使用激素来控制眼表炎症和预防排斥,这也是术后高眼压的一个高危因素。

然后要评估眼睑和睫毛的情况。必须在异体角膜缘移植之前矫正暴露因素,如眼睑闭合不全、睑内翻和睑外翻,并积极地处理倒睫和乱睫。我们见过由于暴露或者乱睫这些非免疫炎症因素导致眼表手术不幸失败。

在异体角膜缘移植前,术前炎症反应是另一个必须考虑到并要积极治疗的因素。异体角膜缘移植到一个有炎症的眼表比移植到炎症已被控制眼表预后明显要差。因此为了更好的疗效,我们在异体角膜缘移植前几个星期到几个月应局部和全身应用免疫抑制剂。

一旦青光眼控制稳定,眼睑异常矫正以及眼表炎症减轻,就可以选择眼表移植或人工角膜移植。决定选择哪类手术的因素包括患者的年龄和自身状况,结膜病变的严重程度和睑球粘连的程度。

13

伴有恶性肿瘤或有糖尿病、心血管疾病以及肾脏疾病的老年患者，不适合应用全身免疫抑制剂。因此，尽可能避免在这类患者中选择异体眼表移植。如果这类患者有再造的穹隆可以长时间佩戴治疗性角膜接触镜，并且没有结膜角质化，那么这类患者可以考虑选择人工角膜移植。目前我们比较推荐应用Dohlman医生研发的波士顿人工角膜。尽管人工角膜移植的患者不需要长期应用免疫抑制剂，但他们终生都有眼内感染和继发青光眼的风险。

对于年轻的没有免疫抑制治疗禁忌证的患者，我们更倾向于推荐眼表移植手术。眼表移植手术的优势在于，相对于人工角膜而言，有较少的眼内并发症。我们发现，移植后2~3年如没发生排斥反应，大多数患者可以逐渐减少甚至停止服用全身免疫抑制剂。这样可以消除异体移植的主要并发症。如果患者可以耐受他的全身免疫治疗方案，可以用低剂量吗替麦考酚酯（骁悉）维持，类似于肾移植的患者。

眼表移植手术的选择基于如下几个因素。如果患者是单侧眼表患病，自体结膜角膜缘移植（CLAU）是较好的方案，因为自体移植可以避免免疫排斥的风险。单纯角膜缘上皮移植（SLET）也是备选方案，但是由于干细胞移植在中周边角膜，如患者后期需要进行角膜移植，理论上移植的干细胞就可能被切除，长期的治疗结果仍需进一步研究。对于双侧眼表疾患，可以选择异体角膜缘移植（KLAL）和亲属活体结膜角膜缘移植（Ir-CLAL）。对于大部分有角膜缘干细胞缺乏但没有广泛结膜病变者，我们建议应用KLAL，因为尸眼来源相对容易并能提供较多数量的干细胞。如果有条件的实验室，这类患者还可以选择较新的体外组织工程技术获取植片。

如果患者有广泛结膜病变，我们推荐亲属活体结膜角膜缘移植（Ir-CLAL），因为这种手术方式除了提供角膜缘组织外，还可以提供健康的结膜细胞。在严重的角膜结膜病变的患者中，我们建议同时使用Ir-CLAL和KLAL，以获得这两种手术方式的优点[40,41]。我们将这种联合的手术方式定义为联合异体结膜和角膜缘移植（C-CLAL）。

获得了稳定的眼表后，就可以考虑进一步的角膜移植或者人工角膜移植。眼表移植成功并且眼睑功能正常的患者建议行角膜移植。如果患者有明显的基质瘢痕但内皮功能良好，板层角膜移植可以成为首选。如果患者基质和内皮都不好，通常需要穿透性角膜移植恢复视力。如果患者既往做过眼表移植手术，现有部分功能缺失但穹隆还好，并且不适合再次行干

细胞移植的患者，我们推荐使用人工角膜移植。除此之外，如果患者眼表重建后多次角膜移植失败，也最好选择人工角膜移植。

总结

目前眼表移植技术的发展已经取得很大的进步，甚至在非常严重眼表疾病的患者治疗中也取得了良好的效果。为提高远期疗效，不仅需要处理角膜以及眼表问题，而且需要对青光眼和眼睑等问题进行详细的术前评估以及术后管理，这对手术效果至关重要。对患者进行术前及术后的全身免疫治疗控制炎症也是必不可少的。尽管目前已取得重大进展，但我们仍然面临诸多挑战。如选用更安全的全身免疫抑制剂来减少对患者的远期影响，对严重结膜受损的患者找到更好的结膜替代物，以及为避免排斥反应，选择自体来源的骨髓多潜能干细胞作为眼表组织来源仍需要更深入的评估和应用。

（邵春益 译　傅瑶 校）

参考文献

1. Barraquer J, King JH, McTigue JW, editors. *The Cornea World Congress*. Washington: Butterworths; 1965.
2. Thoft RA. Indications for conjunctival transplantation. *Ophthalmology* 1982;**89**:335–9.
3. Thoft RA. Conjunctival transplantation as an alternative to keratoplasty. *Ophthalmology* 1979;**86**:1084–92.
4. Vastine DW, Stewart WB, Schwab IR. Reconstruction of the periocular mucous membrane by autologous conjunctival transplantation. *Ophthalmology* 1982;**89**:1072–81.
5. Thoft RA. Keratoepithelioplasty. *Am J Ophthalmol* 1984;**97**:1–6.
6. Kenyon KR, Tseng SC. Limbal autograft transplantation for ocular surface disorders. *Ophthalmology* 1989;**96**:709–22, discussion 722–723.
7. Turgeon PW, Nauheim RC, Roat MI, et al. Indications for keratoepithelioplasty. *Arch Ophthalmol* 1990;**108**:233–6.
8. Tsai RJ, Tseng SC. Human allograft limbal transplantation for corneal surface reconstruction. *Cornea* 1994;**13**:389–400.
9. Tsubota K, Toda I, Saito H, et al. Reconstruction of the corneal epithelium by limbal allograft transplantation for severe ocular surface disorders. *Ophthalmology* 1995;**102**:1486–96.
10. Holland EJ, Schwartz GS. The evolution of epithelial transplantation for severe ocular surface disease and a proposed classification system. *Cornea* 1996;**15**:549–56.
11. Croasdale CR, Schwartz GS, Malling JV, et al. Keratolimbal allograft: recommendations for tissue procurement and preparation by eye banks, and standard surgical technique. *Cornea* 1999;**18**:52–8.
12. Holland EJ, Djalilian AR, Schwartz GS. Management of aniridic keratopathy with keratolimbal allograft: a limbal stem cell transplantation technique. *Ophthalmology* 2003;**110**:125–30.
13. Holland EJ. *Paton lecture*. Orlando: FL: The Castroviejo Cornea Society Meeting; 2002.
14. Pellegrini G, Traverso CE, Franzi AT, et al. Long-term restoration of damaged corneal surfaces with autologous cultivated corneal epithelium. *Lancet* 1997;**349**:990–3.
15. Tsai RJ, Li LM, Chen JK. Reconstruction of damaged corneas by transplantation of autologous limbal epithelial cells. *N Engl J Med* 2000;**343**:86–93.
16. Schwab IR, Reyes M, Isseroff RR. Successful transplantation of bioengineered tissue replacements in patients with ocular surface disease. *Cornea* 2000;**19**:421–6.
17. Holland EJ. Epithelial transplantation for the management of severe ocular surface disease. *Trans Am Ophthalmol Soc* 1996;**94**:677–743.
18. Daya SM, Chan CC, Holland EJ. Members of The Cornea Society Ocular Surface Procedures Nomenclature Committee. Cornea Society nomenclature for ocular surface rehabilitative procedures. *Cornea* 2011;

30:1115–19.

19. Chen JJ, Tseng SC. Corneal epithelial wound healing in partial limbal deficiency. *Invest Ophthalmol Vis Sci* 1990;**31**:1301–14.

20. Jenkins C, Tuft S, Liu C, et al. Limbal transplantation in the management of chronic contact-lens-associated epitheliopathy. *Eye* 1993;**7**(Pt 5):629–63.

21. Sangwan VS, Basu S, MacNeil S, et al. Simple limbal epithelial transplantation (SLET): a novel surgical technique for the treatment of unilateral limbal stem cell deficiency. *Br J Ophthalmol* 2012;**96**:931–4.

22. Schwartz GS, Holland EJ. Iatrogenic limbal stem cell deficiency. *Cornea* 1998;**17**(1):31–7.

23. Shimazaki J, Shimmura S, Fujishima H, et al. Association of preoperative tear function with surgical outcome in severe Stevens–Johnson syndrome. *Ophthalmology* 2000;**107**:1518–23.

24. Tsubota K, Goto E, Shimmura S, et al. Treatment of persistent corneal epithelial defect by autologous serum application. *Ophthalmology* 1999;**106**:1984–9.

25. Tsubota K, Goto E, Fujita H, et al. Treatment of dry eye by autologous serum application in Sjögren's syndrome. *Br J Ophthalmol* 1999;**83**:390–5.

26. Tsubota K. Tear dynamics and dry eye. *Prog Retin Eye Res* 1998;**17**:565–96.

27. Tsubota K, Higuchi A. Serum application for the treatment of ocular surface disorders. *Int Ophthalmol Clin* 2000;**40**:113–22.

28. Tsubota K, Shimazaki J. Surgical treatment of children blinded by Stevens–Johnson syndrome. *Am J Ophthalmol* 1999;**128**:573–81.

29. Wei Z-G, Cotsarelis G, Sun T-T, et al. Label retaining cells are preferentially located in forniceal epithelium: implications on conjunctival epithelial homeostasis. *Invest Ophthalmol Vis Sci* 1998;**36**:236–46.

30. Wei Z-G, Sun T-T, Lavker RM. Rabbit conjunctival epithelial cells belong to two separate lineages. *Invest Ophthalmol Vis Sci* 1996;**37**:523–33.

31. Kenyon KR. Limbal autograft transplantation for chemical and thermal burns. *Dev Ophthalmol* 1989;**18**:53–8.

32. Tsai RJF, Tseng SCG. Effect of stromal inflammation on the outcome of limbal transplantation for corneal surface reconstruction. *Cornea* 1995;**14**:439–49.

33. Tsubota K, Fukagawa K, Fujihara T, et al. Regulation of human leukocyte antigen expression in human conjunctival epithelium. *Invest Ophthalmol Vis Sci* 1999;**40**:28–34.

34. Tseng SC, Prabhasawat P, Barton K, et al. Amniotic membrane transplantation with or without limbal allografts for corneal surface reconstruction in patients with limbal stem cell deficiency. *Arch Ophthalmol* 1998;**116**:431–41.

35. Meller D, Pires RT, Mack RJ, et al. Amniotic membrane transplantation for acute chemical or thermal burns. *Ophthalmology* 2000;**107**:980–9, discussion 990, 200035. Schwartz GS.

36. Chan CC, Holland EJ. Keratolimbal allograft. In: Holland EJ, Mannis MJ, Lee WB, editors. *Ocular surface disease*. London: Elsevier Saunders; 2013.

37. Nassiri N, Pandya HK, Djalilian AR. Limbal allograft transplantation using fibrin glue. *Arch Ophthalmol* 2011;**129**:218–22.

38. Aldave AJ, Wong IG. A novel technique for harvesting keratolimbal allografts from corneoscleral buttons. *Am J Ophthalmol* 2002;**134**:929–31.

39. Lim LT, Bhatt PR, Ramaesh K. Harvesting keratolimbal allografts from corneoscleral buttons: a novel application of cyanoacrylate adhesive. *Br J Ophthalmol* 2008;**92**(11):1550–1.

40. Biber JM, Skeens HM, Neff KD, et al. The Cincinnati procedure: technique and outcomes of combined living-related conjunctival limbal allografts and keratolimbal allografts in severe ocular surface failure. *Cornea* 2011;**30**:765–71.

41. Chan CC, Biber JM, Holland EJ. The modified Cincinnati procedure: combined conjunctival limbal autografts and keratolimbal allografts for severe unilateral ocular surface failure. *Cornea* 2012;**31**:1264–72.

42. Schwab IR. Cultured corneal epithelia for ocular surface disease. *Trans Am Ophthalmol Soc* 2000;**97**:421–6.

43. Rama P, Bonini S, Lambiase A, et al. Autologous fibrin-cultured limbal stem cells permanently restore the corneal surface of patients with total limbal stem cell deficiency. *Transplantation* 2001;**72**:1478–85.

44. Koizumi N, Inatomi T, Suzuki T, et al. Cultivated corneal epithelial stem cell transplantation in ocular surface disorders. *Ophthalmology* 2001;**108**:1569–74.

45. Koizumi N, Inatomi T, Suzuki T, et al. Cultivated corneal epithelial transplantation for ocular surface reconstruction in acute phase of Stevens–Johnson syndrome. *Arch Ophthalmol* 2001;**119**:298–300.

46. Shimazaki J, Aiba M, Goto E, et al. Transplantation of human limbal epithelium cultivated on amniotic membrane for the treatment of severe ocular surface disorders. *Ophthalmology* 2002;**109**:1285–90.

47. Grueterich M, Espana EM, Touhami A, et al. Phenotypic study of a case with successful transplantation of ex vivo expanded human limbal epithelium for unilateral total limbal stem cell deficiency. *Ophthalmology* 2002;**109**:1547–52.

48. Nakamura T, Koizumi N, Tsuzuki M, et al. Successful regrafting of cultivated corneal epithelium using amniotic membrane as a carrier in severe ocular surface disease. *Cornea* 2003;**22**:70–1.

49. Sangwan VS, Vemuganti GK, Singh S, et al. Successful reconstruction of damaged ocular outer surface in humans using limbal and conjunctival stem cell culture methods. *Biosci Rep* 2003;**23**:169–74.

50. Sangwan VS, Vemuganti GK, Ifekhar G, et al. Use of autologous cultured limbal and conjunctival epithelium in a patient with severe bilateral ocular surface disease induced by acid injury: a case report of unique application. *Cornea* 2003;**22**:478–81.

51. Nakamura T, Inatomi T, Sotozono C, et al. Successful primary culture and autologous transplantation of corneal limbal epithelial cells from minimal biopsy for unilateral severe ocular surface disease. *Acta Ophthalmol Scand* 2004;**82**:468–71.

52. Daya SM, Watson A, Sharpe JR, et al. Outcomes and DNA analysis of ex vivo expanded stem cell allograft for ocular surface reconstruction. *Ophthalmology* 2005;**112**:470–7.

53. Sangwan VS, Murthy SI, Vemuganti GK, et al. Cultivated corneal epithelial transplantation for severe ocular surface disease in vernal keratoconjunctivitis. *Cornea* 2005;**24**:426–30.

54. Nakamura T, Inatomi T, Sotozono C, et al. Transplantation of autologous serum-derived cultivated corneal epithelial equivalents for the treatment of severe ocular surface disease. *Ophthalmology* 2006;**113**:1765–72.

55. Sangwan VS, Matalia HP, Vemuganti GK, et al. Clinical outcome of autologous cultivated limbal epithelium transplantation. *Indian J Ophthalmol* 2006;**54**:29–34.

56. Nakamura T, Inatomi T, Sotozono C, et al. Transplantation of cultivated autologous oral mucosal epithelial cells in patients with severe ocular surface disorders. *Br J Ophthalmol* 2004;**88**:1280–4.

57. Nishida K, Yamato M, Hayashida Y, et al. Corneal reconstruction with tissue-engineered cell sheets composed of autologous oral mucosal epithelium. *N Engl J Med* 2004;**351**:1187–96.

58. Inatomi T, Nakamura T, Koizumi N, et al. Midterm results on ocular surface reconstruction using cultivated autologous oral mucosal epithelial transplantation. *Am J Ophthalmol* 2006;**141**:267–75.

59. Inatomi T, Nakamura T, Kojyo M, et al. Ocular surface reconstruction with combination of cultivated autologous oral mucosal epithelial transplantation and penetrating keratoplasty. *Am J Ophthalmol* 2006;**142**:757–64.

60. Shortt AJ, Secker GA, Rajan MS. Ex vivo expansion and transplantation of limbal epithelial stem cells. *Ophthalmology* 2008;**115**:1989–97.

61. James SE, Rowe A, Ilari L, et al. The potential for eye-bank limbal rings to generate cultured corneal epithelial allografts. *Cornea* 2001;**20**:488–94.

62. Rheinwald JG, Green H. Serial cultivation of strains of human epidermal keratinocytes: the formation of keratinizing colonies from single cells. *Cell* 1975;**6**:331–44.

63. Tan DTH, Ang LPK, Beuerman RW. Reconstruction of the ocular surface by transplantation of a serum-free derived cultivated conjunctival epithelial equivalent. *Transplantation* 2004;**11**:1729–34.

64. Ang LP, Nakamura T, Inatomi T, et al. Autologous serum-derived cultivated oral epithelial transplants for severe ocular surface disease. *Arch Ophthalmol* 2006;**124**(11):1543–51.

65. Fukuda K, Chikama T, Nakamura M, et al. Differential distribution of subchains of the basement membrane components type IV collagen and laminin among the amniotic membrane, cornea, and conjunctiva. *Cornea* 1999;**18**:73–9.

66. Kim JS, Kim JC, Na BK, et al. Amniotic membrane patching promotes healing and inhibits proteinase activity on wound healing following acute corneal alkali burn. *Exp Eye Res* 2000;**70**:329–37.

67. Meller D, Tseng SC. Conjunctival epithelial cell differentiation on amniotic membrane. *Invest Ophthalmol Vis Sci* 1999;**40**:878–86.

68. Prabhasawat P, Tseng SC. Impression cytology study of epithelial phenotype of ocular surface reconstructed by preserved human amniotic membrane. *Arch Ophthalmol* 1997;**115**:1360–7.

69. Lee SB, Li DQ, Tan DT, et al. Suppression of TGF-beta signaling in both normal conjunctival fibroblasts and pterygial body fibroblasts by amniotic membrane. *Curr Eye Res* 2000;**20**:325–34.

70. Tseng SC, Li DQ, Ma X. Suppression of transforming growth factor-beta isoforms, TGF-beta receptor type II, and myofibroblast differentiation in cultured human corneal and limbal fibroblasts by amniotic membrane matrix. *J Cell Physiol* 1999;**179**:325–35.

71. Kubo M, Sonoda Y, Muramatsu R, et al. Immunogenicity of human amniotic membrane in experimental xenotransplantation. *Invest Ophthalmol Vis Sci* 2001;**42**:1539–46.

72. DeRoth A. Plastic repair of conjunctival defects with fetal membranes. *Arch Ophthalmol* 1940;**23**:522–5.

73. Sorsby AS. Amniotic membrane transplantation for conjunctival surface reconstruction. *Br J Ophthalmol* 1946;**30**:337–45.

74. Tseng SC, Prabhasawat P, Lee SH. Amniotic membrane transplantation for conjunctival surface reconstruction. *Am J Ophthalmol* 1997;**124**:765–74.

75. Lee SH, Tseng SC. Amniotic membrane transplantation for persistent epithelial defects with ulceration. *Am J Ophthalmol* 1997;**123**:303–12.

76. Kruse FE, Rohrschneider K, Volcker HE. Multilayer amniotic membrane transplantation for reconstruction of deep corneal ulcers. *Ophthalmology* 1999;**106**:1504–10, discussion 1511.

77. Chen HJ, Pires RT, Tseng SC. Amniotic membrane transplantation for severe neurotrophic corneal ulcers. *Br J Ophthalmol* 2000;**84**:826–33.

78. Mejia LF, Santamaria JP, Acosta C. Symptomatic management of postoperative bullous keratopathy with nonpreserved human amniotic

membrane. *Cornea* 2002;**21**:342–5.

79. Pires RT, Tseng SC, Prabhasawat P, et al. Amniotic membrane transplantation for symptomatic bullous keratopathy. *Arch Ophthalmol* 1999;**117**:1291–7.

80. Shimazaki J, Kosaka K, Shimmura S, et al. Amniotic membrane transplantation with conjunctival autograft for recurrent pterygium. *Ophthalmology* 2003;**110**:119–24.

81. Sangwan VS, Murthy SI, Bansal AK, et al. Surgical treatment of chronically recurring pterygium. *Cornea* 2003;**22**:63–5.

82. Tekin NF, Kaynak S, Saatci AO, et al. Preserved human amniotic membrane transplantation in the treatment of primary pterygium. *Ophthalmic Surg Lasers* 2001;**32**:464–9.

83. Ti SE, Tseng SC. Management of primary and recurrent pterygium using amniotic membrane transplantation. *Curr Opin Ophthalmol* 2002;**13**:204–12.

84. Solomon A, Pires RT, Tseng SC. Amniotic membrane transplantation after extensive removal of primary and recurrent pterygia. *Ophthalmology* 2001;**108**:449–60.

85. Ma DH, See LC, Liau SB, et al. Amniotic membrane graft for primary pterygium: comparison with conjunctival autograft and topical mitomycin C treatment. *Br J Ophthalmol* 2000;**84**:973–8.

86. Sridhar MS, Bansal AK, Rao GN. Multilayered amniotic membrane transplantation for partial thickness scleral thinning following pterygium surgery. *Eye* 2002;**16**:639–42.

87. Lin HC, Ku WC, Lin KK, et al. Surgical management of scleral perforation after pterygium excision. *Ophthalmic Surg Lasers* 2002;**33**:275–9.

88. Sridhar MS, Bansal AK, Rao GN. Surgically induced necrotizing scleritis after pterygium excision and conjunctival autograft. *Cornea* 2002;**21**:305–7.

89. Ma DH, Wang SF, Su WY, et al. Amniotic membrane graft for the management of scleral melting and corneal perforation in recalcitrant infectious scleral and corneoscleral ulcers. *Cornea* 2002;**21**:275–83.

90. Kim JC, Tseng SC. Transplantation of preserved human amniotic membrane for surface reconstruction in severely damaged rabbit corneas. *Cornea* 1995;**14**:473–84.

91. Azuara-Blanco A, Pillai CT, Dua HS. Amniotic membrane transplantation for ocular surface reconstruction. *Br J Ophthalmol* 1999;**83**:399–402.

92. Joseph A, Dua HS, King AJ. Failure of amniotic membrane transplantation in the treatment of acute ocular burns. *Br J Ophthalmol* 2001;**85**:1065–9.

93. Holland EJ, Mogilishetty G, Skeens HM, et al. Systemic immunosuppression in ocular surface stem cell transplantation: results of a 10-year experience. *Cornea* 2012;**31**:655–61.

13

第 159 章

眼表重建术后管理

Elham Ghahari，Edward J. Holland，Ali R. Djalilian

关键概念

- 角膜缘移植患者的护理中最关键的可能是术后护理。持续的炎症或上皮病变可在早期通过增加免疫抑制剂或使用辅助措施如泪小点封闭、绷带镜、睑裂缝合术等解决。
- 急性排斥反应严重时可伴有角膜缘植片水肿充血，轻度排斥可表现为仅有轻微的炎症和上皮排斥线。眼表的慢性炎症和充血无疑会导致移植片的慢性排斥。
- 全身免疫抑制治疗已经被明确证实可以提高植片的长期存活率。治疗的剂量和持续时间应该依据临床情况而定。应用全身免疫抑制剂期间需要进行实验室的监测严密观察，并与临床医生合作，特别推荐在使用这些药物方面有经验的器官移植专家。
- 对年轻的、没有全身疾病的眼表移植患者进行免疫抑制治疗，其副反应风险明显低于之前报道的器官移植。

本章纲要

引言
眼表康复
免疫抑制治疗

引言

眼表重建患者的术后管理是决定手术成功与否的最重要一环。除了最大限度上维持眼表和泪膜的健康，术后管理最关键的一个方面就是预防异体角膜缘移植的免疫排斥反应。

眼表康复

角膜缘移植后，需要严密观察随访，至少在术后

1、3、7、14 天记录上皮生长程度。期间患者眼部除了频繁使用润滑剂以外，还要局部持续使用抗生素和激素。大部分患者术后立刻佩戴直径大的绷带镜，以迅速促进上皮修复。尽量不要使用毒性滴眼液和含有防腐剂的滴眼液，可以使用不含防腐剂的人工泪液最大限度恢复泪液功能，必要时可以封闭泪小点。对于持续上皮缺损、严重点状上皮病变或复发性上皮糜烂的患者，可以施行永久性的外侧睑裂缝合术。有些患者可能需要长期使用绷带镜或透氧巩膜镜来维持健康的角膜上皮。自体血清滴眼液也被报道是眼表修复重建术后有效的辅助措施；但是必须注意到，一些患者使用血清泪液可能反而会加剧炎症反应或者促进新生血管的形成[1]。

免疫抑制治疗

概述

之前的研究已经明确证实了角膜缘干细胞移植后，全身免疫抑制治疗对于维持植片的存活率至关重要[2-4]。许多早期的研究在异体角膜缘移植（keratolimbalallograft，KLAL）后，并没有采取合适的免疫抑制治疗，导致很高的移植排斥率和失败率[4-5]。比如短期口服单一的环孢素 A，并不足以预防 KLAL 排斥[4]。基于器官移植的经验，多种药物配伍才足以达到充分的免疫抑制。这种方法的优点是每一种药物的用量少，从而减少了可能的风险和副作用。对于这类高度依赖植片存活以提高视功能的患者，全身免疫抑制治疗要做合理的调整。需要注意的是所有接受异体角膜缘移植的患者，包括那些接受 HLA 配型的活体亲属组织的患者，都需要全身使用免疫抑制剂。

免疫排斥反应的定义和临床表现

　　免疫排斥反应可以粗略地分为急性和慢性排斥反应，每种又有轻重之分。急性排斥反应通常表现为区域性或360°的 KLAL 水肿和充血，伴有中重度结膜充血。可见进展的活动性上皮排斥线。也可以见到新的结膜下出血（图 159.1，图 159.2 和图 159.3）[6]。临床

表现有眼红、畏光、疼痛，尽管许多轻度急性排斥反应通常表现为轻度炎症甚至没有炎症，仅仅有上皮排斥线。慢性排斥可以表现为除了炎症和眼表逐渐衰竭以外，没有可见的排斥迹象。慢性排斥的一个亚类表现为环角膜缘周围的充血、血管迂曲淤滞和 KLAL 结膜覆盖处的球结膜水肿（"郁积型"排斥，"smoldering" rejection）（图 159.4）。这种类型的排斥反应偶尔会伴

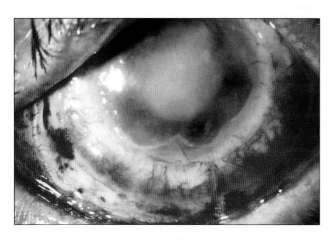

图 159.1　异体角膜缘移植后急性排斥反应。患者 2 个月前接受了异体角膜缘移植（KLAL）。可见角膜缘肿胀、炎症和新生血管。角膜下方可见一条上皮排斥线

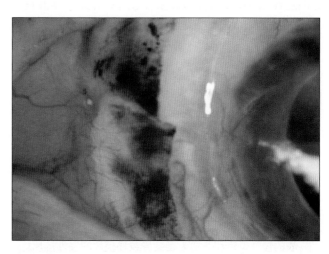

图 159.3　一位 71 岁老年女性患者，因先天性无虹膜行 KLAL，停止免疫抑制治疗期间，在园艺工作中皮肤暴露于毒葛这种毒物后，出现了新的结膜下出血和充血。这些体征与患者发生过早期轻度排斥反应并已经通过口服和局部滴用泼尼松缓解相对应

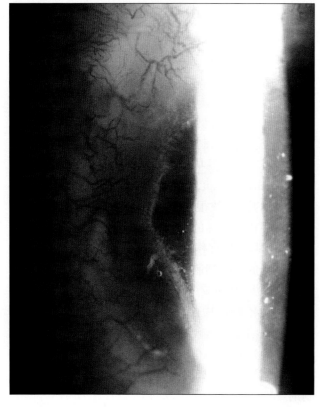

图 159.2　急性干细胞排斥反应，显示一条上皮排斥线

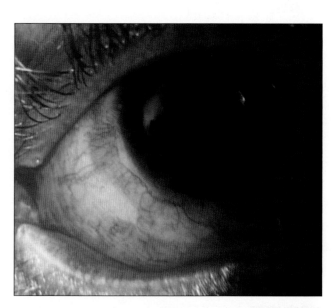

图 159.4　一名 39 岁的先天性无虹膜患者在 KLAL 术后 16 个月。移植物有轻微的排斥反应（通过增加局部糖皮质激素缓解）

13

有轻微的眼痛和畏光。

10%~20% 的病例会发生急性排斥反应,通常在术后第 1 年,最晚报道过发生在 KLAL 术后 7 年[7]。有潜在炎症性疾病的患者,如 Stevens-Johnson 综合征,瘢痕性类天疱疮,更有可能发生排斥反应。Holland 等人的一项研究发现,43 只眼(19.4%)发生了严重的排斥反应,出现的平均时间为 15.2 个月(随访时间为 0.2~93.1 个月)。26 只眼(11.7%)发生了轻度排斥反应,出现的平均时间为 26.2 个月(随访时间为 1.3~64.9 个月)。最后一次随访发生免疫排斥反应的组别中,36.6% 的眼表达到稳定状态,而无排斥反应的组别中,71.9% 的眼表达到了稳定状态。与免疫排斥风险增高相关的因素包括年轻患者、单独接受 KLAL,免疫抑制治疗依从性差[8]。

Baradaran 的一项研究发现,在 66 名 KLAL 患者中,有 8 只眼发生了共 16 次急性上皮排斥,24 只眼发生了慢性排斥。在最后一次随访中发现,12 例(26.6%)移植失败,原因包括反复的急性排斥反应(4 例)、慢性排斥反应(5 例),难治性疱疹性角膜炎(1 例)、暴露(1 例)和反复乳头瘤病毒性角膜炎(1 例)[6]。

在 Holland 等人对 31 例先天性无虹膜患者接受 KLAL 治疗的系列研究中,8 例移植失败都是继发于急性或慢性的干细胞免疫排斥反应。21 只眼接受了全身免疫抑制治疗,其中 19 只眼(90.5%)获得了稳定的眼表。而在没有接受免疫抑制治疗的 10 只眼中,仅仅 4 只(40.0%)获得了稳定的眼表[2]。

Daya 等人报道了接受 KLAL 的 27 只眼中,4 只眼发生了急性排斥反应[9]。患者出现排斥的平均时间为 7.5 个月(随访时间为 2~12 个月)。除了植片的充血水肿,他们还发现了植片的上皮缺损。对 3 例进行活组织检查,发现有 T 淋巴细胞浸润和 MHC Ⅱ类分子高表达。所有患者均积极地口服或局部应用免疫抑制剂,但最终都需要再次施行 KLAL。

急性角膜缘移植排斥反应应该积极治疗,增加或重新全身使用糖皮质激素(如泼尼松 60~80mg/d),并每小时局部滴用糖皮质激素滴眼液,可辅助结膜下注射糖皮质激素。这种疗法应该持续到临床症状改善为止。免疫排斥反应只要被及时诊断并采取合理的措施,几乎都可以逆转;但从长期效果上来看,出现过急性排斥反应的患者眼表衰竭的概率更高。

慢性移植物排斥反应更难诊断,但在角膜缘植片或其附近有持续炎症的患者应该高度怀疑(郁积型排斥)。郁积型排斥反应可以通过增加局部滴用或结膜下注射糖皮质激素、全身应用免疫抑制剂等积极治疗[6]。慢性排斥反应的患者可以仅仅表现为进展性的上皮病变、KLAL 可见的边界消失以及新生血管形成。临床上需要增加免疫抑制剂也提示了慢性排斥反应。但是许多情况下,慢性排斥反应为亚临床表现,只有在晚期干细胞衰竭时才来就诊。

Maruyama-Hosoi 等学者得出这样的结论,患者移植后出现以下三种表现中的至少一个 - 上皮缺损,急性水肿和血管充血,其长期预后效果远远不及没有这些表现的患者。他们还发现植片免疫排斥可以继发于非特异性炎症[10]。持续的炎症刺激炎症细胞迁移到眼表,从而增加了抗原识别的机会[11]。因此,KLAL 术后密切监测炎症状态对于发现和预防长期并发症来说很有必要。未来有可能预先知道哪些患者更容易发生免疫排斥。最近的一项对角膜缘移植患者的研究发现,具有更高的 IL-6 和 TNF-α 表达水平的特定基因型患者,其预后明显更差[13]。

免疫抑制剂

全身免疫抑制治疗在涉及异体移植的眼表重建术后非常必要。但是,免疫抑制剂会有一些潜在的副反应,因此必须要认识这些副反应,并且对这些接受异体角膜移植术的患者严密监测,以利于术后采取相应的措施。作者强烈提倡与有实体器官移植经验的临床医生密切合作。

最近的经验提示 KLAL 患者对免疫抑制疗法的毒性反应可能低于文献报道的阳性率。一项辛辛那提大学的研究比较了肾移植和眼表移植的患者病人对于免疫抑制疗法的毒性反应,眼表移植受体(0~8%)明显低于肾移植患者(6%~63%)[12]。这项研究强烈提示眼表移植患者比器官移植患者健康状况明显更好,因此出现副反应的概率更低。

免疫抑制方案

眼表移植手术后联合使用多种免疫抑制剂对于维持眼表长期的透明和稳定非常重要,这一点早已被证实。Holland 等人报道 136 例患者(225 只眼)中,105 例(77.2%)获得了稳定的眼表,平均随访时间为 54 个月。而在使用单一免疫抑制剂的系列研究中,尸体供体移植成功率明显低[14]。

免疫抑制疗法前对患者的评估

开始免疫抑制治疗前,患者需要进行医学评估来决定他们是否适合免疫抑制治疗。评估内容包括初级保健医师的医学检查和实验室检查:PPD/

13

QuantiFERON Gold 试验、HIV、单纯疱疹病毒 A、B、C、VDRL/FTA-ABS、CMV、EBV、CBC、代谢功能检查、肌酐清除率、尿液分析和尿培养、妊娠试验以及与年龄段相适应的癌症筛查(PSA、钼靶射线、结肠镜检查)。全身免疫抑制疗法的绝对禁忌证包括:发现恶性肿瘤史小于 5 年,对临床或实验室随访或药物不依从,重大合并症如糖尿病、无法控制的高血压、肾功能不全、充血性心力衰竭以及其他器官衰竭等。全身免疫抑制疗法推荐应用于健康的 60 岁以下的患者,70 岁以上的患者不建议使用。60~70 岁之间的患者要根据整体健康水平来定,10 岁以下的患者可能需要在免疫抑制方案的基础上进行轻微的调整[14]。

供受体 ABO 血型(活体亲属供体)配型成功后,需要根据免疫风险级别来制定免疫抑制方案,此风险根据以下几条进行评估:供体类型(活体 VS 尸体),人类白细胞抗原(Human leukocyte antigen,HLA)类型,群体反应性抗体(Panel reactive antibodies,PRA)%,供体特异性抗体(Donor specific antibodies,DSAs),以及患者是否有移植失败的高风险:严重角膜缘干细胞和结膜缺乏或为重复移植(表 159.1)。移植前后用哪种方法来评估患者的基本健康状况和监测副反应见表 159.2[14]。

糖皮质激素

作用方式

糖皮质激素是目前作用最迅速和最有效的眼表免疫抑制剂,通过抑制与促炎基因激活有关的转录因子如 AP-1、NF-κB 等,实现其免疫调节作用。因此,糖皮质激素可以抑制炎症反应相关的细胞因子的形成和功能,抑制白细胞黏附和迁移到炎症部位。

局部应用糖皮质激素

异体角膜缘移植后,患者局部滴用糖皮质激素,每天 3~4 次,之后减量维持。第一年优先使用的药物可能是双氟泼尼酯(difluprednate),与其他局部糖皮质激素相比有较强抗炎作用[15]。眼压每次回访时都要检查,必要时需要采取治疗措施。1~2 年后,患者可以减量使用糖皮质激素滴眼液。作者使用过氯替泼诺成功作为 KLAL 术后有糖皮质激素反应的患者的替代药物[16]。

全身应用糖皮质激素

全身应用糖皮质激素对于角膜缘干细胞移植的

表 159.1 活体供体和受体的 ABO 血型一致时,组织配型选择因素的眼表干细胞移植后的个性化全身免疫抑制疗法

供体类型	活体亲属供体						尸体供体		
HLA 类型	HLA 相同			HLA 不同			不适用		
PRA%	0	0~50	>50	0	0~50	>50	0	0~50	>50
诱导	无			无	巴利昔单抗*		无	巴利昔单抗*	
持续时间†	标准			标准			标准		
维持方案起始	手术当天	术前 1 周	术前 2 周	术前 2 周			术前 2 周		
目标	在第 3 个月他克莫司开始减量,第 6 个月采用骁悉单一治疗			在第 1 年他克莫司减量,在第 6 个月采用骁悉单一治疗			在第 2 年他克莫司减量,在第 2 年采用骁悉单一治疗		
重复移植	可以			DSA 结果阴性可以			PRA=0 可以,否则使用活体供体 vs 人工角膜		

移植前 30min 静脉注射 20mg 巴利昔单抗(舒莱),移植后 4 天再次给药。标准维持方案包括 1mg/kg 口服泼尼松,4mg 他克莫司(FK-506 或普乐可复)每天两次,1g MMF(骁悉)每天两次,每日口服缬更昔洛韦(万赛维)225mg,每周一、周三、周五口服复方新诺明(Bactrim 单一浓度)一片,在磺胺类过敏的情况下改为每天口服 100mg 氨苯酚。PRA 的百分比越高,能找到与其配型一致的供体越难,患者更容易发生排斥反应。若 DSA 阳性则移植失败的风险更高。DSA,供体特异性抗体;PRA,群体反应性抗体。

* 移植前 30min 给予巴利昔单抗(舒莱)20mg 静脉注射,移植后 4 天再次给药。

† 标准维持方案包括口服泼尼松 1mg/kg,他克莫司(FK-506 或普乐可复)4mg 每天两次,MMF(骁悉)1g 每天两次,每天口服缬更昔洛韦(万赛维)225mg,每周一、周三、周五口服复方新诺明(Bactrim 单一浓度)1 片,在磺胺类过敏的情况下改为每天口服 100mg 氨苯酚。

PRA 的百分比越高,能找到与其配型一致的供体越难,患者更容易发生排斥反应。

(From Holland EJ, Mogilishetty G, Skeens HM, et al. Systemic Immunosuppression in Ocular Surface Stem Cell Transplantation: Results of a 10-Year Experience. Cornea 2012; 31(6): 655-661.)

表 159.2　眼表干细胞移植前后评估患者基本健康状况和监测副反应事件的标准检测流程

眼表干细胞移植前
　　用药情况、疾病史、移植免疫学家评估
　　初级保健医师在手术前 30 天内完成体格检查
　　血压
　　体重
　　实验室检查（CBC、BMP、肝功能、尿液分析及尿蛋白、尿培养和药敏）
　　血清学检测（甲型、乙型、丙型肝炎病毒、HIV、EBV、CMV）
　　最新的乳腺钼靶摄片，子宫颈涂片检查，结肠镜检查
　　年龄 >50 岁或有心脏病、血压疾病等患者行心脏负荷实验

眼表干细胞移植前后三次回访
　　他克莫司血药浓度（目标浓度 8~10ng/ml）

每月
　　血压
　　实验室检查（全血细胞计数分析及分类、BMP、肝功能）
　　他克莫司血药浓度（目标浓度 8~10ng/ml 至 6 个月，然后 5~8ng/ml 12~18 个月）

每 3 个月
　　空腹血脂
　　糖尿病患者检测糖化血红蛋白 HbA1c

第 6 个月
　　CMV 和 EBV 的 IgG 和 IgM 抗体（若阳性，则第 6 个月停用缬更昔洛韦；若阴性，第 12 个月停用）
　　尿液分析、尿培养和药敏、随机尿蛋白和肌酐

每年
　　>40 岁患者行乳腺钼靶摄片
　　子宫颈涂片检查

每 2 年
　　>50 岁患者行骨密度扫描，根据风险每 5~10 年复查

其他
　　>50 岁的患者行常规结肠镜检查，根据风险每 5~10 年复查
　　>40 岁的非裔美国人或 >50 岁的白人行 PSA 检测

BMP：基础代谢功能检测组合，包括葡萄糖、钙、钠、钾、碳酸氢盐、氯、血尿素氮、肌酐；

CMV：巨细胞病毒；

EBV：EB 病毒；

HIV：人免疫缺陷病毒；PSA：前列腺特异抗原；

UA：尿液分析。

（From Holland EJ, Mogilishetty G, Skeens HM, et al. Systemic Immunosuppression in Ocular Surface Stem Cell Transplantation：Results of a 10-Year Experience. Cornea 2012；31（6）：655-661.）

患者来说是必需的。通常情况下所有 KLAL 患者在手术当天开始使用泼尼松，1mg/（kg·d），维持 1 周，减量至 20mg/d，维持 4 周，再逐渐减量，直至第三个月时停止。如果患者炎症反应轻药物减量可以更迅速（最早可以 1~2 个月）。

全身糖皮质激素药物即使短期应用，也可以引起很多副反应，最值得注意的包括骨质疏松、高血压、高血糖、情绪改变和体重增加。使用高剂量的糖皮质激素的患者应定期监测血压和血糖，并常规治疗直到药物剂量减低。

尽管糖皮质激素对于角膜缘异体移植术后达到免疫抑制是必需的，但是其副反应限制了其长期应用。使用单一激素来预防移植排斥反应时需要很高的剂量，但大多数患者对此不能耐受。因此，一些更加特异低毒的药物，如钙调磷酸酶抑制剂和抗代谢药物，往往作为糖皮质激素助减药物（steriod-spraing medications）使用，来降低糖皮质激素的使用剂量和时间。

钙调磷酸酶抑制剂

钙调磷酸酶抑制剂是第一代特异性免疫抑制剂，可以选择性地干扰 T 细胞功能，从而抑制免疫细胞活性，同时不引起广泛的细胞毒性。其中两种最重要的药物是环孢素 A 和他克莫司。

环孢素 A

作用方式

环孢素 A（cyclosporine A，CsA）主要作用于 T 细胞，抑制其钙调磷酸酶，从而控制 T 细胞激活有关的许多蛋白质的合成。CsA 可以阻断 IL-2 的转录和合成，限制 CD4+ 和 CD8+ 细胞的激活。此外 CsA 阻断其他淋巴因子的合成，如干扰素 -γ，抑制 IL-2 高亲和力受体的表达[17]。

局部应用环孢素 A

许多研究证明，高危角膜移植术后局部应用 CsA 是一种有效的眼表免疫抑制剂（参见第 124 章）。Xu 等在兔角膜缘干细胞移植模型上证明，局部应用 CsA 可以显著延长移植物的存活期，具有良好疗效[18]。

尽管局部应用 CsA 的免疫抑制效果仍有争议[19]，对于角膜缘干细胞移植的病人来说，这种方法仍然有价值。它可以在副作用很小的同时，达到很好的免疫抑制效果。目前，所有异体角膜缘移植的患者都需要局部应用 0.05%~2% CsA 3~4 次/天，维持治疗。尽管局部应用 CsA 不能替代口服 CsA（或他克莫司），在口服药物停止后，仍需要局部应用 CsA 来长期治疗角膜缘干细胞移植的患者。在第 124 章我们更详细讨论了局部应用 CsA 在免疫高危角膜移植术中的应用。

13

全身应用环孢素 A

早在 20 世纪 80 年代早期,CsA 就被成功应用于很多实体器官移植中。许多报道也证实了其在角膜缘干细胞移植中的有效性[2,4,5]。

KLAL 患者应用 CsA 的起始剂量为 3~4mg/(kg·d)。如果剂量高于 150mg/d 则需要每天两次分开给药,来降低血药浓度高峰。CsA 的治疗浓度监测可以在上一次给药后约 12 小时至下一次服药前检测药物谷浓度。对于同时服用其他药物(硫唑嘌呤或麦考酚酯)的异体角膜缘移植患者,推荐的 CsA 低剂量水平为 150~250ng/ml。越来越多的证据支持服药后 2 小时(C2)更能准确代表 CsA 的总的有效剂量(曲线下面积),因此许多移植中心可能会采用 C2 这一指标[20]。考虑到不同机构使用的 CsA 配方和测量 CsA 血药浓度的方法不同,最好依从当地器官移植团队的指南来执行。

全身应用 CsA 会有许多剂量依赖的副反应。最常见的有高血压、肾毒性、神经毒性、高脂血症、肝毒性。相对禁忌证有无法控制的高血压史、肾功能不全和年龄超过 60 岁。

肾毒性是剂量依赖的,早期发现可以逆转。需要严密监测血浆肌酐水平。服用 CsA 的患者使用非甾体类抗炎药和 COX-2 抑制剂时要谨慎,因为这些药物对肾血浆流量有不良影响。

定期的实验室检查包括肝功能检查、血糖、血电解质、血钙、血镁、空腹血脂、全血细胞计数和尿液分析。神经毒性偶尔可见,可以表现为震颤、感觉异常、头痛、罕见癫痫发作。这些症状在 CsA 减量后通常会有所改善。有两种影响外观的副反应:牙龈增生(9%)和多毛症(9%)。

CsA 主要通过肝脏的细胞色素 P450 系统代谢,经肝脏排泄。药物相互作用中最重要的是增加 CsA 的浓度,从而增加其毒性的,包括乙酰唑胺、氟康唑、酮康唑、红霉素、克拉霉素、地尔硫草、维拉帕米等药物。作者通常先让患者全身性应用 CsA 18~24 个月,但年轻患者或者有移植排斥迹象的患者,需要重启口服 CsA 治疗或口服 CsA 持续超过 24 个月。也有一些患者,考虑到其持续存在排斥反应的风险,可能需要更长时间的全身性 CsA 治疗。

他克莫司

他克莫司(Tacrolimus,FK-506)是一种新型大环内酯类免疫抑制剂,作用机制类似于 CsA,可以通过干扰钙调磷酸酶,从而阻断一些淋巴因子的转录,主要是 IL-2,最终抑制 T 淋巴细胞的激活。

他克莫司作为 CsA 的替代物,在器官移植中被广泛应用。局部应用时他克莫司比 CsA 的浓度高[21]。动物模型中证实了他克莫司对于预防角膜移植排斥反应有效[22]。

在没有肾脏疾病史的健康患者,全身性应用他克莫司的起始剂量是 4mg 每天两次。药物浓度每周监测直到稳定,之后每个月监测一次。目标浓度范围是前 3 个月 8~10ng/ml,第 4 个月减量至 5~8ng/ml。与 CsA 类似,他克莫司经肝脏的细胞色素 P450 酶系代谢,药物相互作用也与之前提到的相同。

副反应与 CsA 类似[20]。肾毒性需要监测肾功能。与 CsA 相比他克莫司的神经毒性更常见,表现为头痛、震颤、感觉异常和偶尔癫痫发作。另外一个比 CsA 常见的副反应是高血糖。但未见报道有牙龈增生和多毛症[23]。类似于 CsA,有报道使用他克莫司患者发生淋巴增殖性病变包括淋巴瘤,这与活动性 EB 病毒感染有关[24]。

他克莫司是一种有效的基于钙调磷酸酶的免疫抑制剂,与 CsA 十分类似。一些研究发现在逆转移植物排斥反应方面,他克莫司比 CsA 更有效,但对于维持移植物的长期存活,二者总体来说效果相当[23]。在有合适的监测条件下,发生副反应的风险可以最小化。有其他研究小组成功应用他克莫司防止角膜缘干细胞移植后的排斥反应[3]。作者目前常规应用他克莫司替代 CsA 用于 KLAL 患者,部分是由于前者副反应没有多毛症和牙龈增生。临床经验感觉 CsA 和他克莫司效果相似。与之前报道的使用 CsA 和硫唑嘌呤组合相比,使用他克莫司和麦考酚酯组合,可以轻微地减轻异体角膜缘移植急性排斥反应。但是选择 CsA 还是他克莫司来治疗干细胞移植的患者,很大程度上是依据个人的经验和偏好。建议与当地的器官移植团队合作。

抗代谢药

硫唑嘌呤

硫唑嘌呤(azathioprine)(依木兰)是一种可以阻断细胞分裂增殖的抗代谢药物。通过阻断分裂细胞的 DNA 合成,从而抑制 B 细胞和 T 细胞的增殖。

硫唑嘌呤常与糖皮质激素和 CsA 联合使用,广泛地应用于器官移植。常用的起始剂量为 1~1.5mg/(kg·d)。一般成人的剂量为 100~150mg/d,单次或分次给药。一个很重要的药物相互作用是与别嘌呤醇同时使用可以干扰 6- 巯基嘌呤的代谢,这种情况下硫唑嘌呤的剂量应该降低。

硫唑嘌呤最常见的副反应是白血病、血小板减少症和贫血。这些骨髓抑制反应是剂量依赖的,通常减少药物剂量或暂时停药可以得到改善。开始硫唑嘌呤治疗前,应该进行全血细胞计数和肝功能检查。以后常规监测 CBC 和肝酶。

硫唑嘌呤是免疫抑制疗法的一种有效的辅助药物且副反应可接受。吗替麦考酚酯最近被用来替代硫唑嘌呤作为抗代谢药物。这两种药物在 KLAL 患者中都可以达到足够的免疫抑制效果。根据一些研究(稍后讨论)和个人偏好,作者已经在所有 KLAL 患者中使用吗替麦考酚酯替代硫唑嘌呤。尽管如此,由于硫唑嘌呤在 KLAL 患者身上的临床效果一直非常好,作者仍然让已经使用硫唑嘌呤的患者继续使用。

吗替麦考酚酯

吗替麦考酚酯(mycophenolate mofetil)(骁悉)在 1995 年被美国 FDA 批准用于急性肾移植免疫排斥反应的预防。它可以选择性抑制次黄嘌呤核苷酸脱氢酸脱氢酶活性,一种鸟嘌呤核苷从头合成的关键酶,从而发挥抗代谢作用。具体来说就是可以抑制 B 细胞和 T 细胞的增殖。临床上吗替麦考酚酯替代硫唑嘌呤作为糖皮质激素助减剂,应用于器官移植已经得到广泛认可。通常与糖皮质激素和 CsA(或他克莫司)配伍作为三联疗法使用[25]。

大部分患者的治疗剂量是每天两次,每次 1000mg,部分患者在最大剂量即 3g/d 时治疗效果较好。作者推荐异体角膜缘移植后采用 1000mg 每天两次,持续 12~8 个月。最常报道的副反应是剂量依赖的胃肠反应:腹痛、腹泻和呕吐。偶见白细胞减少、贫血、血小板减少症等骨髓抑制反应。这些副反应在剂量减少或暂时停药后都可以缓解。吗替麦考酚酯可以致畸,因此需要告知育龄期妇女在服药期间避孕。

目前,麦考酚酯的血药浓度不被用作治疗性药物监测。在治疗开始前应该检测全血细胞计数,治疗期间每两周检测一次,然后每月检测一次。肝功能检测也应常规监测。

实体器官移植的临床经验支持大部分患者使用吗替麦考酚酯代替硫唑嘌呤,尤其是不耐受硫唑嘌呤的患者。已有研究报道了成功应用吗替麦考酚酯治疗炎症性眼病和高危角膜移植术的患者[26]。作者目前用麦考酚酯作为首选药物辅助糖皮质激素和他克

莫司用于 KLAL 术后。麦考酚酯在超过 2 年的免疫抑制维持治疗中尤其有效,并且作者最近对年轻的患者(低于 50 岁)采用长期使用麦考酚酯(5 年及以上)的策略,来尽量避免发生晚期移植物排斥反应的可能性。

其他免疫抑制剂

西罗莫司(雷帕霉素)

西罗莫司(雷帕霉素)是一种大环内酯类免疫抑制剂,1999 年被美国批准用于肾移植。西罗莫司(Sirolimus)在结构上与他克莫司类似,但是其作用机制与 CsA 和他克莫司均不同,并且西罗莫司不抑制钙调磷酸酶。它可以阻断 IL-2、IL-4 等细胞因子的促生长作用。具体来说,它可以通过抑制哺乳动物雷帕霉素靶蛋白(mTOR)延长细胞周期,mTOR 可以调节一些细胞周期依赖的激酶的磷酸化水平。这种抑制增殖作用不仅局限于 T 细胞,也可以抑制 B 细胞以及其他非免疫细胞如成纤维细胞、平滑肌细胞等增殖。

目前在肾移植患者中,西罗莫司的负荷剂量是第 1 天 15mg,之后每天 2~5mg 维持。治疗性药物浓度监测可以通过测量上次服药后 24 小时,下次服药前的血药谷浓度。药物的目标浓度是 4~10ng/ml,取决于同时服用的钙调磷酸酶抑制剂水平。最常报道的副反应是高脂血症、血小板减少症和白细胞减少症。这些剂量依赖的问题通常都可以通过调整剂量解决;但是许多患者可能需要降脂药。推荐定期检测血脂和血细胞计数。服用 CsA 和他克莫司的患者在开始服用西罗莫司后应该更加密切地监测肾功能和 CsA/他克莫司血药浓度。

生物药物

近年来,靶向于免疫系统特定细胞水平和分子水平的生物疗法取得了巨大的成就。但几乎没有用于角膜缘移植患者的相关药物应用经验。2007 年以后,作者对高 PRA 的患者(图 159.5,表 159.1)使用巴利昔单抗(Basilixiab)诱导治疗。在肾移植患者中,巴利昔单抗诱导效果非常明显,患者耐受性高,给药方便,性价比高,因此是一种很有前景的预防免疫排斥反应的诱导剂(图 159.5)[14]。

全身免疫抑制疗法在眼表移植患者中的安全性

眼表干细胞移植联合全身免疫抑制疗法,在眼科医师和移植医学专家的指导下,是一种安全有效的治

13

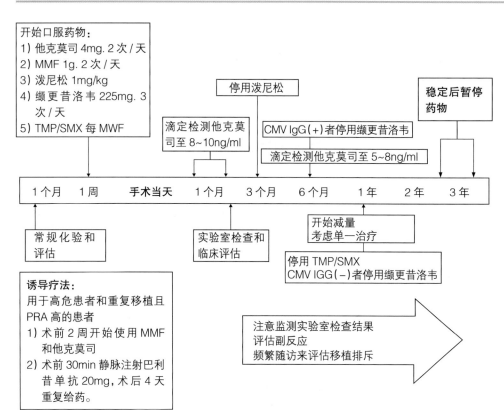

图159.5 目前的辛辛那提眼科研究所和辛辛那提大学的眼表移植的全身性免疫抑制方案。一旦基线评估和实验室检查完成后,通常在术前一周就开始使用他克莫司、MMF(吗替麦考酚酯;骁悉)、泼尼松、缬更昔洛韦和复方新诺明(TMP/SMX)。有时在高危患者中会使用巴利昔单抗来诱导。CMV:巨细胞病毒(From Holland EJ,Mogilishetty G,Skeens HM,et al. Systemic Immunosuppression in Ocular Surface Stem Cell Transplantation:Results of a 10-Year Experience. Cornea 2012;31(6):655-661.)

疗严重眼表疾病的措施[8,14]。Holland 曾对 136 例患者进行了系列研究,平均随访时间为 54 个月,其中发生严重副反应的患者很少(1.5%),没有死亡或继发肿瘤。一名患者发生了心肌梗死(MI)和肺栓塞(严重副反应)。136 名患者中的 19 名(14.0%)发生了 21 次轻微副反应事件,包括在术后平均 9 个月后(随访范围从 1~23.8 个月)发生的瞬时的肌酐水平升高(10 名患者),其中 6 名患者服用他克莫司,4 名患者服用环孢素。5 名患者在药物减量后肌酐水平恢复正常,并且没有其他的副反应事件。4 名患者需要停药。1 名患者的肌酐水平在重复测量后恢复正常。4 名患者发生了高血压。1 名患者在 KLAL 术后 46.2 个月服用他克莫司和麦考酚酯期间出现了高血压,在其眼表完全受损后暂停了全身免疫抑制治疗,其血压恢复至正常水平,没有其他副反应事件。与其他报道相比,他们的研究结果报道了下述轻微副反应:高血压、胆红素升高和血清肌酐升高[27]。这些并发症导致他克莫司服用过程中必然需要停药或者减量。有轻微胃肠反应、瞬时感觉异常、瞬时震颤的患者不需要减少他克莫司的剂量,可以分别对症治疗。麦考酚酯被证明作为糖皮质激素助减剂治疗眼表炎症时有一个可以接受的安全范围。在对 236 例患者使用麦考酚酯单一疗法的大型系列研究中,按照 Holland 指南的剂量给药(<2mg/d),28 名(12%)患者需要停药,大部分是由于发生了副反应,包括胃肠不适(6 例)、骨髓抑制(4 例)、肝酶升高(3 例)、过敏反应(2 例)。没有机会性感染或继发肿瘤[14]。尽管渐进性的多灶性脑白质病在肾移植患者中被报道过,在眼部炎症患者中没有报道。

预防性抗菌治疗

在需要长期全身免疫抑制治疗的实体器官移植中,经常预防性使用抗生素来预防机会性感染。最常用的药物是复方新诺明或戊烷脒预防肺囊虫肺炎、克霉唑片剂或制霉菌素预防口腔念珠菌病,更昔洛韦或缬更昔洛韦预防巨细胞病毒(CMV)感染,尤其是在 CMV 阴性受体接受 CMV-阳性器官的情况下[28]。移植后前六个月为患者的感染高风险期,一般在这个时候开始给予预防性抗菌治疗。考虑到角膜缘同种异体移植免疫排斥治疗的低剂量和短期治疗,对这些患者群体采取预防性策略的作用和必要性仍不清楚。目前为止,作者在 200 名异体角膜缘移植患者中,还未发现之前提到过的全身机会感染。在 Holland 的系列研究中,给予患者缬更昔洛韦和复方新诺明(磺胺类过敏者服用氨苯砜)预防治疗,直到患者减量至 MMF 单一疗法[14]。目前,作者推荐第一年预防性使

13

用复方新诺明每周三次,前 3 个月缬更昔洛韦每天 450mg,尤其是 CMV 阴性的患者。

关于采取免疫抑制治疗患者的一般考虑

与眼科临床常规不同,需要对采取免疫抑制治疗的患者进行特别的关注。强烈推荐眼科医生与当地移植团队合作,这样全身免疫抑制治疗可以由移植团队来完成。在治疗开始前需要全面的医学评估(表 159.2)。关于免疫抑制疗法的潜在风险以及可能的副反应需要充分讨论。其他为患者需要重点考虑的包括常规监测重要体征,以及专用的系统来随访实验室检测结果。治疗医生应该在患者提出不适时积极地帮助其安排实验室检测或者进行相关咨询。

发生恶性肿瘤的风险

根据实体器官移植的经验,不论是短期还是长远来看,接受全身免疫抑制疗法的患者发生恶性肿瘤的风险都较高,且这种风险与免疫抑制疗法的剂量和持续时间有关。短期最常发生的恶性肿瘤是一种淋巴瘤,被称为移植后淋巴增殖性病变(post-transplant lymphoproliferative disease,PTLD),最常发生在 EB 病毒感染后。EB 病毒血浆反应阴性的受体发生 PTLD 风险比较高。目前,没有特定的方法可以有效预防这种并发症;但许多研究者支持预防性使用抗病毒药物,特别是在高危患者中延长缬更昔洛韦的使用时间。

从长远来看,接受免疫抑制疗法的患者发生实体肿瘤的风险很高,部分是由于抑制了免疫监测功能,导致免疫系统不能早期发现和破坏肿瘤。皮肤癌比如鳞状细胞癌和卡波西肉瘤似乎在这些患者中更加普遍。如上所述,考虑到角膜缘移植患者的治疗的低剂量和低持续时间,长期的恶性肿瘤发生率可能比报道的实体器官移植低。作者在治疗期间还没有遇到过任何恶性肿瘤并发症。尽管如此,还是应该告知患者存在这种风险,更重要的是,在开始免疫抑制治疗前和治疗期间,所有的患者应该根据其年龄和性别采取合适的筛查手段。除了全面的体格检查,筛选方法还包括胸部 CT、结肠镜检查、前列腺特异性抗原检测、子宫颈涂片检查以及乳腺钼靶 X 摄影。有恶性肿瘤史的患者,尤其是在最近 5 年内,不应该考虑免疫抑制治疗,除非肿瘤已被完全清除,并且被认为已经治愈且无复发的风险。

(邵春益 译 傅瑶 校)

参考文献

1. Welder JD, Bakhtiari P, Djalilian AR. Limbitis secondary to autologous serum eye drops in a patient with atopic keratoconjunctivitis. *Case Rep Ophthalmol Med* 2011;**2011**:576521.
2. Holland EJ, Djalilian AR, Schwartz GS. Management of aniridic keratopathy with keratolimbal allograft: a limbal stem cell transplantation technique. *Ophthalmology* 2003;**110**(1):125–30.
3. Sloper CM, Powell RJ, Dua HS. Tacrolimus (FK506) in the management of high-risk corneal and limbal grafts. *Ophthalmology* 2001;**108**(10): 1838–44.
4. Solomon A, Ellies P, Anderson DF, et al. Long-term outcome of keratolimbal allograft with or without penetrating keratoplasty for total limbal stem cell deficiency. *Ophthalmology* 2002;**109**(6):1159–66.
5. Ilari L, Daya SM. Long-term outcomes of keratolimbal allograft for the treatment of severe ocular surface disorders. *Ophthalmology* 2002;**109**(7): 1278–84.
6. Baradaran-Rafii A1, Eslani M, Djalillian AR. Complications of keratolimbal allograft surgery. *Cornea* 2013;**32**(5):561–6.
7. Eslani M, Baradaran-Rafii A, Movahedan A, et al. *Late Acute Graft Rejection after Kerato-Limbal Allograft.* Chicago, IL, USA: AAO; 2014.
8. Ang AY, Chan CC, Biber JM, et al. Ocular surface stem cell transplantation rejection: Incidence, characteristics, and outcomes. *Cornea* 2013; **32**(3):229–36.
9. Daya SM, Bell RW, Habib NE, et al. Clinical and pathologic findings in human keratolimbal allograft rejection. *Cornea* 2000;**19**(4):443–50.
10. Maruyama-Hosoi F, Shimazaki J, Shimmura S, et al. Changes observed in keratolimbal allograft. *Cornea* 2006;**25**(4):377–82.
11. Lam H, Dana MR. Corneal graft rejection. *Int Ophthalmol Clin* 2009; **49**(1):31–41.
12. Comparison of immunosuppression related toxicities and complications in ocular surface transplant and renal transplant recipients: implications for composite tissue transplantation. XXII International Congress of the Transplantation Society 2008.
13. Lescai F, Conti L, Bartolozzi M, et al. Genotype of inflammatory cytokines in limbal stem cell graft in Italian patients. *Biochem Biophys Res Commun* 2005;**332**(1):95–100.
14. Holland EJ, Mogilishetty G, Skeens HM, et al. Systemic immunosuppression in ocular surface stem cell transplantation: Results of a 10-year experience. *Cornea* 2012;**31**(6):655–61.
15. Sheppard JD, Toyos MM, Kempen JH, et al. Difluprednate 0.05% versus prednisolone acetate 1% for endogenous anterior uveitis: a phase III, multicenter, randomized study. *Invest Ophthalmol Vis Sci* 2014;**55**(5): 2993–3002.
16. Holland EJ, Djalilian AR, Sanderson JP. Attenuation of ocular hypertension with the use of topical loteprednol etabonate 0.5% in steroid responders after corneal transplantation. *Cornea* 2009;**28**(10):1139–43.
17. Hong JC, Kahan BD. Immunosuppressive agents in organ transplantation: past, present, and future. *Semin Nephrol* 2000;**20**(2):108–25.
18. Xu KP, Wu Y, Zhou J, et al. Survival of rabbit limbal stem cell allografts after administration of cyclosporine A. *Cornea* 1999;**18**(4):459–65.
19. Ross AH, Cook SD. Topical cyclosporine: a treatment for corneal graft rejection. *Clin Experiment Ophthalmol* 2008;**36**(5):399–400.
20. Keown P, Kahan BD, Johnston A, et al. Optimization of cyclosporine therapy with new therapeutic drug monitoring strategies: report from the International Neoral TDM Advisory Consensus Meeting (Vancouver, November 1997). *Transplant Proc* 1998;**30**(5):1645–9.
21. Bertelmann E, Pleyer U. Immunomodulatory therapy in ophthalmology – is there a place for topical application? *Ophthalmologica* 2004;**218**(6): 359–67.
22. Kobayashi C, Kanai A, Nakajima A, et al. Suppression of corneal graft rejection in rabbits by a new immunosuppressive agent, FK-506. *Transplant Proc* 1989;**21**(1 Pt 3):3156–8.
23. Vanrenterghem YF. Which calcineurin inhibitor is preferred in renal transplantation: tacrolimus or cyclosporine? *Curr Opin Nephrol Hypertens* 1999;**8**(6):669–74.
24. Cacciarelli TV, Green M, Jaffe R, et al. Management of posttransplant lymphoproliferative disease in pediatric liver transplant recipients receiving primary tacrolimus (FK506) therapy. *Transplantation* 1998;**66**(8): 1047–52.
25. European Mycophenolate Mofetil Cooperative Study Group. Mycophenolate mofetil in renal transplantation: 3-year results from the placebo-controlled trial. *Transplantation* 1999;**68**(3):391–6.
26. Reis A, Reinhard T, Voiculescu A, et al. Mycophenolate mofetil versus cyclosporine A in high risk keratoplasty patients: a prospectively randomised clinical trial. *Br J Ophthalmol* 1999;**83**(11):1268–71.
27. Krakauer M, Welder JD, Pandya HK, et al. Adverse effects of systemic immunosuppression in keratolimbal allograft. *J Ophthalmol* 2012;**2012**: 576712.
28. Soave R. Prophylaxis strategies for solid-organ transplantation. *Clin Infect Dis* 2001;**33**(Suppl. 1):S26–31.

13

第 160 章

眼表疾病中的角膜移植

Kevin J. Shah，Edward J. Holland，Mark J. Mannis

关键概念

- 眼表重建需要多学科合作。
- 角膜移植前优化眼表至关重要。
- 眼表重建和角膜移植，最好选择分期手术。
- 全身免疫抑制治疗通常具有很好的耐受性和安全性。
- 对于进展期的 Stevens-Johnson 综合征和黏膜类天疱疮（mucous membrane pemphigoid，MMP）不建议使用波士顿 I 型人工角膜。

本章纲要

引言

有严重眼表疾病的患者行常规角膜移植必定会失败。在这些病人中，需要先行眼表重建，再行角膜移植才能成功，这往往需要一个医生团队，经过一系列手术治疗。在角膜移植前进行这些治疗的目的在于优化眼表条件以取得长期角膜透明，特别是恢复正常的眼睑与眼球之间的眼表健康，改善泪液和杯状细胞功能，必要时需重建角膜缘干细胞功能。

眼表条件不好的患者中，大约有 50% 的患者会因严重的角膜瘢痕影响视力，需要手术矫正。在这种情况下，有几个特别的因素对角膜植片的存活至关重要。首先必须对角膜缘干细胞功能进行全面的评估。角膜缘干细胞缺乏的患者需要查看是部分缺乏还是全部缺乏，是否存在炎症，是否还有除了干细胞以外的其他眼表问题，尤其是结膜杯状细胞。当角膜移植

被确定为是恢复视功能的最后步骤时，确定这些因素非常重要[1]。

影响角膜植片存活至关重要的因素包括角膜缘干细胞储备，水液缺乏或黏蛋白缺乏性干眼，眼睑解剖异常。如果没有解决这些问题，即使供体材料或手术技术再好，也会造成持续性上皮缺损导致愈合不良，继发溃疡，角膜基质溶解，血管化，结膜化，最终角膜植片发生免疫排斥。即使在无炎症反应的眼中成功地进行了角膜缘干细胞移植，如自体结膜角膜缘移植或异体角膜缘移植，随后再行板层或穿透性角膜移植，也可能引起角膜缘干细胞储备不足而导致眼表疾病复发。因此，在任何角膜移植作为治疗计划一部分的患者中，首先必须要有充足的角膜缘干细胞储备，良好的泪液功能和解剖功能正常的眼睑。

如果不考虑这些成功眼表重建的必要条件，任何角膜移植都会失败。从这个方面出发，作者将阐述文献中采用的不同方法和取得的结果，并试图提出一个富有逻辑的解决眼表疾病中角膜移植的方案。

文献综述

目前已发表的公认的论文阐述了干细胞移植后行角膜移植的时机。文献中提到的方法通常分两种：①分期手术，角膜缘干细胞移植后过段时间再行角膜移植[2-4]；②同时行角膜缘干细胞和角膜移植，并使用同一角膜供体[5-9]。同时手术和分期手术理论上各有优缺点。分期手术的优点在于先行干细胞移植，等愈合后再行角膜移植，可以在创伤性角膜移植前，提供稳定的眼表环境。这种延期可以让医生在以后相对没有炎症的植床上放置供体角膜植片。缺点是这种方法需要分两期手术，确实延长了恢复过程，并且从免疫学角度来说，让受体面临了两次抗原暴露的

风险。

从另一方面来说,联合角膜缘移植和穿透性角膜移植,使用了来自同一供体的组织,其优点在于这种技术:①只使用了一个供体角膜;②避免了两次手术;③避免了再次抗原进入,因此潜在地减少了植片排斥的风险。然而同时行干细胞 / 角膜移植明显增加了手术难度。此外角膜移植时炎症反应增加,而且植片放置在还没有干细胞补充修复的不稳定的眼表。然而小的样本量并不能对这两种方法做出正确的比较。

Croasdale 等学者发表了 36 例先行干细胞移植,3 个月后再行穿透性角膜移植的研究[2]。他们用同一供体的两个眼睛做角膜缘组织移植,用第三眼供体行角膜移植。患者局部用激素点眼,全身用环孢素 A 治疗 12~18 个月。在后续的研究中,异体角膜缘移植的患者病例数扩大到 54 例(个人交流),其中 35 例患者在干细胞移植后 3~4 月行板层或穿透性角膜移植,并随访 1 年以上。40 例患者(74%)病情稳定,60%(35 例中 21 例)角膜移植成功。在 14 例移植失败的病例中,3 例是因为内皮型免疫排斥,11 例是因为眼表疾病复发。

1989 年,Kenyon 和 Tseng 报道了 26 例化学烧伤病例中 4 例行自体结膜角膜缘移植[3]。他们推荐穿透性角膜移植在角膜缘移植至少 1 年后再做。Frucht-Pery 等报道了 3 个化学伤病例,他们分期行自体结膜角膜缘移植,3~6 个月后再行穿透性角膜移植[4]。植片的上皮化在 7~12 天完成,无复发性上皮缺损或植片排斥。

1997 年,Theng 和 Tan 报道了一个病例,同时行异体角膜缘移植和穿透性角膜移植,用同一个供体来源[7]。受体围术期用免疫抑制剂,24 天内再上皮化。这个患者的随访时间只有 21 周,在这期间中央角膜保持透明。Tsubota 等报道了 9 例患者同时行异体角膜缘移植和穿透性角膜移植,两种手术用了同一供体[5]。9 例中 5 例植片在 12.3 个月后仍透明。尽管有两例植片出现排斥,两例患者需要再次角膜缘移植,所有的 9 例患者视力均得到了提高。1998 年,Tseng 等报道了 14 只眼分期手术的病例,第一阶段是羊膜移植,然后是联合异体角膜缘移植和来自同一供体的穿透性角膜移植[8]。尽管名义上是分期手术,但在研究中的病例还是同时行穿透性角膜移植和异体角膜缘移植,只是在羊膜移植之后。14 只眼中有 9 只眼经历了角膜植片排斥反应,5 例眼表疾病复发。14 例中有 3 例发生了早期异体角膜缘植片排斥。1999 年,Tsubota 等报道了 28 只眼同时行穿透性角膜移植

和异体角膜缘移植的病例[6]。角膜缘植片和角膜来自同一个捐献者,术前及术后 1 个月全身用环孢素 A。28 例中的 15 例(54%)穿透性角膜移植成功,13 例发生了排斥。13 例中 9 例再次行角膜移植,又有 7 例发生了第二次角膜排斥,4 例进行了第三次穿透性角膜移植。

2004 年,Shimazaki 等报道了 32 例(32 眼)化学或热烧伤的患者行羊膜移植伴或不伴自体结膜角膜缘移植或异体角膜缘移植[10]。在这 32 例患者中,21 例进行了穿透性角膜移植,其中 15 例同期进行,6 例分期进行。同期行穿透性角膜移植组内皮型免疫排斥的发生率明显高于分期手术组(前者 53.3%,后者 0%,p=0.019)。分期手术比同期手术的角膜上皮愈合更快,植片更透明,但在统计学上无显著差异。

2011 年,Basu 等报道了用培养的自体角膜缘上皮细胞移植同时行角膜移植,或 6 周后分期行角膜移植,对两组的结果进行了比较[9]。在这项研究中发现,分期手术组的角膜植片存活率明显高于同期手术组,植片存活率分别为 80% 和 25%。在平均为 4.2 年的随访时间内,分两期手术的病例角膜缘干细胞缺乏的复发率也明显降低,分期手术组 14.3%,同期手术组 58.3%。

根据最大的病例数和最长的随访结果,以及作者们的临床经验,我们比较推荐分期手术。虽然时间长,但在角膜移植前解决了眼表炎症问题,使眼表更稳定。此外,术前深层基质的新生血管在眼表稳定后明显减少。深层基质新生血管的消退使角膜植片的排斥明显减少,从而获得更好的远期效果。

目前,即使在复杂的眼表疾病中,大家也越来越倾向用更符合解剖的角膜移植手术。板层角膜移植,深板层角膜移植和穿透性角膜移植在不同的情况下发挥着不同的优势。2005 年,Fogla 和 Padmanabhan 发表了 7 例(7 只眼)单眼严重化学伤的病例报道[11]。这些患者同时行深板层角膜移植和自体结膜角膜缘移植。所有眼在随访期间(16.57±5.12 月)眼表稳定。最后随访的平均最佳矫正视力为 0.4[11]。深板层角膜移植的优点是避免了内皮排斥,最大限度地减少了眼内的干扰,后者对无虹膜或悬韧带损伤不稳定的患者来说尤为重要。因为在晶体囊袋不稳定的情况下,全层穿透性角膜移植可能促发意想不到的晶体前移,这种现象称为无虹膜纤维化综合征(aniridic fibrosis syndrome)。然而尽管有这些优点,而且近几年手术技术和手术器械也得到了改进,但板层角膜移植依然是技术难度较大的一个手术。而板层角膜移植的最大

13

的缺点是,由于基质瘢痕无法评估内皮的健康程度[11]。此外人工角膜的进步为以前无法治疗的患者带来了更多的选择,如角膜缘干细胞移植后对免疫抑制有禁忌证的患者,或者那些即使进行了合适的眼表重建仍无法达到稳定眼表的患者。

手术方法

在保证眼睑的功能后,对于有眼表疾病和角膜混浊的患者,第一步要做的是决定如何重建眼表(图160.1)。如果可能,对于能够耐受全身免疫抑制治疗的患者,或者一些特殊病例不需要免疫抑制(高龄、自体移植或其他非免疫原性组织移植),作者更倾向于分期手术,先做干细胞移植,再行角膜移植。作者所做的分期角膜移植,通常是在干细胞移植后3个月眼表稳定后(图160.1)。

在之前做过干细胞移植的患者中做角膜移植和常规角膜移植相比,有几个关键的不同点。第一,大直径穿透性角膜移植对达到良好的切口愈合是必要的。作者建议植片的大小达到异体角膜缘部分。推荐9.5~11.0mm直径的植片,除非是化学伤的患者,不

要超过供体角膜边界。化学伤患者的植床在环钻钻取角膜后会收缩;因此建议在这些病例中,植片要植床大0.5~0.75mm。第二,确保每根缝线穿过供体和受体角膜,避免缝线只是缝在异体角膜缘浅层。这种技术可以避免上皮长入供体角膜缘与受体组织层间。最后,作者强烈推荐在这种情况下使用间断缝合,因为植片受体交界处会有血管长入,缝线可能需要在早期选择性拆除。这些大直径的植片至少需要24根间断缝线(图160.2和视频160.1)。

波士顿1型人工角膜(keratoprosthesis,KPro)为这类患者提供了另一种选择,手术技术相似。它通过中央的聚甲基丙烯酸甲酯前盘光学镜柱可以使患者获得较好的视力,即使是眼表上皮不好的患者也能恢复视力。KPro患者需要终身使用多种眼药水,同时需要经常到医院复查,以保证上皮覆盖的角膜组织完整,没有感染征象或角膜溶解。长期佩戴角膜绷带镜可以预防角膜表面的干燥,效果更好[12]。有结膜和角膜炎症的患者,如Stevens-Johnson综合征或黏膜类天疱疮,发生上皮愈合障碍,角膜溶解和KPro脱出的风险较高[13]。基于个人在这些患者中应用波士顿1型人工角膜的经验,作者不再给这类患者植入1型

图160.1　眼表疾病患者的角膜移植方法

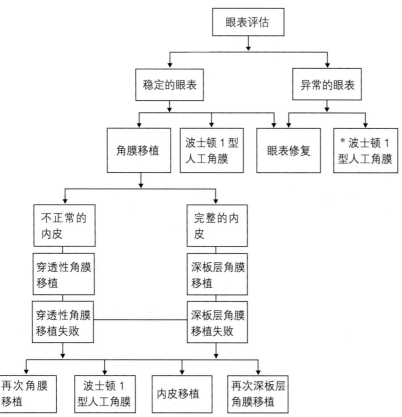

*在严重的有结膜病变的病例中,特别是Stevens-Johnson综合征和黏膜类天疱疮,在眼表还没有成功修复的时候,波士顿1型人工角膜是不推荐使用的

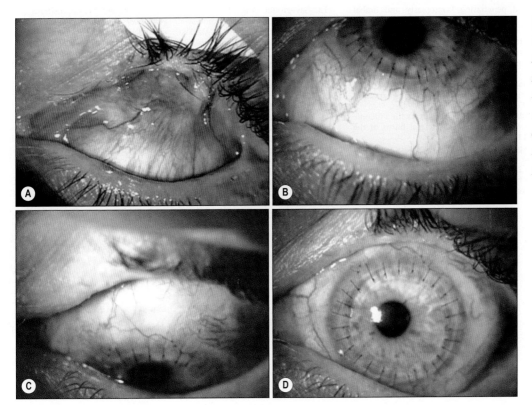

图 160.2 （A）热/化学烧伤术前照。（B和C）联合亲属活体结膜角膜缘移植（LR-CLAL）/异体角膜缘移植（KLAL）术后。（D）联合 LR-CLAL/KLAL 后 3 个月行大直径穿透性角膜移植术后

KPro。人工角膜术后还有一些术后并发症，包括高发的青光眼，视神经病变、KPro 脱出、镜后膜形成[14~17]。如要深入讨论人工角膜移植技术以及术后处理，请参考第 151~154 章。

由于人工角膜植入术后需要终身用药以及潜在的不可逆的并发症，作者建议尽可能先行角膜缘干细胞移植再做角膜移植。一旦成功，就可以获得更长期的术后效果。全身免疫抑制药物在术后最初的 2 年逐渐减少，但要仔细观察任何炎症增加的征象和可能的排斥。这个过程因人而异，根据每个患者的炎症水平，免疫抑制药物的全身副作用而不同。

2012 年，作者系统回顾了短期全身应用激素免疫抑制治疗，发现这是一种安全的方法[18]。辛辛那提眼科研究所和辛辛那提大学实施这一方法超过 12 年，结果显示没有发生死亡、二次肿瘤或神经系统事件（CVA）。在 136 例患者中有 3 例（1.5%）发生了不良反应（肺栓塞）。基于辛辛那提大学建立的肾移植方法，对肾移植和异体角膜缘移植的受体进行了比较，发现后者的全身不良反应更少[19]。这种减少归因于异体角膜缘移植组术前就存在较少的全身疾病。逐渐停全身用药后，随访同常规穿透性角膜移植患者。

总结

对眼前节医生来说，在有眼表疾病的患者中实施角膜移植具有挑战性。不管手术设计得如何完美，在角膜缘干细胞缺乏的患者中，植片排斥的风险和/或眼表疾病复发率要增高[1]。需进一步研究阐明这类疾病的理想手术和药物治疗方法。当然在团队的力量下，成功的眼表重建仍有可能，而之后的角膜移植可以给这些病情复杂的患者恢复光明。

（邵春益 译 傅瑶 校）

参考文献

1. Mannis MJ. Penetrating keratoplasty in ocular stem cell disease. In: Holland EJ, Mannis MJ, Lee WB, editors. *Ocular surface disease: cornea, conjunctiva and tear film*. Philadelphia: Elsevier; 2013.
2. Croasdale CR, Schwartz GS, Malling JV, et al. Keratolimbal allograft: recommendations for tissue procurement and preparation by eye banks, and standard surgical technique. *Cornea* 1999;**18**:52–8.
3. Kenyon KR, Tseng SC. Limbal autograft transplantation for ocular surface disorders. *Ophthalmology* 1989;**96**:709–22, discussion 722–703.
4. Frucht-Pery J, Siganos CS, Solomon A, et al. Limbal cell autograft transplantation for severe ocular surface disorders. *Graefes Arch Clin Exp Ophthalmol* 1998;**236**:582–7.
5. Tsubota K, Toda I, Saito H, et al. Reconstruction of the corneal epithelium by limbal allograft transplantation for severe ocular surface disorders. *Ophthalmology* 1995;**102**:1486–96.
6. Tsubota K, Satake Y, Kaido M, et al. Treatment of severe ocular-surface disorders with corneal epithelial stem-cell transplantation. *N Engl J Med* 1999;**340**:1697–703.

13

7. Theng JT, Tan DT. Combined penetrating keratoplasty and limbal allograft transplantation for severe corneal burns. *Ophthalmic Surg Lasers* 1997;**28**:765–8.

8. Tseng SCG, Prabhasawat P, Barton K, et al. Amniotic membrane transplantation with or without limbal allografts for corneal surface reconstructions in patients with limbal stem cell deficiency. *Arch Ophthalmol* 1998;**116**:431–41.

9. Basu S, Mohamed A, Chaurasia S, et al. Clinical outcomes of penetrating keratoplasty after autologous cultivated limbal epithelial transplantation for ocular surface burns. *Am J Ophthalmol* 2011;**152**:917–24.e1.

10. Shimazaki J, Shimmura S, Tsubota K. Donor source affects the outcome of ocular surface reconstruction in chemical or thermal burns of the cornea. *Ophthalmology* 2004;**111**:38–44.

11. Fogla R, Padmanabhan P. Deep anterior lamellar keratoplasty combined with autologous limbal stem cell transplantation in unilateral severe chemical injury. *Cornea* 2005;**24**:421–5.

12. Harissi-Dagher M, Beyer J, Dohlman CH. The role of soft contact lenses as an adjunct to the Boston keratoprosthesis. *Int Ophthalmol Clin* 2008;**48**:43–51.

13. Sayegh RR, Ang LP, Foster CS, et al. The Boston keratoprosthesis in Stevens-Johnson syndrome. *Am J Ophthalmol* 2008;**145**:438–44.

14. Yaghouti F, Nouri M, Abad JC, et al. Keratoprosthesis: preoperative prognostic categories. *Cornea* 2001;**20**:19–23.

15. Zerbe BL, Belin MW, Ciolino JB. Results from the multicenter Boston Type I Keratoprosthesis Study. *Ophthalmology* 2006;**113**(10):1779.

16. Bradley JC, Hernandez EG, Schwab IR, et al. Boston type 1 keratoprosthesis: the University of California Davis experience. *Cornea* 2009;**28**:321–7.

17. Aldave AJ, Kamal KM, Vo RC, et al. The Boston type I keratoprosthesis: improving outcomes and expanding indications. *Ophthalmology* 2009;**116**:640–51.

18. Holland EJ, Mogilishetty G, Skeens HM, et al. Systemic immunosuppression in ocular surface stem cell transplantation: results of a 10-year experience. *Cornea* 2012;**31**(6):655–61.

19. Alloway RR, Mogilishetty G, Cole L, et al. Ocular surface transplant recipients experience fewer immunosuppression complications than renal transplant recipients: implications for facial and composite tissue transplantation. *Am J Transplant* 2007;**455**:266.

13

第十四篇

屈光手术

第161章

屈光手术决策

Charles D. Reilly, George O. Waring IV

关键概念

- 屈光手术医生需要建立一个博学的、可协助为方案决定采集重要数据信息的团队。
- 屈光手术不仅是提高视力的手术，更是提高生活质量的技术。
- 屈光手术医生具有很多使患者达到视力要求的工具，而屈光手术的艺术则在于选择正确的工具在最大限度上满足患者的需求。
- 屈光手术医生需要根据技术的新进展以及对患者选择及结果的全面认识，反复斟酌治疗方案的制定。
- 屈光手术手术者有一套技能组合，这包括尽最大努力完善与患者的沟通与交流，保证患者和术者均获得良好的体验。

本章纲要

准分子激光视觉矫正
薄瓣 LASIK
表层切削
传导性角膜成形术
弧形角膜切开术
有晶状体眼人工晶状体植入
白内障超声乳化术后眼内晶状体植入
再次治疗和序贯手术
角膜内嵌体
老视的治疗

屈光手术医生有很多办法帮助患者矫正视力。难点是如何挑选合适的患者、合适的手术方式，从而为患者提供最满意的术后效果。屈光手术需要团队尽可能收集手术相关的所有信息，不仅包括具有诊断意义的检查数据，更需要全面方面的了解患者的诉求。

屈光手术医生的助理往往是面对患者的第一接待者，医学助理需具备评判患者性格特征、解析患者需求等技能。在了解这些信息的基础上，结合临床检查的数据，屈光手术医师才能更好地帮助手术患者获得期待的手术效果。屈光手术医生需时刻警惕，完美主义者、强迫症患者、对手术抱有不切实际幻想的人群不适合屈光手术。术前应用 Dell 视觉问卷测试有两方面用途：①了解患者的手术期待；②评估患者术后效果。

医生必须确保患者理解基本的检查流程、手术过程以及术后康复的体验，常规临床教育包括术后副作用（如眩光、光晕、眼睛干涩感）、可能的并发症（如上皮瓣异常）、再次治疗的可能（一般 10%~20%），以及术后戴眼镜的需要（尤其是远视）。手术医生也必须为患者提供可以实现的预期。

向患者展示地形图、数字化眼底像、角膜及晶体的裂隙灯图像，可以帮助他们理解他们自己病情的特殊之处（包括正常与异常）；这对提高患者的信心十分有效。患者宣教视频非常有帮助；如果视频过于商业化，必须向患者指出（一些信息丰富的视频是商业组织制作的）。

选择一种屈光手术，包括人工晶状体植入，需要考虑多种因素。表 161.1 考虑了 8 个常规临床应用的屈光手术类型，并提出了 11 个影响选择的标准。均值在方括号中注明，极值在圆括号中注明。

在一项有 200 例屈光手术候选者的连续性回顾性研究中，屈光手术的平均年龄是 44 ± 12 岁（18~68岁），平均屈光度为 −2.78 ± 3.37D（−12.75~+6.25D）。大于三分之二的患者推荐薄瓣准分子激光原位角膜磨镶术（laser in-situ keratomileusis，LASIK）（图 161.1、图 161.2 和表 161.2）

表 161.1　术前屈光手术选择指南

	薄瓣 LASIK*	表面切削*	传导性角膜成形术	横向角膜切开术	有晶状体眼人工晶状体植入*†	单焦人工晶状体植入	可调节人工晶状体植入	多焦人工晶状体植入	环曲面人工晶状体植入
年龄（岁）	[14(18~55)75]	[14(18~55)75]	[(40~50)55]	[25(40~任意年龄)]	[14(21~42)45]	[25(40~任意年龄)]	[25(40~任意年龄)]	[25(40~任意年龄)]	[25(40~任意年龄)]
球面屈光度（D）	[-13.00(-10.0~+4.0)+7.00]	[-13.00(-12.0~+4.0)+7.00]	[(-0.50~+2.0)+3.00]	[(任意值)]	[-3(-5~-20)]	[(任意值)]	[(任意值)]	[(任意值)]	[(任意值)]
柱面屈光度（D）	[(6.00)7.00]†	[(6.00)7.00]†	[(0)1.00]	[(0.75~3.00)]	术后[(<0.50)]§	术后[(<0.50)]§	术后[(<0.50)]§	术后[(<0.50)]§	[(0.75~2.50)] 仅人工晶体
角膜测厚（μm）	[475(500~620)650]	最小剩余基质厚度[>240(250)]	中央[>400]旁中央[>560]	[450(500~620)650]	[(<620)650]‖	[450(500~620)650]	[450(500~620)650]	[450(500~620)650]	[450(500~620)650]
最小剩余基质厚度（μm）	[>240(250)]	[>240(250)]							
角膜地形图¶	[临界点(正常)]	[异常(正常)]	[异常(正常)]¶	[异常(正常)]¶	[(任意)]	[(任意)]	[临界点(正常)]	[(正常)]	[(正常)]
双眼角膜地形及厚度差距	[临界点(相似)]	[临界点(相似)]	[不同(相似)]‖	[不同(相似)]‖	[(任意)]	[(任意)]	[临界点(相似)]	[临界点(相似)]	[(任意)]
角膜顶端位置	[临界点(中心)]	[非中心(中心)]	[非中心(中心)]	[非中心(中心)]	[(任意)]	[临界点(中心)]	[临界点(中心)]	[(中心)]	[(任意)]
平均角膜曲率（D）	术后 34(38~48)50]++	术后 34(38~48)50]++	远视[任意值47~48)48]++	[(任意)]	[(任意)]	[(任意)]	[(任意)]	[(任意)]	[(正常)]
瞳孔大小（mm）	[(<0.8)]	[(<0.8)]	[(<0.8)]	[(任意)]**	[(任意)]**	[(任意)]**	[(任意)]**	区域折射[(≥2.5)]渐进衍射[(任意)]**	[(任意)]**
晶体混浊度（0~4级）	[(0~1)2]	[(0~1)2]	[(0~1)2]	[(0~1)2]	[(0~1)]				

* 在屈光术后评估角膜膨隆的风险时应当求取全部临床信息，而不是一项临床发现。术前评估分系统可帮助评估 LASIK 术后角膜膨隆的风险。
† 治疗最小前房深度为 3.2mm，内皮细胞数量为 2400 个 /mm²。
‡ 可能需要进行双眼平衡检查。
§ 人工晶状体植入对于薄角膜或者角膜扩张的有晶状体眼者是合理的选择。异常增厚的角膜可能代表内皮功能异常，并提示需要进一步检查。
‖ "传导性角膜成形术可以用于处理正常和异常散光。
¶ 异常的角膜地形图提示不仅局限于瞳孔直径大于人工晶状体直径时，眩光幻影的风险。
** 应当告知患者当暗环境下瞳孔直径大于处理直径时，眩光幻影的风险会增加。
++ 多种角膜地形图技术可用增强的角膜测量仪来筛选圆锥角膜，其中一种为 Rabinowitz I-S 值。I-S 值 >1.9 为临床圆锥角膜，I-S 值在 1.4~1.9 之间为可疑圆锥角膜。（Rabinowitz YS. Videokeratographic indices to aid in screening for keratoconus. J Refract Surg 1995;11(5):371-9.）

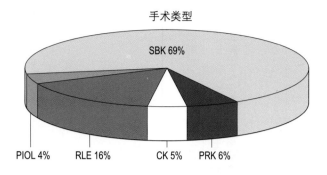

手术类型

SBK 69%

PIOL 4%   RLE 16%   CK 5%   PRK 6%

☐ 前弹力层下激光角膜磨镶术　■ 准分子激光屈光性角膜
☐ 传导性角膜成形术　　　　　切削术
■ 有晶体眼人工晶体植入　　 ■ 光学晶状体置换术

图 161.1　在一项 200 例屈光手术患者的连续性回顾性研究中推荐的手术类型（Waring GO IV, Durrie DS. Emerging trends for procedure selection in contemporary refractive surgery: consecutive review of 200 cases from a single center. J Refract Surg 2008; 24(4): S419-23.）

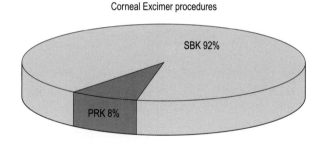

Corneal Excimer procedures

SBK 92%

PRK 8%

☐ 前弹力层下激光角膜磨镶术
■ 准分子激光屈光性角膜切削术

图 161.2　在一项 200 例屈光手术患者的连续性回顾性研究中，准分子激光手术候选者（n=151）选择的准分子激光手术类型。（Waring GO IV, Durrie DS. Emerging trends for procedure selection in contemporary refractive surgery: consecutive review of 200 cases from a single center. J Refract Surg 2008; 24(4): S419-23.）

准分子激光视觉矫正

患者年龄

　　过去由于选择性屈光手术需要稳定的屈光状态，可接受的最小年龄是 18~21 岁，而美国 FDA 允许接受激光视力矫正的最小年龄是 18 岁。然而随着再治疗越来越容易，有些手术医生认为适合治疗的年龄降到了接近 14 岁。虽然青少年是最合适的患者群，但家庭和父母必须意识到再治疗的可能性，并且厚度大于 300μm 的剩余基质床能防止角膜膨隆。生物学上对于准分子激光角膜手术没有年龄的上限，但是对于早期白内障改变，人工晶状体植入是更好的选择。

屈光误差

　　0.50D 以上的屈光不正的可以用 LASIK 进行治疗，但主要取决于患者的意愿。屈光度的上限是容易产生争议的地方；我们推荐 –10D 为近视的标准、+4D 为远视的标准，并根据病人的具体情况予以调整。放射状切削的效率提高和角膜地形图或者波前引导的切削可使角膜形态更好，以减少术后视觉异常、眩光以及光晕。然而该技术将角膜塑造得过于完美是不明智的，尤其是在使用有晶状体眼人工晶状体（IOL）的情况下。5D 以下的散光可能被治愈，对于散光度数更大、角膜足够厚的患者，可以采取序贯手术治疗。如果术前的验光、角膜地形图和角膜散光计测出散光度数相差甚远，则应考虑由晶状体散光所致，并根据临床上的经验，根据几个读数的平均值调整散光度数。

表 161.2　在一项 200 例屈光手术患者的连续性回顾性研究中的术前统计

手术计划（人数）	平均年龄 ±SD（范围）	平均屈光误差	
		球面屈光度 ±SD（范围）	柱面屈光度 ±SD（范围）
LASIK（139）	42 ± 12（18~62）	–2.83 ± 2.54（–9.63~+3.00）	–0.76 ± 0.69（–3.50~0.00）
PRK（12）	36 ± 9（23~49）	–4.60 ± 2.58（–9.25~+0.50）	–0.95 ± 1.08（–3.50~0.00）
传导性角膜成形术（9）	52 ± 5（46~60）	–0.09 ± 0.70（–1.00~+0.88）	–0.13 ± 0.19（–0.50~0.00）
屈光性晶状体置换术（32）	57 ± 8（39~68）	–0.54 ± 4.40（–11.88~+6.25）	–0.72 ± 0.71（–3.50~0.00）
有晶状体眼人工晶状体（8）	37 ± 7（27~46）	–9.54 ± 1.61（–12.75~–6.63）	–0.92 ± 0.92（–3.25~0.00）
全部患者（200）	44 ± 12（18~68）	–2.77 ± 3.37（–12.75~+6.25）	–0.76 ± 0.73（–3.50~0.00）

14

角膜厚度

角膜厚度是一个限制因素,尤其是对 LASIK 手术。因为剩余基质床必须有足够的生物力学稳定性,以防止角膜膨隆。剩余基质的目标厚度是 $250\mu m$,但是没有实质性的科学证据支持这一数据。剩余基质床(residual stromal bed,RSB)厚度大于 $250\mu m$ 的眼在术后可以出现角膜膨隆,厚度小于 $250\mu m$ 的眼术后也可以保持稳定。由于角膜膨隆的风险,一些手术医生已经把 RSB 下限提高到了 $275\sim300\mu m$。手术医生应该术中应用角膜测厚仪测量角膜瓣厚度,并加上激光切削的厚度,以计算剩余基质厚度。在术前计划时,手术医师必须记住角膜地形图里的光学测厚所得的数值可能比超声角膜测厚仪低。异常增厚的角膜(大于 $620\mu m$)可能要怀疑内皮功能失代偿,并需用角膜内皮镜检查。

角膜地形图

正常的角膜地形图对于常规准分子激光手术是必要的。有早期圆锥角膜或透明角膜边缘变性迹象的眼睛不应接受 LASIK 治疗,因为术后更易患角膜膨隆。术前评分系统可以协助评估 LASIK 术后角膜膨隆的风险。如果发现角膜地形图轻度异常(下方轻度变陡、半子午线轻度倾斜),可以采用表层切削手术。但当怀疑角膜异常时,应避免角膜手术而采用晶状体植入手术。

角膜曲率测量

测量角膜曲率非常重要,因为治疗近视会削平角膜,而治疗远视会使角膜变陡。一般来说,术后角膜曲率的下限是 34D,而上限是 50D,这在术前应当计算清楚。超过这个范围,光学质量会降低。多种测量角膜地形的技术都是利用角膜曲率测量来筛选圆锥角膜。其中一个是 Rabinowitz I-S 值:I-S 值大于 1.9 考虑临床圆锥角膜,$1.4\sim1.9$ 之间考虑可疑圆锥角膜。

瞳孔大小

瞳孔直径和像差、眩光、光晕等不适主诉没有相关性。但是昏暗光线下瞳孔较大(7.5~8mm)的患者似乎产生光学像差的风险更大。美国 FDA 已经将昏暗光线下大瞳孔列入 LASIK 手术注意事项清单中,因此我们建议考虑激光视力矫正手术的时候与患者进行充分的讨论。新一代准分子激光由于对周围过渡区域的非球面曲线有了更好的算法,从而减少了光学像差,所以对瞳孔直径的考虑变得更不重要了。

薄瓣 LASIK

薄瓣 LASIK(角膜瓣厚度 100~110μm,也叫前弹力层下激光角膜磨镶术(Sub-Bowman's keratomileusis,SBK),使 LASIK 手术更加安全,减少了角膜膨隆和角膜感觉迟钝的发生率。Alio 等报道了微型角膜刀可以制造出接近平的薄角膜瓣。飞秒激光由于能够制作反向瓣和椭圆瓣,因此被认可能制作出真正平滑的角膜瓣,从而获得更安全、生物力学更好的角膜。

表层切削

表层切削包括 PRK 和 Trans-PRK(利用人工(PRK)或准分子激光(Transepithelial PRK,Trans-PRK)去除上皮组织的屈光性角膜切削术),废弃的 EPI-LASIK(微型角膜刀法准分子激光角膜上皮瓣下磨镶术,用微型角膜刀分离上皮再复位)、准分子激光上皮下角膜磨镶术(laser-assisted subepithelial keratomileusis,LASEK;利用酒精分离上皮再复位)。选择 LASIK 还是表层切削取决于手术医生和患者的偏好(例如 LASIK 禁忌而 PRK 允许的某些特殊工作),以及是否存在角膜膨隆的特殊危险因素。术前的角膜厚度值没有硬性要求,但是建议最小的剩余基质厚度大于 $250\mu m$。PRK 对治疗复发性角膜上皮糜烂和上皮基底膜变性很有效。准分子激光表面切削之后,在基质床上直接应用丝裂霉素 C 极大地减少了术后上皮下雾状混浊(haze)的发生。

传导性角膜成形术

利用热学重塑角膜开始于 19 世纪 80 年代 Lans 的尝试。传导性角膜成形术(conductive keratopathy,CK)替代了其他的角膜热成形术并可以使中央角膜变陡大约 1D 到 1.5D。这对治疗前期手术遗留的散光和治疗远视型单眼视很有效。患者和手术医生必须意识到疗效的反弹和再次手术很普遍。而且该手术存在高度数散光和不规则散光的风险。反弹和散光的问题限制了 CK 的应用。CK 也可以辅助角膜基质内环植入术和角膜交联来治疗圆锥角膜。在联合应用中,手术医生必须根据角膜变薄和扩张的程度注意治疗探针的长度。

14

弧形角膜切开术

角膜切开术是最古老的角膜屈光手术,19 世纪 80 年代就已用于矫正散光并作了详细的描述。局部切口垂直于陡峭的角膜子午线,以使切口方向变得扁平,而使 90° 角垂直于切口的方向变得陡峭。弧形角膜切开术(arcurate transverse keratotomy)也叫散光性角膜切开术,最常应用于利用角膜缘松弛切口进行白内障手术时的散光矫正。列线图可以矫正最大 3D 的散光,可用于提示切口的位置、长度、深度和数量。旁中心弧形角膜切开术比角膜缘切口更加有效,切口离角膜中心越近,效果越好。虽然这个技术已经被准分子激光手术取代,但它对治疗 1~4D 的散光依然是一个安全、经典有效的手术。就像之前提到的,验光、角膜地形图和角膜曲率计获得完全不同的散光时,要注意晶状体源性散光的可能。

有晶状体眼人工晶状体植入

现在有两种有晶状体眼人工晶状体(IOL)用于临床治疗近视和散光:有晶状体眼 Verisyse 虹膜固定型前房人工晶状体(Ophtec,Boca Ratonm,FL,USA)和 Visian 后房型人工晶状体(STARR 公司,Monrovia,CA)。由于技术和手术医生训练水平的提高,有晶状体眼人工晶状体在所有年龄的患者中的应用更加频繁,尤其是在大于 10D 的近视中,而在较低度数的近视矫正中应用也越来越多。但是,对大于 50 岁的患者,推荐摘除原有晶状体,并植入可调节或多焦的人工晶状体。有晶状体眼人工晶状体对于轻度甚至中度接触镜不耐受的圆锥角膜患者可以达到非常好的效果,但是精确计算有晶状体眼人工晶状体的度数十分困难。患者在术前的内皮细胞数量必须达到将近 2400 个 /mm²,最小前房深度达到 3.2mm。如果可能散光应在术中得到控制。直到矫正散光的有晶状体眼人工晶体在美国上市之前,手术医生都认为放置人工晶状体需要较大的创伤和角膜缘松解切口,因而一般考虑在陡峭的子午线上做手术切口。散光度数更大时,建议用准分子激光切削进行序贯手术。弱视在有晶状体眼人工晶状体植入后可能表现出更好的最佳矫正视力(BSCVA)。

白内障超声乳化术后眼内晶状体植入

在 21 世纪,透明晶状体的摘除在相对较早时就

完成了,因为随着可调节和多焦人工晶状体的持续发展,置换屈光性人工晶状体可用来治疗老视,且早期白内障的摘除比之前更加安全、快捷和有效。IOL 植入是一种屈光手术。该手术没有屈光度数的限制。瞳孔直径≥7mm 的患者可能会有眼内晶状体边缘的眩光感。对于小瞳孔的患者在看近处视野时,区域折射光学设计对他们未必有利,这时多焦或可调节人工晶状体可能更好。选择人工晶状体类型的最大影响因素是患者的个人特点和喜好,对视觉极其敏感的人可能会反对多焦点人工晶状体带来的像差和敏感性的丧失;想要极其好的近视力而且不用戴眼镜的人会反对现在的可调节人工晶状体。在患者的两只眼中把不同类型的 IOL 混合在一起,可以获得更多的视觉功能。术前医患之间充分的讨论,加上问卷作为补充,可以明了患者的治疗目标。可矫正散光的 IOL 可以用于治疗小于 4D 的散光。散光度数更高时,建议联合角膜缘松解切口或准分子激光手术。

再次治疗和序贯手术

对大部分患者一次手术足以满足他们的需求。但 10%~20% 的人需要二次手术或第二种手术。最常见的一种是双光学法,它是眼内晶状体植入和准分子激光角膜手术处理后的屈光效果的联合。选择第二次手术的标准和第一次相似。

CK 联合 Intacs 角膜基质环和角膜胶原交联治疗圆锥角膜中的不规则散光可能有效。在植入 Intacs 角膜基质环以支持圆锥之后,手术医生可以在平坦的子午线上标记一些 CK 点,直接测量屈光度和角膜地形图,并重复治疗直到达到理想效果为止。在这之后角膜胶原交联可用来加强和"锁定"疗效,否则角膜的相对松弛和扩张会导致疗效丧失。有些手术医生先行角膜胶原交联,再行 PRK 手术。

角膜内嵌体

角膜基质环植入,例如 Intacs(Addition Technology,Inc.,Des Plaines,IL),一开始用来治疗近视,但随之被准分子激光手术取代。它可以用于圆锥角膜和 LASIK 术后角膜膨隆的治疗。角膜基质环通过角膜板层的弧长缩短效应,使中央角膜平坦,从而获得屈光调节能力。

小直径角膜嵌入环增加了角膜曲率或角膜屈光度,以治疗持续进展的老花眼,并在 20 年的发展中持

14

续改进。最近，出现了一种小孔嵌入环（AcuFocus，Irvine，CA），可以通过衍射来增加焦距。在飞秒激光制做的瓣下或者在囊袋中植入镶嵌物，使手术更加快捷简便。

老视的治疗

根据上文显而易见，老视（光学矫正无效的正视老花眼和远视力、中间视力、近视力都需要矫正的屈光不正性老视）都有很多手术选择。这一屈光手术领域是变化最快的。单纯的单眼视老视矫正（非主导眼近视状态用于看近，主导眼全部用于看远）可以有效地满足很多患者的视力需求，尤其是那些参与的活动需要同时看远和看近的人，比如教师；而单眼视可以通过角膜或 IOL 屈光手术获得。治疗老视的 LASIK 手术有很多变体，一些在中央视近，一些在旁中央视近。角膜内植入嵌体技术由于有可逆的优势，成为可以接受的选择。可调节和多焦点 IOL 可能有用，但不是永远完全有效，因为一些患者需要戴眼镜补偿，或者手术医生会利用不对称 IOL 度数形成轻度单眼视。

（李莹 译）

参考文献

1. Lamoureux EL, Pesudovs K, Thumboo J, et al. An evaluation of the reliability and validity of the visual functioning questionnaire (VF-11) using Rasch analysis in an Asian population. *Invest Ophthalmol Vis Sci* 2009;**50**(6):2607–13.
2. Lamoureux EL, Pesudovs K, Pallant JF, et al. An evaluation of the 10-item vision core measure 1 (VCM1) scale (the Core Module of the Vision-Related Quality of Life scale) using Rasch analysis. *Ophthalmic Epidemiol* 2008;**15**(4):224–33.
3. Pesudovs K, Caudle LE, Rees G, et al. Validity of a visual impairment questionnaire in measuring cataract surgery outcomes. *J Cataract Refract Surg* 2008;**34**(6):925–33.
4. Pesudovs K, Burr JM, Harley C, et al. The development, assessment, and selection of questionnaires. *Optom Vis Sci* 2007;**84**(8):663–74.
5. Waring GO IV, Durrie DS. Emerging trends for procedure selection in contemporary refractive surgery: consecutive review of 200 cases from a single center. *J Refract Surg* 2008;**24**(4):S419–23.
6. Randleman JB, Trattler WB, Stulting RD. Validation of the Ectasia Risk Score System for preoperative laser in situ keratomileusis screening. *Am J Ophthalmol* 2008;**145**(5):813–18.
7. Salz JJ, Azen SP, Berstein J, et al. Evaluation and comparison of sources of variability in the measurement of corneal thickness with ultrasonic and optical pachymeters. *Ophthalmic Surg* 1983;**14**:750–4.
8. Durrie DS, Slade SG, Marshall J. Wavefront-guided excimer laser ablation using photorefractive keratectomy and sub-Bowman's keratomileusis: a contralateral eye study. *J Refract Surg* 2008;**24**:S77–84.
9. Alió JL, Piñero DP. Very high-frequency digital ultrasound measurement of the LASIK flap thickness profile using the IntraLase femtosecond laser and M2 and Carriazo-Pendular microkeratomes. *J Refract Surg* 2008;**24**(1): 12–23.
10. De Ortueta D. Planar flaps with the Carriazo-Pendular microkeratomes. *J Refract Surg* 2008;**24**(4):322.
11. Stahl JE, Durrie DS, Schwendeman FJ, et al. Anterior segment OCT analysis of thin IntraLase femtosecond flaps. *J Refract Surg* 2007;**23**(6): 555–8.
12. Knorz MC, Vossmerbaeumer U. Comparison of flap adhesion strength using the Amadeus microkeratome and the IntraLase iFS femtosecond laser in rabbits. *J Refract Surg* 2008;**24**(9):875–8.
13. Wallau AD, Campos M. Photorefractive keratectomy with mitomycin C versus LASIK in custom surgeries for myopia: a bilateral prospective randomized clinical trial. *J Refract Surg* 2008;**24**(4):326–36.
14. Nassaralla BA, McLeod SD, Nassaralla JJ Jr. Prophylactic mitomycin C to inhibit corneal haze after photorefractive keratectomy for residual myopia following radial keratotomy. *J Refract Surg* 2007;**23**(3):226–32.
15. Netto MV, Chalita MR, Krueger RR. Corneal haze following PRK with mitomycin C as a retreatment versus prophylactic use in the contralateral eye. *J Refract Surg* 2007;**23**(1):96–8.
16. Netto MV, Mohan RR, Sinha S, et al. Effect of prophylactic and therapeutic mitomycin C on corneal apoptosis, cellular proliferation, haze, and long-term keratocyte density in rabbits. *J Refract Surg* 2006;**22**(6): 562–74.
17. Alió JL, Ortiz D, Abdelrahman A, et al. Optical analysis of visual improvement after correction of anisometropic amblyopia with a phakic intraocular lens in adult patients. *Ophthalmology* 2007;**114**(4):643–7.
18. Chan CC, Sharma M, Wachler BS. Effect of inferior-segment Intacs with and without C3-R on keratoconus. *J Cataract Refract Surg* 2007;**33**(1): 75–80.
19. Colin J, Cochener B, Savary G, et al. Correcting keratoconus with intracorneal rings. *J Cataract Refract Surg* 2000;**26**(8):1117–22.
20. Colin J. European clinical evaluation: use of Intacs for the treatment of keratoconus. *J Cataract Refract Surg* 2006;**32**(5):747–55.
21. Schallhorn SC, Kaupp SE, Tanzer DJ, et al. Pupil size and quality of vision after LASIK. *Ophthalmology* 2003;**110**(8):1606–14.
22. Kanellopoulos AJ. Comparison of sequential versus same-day simultaneous collagen cross-linking and topography- guided PRK for the treatment of keratoconus. *J Refract Surg* 2009;**25**(9):S812–18.
23. Binder PS, Trattler WB. Evaluation of a risk factor scoring system for corneal ectasia after LASIK in eyes with normal topography. *J Refract Surg* 2010;**26**(4):241–50.
24. Rabinowitz YS. Videokeratographic indices to aid in screening for keratoconus. *J Refract Surg* 1995;**11**(5):371–9.

14

第 162 章

屈光手术患者的评估与选择

James J.Salz,William Trattler

关键概念

- 术前干眼是术后干眼的高危因素。
- 角膜地形图的异常仍然是角膜扩张的重要预测指标。
- 虽然大瞳孔不一定导致术后夜间视觉质量不佳,但其确实是术后光晕、眩光的危险因素。
- 地形图正常的薄角膜并非是角膜扩张的高危因素。
- 波前像差引导以及波前像差优化的准分子激光原位角膜磨镶术(laser in-situ keratomileusis,LASIK)的术后效果优于传统 LASIK。
- 美国 FDA 进行的 LASIK 术后患者自我报告结果(PROWL)的研究显示,多数 LASIK 患者术后夜间视力也有所提高。

本章纲要

引言

病史

检查

知情同意

引言

屈光手术是一种能够消除屈光不正的选择性手术,而现代准分子激光对这个领域的影响可谓是颠覆性的。这个领域的进步让全世界数以百万的患者选择了准分子激光原位角膜磨镶术(laser in-situ keratomileusis,LASIK)、准分子激光屈光性角膜切削术(photorefractive keratectomy,PRK)或其他屈光手术。总的来说,这些手术的效果令人满意,但屈光手术术后的并发症仍不能完全避免。

这些患者在所有成功进行激光视力矫正的患者中只占非常小的比例。美国食品药品管理局(Food and Drug Administration,FDA)的眼科设备小组在 2008 年 4 月 25 日召开了一个听证会,会上很多患者可以说明他们的并发症和不良反应。实际上,这些不满意的患者很多都不是很好的屈光手术适应证的病例。很多的屈光手术并发症和不良反应都可以通过适当的患者筛选进行避免,因此屈光手术医生术前应该充分的对患者进行评估。

2009 年 10 月,美国 FDA、美国国立眼科研究所(National Eye Institute,NEI)以及国防部(Department of Defence,DoD)开展了一项 LASIK 生活质量合作项目(LASIK Quality of Life Collaboration Project,LQOLCP),用以了解 LASIK 可能引起严重并发症的风险。这一项目的目的是确定 LASIK 术后患者出现日常活动困难的比例。该研究的初步结果在 2014 年 10 月芝加哥召开的美国眼科年会上进行了报告,表格显示为 LASIK 术后患者的报告结果(PROWL1 和 2)[1,2]。PROWL 1 研究的对象是位于圣地亚哥的美国海军屈光手术中心的 242 名患者。所有患者都进行了飞秒激光制瓣,波前像差引导或波前像差优化的 LASIK 手术,术后随访 6 个月。研究对所有患者都进行了非常详细的调查问卷,其中包括关于光晕和眩光的图示,这样患者就可以对术前戴框架眼镜或接触镜的视力与 LASIK 术后视力进行比较。

与术前相比,术后 6 个月视觉症状的情况如下:重影从 29% 下降到 6%,眩光从 41% 下降到 17%,光晕从 41% 下降到 28%,星芒从 49% 下降到 32%。可以发现,术前有 29%~49% 的患者存在这些主观的视觉症状,而术后这四种症状则都有所减少。术前存在视觉症状的患者中,91% 在术后 6 个月随访时症状有所缓解。这些视觉症状仅会对非常少的患者的日常生活产生影响。当术后 6 月被问到"您对于 LASIK 手术有多满意"这个问题时,98% 回答满意,97% 对当前的视力表示满意。

PROWL-2 是一项关于 LASIK 的多中心研究,包括美国的 Durrie Vision、Johns Hopkins、Stanford、Vance Thompson Vision 和 20/20 Vision Institute(Frank Price MD)。正如 PROWL1 的结果一样,所有患者都进行了飞秒制瓣,波前像差引导或波前像差优化的 LASIK 手术。在 312 名患者中,260 名完成了术后 3 个月的调查问卷。术前共 568 近视眼,平均等效球镜为 −4.0D(0.4 至 −11.6D)。术后 3 个月 96% 达到了双眼视力 1.0 或更好,97% 对 LASIK 手术表示满意,96% 对视力的改善表示满意,94% 对症状的改善表示满意,但有 4% 对术后 3 个月的视力不满意。眩光、重影、星芒以及光晕这些视觉症状的下降与 PROWL1 的结果类似。但术后 3 个月时有 35% 的患者出现了新的光晕。

初期的研究结论为:在术前没有视觉症状的患者中,有 45% 在术后 3 个月出现了至少一种视觉症状,其中主要是光晕。研究对象中不到 1% 的患者由于出现了视觉症状(光晕、眩光等),而产生了"很多的"日常活动的困难,特别是如果不佩戴矫正眼镜时。在术前没有光晕的患者中,有 35% 在术后 3 个月出现了光晕。这些研究证明,尽管通过有经验的医生进行非常认真的筛选,使用最先进的技术进行手术,术后结果非常理想(两个研究中超过 96% 的患者能够达到裸眼视力 1.0 或更好),但仍然有相当数量的患者会在术后 3 个月时存在光晕的症状,还有极少数的患者对于手术的结果不满意。因此,适当的患者筛选就需要进行详细的病史采集、术前瞳孔测量、角膜地形图、角膜测厚、波前像差以及对手术的收益和风险进行详细的知情同意,对于 LASIK 手术以及其他屈光手术能够达到良好的预期非常重要。

病史

病史的采集是评估过程中的重要环节。存在眼部单纯疱疹病毒(HSV)感染、斜视、复视、既往屈光手术史、干眼、接触镜的不耐受都可能会对屈光手术造成影响,因此需要详尽的对患者眼部病史进行采集。

眼部 HSV

动物实验证实准分子激光有可能引起 HSV 复发[1]。临床上 LASIK、PRK 和准分子激光角膜切削(PTK)都有引起 HSV 复发的报道[3-7]。因此很多医生不建议先前有 HSV 感染的患者进行 PRK 或 LASIK,哪怕是非活动感染。尽管如此,如果患者的确存在职业需要

或可以接受相关风险,仍然可以考虑选择激光视力矫正。这些患者应在充分告知风险的情况下进行手术,而且术前强烈建议口服抗病毒药物进行预防。

放射状角膜切开

有很多曾进行放射状角膜切开(RK)的患者需要进行再一次的屈光手术治疗,其主要原因是"进行性远视漂移",而这一情况可以持续数年。有很多研究对 RK 患者表面切削和 LASIK 的结果进行了分析[8-14]。总的来说,这些研究发现 RK 患者与未进行过 RK 手术的患者相比,无论是哪一种术式,出现并发症的风险明显增加。对于 RK 术后患者,使用丝裂霉素 C 能够降低 PRK 后出现角膜雾状混浊的风险,这使得医生对 RK 术后行 PRK 的兴趣增加[15-17]。对于 RK 残留屈光不正的患者,本章的作者更倾向于使用表层手术而不是 LASIK 手术。

斜视

儿童时期有斜视的患者可能在 LASIK 术后出现斜视复发[18]。如果患者在术前佩戴的眼镜带有棱镜度数,则术后也可能需要佩戴棱镜的眼镜。有些斜视的患者的主视眼会有较强的注视偏好,这类患者的单眼视可能存在困难,因为他们不能稳定的使用非主视眼进行阅读。

单眼患者

单眼视力极其低下患者一般不推荐进行屈光手术。尽管出现严重并发症的风险非常低,但并非不会发生。作者认为如果患者能通过弱视眼进行日常活动(轻度弱视),则可以考虑进行手术。另一方面,确实有患者一眼视力极差,但仍然会选择对侧眼进行激光矫正手术,此时应该充分说明手术风险。

瘢痕疙瘩形成

瘢痕疙瘩形成曾经被认为是角膜表面切削后出现雾状混浊的危险因素,但也有很多研究证实,在存在瘢痕疙瘩形成的患者中进行 LASIK 和表面切削也是可行的[19,20]。

接触镜和老视

应该告知佩戴硬性角膜接触镜的患者,角膜有可能需要几个星期或几个月才能恢复自然状态,因此需要若干次检查直到眼部条件达到稳定状态。有研究明确证实了术前存在干眼的患者相对于没有干眼的

患者,更容易出现 LASIK 术后严重的干眼[21]。

对于老视患者,应该对其进行评估以确定是否能够适应单眼视。由于有些患者不能适应单眼视,因此作者认为如果患者曾使用单眼视的接触镜,或者试戴单眼视接触镜可以适应时,才可以考虑进行屈光手术。

妊娠

对于妊娠患者,包括产后早期以及哺乳期的患者,都应该告知可能存在不能达到屈光手术最佳结果的风险。

参与高危运动

应该告知练习武术或接触性体育运动,以及其他一些高危活动的患者可能会增加角膜瓣损伤的风险。因此,对于这类患者可以考虑使用表面切削以避免外伤性角膜瓣损伤的风险。

药物

一些药物可能会对屈光手术的结果产生影响。例如,维 A 酸(Retin-A)是一种治疗痤疮的有效药物,但会让眼表较正常人群更为干燥。因此如果需要做手术的话就需要停药直到眼表恢复正常。

全身疾病

一些全身疾病会影响伤口愈合。糖尿病、活动的自身免疫性疾病(红斑狼疮、类风湿关节炎)以及免疫缺陷状态(HIV)会影响屈光手术预后,因为这些疾病也会影响伤口愈合。在一些自身免疫性疾病中 LASIK 手术的成功经验,让医生更有信心选择一些全身疾病已较好控制的患者进行手术,但也需要进行充分的知情同意,说明每个人自身特殊的状况[22,23]。

检查

视力

最佳未矫正视力和最佳矫正视力可以通过 Snellen 的方式进行记录。患者戴镜矫正视力如果能够达到 1.2,而屈光术后视力只能达到 1.0 的话,患者就有可能对术后的效果不满意。

屈光度

首先应进行主觉验光检查,然后再进行需要最佳矫正视力的相关检查。之后可以使用适当的矫正进

行对比敏感度检查。如果患者存在睫状肌紧张,则必须进行散瞳验光检查。

计算机角膜地形图

角膜地形图是术前评估中最重要的一项内容,第 12 章还会更深入的进行介绍。计算机角膜地形图是一种角膜表面形态的三维成像。Placido 盘(环)投射到角膜表面,通过计算机软件分析得出角膜曲率的详细数据。地形图通常会显示角膜曲率的彩色图像。

Pentacam 使用的是一种旋转的 Scheimflug 相机。旋转的过程可以产生三维的 Scheimflug 图像,得到地形图的结果以及整个角膜前后表面的参数。测量的同时还可以得到前房深度,这对于有晶状体眼的人工晶状体植入手术很有帮助。图 162.1A 和 B 显示的是 Pentacam 检查的图像。图 162.1A 显示的是一名圆锥角膜患者,右眼下方变陡。图 162.1B 则是图 162.1A 的厚度增加百分比图,显示预期角膜厚度向更厚方向的偏移。其基本概念是圆锥角膜的中央角膜异常变

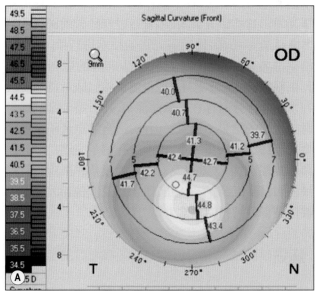

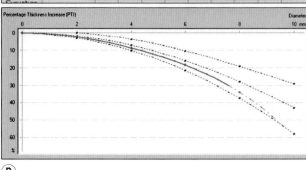

图 162.1 (A)Pentacam 检查示例,右眼圆锥角膜下方变陡。(B)Pentacam 角膜厚度增加图示例

14

薄,而周边角膜的厚度则不变。因此对于圆锥角膜来说,图像会显示从中心到周边更快速的厚度增长。

角膜地形图是筛查各种角膜异常的重要工具。一些异常情况可能影响 LASIK 手术的效果(图 162.2),例如圆锥角膜、顿挫型圆锥角膜(图 162.3A 和 B)和透明角膜边缘变性(图 162.4)。顿挫型圆锥角膜(图 162.3A)一般角膜厚度正常,低度近视,在 LASIK 术后发展成圆锥角膜。

角膜屈光术后(LASIK/PRK/LASEK)角膜的异常陡峭或角膜曲率异常变平都会影响术后的视觉质量,因此结合角膜地形图与屈光不正的程度对于确定是否会出现这些因素非常重要。如果存在较陡峭的角膜,使用机械角膜刀时可能会出现纽孔瓣,而较平的角膜可能会出现游离瓣[24]。与之相反,使用飞秒激光制瓣则一般不会出现这一问题。

瞳孔的检查

在暗室下对瞳孔直径进行评估是术前检查中很重要的一项内容。术前瞳孔较大的患者,与屈光度接近但瞳孔正常大小的患者相比,术后更可能会出现光晕、眩光及其他一些夜间视觉症状。Ⅵ SX CustomVue LASIK 患者手册(CustomVue LASIK 激光治疗应该了解的内容;Ⅵ SX;Sunnyvale,California,2003)其中写到"大瞳孔。术前您的医生会在暗室下测量瞳孔的直径。暗室下、雨雪或强光下看东西可能会存在一些影响。"由于在这一方面的研究非常有限,因此很难确定这些条件是否会对视物有影响。其他美国 FDA 批准的激光系统也在患者手册中列出了类似的内容。

增加激光的治疗区,或将传统激光更换为波前像差引导或优化的激光治疗,可能会降低大瞳孔患者出现夜间视觉症状的风险。术前识别这些大瞳孔的患者,就可以让医生在术前能够与患者就夜间视物的问题进行充分的沟通。

从 20 世纪 90 年代中期开始,在国际会议上以及同行评议的文章中,就对进行准分子激光手术患者瞳

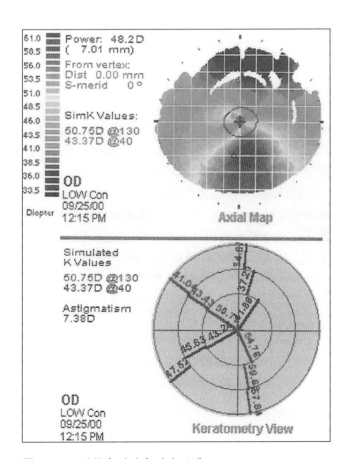

图 162.2　圆锥角膜的角膜地形图

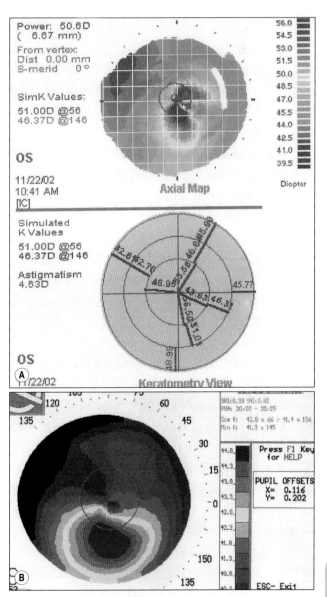

图 162.3　顿挫型圆锥角膜的角膜地形图

14

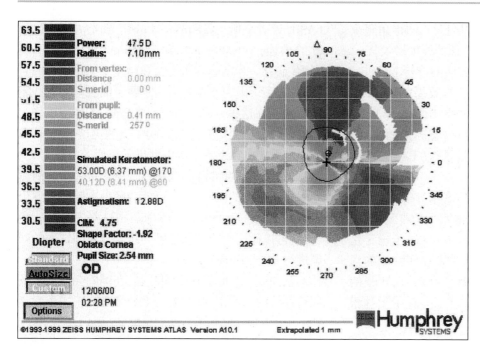

图 162.4　角膜地形图示 LASIK 术后透明角膜边缘变性的大瞳孔

孔大小的重要性进行了讨论。1995 年 Till Anschutz 医生发表了一篇文章，认为术后出现光晕的风险与瞳孔大小和切削直径直接相关。该研究建议应该根据瞳孔大小确定切削直径[25]。

1998 年，Carlos Martinez 及其同事报道"PRK 后入射瞳孔的直径对角膜像差的特征和程度有显著影响"[26]。他们发现在 PRK 术后，当瞳孔直径从 3mm 增大到 7mm 时，球差会增加 300 倍（PRK 术前，当瞳孔增大到 7mm 时球差只增加 7 倍）。当使用较大入射瞳孔测量时，包括球差和彗差在内的波前像差都会随之增加，因此瞳孔较大的患者出现夜间视觉症状也是可以理解的。一些早期的研究没有将瞳孔大小作为术后夜间视觉症状的预测危险因素[27,28]，而其他一些则认为瞳孔越大，症状越多[29,30]。

近来的研究则认为中间视觉的瞳孔直径较大并不是夜间视觉症状的预测因素，因为很多正常瞳孔大小的患者也会有这样的症状。Schallhorn 等对超过 10 000 名使用波前像差引导 LASIK 治疗近视的年轻患者进行了研究，发现暗光的瞳孔直径并不是术后 1 个月手术满意度、完成日常活动或出现视觉症状的预测因素[31]。Myung 等对文献进行了回顾发现在全部 19 项研究中，当 LASIK 切削的光学区为 6mm 或更大时，没有任何一项研究发现瞳孔直径与术后 3 个月的夜间视觉症状（NVC）有相关性[32]。因此作者认为，现代 LASIK 已经消除了暗光瞳孔大小对于 LASIK 后早期以外的不良视觉症状的影响。

基于这些研究，我们是否还需要测量瞳孔直径？

在患者瞳孔大于 6.5mm 时是否还要就相关问题进行沟通呢？就我们超过 20 年屈光手术的经验而讲，答案依然是肯定的。尽管我们不能通过较大的瞳孔确定患者会增加 NVC 的风险（特别是前面提及 PROWL 研究报道的光晕），一些正常瞳孔大小的患者仍然会出现这类问题。应当告知患者的是，对于相同瞳孔大小，度数越高越容易出现这些夜间视觉症状。

根据我们的经验，使用 0.15% 的酒石酸溴莫尼定缩小瞳孔，可以很有效地减少大瞳孔患者的 NVC，但对于瞳孔正常大小的患者则没有效果。因此尽管我们在术前不能预测谁会出现这些症状，但缩小瞳孔会对一些患者有帮助。对于这些个体，测量瞳孔直径很重要，因此术前应该告知这一情况。

Edwards 等在 6 名 LASIK 术后 NVC 症状严重的患者中评估了 0.15% 酒石酸溴莫尼定的作用[33]。用药后 1 小时瞳孔直径从 6.4mm 缩小至 4.5mm。患者主观上的 NVC 症状有了显著改善，同时低对比度视力也有所提高。Lee 等对 14 名 LASIK 术后存在夜间视觉症状的患者使用 0.2% 酒石酸溴莫尼定进行治疗，也发现了类似的效果[34]。

术前应该认真测量中间视觉的瞳孔大小，如果瞳孔非常大（特别是近视度数也较高）时，应当与患者交流可能出现夜间视觉症状的风险。

裂隙灯检查

术前检查时应注意泪膜和睑缘的状况。轻度干眼引起的对接触镜的轻度不耐受可能是患者希望进行屈光手术的原因。

应该特别注意的是泪膜和睑缘的卫生。轻度干眼引起的对佩戴接触镜的轻度不耐受,可以成为患者要求接受屈光手术的原因。而更加明显的干眼会对上皮的顺利康复造成不利影响。因此在任何眼科手术时,严重的干眼、炎症、感染都应当在术前事先说明。

在评估角膜的时候,应当密切关注角膜前部营养不良、基质瘢痕、血管化等问题,这些可能会影响到手术方式,甚至手术应不应该做。任何基质厚度、透明度的变化、Terrien 边缘变性、圆锥角膜、基质营养不良等情况,都应该使术者产生警惕,重新考虑是否要进行屈光手术。后弹力层混浊或角膜点状变性都提示内皮功能异常,并且提醒检查者该患者可能有角膜失代偿的风险。

对晶状体的评估很关键,而且应当告知患有白内障的患者,角膜手术并不是他们最好的手术选择。有晶状体眼人工晶状体植入可能会加速白内障的发生,因此是要避免的。尽管应该提醒近视患者,白内障手术会增加视网膜脱离的风险,但在某些情况下可以考虑早期白内障摘除术。

眼底检查

眼底检查应该充分散瞳并详细地记录。虽然目前没有研究发现 LASIK 增加了玻璃体混浊的进展以及视网膜脱离的风险,但由于近视眼眼轴长度的增加,很多接受屈光手术的患者出现这些问题的风险较高。

眼压测量

术前必须筛查高眼压患者,并且进行评估。眼压的水平会影响屈光手术的成功。很多研究者提出了证据来证明,术后眼压测量值可能被显著低估了,尤其是用压平方法所得的测量值,其原因是屈光手术改变了角膜曲率和 / 或厚度。

角膜测厚

角膜厚度对 LASIK 手术很重要,据此术者可以根据激光切除的深度和角膜瓣厚度,计算最后大概剩余的基质床厚度。由于微型角膜刀甚至飞秒激光可以产生不同厚度的角膜瓣,术者在手术期间也考虑对基质床的厚度测量并识别出比预期厚的角膜瓣,这很重要。没有任何已发表的研究表明,在为了确保没有无意中切深了的角膜瓣而进行术间角膜厚度测量的

病例中,薄角膜是 LASIK 术后角膜膨隆的独立危险因素。另一方面,在薄角膜患者中,伴有可疑或非正常的角膜地形图的,考虑出现角膜膨隆的风险会增加。

内皮细胞评估

没有发现常规内皮细胞评估与接受激光手术的患者有临床相关性。但是内皮细胞数量对考虑有晶状体眼人工晶状体植入的患者非常关键。

前房深度

考虑有晶状体眼人工晶状体植入的患者必须测量前房深度,以决定是否有足够的空间给人工晶状体。如果前房深度太浅,人工晶状体植入后会导致拥挤,增加青光眼和白内障的风险。

干眼检查

很多研究表明,LASIK 术后的患者所面临的干眼问题和恼人的症状持续的时间可长于 1 年。术前有干眼症状和体征的患者,在 LASIK 术后发展成严重的干眼问题的风险更高。Schirmer 试验测定了 5 分钟泪液分泌量,并对诊断泪液分泌不足很有用。泪膜破裂时间测定了泪膜的质量。该试验结果异常的患者,可以局部应用 0.05% 的环孢素、润滑剂、局部激素冲击、泪点栓、热敷和 / 或眼睑清洁,并重新评估得分是否有所增加。

其他干眼的试验包括泪膜渗透压检测(TearLab)和泪膜炎症(InflammaDry)。角膜、结膜的丽丝胺绿染色对评估荧光素可能无法染色的干眼是一个有效的补充。

单眼视试验

接受双眼屈光手术的 40 岁以上的患者,可能会由于老视而感觉到近视力下降。屈光手术保留近视力的一个普遍方法,是使一只眼看远,另一只眼看近(单眼视)。一般来讲,大约有 80% 的患者可以适应单眼视。由于 20% 的患者不能适应,考虑单眼视的患者进行单眼视的试验是很重要的,最好在办公室中用角膜接触镜,或者至少用框架眼睛测试。

对于一次手术接受单眼手术的患者,手术前行主导眼检查,以确定哪只眼先手术。如果两只眼都能被完全矫正,从非主导眼开始是谨慎的选择,为第二只眼治疗参数的必要调整留下了空间。对低度近视眼,考虑到患者的年龄和视力需求,可能仅仅先计划治疗主导眼比较理想。虽然主导眼有很多测定方法,但有

14

一个简单的瞄准测试:患者被要求通过一臂远处一个半英寸的孔洞,注视 Snellen 视力表上的一个较大字母。患者通过闭上一只眼睛可以找出瞄准那只眼睛,或者把孔洞移近面部,直到明显可以找出哪只眼睛在瞄准为止。任何主导眼的测试都有不确定性,并且有时主导眼呈现的优势很小,或者没有优势。

波前像差检测

波前像差仪作为筛选设备或许会有作用,因为波前严重异常的患者可能并不是常规屈光手术的理想候选者。波前像差检测的测量单位是以微米(μm)为单位的均方根(RMS)。它代表了测量像差与无像差的理想波阵面的差异。最常见的像差是一种在离焦情况下的低阶像差,传统上以常规屈光度来衡量;然而在波前像差检测中它以均方根来衡量。两个引起夜间眩光、光晕、重影的最常见的高阶像差是球面像差和彗形像差。在常规 LASIK 手术中,这两个高阶像差通常增加,而离焦减少。波前引导的个性化切削的目标是减少或者最低程度地增加高阶像差。

波前像差检测也可以识别 LASIK 手术的理想候选患者。图 162.5 是一个 54 岁男性的右眼的 Alcon LADARWave 研究结果,他患有轻度远视散光且正在考虑 LASIK 手术。地形图显示典型的术前红色中心区域,提示远视。对离焦的 RMS 值的分析提示远视散光。高阶像差(彗差和球差)的 RMS 值分别是 0.20μm 和 0.12μm。这代表着极低的值。如果该患者是近视眼的话,这可能会引起顾虑,因为传统近视手术会将

其角膜形状从扁长变成扁圆,从而很可能使两个值都显著增加。由于远视矫正保持了角膜的扁长形态,他可能不会经历高阶像差的显著增加,而可以被考虑作为一个合适的手术候选者。

波前优化处理的激光治疗被设计用来最小化球面像差的增加,而球面像差的增加通常发生在近视的传统切削平面中。波前优化处理补偿了传统激光治疗的三项问题:①当激光脉冲从中心移向边缘时,由于入射光角度变化所导致的切削深度的变化;如果不对此进行补偿,边缘角膜将出现矫正不足;②治疗中角膜脱水会导致有效切割深度增加;③PRK 和 LASIK 术后角膜上皮的增厚使得表面更加光滑,减弱了目标矫正的效果,并导致球面像差。

波前引导或波前优化的切削,例如使用 VISX CustomVue 程序或者 Alcon Allegretto,实际上跟传统治疗相比,它始终提供了更好的视力结果。

知情同意

知情同意是一个程序,而不只是一个文件的签署。知情同意程序在患者第一次来访时就启动了,理解这一点非常重要。如果这次来访恰好成了术者的宣传,暗示能获得 1.0 的视力或"直接扔掉眼镜",这种宣传可能会成为一个不满意的患者日后采取医疗法律手段的证据。恰当的知情同意过程会帮助在医患之间建立联盟关系,而健康的联盟关系在出现并发症或意外结果时将会非常有帮助。Jerome Bettman 博

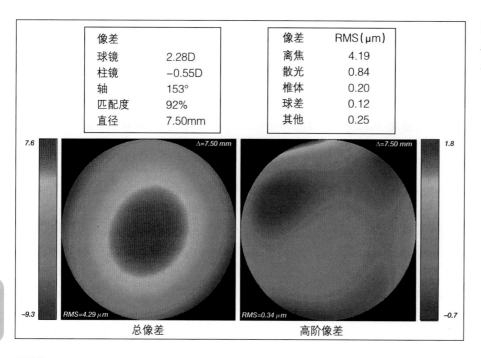

像差			像差	RMS(μm)
球镜	2.28D		离焦	4.19
柱镜	−0.55D		散光	0.84
轴	153°		椎体	0.20
匹配度	92%		球差	0.12
直径	7.50mm		其他	0.25

总像差　　　　　　高阶像差

图 162.5　Alcon LADARWave 地形图:患有轻度远视散光的患者 EM 未经治疗的右眼

14

士,作为知情同意问题的元老,在许多年前曾指出以下观点:"充分知情同意的需要在可选择的程序中是几何上最大的;印好的表格、小册子、磁带或影片都绝不应该成为医患之间交流的替代品;知情同意表格也不应该用作与患者直接交流的替代品。"

为什么充分知情同意的需要在可选择的屈光手术步骤中"几何上最大"?很明显的原因是我们不是在处理产生视觉症状的病理状况。急性视网膜脱离的患者除了同意手术,几乎没有选择。患有早期白内障的患者当然可以选择姑息一段时间,但是最终需要同意手术或者改变他或她的生活方式。考虑屈光手术的患者有着非常安全和有效的选择:眼镜或角膜接触镜。这两种选择都精确地矫正了屈光不正,提供了高质量的视觉,并对视觉质量的影响最小化(尤其在夜间)。

屈光手术医生的责任是公平地介绍风险、益处和其他选择,并试图保证患者的期望可以实现,建立在他们的屈光不正、屈光稳定性、角膜厚度、瞳孔大小的基础上。在最近 George Waring Ⅲ 的课本《屈光角膜切除术》中,律师 Duffy 和 Kennedy 建议,知情同意的步骤至少应该包括:"所提出的程序的性质;治疗的风险、影响和预期的收益;对于治疗的其他合理选择的解释。"Duffy 进一步说明:"医师应该为获取患者的知情同意而负责。该责任不应被下放给护士或其他人。"最后一条建议对繁忙的屈光手术操作来说可能会具有挑战性。

眼科互助保险公司(OMIC)允许其他办公人员启动知情同意过程,包括书面表格和视频,而且手术医生与患者还有一次关于风险和收益的个人讨论,并且在进入激光手术间之前能够回答患者的问题。OMIC

也强烈建议在手术日期之前提供给患者一份书面的同意书。

Duffy 和 Kennedy 进一步说明:"如果一个医生隐藏任何事实,而这些事实构成了患者同意所提出的治疗方案的基础,那么他就违背了他对患者的职责,并要对此负责。"标准打印的知情同意书一般涵盖了术中由角膜瓣并发症导致的视力丧失和术后并发症(如不规则散光、丧失最佳矫正视力、夜晚眩光和光晕等)的风险。

OMIC 近来经历了屈光手术相关索赔和事故的显著减少。图 162.6 显示 1995~2008 年屈光手术索赔率的变化。索赔数量的最大值与 LASIK 手术有关。2002 年,OMIC 报告了 55 例屈光手术索赔。2006 年索赔量减少到了 24 例,2008 年 4 例,2010 和 2012 年 7 例,2013 年 3 例,2014 年 2 例。即便索赔量减少了,但屈光手术索赔款的平均值增加了。2002~2006 年间屈光手术平均清偿款在 30 000~60 000 美元之间,除了 2003 年有一个 156 000 美元的峰值。清偿款均值之后戏剧性地增加到了 2006 年 243 000 美元,2007 年 335 000 美元,但之后 2008 年减少到了 81 000 美元,2014 年仅为 42 500 美元。

当下美国的医疗法律风气,加上在尽可能最高的水平上实践的意愿,应当会激励屈光手术医生通过参加临床检查和讨论风险和收益,来积极参与到患者的知情同意过程中。我们都应当保证我们的患者没有不切实际的期望,并且不光被告知了常见的风险,还有针对他们每个个体的特殊风险。任何时候只要有可能,就在安排的手术之前提供书面的知情同意,并在患者进入激光手术间之前能够回答任何问题。

鼓励读者到 www.omic.com 下载大量同意书。

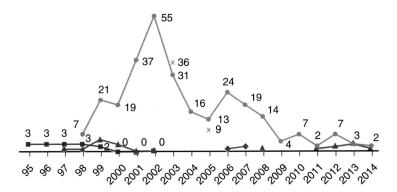

屈光手术频率
按时间顺序(截止于 2014.12.31)

图 162.6 1995~2014 年间眼科互助保险公司(Ophthalmic Mutual Insurance Company,OMIC)的屈光手术索赔率(经由 OMIC 理赔经理 MaryKasher 提供)

(李莹 译)

参考文献

1. Hofmeister EM. Patient-Reported Outcomes with LASIK (PROWL-1) Results – <www.fda.gov/MedicalDevices/ProductsandMedicalProcedures/SurgeryandLifeSupport/LASIK/ucm190291.htm#tool> Unpublished Report.
2. Eydelman MB. Patient Reported Outcomes with LASIK (Prowl-2) Results-<www.fda.gov/MedicalDevices/ProductsandMedicalProcedures/SurgeryandLifeSupport/LASIK/ucm190291.htm#tool> Unpublished report.
3. Dhaliwal DK, Romanowski EG, Yates KA, et al. Experimental laser-assisted in situ keratomileusis induces the reactivation of latent herpes simplex virus. *Am J Ophthalmol* 2001;**131**(4):506–7.
4. Dhaliwal DK. Valcyclovir inhibition of ocular HSV-1 after LASIK. *J Cataract Refract Surg* 2001;**27**:1288–93.
5. Davidorf JM. Herpes simplex keratitis after LASIK. *J Refract Surg* 1998;**14**:667.
6. Pepose JS. Reactivation of latent HSV by excimer laser PRK. *Am J Ophthalmol* 1992;**114**:45–50.
7. Vrabec MP. Electron microscopic findings in a cornea with recurrence of herpes simplex keratitis after excimer laser PTK. *CLAO J* 1994;**20**(1):41–4.
8. Francesconi CM, Nose RA, Nose W. Hyperopic laser-assisted in situ keratomileusis for radial keratotomy induced hyperopia. *Ophthalmology* 2002;**109**(3):602–5.
9. Clausse MA, Boutros G, Khanjian G, et al. A retrospective study of laser in situ keratomileusis after radial keratotomy. *J Refract Surg* 2001;**17**(Suppl. 2):S20.
10. Waldir P, Kozo N, Marivaldo O, et al. Laser in situ keratomileusis for overcorrection after radial keratotomy. *J Refract Surg* 2000;**16**(Suppl.):S253–6.
11. Probst LE, Machat JJ. Conservative photorefractive keratectomy for residual myopia following radial keratotomy. *Can J Ophthalmol* 1997;**32**(1):25–30.
12. Gimbel HV, Sun R, Chin PK, et al. Excimer laser photorefractive keratectomy for residual myopia after radial keratotomy. *J Cataract Refract Surg* 1996;**22**(7):901–5.
13. Nordan LT, Binder PS, Kassar BS, et al. Photorefractive keratectomy to treat myopia and astigmatism after radial keratotomy and penetrating keratoplasty. *J Refract Surg* 1997;**13**(5 Suppl.):S456.
14. Venter JA. Photorefractive keratectomy for hyperopia after radial keratotomy. *J Refract Surg* 1997;**13**(5 Suppl.):S456.
15. Majmudar PA, Forstot SL, Dennis RF, et al. Topical mitomycin-C for subepithelial fibrosis after refractive corneal surgery. *Ophthalmology* 2000;**107**(1):89–94.
16. Goldsberry DH, Epstein RJ, Majmudar PA, et al. Effect of mitomycin C on the corneal endothelium when used for corneal subepithelial haze prophylaxis following photorefractive keratectomy. *J Refract Surg* 2007;**23**(7):724–7.
17. Leccisotti A. Mitomycin C in photorefractive keratectomy: effect on epithelialization and predictability. *Cornea* 2008;**27**(3):288–91.
18. Schuler E, Silverberg M, Beade P, et al. Decompensated strabismus after laser in situ keratomileusis. *J Cataract Refract Surg* 1999;**25**(11):1552–3.
19. Tanzer DJ, Isfahani A, Schallhorn SC, et al. Photorefractive keratectomy in African Americans including those with known dermatologic keloid formation. *Am J Ophthalmol* 1998;**126**(5):625–9.
20. Epstein R. Results of Internet poll on outcome of LASIK in keloid formers. *J Refract Surg* 2000;**16**(3):380–1.
21. Toda I, Asana-Kato N, Yoshiko H, et al. Laser-assisted in situ keratomileusis for patients with dry eye. *Arch Ophthalmol* 2002;**120**:1024–8.
22. Smith RJ, Maloney RK. Laser in situ keratomileusis in patients with autoimmune diseases. *J Cataract Refract Surg* 2006;**32**(8):1292–5.
23. Alió JL, Artola A, Belda JI, et al. LASIK in patients with rheumatic diseases: a pilot study. *Ophthalmology* 2005;**112**(11):1948–54.
24. Gimbel HV, Penno EEA. *LASIK complications: Prevention and management*. Thorofare, NJ: Slack; 1998. p. 54–7.
25. Anschutz T. Pupil size, ablation diameter, and halo incidence after photorefractive keratectomy. In: *Best Papers of Sessions: Symposium on Cataract, IOL and Refractive Surgery*. San Diego, CA. Fairfax, VA: American Society of Cataract and Refractive Surgery; April 1–5, 1995.
26. Martínez CE, Applegate RA, Klyce SD, et al. Effect of pupillary dilation on corneal optical aberrations after photorefractive keratectomy. *Arch Ophthalmol* 1998;**116**:1053–62.
27. Carr J, Hersh PS. Patient evaluation for refractive surgery. In: Azar D, editor. *Refractive surgery*. New York: Appleton-Lange; 1997.
28. Gimbel H, LASIK Complications. *Prevention & management, Gimbel HV, Anderson Penning FF (EDS)*. Thorofare, NJ: Slack, Inc.; 1999.
29. Halliday B. Refractive and visual results and patient satisfaction after excimer laser photorefractive keratectomy for myopia. *Br J Ophthalmol* 1995;**79**:881–7.
30. Soloway B. *Large optical zone treatment with LADARVision for the prevention of glare in LASIK patients with large pupil size*. Miami, FL: American College of Eye Surgeons; 2001.
31. Schallhorn S, Brown M, Venter J, et al. The role of the mesopic pupil on patient-reported outcomes in young patients with myopia 1 month after wavefront-guided LASIK. *J Refract Surg* 2014;**30**:159–65.
32. Myung D, Schallhorn S, Manche EE. Pupil size and LASIK: A review. *J Refract Surg* 2013;**29**:734–41.
33. Edwards JD, Burka JM, Bower KS, et al. Effect of brimonidine tartrate 0.15% on night-vision difficulty and contrast testing after refractive surgery. *J Cataract Refract Surg* 2008;**34**(9):1538–41.
34. Lee JH, You YS, Choe CM, et al. Efficacy of brimonidine tartrate 0.2% ophthalmic solution in reducing halos after laser in situ keratomileusis. *J Cataract Refract Surg* 2008;**34**(6):963–7.
35. Feldman ST, Frucht-Pery J, Weinreb RN, et al. The effect of increased intraocular pressure on visual acuity and corneal curvature after radial keratotomy. *Am J Ophthalmol* 1989;**108**:126–9.
36. Whitacre MM, Stein RA, Hassanein K. The effect of corneal thickness on applanation tonometry. *Am J Ophthalmol* 1993;**115**:592–6.
37. Simon G, Small RH, Ren Q, et al. Effect of corneal hydration on Goldmann applanation tonometry and corneal topography. *Refract Corneal Surg* 1993;**9**:110–17.
38. Mardelli PG, Piebenga LW, Whitacre MM, et al. The effect of excimer laser photorefractive keratectomy on intraocular pressure measurements using the Goldmann applanation tonometer. *Ophthalmology* 1997;**104**(6):945–8, discussion 949.
39. Battat L, Macri A, Dursun D, et al. Effects of laser in situ keratomileusis on tear production, clearance, and the ocular surface. *Ophthalmology* 2001;**108**:1230–5.
40. Albietz JM, Lenton LM, McLennan SG. Effect of laser in situ keratomileusis for hyperopia on tear film and ocular surface. *J Refract Surg* 2002;**18**(2):113–23.
41. Brint S. Higher order aberrations after LASIK for myopia with alcon and wavelight lasers: a prospective randomized trial. *J Refract Surg* 2005;**21**(6):S799–803.
42. Oshika T, Klyce S, Applegate R. Comparison of corneal wavefront aberrations after photorefractive keratectomy and laser in situ keratomileusis. *Am J Ophthalmol* 1999;**127**:1–7.
43. Mrochen M, Donitzky C, Dipl Ing FD, et al. Wavefront-optimized ablation profiles: Theoretical background. *J Cataract Refract Surg* 2004;**30**:775–83.
44. Stonecipher KG, Kesirian GM. Wavefront-optimized versus wavefront-guided LASIK for myopic astigmatism with the ALLEGRETTO WAVE: three-month results of a prospective FDA trial. *J Refract Surg* 2008;**24**(4):S424–30.
45. Bettman JW. Refractive keratoplasty: Mediolegal aspects. In: Sanders DR, Hofmann RF, Salz JJ, editors. *Refractive corneal surgery*. Thorofare, NJ: Slack Inc; 1986. p. 17–20.
46. Duffey WS, Kennedy MP. Refractive keratotomy, the law of informed consent, and medical malpractice. In: Waring GO, editor. *Refractive keratotomy for myopia and astigmatism*. St. Louis: Mosby; 1992. p. 299–307.

第163章

角膜屈光手术地形图分析

Elizabeth Yeu, Michael W. Belin, Stephen S. Khachikian

关键概念

- 现代角膜地形图分析是基于视频检测的角膜镜技术完成的,有各种平台,包括基于 Placido 盘的地形图、基于彩色 Led 光线追踪技术和提供高度的角膜地形图以及断层摄影技术。
- 术前使用角膜地形图对角膜进行评估是屈光手术前的一项必要条件,以排除各种角膜上皮和基质的异常病变,明确是否存在角膜散光及其程度,明确屈光状态的稳定性,并评估可能影响手术效果的风险因素。
- 术前角膜地形图检查可帮助临床医生诊断临床及亚临床圆锥角膜患者,同时客观地识别角膜扩张的高危患者。
- 并非所有可疑的角膜地形图都代表真正的圆锥角膜,异常轴位的散光、角膜接触镜引起的角膜变形、显著的泪河、检查时未进行校准、泪膜不规则的干眼症和无意间对眼球施加压力都可引起"假象"圆锥角膜。
- 在角膜屈光手术之后,角膜地形图检查可用来评估手术质量,切削面的规则程度,评估角膜扩张的发生和进展。
- 角膜地形图引导的个性化切削方式能用来矫正不理想的手术结果,例如偏心切削、中央岛、不规则愈合、小光区和回退。

本章纲要

引言

角膜屈光手术和角膜移植手术使人们对于了解角膜曲率的需求增加。相对于之前检查设备而言,计算机化的角膜模型(角膜"地形图")也使我们对复杂的角膜表面有了进一步的了解。屈光手术之前要确切筛查出不规则散光、角膜过薄、角膜接触镜引起的角膜变形等特殊情况。因此,角膜地形图是角膜屈光手术术前评估时必须进行的一项检查,在对有疑问的病例术后评估时也强烈建议进行角膜地形图检查。

真正的角膜地形图包括了精确的轮廓或形态,因此某种程度上是一个误称。大多数角膜地形图系统以 Placido 盘为基础,对角膜表面的反射环进行分析。LED 点光源为基础的角膜地形图,例如 Cassini(iOptics,海牙,荷兰)可以提供角膜前、后表面的曲率。用"角膜镜视频"这个词表述这项设备更准确。这项系统测量反射角并计算它的一阶导数作为曲率。其他一些系统利用的光学横断面和测量高度。Obscan(Buasch&Lomb,罗切斯特,纽约)把光学切面和 Placido 反射联合起来,Pantacam(Oculus GmbH,韦茨拉尔,德国)利用 Scheimpflug 图像,而 Galilei(Zeimer,Port,瑞士)将 Scheimpflug 图像和 Placido 盘地形图联合起来测量角膜表面形态。这些设备可测量表面高度并从这些数据导出后续地形图。

背景

角膜曲率计

角膜表面呈不规则,非球面即非径相对称的形态,限制了对其进行简单的测量技术[1]。1619 年,Chrisopher Scheiner 发现不同半径的玻璃球面会形成不同大小的反射图像。他制作了一系列曲率递增的球面镜,然后将角膜反射的窗框和校准球面产生的反射图像的大小相匹配,从而确定了角膜曲率[2]。

第一台真正的角膜曲率计是 1854 年由 Herman

Von Helmholtz 发明的,之后由 Javal 和 Schiotz 等进行了改进[3]。Helmholtz 使用"眼屈光计"来命名它,让人分不清它测量的是整个眼还是单纯角膜的曲率。"角膜曲率计"这个词更好地体现了这个设备的功能,成为现今在眼科文献最常用的术语。

角膜的前表面如同一个可以反射光线的凸透镜,基于此原理,角膜曲率计能够测量角膜的曲率半径[4]。因此,测量的准确性有赖于角膜中央曲率的均一性和这一区域表面的质量。角膜曲率计还假设测量的是瞳孔所在的区域。其主要局限性在于假设角膜是球-柱表面,仅有一个垂直的曲率半径(最大和最小径线相差 90°)。轻度不规则性可能引起失真而得不到有意义的结果[5]。另外,角膜曲率计不能提供角膜中央或周边区域各个点的角膜曲率。然而对于大多数的正常眼来说,视轴区的角膜曲率是相当规则的,简单的测量足以描述其曲率特征。这解释了为什么大部分屈光手术医生仍将角膜曲率计所得数据用于标准人工晶体的度数计算,以及为什么单独的 K 值不足以说明屈光手术后形成的复杂非球柱形角膜。

角膜镜

人们致力于获得整个角膜形态的有效信息,促进了角膜镜成像模式的不断发展。角膜曲率计只能分析约 6% 的角膜面积,而角膜镜的优势在于可以提供约 70% 角膜表面的永久图像文件。19 世纪 20 年代 Cuignet 首先描述了角膜镜技术,1874 年 Henry Goode 发明了第一个角膜镜[7,8]。之后 1880 年代 AntonioPlacido 拍摄了一系列发光的同心圆在角膜上的反射。1896 年 Gullstrand 首次定量分析了拍摄的角膜镜图像[7]。

大多数现代角膜地形图设备均使用校准的角膜镜。校准的角膜镜将不同的圆盘沿着空间内部不同平面排列,这样可以使能反射到目标圆盘的角膜表面达到最大[9]。总的来说,反射的圆环在陡峭的区域离得更近,而在平坦的区域更稀疏,角膜镜的一个明显缺点是只有当角膜明显变形至少 3D 或更多时,这些变形才能被探测到[5]。如果是微小的形变,虽然可能已显著影响患者的视力,但在这种粗略的检查模式下很可能无法显示。

视频角膜镜

1984 年,Klyce 将高速计算机分析和电子视频相结合,使粗略的角膜检查法进入高速计算机成像的领域[10]。计算机化的视频角膜镜可以把角膜表面几千个点的信息数字化,合成彩色编码的地形图描绘角膜的曲率。自发明以来,视频角膜镜已经成为评估角膜结构和视功能的必要工具。在过去二十年里,数据获取及数据分析的方法取得了巨大的进步,研发出了更好的基于 Placido 和非 Placido 成像技术。

计算机视频角膜镜

基于 Placido 的视频角膜镜包含了现今临床上应用的绝大多数设备。所有系统都共享某些构件,不同之处在于数据和图像的获得、处理和呈现方式[11]。

所有系统都包含一个与 Placido 环相类似的透照锥体[12]。不同系统中圆环的数量、厚度、颜色和相对位置各不相同。虽然所有由 Placido 而来的地形图都基于来自于角膜表面的二维反射,高度图可以从这些数据间接得出,但是需要对其进行几何形态假设,那么对于非典型球柱镜形态的高度图可能是错误的[13,14]。

彩色 LED 光线追踪角膜地形图

2013 年 Cassini 介绍了一种新的角膜分析模式,使用多达 700 个 LED 彩色光源进行瞬时浦肯野反射分析。彩色照明有助于提高角膜前表面曲率的点探测光线追踪程序的运行。这就像在相邻的彩色电源中为每个独立的点源创造一个独有的"GPS 地址",以便对轴向和平面方向轮廓进行探测。唯有浦肯野反射分析可以计算角膜后表面曲率和总的角膜散光,有助于角膜和晶状体的手术(图 163.1)。

基于高度数据的角膜地形图系统

真正的"地形图"是指角膜形态,且需要构建 x、y、z 坐标系。不像 Placido 系统间接构建一个坐标系[7],基于高度数据的角膜地形图可直接测量 x、y、z 坐标。Bausch&Lomb 公司的 Orbscan,Oculus 公司的 Pentacam 和 Zeimer 公司的 Galilei 均可直接测量角膜高度。这些系统利用直接三角分析技术来测量角膜前表面形态(图 163.2)。

Orbscan 和 Galilei 使用 Placido 盘补充测量角膜前表面。没有 Placido 盘的设备通过高度数据二阶导数直接计算角膜曲率[8]。

Bausch&Lomb 公司的 Obcsan 使用裂隙光扫描和直接立体三角分析技术来在角膜前表面定位(x、y 和 z)。使用这些测量方法和光线追踪三角分析技术,能够计算出角膜后表面形态[15]。然后从数字化的角膜表面计算出任意一点的斜率和曲率。

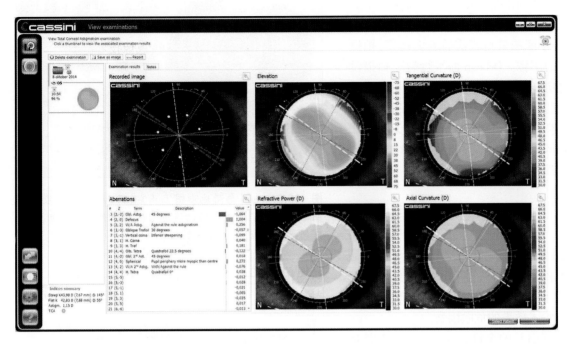

图 163.1　Cassini 系统常见的角膜前表面分析,包括轴位、切线、角膜屈光力、高度图,高度图可以使用一定范围标准和定制的比例设定。角膜顶点定位,前表面高阶像差、地形图和圆锥角膜指数,包括 SRI 和 SAI,都显示在数据输出中

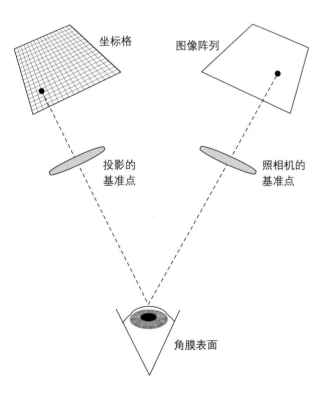

图 163.2　PAR CTS(PAR technology,New Hartford,NY)是第一个"角膜地形图系统",拍摄了真正意义上角膜地形图,使用立体三角分析技术在三维空间(x、y 和 z 坐标)来定位角膜。系统向荧光染色的泪膜投射方格,在不同的合适的位置成 像。[The PAR CTS(PAR Technology,New Hartford,NY) was the first "topography system" to produce a true topographic map,using stereo-triangulation to locate the cornea in space(x, y,and z coordinates). The system projects a grid pattern onto the fluoresceinstained tear film and images the grid from a different vantage point.(Maquire LJ. Keratometry,photokeratoscopy and computer-assisted topographic analysis. In:Krachmer JH,Mannis MJ,Holland EJ,editors. Cornea-fundamentals of cornea and external disease. St. Louis:Mosby;1997. p. 223-35. Klyce SD. Computer-assisted corneal topography. High-resolution graphic presentation and analysis of keratoscopy. Invest Ophthalmol Vis Sci 1984;25:1426-35.)按版权方要求保留原文]

Orbcan 准确测量角膜后表面的能力有限,而 Scheimpflug 技术在这方面更有优势。更准确的后表面数据有利于亚临床圆锥角膜的筛查和屈光手术后眼内人工晶状体(IOL)计算。Pentacam 使用断层和子午线,Scheimpflug 能测量角膜前后表面高度,拍摄一般中央点来登记图像。Orbcan 的平行裂隙扫描没有这种图像登记功能。而 Galilei 也有类似图像登记和角膜后表面测量功能的优势。使用 Pentacam 和 Galilei 在 LASIK 术后眼的独立研究显示,在无并发症的 LASIK 术后角膜后表面并没有发生规律变化(和之前 Orbcan 的错误报告相反)[16~20]。

临床应用

角膜地形图主要应用于:

1. 作为手术前角膜评估,排除各种上皮和基质异常,明确是否存在角膜散光及其程度,明确屈光稳定性,并评估影响手术效果的危险因素。

2. 设计地形图引导的个性化切削模式,特别对于复杂病例,例如再次手术病例,偏心切削角膜床和不规则散光。

3. 术后评估以监测切削床和角膜形态。

4. 帮助计算屈光手术后患者原发性白内障手术 IOL 度数。

成人的角膜一般是非球面的,横椭圆形的,中央曲率半径为 7.8mm,换算为中央角膜屈光力相当于 43.5D。正常角膜屈光力范围较广,在 39D 到 48D 之间。大多数人的角膜是非重叠镜像[22]。角膜屈光手术后为了防止角膜不稳定和角膜扩张,角膜厚度测量和保留足够的后基质床尤为重要[23,24]。而且非正常的地形图是角膜屈光手术的禁忌证。很多文献将前表面曲率(矢状位)地形图归为易识别的几类(例如对称和非对称领结形,钥匙孔形等)(图 163.3)[18,25]。

一般而言,在有足够泪膜存在、角膜暴露良好、视线聚焦于反射轴的条件下,Placido 盘角膜地形图能够提供准确的信息。如果偏离这些条件会带来误差,因此确保每一个捕捉到的图像质量很有必要(图 163.4)。由于参考中心点、瞄准线和角膜顶点在角膜散光时存在差异,曲率地形图有产生错误的倾向[22,26]。

正常角膜中出现小度数的散光并不罕见,不代表不适合标准的屈光手术。但是明显的不规则散光应该至少提示医生有潜在术后视力不佳的风险,可能是亚临床角膜扩张的证据(之后讨论)。

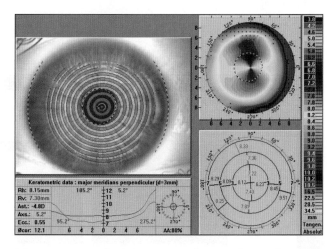

图 163.3　culus 角膜地形图上正常、顺规散光的角膜切线曲率图。除了右上角的切线地形图显示角膜镜图像,还显示了瞳孔轮廓,角膜计数据和散光子午线

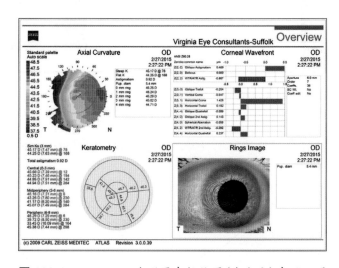

图 163.4　Humphrey 地形图在轴位图(左上方)中显示明显的鼻侧陡峭。角膜镜照片(右下方)为图像拍摄提供了非常有用的信息,很明显图像没有对准角膜,而是偏向于颞侧角膜和结膜,因为在拍摄时眼球正偏向鼻侧

人们普遍接受如果中央角膜曲率小于 33D 或者大于 50D,光线效果会受到影响。然而这些假设最初基于屈光先驱者 Jose Barraquer 的个人工作,光学模拟数据支持这些结论。个体化切削模式,包括地形图引导、波前像差优化和波前像差引导的切削模式提高了曲率小于 33D 角膜的成像效果。总的来说,治疗近视时,每达到 1.0D 屈光效果大约可使中央角膜变平 0.7D,治疗远视时这一比例更高(接近 1 比 1)。因此,每个医生能粗略地估计术后最终的角膜曲率,使之在正常范围内,以避免引起成像质量问题。一些角膜地形图还包含模拟术后情况的软件。

角膜地形图角膜曲率值可帮助确定手术方案,使用机械角膜刀可以根据患者的角膜曲率调整负压环大小,停止器和角膜瓣厚度帽。飞秒激光的普及很大程度减少了机械角膜刀的使用。

角膜地形图还可以辅助确定选择哪种术式。虽然个性化切削已经很常见,对于低度数的垂直散光,标准散光的激光切削轮廓可以有很好的视觉质量,同时也保留了更多剩余基质床组织。

接触镜导致的形变

手术计划建立在稳定、可重复的数据之上是屈光手术成功的先决条件之一。总的来说,稳定的屈光状态定义为几年内的屈光度改变小于0.5D。正常的术前角膜地形图,准确的屈光终点,几年内稳定屈光状态 BSCVA 达到1.0,或者和旧的框架眼镜度数相似均说明屈光稳定。接触镜导致的改变(形变)会导致 BSCVA 的降低和不同的屈光状态。在进行屈光手术评估前患者最好停止佩戴接触镜。停戴时间根据不同医生和镜片类型有明显的差异[27,28]。另外,对于佩戴 PMMA 和 RGP 的患者需要通过获得可重复的角膜地形图来证明角膜地形图处于稳定状态。虽然软性接触镜和高透氧的 RGP 和老一代 PMMA 和 RGP 镜片相比问题较少,但仍存在接触镜导致的角膜形变。

角膜接触镜引起的角膜弯曲可表现为不同形式的不规则散光,包括非正交散光及假性圆锥角膜(下方角膜变陡)[29]。下方角膜变陡主要由于角膜接触镜上方施压,大多硬性角膜接触镜都有此特点。上方角膜变平引起下方明显变陡。此外角膜越缺氧,这种改变就更加显著。最终,缺氧及力学因素共同导致了角膜弯曲[30]。软性角膜接触镜直径较大且通常中心位于角膜中央。新一代的 RGP 有很高的透氧率,可有少量甚至没有缺氧。初始屈光状态评估前,不充分的停戴接触镜者需要复查角膜地形图,尤其是当停戴角膜接触镜一段合适的时间后,出现可疑情况时,患者需停戴 RGP 的时间更久。

圆锥角膜及可疑圆锥角膜

由于存在术后病情快速进展的潜在风险,圆锥角膜是 LASIK 和表层切削手术的禁忌证。此外,顿挫型或亚临床型的圆锥角膜患者术后数月到数年可能进展为典型的圆锥角膜,因此此类圆锥角膜同样是 LASIK 的绝对禁忌证[26,31]。人群中临床典型的圆锥角膜发病率为0.03%~0.05%,但在部分屈光中心圆锥角膜发病率高达6%~17%。较高发病率可能说明

这部分患者大多因角膜不规则散光引起戴框架镜及角膜接触镜不舒适而来就诊[32]。发病率更高的原因可能是对早期表现为角膜异常陡峭的角膜地形图的误判。这些所谓的"可疑圆锥角膜"患者大多角膜正常,但有"异位顶点症"(displaced apex syndrome)[33]。下列情况也需要与圆锥角膜鉴别:角膜接触镜引起的角膜弯曲、显著的泪河、角膜地形图测量不准确、干眼引起角膜前泪膜异常、眼球受到外力。

角膜地形图及断层摄影技术对于圆锥角膜的评估非常有帮助。角膜地形图显示局部角膜陡峭,通常位于颞下象限,也可位于其他象限(图163.5)。尽管圆锥角膜形态可能极不对称,但双眼角膜锥体的位置通对称。一些临床研究发现临床上圆锥角膜常常不显著,难以发现,或在早期或亚临床期被漏诊(图163.6)[12]。

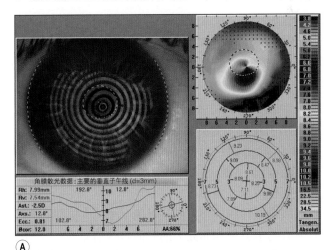

(A)

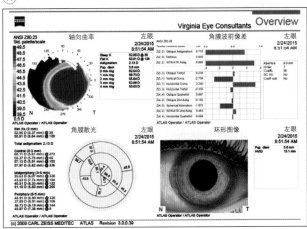

(B)

图 163.5 角膜地形图显示早期。(A)及进展期。(B)圆锥角膜的不规则散光,常出现颞下方陡峭。(A),但也可表现为其他位置的陡峭或是岛样的增高。(B)。角膜观测图像(A中左图及B中右下图)表明图像质量好,曲线越密集代表角膜越陡峭

14

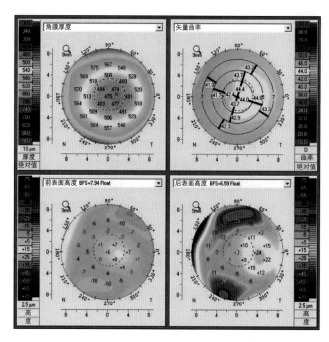

图 163.6 早期圆锥角膜的 Pentacam 地形图。虽然曲率图为正常的前表面曲率模式,但前后表面高度图明显异常,提示早期角膜扩张

配备定量分析软件用以预测圆锥角膜的影像角膜地形图被证实为更加敏感的检测手段。Rabinowitz 和 McDonnell 第一次提出角膜地形图诊断圆锥角膜的临床指南,主要关注三个基本参数:

- 最大模拟角膜曲率
- 双眼模拟角膜曲率差的绝对值
- 下方与上方平均屈光力的差值(I-S 值)

他们最初的指南认为最大 K 值或中央角膜屈光力 >47.2D 为可疑圆锥角膜,最大 K 值或中央角膜屈光力 >48.7D 为"真正的"圆锥角膜。非圆锥角膜患者双眼角膜中央 K 值差应 <0.5D。I-S 值为角膜中央上下 3mm 处角膜屈光力的差值,可疑圆锥角膜患者 I-S 值大于 1.4D,圆锥角膜患者则大于 1.7D。

虽然 Rabinowitz-McDonnell 诊断标准敏感性好,但特异性差,原因在于不能区别如角膜移植、透明角膜边缘变性、角膜接触镜引起的角膜弯曲、外伤、正常变异等情况。许多依据 Rabinowitz-McDonnell 标准诊断为圆锥角膜的患者随访数年,但并无确定其为临床圆锥角膜的证据[32]。随后 Maeda、Klyce 及其同事研究出应用判定公式的方法计算圆锥角膜预测指数(KPI)[20,21]。他们的方法与 Rabinowit-McDonnell 方法相比敏感度相似(96%~98%),而且特异性更高(分别为 99% 和 85% [在预选过的患者中])[29]。KPI 是由八个测量角膜屈光力或高度局部异常的参数所得[33]。

以上两种判断早期圆锥角膜的方法被广泛应用,角膜地形图分析的进展使得圆锥角膜检测方法进一步提高。应用基于角膜高度的仪器,角膜后表面的测量、新参考图形的应用以及角膜全厚度图的创新使之产生了附加的圆锥角膜筛选标准[34,35]。

基于高度的角膜地形图仪,由于对角膜后表面的分析可获得全角膜厚度图。超声中央角膜厚度测量通常是在角膜几何中心或角膜顶点,但并不是角膜最薄的位置。全角膜厚度图可以发现角膜真正的最薄点,并将最薄点与角膜几何中心比较。在 12% 的正常人群中,角膜最薄点与几何中心厚度差超过 10μm[34]。在圆锥角膜患者中,最薄点与角膜几何中心的距离更大。一个可靠的角膜厚度图对于角膜最薄点的定性和定量都非常必要。

除了对最薄点的评估,全角膜厚度图还描述了整个角膜厚度分布。因为中央角膜厚度(或最薄点)在正常人群中有很大的变异,中央与周边角膜的关系可以用于预测角膜病理性变薄。正常角膜中央较薄向周边逐渐变厚[36,37]。Luz 等研究表明角膜变厚遵循一种正常的模式,并在正常角膜和圆锥角膜中明显不同[36](图 163.7)。

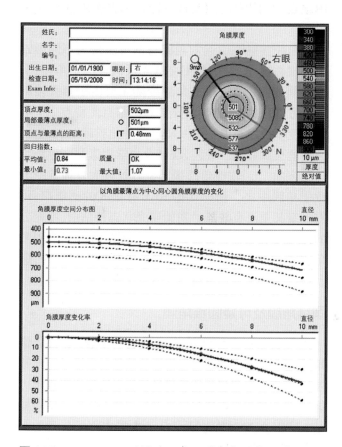

图 163.7 Pentacam 测得的正常人群中角膜中央到周边的厚度变化曲线。厚度变化超出正常范围提示角膜病变

此外,基于高度的角膜地形图使得医生可以依据参考面或是参考图形比较基于高度的角膜地形图前、后表面高度数据,从而发现异常。最常用的参考图形是最佳拟合球面(best-fit-sphere,BFS),但在圆锥角膜诊断中环曲面椭圆、最佳曲面和非球参考面(best-fit toric and aspheric,BFTA)更有优越性[38,39]。临床医生可通过观察实际高度数据可以较为容易地区别正常和异常的角膜。

最后,角膜最薄点后表面高度评估对早期发现角膜扩张有一定帮助,可能是角膜扩张最早期的表现之一。与正常眼相比,圆锥角膜的最薄点的高度更大(分别为 3.6μm ± 4.7μm,92.0μm ± 67.3μm)[40]。相似的,很多新的指标可以更精确的诊断非对称性圆锥角膜对侧眼的亚临床圆锥角膜,但仍然会漏诊 10% 以上的患者[40-42]。

异位顶点综合征

既往研究表明屈光手术人群中顿挫型圆锥角膜或可疑圆锥角膜发病率高达 17%[13]。假阳性率高归因于基于轴向的曲率重建和角膜计导出的地形图系统的局限性。更确切地说,误差源于角膜映光点、角膜顶点、地形图顶点(与地形图轴垂直和角膜参考点)并不重合[4,6]。许多所谓的"圆锥角膜"患者现在被认为是"角膜顶点向下移位"。这些患者 I-S 值升高,角膜下方屈光力比上方相应位置高 1.5D 以上,但并无其他圆锥角膜临床表现或角膜地形图特征。在基于高度数据的角膜地形图中,患者会呈现出更偏于正常的角膜地形图,且常常不符合最新的圆锥角膜检查程序的诊断标准。异位顶点的患者角膜厚度正常、正交散光、屈光状态稳定、最佳矫正视力达 1.0 或以上(图 163.8)[41]。虽然研究表明异位顶点角膜并不"正常",但关于这些患者屈光手术预后的研究很少。

术后评估

所有屈光手术患者行术前角膜地形图分析已经成为标准化流程,术后患者角膜地形图检查并未形成标准。术后角膜地形图有助于评估手术质量及切削面的均匀性。比较术前及术后角膜地形图的不同可以发现偏中心、中央岛和继发散光。术后角膜地形图检查要等到角膜恢复平滑时,但也不能过晚,以避免愈合反应引起的角膜重塑带来的影响。对于 PRK 术后患者最佳检查时间一般为术后 90 天,对于 LASIK 则为术后 1~4 周。在常规 LASIK 患者中,追踪装置

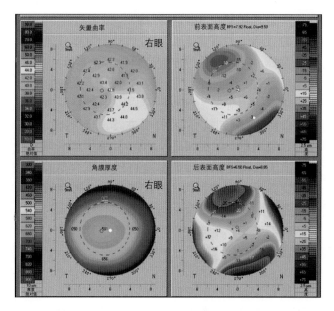

图 163.8　Pentacam 的四联图。前表面高度图(右上)显示正常的散光图形。前表面高度图提示散光图形似乎轻度向下、向颞侧旋转。若画主子午线,其交点并不在图形中心,而是偏下方颞侧。这种"异位顶点"完全正常,且容易识别。在前表面矢量曲率图中,由于测量轴与角膜顶点不同使得图形"扭曲",矢量曲率图(左上)提示下方圆锥及非对称领结图形,呈假阳性,可通过下方高度可以判别。圆锥角膜假阳性错误可以应用全角膜后表面高度图进一步鉴别

的应用、小光斑切削、大的切削直径使得术后角膜地形图检查需求不那么明确。

大多数行屈光手术的患者术后效果好,对手术效果较为满意。角膜地形图对于术后效果稍差的患者很有帮助。自 1999 年起医生逐渐认识到屈光手术后部分患者发生医源性角膜进行性变陡(尤其是 LASIK)。这种情况与圆锥角膜相似,被称为术后角膜扩张。早年研究表明这种角膜形变与残余基质床厚度相关,当残余基质床厚度少于 250μm 时更常见[21,39]。角膜基质床厚度的安全范围并不明确,术后引起角膜扩张的因素有很多,残余基质床厚度只是其中之一。角膜地形图对角膜扩张的诊断和进展随访都很有帮助。如上所述,评估角膜后表面高度是早期预测角膜扩张的因素,同时也是一个较好的观察角膜前后运动的指标[45]。此外,在 LASIK 术后角膜扩张的患者角膜后表面高度的变化早于前表面[14]。

等高线消融模式

起初,通过应用地形图数据对非正常角膜进行个性化切削可产生不同的效果。目前,大多数关于个性化角膜切削的研究集中在应用波前像差数据和 / 或综合的波前像差和角膜地形图数据。几家准分子平

台拥有地形图引导的治疗程序，包括通过美国 FDA 批准的 VISX C-CAP 程序（Santa Clara，CA）、Allegretto WAVE Eye-Q laser T-CAT 程序（Fort Worth，TX），以及其他正在进行不同阶段美国 FDA 临床试验的程序。

地形图引导的治疗程序可以辅助调整一些术后不良的结果，例如偏心切削、中央岛、非对称愈合、小光学区及回退。除美国之外，圆锥角膜引起的屈光不正及散光可以通过地形图引导的 PRK 联合角膜交联治疗[42,46]。角膜地形图引导的屈光手术可能成为未来治疗角膜高阶散光及不规则散光的首选手段。

展望

随着波前分析的应用，很多人曾预测角膜地形图将不再成为常用的临床设备，但随着认识的加深，人们意识到需要依靠地形图及波前像差了解人眼这样一个动态的光学系统。一个系统的优势正是另一个的薄弱环节。两个系统取长补短，许多生产商也正在研究联合地形图与波前像差为整体化装置。

（李莹　译）

参考文献

1. Belin MW, Missry JJ. Technologies for corneal topography. In: Wu HK, Thompson VM, Steinert RF, et al., editors. *Refractive surgery*. New York: Thieme; 1999. p. 63–78.
2. Miller D, Greiner JV. Corneal measurements and tests. In: Albert DM, Jakobiec FA, editors. *Principles and practice of ophthalmology*. Philadelphia: WB Saunders; 1994. p. 7.
3. Dabezies OH, Holladay JT. Measurement of corneal curvature: keratometer (ophthalmometer). In: Kastle PR, editor. *Contact lenses: the CLAO guide to basic science and clinical practice*, vol. 1. Dubuque: Kendall/Hunt Publishing Company; 1995. p. 253–89.
4. Rubin ML. *Optics for clinicians*. Gainesville: Triad Publishing Company; 1993.
5. Wilson SE, Klyce SD. Advances in the analysis of corneal topography. *Surv Ophthalmol* 1991;**35**:269–77.
6. Arffa RC, Klyce SD, Busin M. Keratometry in refractive surgery. *J Refract Surg* 1986;**2**:6.
7. Brody J, Waller S, Wagoner M. Corneal topography: history, technique and clinical uses. *Int Ophthalmol Clin* 1994;**34**:197–207.
8. Levine JR. The true inventors of the keratoscope and photokeratoscope. *Br J Hist Sci* 1965;**2**:324–41.
9. Belin MW, Missry JJ. Technologies for corneal topography. In: Wu HK, Thompson VM, Steinert RF, et al., editors. *Refractive surgery*. New York: Thieme; 1999. p. 63–78.
10. Miller D, Greiner JV. Corneal measurements and tests. In: Albert DM, Jakobiec FA, editors. *Principles and practice of ophthalmology*. Philadelphia: WB Saunders; 1994. p. 7.
11. Dabezies OH, Holladay JT. Measurement of corneal curvature: keratometer (ophthalmometer). In: Kastle PR, editor. *Contact lenses: the CLAO guide to basic science and clinical practice*, vol. 1. Dubuque: Kendall/Hunt Publishing Company; 1995. p. 253–89.
12. Rubin ML. *Optics for clinicians*. Gainesville: Triad Publishing Company; 1993.
13. Wilson SE, Klyce SD. Advances in the analysis of corneal topography. *Surv Ophthalmol* 1991;**35**:269–77.
14. Arffa RC, Klyce SD, Busin M. Keratometry in refractive surgery. *J Refract Surg* 1986;**2**:6.
15. Belin MW, Ratliff CD. Evaluating data acquisition and smoothing functions of currently available videokeratoscopes. *J Cataract Refract Surg* 1996;**22**:421–6.
16. Hannush SB, Crawford SL, Waring GO, et al. Accuracy and precision of keratometry, photokeratoscopy, and corneal modeling on calibrated steel balls. *Arch Ophthalmol* 1989;**107**:1235–9.
17. Roberts C. Characterization of the inherent error in a spherically-biased corneal topography system in mapping a radially aspheric surface. *J Refract Corneal Surg* 1994;**10**:103–11.
18. Sy ME, Ramirez-Miranda A, Zarei-Ghanavati S, et al. Comparison of posterior corneal imaging before and after LASIK using dual rotating Scheimpflug and scanning slit-beam corneal tomography systems. *J Refract Surg* 2013;**29**(2):96–101.
19. Belin MW, Khachikian SS. Keratoconus: it is hard to define, but... *Am J Ophthalmol* 2007;**43**:500–3.
20. Belin MW, Litoff D, Strods SJ, et al. The PAR Technology Corneal Topography System. *J Refract Corneal Surg* 1992;**8**:88–96.
21. Litoff D, Belin MW, Winn SS, et al. PAR Technology Corneal Topography System. *Invest Ophthalmol Vis Sci* 1991;**32**:922.
22. Belin MW, Zloty P. Accuracy of the PAR Corneal Topography System with spatial misalignment. *CLAO J* 1993;**19**:64–8.
23. Belin MW, Cambier JL, Nabors JR, et al. PAR Corneal Topography System (PAR CTS): the clinical application of close-range photogrammetry. *Optom Vis Sci* 1995;**72**:828–37.
24. Rao SN, Raviv T, Majmudar PA, et al. Role of Orbscan II in screening keratoconus suspects before refractive corneal surgery. *Ophthalmology* 2002;**109**:1642–6.
25. Ciolino JB, Khachikian SS, Cortese MJ, et al. Long-term stability of the posterior cornea after laser in situ keratomileusis. *J Cataract Refract Surg* 2007;**33**:1366–70.
26. Rabinowitz YS, McDonnell PJ. Computer-assisted corneal topography in keratoconus. *Refract Corneal Surg* 1989;**5**:400–8.
27. Maeda N, Klyce SD, Smolek MK, et al. Automated keratoconus screening with corneal topography analysis. *Invest Ophthalmol Vis Sci* 1994;**35**:2749–57.
28. Maeda N, Klyce SD, Smolek MK. Application of neural networks to the classification of corneal topography: preliminary demonstration. *Invest Ophthalmol Vis Sci* 1995;**36**:1327–35.
29. Arffa RC, Warnicki JW, Rehkopf PG. Corneal topography using rasterstereography. *Refract Corneal Surg* 1989;**5**:414–17.
30. Pallikaris IG, Kymionis GD, Astyrakakis NI. Corneal ectasia induced by laser in situ keratomileusis. *J Cataract Refract Surg* 2001;**27**:1796–802.
31. Randleman JB, Woodward M, Lynn MJ, et al. Risk assessment for ectasia after corneal refractive surgery. *Ophthalmology* 2008;**115**:37–50.
32. Dingeldein SA, Klyce SD. The topography of normal corneas. *Arch Ophthalmol* 1989;**107**:512.
33. Bogan SJ, Waring GO, Ibrahim O, et al. Classification of normal corneal topography based on computer-assisted videokeratography. *Arch Ophthalmol* 1990;**108**:945–9.
34. Budak K, Hamed AM, Friedman NJ, et al. Preoperative screening of contact lens wearers before refractive surgery. *J Cataract Refract Surg* 1999;**25**:1080–6.
35. Wilson SE, Lin DTC, Klyce SD, et al. Topographic changes in contact lens-induced corneal warpage. *Ophthalmology* 1990;**97**:734–44.
36. Luz A, Ursulio M, Castaneda D, et al. Corneal thickness progression from the thinnest point to the limbus: study based on a normal and a keratoconus population to create reference values. *Arg Bras Oftalmol* 2006;**69**:579–83.
37. Maeda N, Klyce SD, Smolek MK. Comparison of methods for detecting keratoconus using videokeratography. *Arch Ophthalmol* 1995;**113**:870–4.
38. McGhee CNJ, Weed KH. Computerized videokeratography in clinical practice. In: McGhee CNJ, Taylor HR, Gartry DS, et al., editors. *Excimer lasers in ophthalmology: principles and practice*. London: Martin Dunitz; 1997.
39. Lebow KA, Grohe RM. Differentiating contact lens induced warpage from true keratoconus using corneal topography. *CLAO J* 1999;**25**:114–22.
40. Rabinowitz YS, Nesburn AB, McDonnell PJ. Videokeratography of the fellow eye in unilateral keratoconus. *Ophthalmology* 1993;**100**:181–6.
41. Belin MW, Khachikian SS. New devices and clinical implications for measuring corneal thickness. *Clin Experiment Ophthalmol* 2006;**34**:729–31.
42. Kanellopoulos AJ, Asimellis G. Keratoconus management: long-term stability of topography-guided normalization combined with high-fluence CXL stabilization (the Athens Protocol). *J Refract Surg* 2014;**30**(2):88–93.
43. Smolek MK, Klyce SD. Current keratoconus detection methods compared with a neural network approach. *Invest Opthalmol Vis Sci* 1997;**38**:2290–9.
44. Ambrósio R Jr, Klyce SD, Wilson SE. Corneal topographic and pachymetric screening of keratorefractive patients. *J Refract Surg* 2003;**19**:24–9.
45. Ambrósio R Jr, Alonso RS, Luz A, et al. Corneal-thickness spatial profile and corneal-volume distribution: tomographic indices to detect keratoconus. *J Cataract Refract Surg* 2006;**32**:1851–9.
46. Holland S, Lin DT, Tan JC. Topography-guided laser refractive surgery. *Curr Opin Ophthalmol* 2013;**24**(4):302–9.

14

第 164 章

准分子激光表层切削：准分子激光屈光性角膜切削术

David S. Rootman, Mauricio A. Perez, W. Bruce Jackson, Dimitri T. Azar

关键概念

- 准分子激光屈光性角膜切削术（photorefractive keratectomy，PRK）仍是一种重要的激光矫正视力的方法，特别是针对不适合准分子激光原位角膜磨镶术（laser-assisted in situ keratomileusis，LASIK）的患者。
- 目前 PRK 主要的缺点是术后一周的相对不适感以及视力恢复缓慢。
- 随着激光技术的发展，PRK 的术后并发症已得到有效控制。PRK 已成为最安全的屈光手术之一。
- 角膜地形图或波前像差引导的 PRK 可治疗复杂的不规则角膜散光。
- PRK 联合角膜胶原交联是目前治疗圆锥角膜的一种可供选择的方式。

本章纲要

准分子激光表层切削

准分子激光表层切削的适应证

患者选择

术前准备

PRK 去角膜上皮

术后处理

结果

术中并发症

术后并发症

准分子激光表层切削

表层切削是指使用准分子激光切削角膜组织，期间并未在角膜基质层制瓣。相对于准分子激光原位角膜磨镶术，准分子激光表层切削能更好地保持角膜的生物力学特性，但也因为是表层切削，增强了术后早期的不适感，延长了恢复时间[1]。

PRK 始于 20 世纪 80 年代晚期，其使用 193nm 的氟氩准分子激光对低中度近视进行矫正[2]，90 年代中期用于远视的矫正[3]。尽管 PRK 相对安全有效，但是其缺点包括术后早期的疼痛或不适感、术后恢复时间长、角膜上皮下雾状混浊（haze）以及糖皮质激素使用的副作用等[4]。正是这些因素使得 LASIK 在全球范围内成为更加主导的矫正屈光不正的方法。

然而随着技术的发展，准分子激光表层切削重新得到重视，尤其是在角膜厚度偏薄、复发性角膜糜烂以及具有非典型角膜地形征象的患者中[1]。

准分子激光表层切削的适应证

尽管 LASIK 很普及，但是患者仍广泛接受表层切削。研究表明从术后远期来看，两者并未发现有任何实质性的差异[5~7]。许多患者，包括眼科医生及屈光方面的专家在评估了两种术式潜在的并发症后，都更倾向于表层切削。选择了表层切削意味着需要更长时间的视力恢复，对疼痛更强的耐受力，更密切的术后随访以及术后用药更好的依从性。许多患者之所以选择表层切削，是因为其本身的屈光不正度数不高，并且担心角膜瓣的安全性，尤其以从事接触类运动或以此为爱好，或者在军队或执法机构任职者居多（这些行业眼外伤风险相对较高，继而角膜瓣丢失或移位的风险也较高）[8,9]。对于较高度数的近视患者，PRK 术中预防性使用丝裂霉素 C 也使其效果更理想[10~12]。

准分子激光表层切削在存在角膜前部营养不良或者复发性角膜糜烂时是首选的术式。如果选择 LASIK，术中制瓣时上皮糜烂和缺损的风险会增大，弥漫性层间角膜炎和上皮内生的风险也较大，尽管使用飞秒激光制瓣能够减低上述风险[13~15]。另外，角膜

表 164.1　PRK 与 LASEK 及 LASIK 的比较

因素	PRK	LASEK	LASIK
适用范围	低中度近视 - 受切削深度及角膜上皮下雾状混浊风险的限制。高度近视至 -10.00D 术中需预防性使用丝裂霉素 C	低中度近视 - 受切削深度及角膜上皮下雾状混浊风险的限制	-10.00D 以下,受残余基质床厚度限制
伤口愈合	慢	较 PRK 时间短	快
术后疼痛	1~2 天	较 PRK 时间短	短
视力恢复时间	3~7 天	1~7 天	小于 1 天
特殊并发症	角膜雾状混浊形成	理论上角膜雾状混浊较 PRK 少	游离瓣,瓣皱褶,上皮内生,角膜膨隆,弥漫性层间角膜炎,瓣溶解,上述问题在使用飞秒激光制瓣时发生率低
角膜瘢痕风险	1%~2%	理论上低于 PRK	少
特殊适应证(相对的)	薄角膜,预测 LASIK 瓣相关并发症易发生或外伤,可疑圆锥角膜,不寻常角膜地形图,干眼综合征,复发性角膜糜烂综合征,基底膜疾患,二次手术,抗拒手术风险,其他角膜手术如 RK,PK,DALK 术后	同 PRK	痛阈低,需要视力快速恢复
特殊禁忌证(相对的)	痛阈低,预测易形成角膜雾状混浊,需要视力快速恢复	同 PRK	薄角膜,干眼综合征,复发性角膜糜烂综合征,大瞳孔直径,巩膜扣带术后,青光眼,角膜表面混浊,深眼窝,小睑裂,RK,PK 或 DALK 术后

LASEK,准分子激光上皮下角膜磨镶术(laser-assisted subepithelial keratomileusis)

上皮的去除和准分子激光治疗也能看作是对于已经存在的角膜上皮问题的一种治疗手段。

在深眼窝、薄角膜(剩余角膜基质床 <250~ 300μm)的患者中应该考虑行表层切削[15]。如果患者角膜平坦(≤40D),使用机械显微角膜板层刀制瓣时易造成游离瓣,如果角膜陡峭(≥48D),易造成纽孔瓣。这两类患者均可考虑行表层切削以减少风险。飞秒激光制瓣技术也可以避免此类风险。随着越来越多的 LASIK 术后角膜膨隆被报道,我们认为术前怀疑顿挫型圆锥角膜者,不对称散光或"不寻常"角膜征象者,如果被认为可行激光矫正视力,最好选择表层切削[16-19]。LASIK 术后患者如果要行二次手术,如果重新掀瓣已知有上皮内生的风险,表层切削也是首选术式[20-21]。对于轻到重度干眼患者,表层切削可避免加重干眼(LASIK 术后 6 个月甚至更久干眼加重)[22-24]。对于缺乏手术经验的医生,表层切削可能更安全,能够避免一些因 LASIK 手术复杂性而增加的潜在并发症[25]。表 164.1 是多种表层切削术式和 LASIK 的优缺点概要。

患者选择

接受手术的患者年龄须在 18 周岁以上且屈光度数稳定,对手术结果有合理的期望值。术者在术前需与患者充分沟通,确认患者对术后可能出现的并发症有一定

的了解和认知,能够接受一定程度上不够理想的术后视觉效果[26-27]。尽管激光切削技术的发展提高了术后视觉效果,仍然需要充分告知患者术后光晕和眩光的可能性,以及随之而来的对夜间视力的和驾驶的影响[28]。

同其他眼科手术流程一样,详尽的病史、全面的评估、针对性的检查都是手术成功的重要保障。目前尚无证据证明瘢痕体质是术后角膜上皮下雾状混浊发生的风险因素,因此此类患者可以接受该手术[29]。患有结缔组织病[30]、疱疹病毒性角膜炎[31,32]、角膜瘢痕、白内障、葡萄膜炎和自身免疫系统疾病的患者不适合行该手术。由于妊娠期和哺乳期女性体内激素的改变会导致其屈光状态的变化,且尚无证据证明术后常规的局部用药对妊娠期女性是安全的,因此这两类人群为手术的禁忌人群[33,34]。

术前准备

全面的眼科检查是评估患者是否适合手术的重要手段。包括裸眼和最佳矫正视力检查、明 / 暗状态下瞳孔直径测量[35]、小瞳 / 散瞳验光、电脑验光、角膜曲率测量、角膜厚度测量、眼压测量、优势眼评估、散瞳眼底检查。角膜地形图检查用于排除因佩戴接触镜而导致的角膜变形、不对称、不规则散光、圆锥角膜(图 164.1)、透明角膜边缘变性(图 164.2)的患者。

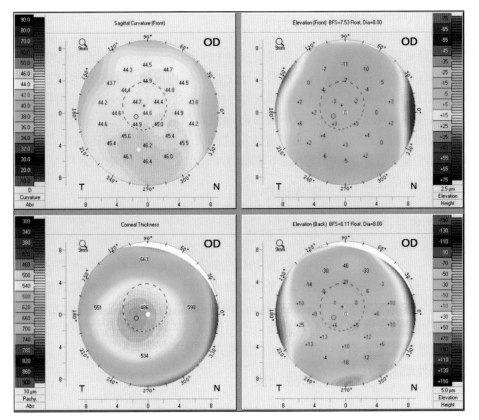

图 164.1 疑似圆锥角膜患者的高度图。前后表面高度图中的岛状隆起需引起注意

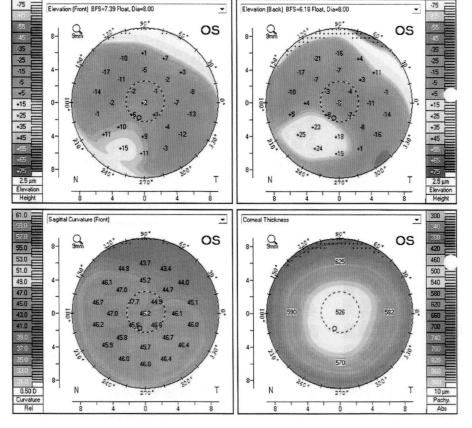

图 164.2 薄角膜,曲率图显示不对称性角膜散光,但高度图为正常形态
(译者注:原书存在错误,结合图164.1和图164.2,原书将两图的标题及解释弄反了)

14

裂隙灯显微镜检查是一种重要的术前检查。通过该检查能发现明显的角膜异常，如角膜瘢痕、角膜新生血管、角膜上皮基底膜营养不良及白内障等不适合行手术的情况。因表层切削手术会导致泪液减少并影响泪膜稳定性，所以检查时应特别注意是否存在眼型酒渣鼻、前/后部睑缘炎、特应性结膜炎、泪膜异常等情况[36,37]。所有具有干眼症病史、接触镜佩戴史的患者应行泪液分泌试验和泪膜破裂时间检查[38]。远视的干眼患者和角膜曲率较大的患者因其影响泪膜在角膜表面的分布，术后有发生持续性角膜上皮炎和角膜瘢痕的风险[39]。

患者在术前需充分理解手术风险和效果，并签署知情同意书。深入的术前谈话可在一定程度上减少医疗纠纷[40]。

PRK 手术方法

手术可双眼同期进行也可两眼分别进行。两眼手术的间隔可在几日到1~2周不等。患者和术者多倾向于双眼同期手术，同期手术少有额外的风险且术后恢复时间较短[41,42]。

术前用药

一般术前10分钟使用一到两滴抗生素滴眼液，一滴非甾体类抗炎药滴眼液。对于焦虑紧张的患者，可使用轻度镇静的药物如苯二氮䓬类药物缓解情绪。一些术者在去上皮前使用冷藏的平衡盐溶液冲洗角膜来减轻大面积激光带来的热损伤[43]。

PRK 去角膜上皮

完整及快速地去除6.5~9.5mm区域的角膜上皮对于保持角膜基质床的均匀水化，避免不均匀的基质切削，减少角膜细胞的凋亡和促进角膜上皮愈合至关重要。

机械方法

手术中做到角膜基质床的均匀水化，避免前弹力层损伤[44,45]及不规则边界导致的上皮延迟愈合等都对术者的经验有一定的要求。

电动上皮刷可以将9.5mm范围内的角膜上皮均匀地移除。但该设备有可能使角膜瓣移位，在已存在角膜瓣的二次手术中应避免使用。

去除角膜上皮之后，使用湿吸血海绵轻拭暴露的角膜基质床，进一步去除残留的上皮或碎屑

（图164.3）。

化学方法

角膜上皮经18%~50%乙醇溶液浸泡10~20秒(乙醇溶液可置于上皮环圈内或使用事先浸泡过乙醇溶液的海绵片)，再用平衡盐溶液充分冲洗后，可用上皮铲或小吸血海绵使其与前弹力层轻易分离[46,47]。有文献报道使用这种去上皮方式，术后不适感[48]和角膜上皮下雾状混浊较少[46]，视力恢复较快[49]。

激光治疗

准分子激光

目前常用的准分子激光光束有两种：光斑式和扫描式。光斑式激光通过一个可变光圈能控制能量大小，使得从角膜中央到周边可使用不同的激光能量。扫描式激光能在角膜上形成小光束或裂隙样光束，并有不同的扫描模式[50]。

激光去上皮

准分子激光治疗性角膜切削术(phototherapeutic keratectomy, PTK)模式可用于上皮的去除。PTK模式去除的上皮深度为固定的43~50μm，最大直径为6.5mm(VISX Excimer Laser System)。既往研究显示该方法在二次手术去上皮时效果较好，但是，随着波前像差引导的治疗方式的出现，激光制造商(AMO Abbott, Abbott Park, IL, USA)已不再推荐其作为去上皮的方式[51]。

经上皮的

PTK的激光模式(经上皮的)或者Johnson的"非接触方法"[52]使用准分子激光去除角膜上皮，在角膜基质切削前摆脱刮刀或乙醇松解。有报道称这种方法较之以往的方法在兔眼上减少了角膜细胞凋亡[53]，在二次手术时比传统的PTK激光模式有更好的术后效果[54]。

基质切削

患者平躺后，嘱其注视指示灯。调整激光治疗的中心与瞳孔中心一致，同时启用眼球跟踪。手术全程要求患者保持注视，尽量减少额外的照明，以免影响注视。

如果术中经过基于屈光手术中心的数据分析所得的校正值调整，那么结果会更为理想。由于激光切

14

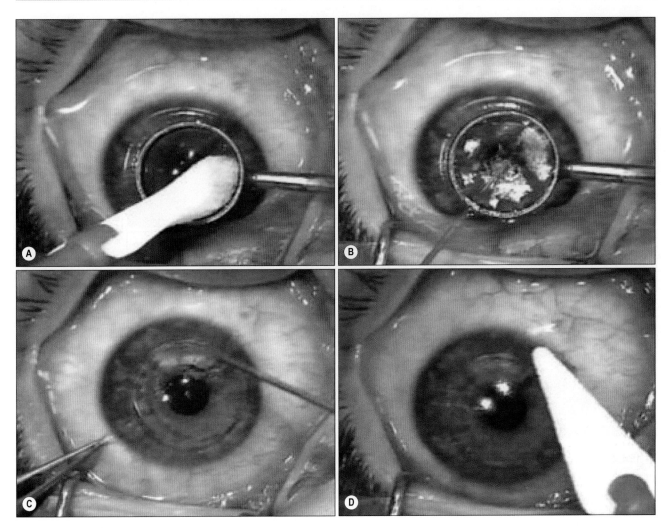

图 164.3　去除角膜上皮。(A)吸干上皮环圈内的酒精。(B)在上皮环圈离开角膜前用平衡盐溶液充分冲洗，将酒精与角膜缘上皮干细胞接触的可能性降到最低，这样有利于术后上皮愈合。(C、D)分离上皮至指定位置（Reproduced from Thompson V，Seller T，Hardten DR. photorefractive keratectomy（PRK）. In：Azar DT，Gatinel D，Hoang-Xuan T，eds. Refractive surgery，2e. Elsevier 2007.）

削模式的提升[55]，多层切削技术已基本不再使用[56]。

　　像差引导的个性化切削有望提高手术效果，同时可以省略其他的个性化需求[57]。尽管如此，根据去上皮的方式、环境因素、患者年龄、目标屈光状态等因素的不同，少量的校正值调整仍然是必要的。

　　基质切削完成之后，一些术者应用人工泪液、平衡盐溶液或者透明质酸等黏弹剂，借助 PTK 程序的激光脉冲使切削面平整以加快术后愈合，降低角膜上皮下雾状混浊和屈光回退的风险[58]。现在的技术已经能使切削面非常平滑，无需额外的 PTK，因此这一步骤已很少进行。

　　一些研究发现，局部使用 0.02% 丝裂霉素 C 可以有效预防术后的角膜上皮下纤维再生。高度近视患者（8D 或以上）PRK 术后预防性使用丝裂霉素 C，甚至在矫正更小的屈光度时也有使用[59]。有研究者发现，远视患者 PRK 术后使用丝裂霉素 C 有助于防止角膜上皮下雾状混浊的发生[50]。放置浸润丝裂霉素 C 的棉片 12~120 秒后，应彻底冲洗角膜和结膜穹隆部（图 164.4）。

术后处理

术后用药

　　术后使用广谱抗生素一天四次直至角膜上皮愈合，而后取下绷带镜。

　　术后 24~48 小时内局部使用非甾体类抗炎药一天四次可有镇痛的效果[60]。使用溴芬酸钠或者酮洛酸每天两次被证实安全有效[61]。这种非甾体类抗炎药通常不会影响角膜上皮再生，但也不会抑制角膜上皮下雾状混浊的生成。一般只在术后 24 小时内使用，

14

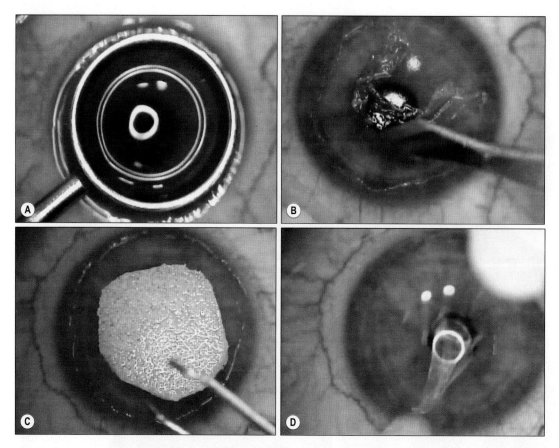

图 164.4 PRK 术中使用丝裂霉素 C 预防角膜上皮下雾状混浊的发生。术中使用浸润丝裂霉素 C 的棉片。(A)置 20% 的乙醇于 8mm 的上皮环圈内。(B)用上皮刀刮除上皮。(C)浸润丝裂霉素 C 的 6mm 大小的人造海绵放置基质面 2 分钟。(D)使用平衡盐溶液充分冲洗。准分子激光切削基质，完成后佩戴绷带镜

且应避免严重干眼患者使用[62]。

大部分屈光手术医生术后即开始使用糖皮质激素，如 0.1% 氟米龙一天四次，使用几周至 6 个月，逐渐减量[62]。术后 48~72 小时内局部使用糖皮质激素较非甾体类抗炎药能更有效地降低感染的风险，并且在预防长期并发症如角膜上皮下雾状混浊、近视回退方面有重要作用[63]。尽管激素性白内障[64]、高眼压[65] 的风险较小，但近视激光治疗后眼压测量值低于实际值，高眼压容易被掩盖[66,67]，因此需对术后患者密切随访。

少数患者术后早期在使用非甾体类抗炎药及绷带镜后仍诉有相当不适感的，可在几日内局部使用 0.5%~1% 丁卡因或 0.05% 丙美卡因[68]。PRK 术后延长使用局麻药物可能会导致角膜上皮愈合延迟及角膜基质环形浸润[69]。如有需要，可在术后 48~72 小时内给予泰诺或可待因镇痛。

上皮愈合

大部分术者和患者都倾向于术后使用绷带镜来促进上皮再生及缓解疼痛[4]。近视 PRK 患者若有 6.5mm 的上皮缺损一般在 2~3 天内愈合，8.5~9.5mm 的上皮缺损，一般需 4~5 天愈合[3]。

绷带镜丢失、前部基底膜营养不良、干眼或者局部药物毒性均会导致上皮愈合延迟。

上皮再生，尤其是近视 PRK 术后的上皮再生过程中往往会伴有暂时性的上皮细胞增生，这会导致暂时性的近视漂移，通常持续 1~3 月[70]。

结果

近视 PRK

最新一代的激光联合眼球跟踪及像差引导技术，能有效减轻术后不适，减少角膜上皮雾状混浊的发生，降低高度近视术后角膜膨隆的风险，这使得选择表层切削的患者数量增加。近 100% 的患者术后裸眼视力达到 0.5 或者更好，近 85% 的患者术后裸眼视力达到 1.0，近三分之二的患者术后裸眼视力达到 1.2 或更好。

远视 PRK

矫正远视的切削模式旨在光学区的周边部形成一个平滑过渡的环形切削区域,以此造成中央视轴区的陡峭和周边部的平坦[71,72]。

远视 PRK 术后上皮愈合需要 4 天左右,早期可能会呈现 1D 的过矫,在术后 3~6 个月向正视漂移,屈光力及视力大约在术后 6~12 个月稳定[73,74]。46%~70% 的患者术后 1 年的裸眼视力达到 1.0 甚至更好,视力结果取决于等效球镜。近 30% 的患者其术后最佳框架眼镜矫正视力(BSCVA)较术前下降一行,但患者大多不自知。如果远视度数较高,回退的可能性较大,对比度视力和最佳框架眼镜矫正视力较术前下降,日间视觉障碍等问题使其矫正效果不理想[75]。最近的循证医学综述表明对远视患者行 PRK 或 LASIK 效果相当,尽管证据尚不明确[76]。

远视 PRK 特有的并发症包括铁质沉着环[77]、中央结节瘢痕形成[78],相比近视矫正术后更多见的最佳框架眼镜矫正视力下降以及急性角膜坏死[79]。

PRK 矫正远视的度数应选择在 4D 以下,并且需告知患者视力恢复可能需要 1 年时间。

波前像差引导的 PRK

有研究表明,波前像差引导的 LASIK 和 PRK 能够大大减少术后视觉不适症状,结果令人鼓舞[80](图 164.5 和图 164.6)。

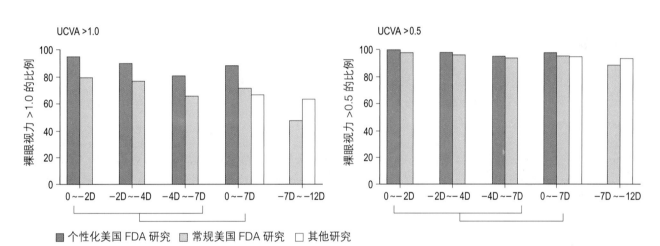

图 164.5　近视 LASIK 术后 3~6 个月的视力结果。UCVA:裸眼视力。中低度近视组(屈光不正在 0~-7D 之间)与高度近视组(屈光不正在 -7D~-12D 之间)比较(Reproduced from Sakimoto T,Rosenblatt MI,Azar DT. Laser eye surgery for refractive errors. Lancet 2006;367(9520):1432~1447.)

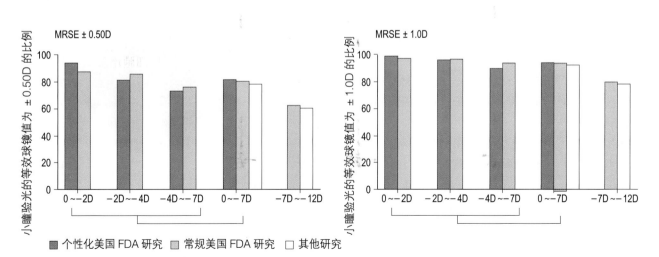

图 164.6　近视 LASIK 术后 3~6 个月的屈光力结果。MRSE:小瞳验光的等效球镜值。中低度近视组(屈光不正在 0~-7D 之间)与高度近视组(屈光不正在 -7D~-12D 之间)比较(Reproduced from Sakimoto T,Rosenblatt MI,Azar DT. Laser eye surgery for refractive errors. Lancet 2006;367(9520):1432~1447.)

14

角膜地形图引导的 PRK

近来,角膜地形图引导的激光治疗可以解决角膜瘢痕、多次激光治疗、复杂瓣、角膜移植术后继发的角膜不规则散光问题。

该技术的基本理念是根据患者的角膜形态来提供个性化激光治疗方案。

目前已有多种操作平台和软件系统可以完成角膜地形图引导的激光治疗。尽管目前这一技术已日趋成熟,且能有效应用于以上列举的情况,但是其有效性和可预测性有待进一步研究。同时技术层面尚需进一步提升,实现手术过程中实时的角膜地形引导,角膜上皮去除后即开始个性化治疗。在该技术的支持下,个性化的角膜上皮去除、经上皮甚至个性化的基质切削都将成为可能[81,82]。

PRK 和圆锥角膜:Athens 方案

胶原交联是目前认可的治疗稳定期或进展期圆锥角膜的方法。为了改善角膜形态和减少屈光不正,Kanellopoulos 和 Asimellis 提出了胶原交联联合个性化的前表面切削[83]如准分子激光去上皮(50μm)、局部角膜地形图引导的准分子激光基质切削的方案。该方案中,长波紫外线的辐照度能量较高(10mW/cm²),以期达到在尽量少影响前部角膜的情况下阻止疾病进展的目的。根据 Athens 方案实施的手术结果表明:术后角膜变薄这一明显的缺陷经由胶原交联术使角膜稳定性增加从而提升了远期的角膜功能。

屈光手术后的 PRK

LASIK、放射状角膜切开术(radial keratotomy,RK)、人工晶状体植入术、穿透性角膜移植(penetrating keratoplasty,PK)术后仍可行 PRK。

PRK 可用于矫正 LASIK 术后过矫、欠矫、回退、不规则散光或角膜瓣相关并发症带来的角膜表面不规则的情况。

PRK 也成功用于矫正放射状角膜切开术后残余的屈光不正[84]。但需注意术后不规则散光和角膜上皮下雾状混浊导致的最佳框架矫正视力下降、术后角膜上皮下雾状混浊、夜间视觉效果不佳、单眼复视等问题[85,86]。白内障手术、人工晶状体植入术、透明晶状体置换术后的屈光不正都可以行 PRK 进行矫正[87,88]。

PK 术后因屈光参差导致无法佩戴框架眼镜或接触镜不耐受者,也可行 PRK 减少残余的屈光不正[89]。PK 术后的 PRK 预测性不及常规近视和散光的 PRK

手术[90,91]。术后可能发生同种异体移植排斥[92],与常规 PRK 相比,较术前视力下降两行的可能性增加[93]。预防性使用丝裂霉素 C 可以提高穿透性角膜移植术后 PRK 的效果[94,95]。

术中并发症

偏中心切削

随着固视目标的改良和自动眼球运动跟踪的应用,偏中心切削在临床上已经极其少见。偏中心切削是指切削中心偏离了瞳孔中心或者视轴(图 164.7 和图 164.8)。

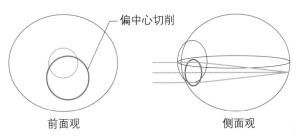

图 164.7 偏中心切削的图示。偏中心切削时光线进入眼内聚焦于黄斑中心凹旁。离焦光线和／或扭曲的图形投影至黄斑中心凹(Reproduced from Winokur J,Viniciguerra P,Randazzo A,Decentration in keratorefractive procedures. In:Albert DM,Miller JW,Azar DT,Blodi BA,eds. Albert and Jakobiec's principles and practice in ophthalmology,3e. Philadelphia:Elsevier;2008,pp. 1015~1019.)

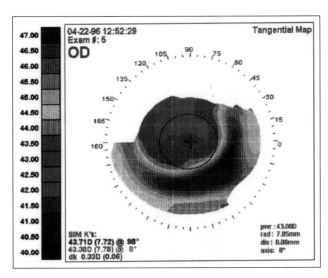

图 164.8 偏中心切削(移位)。切削边缘(红色环形)和切削区(绿色和蓝色)向颞上方移位。瞳孔中心用十字表示(Reproduced from Azar DT,Yeh PC. Corneal topographic evaluation of decentration in photorefractive keratectomy:treatmentdisplacement vs intraoperative drift. AmJ Ophthalmol 1997;1243:312~320.)

患者头部位置不正、注视差、眼动显著、激光束与手术目镜定位偏差,眼球跟踪系统的调校误差或者是术者未发现眼球跟踪系统处于异常状态等都会导致偏中心切削的发生。偏中心切削会导致角膜散光、单眼复视、眩光、光晕和视力降低等。轻度的偏中心切削一般不会影响术后视力和对比敏感度[96]。

远视激光矫正由于其较小的中央光学区,偏中心切削更多见。一旦发现偏中心可能应及时停止手术,调整注视。kappa 角较大的患者,切削中心应位于视轴和瞳孔中心之间,而不是瞳孔中心。

偏中心切削是目前最难解决的并发症之一。尽管已提出多种治疗方案,但是手术更像一门艺术更甚于科学。角膜地形图软件如 Allergretto 结合定制程序如 VISXCustomVue 可有效提高手术效果。证据证明角膜地形图引导结合飞点扫描激光[97,98]或波前像差引导结合小光斑是针对这一并发症最佳的治疗方法。

术后并发症

上皮并发症

PRK 的上皮并发症包括浅层点状角膜炎、上皮缺损、复发性糜烂。浅层点状角膜炎通常继发于药物毒性,治疗上可使用无防腐剂的人工泪液滴眼而停用其他滴眼液。PRK 术后一年内患者常诉晨起有异物感、磨砂感。如前所述,角膜上皮增生可导致近视术后暂时性过矫。

干眼

PRK 术后出现角膜敏感度下降[99]、泪液分泌减少、泪液质量和稳定性下降,以上症状一般持续 3~6 个月,程度轻于 LASIK 术后。这将导致干眼和点状糜烂发生,并进一步导致成像质量和对比敏感度的下降,这一现象在远视 PRK 术后尤甚[100]。

术前需对患者行干眼的筛查,并告知可能的术后并发症。如术前即有干眼的症状或体征,应予以治疗。治疗方式包括使用人工泪液、凝胶、软膏和 / 或泪点栓塞。使用多西环素并局部使用抗生素治疗睑板腺功能障碍引起的干眼,热敷可以改善舒适度并减少泪液蒸发。局部使用环孢素旨在增加泪液分泌,对于该种干眼效果较好。如果患者能接受 3~6 个月的起效时间、长期治疗带来的相对较高的经济成本、初期不适,可以考虑局部使用环孢素。初期不适症状可在第一个月内联合局部使用糖皮质激素来缓解。术后的治疗方案同术前。症状一般在 6 个月内改善,偶有患者需要延长治疗时间。

角膜浸润和感染性角膜炎

PRK 术后无菌性或免疫性角膜浸润少见[101]。一般发生在角膜边缘,可单发亦可多发。多发于术后两天内,伴眼部不适和眼红。

术后感染性角膜炎罕见,发生率在 0.1%~0.2%。主要的危险因素是角膜上皮缺损和绷带镜的使用。感染性角膜溃疡是最严重的 PRK 术后并发症,多发生于术后数日内,常见致病因素包括革兰氏阳性菌[102-104]、凝固酶阴性葡萄球菌、金黄色葡萄球菌[105]、肺炎链球菌,铜绿假单胞菌[106]、分枝杆菌[107]、真菌[108,109]、单纯疱疹病毒[110]、阿米巴[111]等(图 164.9)。细菌性角膜炎需在局部频点抗生素。

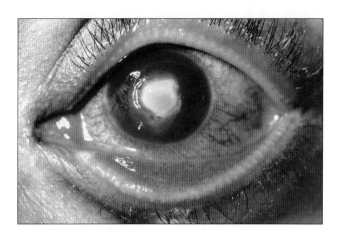

图 164.9　高度近视 PRK 术后金黄色葡萄球菌感染。恢复视力需行角膜移植术

不规则散光

造成术后不规则散光的原因包括术前的不对称散光、偏中心切削、中央岛、顿挫型圆锥角膜及各种外伤愈合后遗留的环形混浊。不规则散光是影响术后最佳框架眼镜矫正视力的最主要原因,一般同时伴随有眩光、光晕、星芒、复视、对比敏感度降低。诊断性接触镜试戴后矫正视力显著提高可以辅助诊断。

正如前文所述,波前像差引导和角膜地形图引导的切削将成为解决此问题的趋势,尽管完美的解决方案仍待完善。

角膜上皮下雾状混浊、瘢痕、回退

高度近视术后与角膜基质愈合相关的角膜上皮下混浊和屈光回退是 PRK 的主要并发症。

14

PRK 术后一些患者会出现轻度前部基质混浊或者角膜透明度下降这些正常的愈合反应,一般术后数周后发生,3 个月时到达高峰[112]。绝大多数情况下,角膜上皮下雾状混浊会慢慢减轻,95% 的患者角膜可恢复至完全透明或遗留少许混浊。随着激光切削技术、手术技巧的提高,术后随访的重视,角膜上皮下雾状混浊的发生率在近 10 年显著降低。大部分的术后角膜上皮下雾状混浊会在 10 年内消退,此时对视力的影响也会减至最小[113]。

当患者发生较明显的角膜上皮下雾状混浊时,表现为细纹状,常在角膜中央部位先行消退,残留周边环形混浊。少数患者遗留永久性瘢痕影响视力并导致角膜形态异常。迟发性角膜上皮下雾状混浊是指其发生在术后 3 个月或更迟,发生率约为 2%[114]。此类患者发生混浊之前,角膜透明,发生之后伴有屈光回退。多见于高度近视患者术后停用糖皮质激素,目前已经少见(图 164.10)。

角膜上皮下雾状混浊的危险因素有以下几点:需要增加切削深度的高度近视[115]、切削范围小且陡峭的过渡区边缘[116]、妊娠[117]、口服避孕药[118]、紫外线照射[119]、病毒性角膜炎或者流行性角结膜炎[120]、急性全身病毒感染、外伤[121]、眼表疾病、切削时角膜高温[122]、基质床粗糙[123]、深色虹膜[124]。术后一年内,患者外出时建议佩戴太阳镜和鸭舌帽,一旦有视力突然下降需立即就医。

术后使用糖皮质激素能有效预防高度近视患者术后出现角膜上皮下雾状混浊[66],但是在低度近视和低度远视中的效果仍待进一步研究[3,125]。术中使用丝裂霉素 C[63],术后补充维生素 A 和 E 都有助于预防高度近视术后角膜上皮下雾状混浊的发生[126]。

角膜上皮下雾状混浊和屈光回退的治疗

当患者突发屈光回退伴或不伴角膜上皮下雾状混浊时,应局部使用糖皮质激素。一般滴用 1% 醋酸泼尼松龙,每一到两小时一次,持续两周后减量。非甾体类抗炎药治疗效果不佳[127]。密切治疗一个月后角膜上皮下雾状混浊和屈光回退若无明显改善,应停止使用糖皮质激素。少数患者停药后复发,此时应再增加一个疗程的激素治疗。

治疗屈光回退不伴角膜上皮下雾状混浊的患者,可先行经上皮 PTK,随后进行基质切削和平滑 PTK。一般情况下有必要过矫 25%~33%[128,129],如果有明显角膜上皮下雾状混浊和瘢痕,建议欠矫[130]。术后应使用糖皮质激素,维持 3 个月以上。第一次治疗后

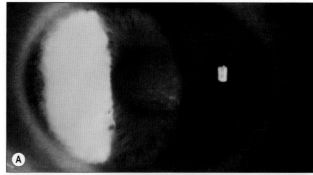
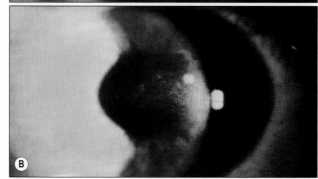
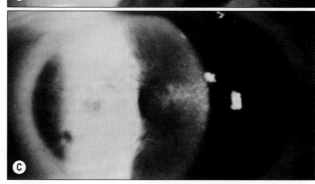

图 164.10 PRK 术后角膜上皮下雾状混浊的分级。(A)轻度角膜上皮下雾状混浊。(B)中度角膜上皮下雾状混浊。(C)重度角膜上皮下雾状混浊。(Reproduced from Thompson V,SeilerT,Hardten DR,photorefractive keratectomy(PRK).In:Azar DT,Gatinel D,Hoang-Xuan T,eds. Refractive surgery,2e. Elsevier,2007,p. 223~237.)

明显回退(>1.5D)的患者在二次手术中基质切削后立刻预防性使用 0.02% 丝裂霉素 C 时长 2 分钟。

当患者出现严重角膜上皮下雾状混浊并影响最佳框架眼镜矫正视力时,无法准确获得验光结果,应予以机械法去上皮并使用 64 号 Beaver 刀刮除瘢痕。随后使用 6mm 直径的浸润 0.02% 丝裂霉素 C 的环形海绵湿敷 2 分钟,然后平衡盐溶液充分冲洗[131,132](图 164.11)。一些患者会因瘢痕处理不完全而遗留不规则散光,此时应行角膜地形图引导或像差引导的切削(像差引导的切削只能在角膜透明,无角膜上皮下雾状混浊时进行)。

佩戴绷带镜可促进上皮愈合,过程类似于 PRK

14

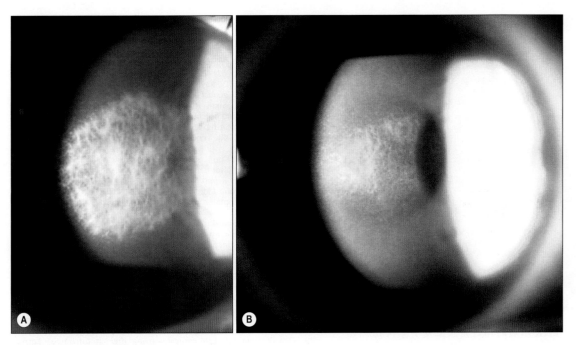

图 164.11 PRK 术后的角膜上皮下雾状混浊。(A)丝裂霉素 C 使用前。(B)丝裂霉素 C 使用后。0.02% 丝裂霉素 C 使用 6 个月后角膜上皮下雾状混浊显著减少

术后的角膜上皮愈合过程。术后应持续使用糖皮质激素并在之后的 3~6 个月内缓慢减量。角膜上皮下雾状混浊处理后,二次手术行 LASIK,可能成功率较高,可避免角膜上皮下雾状混浊再发[133]。如二次手术仍选择 PRK,应使用丝裂霉素 C 或在上皮缺损处覆盖羊膜,但是常规使用还是有困难的。在个别病例中,需要行浅板层角膜切除术来去除角膜瘢痕[134]。Gimbel 等报道术后局部使用噻替派可有效预防角膜上皮下雾状混浊再发[99]。

远视 PRK 术后的屈光回退是其正常愈合的反应。一般持续至术后 6 个月,6~12 个月基本无变化。角膜陡峭的患者术后可能出现角膜中央凸起,如早期发现可滴用润滑滴眼液和糖皮质激素治疗(图 164.12)。在一些病例中需行治疗性 PTK,先去除凸起处的角膜上皮,然后在凸起周围涂布一些阻滞剂,之后使用激光消除凸起处使其变平。高度远视伴散光的患者术后可能出现周边角膜上皮下雾状混浊和不规则散光(图 164.13)。目前,减轻术后瘢痕最有效的药物为丝裂霉素 C。

对于 PRK 术后数年出现屈光回退的患者,要注意区分是手术后的回退(伴随角膜曲率的相应变化)或是晶状体核硬化引起的近视进展还是因高度近视二次手术和顿挫型或显性圆锥角膜引起的后表面膨隆(这种后表面膨隆在常规 PRK 术后罕见)。若因忽

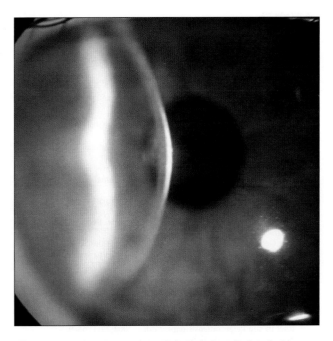

图 164.12 远视 PRK 术后的角膜中央凸起(治疗后)

视晶状体改变导致的术后近视的原因,而再行 PRK 会导致继发性的膨隆。PRK 术后亦可行白内障手术,但应注意人工晶状体度数的计算从而避免术后出现远视[135]。

使用丝裂霉素 C 的不良反应包括角膜水肿、复发性溃疡、上皮溶解、角膜穿孔和内皮细胞丢失等。

14

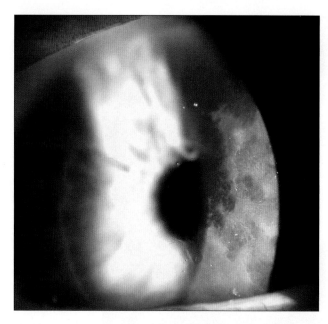

图164.13　远视PRK术后的周边角膜上皮下雾状混浊(治疗后)

（崔乐乐　译　王勤美　校）

参考文献

1. Onguchi T. Outcomes and complications of surface ablation. In: Brightbill FS, McGhee C, Farjo A, et al., editors. *Corneal surgery.* Elsevier; 2007. p. 821–6.
2. McDonnell PJ, Moreira H, Clapham TN, et al. Photorefractive keratectomy for astigmatism. Initial clinical results. *Arch Ophthalmol* 1991; **109**(10):1370–3.
3. Jackson WB, Casson E, Hodge WG, et al. Laser vision correction for low hyperopia. An 18-month assessment of safety and efficacy. *Ophthalmology* 1998; **105**(9):1727–38, discussion: 1737–8.
4. Stein R. Photorefractive keratectomy. *Int Ophthalmol Clin* 2000; **40**(3): 35–56.
5. Pop M, Payette Y. Photorefractive keratectomy versus laser in situ keratomileusis: a control-matched study. *Ophthalmology* 2000; **107**(2): 251–7.
6. Tole DM, McCarty DJ, Couper T, et al. Comparison of laser in situ keratomileusis and photorefractive keratectomy for the correction of myopia of –6.00 diopters or less. Melbourne Excimer Laser Group. *J Refract Surg* 2001; **17**(1):46–54.
7. Van Gelder RN, Steger-May K, Yang SH, et al. Comparison of photorefractive keratectomy, astigmatic PRK, laser in situ keratomileusis, and astigmatic LASIK in the treatment of myopia. *J Cataract Refract Surg* 2002; **28**(3):462–76.
8. Aldave AJ, Hollander DA, Abbott RL. Late-onset traumatic flap dislocation and diffuse lamellar inflammation after laser in situ keratomileusis. *Cornea* 2002; **21**(6):604–7.
9. Tumbocon JA, Paul R, Slomovic A, et al. Late traumatic displacement of laser in situ keratomileusis flaps. *Cornea* 2003; **22**(1):66–9.
10. Thornton I, Paul R, Slomovic A, et al. Low-dose mitomycin C as a prophylaxis for corneal haze in myopic surface ablation. *Am J Ophthalmol* 2007; **144**:673–81.
11. Teus MA, Benit-Llopis L, Alio JL. Mitomycin C in corneal refractive surgery. *Surv Ophthalmol* 2009; **54**:487–502.
12. Santhiago MR, Netto M, Wilson SE. Mitomycin C: Biological effects and use in refractive surgery. *Cornea* 2012; **31**:311–21.
13. Moshirfar M, Gardiner JP, Schliesser JA, et al. Laser in situ keratomileusis flap complications using mechanical microkeratome versus femtosecond laser: Retrospective comparison. *J Cataract Refract Surg* 2010; **36**: 1925–33.
14. Harrison DA, Periman LM. Diffuse lamellar keratitis associated with recurrent corneal erosions after laser in situ keratomileusis. *J Refract Surg* 2001; **17**(4):463–5.
15. Melki SA, Azar DT. LASIK complications: etiology, management, and prevention. *Surv Ophthalmol* 2001; **46**(2):95–116.
16. Amoils SP, Deist MB, Gous P, et al. Iatrogenic keratectasia after laser in situ keratomileusis for less than –4.0 to –7.0 diopters of myopia. *J Cataract Refract Surg* 2000; **26**(7):967–77.
17. Rao SN, Epstein RJ. Early onset ectasia following laser in situ keratomileusis: case report and literature review. *J Refract Surg* 2002; **18**(2): 177–84.
18. Bianchi C. LASIK and corneal ectasia. *Ophthalmology* 2002; **109**(4):619–21, author reply 621–2.
19. Sun R, Gimbel HV, Kaye GB. Photorefractive keratectomy in keratoconus suspects. *J Cataract Refract Surg* 1999; **25**(11):1461–6.
20. Randleman JB, Shah RD. LASIK interface complications: etiology, management, and outcomes. *J Refract Surg* 2012; **28**(8):575–86.
21. Kohnen T. Retreating residual refractive errors after excimer surgery of the cornea: PRK versus LASIK. *J Cataract Refract Surg* 2000; **26**(5): 625–6.
22. Lee JB, Ryu CH, Kim J, et al. Comparison of tear secretion and tear film instability after photorefractive keratectomy and laser in situ keratomileusis. *J Cataract Refract Surg* 2000; **26**(9):1326–31.
23. Albietz JM, Lenton LM, McLennan SG. Effect of laser in situ keratomileusis for hyperopia on tear film and ocular surface. *J Refract Surg* 2002; **18**(2):113–23.
24. Wilson SE, Ambrosio R. Laser in situ keratomileusis-induced neurotrophic epitheliopathy. *Am J Ophthalmol* 2001; **132**(3):405–6.
25. Tham VM, Maloney RK. Microkeratome complications of laser in situ keratomileusis. *Ophthalmology* 2000; **107**(5):920–4.
26. Shah S, Perera S, Chatterjee A. Satisfaction after photorefractive keratectomy. *J Refract Surg* 1998; **14**(2 Suppl.):S226–7.
27. Geerling G, Meyer C, Laqua H. Patient expectations and recollection of information about photorefractive keratectomy. *J Cataract Refract Surg* 1997; **23**(9):1311–16.
28. Fan-Paul NI, Li J, Miller JS, et al. Night vision disturbances after corneal refractive surgery. *Surv Ophthalmol* 2002; **47**(6):533–46.
29. Cua IY, Pepose JS. Late corneal scarring after photorefractive keratectomy concurrent with development of systemic lupus erythematosus. *J Refract Surg* 2002; **18**(6):750–2.
30. Pepose JS, Laycock KA, Miller JK, et al. Reactivation of latent herpes simplex virus by excimer laser photokeratectomy. *Am J Ophthalmol* 1992; **114**(1):45–50.
31. Wulff K, Fechner PU. Herpes simplex keratitis after photorefractive keratectomy. *J Refract Surg* 1997; **13**(7):613.
32. Asbell PA. Valacyclovir for the prevention of recurrent herpes simplex virus eye disease after excimer laser photokeratectomy. *Trans Am Ophthalmol Soc* 2000; **98**:285–303.
33. McCarty CA, Ng I, Waldron B, et al. Relation of hormone and menopausal status to outcomes following excimer laser photorefractive keratectomy in women. Melbourne Excimer Laser Group. *Aust NZ J Ophthalmol* 1996; **24**(3):215–22.
34. Starr MB. Pregnancy-associated overcorrection following myopic excimer laser photorefractive keratectomy. *Arch Ophthalmol* 1998; **116**(11):1551.
35. Pop M, Payette Y, Santoriello E. Comparison of the pupil card and pupilometer in measuring pupil size. *J Cataract Refract Surg* 2002; **28**(2): 283–8.
36. Siganos DS, Popescu CN, Siganos CS, et al. Tear secretion following spherical and astigmatic excimer laser photorefractive keratectomy. *J Cataract Refract Surg* 2000; **26**(11):1585–9.
37. Ozdamar A, Aras C, Karakas N, et al. Changes in tear flow and tear film stability after photorefractive keratectomy. *Cornea* 1999; **18**(4):437–9.
38. Ang RT, Dartt DA, Tsubota K. Dry eye after refractive surgery. *Curr Opin Ophthalmol* 2001; **12**(4):318–22.
39. Sener B, Ozdamar A, Aras C. Apical nodular subepithelial corneal scar after retreatment in hyperopic photorefractive keratectomy. *J Cataract Refract Surg* 2000; **26**(3):352–7.
40. Ellis JH, Abbott RL, Brick DC, et al. Liability issues associated with PRK and the excimer laser. *Surv Ophthalmol* 1997; **42**(3):279–82.
41. Vetrugno M, Maino A, Cardia L. Prospective randomized comparison of simultaneous and sequential bilateral photorefractive keratectomy for the correction of myopia. *Ophthalmic Surg Lasers* 2000; **31**(5):400–10.
42. Pop M, Payette Y. Results of bilateral photorefractive keratectomy. *Ophthalmology* 2000; **107**(3):472–9.
43. Amoils SP. Photorefractive keratectomy using a scanning-slit laser, rotary epithelial brush, and chilled balanced salt solution. *J Cataract Refract Surg* 2000; **26**(11):1596–604.
44. Griffith M, Jackson WB, Lafontaine MD, et al. Evaluation of current techniques of corneal epithelial removal in hyperopic photorefractive keratectomy. *J Cataract Refract Surg* 1998; **24**(8):1070–8.
45. Weiss RA, Liaw LH, Berns M, et al. Scanning electron microscopy comparison of corneal epithelial removal techniques before photorefractive keratectomy. *J Cataract Refract Surg* 1999; **25**(8):1093–6.
46. Carones F, Fiore T, Brancato R. Mechanical vs. alcohol epithelial removal during photorefractive keratectomy. *J Refract Surg* 1999; **15**(5):556–62.
47. Shah S, Doyle SJ, Chatterjee A, et al. Comparison of 18% ethanol and mechanical debridement for epithelial removal before photorefractive keratectomy. *J Refract Surg* 1998; **14**(2 Suppl.):S212–14.
48. Kanitkar KD, Camp J, Humble H, et al. Pain after epithelial removal by ethanol-assisted mechanical versus transepithelial excimer laser debridement. *J Refract Surg* 2000; **16**(5):519–22.
49. Abad JC, An B, Power WJ, et al. A prospective evaluation of

alcohol-assisted versus mechanical epithelial removal before photore-fractive keratectomy. *Ophthalmology* 1997;**104**(10):1566–74, discussion: 1574–5.

50. Thompson V, Seiler T, Hardten DR. Photorefractive keratectomy (PRK). In: Azar D, editor. *Refractive surgery*. 2nd ed. Philadelphia: Elsevier; 2007.

51. Kapadia MS, Meisler DM, Wilson SE. Epithelial removal with the excimer laser (laser-scrape) in photorefractive keratectomy retreatment. *Ophthalmology* 1999;**106**(1):29–34.

52. Johnson DG, Kezirian GM, George SP, et al. Removal of corneal epithe-lium with phototherapeutic technique during multizone, multipass photorefractive keratectomy. *J Refract Surg* 1998;**14**(1):38–48.

53. Kim WJ, Shah S, Wilson SE. Differences in keratocyte apoptosis follow-ing transepithelial and laser-scrape photorefractive keratectomy in rabbits. *J Refract Surg* 1998;**14**(5):526–33.

54. George SP, Johnson DG. Photorefractive keratectomy retreatments: comparison of two methods of excimer laser epithelium removal. *Ophthalmology* 1999;**106**(8):1469–79, discussion: 1479–80.

55. Rao SN, Chuck RS, Chang AH, et al. Effect of age on the refractive outcome of myopic photorefractive keratectomy. *J Cataract Refract Surg* 2000;**26**(4):543–6.

56. Pop M, Payette Y. Multipass versus single pass photorefractive keratec-tomy for high myopia using a scanning laser. *J Refract Surg* 1999; **15**(4):444–50.

57. Panagopoulou SI, Pallikaris IG. Wavefront customized ablations with the WASCA Asclepion workstation. *J Refract Surg* 2001;**17**(5):S608–12.

58. Vinciguerra P, Azzolini M, Airaghi P, et al. Effect of decreasing surface and interface irregularities after photorefractive keratectomy and laser in situ keratomileusis on optical and functional outcomes. *J Refract Surg* 1998;**14**(2 Suppl.):S199–203.

59. Carones F, Vigo L, Scandola E, et al. Evaluation of the prophylactic use of mitomycin-C to inhibit haze formation after photorefractive keratec-tomy. *J Cataract Refract Surg* 2002;**28**(12):2088–95.

60. Vetrugno M, Maineo A, Quaranta GM, et al. A randomized, double-masked, clinical study of the efficacy of four nonsteroidal anti-inflammatory drugs in pain control after excimer laser photorefractive keratectomy. *Clin Ther* 2000;**22**(6):719–31.

61. Sher NA, Golben MR, Bond W, et al. Topical bromfenac 0.09% vs. ketorolac 0.4% for the control of pain, photophobia, and discomfort following PRK. *J Refract Surg* 2009;**25**(2):214–20.

62. Vetrugno M, Maino A, Quaranta GM, et al. The effect of early steroid treatment after PRK on clinical and refractive outcomes. *Acta Ophthal-mol Scand* 2001;**79**(1):23–7.

63. Baek SH, Chang JH, Choi SY, et al. The effect of topical corticosteroids on refractive outcome and corneal haze after photorefractive keratec-tomy. *J Refract Surg* 1997;**13**(7):644–52.

64. Bilgihan K, Gürelik G, Akata F, et al. Fluorometholone-induced cataract after photorefractive keratectomy. *Ophthalmologica* 1997;**211**(6):394–6.

65. Nagy ZZ, Szabó A, Krueger RR, et al. Treatment of intraocular pressure elevation after photorefractive keratectomy. *J Cataract Refract Surg* 2001; **27**(7):1018–24.

66. Damji KF, Munger R, Herndon LW, et al. Reduction of IOP after PRK. *Ophthalmology* 1997;**104**(10):1525–6.

67. Munger R, Dohadwala AA, Hodge WG, et al. Changes in measured intraocular pressure after hyperopic photorefractive keratectomy. *J Cata-ract Refract Surg* 2001;**27**(8):1254–62.

68. Brilakis HS, Deutsch TA. Topical tetracaine with bandage soft contact lens pain control after photorefractive keratectomy. *J Refract Surg* 2000; **16**(4):444–7.

69. Kim JY, Choi YS, Lee JH. Keratitis from corneal anesthetic abuse after photorefractive keratectomy. *J Cataract Refract Surg* 1997;**23**(3): 447–9.

70. Gauthier CA, Holden BA, Epstein D, et al. Role of epithelial hyperplasia in regression following photorefractive keratectomy. *Br J Ophthalmol* 1996;**80**:545–8.

71. Dausch D, Klein R, Schröder E. Excimer laser photorefractive keratec-tomy for hyperopia. *J Cataract Refract Surg* 1997;**23**(2):169–76.

72. Jackson WB, Mintsioulis G, Agapitos PJ, et al. Excimer laser photorefrac-tive keratectomy for low hyperopia: safety and efficacy. *J Cataract Refract Surg* 1997;**23**(4):480–7.

73. Nagy ZZ, Munkacsy G, Popper M. Photorefractive keratectomy using the Meditec MEL 70 G-scan laser for hyperopia and hyperopic astigma-tism. *J Refract Surg* 2002;**18**(5):542–50.

74. Stevens JD, Ficker LA. Results of photorefractive keratectomy for hyperopia using the VISX star excimer laser system. *J Refract Surg* 2002; **18**(1):30–6.

75. Nagy ZZ, Krueger RR, Hamberg-Nyström H, et al. Photorefractive kera-tectomy for hyperopia in 800 eyes with the Meditec MEL 60 laser. *J Refract Surg* 2001;**17**(5):525–33.

76. Settas G, Settas C, Minos E, et al. Photorefractive keratectomy (PRK) versus laser assisted in situ keratomileusis (LASIK) for hyperopia correc-tion. *Cochrane Database Syst Rev* 2012;(6):CD007112.

77. Bilgihan K, Akata F, Gürelik G, et al. Corneal iron ring after hyper-opic photorefractive keratectomy. *J Cataract Refract Surg* 1999;**25**(5): 685–7.

78. Nagy ZZ, Krueger RR, Suveges I. Central bump-like opacity as a compli-

79. Mietz H, Severin M, Seifert P, et al. Acute corneal necrosis after excimer laser keratectomy for hyperopia. *Ophthalmology* 1999;**106**(3): 490–6.

80. Lingmin H MD, Manche E MD. Prospective randomized contralateral eye evaluation of subjective quality of vision after wavefront-guided or wavefront- optimized photorefractive keratectomy. *J Refract Surg* 2014; **30**(1):6–12.

81. Reinstein DZ, Archer TJ, Dickeson ZI, et al. Transepithelial photothera-peutic keratectomy protocol for treating irregular astigmatism based on population epithelial thickness measurements by artemis very high-frequency digital ultrasound. *J Refract Surg* 2014;**30**(6):380–7.

82. Reinstein DZ, Gobbe M, Archer TJ, et al. Stromal surface topography-guided custom ablation as a repair tool for corneal irregular astigmatism. *J Refract Surg* 2014;**30**(6):380–7.

83. Kanellopoulos A, Binder PS. Management of corneal ectasia after LASIK with combined, same-day, topography-guided partial transepithelial PRK and collagen cross-linking: The Athens Protocol. *J Refract Surg* 2011; **27**(5):323–31.

84. John ME, Martines E, Cvintal T. Photorefractive keratectomy for residual myopia after radial keratotomy. *J Cataract Refract Surg* 1996;**22**(7): 901–5.

85. Azar DT, Tuli S, Benson RA, et al. Photorefractive keratectomy for residual myopia after radial keratotomy. PRK After RK Study Group. *J Cataract Refract Surg* 1998;**24**(3):303–11.

86. Gimbel HV, Sun R, Chin PK, et al. Excimer laser photorefractive kera-tectomy for residual myopia after radial keratotomy. *Can J Ophthalmol* 1997;**32**(1):25–30.

87. Pop M, Payette Y, Amyot M. Clear lens extraction with intraocular lens followed by photorefractive keratectomy or laser in situ keratomileusis. *Ophthalmology* 2001;**108**(1):104–11.

88. Sanchez-Galeana CA, Smith RJ, Rodriguez X, et al. Laser in situ ker-atomileusis and photorefractive keratectomy for residual refractive error after phakic intraocular lens implantation. *J Refract Surg* 2001;**17**(3): 299–304.

89. Nordan LT, Binder PS, Kassar BS, et al. Photorefractive keratectomy to treat myopia and astigmatism after radial keratotomy and penetrating keratoplasty. *J Cataract Refract Surg* 1995;**21**(3):268–73.

90. Bilgihan K, Ozdek SC, Akata F, et al. Photorefractive keratectomy for post-penetrating keratoplasty myopia and astigmatism. *J Cataract Refract Surg* 2000;**26**(11):1590–5.

91. Donnenfeld ED, Solomon R, Biser S. Laser in situ keratomileusis after penetrating keratoplasty. *Int Ophthalmol Clin* 2002;**42**(4):67–87.

92. Epstein RJ, Robin JB. Corneal graft rejection episode after excimer laser phototherapeutic keratectomy. *Arch Ophthalmol* 1994;**112**(2):157.

93. Maloney RK, Chan WK, Steinert R, et al. A multicenter trial of photore-fractive keratectomy for residual myopia after previous ocular surgery. Summit Therapeutic Refractive Study Group. *Ophthalmology* 1995; **102**(7):1042–52, discussion: 1052–3.

94. Azar DT, Jain S. Topical MMC for subepithelial fibrosis after refractive corneal surgery. *Ophthalmology* 2001;**108**(2):239–40.

95. Carones F, Vigo L, Scandola E, et al. Evaluation of prophylactic use of mitomycin-C to inhibit haze formation after PRK (abstract). *Am Acad Ophthalmol* 2001;**248**.

96. Deitz MR, Piebenga LW, Matta CS, et al. Ablation zone centration after photorefractive keratectomy and its effect on visual outcome. *J Cataract Refract Surg* 1996;**22**(6):696–701.

97. Holland S, Lin DT, Tan JC. Topography-guided laser refractive surgery. *Curr Opin Ophthalmol* 2013;**24**(4):302–9.

98. Allan BD, Hassan H. Topography-guided transepithelial photorefractive keratectomy for irregular astigmatism using a 213 nm solid-state laser. *J Cataract Refract Surg* 2001;**27**(3):370–3.

99. Anderson PE, Braun DA, Kamal A, et al. Topical thiotepa treatment for recurrent corneal haze after photorefractive keratectomy. *J Cataract Refract Surg* 2003;**29**(8):1537–42.

100. Matsui H, Kumano Y, Zushi I, et al. Corneal sensation after correction of myopia by photorefractive keratectomy and laser in situ keratomileu-sis. *J Cataract Refract Surg* 2001;**27**(3):370–3.

101. Hong JW, Kim HM. The changes of tear break up time after myopic excimer laser photorefractive keratectomy. *Korean J Ophthalmol* 1997; **11**(2):89–93.

102. Donnenfeld ED, O'Brien TP, Solomon R, et al. Infectious keratitis after photorefractive keratectomy. *Ophthalmology* 2003;**110**(4):743–7.

103. Heidemann DG, Clune M, Dunn SP, et al. Infectious keratitis after photorefractive keratectomy in a comanaged setting. *J Cataract Refract Surg* 2000;**26**(1):140–1.

104. Hill VE, Brownstein S, Jackson WB, et al. Infectious keratopathy com-plicating photorefractive keratectomy. *Arch Ophthalmol* 1998;**116**(10): 1382–4.

105. Forster W, Becker K, Hungermann D, et al. Methicillin-resistant *Staphy-lococcus aureus* keratitis after excimer laser photorefractive keratectomy. *J Cataract Refract Surg* 2002;**28**(4):722–4.

106. Wee WR, Kim JY, Choi YS, et al. Bacterial keratitis after photoreactive keratectomy in a young, healthy man. *J Cataract Refract Surg* 1997; **23**(6):954–6.

14

107. Brancato R, Carones F, Venturi E. Mycobacterium chelonae keratitis after excimer laser photorefractive keratectomy. *Arch Ophthalmol* 1997;**115**(10):1316–18.

108. Dunphy D, Andrews D, Seamone C, et al. Fungal keratitis following excimer laser photorefractive keratectomy. *Can J Ophthalmol* 1999;**34**(5):286–9.

109. Kouyoumdjian GA, Forstot SL, Durairaj VD, et al. Infectious keratitis after laser refractive surgery. *Ophthalmology* 2001;**108**(7):1266–8.

110. Keskinbora HK. Long-term results of multizone photorefractive keratectomy for myopia of –6.0 to –10.0 diopters. *J Cataract Refract Surg* 2000;**26**(10):1484–91.

111. Kaldawy RM, Sutphin JE, Wagoner MD. Acanthamoeba keratitis after photorefractive keratectomy. *J Cataract Refract Surg* 2002;**28**(2):364–8.

112. Moller-Pedersen T, Cavanagh HD, Petroll WM, et al. Stromal wound healing explains refractive instability and haze development after photorefractive keratectomy: a 1-year confocal microscopic study. *Ophthalmology* 2000;**107**(7):1235–45.

113. Alió JL, Muftuoglu O, Ortiz D, et al. Ten-year follow-up of photorefractive keratectomy for myopia of less than –6 diopters. *Am J Ophthalmol* 2008;**145**(1):29–36.

114. Lipshitz I, Loewenstein A, Varssano D, et al. Late onset corneal haze after photorefractive keratectomy for moderate and high myopia. *Ophthalmology* 1997;**104**(3):369–73, discussion: 373–4.

115. Moller-Pedersen T, Cavanagh HD, Petroll WM, et al. Corneal haze development after PRK is regulated by volume of stromal tissue removal. *Cornea* 1998;**17**(6):627–39.

116. O'Brart DP, Corbett MC, Verma S, et al. Effects of ablation diameter, depth, and edge contour on the outcome of photorefractive keratectomy. *J Refract Surg* 1996;**12**(1):50–60.

117. Sharif K. Regression of myopia induced by pregnancy after photorefractive keratectomy. *J Refract Surg* 1997;**135**(Suppl.):S445–6.

118. Corbett MC, O'Brart DP, Warburton FG, et al. Biologic and environmental risk factors for regression after photorefractive keratectomy. *Ophthalmology* 1996;**103**(9):1381–91.

119. Stojanovic A, Nitter TA. Correlation between ultraviolet radiation level and the incidence of late-onset corneal haze after photorefractive keratectomy. *J Cataract Refract Surg* 2001;**27**(3):404–10.

120. Pineda R, Talamo JH. Late onset of haze associated with viral keratoconjunctivitis following photorefractive keratectomy. *J Refract Surg* 1998;**14**(2):147–51.

121. Campos M, Takahashi R, Tanaka H, et al. Inflammation-related scarring after photorefractive keratectomy. *Cornea* 1998;**17**(6):607–10.

122. Maldonado-Codina C, Morgan PB, Efron N. Thermal consequences of photorefractive keratectomy. *Cornea* 2001;**20**(5):509–15.

123. Vinciguerra P, Torres I, Camesasca FI. Applications of confocal microscopy in refractive surgery. *J Refract Surg* 2002;**18**(3 Suppl.):S378–81.

124. Tabbara KF, El-Sheikh HF, Sharara NA, et al. Corneal haze among blue eyes and brown eyes after photorefractive keratectomy. *Ophthalmology* 1999;**106**(11):2210–15.

125. Aras C, Ozdamar A, Aktunç R, et al. The effects of topical steroids on refractive outcome and corneal haze, thickness, and curvature after photorefractive keratectomy with a 6.0 mm ablation diameter. *Ophthalmic Surg Lasers* 1998;**29**(8):621–7.

126. Bilgihan K, Ozdek S, Ozoğul C, et al. Topical vitamin E and hydrocortisone acetate treatment after photorefractive keratectomy. *Eye* 2000;**14**(Pt 2):231–7.

127. Kaji Y, Amano S, Oshika T, et al. Effect of anti-inflammatory agents on corneal wound-healing process after surface excimer laser keratectomy. *J Cataract Refract Surg* 2000;**26**(3):426–31.

128. Chatterjee A, Shah S, Bessant DA, et al. Results of excimer laser retreatment of residual myopia after previous photorefractive keratectomy. *Ophthalmology* 1997;**104**(8):1321–6.

129. Gartry DS, Larkin DF, Hill AR, et al. Retreatment for significant regression after excimer laser photorefractive keratectomy. A prospective, randomized, masked trial. *Ophthalmology* 1998;**105**(1):131–41.

130. Pop M, Aras M. Photorefractive keratectomy retreatments for regression. One-year follow-up. *Ophthalmology* 1996;**103**(11):1979–84.

131. Majmudar PA, Forstot SL, Dennis RF, et al. Topical mitomycin-C for subepithelial fibrosis after refractive corneal surgery. *Ophthalmology* 2000;**107**(1):89–94.

132. Maldonado MJ. Intraoperative MMC after excimer laser surgery for myopia. *Ophthalmology* 2002;**109**(5):826, author reply: 826–8.

133. Comaish IF, Domniz YY, Lawless MA, et al. Laser in situ keratomileusis for residual myopia after photorefractive keratectomy. *J Cataract Refract Surg* 2002;**28**(5):775–81.

134. Rasheed K, Rabinowitz YS. Superficial lamellar keratectomy using an automated microkeratome to excise corneal scarring caused by photorefractive keratectomy. *J Cataract Refract Surg* 1999;**25**(9):1184–7.

135. Kim JH, Lee DH, Joo CK. Measuring corneal power for intraocular lens power calculation after refractive surgery. Comparison of methods. *J Cataract Refract Surg* 2002;**28**(11):1932–8.

第 165 章

表层切削：屈光手术中去除角膜上皮的方法

Maria Soledad Cortina，Dimitri T Azar

关键概念

- 屈光手术中的表层切削是矫正低中度近视一种有效且安全的方式，其矫正效果不亚于准分子激光原位角膜磨镶术（laser-assisted in situ keratomileusis，LASIK）。
- 表层切削的主要优势在于其降低了术后角膜膨隆的风险，避免了角膜瓣相关并发症引起的最佳矫正视力下降。
- 表层切削的主要缺点是需经历角膜上皮愈合的过程和术后疼痛。
- 角膜厚度较薄，既往有角膜手术史，易受外伤而致角膜瓣移位的患者可选择表层切削。
- 高度近视患者建议预防性使用丝裂霉素 C 以降低术后基质混浊的发生风险。

本章纲要

引言

表层切削是指在矫正屈光不正的手术中涉及先去除角膜上皮而后在角膜基质表面行准分子激光切削的一组手术方式。表层切削的方式较多。准分子激光屈光性角膜切削术（photorefractive keratectomy，PRK）是第一种使用准分子激光的表层切削术。为了追求更快的视力恢复，更少的术后不适感及降低上皮下雾状混浊的发生率，这一技术不断发展进步。PRK 的主要缺点与角膜上皮去除后的上皮移行和增殖相关[1-3]。为

了克服这些缺点，准分子激光上皮下角膜磨镶术（laser-assisted subepithelial keratomileusis，LASEK）应运而生。其使用酒精松解角膜上皮，切削后再将上皮瓣复位。理论上复位上皮瓣有助于术后角膜伤口的愈合[2-5]。类似的，随后发展起来的机械法 - 准分子激光角膜上皮瓣下磨镶术（epipolis laser in situ keratomileusis，epi-LASIK）使用机械方法（微型角膜刀）去除上皮，机械去上皮前使用稀释的酒精轻度松解上皮[6]。

不同于表层切削，LASIK 是使用机械角膜刀或者飞秒激光制作角膜瓣，掀瓣后行基质切削。尽管术后患者舒适度提高，视力恢复快，角膜混浊程度低。但是这一技术带来一些潜在的严重问题如角膜膨隆和角膜瓣相关的并发症，包括纽孔、角膜瓣皱褶、游离角膜瓣、不完全角膜瓣、角膜瓣下上皮细胞内生、层间碎屑、弥漫性层间角膜炎、角膜瓣感染和溶解[7-9]。理论上，表层切削相较于 LASIK 的优点体现在其避免了角膜瓣相关的并发症降低了高度近视以及角膜较薄患者术后发生的医源性角膜膨隆的风险。另外，一些患者的生活方式或职业倾向于易受外伤（比如接触性运动从事者或者军事人员），这些患者术后外伤性角膜瓣移位的风险增大，可能更适合于行表层切削。这也扩大了表层切削的适应人群。

表层切削的共同要素是角膜上皮分离，共同挑战是上皮再生。现在愈发清楚，LASEK 和 epi-LASIK 相比传统的 PRK 优势在于上皮活性、上皮黏附性、基底膜的作用以及上皮层对于泪液里的细胞因子的屏障作用。

在本章节，作者将介绍术前评估、手术方法、术后处理及术后可能出现的并发症。

术前评估

术前评估的基本检查有裸眼视力、最佳矫正视

力、小瞳验光、散瞳验光、优势眼、接触镜佩戴史、瞳孔直径测量、角膜曲率、眼压、裂隙灯检查、角膜地形图及像差检查。检查时尤其需要关注眼表和泪液情况，如果有异常将会影响术后角膜上皮愈合。对眼表疾病如干眼等术前应予以最大限度治疗。表层切削手术的适应证和禁忌证如框 165.1 所示。

框 165.1　表层切削手术的适应证和禁忌证

适应证（以下情况选择表层切削要优于 LASIK）[13-16]
- 低中度近视和近视性散光
- 患者的职业或业余爱好有眼部外伤的风险
- 角膜厚度薄（排除圆锥角膜）
- 角膜曲率陡峭（纽孔风险增高）
- 角膜曲率平坦（角膜瓣过小或游离角膜瓣倾向）
- 既往眼内手术史如白内障手术或角膜移植术
- 存在角膜前部营养不良伴或不伴复发性糜烂

禁忌证（表层切削和 LASIK 的禁忌证）
- 胶原血管病和自身免疫系统疾病
- 圆锥角膜
- 疱疹病毒或急性外眼疾病
- 进展性青光眼

手术方法

准分子激光屈光性角膜切削术

准分子激光屈光性角膜切削术（PRK）术中去除上皮后未作复位处理，具体见第 164 章。

准分子激光上皮下角膜磨镶术

Azar 于 1996 年首次行 LASEK[10]。Camellin 因制定了标准化的流程而在业内闻名[11]。两者的手术方式都使用酒精（乙醇）松解角膜上皮，之后，有报道称利用水化作用和黏弹剂分离取代酒精也能顺利分离角膜上皮[12-16]。

📎 Azar 制瓣方式（视频 165.1）

图 165.1 所示为 Azar 制瓣方式。酒精分配器由一个定制的 9mm 大小半锋利的标记环（ASICO，韦斯特蒙特，伊利诺伊州），连接着一个玻璃注射器或者一个中空的金属手柄作为贮液器组成。将其以一定的压力作用于中央角膜，打开手柄开关，在标记环内释放酒精。浸润 25~35 秒后，酒精由注射器回抽或者用干吸血海绵吸干。

改良的弯维纳斯剪（vannas scissors）或精细平镊

（jeweler's forceps）置于上皮下，沿着环形痕迹分离，保留 2~3 个钟点位。用镊子、膨胀海绵或专用上皮铲将已经松解的上皮剥离成一薄层，遗留蒂部完整的上皮。最初的手术大部分上皮瓣的蒂部在上方。现在，除顺规散光的患者保留上方的上皮瓣蒂，其余患者一般选择上皮瓣蒂部位于颞侧。这样有利于保留颞侧的角膜神经分布、也适合于向鼻侧偏位的瞳孔，且有利于术者操作。角膜上皮瓣分离后即行激光切削。切削后使用 30G 的前房钝性针头冲洗平衡盐溶液，保持基质床和上皮瓣的湿润。在间断性的平衡盐溶液冲洗过程中，水复位上皮瓣。待角膜瓣干燥 2~5 分钟后，佩戴治疗性绷带镜。

酒精松解上皮前使用 4% 丁卡因有利于减轻术中不适且对松解上皮起辅助作用。分离上皮前所做的角膜标记有助于最后步骤上皮瓣的复位。如果出现角膜上皮瓣混浊或者在 2~5 分钟内没有复位，则去除角膜上皮，处理同常规 PRK。

Camellin 环钻制瓣方式

在酒精松解前先置一个带有微刃的环钻于角膜上压切，这使得酒精溶液能够渗透至上皮瓣下。这种环钻有 90° 范围的边缘较钝，以便于形成上皮瓣蒂部。适度施力于环钻，左右旋转 10°，2~3 次，然后将 20% 的酒精溶液置于环钻内浸润角膜表面约 30 秒。因角膜暴露于酒精中时会释放组胺，为减少组胺释放，需吸干角膜表面的酒精并用平衡盐溶液和抗组胺药冲洗。随后使用上皮铲（Janach J2910A）分离上皮。分离时沿着环形痕迹轻轻操作，在 12 点钟位置留上皮瓣蒂部。术中使用修正值避免过矫，10D 以内的近视其手术度数预设值为屈光不正度数的 90%，10~20D 的近视其手术度数预设值为屈光不正度数的 80%。切削完成后复位上皮瓣，佩戴绷带镜。Camellin 强调低渗溶液的重要性，这种低渗溶液通过蒸馏水稀释酒精获得，这将有利于上皮层的分离[17]。

Vinciguerra 蝴蝶式制瓣方式

该术为经典 LASEK 的改良术式，旨在保护角膜缘的上皮干细胞和血管，这样可以增加上皮的迁移性。上皮层活力的下降将会导致术后恢复时间延长及术后不适感增加。

Vinciguerra 蝴蝶式操作中[13]，使用一个蝶形铲在旁中央角膜上皮 8 点到 11 点位置做一个印记，然后使用混合有 20% 酒精的平衡盐溶液浸泡 5~30 秒。

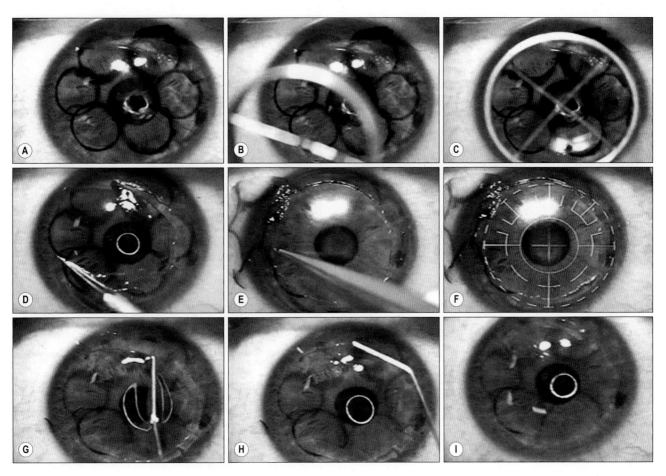

图 165.1 LASEK 术式,上皮瓣蒂部位于颞侧。(A)在角膜周边部做多个标记,外观类似花瓣状。(B)一个定制的 9mm 大小半锋利的标记环连接一个中空的金属手柄作为 18% 酒精溶液的贮液器。(C)浸润 35 秒后,用特制的套管回抽酒精。(D)维纳斯剪的一端置于上皮下,沿着环形痕迹分离上皮,在颞侧保留 2~3 个钟点位形成蒂部。(E)用精细平镊或恢复器边缘或水分离已经松解的上皮将其剥离成一薄层,遗留蒂部完整的上皮。(F)激光切削后,平衡盐溶液冲洗上皮瓣和基质床。(G)间断性的冲洗后,使用恢复器将上皮瓣复位至基质床。(H)依照先前标记小心复位上皮瓣,避免上皮瓣丢失。(I)绷带镜覆盖于上皮瓣

然后使用蝶形铲将两边角膜上皮从中央向周边分离。松解的角膜上皮用特殊牵引器牵引至角膜缘。待表面干燥后行激光切削,随后用透明质酸溶液冲洗切削面后复位上皮瓣。

McDonald 制瓣方式

该方式使用微型角膜刀和甲基纤维素凝胶来制瓣。使用时可使 0.3% 羟甲基纤维素凝胶从一种弯曲钝性针头(Mastel Precision,拉皮特城,南达科他州)的细小孔洞中流出。与酒精不同,凝胶不会导致上皮细胞变硬,需要在大量凝胶环境下用吸引器来分离角膜上皮。

用白内障切口刀在角膜周边区做一个线性切口。此时角膜上皮只是轻度变性,需要滴用 10 滴 5%NaCl 浸润 10 秒钟,随后使用吸引环。吸引的同时使用 LASEK 刮铲从切口处进入上皮下,以切口为支点分离角膜上皮。将专用的弯曲钝性针头置于上皮下推注羟甲基纤维素凝胶从而将角膜上皮顶起。维纳斯剪将被分离的上皮剪开,用吸血海绵擦去前弹力层表面的凝胶。激光切削后,再次使用羟甲基纤维素凝胶,然后复位上皮瓣,佩戴绷带镜[14]。

Brown 制瓣方式

该方式综合了 Azar 和 Vinciguerra 的方法。蝶形铲制作两个半片的上皮瓣和一个中央印记,随后使用 20% 乙醇浸润角膜。使用 Brown 角膜基质环隧道开口器在已经做印记的角膜上分离上皮。使用与角膜曲率半径匹配的微型铲继续分离半片上皮瓣。充分反折上皮瓣后行激光切削。复位上皮瓣及上皮湿润同时进行,而后佩戴绷带镜[15]。

14

机械法 - 准分子激光角膜上皮瓣下磨镶术[18~19]

Epi-LASIK 术中使用角膜上皮刀钝性分离角膜上皮。这种设备最早在克里特大学设计完成。运刀前先在角膜表面滴冷却的平衡盐溶液。置负压吸引环然后运刀,上皮恢复器(Duckworth & Kent)将上皮瓣向鼻侧掀开并反折。切削结束后复位上皮瓣,一般一次完成。先前标记位置有助于上皮复位。上皮瓣均匀覆盖于基质面后,佩戴绷带镜。电子显微镜下可显示 epi-LASIK 的角膜上皮分离位置位于基底膜下。完整的基底膜可能有助于保持上皮的完整性[19]。如在术中上皮瓣无法成功复位则丢弃。

不同术式比较

Lee 等的研究表明对同一患者分别行 LASEK 和 PRK,术后在角膜上皮愈合时间,裸眼视力以及屈光不正程度上均无显著性差异[4]。由于疼痛较轻,63%的患者更倾向于 LASEK[4]。另有研究比较了高度近视患者分别行冷 PRK(cPRK)和 LASEK,发现术后4~7 年两组的有效性、安全性以及满意度方面基本一致[20]。

最近的系统性回顾和 meta 分析比较了 LASEK和 LASIK,发现在低中度近视患者的术后长期随访中其术后视力、屈光度数并无显著性差异。尽管 LASIK术后角膜瓣相关并发症少有发生,但始终存在影响最佳矫正视力的隐患[21]。另外,对于角膜较薄、瞳孔直径较大、需矫正的屈光度数高、疑似圆锥角膜的患者,表层切削因其浅层切削的性质似乎比 LASIK 更安全。在术中或术后发生感染的病例中,行表层切削的患者由于剩余更多的基质厚度理论上更易使角膜损害范围局限。

一些研究发现,将角膜暴露于低浓度酒精不会造成毒性[22,23],但是仍有人担心这样的操作会导致角膜上皮活性下降。Epi-LASIK 在制瓣时避免了酒精对角膜上皮的影响。使用酒精松解上皮时,分离层面位于基底膜细胞半桥粒,使其连续性中断,可观察到破裂的基底细胞[10](图 165.2)。相反地,使用机械方法分离角膜上皮,如 Epi-LASIK,分离层面位于基底膜下,从而保留了基底膜的完整性[24],也增加了上皮瓣的活性。

近期研究发现,低中度近视行 epi-LASIK 和 epi-LASIK-FO,术后视力和屈光度数结果相近,这样的结果使得复位角膜瓣的优势遭到质疑[25]。与未将上皮

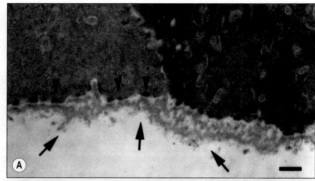
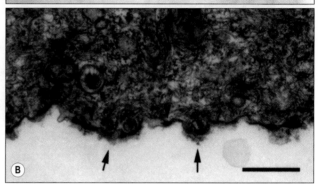

图 165.2 (A)电子显微镜下显示上皮细胞半桥粒(楔形箭头)和基底膜(箭头)。(B)另一标本的更高倍率放大图显示基底膜的连续性中断和不规则性。基底膜碎片仍然附着于上皮基底细胞上(箭头)。细胞半桥粒(箭头)的超微结构得以保留。标尺长 1μm

瓣复位的术式相比,常规 epi-LASIK 术后疼痛亦无明显减少[25]。基于大样本量(1000 名近视患者)的研究发现,波前像差引导的 LASEK、epi-LASIK、LASEK-FO和 epi-LASIK-FO 对于矫正任何度数的近视术后一年视力结果无显著性差异,且预测性高(96%~99% 的术眼与预期矫正的屈光不正度数的差异在 ±0.5D 之间)[26]。波前像差引导的激光治疗术后眼球像差更小,降低了二次手术率[27]。同样理论上也能减轻术前即存在的高阶像差和术源性像差。LASIK 术中微型角膜刀制作角膜瓣所继发的像差会影响像差引导的个性化切削。一些研究发现,LASIK 比 LASEK 会引入更多的高阶像差[27],在这样的情况下应选择表层切削。角膜地形图引导的或波前像差引导的表层切削手术可有效地矫正角膜术后的不规则散光[28]。

术后处理和并发症

术后处理最重要的环节是应尽量避免角膜上皮延迟愈合。上皮愈合的速度与视力恢复和术后疼痛直接关联。术后立即佩戴绷带镜有助于上皮愈合、减轻术后眼表刺激症状和术后疼痛[29,30]。功能性视力

一般在术后 4~7 天恢复。

角膜是高度敏感的组织,所以疼痛是表层切削最常见的术后并发症[10,11,22,29]。尽管 LASEK 术中复位上皮瓣,但术后仍有无法预测的疼痛,尤其是术后早期。对于缓解术后疼痛,促进上皮再生很有必要。相对来说,LASEK 和 epi-LASIK 术后疼痛的发生率和程度要低于 PRK。Camellin 的研究发现,249 位患者中有 66% 术后 24 小时内有疼痛感[11]。Lee 等的研究报道,在接受过 PRK 和 LASEK 的患者中,63% 的患者认为术后疼痛较轻是其更倾向于 LASEK 的原因之一[4]。

多数术者嘱患者术后立即局部使用非甾体类抗炎药、新一代氟喹诺酮类药物、糖皮质激素药物。口服非甾体类抗炎药、加巴喷丁、普瑞巴林、鸦片类药物能有效控制术后疼痛。笔者倾向于使用普瑞巴林,一天两次,每次 75mg,连用 4 天,可合并使用对乙酰氨基酚或可待因来应对暴发性疼痛。

仅次于术后疼痛的并发症是角膜上皮下雾状混浊。术后 3 个月时仍有 31% 的患者被发现有角膜混浊,随后渐行消退。浅层点状角膜炎的发病率与角膜混浊类似,术后一周达到高峰。术后疼痛、角膜上皮下雾状混浊、浅层点状角膜炎都与此类手术浅层切削的性质有关。

角膜上皮下雾状混浊在表层切削和 LASIK 术后都有发生。目前有研究在探索其发生的原因。术后成纤维细胞活化,紊乱的细胞外基质生成,导致角膜透明程度下降[31]。切削深度、基质床的光滑程度、既往角膜手术史、紫外线照射、高度散光、上皮损伤的愈合时间与混浊相关[32-34]。PRK 术后发生有临床意义的角膜上皮下混浊的风险约为 0.5%~3%[35,36]。术中上皮基底膜的去除可能与角膜混浊的发生有关[37]。Lee 等的研究发现,LASEK 术后发生角膜混浊的风险低于 PRK[3]。角膜上皮延迟愈合的患者更易发生角膜混浊。由此看来角膜创伤后 TGF-β 1 的表达与角膜混浊有关[3]。因此推测术中对上皮瓣快速、轻柔的处理减少了细胞因子的产生,并且角膜上皮本身也是抵挡炎症介质进入基质的屏障,所以结合上述两者,降低了角膜混浊的风险[38]。

临床上一般将角膜上皮下雾状混浊分为两类:一类是早发性混浊,通常发生在术后 1~3 个月,相对较易处理,不会对视觉效果造成显著影响;一类是迟发性混浊,发生在术后 2~5 月,显著影响视力,可能需要长达 3 年时间才能消退[31]。

术中预防性使用丝裂霉素 C 可以降低术后发生角膜上皮下雾状混浊的风险,特别是针对一些高风险患者,如高度近视患者(>6.0D)、既往角膜手术史的患者。丝裂霉素 C 能有效阻断 DNA 和 RNA 的复制,影响蛋白合成,因此角膜上皮和基质细胞增殖减缓[31]。浸润 0.02% 浓度的丝裂霉素 C 一分钟即能有效预防角膜混浊。最近,美国眼科学会的技术评估中指出在高度近视患者中使用丝裂霉素 C 预防角膜混浊是有效且安全的。一些研究报道了丝裂霉素 C 的内皮细胞毒性,但是 5 年的随访研究并未发现明显损害。学会指出,对于丝裂霉素 C 在低度近视和远视患者的术中使用剂量、有效性以及长期的安全性方面有待进一步研究[34]。

目前,有症状的迟发性角膜上皮下混浊仍是一大挑战。可以利用眼前节光学相干断层扫描成像技术来观察范围和深度(图 165.3)。一些患者可以通过上皮清除和使用丝裂霉素 C 来治疗。

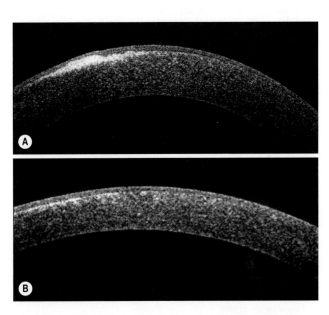

图 165.3 (A)眼前节光学相干断层扫描显示某患者 epi-LASIK 术后 3 个月时严重的基质混浊。(B)上皮清除和使用丝裂霉素 C 后,基质混浊减轻。(Courtesy of Dr. Jose de la Cruz.)

角膜膨隆也是准分子激光切削后可能发生的并发症。然而表层切削发生角膜膨隆的风险低于 LASIK。实际上,一些研究建议,鉴于对角膜膨隆危险因素认识的提高,术前风险评估的加强,矫正近视时可适度扩大表层切削的人群[39]。

复视是 PRK 和 LASIK 术后并发症之一,LASEK 尚无报道[9]。造成复视的主要原因是偏心或不均匀切削。其他少见的术后并发症包括:屈光回退、角膜

14

瓣破裂、酒精渗漏、不全角膜瓣和激素性青光眼。

总结

表层切削术后稳定性较好，严重并发症较少。其最大的缺陷是不可预测的术后疼痛和上皮愈合。由于其安全性较高，尤其适合易受伤的患者（运动员）和角膜厚度较薄无法行 LASIK 的患者。

（崔乐乐 译　王勤美 校）

参考文献

1. Fantes FE, Hanna KD, Waring GO 3rd, et al. Wound healing after excimer laser keratomileusis (photorefractive keratectomy) in monkeys. *Arch Ophthalmol* 1990;**108**:665–75.
2. Kornilovsky IM. Clinical results after subepithelial photorefractive keratectomy (LASEK). *J Refract Surg* 2001;**17**(Suppl.):S222–3.
3. Lee JB, Choe CM, Kim HS, et al. Comparison of TGF-β1 in tears following laser subepithelial keratomileusis and photorefractive keratectomy. *J Refract Surg* 2002;**18**:130–4.
4. Lee JB, Seong GJ, Lee JH, et al. Comparison of laser epithelial keratomileusis and photorefractive keratectomy for low to moderate myopia. *J Cataract Refract Surg* 2001;**27**:565–70.
5. Lohmann CP, Winkler von Mohrenfels C, Gabler B, et al. Laser epithelial keratomileusis (LASEK): a new surgical procedure to treat myopia. *Invest Ophthalmol Vis Sci (ARVO)* 2001;**42**:S599.
6. Camellin M, Wyler D. Epi-LASIK versus epi-LASEK. *J Refract Surg* 2008;**24**:S57–63.
7. Melki SA, Azar DT. LASIK complications: etiology, management, and prevention. *Surv Ophthalmol* 2001;**46**(2):95–116.
8. Sugar A, Rapuano CJ, Culbertson WW, et al. Laser in situ keratomileusis for myopia and astigmatism: safety and efficacy. *Ophthalmology* 2002;**109**:175–87.
9. Takei K, Sano Y, Achiron LR, et al. Monocular diplopia related to asymmetric corneal topography after laser in situ keratomileusis. *J Refract Surg* 2001;**17**:652–7.
10. Azar DT, Ang RT, Lee JB, et al. Laser subepithelial keratomileusis: electron microscopy and visual outcomes of flap photorefractive keratectomy. *Curr Opin Ophthalmol* 2001;**12**:323–8.
11. Camellin M, Cimberle M. LASEK technique promising after 1 year of experience. *Ocular Surg News* 2000;**18**:14–17.
12. Feit R, Taneri S, Azar DT, et al. LASEK results. *Ophthalmol Clin North Am* 2003;**16**:127–35.
13. Vinciguerra P, Camesasca FI. Butterfly laser epithelial keratomileusis for myopia. *J Refract Surg* 2002;**18**(Suppl.):S371–3.
14. Piechocki M, McDonald M. Alcohol-free LASEK procedure proves effective in pilot study. *Ocular Surg News*. Hawaii, Waikoloa, 2002.
15. Brown A. Fine-tuning LASEK. *Rev Refract Surg* 2003;**4**(1):43–4.
16. Taneri S, Feit R, Azar DT. Safety, efficacy, and stability indices of LASEK correction in moderate myopia and astigmatism. *J Cataract Refract Surg* 2004;**30**(10):2130–7.
17. Taneri S, Zieske JD, Azar DT. Evolution, techniques, clinical outcomes, and pathophysiology of LASEK: review of the literature. *Surv Ophthalmol* 2004;**49**(6):576–602.
18. Katsanevaki VJ, Naoumidi II, Kalyvianaki MI, et al. Epi-LASIK: histological finding of separated epithelial sheets 24 hours after treatment. *J Refract Surg* 2006;**22**:151–4.
19. Pallikaris IG, Kalyvianaki MI, Katsanevaki VJ, et al. Epi-LASIK: preliminary clinical results of an alternative surface ablation procedure. *J Refract Surg* 2005;**31**:879–85.
20. Hansen RS, Lyhne N, Grauslund J, et al. Four-year to seven-year outcomes of advanced surface ablation with excimer laser for high myopia. *Graefes Arch Clin Exp Ophthalmol* 2015;**253**(7):1027–33.
21. Zhao LQ, Shu H, Li LM. Laser-assisted subepithelial keratectomy versus laser in situ keratomileusis in myopia: a systematic review and meta-analysis. *ISRN Ophthalmol* 2014;**2014**:672146.
22. Chen CC, Chang JH, Lee JB, et al. Human corneal epithelial cell viability and morphology after dilute alcohol exposure. *Invest Ophthalmol Vis Sci* 2002;**43**:2593–602.
23. Dreiss AK, Winkler Von Mohrenfels C, Gabler B, et al. Laser epithelial keratomileusis (LASEK): histological investigation for vitality of corneal epithelial cells after alcohol exposure. *Klin Monbl Augenheilkd* 2002;**219**:365–9.
24. Pallikaris IG, Katsanevake VJ, Kalyvianaki MI, et al. Advances in subepithelial excimer refractive surgery techniques: Epi-LASIK. *Curr Opin Ophthalmol* 2003;**14**:207–12.
25. Kalyvianaki MI, Kymionis GD, Kounis GA, et al. Comparison of epi-LASIK and off-flap epi-LASIK for the treatment of low and moderate myopia. *Ophthalmology* 2008;**115**:2174–80.
26. Kulkarni SV, AlMahmoud T, Priest D. Long term visual and refractive outcomes following surface ablation techniques in a large population for myopia correction. *Invest Ophthalmol Vis Sci* 2013;**54**:609–19.
27. Kirwan C, O'Keefe M. Comparative study of higher-order aberrations after conventional laser in sity keratomileusis and laser epithelial keratomileusis for myopia using the technolas 217z laser platform. *Am J Ophthalmol* 2009;**147**:77–83.
28. Rajan MS, O'Brart DP, Patel P, et al. Topography-guided customized laser-assisted subepithelial keratectomy for the treatment of postkeratoplasty astigmatism. *J Cataract Refract Surg* 2006;**32**:949–57.
29. Szaflik JP, Ambroziak AM, Szaflik J. Therapeutic use of lotrafilcon A silicone hydrogel soft contact lens as a bandage after LASEK surgery. *Eye Contact Lens* 2005;**30**:59–62.
30. Cherry PM. The treatment of pain following excimer laser photorefractive keratectomy: additive effect of local anesthetic drops, topical diclofenac, and bandage soft contact. *Ophthalmic Surg Lasers* 1996;**27**(Suppl. 5):S477–80.
31. Netto MV, Mohan RR, Ambrosio R, et al. Wound healing in the cornea. A review of refractive surgery complications and new prospects for therapy. *Cornea* 2005;**24**:509–22.
32. Vicinguerra P, Azzolini M, Airaghi P, et al. Effect of decreasing surface and interface irregularities after photorefractive keratectomy and laser in situ keratomileusis on optical and functional outcomes. *J Refract Surg* 1998;**14**:S199–203.
33. Serrao S, Lombardo M, Mondini F. Photorefractive keratectomy with and without smoothing: a bilateral study. *J Refract Surg* 2003;**19**:58–64.
34. Majmudar PA, Schalhorn SC, Cason JB, et al. Mitomycin-C in corneal surface excimer laser ablation techniques. A report by the American Academy of Ophthalmology. *Ophthalmology* 2015;**122**(6):1085–95.
35. Lipshitz I, Loewensten A, Varssano D, et al. Late onset corneal haze after photorefractive keratectomy for moderate and high myopia. *Ophthalmology* 1997;**104**:1535–53.
36. Kuo IC, Lee SM, Hwang DG. Late-onset corneal haze and myopic regression after photorefractive keratectomy (PRK). *Cornea* 2004;**23**:350–5.
37. Stramer BM, Zieske JD, Jung JC, et al. Molecular mechanisms controlling the fibrotic repair phenotype in cornea: implications for surgical outcomes. *Invest Ophthalmol Vis Sci* 2003;**44**:4237–46.
38. Ghirlando A, Gambato C, Midena E. LASEK and photo-refractive keratectomy for myopia: clinical and confocal microscopy comparison. *J Refract Surg* 2007;**23**:694–702.
39. Moisseiev E, Sela T, Minkev L, et al. Increased preference of surface ablation over laser in situ keratomileusis between 2008 and 2011 is correlated to risk of ectasia. *Clin Ophthalmol* 2013;**7**:93–8.

第 166 章

准分子激光原位角膜磨镶术

Louis E. Probst

关键概念

- 准分子激光原位角膜磨镶术(laser-assisted in situ keratomileusis,LASIK)角膜瓣的制作通常使用飞秒激光辅助。
- 耐甲氧西林金黄色葡萄球菌(MRSE)和耐甲氧西林表皮葡萄球菌(MRSA)是 LASIK 术后感染的主要病原体。
- LASIK 术前根据患者的期望值进行分类。
- 一些新的含有赋形剂的滴眼液可能影响瓣的贴合。
- 术前安全性评价是精准手术的保障。
- 飞秒制瓣中排气系统的运用可以有效减少不透明气泡层(opaque bubble layer,OBL)的形成。
- 伴随设备的改进和技术的提高 LASIK 术后效果越来越好。
- 采用 PRK 方式进行 LASIK 增效手术可以减少上皮植入的风险。
- LASIK Xtra(LASIK 联合角膜胶原交联)和小切口角膜基质透镜取出术(SMILE)代表 LASIK 的进一步发展阶段。

本章纲要

引言

准分子激光原位角膜磨镶术自 1995 年美国 FDA 通过后的 20 多年以来,已经使得许多的近视患者受益。在年轻的健康眼睛上进行的并且是可以个体化选择的屈光手术已经获得了很高的满意度和安全性。

准分子激光屈光性角膜切削术(photorefractive keratectomy,PRK)治疗合适的患者也有效,但是这种手术术后视力不能像 LASIK 那样快速恢复。由于屈光手术多数有运动、工作和职业的要求,因此术后视力的快速恢复需求较多。由于是对健康眼睛进行手术,屈光手术比其他眼科手术需要考虑的更加仔细。对于 LASIK 技术中关系到患者手术感知、术后视力恢复和满意度的每一个步骤,医生都需要熟练掌握。

LASIK 的演变

1949 年 Jose Barraquer 首先描述了利用增加或者减少角膜组织的方式矫正屈光不正,利用手工方式剖切角膜瓣和透镜,并命名为角膜磨镶术[1]。1967 年他发明了自动显微角膜刀和用于压平角膜控制切削深度的负压吸引环,首先对分离的透镜进行冷冻,然后在车床上完成对透镜进行塑形加工的复杂程序[2]。1988 年,Ruiz 利用连接马达的显微角膜刀简化了操作步骤,这种刀被命名为自动角膜板层刀(automated corneal shaper,ACS),利用这种刀首先制作角膜瓣,然后在瓣下做透镜切除,这种矫正屈光不正的方式称为自动板层角膜成形术(automated corneal keratoplasty,ALK)。但是这种手术预测性很差而且可能形成不规则散光[3]。1989 年一位美国患者自愿接受了这种改变角膜曲率的手术方式,首先制作一个角膜瓣,然后掀开角膜瓣,对瓣下的角膜基质进行削平,最后复位角膜瓣。

1983 年,Trokel 报道了利用准分子激光进行的角膜精准切削并用于屈光矫正[4]。1988年Trokel和L'Esperance都报道了这种被称为PRK的手术方式。Munnerlyn阐述了视区大小、切削深度和矫正屈光度之间的关系[5]。1989年MacDonald成功完成了第一个盲眼的PRK手术[6]。1990年Ioannis Pallikaris首次描述了在角膜瓣下的准分子激光屈光矫正术,命名为准分子激光原位角膜磨镶术[7]。1994年,Pallikaris报道了LASIK和PRK在同一个军队中治疗屈光不正的对比结果[8]。

1995年和1996年美国FDA分别通过了Summit公司(Waltham,MA)和ⅥSX公司(Santa Clara,CA)的准分子激光系统在美国进行PRK手术。相较于放射状角膜切开术(radial keratotomy,RK),PRK显示出更好的准确性和预测性,但其恢复时间长、术后不适症状、角膜瘢痕、屈光回退和高度近视预测性上依然存在问题[9]。

从此以后,LASIK技术和设备不断改进,具有红外眼球跟踪系统的准分子激光提高了治疗的准确性[10]。各种准分子矫正法则被开发出来,比如Chayet双曲面矫正混合散光[11]、双光区矫正高度近视[12]、Probst远视散光矫正[13]。20世纪九十年代个体化像差矫正被用于更加精确的屈光手术[14]。虹膜识别技术提高对眼球旋转和治疗中心偏移问题的解决能力[15]。Zernike多项式运用于像差图形分析。Probst描述了个体化节约角膜切削模式。Assil和Probst描述了椭圆形角膜瓣可能更适合角膜基本形态并有利于屈光矫正。

飞秒激光和机械刀制作角膜瓣的优势比较

机械刀虽然临床运用已经超过20年,而目前在美国飞秒激光制瓣却是最常用的方法。本章仅介绍飞秒激光制瓣的LASIK手术,本书的前期版本介绍过机械刀制瓣方法,同飞秒激光制瓣完全不同,而且操作更加困难。

飞秒激光是波长为1053nm的近红外光。激光脉冲通过二氧化碳和水形成的气泡将角膜板层组织分开达到手术效果。计算机系统将50万个飞秒激光脉冲通过光栅或螺旋形式扫描分开角膜板层组织并进行瓣的边切。压平锥镜用于压平角膜以获得精确的治疗厚度。压平锥通过负压吸引环固定在角膜上。

飞秒激光和机械刀相比有许多优点,最主要的

优点在于角膜瓣厚度的稳定性。机械刀的角膜瓣厚度在80~200μm间,而飞秒激光制瓣的厚度标准差是5μm[16]。这种精确厚度的角膜瓣减少了超薄瓣所带来的瓣皱褶、瓣游离以及难以复位的风险。厚瓣和更多的准分子激光切削可能留下比计划更少的角膜基质而增加角膜扩张的风险[17]。机械刀制作的角膜瓣是中央薄周边厚的弯月形,而飞秒激光制作的角膜瓣厚度均匀[18]。这种均匀角膜瓣减少纽孔瓣的风险,并且减少因为瓣带来的像差对视力矫正的影响[19]。飞秒激光制作嵌合式角膜瓣可以将LASIK术后角膜上皮植入的比例从机械刀的1%~2%减少到飞秒激光的0.1%[20],可视的制瓣过程让制瓣更加可控。所有这些特点都表明飞秒激光制瓣的LASIK更加安全和有效。

在了解了LASIK技术的同时,飞秒激光制瓣也面临新的挑战。有角膜瘢痕的患者可能会遇上气体垂直穿透角膜瓣的情况,因此这种患者需要在术前仔细评估并可能推荐其接受PRK手术。飞秒激光产生的不透明气泡层(OBL)可能影响红外眼球跟踪,同时气泡还可能通过角膜缘血管进入前房影响红外跟踪。

LASIK患者的评估

LASIK手术患者的评估将在另外章节专门描述,在LASIK患者的初期评估中视光师的作用很重要,因为他们熟悉患者的眼部病史和健康状态,并且可以给患者提供初步的LASIK知识。

LASIK与PRK对比

当LASIK成为手术医生的第一选择以后,PRK可能更适合于有高危创伤风险导致角膜瓣移位的患者,包括从事拳击、武术以及其他有激烈接触的体育运动的人群。虽然大多数军人选择了LASIK手术,但有些特殊军种还是建议采取PRK手术。对于薄角膜或者角膜形态轻度不对称的患者更适合PRK手术。超过1mm的前部角膜瘢痕如延伸至制瓣区域可能会有气体穿透瓣的风险,因此PRK是更好的选择。

治疗参数

为了留下最小300μm的角膜基质厚度,按照每1.0D消融12~20μm角膜厚度计算,常规手术方式最大的矫正屈光度是11.00D。美国FDA通过的散光矫正是合并近视的散光不超过−3.75D,而混合散光

不超过 −5.00D；由于屈光回退的原因，远视矫正限制在 +3.00D 以内，远视散光不超过 +3.00D。许多医生选择的 LASIK 手术时角膜厚度是不低于 500μm，但是利用飞秒激光制瓣控制角膜瓣厚度在 100μm 时、角膜基质厚度 300μm 以上、角膜地形图和断层成像检查结果正常时，角膜厚度限制可放宽到 480μm。

角膜接触镜停戴的方案

LASIK 术前需要停戴角膜接触镜，以便角膜恢复正常形态以利于正确评估像差和屈光状态。不同手术中心的停戴时间要求可能有一些差异，Abbott 视光中心推荐软性球面镜片停戴 2 周、软性散光镜片停戴 3 周、长戴型镜片停戴 3 周、RGP 接触镜至少停戴 6 周，同时按照每戴 10 年多停 2 周进行增加。停戴期间患者需要戴框架眼镜，而这个期间患者的视光师可以提供帮助。

药物治疗

LASIK 术前药物需要调整。美国 FDA 将舒马曲坦（琥珀酸舒马普坦）列为准分子激光手术的禁忌药物，虽然近期的研究表明该药物并没有增加上皮损伤的风险[21]。异维 A 酸（13-顺维生素 A 酸）需要在 LASIK 手术前停用 1 个月以上，以缓解干眼、改善泪膜保持健康的角膜上皮。LASIK 手术前停用 1 个月胺碘酮（安碘达隆）和羟化氯喹（硫酸羟基氯喹）并调整治疗方案避免药物角膜沉淀。局部激素停 1 周、全身激素停 1 个月以避免影响角膜伤口愈合。

干眼

LASIK 术前必须进行干眼评估，有利于获得正确的像差和屈光度数据并且有利于术后恢复。轻度的干眼可以采用不含防腐剂的人工泪液（NPAT）进行治疗。有些患者可能需要 0.05% 的环孢素和短期的糖皮质激素滴眼液进行治疗。有些严重病例可能需要泪点栓塞同时夜间使用眼膏制剂。LASIK 术前需要告知患者手术可能导致术后几周干眼症状加重。可能需要频繁使用不含防腐剂的人工泪液和糖皮质激素。

耐甲氧西林金黄色葡萄球菌的 Donnenfeld 方案

LASIK 术后感染发生率很低。感染的常见细菌是耐甲氧西林的表皮葡萄球菌（MRSE）和金黄色葡萄球菌（MRSA）[22]。大多数 LASIK 患者术前均采用四代氟喹诺酮类抗生素预防感染，而这类抗生素对革兰氏阴性和非典型细菌比较有效，但是对于革兰氏阳性细菌比如 MRSA 效果很差。

Donnenfeld 推荐采用下列方法预防 MRSA[23]：聚维酮碘睑缘消毒、LASIK 术前术后使用硫酸多黏菌素 B 和甲氧苄啶滴眼液。通过热敷、按摩和清洁改善眼睑卫生治疗睑缘炎。

医生、健康工作者和从事健康护理的人员可能发生严重睑缘炎的危险性比较大，对于这类人员除标准预防外还需要多黏菌素 B 和四代氟喹诺酮类抗生素 1 天 4 次持续 1 周，已知的 MRSA 携带者需要在术前 5 天开始使用莫匹罗星凝胶（Mupirocin gel）涂睑缘 1 天 2 次。

任何 LASIK 术后几天发生的角膜浸润都要假定为 MRSA 感染，需要频繁使用四代氟喹诺酮药物直到控制并等待培养结果，可以掀开角膜瓣进行浸润点取材培养，患者立刻使用四代喹诺酮联合 25mg/ml 的万古霉素每 30 分钟点眼 1 次，如果万古霉素不能马上获得可以改用多黏菌素，患者每 12~24 小时观察一次直到炎症控制。

其他眼部情况

需要告知 40 岁以上的患者术后老视的问题，特别是低度近视的患者可能出现 LASIK 手术后获得好的远视力而损失近视力。LASIK 术前需要重视睑缘炎的治疗以减少 MRSA 感染的危险。对于视力低于 0.5 的单眼弱视患者，由于任何在唯一的好眼睛上手术出现的并发症都有可能严重影响患者的视功能，所以应该考虑这类患者不作为屈光手术的候选人，任何由于融合和抑制因素导致的非复视性斜视在 LASIK 术后可能出现复视，在 LASIK 术前患者既往存在眼底病变或者其他少见病变都需要相应的专业人员进行评估和说明。

术前设计

依托像差的主觉验光

LASIK 术前应按照标准程序进行验光，验光应该考虑患者手术的目的和年龄因素，所有患者均应该进行睫状肌麻痹、依托像差的主觉验光。

所有患者均应进行像差图像中角膜缘基线环（limbal alignment ring）检查。对于睑裂小、亚裔、有色素的结膜角膜缘基线环不容易采集，从而影响切削的对位，因此角膜缘基线环图像可以依靠更多的虹膜暴露进行重复测量。如果还是无法识别角膜缘基线环，

14

采用无需虹膜识别的眼球跟踪的像差引导手术是最好的选择。

依托像差的主觉验光（WAMR）是最有效的验光技术。首先获得像差图，然后通过主觉验光进行验光结果确认。像差显示的验光结果和散光轴向常常非常准确，由于色差和调节的因素像差结果中的球镜度数可能需要精准化，为了避免过矫，早期老视患者必须进行睫状肌麻痹。

年龄因素

根据患者年龄和近视散光的大小要对球镜矫正度数进行调整，25 岁以前球镜增加 −0.5~−0.25D，这样导致的术后轻度远视可以引起轻度调节，从而形成一个伽利略望远镜放大效应的倒像以提高最佳矫正视力。45 岁以上的患者可以低矫 0.25D 以减少过矫的概率，而这个年龄段的患者一旦出现过矫很难耐受。

关联因素

由于每矫正 1.0D 的近视散光会增加球镜矫正 0.12~0.25D，为了避免老视患者的这种过矫，对于 2.0D 以上的近视散光需要相应减少球镜矫正。

双眼单视

视光师和眼科医师已经非常成功用角膜接触镜双眼单视技术进行老视矫正。由于角膜接触镜很容易根据患者的年龄进行调整所以患者很容易适应。老视是一个动态过程，在 40 岁的时候主觉验光就会出现老视，到 50 岁逐步增加到最大。由于目标屈光度的不确定性，选择 LASIK 双眼单视矫正的方法常常比较困难，除非是多年成功使用角膜接触镜并适应双眼单视的患者，否则均应采用双眼矫正用于视远，而建议患者看近时佩戴老光镜。患者是以远视力的好坏判断 LASIK 手术是否成功。与此同时，双眼单视术后由于不满意单眼看远而需要再手术的比例比双眼同时视远手术的患者高出 10 倍以上[24]。如果患者接受 1 天 24 小时角膜接触镜双眼单视并维持 2 周以上，可以推荐进行双眼单视 LASIK 手术，但是预留的最大度数为 1.5D。

角膜厚度

大多数屈光手术医生希望进行 LASIK 手术的角膜厚度在 480~500μm 之间[25]，预留角膜基质厚度在 250~325μm 之间。目前残余基质厚度 300μm 是最常用的最小值。飞秒激光可以制作 90~120μm 精确厚度的角膜瓣。由于通常 1.0D 的屈光度矫正需要切削 12~18μm 的角膜基质，这样对大多数患者只能矫正 11.0D 以下的近视屈光度。

角膜瓣大小

飞秒激光可以调整角膜瓣的大小。初学者常常使用 8.8~9.0mm 的角膜瓣，而有经验的医生常常采用 8.5mm 的角膜瓣，这样有利于角膜瓣更快愈合、更少的干眼和更好的保护角膜的完整性，同时也会减少气泡通过角膜缘进入前房的机会。

角膜瓣形态

角膜是一个横椭圆形，这意味着椭圆形角膜瓣可能更适合椭圆形的角膜形态。正圆形的角膜瓣在复位的时候可能旋转而出现皱褶，而椭圆形角膜瓣不会出现旋转可以很好对位，避免出现皱褶，同时椭圆形角膜瓣相比圆形角膜瓣的周边角膜板层和神经损伤更少，从而维持更好的角膜稳定性和知觉[26]。高度近视合并高度顺规或斜轴散光需要角膜横椭圆形切削形态[27]，因此，大多数（80%~90%）的 LASIK 手术患者适合横椭圆形角膜瓣来拟合横椭圆形角膜切削（图 166.1）。作者利用 iFS 飞秒激光制作 100μm 厚、110° 边切角，纵径 8.2mm，横径 8.6mm 的横椭圆形角膜瓣。而超过 1.0D 逆规散光和远视患者（占总数的比例低于 19%）采用 8.5mm 的圆形角膜瓣。

口袋的位置

最新的飞秒激光（iFS 和 FS200）可以选择气体排出的"口袋"或者"隧道"的位置。大量临床数据证实 LASIK 选择上方蒂有很多优点[28]。大多数患者上眼睑可以覆盖住上方 10%~20% 的角膜，所以口袋放在上方被眼睑覆盖而不容易被看见。

术前准备

镇静

术前口服 5~10mg 安定或者 1~2mg 的劳拉西泮可以有效帮助减少焦虑和提供逆行性遗忘。镇静药会降低患者术中配合和良好固视的能力，所以应密切监控术前用镇静药太多的患者。术前的环境应该像"水疗中心"一样的具有舒缓的音乐以及柔和的灯光。

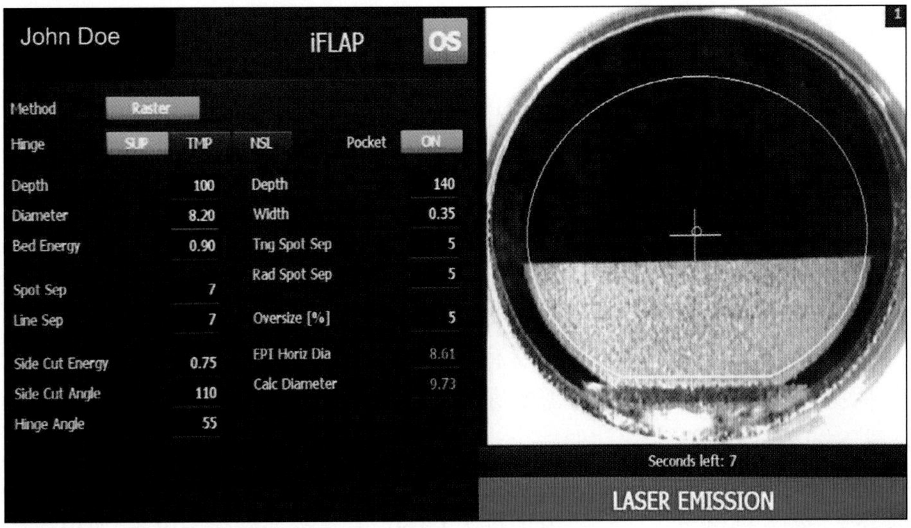

图 166.1　用 iFS 飞秒激光制作椭圆形角膜瓣,水平径 8.61mm,垂直径 8.2mm

分类选择

术前根据患者的焦虑程度进行分类。应该花更多的时间去关心术前特别焦虑的患者。患者口服镇静药后等待 30~60 分钟,消除不适感觉后接受 LASIK 手术。而且在准备间看到前面的患者完成手术后愉快的表情,可以更进一步加强患者的信心。

术前眼部用药

眼部准备包括眼睑擦拭聚维酮碘减少睑缘性细菌感染的危险,对于碘剂和贝类过敏的患者可以用肥皂清洁睑缘。术前常规使用莫西沙星,因为这种药物具有广谱的抗菌效果且没有防腐剂,可以避免对角膜上皮细胞的毒性。多黏菌素对革兰氏阳性细菌较为有效。盐酸萘甲唑啉可以减少负压吸引环导致的结膜下出血。此时不要使用局部麻醉药物,因为其可能影响角膜上皮的结构而导致上皮缺失。

2013 年,ASCRS 角膜和屈光手术临床委员会发布了在 PRK 和 LASIK 术前、术中使用滴眼液的风险提示[29]。有一些含有新的赋形剂的滴眼液具有更好穿透性,这些滴眼液包括:含有蓖麻油的 0.05% 二氟泼尼酯眼用乳剂,含有羧甲基纤维素钠的 0.45% 酮洛酸滴眼液,含有甘油、聚卡波非、丙烯聚二醇泰洛沙泊的 0.5% 氯替泼诺,还有一些高黏度的人工泪液和润滑剂也含有这些非活性成分,这些药物如果在 LASIK 和 PRK 术中使用可能带来药物沉淀的风险。这些含有赋形剂的药物可以在 LASIK 角膜瓣下和 PRK 术后角膜接触镜下沉积而不易被吸收。ASCRS 角膜和屈光手术临床委员会报告了几例 LASIK 术后立刻或者在术中角膜瓣掀开时使用上述含有赋形剂药物以后角膜瓣松动和弥漫性板层角膜炎(diffuse lamellar keratitis,DLK)的病例。

手术方法(视频 166.1)

LASIK 心理学

医生需要明白接受 LASIK 手术对患者来说是有压力的。医生及其助手应该引导患者尽可能好地完成手术过程,医生及其助手使用局部麻醉药物,术中利用积极温柔的语言鼓励患者配合手术,要避免任何贬义的、傲慢的、负面的语言。

角膜上皮保护

LASIK 手术的快速康复需要良好的角膜上皮,因此在 LASIK 术中需随时注意保护角膜上皮。术前几分钟才能使用表麻药以防止麻醉状态下角膜过多暴露,术前应尽量避免使用含有防腐剂的滴眼液,患者在准备间要保持闭眼状态,术中避免角膜上皮损伤,任何在角膜上皮上的操作都要准确和小心。一个完美的 LASIK 手术只会在瓣缘出现很小的上皮损伤,并且上皮会在几个小时内愈合而有效防止上皮植入的风险。角膜上皮松弛的患者术前可能有征兆,这类患者需要更加小心操作避免上皮损伤,如果 LASIK 手术出现了角膜上皮损伤,就应该使用角膜接触镜覆盖在角膜上以减少刺激症状和利于上皮愈合。

美国 LASIK 手术使用的激光

为了获得美国 FDA 的通过,准分子激光必须提供安全有效的临床试验结果。由于有来自加拿大和欧洲 CE 的认证,美国只需要进行安全性认证。由于美国 FDA 临床试验的难度和高额的费用,目前在美国只有两个准分子设备获得美国 FDA 批准,包括 AMO 的 CustomVue(Abbott 光学医疗设备公司,Santa Ana,CA)和爱尔康 Wavelight Allergretto(Fort Worth,TX)准分子激光机。由于作者比较熟悉 AMO 的准分子激光机,所以本章内容主要参考 AMO 准分子激光设备,当然爱尔康的波前优化切削模式的准分子激光设备的临床试验也具有同样的结果。获准美国 FDA 的制瓣用的飞秒激光设备包括:AMO IntraLase FS60、iFS(Abbott 光学医疗设备公司,Santa Ana,CA)、爱尔康 FS200(Fort Worth,TX)、蔡司 VisuMax(Jena,Germany)、博士伦 Victus(Rochester,NY)等飞秒激光平台。作者比较熟悉 IntraLase 设备,所以是主要参考对象。

测试

准分子激光设备都需要测试以保证激光束的质量和系统的精确性。每一次手术前都应该进行全面测试,同时术中还应该根据厂家建议增加测试。飞秒激光由固体激光器所产生,所以不需要这些术前的测试程序。

一次性使用器具

由于可以利用飞秒激光完成制瓣,基本不需要可重复使用的板层刀。这样所有 LASIK 术中使用的器具都可能变成一次性(图 166.2)。一次性使用的冲洗针头可以用于标记瓣缘、掀瓣和瓣下冲洗。一次性使用器具优势明显;没有以前高压蒸汽消毒过程中的污染机会,不需要术中消毒。

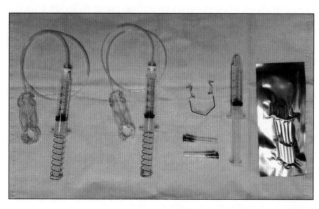

图 166.2　完整的 LASIK 一次性手术器具,所有器具术前都是放置在各自的无菌包装中。每一只眼使用一个冲洗针头进行掀瓣和冲洗

消毒与清洁对比

虽然 LASIK 手术不是一个完全无菌的操作,但是术中需尽可能注意无菌和清洁,术中必须戴手套。手术器械应该放在手术托盘的消毒盒中,所有器械在使用前都应该保持在消毒盒或者消毒包中。冲洗针头必须左右眼分开使用以保证角膜瓣的清洁状态。覆盖飞秒激光控制器的塑料罩可以保持设备表面的无菌性。所有在术中可以重复使用的器械用于不同患者都需要进行无菌消毒。

安全检查

由于每次 LASIK 手术都要做很多患者,所以应该仔细核对患者姓名、眼别、角膜瓣参数和屈光度数以保证手术安全。第一步是确定患者的身份和手术方式并进行标记,然后明确手术眼别,在患者手术眼进行小的标记以利于识别手术是单眼或是双眼。患者进入手术间在进行数据录入的时候应该完成"核对时刻",手术者和患者一起核对在设备显示屏上的姓名、出生日期、手术方式。尽可能所有手术眼都进行虹膜识别,这也可以帮助确认正确患者和眼别,如果患者不能进行虹膜识别,医生术中就要非常仔细进行患者姓名的核对。最后在启动激光之前设备操作的技术员就患者的矫正屈光度数、调整度数、视区大小、瓣的参数和激光的能量同医生进行核对("准备后核对")。特别是在双眼单视治疗的时候一定要确保正确的眼别。

患者体位

患者应该很舒适躺在手术床上以保证激光的顺利进行。患者感觉冷就应该提供毯子,如果患者太高或者背部有问题,可以屈腿。患者在手术床上的体位要充分保证角膜的暴露,通过上下方等量的巩膜暴露来判断眼位,可以提供一个压力球或填充玩具并让患者攥在手里。飞秒激光由于使用负压吸引环和开睑器,因此术中不需要粘贴眼睫毛。然而手术医生也要确保手术器具不要与眼睑有不必要的接触。

眼部准备

患者手术前手术眼点 0.5% 贝美卡因,在眼睛上仔细安放一次性使用的开睑器,避免接触和损伤角膜上皮。如果患者眼睑痉挛很严重可以使用更强的可以固定的开睑器。有些医生在制瓣的时候不用开睑器,在眼睑很紧或者眼窝很深的患者一般也不用开睑器。

虹膜识别

LASIK 进行虹膜识别(IR)有许多优点,它可以帮助甄别患者及眼别是否正确,可以计算仰卧位眼球旋转的角度、计算激光照射下瞳孔变化引起的治疗中心移动。可以在发射飞秒激光前或后进行虹膜识别。作者选择在发射飞秒激光前进行虹膜识别,这样识别成功率几乎 100%,而发射飞秒激光后由于中央和周边 OBL 干扰虹膜和角膜缘的辨认而使得虹膜识别的成功率较低(大概 70%)。发射飞秒激光前进行虹膜识别的缺点可能是部分患者在飞秒激光过程以后再出现眼位移动和旋转从而影响虹膜识别的精确性。即使设备显示虹膜识别"确认",虹膜识别也不能绝对保证眼位识别的准确性,因此手术者术中还是要确保眼位的准确性。

接口对接(负压吸环)

对于初学飞秒激光手术的医生建议用龙胆紫标记笔对瞳孔中心进行标记以利于飞秒激光负压环中心定位,对于熟练的医生很少使用标记。患者摆好体位后开始进行"对接"操作。对于深眼窝、大鼻子、窄脸型的患者可能需要调整一些角度来适应压平锥确保不受鼻子的影响。

首先负压吸引环放置在以瞳孔或者视轴为中心的角膜上(图 166.3),为了让上方有充分的气泡排出通道,负压吸引环可以向下移动 0.25mm,暴露一点点下方的巩膜。下压负压吸引环,然后释放注射器内芯启动负压吸引。注射器显示 3~4mm 表示负压最合适,

如果超过 4mm 应该重新进行负压吸引。对准负压吸引环的中心放入压平锥,术者可以从旁边而不是手术监视器中观察确认激光头和负压吸引环很好匹配。

负压吸引环锁定夹就像夹子一样,一旦完成操作可以立刻解除锁定,同时利用负压吸引环的手柄来调整激光头和负压吸引环的对合。术者可以选择锁定状态放下压平锥镜到角膜的中央,而大多数术者选择非锁定状态进行这种操作。非锁定状态的操作步骤是将压平锥停留在负压吸引环的上方,利用飞秒激光操作杆每次旋转 1 角秒,旋转 5 次(Z 轴方向)移动压平锥,然后解除负压吸引环的锁定状态,放下压平锥到负压吸环内。对于 Intralase 激光机,适当压平以后可以看到一个伴有嘟嘟声音绿色光点,这并不意味着角膜压平完成,依然需要确认。红色指示灯表示压力过高,可能出现在压平过程受到鼻子的影响导致偏位的情况下,这时需要上升激光头,取下压平锥重新进行对接操作。

然后术者转向观察手术监视器,通过垂直杆进行压平锥水平和垂直方向的调整以拟合负压吸引环的中心位置,然后向下放置压平锥到角膜水印超过50%。许多有经验的术者更喜欢小水印或者偏上一些的水印,这样有利于上方气泡排除,减少 OBL 形成(Intralase 气泡排出图),利用非夹持技术的术者可能需要利用负压吸引环的手臂下压负压吸引环以完成压平,然后锁住负压环。

对接过程的难点在于要避免可能导致偏心或者失吸的旋转或者扭动负压吸引环。术者要保持负压吸引环垂直于压平锥的水平面,而这对于初学者来说比较困难,他们需要观察手术监视器或者显微镜来逐步找到操作感觉(图 166.4)。如果存在旋转、偏心或者失吸,必须解除负压,上升压平锥镜,重新进行对接操作。

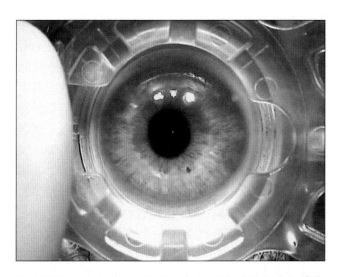

图 166.3　Intralase 飞秒激光设备的对接过程需要保持负压吸引环垂直于压平锥的水平面,在对接过程中避免扭动负压吸引环,以避免造成角膜瓣偏心

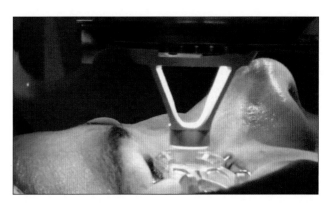

图 166.4　负压吸引环放置在以瞳孔或者视轴为中心的角膜上,可以稍微偏下一点对接中形成一个偏上的水印,注意:用一根手指帮助下压负压吸引环以便获得良好的负压。(译者注,原书作者将图 166.3 和图 166.4 颠倒,阅读时请注意)

14

软对接与气体排出

排气设计是飞秒激光设备的一大进步。聚集在压平锥下的气体可以形成影响眼球跟踪的OBL,负压吸引环轻微向下转动可以形成一个偏上的水印,水印边缘刚好到气道的边缘,这样就可以将在基质中产生的飞秒激光气体从气道排出到周边角膜和巩膜(图166.5)。对于手术者来说这是一个很难掌握的技术,即使是很有经验的医生。"软对接"是另外一种可以形成大水印帮助排气的技术,压平锥压平角膜形成水印到角膜瓣和气道的边缘,这样启动负压后只需要一点点压平就可以完成对接。

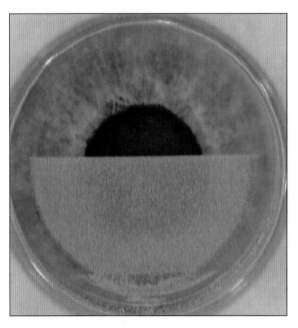

图166.5 制瓣过程中,气体可以通过位于上方紧邻飞秒激光瓣边缘的角膜袋从角膜床排出,这样会减少OBL形成

瓣位置的微调

一旦完成对接就可以在监视器屏幕上对瓣的位置进行调整,瓣位置移动常常会伴随瓣直径减小,所以术者在开始启动飞秒激光之前应该密切关注角膜瓣的大小。许多术者都开始用8.8mm圆瓣,因为调整瓣位置可以将直径缩小到8.3mm或者更小。椭圆形瓣需要减小直径,但是术者至少保证垂直径8.0mm,水平径8.5mm,同时保证超过iFS飞秒激光治疗面积的5%以上(图166.1)。

制作LASIK角膜瓣

开始启动飞秒激光制瓣过程,在飞秒激光发射过程中患者需要尽力保持稳定状态,术者可以给患者读秒帮助缓解紧张情绪。术者通过监视器和手术显微镜观察角膜排气通道和角膜瓣制作过程(图166.5)。术者可以选择IntraLase FS60的手术显微镜或者iFS IntraLase的高分辨监视器观察飞秒激光制瓣过程,包括水印大小、负压情况和排气情况等。

制瓣过程中负压丢失

制瓣过程中出现负压丢失可以重启制瓣程序。术者需要明确使用同一个压平锥,因为每一个压平锥制作唯一深度的角膜瓣,这样可以确保重启制瓣在同一个深度。飞秒激光制瓣程序可以从0秒重启,重启时要取消角膜排气通道选项,并且需要一个新的负压吸引环保证稳定负压,尽可能在原位重新放置负压吸引环并且在监视器上对位原来的飞秒激光区后就可以重启程序。

如果在制瓣边切时失吸,只需要重启边切程序,激光只需要做边切,这时需要减少瓣直径0.5mm以保证边切在瓣内部,换一个负压吸引环,尽可能同上次飞秒激光切削区对位好就可以启动程序,而这个过程只需要几秒钟。技术要点在于确定飞秒激光切削的边缘以便快速操作。如果两次治疗间隔时间太长(10~20分钟)将难以判断飞秒激光瓣的边缘就无法很好完成新的边切。

术中出现负压丢失,术者还可以选择改做PRK手术,特别是初学者或者度数较低(<6D)的患者,改做PRK可以避免出现瓣分层和边切后出现游离瓣缘以及错位边切后瓣的分离困难。

气体突破

制瓣过程中产生的气泡可以沿着先前的角膜瘢痕排出到角膜的表面,这个过程叫做气体突破(gas breakthrough)。这些气泡可以影响激光脉冲导致气泡所在的区域爆破不完全,使得角膜瓣分离困难或者无法分离。周边小气泡(<1mm)可能引起紧邻的角膜基质破裂,敏捷的分离动作有利于分离这些气泡干扰区域。但是大于1mm的大气泡将很难分离角膜瓣。术者可以选择保留角膜瓣,如果厚度允许,等待1~2周再重新做一个比原有角膜瓣深50μm的新的角膜瓣,当然制瓣过程依然存在气体突破的可能性。

这个时候选择PRK是一个安全又简单的方式,同时使用丝裂霉素可以减少角膜瘢痕的危险。气体突破形成的大气泡。术者应该放弃掀瓣,同患者沟通后立刻改做PRK手术。由于这种情况发生在一眼LASIK完成以后,这会使患者双眼恢复期不同,患者在 PRK 恢复中先用接受 LASIK 的眼适应视力需求。

术前存在角膜瘢痕的患者应该选择 PRK 手术，或者至少提醒患者术中有出现气体突破影响操作而改做 PRK 的可能。对于较小（<1mm）且不太深的角膜瘢痕患者，以及年长的患者术中不易出现气体突破，当然使用厚一点的角膜瓣（厚度 120μm 而不是 100μm）可以有效降低气体突破的风险。

掀瓣

一旦完成制瓣和边切，可将患者移动到准分子设备床上进行掀瓣，飞秒激光扫描后在角膜层间会留下很细小的胶原纤维连接，需要分离开这些连接才能完成掀瓣。首先术者在瓣边切的地方找寻瓣的边缘，通常是在 9~11 点钟位（图 166.6）。可以使用特制的可重复使用的分离器或者细小的冲洗针头完成掀瓣。将分离器缓慢插入角膜瓣层间，贴附角膜瓣下面滑动分离器到达对侧瓣的边缘，分离过程需要平行角膜平面进行，避免捅破或者撕裂角膜瓣，分离器穿过角膜瓣后平行向上分离到蒂（图 166.7），然后向下分离掀开角膜瓣（图 166.8）。在这个过程中要求患者始终注视移动的、模糊的、闪烁的橙色灯光。

向上反转角膜瓣暴露角膜床，术者可以用折叠技术折叠角膜瓣以保护角膜基质面免受异物污染和激光损伤（图 166.9）。

不透明气泡层

飞秒激光形成的气体可以聚积在角膜基质内，气泡位于瞳孔区以外不会影响眼球跟踪。波及瞳孔区的不透明气泡层（OBL）将影响眼球跟踪器对瞳孔

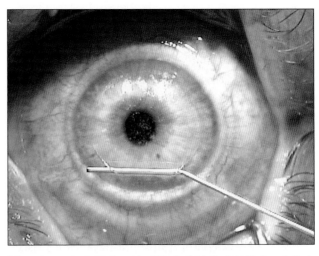

图 166.7　分离器进入瓣下滑动到瓣的对侧穿出，嘱患者注视固视灯，分离器向上分离角膜瓣到角膜袋的位置

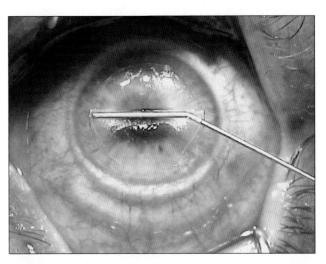

图 166.8　患者始终固视注视灯，用分离器平行于角膜平面的方向向下分离角膜瓣，分离中使用轻柔向下的力量可以使分离更加容易

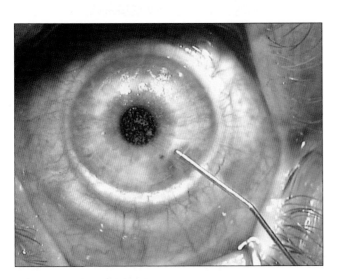

图 166.6　用冲洗针头或者细小分离器从瓣边缘水平下压以便进入瓣的下方

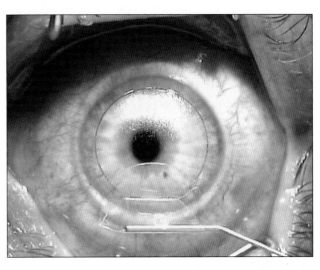

图 166.9　掀开瓣以后，向上方折叠角膜瓣以保护瓣的基质面不受激光损伤和异物污染

图像的采集,从而影响跟踪系统对瞳孔中心位置的判断。由于治疗中心和旋转角度的调整都基于初始的眼球跟踪所确定的中心点,所以,跟踪系统准确的中心定位至关重要。CustomVue 激光机在标准眼球跟踪以外还有红外眼球跟踪系统,医生可以通过监视器观察眼球跟踪和瞳孔区 OBL 的影响。如果监视器显示由于 OBL 影响导致瞳孔变形,可以用针头轻轻按摩角膜基质床帮助气体排出改善跟踪图像。一旦跟踪出现圆形瞳孔图像测试中心准确就可以开始激光消融。

激光消融

跟踪稳定以后即可开始激光消融,在激光扫描过程要鼓励患者保持注视状态,可以用吸血海绵放置在巩膜上控制眼球的移动和上翻(图 166.10),要注意角膜瓣蒂部液体堆积明显的时候要暂停激光,用吸血海绵吸掉液体后再重新进行激光消融。

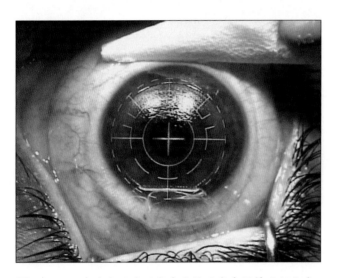

图 166.10 在准分子消融术中要鼓励患者保持注视状态。部分患者 Bell 反射活跃或有注视困难,可用手术枪按在虹膜上帮助固定眼球。注意监测液体堆积,如果液体浸入消融区应及时吸掉

激光扫描过程中要密切观察角膜床,不能出现可能影响激光的液体或者异物,一旦出现应该暂停激光,清理异物后再开始治疗。医生和助手需要帮助极个别贝尔现象明显的患者进行注视训练,同时医生在术中要辅助患者完成注视。术中过多的暂停可能导致角膜基质脱水引起过矫,所以应该尽可能将激光时间控制在 1 分钟以内以减少这种情况的发生。

角膜瓣复位

激光消融完成以后需要将角膜瓣复位,先用少许

平衡盐溶液(BSS)点在角膜基质床和蒂上,然后将冲洗针头从蒂部伸入折叠瓣的里面,打开折叠的角膜瓣并复位到基质床上,瓣下冲洗异物并准确恢复角膜瓣位置,用湿的吸血海绵赶出层间的液体,最后用干吸血海绵头部沿角膜瓣的边缘蘸干赶出的液体。

角膜瓣的对合

与机械刀 LASIK 角膜瓣相比,飞秒激光角膜瓣由于垂直边切和更加均匀的厚度使得角膜瓣对合更加容易,而且无需龙胆紫标记也就减少一次污染的机会。术者可以通过观察瓣边缘沟的宽度判断对合的准确性。在角膜表面点一滴 1% 醋酸可的松白色混悬液填充角膜瓣边缘沟,这样可以清晰判断瓣对合的准确性(图 166.11)。如果有偏位必须重新起瓣、对合并进行边缘沟检查确认。采用先后顺序小心取出上下眼睑的开睑器,避免接触角膜瓣导致角膜瓣移位。

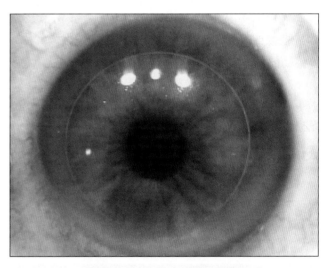

图 166.11 角膜瓣复位后用 1 滴 1% 醋酸可的松填充角膜瓣的沟槽,来判断瓣的位置的对称性,如果有偏位必须重新起瓣、对合并进行边缘沟检查确认

术后即刻处理

手术结束点一次第四代氟喹诺酮滴眼液,另外再点一次对革兰氏阳性细菌菌谱有效的杆菌肽和多黏菌素 B、激素和非甾体抗炎药物减轻术后刺激症状,部分医生术毕采用绷带镜缓解刺激症状。患者离开前用裂隙灯再次确认角膜瓣的位置准确。嘱患者回家后口服术前使用的安眠药物睡觉休息几个小时,以有利于角膜上皮愈合。告知患者在随后的几周避免碰伤眼睛,白天戴太阳镜,夜间戴眼罩。四代氟喹诺酮类滴眼液 1

天 4 次,同时局部使用激素(1% 醋酸可的松第 1 天每一小时 1 次,随后 4 天每天 2 次,或者醋酸丁酸二氟泼尼松龙第 1 天 4 次,随后 4 天每天 2 次)。不含防腐剂的人工泪液每 30 分钟 1 次以缓解术后干眼。

LASIK 的效果

在评价 LASIK 手术效果之前一定要了解患者术前最佳矫正视力,因为 LASIK 手术后患者的裸眼视力达到或者超过术前矫正视力,其手术满意度才高,并且成为 LASIK 手术的推荐者。很多患者使用的抛弃型角膜接触镜虽然方便、美观,但是矫正散光效果不佳,这类患者即便 LASIK 术后视力稍欠一点,他们也容易接受。LASIK 手术可以通过矫正散光和像差达到很好的视觉效果。

近期有研究报道了 LASIK 术后效果的进步,大多数患者术前矫正视力都超过 1.0,这是决定术后效果的标杆。对于 Custom Intralase 的 LASIK 手术,术后三个月 92% 的裸眼视力超过 1.0[30]。许多报道显示术后裸眼视力好于术前矫正视力,这个结果使患者满意,也是 LASIK 成功的标准[31]。

LASIK 增效手术

LASIK 术后的增效手术率在逐步下降,这无疑是一个好消息,因为患者认为 LASIK 术后回退就是手术失败。即使使用最好的技术和设备,依然有 1%~2% 的患者需要进行增效手术来提高视力。回退的原因包括上皮增生、基质重塑以及一些患者自身眼轴变长。

患者 LASIK 的增效手术是医生及其助手面对的一个困难的挑战。患者认为:他们没有达到与他们付费相匹配的完美视力;医生认为:患者的裸眼视力已经有了很大的提高,而再次手术可能冒着视力下降的风险。增效手术前一定要确认屈光度稳定,按照每一个屈光度等一个月的方式决定增强手术的时间。对于接近老视的患者的增效手术要特别关注,患者可能并不愿意损失近视力来换取远视力,由视光师给这类患者试戴接触镜来确定最佳处理方案。

增效手术前密切关注可能出现过矫的接近老视人群,这类患者常常对治疗效果不满意。有两个因素决定需要减少 WAMR(像差辅助主觉验光)度数,一是医生调整手术参数来达到每一个屈光度消融深度不超过 18μm,二是球差可以减少消融深度。如果不考虑这两个因素,这种增效手术的像差(主要是球差)

和屈光度矫正常常导致术后过矫。

有几种方法进行增效手术,作者推荐在 LASIK 瓣上进行 PRK 而不是掀瓣进行 LASIK,这样可以减少上皮植入的风险。LASIK 瓣上 PRK 还可以平复瓣上细小皱褶从而提高最佳矫正视力,缺点是术后愈合较慢,患者会有不适感。由于增效手术常常只需要做一只眼,所以延迟愈合可以接受。

PRK 增效手术可以采用酒精(100% 酒精 10 秒或 30% 酒精 30 秒)或者 Amoil 刷松解上皮。少数较重角膜瘢痕或者形态不规则的病例可以用 50μm 的 PTK 消融上皮,激光消融后使用的丝裂霉素 C12 秒可以减少术后角膜瘢痕的风险,术毕使用角膜接触镜。最好在中央角膜上皮完全愈合 24 小时以后再取角膜接触镜,防止过早取出角膜接触镜导致角膜上皮松脱,使得愈合时间超过一周以上。局部使用激素从开始的 1 天 4 次逐步减少到 1 天 1 次共四周,由于使用时间较长,建议使用氯替泼诺以减少高眼压的可能性。在上皮愈合过程中使用非激素抗炎药物可以减轻患者的刺激症状。必要时医生还可以给患者口服止痛药或者使用局部麻醉药物。

有些医生会选择 LASIK 术后 1 年内掀瓣进行增效手术,超过 1 年就采用 PRK 增效手术,因为 LASIK 增效手术后上皮植入发生率和术后时间成正比[32]。还可以用飞秒激光在原有 LASIK 角膜瓣边切的内侧重新做一个垂直的边切,这样可以沿着新的边切掀瓣,从而术后视力恢复更快,但是这种技术有可能因两次边切位置太近而出现游离瓣缘[33],这样常常发生上皮植入[34],因此飞秒激光再边切的增效手术并不常用。

展望
LASIK 交联

LASIK-X 是将 LASIK 手术和角膜胶原交联结合起来。虽然大多数患者的准分子激光角膜消融手术安全,LASIK 联合角膜胶原交联可以通过增强角膜生物力学稳定手术效果,特别是高度近视高度远视或者术后角膜有出现角膜扩张的高风险患者。国际上 LASIK-X 通常运用于年轻患者、远视、高度近视和散光、角膜形态非对称、薄角膜、有圆锥角膜家族史等情况,有些医生所有患者均采用 LASIK-X。在美国这项技术从 2014 年开始临床验证试验,目前还没有获得美国 FDA 通过。

LASIK-X 技术是利用含核黄素盐水放置在角膜床上 45~60 秒,小心避免影响到角膜瓣,然后冲洗核

14

黄素后复位角膜瓣,用高能量(30mW/cm²)紫外线脉冲光照射至少 45 秒。目前国际上许多临床应用显示 LASIK-X 很少出现并发症,也不需要做手术屈光度矫正度数的调整。虽然目前还缺少远期的观察结果,但是近期的研究报告显示高度远视和近视接受 LASIK-X 术后屈光度具有很好的稳定性[35]。潜在的并发症包括屈光矫正的准确性、愈合延迟、角膜混浊和弥漫性板层角膜炎(DLK)。

ReLEx 与 SMILE

屈光透镜取出术(ReLEx)是利用飞秒激光在角膜基质做角膜帽和透镜两次分离,然后取出透镜保留角膜瓣。小切口角膜基质透镜取出术(SMILE)是这种通过小切口取出角膜基质透镜手术技术的名称(图 166.12)。SMILE 手术的优点包括稳定角膜瓣、没有角膜瓣移动风险、保留更多角膜神经减少术后干眼风险、很少角膜上皮损伤减少感染风险和理论上更好的角膜生物力学。缺点包括临床经验较少、低度数和散光矫正困难、早期透镜撕裂的风险、早期报告的准确性低,虽然随着时间推移准确性在逐步改善[36,37]。通过计算机控制像差优化模式的一个准分子激光脉冲消融精度是 0.25μm,而飞秒激光激光的精度是 1~5μm,所以飞秒激光无法达到像差引导 LASIK 手术那样的准确性。虽然像差引导的 LASIK 是目前屈光手术的金标准,但是一旦飞秒激光达到像差引导的准分子激光消融的精度,SMILE 手术将取代 LASIK。

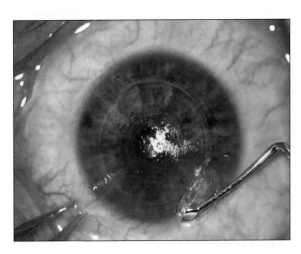

图 166.12　图片显示小切口角膜基质透镜取出手术中,在 SMILE 手术中,利用飞秒激光在角膜基质制作一个透镜,保持前部角膜基质完整,术者通过 2mm 切口用钝性分离器分离透镜界面,然后通过角膜小切口完整取出透镜。(照片由 Dan Z,Reintein 医生提供)

(邓应平　译)

参考文献

1. Barraquer JI. Queratoplastica refractive. *Estudios Inform* 1949;**10**:2–21.
2. Barraquer JL. Method of cutting lamellar grafts in frozen corneas: new orientations in refractive surgery. *Arch Soc Am Ophthalmol* 1958;**1**:237.
3. Slade SG, Updegraff SA. Complications of automated lamellar keratotomy (comment). *Arch Ophthalmol* 1995;**113**(9):1092–3.
4. Trokel SL, Srinivasan R, Braren B. Excimer laser surgery of the cornea. *Am J Ophthalmol* 1983;**96**:710–15.
5. Munnerlyn CR, Koons SJ, Marshall J. Photorefractive keratectomy: a technique for laser refractive surgery. *J Cataract Refract Surg* 1988;**14**:46–52.
6. McDonald MB, Kaufman HF, Frantz JM, et al. Excimer laser ablation in the human eye. *Arch Ophthalmol* 1989;**107**:641–2.
7. Pallikaris IG, Papatznaki MF, Stathi FZ, et al. Laser in situ keratomileusis. *Lasers Surg Med* 1990;**10**:463–8.
8. Pallikaris IG, Siganos DS. Excimer laser in situ keratomileusis and photorefractive keratectomy for the correction of high myopia. *J Refract Corneal Surg* 1994;**10**:498–510.
9. Shojaei A, Mohammad-Rabei H, Eslani M, et al. Long-term evaluation of complications and results of photorefractive keratectomy in myopia: an 8-year follow-up. *Cornea* 2009;**28**(3):304–10.
10. Arba Mosquera S, Arbelaez MC. Use of a six-dimensional eye-tracker in corneal laser refractive surgery with the SCHWIND AMARIS TotalTech laser. *J Refract Surg* 2011;**27**(8):82–90.
11. Chayet AS, Montes M, Gómez L, et al. Bitoric laser in situ keratomileusis for the correction of simple myopic and mixed astigmatism. *Ophthalmology* 2001;**108**(2):303–8.
12. Bleckmann H, Jørgensen J, Lamcke I, et al. Bioptic. A refractive surgery procedure for correction of high and extreme myopia. *Ophthalmologe* 2002;**99**(12):936–40.
13. Probst LE. Refractive lensectomy and cross-cylinder laser in situ keratomileusis for the correction of extreme hyperopic astigmatism. *J Cataract Refract Surg* 2004;**30**(5):1136–8.
14. Stonecipher KG, Kezirian GM. Wavefront-optimized versus wavefront-guided LASIK for myopic astigmatism with the ALLEGRETTO WAVE: three-month results of a prospective FDA trial. *J Refract Surg* 2008;**24**(4):S424–30.
15. Liu YL, Yeh PT, Huang JY, et al. Pupil centroid shift and cyclotorsion in bilateral wavefront-guided laser refractive surgery and the correlation between both eyes. *J Formos Med Assoc* 2013;**112**(2):64–71.
16. Talamo JH, Meltzer J, Gardner J. Reproducibility of flap thickness with IntraLase FS and Moria LSK-1 and M2 microkeratomes. *J Refract Surg* 2006;**22**(6):556–61.
17. Reinstein DZ, Srivannaboon S, Archer TJ, et al. Probability model of the inaccuracy of residual stromal thickness prediction to reduce the risk of ectasia after LASIK part II: quantifying population risk. *J Refract Surg* 2006;**22**(9):861–70.
18. Zhang XX, Zhong XW, Wu JS, et al. Corneal flap morphological analysis using anterior segment optical coherence tomography in laser in situ keratomileusis with femtosecond lasers versus mechanical microkeratome. *Int J Ophthalmol* 2012;**5**(1):69–73.
19. Kezirian GM, Stonecipher KG. Comparison of the IntraLase femtosecond laser and mechanical keratomes for laser in situ keratomileusis. *J Cataract Refract Surg* 2004;**30**(4):804–11.
20. Kamburoğlu G, Ertan A. Epithelial ingrowth after femtosecond laser-assisted in situ keratomileusis. *Cornea* 2008;**27**(10):1122–5.
21. Hardten DR, Hira NK, Lombardo AJ. Triptans and the incidence of epithelial defects during laser in situ keratomileusis. *J Refract Surg* 2005;**21**(1):72–6.
22. Solomon R, Donnenfeld ED, Holland EJ, et al. Microbial keratitis trends following refractive surgery: results of the ASCRS infectious keratitis survey and comparisons with prior ASCRS surveys of infectious keratitis following keratorefractive procedures. *J Cataract Refract Surg* 2011;**37**(7):1343–50.
23. Solomon R, Donnenfeld ED, Perry HD, et al. Methicillin-resistant Staphylococcus aureus infectious keratitis following refractive surgery. *Am J Ophthalmol* 2007;**143**(4):629–34.
24. Braun EH, Lee J, Steinert RF. Monovision in LASIK. *Ophthalmology* 2008;**115**(7):1196–202.
25. Tomita M, Watabe M, Mita M, et al. Long-term observation and evaluation of femtosecond laser-assisted thin-flap laser in situ keratomileusis in eyes with thin corneas but normal topography. *J Cataract Refract Surg* 2014;**40**(2):239–50.
26. Assil KK. *Femtosecond laser-customized LASIK flaps.* ASCRS ASOA Symposium & Congress presentation; 2008.
27. Mandel Y, Stone RA, Zadok D. Parameters associated with the different astigmatism axis orientations. *Invest Ophthalmol Vis Sci* 2010;**51**(2):723–30.
28. ACES/SEE Caribbean Eye Meeting, 2014. Highlights in review. Available at: <http://crstoday.com/pdfs/1114_insert5.pdf>.
29. Cataract & Refractive Surgery Today. ASCRS Issues Medication Alert for LASIK and PRK. Available at: <http://crstoday.com/2013/03/ascrs-issues

-medication-alert-for-lasik-and-prk>.

30. Slade SG, Durrie DS, Binder PS. A prospective, contralateral eye study comparing thin-flap LASIK (sub-Bowman keratomileusis) with photore-fractive keratectomy. *Ophthalmology* 2009;**116**(6):1075–82.

31. Brown MC, Schallhorn SC, Hettinger KA, et al. Satisfaction of 13 655 patients with laser vision correction at 1 month after surgery. *J Refract Surg* 2009;**25**(7 Suppl.):S642–6.

32. Henry CR, Canto AP, Galor A, et al. Epithelial ingrowth after LASIK: clinical characteristics, risk factors, and visual outcomes in patients requiring flap lift. *J Refract Surg* 2012;**28**(7):488–92.

33. Vaddavalli PK, Diakonis VF, Canto AP, et al. Complications of femtosec-ond laser-assisted re-treatment for residual refractive errors after LASIK. *J Refract Surg* 2013;**29**(8):577–80.

34. Vaddavalli PK, Yoo SH, Diakonis VF, et al. Femtosecond laser-assisted retreatment for residual refractive errors after laser in situ keratomileusis. *J Cataract Refract Surg* 2013;**39**(8):1241–7.

35. Tan J, Lytle GE, Marshall J. Consecutive laser in situ keratomileusis and accelerated corneal cross-linking in highly myopic patients: preliminary results. *Eur J Ophthalmol* 2014; Dec 5.0. doi: 10.105301/ejo.5000543.

36. Ang M, Tan D, Mehta JS. Small incision lenticule extraction (SMILE) versus laser in-situ keratomileusis (LASIK): study protocol for a random-ized, non-inferiority trial. *Trials* 2012;**13**:75.

37. Reinstein DZ, Carp GI, Archer TJ, et al. Outcomes of small incision len-ticule extraction (SMILE) in low myopia. *J Refract Surg* 2014;**30**(12): 812–18.

14

第 167 章

准分子激光原位角膜磨镶术治疗近视

Patricia B. Sierra，David R. Hardten

关键概念

- 准分子激光原位角膜磨镶术（laser in-situ keratomi-leusis，LASIK）依然是治疗近视最常用的方法。
- 术前仔细的评估是手术成功的关键。
- 飞秒激光制瓣更薄、更准确也更安全。
- 采用眼球跟踪虹膜识别的像差引导的个体化技术持续发展提升手术效果。
- 由于医生的重视和仔细的术前评估使术后角膜扩张的发生率越来越小。
- 掀瓣比重新制瓣更安全。
- LASIK 术后再行 PRK 降低了角膜上皮植入的风险，但是愈合较慢。
- LASIK 用于 PRK 和眼内屈光手术后残存屈光不正的理想选择。
- 采用计算机角膜地形图、角膜断层地形图和在线计算可以更加准确进行 LASIK 术后眼内人工晶状体度数的计算。

本章纲要

引言

随着时间的推移，现代屈光手术在手术安全性和准确性上已经取得了很大的进步。LASIK 因为屈光度治疗范围宽广依然是主流的屈光手术方式。

历史

角膜屈光手术矫正理论的提出可以追溯到 19 世纪[1]，1949 年 Jose I.Barrauuer 医生提出板层角膜屈光手术，他发现可以通过增加或者减少角膜组织来改变眼的屈光度[2]。描述板层角膜屈光技术的角膜磨镶术（Keratomileusis）的名称来源于希腊语词根 "Keras"（角样物 = 角膜）和 "mileusis"（雕刻）[3]。Barrauuer 最初的技术是手工进行前部角膜板层分离，然后从角膜床取出部分角膜基质层或者板层角膜片[4]。

1980 年 Ruiz 介绍了一种显微角膜刀可以在角膜上进行两次平行切削来取出部分角膜组织。虽然看起来这种技术很有效但是实际操作很困难，而且并发症多，按今天的标准预测性很差，大多数医生都不接受[5~7]。

准分子激光在屈光手术发展历史中是一个最大的进展[8]。1983 年，Trokel 等完成准分子激光屈光性角膜切削术的动物实验[9]。Buratto 等首先报道了去除角膜瓣后原位运用准分子激光的手术方式[10]。Pallikaris 通过制作一个带蒂的角膜瓣并在激光消融后复瓣来进一步改进了这项技术[11~13]。Guimaraes 等报道通过简单的角膜瓣干燥技术来避免角膜瓣缝合[14-15]。

LASIK 手术具有角膜瓣快速修复和准确的准分子激光塑形两个优点，可以用于矫正高达 15D 的高度近视、6D 的远视、6D 的散光，但是目前矫正高度数比较保守了，因为在预测性（术后屈光度在目标屈光度范围的比例，比如 ±0.5D）、有效性（术后最佳矫正视力下降的比例，比如丢失 1 或 2 行）、稳定性（评估术后不同时期屈光度的稳定性）、视觉质量（评估术后不良视觉效果比如光晕和炫光等）等方面低度数矫正效果明显好于高度数[16]。

到 21 世纪,运用了更多的新技术来重新定义 LASIK 的近视和散光矫正包括像差引导和像差优化技术,这些新技术以及飞秒激光技术和个体化角膜瓣制作技术等[17~23]。

准分子激光

正常角膜形态为扁长型(中央角膜屈光力大于周边),激光近视矫正手术就是改变角膜这种自然形态降低角膜中央屈光力(形成一个扁圆形)。准分子激光角膜消融是一个没有热损伤的光解作用[22]。

激光传递特性包括宽度、裂隙扫描和飞点等。有些设备还可以通过可变光斑设计来分别治疗大小区域,初期治疗大区域用大光斑而最后用小光斑进行小区域精细磨削从而缩短治疗时间[23]。

有四种准分子激光治疗模式:常规模式、像差优化、像差引导和地形图引导。

常规的 LASIK 又称标准或者传统模式,它是第一个通过美国 FDA 而且目前还在广泛运用的 LASIK 手术模式。常规 LASIK 基于 Munnerlyn 公式计算角膜切削量进行简单的球柱镜矫正[24],常规 LASIK 根据不同矫正度数会引入不同的正球差[25]。

常规 LASIK 最佳的中心定位仍不清楚,可选择的中心定位点包括视轴角膜反射点、入射瞳孔、角膜反光点等[26]。许多研究表明采用眼球跟踪技术可以获得更好的裸眼视力和最佳矫正视力(BCVA)[27,28]。更大的光学区和修边区可以明显减少光晕和眩光[23,29]。

像差引导 LASIK,又名个性化 LASIK,是基于像差测量数据进行准分子激光消融的一种模式。

像差引导 LASIK 的目标是基于光学像差测量而不是单纯的球镜和散光(低阶像差)进行的优化的角膜消融。人眼的光学系统中还有其他的像差包括球差和慧差。能够测量低阶和高阶像差的技术使得验光精度提高到 0.1D 甚至更小[29,30]。目前有几种测量像差的方法:Tscherning、动态检影、光线寻迹和 Harmann-Shack。所有的处理方法都是通过分析入射光线评价光线通过角膜晶体的变化。像差的形态用于描述眼部总像差,而像差大小(横断面)由瞳孔大小决定。

像差引导 LASIK 的第一步是用像差测量仪测量像差,然后生成像差切削模式并导入准分子激光机进行像差引导的 LASIK(图 167.1A)。由于这种治疗更复杂和更个体化,所以特别强调角膜上这些模式精准识别的重要性。这可以通过术前和术中虹膜图像进行的虹膜识别技术来完成。眼球转动可以引入明显

的术后像差[31,32,37]。虹膜识别还可以通过参考虹膜边缘有效地补偿不同光线导致瞳孔大小变化所致的治疗中心位移,从而锁定像差引导的角膜消融中心位置[17,33,34]。

像差引导治疗模式是对近视和散光的非球面切削,保留角膜的非球面形态并中和常规近视激光治疗所导致的球差。传统激光近视治疗模式中由于在角膜周边激光光斑发射角度倾斜的原因出现能量衰减而引入球差,像差引导的个体化治疗模式会采用在周边角膜增加一些激光脉冲的方式来解决这个问题(图 167.1B)[35,36]。

地形图引导的 LASIK 是基于角膜地形图和球柱镜验光结果进行的一种准分子激光消融模式。

相对于像差仪,角膜地形图可以获取更多的角膜曲率数据,而且不受瞳孔大小的影响。地形图引导的治疗既可以用于正常情况还可以用于高阶像差眼的矫正(比如角膜瘢痕和不规则散光),而且不受调节、早期白内障和玻璃体混浊的影响(图 167.2)[37]。

患者筛选、适应证、局限性和禁忌证

了解患者做屈光手术的目的和期望值是最重要的。患者必须明白 LASIK 手术的风险、效果和可选择性。稳定的屈光状态非常重要,即使激光还可以治疗更高的度数,大多数医生选择的手术上限是 -8~ -10D。

同时对眼球和全身情况的评估也很重要。视力、主觉验光和散瞳验光、瞳孔大小、主视眼、远近视力及其矫正视力都要进行检查。还要进行眼前后节的检查排除影响视力和手术效果的其他因素。

中央角膜厚度的测量至关重要。同常规模式相比像差引导和个体化模式常常需要消融更多的角膜组织,LASIK 最小的角膜基质床厚度仍存在争议,通常认为是 250~300μm。

角膜扩张也可能发生在角膜基质床厚度很厚的眼睛上并有圆锥角膜的临床表现。评估角膜瓣厚度,瓣下测量基质床厚度可以更加精确的了解术后基质床的厚度。研究发现,在术前角膜地形图显示正常但术后发生角膜扩张与 LASIK 手术中角膜组织消融率(PTA)≥40% 有明显的相关性[38]。

计算机角膜地形图、角膜断层扫描地形图、Scheimpflug 图像采集现在都常规用于屈光手术前和术后评估,这些设备有效地筛查亚临床型圆锥角膜和其他角膜疾病。

接近或者已经是老视的患者双眼单视可能是一

14

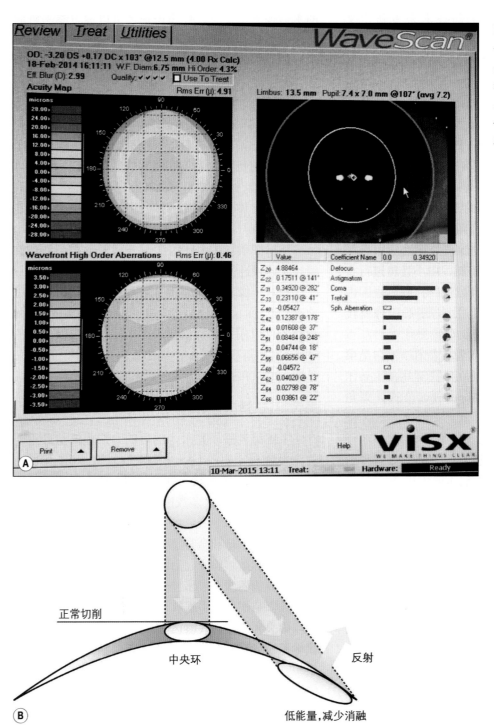

图167.1 像差引导和像差优化切削模式。(A)基于像差检查的像差引导模式,关注低阶和高阶像差。(B)像差优化模式增加周边角膜激光脉冲来补偿能量丢失(激光重叠和反射)减少球差

个手术选择。关于光晕、眩光、欠矫和过矫都需要作为特殊情况和患者进行沟通,对患者进行健康教育的阅读材料对沟通有帮助。

知情同意书应该包含常见手术并发症和潜在风险。

对于前弹力层角膜营养不良(anterior basement membrane dystrophy, ABMD)、薄角膜、小而深的眼窝、浅层角膜瘢痕、巩膜扣带术后、青光眼小梁切除术后、

视神经病变、职业和运动风险、角膜扩张风险的患者部分会建议改 LASIK 为 PRK 手术[39~41]。

有晶状体眼人工晶状体植入是高度近视、薄角膜和地形图显示角膜异常情况下的一种选择。透明晶状体置换适合于接近白内障年龄或者高度远视的患者。

下列疾病接受激光屈光手术有很高的危险性:胶原血管疾病、自身免疫疾病、免疫缺陷、妊娠和哺乳期妇女,圆锥角膜体征的患者,服用异维 A 酸或安碘达

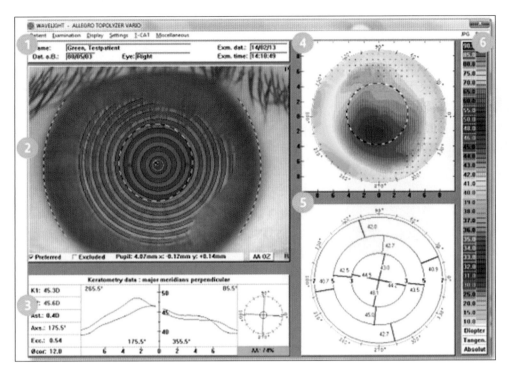

图 167.2 用于准分子激光引导治疗的患者角膜地形图资料总览:(1)患者信息;(2)缩小的测量相机图像;(3)角膜曲率数据;(4)彩色地形图;(5)最大值显示;(6)色彩梯度栏

隆的患者。其他有潜在风险的情况包括 Fuchs 角膜内皮营养不良、眼部单纯疱疹病毒或带状疱疹病毒、其他一些影响愈合的全身疾病比如糖尿病和遗传性过敏性疾病[22,42]。需要特别注意异常的角膜地形图和可能影响愈合的眼部及全身疾病。

板层角膜刀和飞秒激光

LASIK 手术最关键的步骤就是制作角膜瓣,制瓣工具包括机械刀和飞秒激光,在过去的十年,飞秒激光已经越来越广泛地用于制作 LASIK 角膜瓣[43,44]。

飞秒激光利用激光脉冲分离角膜层间,蒂位置、瓣直径和瓣厚度都可以精确设定(图 167.3A)。出现纽孔瓣、不全瓣、偏心瓣、游离瓣的机会大大降低。由于飞秒制瓣质量更好,因此飞秒 LASIK 有更好的治疗效果[44]。

手术方法

术者和患者的准备包括熟悉手术步骤、场景、声音,同时尽可能让患者感觉舒适从而配合手术,小剂量安定可以帮助缓解紧张情绪并帮助术后睡眠。

使患者在手术显微镜下摆好体位,特别是将虹膜平面与激光束方向垂直。表面麻醉后采用聚维酮碘棉签清洁和消毒眼睑,通过粘贴或者遮盖式开睑器避免睫毛进入手术野,遮盖非手术眼防止交叉注视和干燥,当飞秒激光时,最初的负压环定中心是保证角膜瓣居中的关键步骤(图 167.4)。

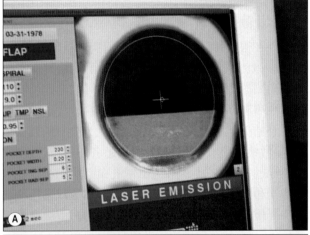

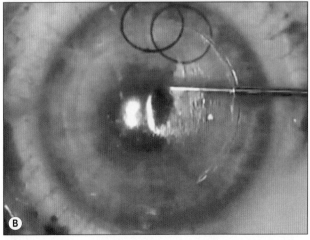

图 167.3 (A)飞秒激光模式。(B)用分离器分离飞秒激光制作的角膜瓣。(A,图片来自 Yanoff M,Duker J,眼科学,4e,Elsevier Saunders,2014,图,3,5,6)

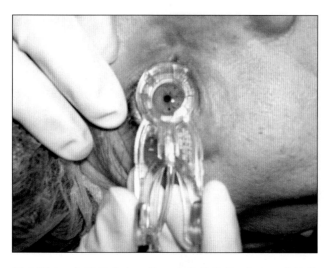

图 167.4　负压环定中心是一个关键步骤，它可以确保随后的飞秒激光角膜瓣制作精确进行。（图片来自 Yanoff M, Duker J, 眼科学, 4e, Elsevier Saunders, 2014, 图, 3, 5, 5）

采用角膜分离器钝性分离飞秒激光制作的角膜瓣，分离器从蒂附近进入角膜瓣内轻柔起开角膜瓣，向上翻折角膜瓣然后完成角膜床的激光治疗（图167.3B）。

现在很少使用超声技术评估角膜基质床厚度，因为飞秒激光制作角膜瓣的精度远高于机械刀。需要控制角膜床的干湿度，因为基质脱水可能导致过矫以及中央岛和不规则散光。

开始激光发射前术者要确认输入计算机的数据正确，显微镜聚焦在角膜平面，告知患者注视目标，在整个治疗过程调整并保持治疗在瞳孔中心（图167.5）。启动激光和眼球跟踪包括虹膜识别。切削完成后用冲洗针头复瓣，生理盐水冲洗瓣下异物和碎屑，湿吸血海绵复位角膜瓣，从蒂向周边抚平角膜瓣（视频167.1）。

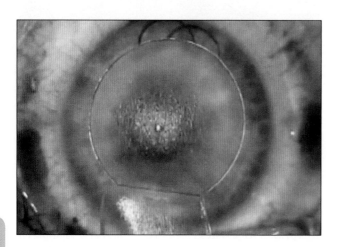

图 167.5　患者保持固视激光下的目标灯光，在准分子激光治疗过程中利用跟踪系统锁定瞳孔来保持跟踪

通过向边切线方向推动角膜瓣来判断角膜瓣是否黏附良好。一旦明确角膜瓣正确复位，在取出开睑器之前在角膜表面点抗生素、激素和润滑剂滴眼液。如果进行双眼 LASIK，需要遮盖已经完成的手术眼睛，然后采用相同方法做另外一只眼，最后双眼带塑料眼罩直到次日复诊。

术后处理

术后处理方案简单但依然重要，总体来说术后很快会出现流泪、烧灼感和异物感，如果患者能够小睡1~2 小时将非常有用。第一周每天点抗生素和激素滴眼液四次，最初几周鼓励多频次使用不含防腐剂人工泪液。

术后第一天，使用裂隙灯评价角膜瓣，避免接触和触碰眼球防止角膜瓣移位和感染性角膜炎。

术中并发症

早期机械刀或者飞秒激光提前终止导致的不全角膜瓣，如果没有足够角膜床进行激光消融，术者应该回复角膜瓣终止手术。再次手术通常在瓣复位后的一段时间后采用 PRK 联合丝裂霉素 C 处理[45~47]。

发生纽孔瓣后，不能在残留的角膜上皮上进行激光消融，可马上或者日后采用表层手术联合丝裂霉素 C 处理[47]。

制瓣之前采用润滑剂可以有效减少角膜上皮损伤，同时表面麻醉药物应尽可能少用。

并发症

消融并发症

术后角膜地形图显示的不规则散光形成的原因包括：角膜上皮不规则、异常激光模式、角膜床干湿度不均匀和角膜床异物遮挡激光等[48~50]。

偏心是不规则散光的一种，可能的原因包括患者注视差、瞳孔偏位、激光治疗中眼球移动和角膜干湿度不均匀等（图167.6）。矫正屈光度越高导致的偏心程度可能越大，也是术后发生光晕、不规则散光以及最佳矫正视力下降的原因[26,51,52]。眼球跟踪、像差仪虹膜和角膜缘的识别以及提醒患者良好的固视配合可以减少偏心切削的发生[17,53,54]。基于像差和地形图数据进行的偏心和不规则散光的治疗可以减轻患者初次手术后持续存在的不适症状[55~57]。

欠矫和过矫可能因为验光不准确、切削精度不够、激光能量问题、角膜脱水状态以及角膜愈合反应[51]。

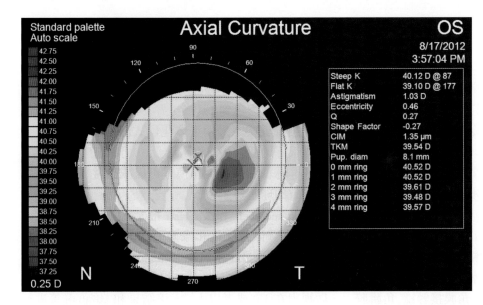

图 167.6　角膜地形图显示 LASIK 术后左眼颞侧偏心

层间异物即使进行了常规冲洗也是比较常见的并发症,很多时候这些异物来源于睑缘的睑板腺的分泌物[58]。

术后并发症

角膜瓣移位常常发生在术后 24 小时内,一旦发生应该重新掀瓣复位[59]。

LASIK 术后点状角膜上皮病变常常发生在术前存在干眼和睑缘炎的患者,LASIK 手术损伤角膜神经从而加重角膜上皮病变[60,61]。处理包括在眼表使用人工泪液、环孢素 A、热敷、Ω-3 脂肪酸、睑缘清洁、口服和局部使用抗生素和泪点栓塞[62~64]。

弥漫性板层角膜炎(DLK)是一种发生在 LASIK 术后早期的层间炎症反应[65~69]。患者初期没有症状也不影响视力,在周边角膜层间出现像沙粒样细点状浸润,如果不治疗炎症会加重导致角膜瘢痕和不规则散光。细菌毒性物质、抗原、器械上的异物和眼睑分泌物等是可能的致病因素[65~67]。治疗需要频繁使用糖皮质激素,必要时掀瓣冲洗[68]。

LASIK 术后可以发生角膜瓣皱褶或者细纹,常常没有症状,但是可以导致不规则散光影响视力[58]。如果有症状就需要重新复瓣。

角膜上皮内生时有发生,而且常常发生在角膜上皮缺失或者增效手术的情况下[70],如果上皮内生不断进展或者影响视力就需要掀瓣从角膜基质床上和角膜瓣内面除出内生的角膜上皮。缝合角膜瓣或者生物胶黏合角膜瓣边缘可以减少复发率(图 167.7)[71,72]。还可以利用 ND：YAG 激光破坏上皮植入进展缓慢区域的内生细胞[73]。

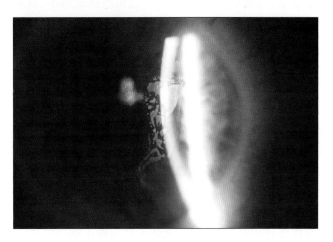

图 167.7　增效手术后沿 LASIK 角膜瓣边缘的角膜上皮内生

LASIK 术后感染性角膜炎是一个严重威胁视力灾难性的并发症。幸运的是其发生率很低[74],病原体包括分枝杆菌、真菌、努卡氏菌、金黄色葡萄球菌、草绿色葡萄球菌、凝固酶阴性的葡萄球菌和肺炎链球菌等[75]。最常见的致病菌是耐甲氧西林金黄色葡萄球菌[76]。裂隙灯检查可以发生睫状充血、上皮损伤、前房炎症反应和积脓。棘阿米巴和真菌感染常常在 LASIK 术后几周才缓慢显现出来。可以采取血培养基、巧克力培养基、沙保罗氏培养基、Lowenstein-Jensen 胶、心浸液培养基等方法进行微生物培养。涂片进行革兰氏染色、吉姆萨染色、荧光钙白染色以及抗酸菌的 Ziehl-Neelsen 染色。严重的病例应该掀瓣冲洗,由于大多数早发性感染是耐甲氧西林的葡萄球菌,而晚发感染多是对常规治疗效果不好的机会菌属,因此对于早发感染常用万古霉素,而晚发感染使

14

用阿米卡星、克拉霉素[77]。

角膜扩张

通过对角膜扩张患者的回顾性分析,推测下列因素和LASIK术后发生角膜扩张有关:①术前地形图异常;②残余角膜床太薄;③年龄小;④中央角膜厚度薄;⑤高度近视[78,79]。

医源性角膜扩张的一个重要原因是在未被发现的圆锥角膜上进行了LASIK手术[80]。计算机角膜地形图提示可疑圆锥角膜的形态包括陡角膜曲率、下方角膜隆起、角膜曲率不对称、非正交性散光。报道显示医源性角膜扩张最早出现在术后1周,也可以在术后几年[81]。一旦发生角膜扩张就需要按照圆锥角膜的处理方式进行治疗,包括眼镜、角膜接触镜、角膜胶原交联、角膜基质环植入、传导性角膜热成形术、板层角膜移植和穿透角膜移植[82,83]。

效果

在过去的十余年,角膜屈光手术的有效性和预测性明显提高。很大的原因是因为飞点扫描激光技术和眼球跟踪技术的发展,以及8~9mm过渡区设计改进消融区边缘陡峭形态[23,28,84~86]。

根据技术、设备和患者量的不同关于效果的报道存在差异。

常规LASIK对于低度近视无散光的治疗效果预测性要好于高度近视、散光和远视的矫正效果[87~90]。

像差引导的LASIK总体效果要好于常规LASIK。利用下面四种设备之一(Alcon LADARVision 4000,Fort Worth,TX;AMO Ⅵ SX Star S4 CustomVue,Santa Clara,CA;Bausch &Lomb Technolas 217z Zyoptix,Rochester,NY;Wavelight Allegretto,WaveLight AG,Erlangen,Germany)进行的像差引导临床前期试验1015只眼的报告中,术后6个月的研究报告显示在治疗近视和散光上有更高的准确性,其主觉验光的等效球镜(MSE)在0.5D以内的比例在75.9%~94.6%之间。不同激光设备治疗近视和散光的程度不同,裸眼视力超过0.5占97.4%~100%,而84.1%~93.9%的眼在术后6月能够获得1.0或1.0以上的视力。术后裸眼视力等于和好于术前最佳矫正视力的比例在67.2%~81.1%之间[18]。

利用Ⅵ SX Star S4(Advanced Medical Optics,Inc.,Santa Ana,CA)的个体化模式治疗高度近视和散光的结果非常理想。术前平均屈光度 −8D(±1.4D,−5.5~−11.3D),平均散光 −1.0D(±1.0D,0.0~−5.3D),主觉验光等效球镜(MRSE)为 −8.5D(±1.3D,−6.4D~−11.8D),术后6月时,98%视力在0.5及以上,84%在1.0及以上,65%在1.2及以上。3/4的患者术后裸眼视力达到或超过术前最佳矫正视力。99%单纯近视患者术后6月的视力达到1.0或更好,84%达1.2或者更好。这些结果证实了采用个体化模式治疗高度近视也会获得很好的视力和视觉质量[91]。

非球面和像差优化模式可以减少常规LASIK手术导致的球差增加[92,93]。

Stonecipher 和 Kezirian 报告了利用 Allegretto Wave 进行像差优化和像差引导的美国FDA临床对比研究,结果显示术后视力和屈光度上两种方法没有统计学差异,报告显示每一组患者都有93%的患者术后视力在1.0或者以上[94],该结果和 Miraftab 等进行的一项前瞻性随机对照研究结果一致,后者比较了两组像差引导和像差优化LASIK治疗接近 −7.00D 的近视和近 3.0D 的散光的治疗结果,也是在术后裸眼视力、最佳矫正视力和对比敏感度上没有统计学差异,像差优化组术后视力在1.0和以上的比例是83.3%,而像差引导这个比例是89.2%[95]。Stonecipher 和 Kezirian 的研究结论是像差引导适合于术前高阶像差均方根值大于 0.35μm,而在这个研究中83%的患者高阶像差均方根值是小于 0.3μm 的[94]。

有关角膜地形图引导的LASIK的研究结果也令人鼓舞。一项最近的利用 WaveLight Allegretto Wave Eye-Q 激光进行的角膜地形图引导的LASIK研究治疗了近视达到 −9.0D 等效球镜和散光达到 −6.0D 的249只眼,结果显示等效球镜和散光显著减少,术后3月达到稳定状态。术后3月平均等效球镜0.06±0.33D,而术后1年是 0.00±0.27D;术后1年94.8%屈光度在0.5D以内,裸眼视力15.7%在2.0及以上,34.4%在1.5及以上,64.8%在1.2及以上,92.6%在1.0及以上,96.5%在0.8及以上。同术前最佳矫正视力相比采用地形图引导的LASIK术后裸眼视力多有提高,其中29.6%的术后裸眼视力提高1行及以上,89.9%术后裸眼视力达到术前最佳矫正视力[96]。

LASIK 增效手术

LASIK术后欠矫是一个常见的并发症,其原因包括切削不足、伤口愈合和上皮增生等[97,98]。在增效手术前屈光度必须稳定,而且通过裂隙灯和角膜地形图检查评估角膜的不规则性并排除潜在角膜彭隆的可能[99]。一项最新的病例系列研究表明采用飞秒激光重新制瓣的增效手术可以明显减少上皮植入的风险[100,101]。

通常重新制瓣的风险超过重新掀瓣的风险[102~104]。在裂隙灯下首先进行瓣边缘标记然后掀瓣进行激光治疗。据报道掀瓣时对瓣的操作和术后上皮植入的风险增高有关[102]。用机械刀或者飞秒对近视 LASIK 术后进行重新制瓣时，出现游离瓣、纽孔瓣和薄瓣以及板层边缘角膜基质丢失的风险增加，因此不建议这样做[99,102~104]。

为了避免重新掀瓣和制瓣可能出现的并发症和困难，推荐采用飞秒激光在原有角膜瓣内制作一个角膜瓣(比原有角膜瓣直径小)[105]。除一些有较好结果的报告以外，该项技术依然存在上皮植入和不规则角膜瓣的可能，因此很多医生并不认同这种方法。

第三种方法是在原有角膜瓣上做 PRK 联合应用丝裂霉素 C[106,107]，这种解决残余屈光度问题的非侵入性手术特别适合角膜基质床薄或者术后时间超过 2 年以上的患者，即使这种手术恢复期较长。

复杂病例 LASIK

RK 术后 LASIK

不同的研究结果显示 LASIK 治疗 RK 术后残余近视和远视安全和有效[108~110]。此外作者还利用 PRK 联合丝裂霉素 C 治疗 RK 术后屈光度问题[111~113]。

原因在于 LASIK 治疗 RK 残余屈光度时上皮植入的风险很高，一旦植入处理困难甚至需要纤维蛋白胶来保持角膜瓣的稳定[71]。

PRK 术后 LASIK

在没有角膜瘢痕的 PRK 术后欠矫患者中，采用 LASIK 治疗是有用的、激光显示有很好的安全性、有效性和可预测性[114]。有医生建议应该按照 PRK 术后一样较长时间使用糖皮质激素[115]。大多数病例中，医生第一次选择 PRK 就是因为一些特殊情况(薄角膜、ABMD)，因此，作者依然采用 PRK 来治疗 PRK 术后欠矫。

穿透角膜移植术后 LASIK

穿透角膜移植(PK)术后即使角膜透明，患者的屈光不正依然是术后视力不佳的主要原因[116]。

初期一般采用眼镜或者角膜接触镜进行视力重建，目前，LASIK 或者 PRK 可以减轻 PK 术后屈光不正的程度来适应眼镜矫正。有研究表明，相比其他技术，

PK 术后采用 LASIK 进行屈光矫正有许多优点[117~120]。制瓣过程中有角膜瓣裂开的风险，虽然在 PK 术后多久进行 LASIK 还没有确切定论，有些医生建议在 PK 术后 8 个月进行，而另外的医生建议在术后 2~3 年[117,118,122]。

术前应该仔细评估角膜植片和植床特别是吻合口的情况，任何异常情况都可能增加并出现发症的风险，板层手术之前应该拆除所有角膜缝线，前面描述的 LASIK 手术并发症也可能发生在 PK 术后的 LASIK 手术后。

PK 术后 LASIK 的效果远不如常规 LASIK，部分是因为矫正度数高及异常角膜形态和吻合口效应[121,122]。虽然如此，由于手术依然可以改善屈光参差提高裸眼视力，因此还是有许多有健康角膜内皮和在足够厚的角膜植片上进行屈光消融的患者愿意接受该项手术[121~124]。

眼内晶状体术后 LASIK

可以采用 LASIK 手术改善眼内晶状体包括白内障术后或者有晶状体眼人工晶状体术后患者残余的屈光不正[125]。手术分阶段进行，首先完成晶状体手术，然后进行 LASIK 或者 PRK。可以选择在晶状体手术之前制作角膜瓣以便术后几周掀瓣进行激光消融。高度屈光不正的患者，可以将晶状体和激光角膜消融结合考虑而不是单独采用角膜消融，这样可以减少视力丢失、对比敏感度下降和眩光的风险[125,126]。

LASIK 术后眼内晶状体计算

屈光手术后发生白内障的患者都期望在白内障手术后也能够获得像初次屈光手术后一样的裸眼视力。屈光手术后白内障患者治疗的经验显示，按照平均角膜曲率计算的晶体度数在近视矫正的患者术后出现远视过矫，而在远视矫正患者中出现近视状态[127]。角膜屈光手术后眼内晶状体计算偏差的主要原因是无法准确了解角膜屈光力，角膜曲率计主要检测中周边角膜曲率而忽略了中央角膜曲率变平(近视屈光手术后)和变陡(远视屈光手术后)的情况[128,129]。计算机角膜地形图(CVK)可以但不能完全克服这个问题[127,130,131]。新的检测设备比如 Pentacam(Oculus Inc,Wetzlar,Germany)，它可以测量 50 个子午线的 Scheimpflug 图像了解角膜形态，可以计算角膜前后表面的屈光力，得出等效角膜曲率值(EKR)用于眼内晶状体度数的计算[132~134]。

14

由于大多数患者无法获得术前的资料,需要花费大量的时间采用几种不同的方法来计算晶状体度数。美国白内障和屈光手术协会开发了一个在线眼内晶状体计算公式帮助医生面对这种困难局面。Wang 等的研究评价了这种几种近视 LASIK 或者 PRK 术后在线晶状体计算公式的准确性,在没有术前资料的情况下采用的手术性屈光度变化方法比使用有术前资料的方法结果更加准确[135]。

由于使用屈光手术后的相关数据白内障术后可能存在残余屈光不正,因此患者应该有恰当的期望值并在术前详细沟通术后可能的屈光状态非常重要。

总结

LASIK 是一个非常有用的技术,具有包括安全性、快速视力恢复、容易进行增效治疗并可以和其他手术联合等优点。随着技术的进步,先进的像差引导、像差优化和地形图引导技术的运用越来越广泛,屈光手术将会沿着我们期望的那样发展和变化[136]。

(邓应平 译)

参考文献

1. Schiotz HA. Ein Fall von hochgradigem Hornhautastigmatism nach Staarextraction: Besserung auf operativem Wege. *Arch Augenheille* 1885; **15**:178–781.
2. Barraquer JI. Queratoplastia refractiva. *Estudios Inform* 1949;**10**:2–21.
3. Bores L. Lamellar refractive surgery. In: Bores L, editor. *Refractive eye surgery*. Boston: Blackwell Scientific; 1993. p. 324–92.
4. Barraquer JI. Results of myopic keratomileusis. *J Refract Surg* 1987;**3**: 98–101.
5. Bas AM, Nano HD Jr. In situ myopic keratomileusis results in 30 eyes at 15 months. *Refract Corneal Surg* 1991;**7**:223–31.
6. Arenas-Archila E, Sanchez-Thorin JC, Naranjo-Uribe JP, et al. Myopic keratomileusis in situ: a preliminary report. *J Cataract Refract Surg* 1991; **17**:424–35.
7. Lyle WA, Jin GJ. Initial results of automated lamellar keratoplasty for correction of myopia: one year follow-up. *J Cataract Refract Surg* 1996; **22**:31–43.
8. Stulting RD, Lahners WJ, Carr JD. Advances in refractive surgery. *Cornea* 2000;**19**(5):741–53.
9. Trokel SL, Srinivasan R, Braren B. Excimer laser surgery of the cornea. *Am J Ophthalmol* 1983;**96**(6):710–15.
10. Buratto L, Ferrari M, Genisi C. Keratomileusis for myopia with the excimer laser (Buratto technique): short-term results. *Refract Corneal Surg* 1993;**9**(2 Suppl.):S130–3.
11. Pallikaris IG, Papatzanaki ME, Siganos DS, et al. A corneal flap technique for laser in situ keratomileusis. Human studies. *Arch Ophthalmol* 1991; **109**(12):1699–702.
12. Pallikaris IG, Papatzanaki ME, Stathi EZ, et al. Laser in situ keratomileusis. *Lasers Surg Med* 1990;**10**(5):463–8.
13. Pallikaris IG, Siganos DS. Historical evolution of LASIK. In: Pallikaris IG, Siganos DS, editors. *LASIK*. Thorofare, NJ: Slack; 1998. p. 3–5.
14. Guimaraes RQ, Rowsey JJ, Guimaraes MF, et al. Suturing in lamellar surgery: the BRA-technique. *Refract Corneal Surg* 1992;**8**(1):84–7.
15. Barraquer JI. The history and evolution of keratomileusis. *Int Ophthalmol Clin* 1996;**36**:1–7.
16. Slade SG, Doane JF. LASIK. In: Yanoff M, Duker JS, editors. *Ophthalmology*. London: Mosby; 1999 [Ch. 6].
17. Tantayakom T, Lim JN, Purcell TL, et al. Visual outcomes after wavefront-guided laser in situ keratomileusis with and without iris registration. *J Cataract Refract Surg* 2008;**34**(9):1532–7.
18. Schallhorn SC, Farjo AA, Huang D, et al. American Academy of Ophthalmology. wavefront-guided LASIK for the correction of primary myopia and astigmatism: a report by the American Academy of Oph-
19. Buzzonetti L, Petrocelli G, Valente P, et al. Comparison of corneal aberration changes after laser in situ keratomileusis performed with mechanical microkeratome and IntraLase femtosecond laser: 1-year follow-up. *Cornea* 2008;**27**(2):174–9.
20. Bababeygy SR, Zoumalan CI, Manche EE. Visual outcomes of wavefront-guided laser in situ keratomileusis in eyes with moderate or high myopia and compound myopic astigmatism. *J Cataract Refract Surg* 2008;**34**(1):21–7.
21. Awwad ST, Bowman RW, Cavanagh HD, et al. Wavefront-guided LASIK for myopia using the LADAR CustomCornea and the VISX CustomVue. *J Refract Surg* 2007;**23**(1):26–38.
22. Hardten DR. Excimer laser photorefractive keratectomy. In: Yanoff M, Duker JS, editors. *Ophthalmology*. London: Mosby; 1999 [Ch. 4].
23. Fiore T, Carones F, Brancato R. Broad beam vs. flying spot excimer laser: refractive and videokeratographic outcomes of two different ablation profiles after photorefractive keratectomy. *J Refract Surg* 2001;**17**(5): 534–41.
24. Munnerlyn CR, Koons SJ, Marshall J. Photorefractive keratectomy: a technique for laser refractive surgery. *J Cataract Refract Surg* 1988; **14**(1):46–52.
25. Holladay JT, Janes JA. Topographic changes in corneal asphericity and effective optical zone after laser in situ keratomileusis. *J Cataract Refract Surg* 2002;**28**:942–7.
26. Uozato H, Guyton DL. Centering corneal surgical procedures. *Am J Ophthalmol* 1987;**103**(3 Pt 1):264–75.
27. Tsai YY, Lin JM. Ablation centration after active eye-tracker-assisted photorefractive keratectomy and laser in situ keratomileusis. *J Cataract Refract Surg* 2000;**26**(1):28–34.
28. Mrochen M, Eldine MS, Kaemmerer M, et al. Improvement in photorefractive corneal laser surgery results using an active eye-tracking system. *J Cataract Refract Surg* 2001;**27**(7):1000–6.
29. Manns F, Ho A, Parel JM, et al. Ablation profiles for wavefront-guided correction of myopia and primary spherical aberration. *J Cataract Refract Surg* 2002;**28**(5):766–74.
30. Liang J, Grimm B, Goelz S, et al. Objective measurement of wave aberrations of the human eye with the use of Hartmann–Shack wavefront sensor. *J Opt Soc Am* 1994;**11**:1949–57.
31. Bara S, Mancebo T, Moreno-Barriuso E. Positioning tolerances for phase plates compensating aberrations of human eye. *Appl Opt* 2000;**39**: 3413–20.
32. Guirao A, Williams DR, Cox IG. Effect of rotation and translation on the expected benefit of an ideal method to correct the eye's higher-order aberrations. *J Opt Soc Am A* 2001;**18**:1003–15.
33. Chernyak DA. From wavefront device to laser: an alignment method for complete registration of the ablation to the cornea. *J Refract Surg* 2005;**21**:463–8.
34. Chernyak DA. Cyclotorsional eye motion occurring between wavefront measurement and refractive surgery. *J Cataract Refract Surg* 2004;**30**: 633–8.
35. El-Danasoury A, Bains HS. Optimized prolate corneal ablation: case report of the first treated eye. *J Refract Surg* 2005;**21**(Suppl.):S598–602.
36. Mrochen M, Donitzky C, Wullner C, et al. Wavefront-optimized ablation profiles: theoretical background. *J Cataract Refract Surg* 2004;**30**: 775–85.
37. Knorz MC, Jendritza B. Topographically-guided laser in situ keratomileusis to treat corneal irregularities. *Ophthalmology* 2000;**107**:1138–43.
38. Santiago MR, Smadja D, Gomes BF, et al. Association between the percent tissue altered and post–laser in situ keratomileusis ectasia in eyes with normal preoperative topography. *Am J Ophthalmol* 2014;**158**: 87–95.
39. Claringbold TV 2nd. Laser-assisted subepithelial keratectomy for the correction of myopia. *J Cataract Refract Surg* 2002;**28**(1):18–22.
40. Waring GO 4th, Durrie DS. Emerging trends for procedure selection in contemporary refractive surgery: consecutive review of 200 cases from a single center. *J Refract Surg* 2008;**24**(4):S419–23.
41. Bahar I, Levinger S, Kremer I. Wavefront-supported photorefractive keratectomy with the Bausch & Lomb Zyoptix in patients with myopic astigmatism and suspected keratoconus. *J Refract Surg* 2006;**22**(6): 533–8.
42. Dastjerdi MH, Sugar A. Corneal decompensation after laser in situ keratomileusis in Fuchs' endothelial dystrophy. *Cornea* 2003;**22**: 379–81.
43. Ratkay-Traub I, Juhasz T, Horvath C, et al. Ultra-short pulse (femtosecond) laser surgery. Initial use in LASIK flap creation. *Ophthalmol Clin North Am* 2001;**14**(2):347–55.
44. Kezirian GM, Stonecipher KG. Comparison of the IntraLase femtosecond laser and mechanical keratomes for laser in situ keratomileusis. *J Cataract Refract Surg* 2004;**30**:804–11.
45. Solomon R, Donnenfeld ED, Perry HD. Photorefractive keratectomy with mitomycin C for the management of a LASIK flap complication following a penetrating keratoplasty. *Cornea* 2004;**23**:403–5.
46. Chalita MR, Roth AS, Krueger RR. Wavefront-guided surface ablation with prophylactic use of mitomycin C after a buttonhole laser in situ keratomileusis flap. *J Refract Surg* 2004;**20**:176–81.
47. Muller LT, Candal EM, Epstein RJ, et al. Transepithelial photothera-

peutic keratectomy/photorefractive keratectomy with adjunctive mitomycin-C for complicated LASIK flaps. *J Cataract Refract Surg* 2005;**31**:291–6.

48. Gris O, Guell JL, Muller A. Keratomileusis update. *J Cataract Refract Surg* 1996;**22**(5):620–3.

49. Gomes M. Laser in situ keratomileusis for myopia using manual dissection. *J Refract Surg* 1995;**11**(3 Suppl.):S239–43.

50. Kremer FB, Dufek M. Excimer laser in situ keratomileusis. *J Refract Surg* 1995;**11**(3 Suppl.):S244–7.

51. Helmy SA, Salah A, Badawy TT, et al. Photorefractive keratectomy and laser in situ keratomileusis for myopia between 6.00 and 10.00 diopters. *J Refract Surg* 1996;**12**(3):417–21.

52. Amano S, Tanaka S, Shimizu K. Topographical evaluation of centration of excimer laser myopic photorefractive keratectomy. *J Cataract Refract Surg* 1994;**20**(6):616–19.

53. Pineros OE. Tracker-assisted versus manual ablation zone centration in laser in situ keratomileusis for myopia and astigmatism. *J Refract Surg* 2002;**18**(1):37–42.

54. Zhang J, Zhou YH, Wang NL, et al. Comparison of visual performance between conventional LASIK and wavefront-guided LASIK with iris-registration. *Chin Med J* 2008;**121**(2):137–42.

55. Mrochen M, Krueger RR, Bueeler M, et al. Aberration-sensing and wavefront-guided laser in situ keratomileusis: management of decentered ablation. *J Refract Surg* 2002;**18**(4):418–29.

56. Srinivasan S, Drake A, Herzig S. Photorefractive keratectomy with 0.02% mitomycin C for treatment of residual refractive errors after LASIK. *J Refract Surg* 2008;**24**(1):S64–7.

57. Alio JL, Pinero DP, Plaza Puche AB. Corneal wavefront-guided photorefractive keratectomy in patients with irregular corneas after corneal refractive surgery. *J Cataract Refract Surg* 2008;**34**(10):1727–35.

58. Davis EA, Hardten DR, Lindstrom RL. LASIK complications. *Int Ophthalmol Clin* 2000;**40**(3):67–75.

59. Lin RT, Maloney RK. Flap complications associated with lamellar refractive surgery. *Am J Ophthalmol* 1999;**127**(2):129–36.

60. Wilson SE, Ambrosio R. Laser in situ keratomileusis-induced neurotrophic epitheliopathy. *Am J Ophthalmol* 2001;**132**(3):405–6.

61. Ang RT, Dartt DA, Tsubota K. Dry eye after refractive surgery. *Curr Opin Ophthalmol* 2001;**12**(4):318–22.

62. Ursea R, Purcell TL, Tan BU, et al. The effect of cyclosporine A (Restasis) on recovery of visual acuity following LASIK. *J Refract Surg* 2008;**24**(5):473–6.

63. Hardten DR, Brown MJ, Pham-Vang S. Evaluation of an isotonic tear in combination with topical cyclosporine for the treatment of ocular surface disease. *Curr Med Res Opin* 2007;**23**(9):2083–91.

64. Roberts CW, Carniglia PE, Brazzo BG. Comparison of topical cyclosporine, punctal occlusion, and a combination for the treatment of dry eye. *Cornea* 2007;**26**(7):805–9.

65. Kaufman SC. Post-LASIK interface keratitis, Sands of the Sahara syndrome, and microkeratome blades. *J Cataract Refract Surg* 1999;**25**:603–4.

66. Kaufman SC, Maitchouk DY, Chiou AG, et al. Interface inflammation after laser in situ keratomileusis. Sands of the Sahara syndrome. *J Cataract Refract Surg* 1998;**24**:1589.

67. Shah MN, Misra M, Wihelmus KR, et al. Diffuse lamellar keratitis associated with epithelial defects after laser in situ keratomileusis. *J Cataract Refract Surg* 2000;**26**(9):1312–18.

68. Linebarger EJ, Hardten DR, Lindstrom RL. Diffuse lamellar keratitis: diagnosis and management. *J Cataract Refract Surg* 2000;**26**:1072–7.

69. Linebarger EJ, Hardten DR, Lindstrom RL. Diffuse lamellar keratitis: identification and management. *Int Ophthalmol Clin* 2000;**40**:77–86.

70. Wang MY, Maloney RK. Epithelial ingrowth after laser in situ keratomileusis. *Am J Ophthalmol* 2000;**129**(6):746–51.

71. Anderson NJ, Hardten DR. Fibrin glue for the prevention of epithelial ingrowth after laser in situ keratomileusis. *J Cataract Refract Surg* 2003;**29**:1425–9.

72. Narvaez J, Chakrabarty A, Chang K. Treatment of epithelial ingrowth after LASIK enhancement with a combined technique of mechanical debridement, flap suturing, and fibrin glue application. *Cornea* 2006;**25**(9):1115–17.

73. Ayala MJ, Alio JL, Mulet ME, et al. Treatment of laser in situ keratomileusis interface epithelial ingrowth with neodymium:ytrium-aluminum-garnet laser. *Am J Ophthalmol* 2008;**145**(4):630–4.

74. Sridhar MS, Garg P, Bansal AK, et al. Fungal keratitis after laser in situ keratomileusis. *J Cataract Refract Surg* 2000;**26**:613–15.

75. Karp CL, Tuli SS, Yoo SH, et al. Infectious keratitis after LASIK. *Ophthalmology* 2003;**110**:503–10.

76. Solomon R, Donnenfeld ED, Perry HD, et al. Methicillin-resistant *Staphylococcus aureus* infectious keratitis following refractive surgery. *Am J Ophthalmol* 2007;**143**(4):629–34.

77. Donnenfeld ED, Kim T, Holland EJ, et al. Management of infectious keratitis following laser in situ keratomileusis. *J Cataract Refract Surg* 2005;**31**:2008–11.

78. Randleman JB, Woodward M, Lynn MJ, et al. Risk assessment for ectasia after corneal refractive surgery. *Ophthalmology* 2008;**115**:37–50.

79. Randleman JB, Trattler WB, Stulting RD. Validation of the ectasia risk score system for preoperative laser in situ keratomileusis screening. *Am J Ophthalmol* 2008;**145**:813–18.

80. Schmitt-Bernard CFM, Lesage C, Arnaud B. Keratectasia induced by laser in situ keratomileusis in keratoconus. *J Refract Surg* 2000;**16**:368–70.

81. Muravchik J. Keratectasia after LASIK. *J Cataract Refract Surg* 2000;**26**:629–30.

82. Spoerl E, Mrochen M, Sliney D, et al. Safety of UVA-riboflavin cross-linking of the cornea. *Cornea* 2007;**26**(4):385–9.

83. Raiskup-Wold F, Hoyer A, Spoerl E, et al. Collagen crosslinking with riboflavin and ultraviolet-A light in keratoconus: long-term results. *J Cataract Refract Surg* 2008;**34**(5):796–801.

84. Stojanovic A, Nitter TA. 200 Hz flying-spot technology of the LaserSight LSX excimer laser in the treatment of myopic astigmatism: six and 12 month outcomes of laser in situ keratomileusis and photorefractive keratectomy. *J Cataract Refract Surg* 2001;**27**:1263–77.

85. Chitkara DK, Rosen E, Gore C, et al. Tracker-assisted laser in situ keratomileusis for myopia using the autonomous scanning and tracking laser: 12-month results. *Ophthalmology* 2002;**109**:965–72.

86. Boxer Wachler BS, Huynh VN, El-Shiaty AF, et al. Evaluation of corneal functional optical zone after laser in situ keratomileusis. *J Cataract Refract Surg* 2002;**28**:948–53.

87. Ruiz LA, Slade SG, Updegraff SA, et al. A single center study to evaluate the efficacy, safety and stability of laser in situ keratomileusis for low, moderate, and high myopia with and without astigmatism. In: Yanoff M, Duker JS, editors. *Ophthalmology*. London: Mosby.; 1999 [Ch. 6].

88. Lindstrom RL, Hardten DR, Chu YR. Laser in situ keratomileusis (LASIK) for the treatment of low, moderate and high myopia. *Trans Am Ophthalmol Soc* 1997;**95**:285–306.

89. Perez-Santonja JJ, Bellot J, Claramonte P, et al. Laser in situ keratomileusis to correct high myopia. *J Cataract Refract Surg* 1997;**23**(3):372–85.

90. Lyle WA, Jin GJ. Laser in situ keratomileusis with the VISX Star laser for myopia over –10.0 diopters. *J Cataract Refract Surg* 2001;**7**(11):1812–22.

91. Koch D. Six-month results of the multi-center wavefront LASIK trial. Paper presented at American Society of Cataract and Refractive Surgery Annual Symposium and Congress. June 2002, Philadelphia, PA.

92. Kermani O, Schmiedt K, Oberheide U, et al. Early results of Nidek customized aspheric transition zones (CATz) in laser in situ keratomileusis. *J Refract Surg* 2003;**19**(2 Suppl.):S190–4.

93. Mastropasqua L, Toto L, Zuppardi E, et al. Photorefractive keratectomy with aspheric profile of ablation versus conventional photorefractive keratectomy for myopia correction: six-month controlled clinical trial. *J Cataract Refract Surg* 2006;**32**(1):109–16.

94. Stonecipher KG, Kezirian GM. Wavefront-optimized versus wavefront-guided LASIK for myopic astigmatism with the ALLEGRETTO WAVE: three-month results of a prospective FDA trial. *J Refract Surg* 2008;**24**(4):S424–30.

95. Miraftab M, Seyedian M, Hashemi H. Wavefront-guided vs wavefront optimized LASIK: a randomized clinical trial comparing contralateral eyes. *J Refract Surg* 2011;**27**(4):245–50.

96. FDA Summary of Safety and Effectiveness Data PMA P020050/S12.

97. Lohmann C, Guell JL. Regression after LASIK for the treatment of myopia: the role of the epithelium. *Semin Ophthalmol* 1998;**13**(2):79–82.

98. Perez-Santonja JJ, Maria JA, Sakla HF, et al. Re-treatment after laser in situ keratomileusis. *Ophthalmology* 1999;**106**:21–7.

99. Durrie DS, Vande Garde TL. LASIK enhancements. *Int Ophthalmol Clin* 2000;**40**(3):103–10.

100. Kamburoglu G, Ertan A. Epithelial ingrowth after femtosecond laser-assisted in situ keratomileusis. *Cornea* 2008;**27**:1122–5.

101. Letko E, Price MO, Price FW Jr. Influence of original flap creation method on incidence of epithelial ingrowth after LASIK retreatment. *J Refract Surg* 2009;**25**:1039–41.

102. Davis EA, Hardten DR, Lindstrom M, et al. LASIK enhancements: a comparison of lifting to recutting the flap. *Ophthalmology* 2002;**109**(2):2308–13, discussion 2313–14.

103. Domniz Y, Comaish IF, Lawless MA, et al. Recutting the cornea versus lifting the flap: comparison of two enhancement techniques following laser in situ keratomileusis. *J Refract Surg* 2001;**17**(5):505–10.

104. Rubinfeld RS, Hardten DR, Donnenfeld ED, et al. To lift or recut: changing trends in LASIK enhancement. *J Cataract Refract Surg* 2003;**29**(12):2306–17.

105. Coskunseven E, Kymionis GD, Grentzelos MA, et al. Femtosecond LASIK retreatment using side cutting only. *J Refract Surg* 2012;**28**(1):37–41.

106. Srinivasan S, Drake A, Herzig S. Photorefractive keratectomy with 0.02% mitomycin C for treatment of residual refractive errors after LASIK. *J Refract Surg* 2008;**24**(1):S64–7.

107. Lee BS, Gupta PK, Davis EA. Outcomes of photorefractive keratectomy enhancement after LASIK. *J Refract Surg* 2014;**30**(8):549–56.

108. Agarwal A, Agarwal A, Agarwal T, et al. Laser in situ keratomileusis for residual myopia after radial keratotomy and photorefractive keratectomy. *J Cataract Refract Surg* 2001;**27**(6):901–6.

109. Yong L, Chen G, Li W, et al. Laser in situ keratomileusis enhancement after radial keratotomy. *J Refract Surg* 2000;**16**(2):187–90.

110. Attia WH, Alio JL, Artola A, et al. Laser in situ keratomileusis for undercorrection and overcorrection after radial keratotomy. *J Cataract Refract Surg* 2001;**27**(2):267–72.

14

111. Majmudar PA, Forstot SL, Dennis RF, et al. Topical mitomycin-C for subepithelial fibrosis after refractive corneal surgery. *Ophthalmology* 2000;**107**:89–94.

112. Carones F, Vigo L, Scandola E, et al. Evaluation of the prophylactic use of mitomycin-C to inhibit haze formation after photorefractive keratectomy. *J Cataract Refract Surg* 2002;**28**:2088–95.

113. Nassaralla BA, McLeod SD, Nassaralla JJ Jr. Prophylactic mitomycin C to inhibit corneal haze after photorefractive keratectomy for residual myopia following radial keratotomy. *J Refract Surg* 2007;**23**(3):226–32.

114. Comaish IF, Domniz YY, Lawless MA, et al. Laser in situ keratomileusis for residual myopia after photorefractive keratectomy. *J Cataract Refract Surg* 2002;**28**(5):775–81.

115. Alio JL, Artola A, Attia WH, et al. Laser in situ keratomileusis for treatment of residual myopia after photorefractive keratectomy. *Am J Ophthalmol* 2001;**132**(2):196–203.

116. Olson RJ, Pingree M, Ridges R, et al. Penetrating keratoplasty for keratoconus: a long-term review of results and complications. *J Cataract Refract Surg* 2000;**26**(7):987–91.

117. Arenas E, Maglione A. Laser in situ keratomileusis for astigmatism and myopia after penetrating keratoplasty. *J Refract Surg* 1997;**13**(1):27–32.

118. Parisi A, Salchow DJ, Zirm ME, et al. Laser in situ keratomileusis after automated lamellar keratoplasty and penetrating keratoplasty. *J Cataract Refract Surg* 1997;**23**(7):1114–18.

119. Zaldivar R, Davidorf J, Oscherow S. LASIK for myopia and astigmatism after penetrating keratoplasty. *J Refract Surg* 1997;**13**(6):501–2.

120. Guell JL, Gris O, de Muller A, et al. LASIK for the correction of residual refractive errors from previous surgical procedures. *Ophthalmic Surg Lasers* 1999;**30**(5):341–9.

121. Hardten DR, Chittcharus A, Lindstrom RL. Long-term analysis of LASIK for the correction of refractive errors after penetrating keratoplasty. *Trans Am Ophthalmol Soc* 2002;**100**:143–50.

122. Donnenfeld ED, Kornstein HS, Amin A, et al. Laser in situ keratomileusis for correction of myopia and astigmatism after penetrating keratoplasty. *Ophthalmology* 1999;**106**(10):1966–74.

123. Preschel N, Hardten DR, Lindstrom RL. LASIK after penetrating keratoplasty. *Int Ophthalmol Clin* 2000;**40**(3):111–23.

124. Malecha MA, Holland EJ. Correction of myopia and astigmatism after penetrating keratoplasty with laser in situ keratomileusis. *Cornea* 2002;**21**(6):564–9.

125. Zaldivar R, Davidorf JM, Oscherow S, et al. Combined posterior chamber phakic intraocular lens and laser in situ keratomileusis: bioptics for extreme myopia. *J Refract Surg* 1999;**15**(3):299–308.

126. Probst LE, Smith T. Combined refractive lensectomy and laser in situ keratomileusis to correct extreme myopia. *J Cataract Refract Surg* 2001;**27**(4):632–5.

127. Hamilton DR, Hardten DR. Cataract surgery in patients with prior refractive surgery. *Curr Opin Ophthalmol* 2003;**14**(1):44–53.

128. Seitz B, Langenbucher A. Intraocular lens power calculation in eyes after corneal refractive surgery. *J Refract Surg* 2000;**16**(3):349–61.

129. Wang L, Jackson DW, Koch DD. Methods of estimating corneal refractive power after hyperopic laser in situ keratomileusis. *J Cataract Refract Surg* 2002;**28**(6):954–61.

130. Maeda N, Klyce SD, Smolek MK, et al. Disparity between keratometry style readings and corneal power within the pupil after refractive surgery for myopia. *Cornea* 1997;**16**(5):517–24.

131. Hugger P, Kohnen T, La Rosa FA, et al. Comparison of changes in manifest refraction and corneal power after photorefractive keratectomy. *Am J Ophthalmol* 2000;**129**(1):68–75.

132. Hamed AM, Wang L, Misra M, et al. A comparative analysis of five methods of determining corneal refractive power in eyes that have undergone myopic laser in situ keratomileusis. *Ophthalmology* 2002;**109**(4):651–8.

133. Savini G, Barboni P, Profazio V, et al. Corneal power measurements with the Pentacam Scheimpflug camera after myopic excimer laser surgery. *J Cataract Refract Surg* 2008;**34**(5):809–13.

134. Borasio E, Stevens J, Smith GT. Estimation of true corneal power after keratorefractive surgery in eyes requiring cataract surgery: BESSt formula. *J Cataract Refract Surg* 2006;**32**(12):2004–14.

135. Wang LI, Hill WE, Koch DD. Evaluation of intraocular lens power prediction methods using the American Society of Cataract and Refractive Surgeons Post-Keratorefractive Intraocular Lens Power Calculator. *J Cataract Refract Surg* 2006;**36**(9):1466–73.

136. Sierra PB, Davis EA, Hardten DR. LASIK. In: Yanoff M, Duker JS, editors. *Ophthalmology*. 3rd ed. St. Louis: Mosby Elsevier; 2009. p. 145–58.

14

第 168 章

准分子激光原位角膜磨镶术治疗远视

Marcelo V.Netto,Renato Ambrósio Jr.,Frederico P.Guerra,Steven E.Wilson

关键概念

- 尽管远视的屈光矫治技术发展慢于近视矫治技术，但或许会取得惊喜的效果，使患者满意。
- 准分子激光原位角膜磨镶术(laser in-situ keratomileusis,LASIK)矫正远视的度数大约在 +4.00D~ +5.00D，但这与术前角膜的参数有关，比如角膜曲率、角膜厚度。
- 术前进行干眼及角膜膨隆的筛查对 LASIK 治疗远视十分重要。
- 术后对角膜瓣并发症的诊断及处理非常重要。

本章纲要

引言
远视的生理
远视的角膜手术
术前注意事项和患者选择
远视 LASIK 手术的适应证
手术方法
结果
并发症
总结

引言

屈光手术在过去几十年里经历了重大的演变。远视矫正手术的发展已经迟于近视矫正手术，而且矫正超过 +4.00D~+5.00D 的远视度数也是屈光医生面临的一大挑战。随着技术的发展，不同的矫正方式用于治疗远视。但由于有效性和安全性问题，其中一些方法已被摒弃，如六角形角膜切开术(hexagonal keratotomy,HK)[1]和自动角膜板层磨镶术(automated lamellar keratoplasty,H-ALK)[2]。H-ALK 易引起医源性圆锥角膜[2];HK 预测性差，易引起不规则散光，丧失最佳矫正视力[3]。

目前用于矫正远视的屈光手术分为 6 类(框 168.1),本章主要讨论 LASIK 治疗远视，主要就 LASIK 治疗远视的适应证、局限性、技术方法、效果和并发症展开讨论。

框 168.1 远视手术的分类

准分子激光手术：
　表层切削手术(准分子激光屈光性角膜切削术，准分子激光上皮下角膜磨镶术)
　准分子激光原位角膜磨镶术
胶原收缩手术：
　接触系统
　非接触系统
角膜植入术：
　角膜内透镜
　角膜内周边植入术
有晶状体眼人工晶状体植入术(IOLs):
　前房型人工晶状体:房角支撑型人工晶状体、虹膜固
　　定型人工晶状体
　　后房型人工晶状体
　晶状体屈光手术与人工晶状体植入术
背驮式接触镜(软硬组合镜片);多焦点人工晶状体;可调节人工晶状体
飞秒激光辅助的小切口角膜基质透镜取出术(SMILE)

远视的生理

一定要考虑区分远视还是近视的几个重要因素，其对手术治疗时机的选择起重要作用。远视发生在相

对于眼轴长度屈光力偏弱的患眼。因此远处的物像往往聚焦在视网膜后面。晶状体的调节可弥补部分或全部的远视,这取决于调节幅度和远视的程度。远视眼与近视眼相比,具有眼轴短、前房浅、房角窄等特点[4]。远视眼角膜更加平坦,角膜直径更小[5]。另外远视眼较近视眼发生视网膜脱离的风险低,可能是因为较少出现玻璃体视网膜病变[6]。然而,远视这种典型的小眼球狭窄空间是一个重要的限制条件,特别是采用人工晶状体植入矫正远视时,用于矫正远视的人工晶状体比用于矫正近视的人工晶状体更厚。同时也必须考虑小眼球的内眼手术带来的一些并发症,如脉络膜渗漏。

调节是影响远视的一个重要的生理学因素。婴儿远视的患病率较高,但在眼球长度增加正视化的过程中其发病率逐步降低,有些眼球这个过程一直持续到老视的年龄,在40岁左右时可能出现远视的漂移,在70岁时达到稳定[7]。尽管之后的变化幅度很小($\approx 0.04D$/年~$0.45D$/年),但也可能影响远视角膜手术的长期效果。因此40岁以上的患者,远视手术的效果会有自然回退的趋势。研究发现,在43~54岁年龄段中,远视的患病率为22.1%,而在65~74岁年龄段中,远视的患病率增加到67.2%(图168.1)[8]。

患者的年龄对于远视手术很重要。屈光手术医生计划手术必须考虑显性远视、隐性远视和条件性远视,并预估远期疗效。青年患者在睫状肌麻痹时会暴露出+3.00D~+4.00D的隐性远视度数,在这种情况

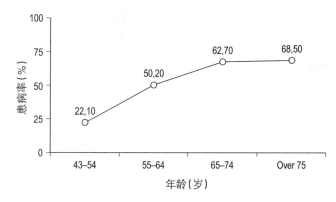

图 168.1　不同年龄阶段远视的患病率

下,手术中选取的矫正程度有争议。有些人认为处理50%~75%的睫状肌麻痹检影和主觉验光的差别是一个好方案,这主要取决于患者的年龄。另一些人认为如果通过散瞳验光,100%纠正远视度数,只要最大矫正量不超过安全范围,得到的长期效果更好。没有证据表明哪种方法更好,但应该告知矫正部分远视的患者,当开始出现老视时远视症状会再次出现。

远视的角膜手术

角膜手术矫正远视在很多方面与矫正近视不同。治疗远视是使角膜屈光力增加,而治疗近视是使角膜屈光力降低。治疗远视时准分子激光切削角膜中周部,使角膜中央陡峭而周边相对平坦(图168.2)。相

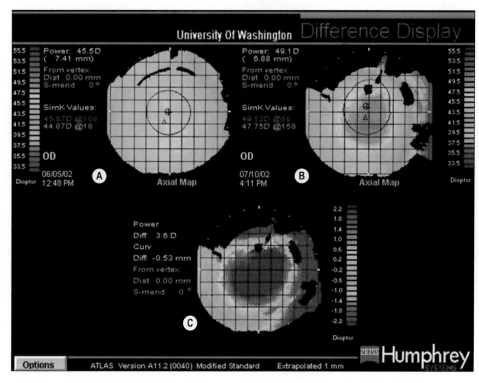

图 168.2　+3.75D 远视患者 LASIK 术前及术后 3 个月的角膜地形图。(A)术前轴向图;(B)术后轴向图;(C)差值图

反近视手术激光切削角膜中心,从而使角膜中央变平。因此,激光治疗远视的最大切削深度是在光学区和消融区外边缘之间,而治疗近视的最大切削深度是在光学区中心。采用激光治疗远视过程中通常不消融中央角膜,除非进行远视合并散光的矫正手术。

远视治疗比近视的持续时间长,切削直径更大。例如,用 VISX(VISX,Inc.,Santa Clara,CA,USA)VISXS2 到 VISXS4 激光仪制作一个直径 9mm 的消融区矫正远视,而矫正近视只需直径为 6 或 6.5mm 的消融区(有或没有过渡区不超过 8mm)。更宽的切削区是 LASIK 治疗远视取得稳定效果的关键,LASIK 治疗远视的切削区越小,屈光回退的可能性越大。

切削治疗远视使角膜中央陡峭,从而使表面更扁长[9]。矫正远视的程度越大,术后角膜会越扁长(图 168.3)[9]。远视手术后的有效光学区通常较近视手术后小,较小的有效光学区是影响远视手术后视

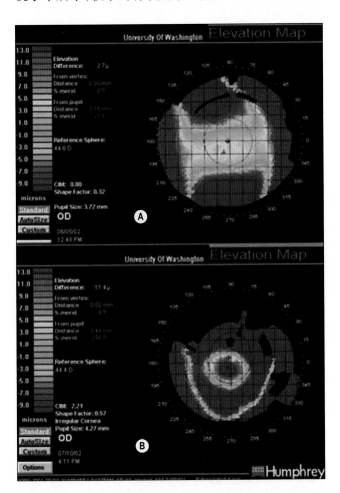

图 168.3　+3.75D 远视患者 LASIK 术前及术后 3 个月的角膜地形图。(A)术前高度图。(B)术后高度图

觉质量的主要因素之一。不同的激光对于有效光学区有重要的区别,这些切削参数变化很快,手术医生在考虑使用哪种激光行 LASIK 手术治疗远视时,应该从制造商处获取信息。矫正量越大,光学区越小,需用的激光就越多。

准分子激光治疗远视、近视的另一个区别是功能性多焦点效应,这通常可以观察到。同样程度的远视和近视,在相同的老视年龄段,远视患者术后比近视患者术后的阅读能力更好。这种效应在某些激光器中更为明显。例如,我们注意到很多 65 岁或 65 岁以上、远视度数为 +3.00D~+4.00D 的患者在 LASIK 术后能够独立阅读,而近视 LASIK 术后的患者很少能做到。

LASIK 治疗远视术后,角膜曲率的变化可能导致回退,这与角膜上皮增生和 / 或基质重塑有关[10]。较大的切削区屈光回退较少,因此,屈光效果更稳定(图 168.4)[11-13]。过渡区使角膜切削表面更趋平滑。切削面过于陡峭的变化会增加上皮和基质伤口的愈合反应,引起角膜上皮增生。然而 Aron Rosa 和 Febbraro 指出,LASIK 手术中直径为 5.5~8.25mm 的消融区比直径为 5.5~9.0mm 的消融区有更好的可预见性和稳定性[14]。可能的解释是前者角膜瓣小于后者。在这样的参数中,较小的消融区可能优选。然而由于屈光回退和视觉质量的相关问题,如果角膜瓣太小而不能达到足够的消融直径,就不能进行消融。如果角膜瓣太小,而切削区域较宽,应先把角膜瓣复位,3~6 个月后再行制瓣。在这方面,飞秒激光对于曲率偏低的角膜制作一个较大直径的角膜瓣具有明显的优势[37,38]。

激光切削过程中保持同轴至关重要,因为治疗远视需要花较长的时间,以及更多的周围切削。眼球跟踪系统提供了重要的优势,它可以对激光切削过程中的快速眼球运动做出补偿,包括眼球漂移和扫视。手术医生必须确保患者固视指示灯,通过角膜光反射或瞳孔中心形成治疗光轴[39]。通常治疗远视需要更复杂的激光传输系统,令人高兴的是市售的屈光激光平台中有良好的系统来矫正远视[15]。

准分子激光屈光性角膜切削术(PRK)和表层切削手术都可治疗远视。远视角膜手术的其他方法还包括胶原收缩手术、角膜内透镜或植入物、角膜基质环植入。最近小切口角膜基质透镜取出术(SMILE)治疗远视也有报道前景看好。本章节不再一一讨论。

14

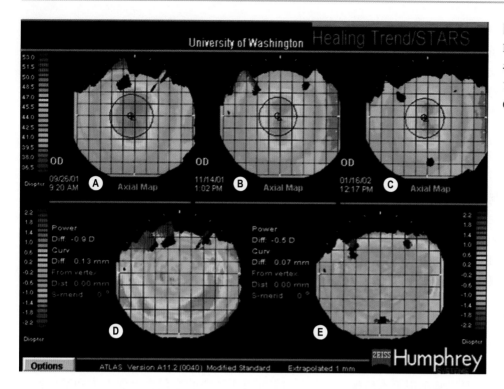

图 168.4 +3.00D 远视患者 LASIK 术后轴向角膜地形图提示屈光回退趋势。(A)术后 1 月。(B)术后 3 月。(C)术后 6 月。(D、E)恢复趋势差值图

术前注意事项和患者选择

与 LASIK 治疗近视一样,进行远视手术的患者年龄应在 21 岁以上,并且至少在 12 个月内屈光不正处于稳定状态。一般禁忌证包括角膜形态异常、厚度过薄或存在活动性炎症。其他禁忌证如复发性角膜糜烂、糖尿病、胶原血管性疾病、妊娠或哺乳期妇女、干燥性角膜炎以及会导致角膜愈合异常而产生更坏结果的情况。

术前检查包括裸眼视力、雾视验光、最佳矫正视力、散瞳验光、角膜地形图、波前像差分析、裂隙灯检查、角膜厚度测量、Goldman 压平眼压计测量眼压、瞳孔大小的测量(暗适应和间视情况下)和眼底检查。睫状肌麻痹验光是远视治疗的关键,因为它能查出调节力较强患者的隐性远视。除了显示角膜不规则和高阶像差异常外,术前角膜地形图和波前像差检查还可以辅助最新激光平台进行个体化切削。

应该警惕主观或客观存在干眼的患者,这些患者有较高可能性出现 LASIK 所致的神经营养性上皮病变(LASIK-induced neurotrophic epitheliopathy,LINE),这是由于切断角膜基质神经引起,矫正远视制作的角膜瓣越大风险越高。

角膜外周新生血管可能在手术过程中造成角膜瓣边缘出血。根据我们的经验,这只不过是大直径角膜瓣手术的一个不便,可以用吸血海绵控制出血,在切削后充分冲洗角膜瓣下的血液减少弥漫性层间角膜炎(DLK)的风险。

远视 LASIK 手术的适应证

原发性远视

准分子激光原位角膜磨镶术治疗远视最有效的范围:等效球镜度数为 +1.00D~+4.00D 有症状伴或不伴散光的患者。远视的程度通过散瞳验光确定,超过 +4.00D 的远视患者的手术效果下降,比如 +2.00D 的远视患者在戴镜时视觉质量比 +6.00D 的远视患者戴镜时好。对于手术设计保留部分远视的患者,告知其有关视觉症状会随年龄增长重新出现非常必要。许多激光器有矫正 +6.00D 远视的设置。然而以我们的经验,超过 +4.00D 的手术矫正,容易出现屈光回退和视觉质量较差。

继发性远视

继发性远视或术源性远视(consecutive hyperopia)是由于近视术后的过矫,研究显示,2%~17% 近视患者 LASIK 术后存在过矫性远视[2,16]。在过去,术源性远视很难处理是因为许多激光器没有矫正远视的功能。我们注意到纠正 LASIK 术后继发性远视时,如果使用 VISX S2、S3 或 S4 激光器,1.0D 的屈光度只需矫正 0.5D[17]。否则过矫眼有很高的风险变成低度近视眼。在另一项研究中也得出相同的结论[18]。

LASIK 手术已被建议用于矫正放射状角膜切开

术（RK）后的术源性远视。一项关于放射状角膜切开术的十年前瞻性评价数据表明,有 25%~43% 的患者发展为远视[19]。然而,我们倾向于采用先进的表层切削方法而不是 LASIK 处理这种情况,而且角膜地形图引导的个体化切削更有优势[40]。

LASIK 治疗远视的技术与设备

在 20 世纪 90 年代早期,Pallikaris[20]和 Burrato[21]等学者提出了用微型角膜刀制作角膜瓣后再用准分子激光在角膜基质"原位"切削的治疗方法,准分子激光原位角膜磨镶术（laser in-situ keratomileusis, LASIK）便是这一成果,结合准分子激光技术微米精度这一优势的设想是由 Trokel 等在 1983 年首先提出[22]。在 20 世纪 60 年代早期,Joaqulin I. Barraquer 教授提出板层屈光性角膜手术的概念[23]。

LASIK 治疗远视需要大直径角膜瓣,通常大于 9mm。有几种角膜板层刀可以制作 9.5~10.0mm 的角膜瓣。飞秒激光也可以用于角膜瓣的制作,其潜在的优势是制作角膜瓣的大小具有更高的精确度和可预测性[37,38]。角膜瓣厚度适中很重要,因为薄瓣可能更易屈光回退。当角膜瓣薄时,角膜基质伤口愈合反应和角膜基质细胞产生的上皮修复生长因子更容易接近上皮细胞[10],这可能是导致上皮增生最主要的因素之一。其他变量,如角膜板层刀引起的上皮缺损和弥漫性板层角膜炎的产生,也可能导致强烈的创伤愈合反应,进而导致屈光回退。

关键问题是 LASIK 治疗远视后上皮增生是否与切削区域的大小、术后角膜表面形态中央变陡有关,或是两者相结合导致。过去常用较小的切削区直径,结果屈光回退较快,这可能主要是由于切削区中周部角膜曲率较陡的改变造成。目前使用的更宽的切削区域,屈光回退的趋势降低,表明这一因素的影响已经减少。较小和较大的切削区直径所引起角膜表面泪液及其分布的差异也可能起作用。连同切削形态,术前上皮厚度对预测远视 LASIK 术后屈光稳定性也很重要[41]。此外,高能量角膜胶原交联结合远视 LASIK（LASIK Xtra）被提出可以改善屈光稳定性[42],但是我们仍然需要对比研究来证明它的价值。

手术方法

远视 LASIK 手术的基本原理与近视相似,只有少许不同。通常情况下,患者术前双眼滴用 0.5% 盐酸丙美卡因滴眼液后立即手术。在双眼手术中,第一

只眼完成手术后才给第二只眼滴表面麻醉药物,对侧眼被遮挡以防止交叉注视,用开睑器开睑。治疗开始时角膜表面用吸血海绵擦干,然后用甲紫做两个角膜标记（下方和鼻下方）。接着用角膜板层刀或飞秒激光制作角膜瓣,角膜瓣直径一定要比消融区域更大。

治疗 LASIK 术后继发性远视,原则上是掀开原瓣。近视 LASIK 术后较大的角膜瓣有利于治疗过矫的患眼。在角膜瓣下方瓣缘处作一标记,用 Sinskey 钩确认原瓣边缘,再用 0.12- 有齿镊将角膜瓣轻轻提起后掀开,然后进行激光切削。在激光切削前不使用生理盐水冲洗基质床。激光切削后采用无菌生理盐水冲洗角膜瓣后表面、蒂和基质床,并用吸血海绵（Solon, Fort Lauderdale, FL, USA）擦干,注意去除睑板腺分泌物、上皮细胞或碎屑。瓣复位时应注意没有上皮细胞残留于瓣下。瓣复位时使用生理盐水冲洗层间,角膜瓣待干 1 分钟,然后戴软性绷带接触镜过夜。术后第一周,局部使用第四代氟喹诺酮类药物和糖皮质激素每日四次,睡觉前佩戴防护眼罩。无特殊的患者于术后 1 天、1 周、1 个月、3 个月、6 个月进行常规检查,弥漫性层间角膜炎或其他并发症的患者检查需更频繁。

结果

随着美国食品药品管理局（Food and Drug Administration, FDA）对老视治疗的批准,一些医生试图用 LASIK 或 PRK 矫正 +6.00D 以上的远视。在一项有代表性的研究中,50% 超过 +5.00D 的患眼术后丢失了两行最佳矫正视力（图 168.5）[17]。其他研究

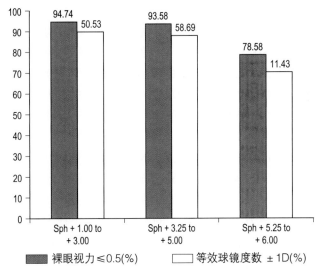

图 168.5　LASIK 矫正远视裸眼视力为 0.5 或更好（%）,最终等效球镜度数 ±1D（%）

表 168.1 LASIK 矫正远视的早期结果

作者	随访时间	患眼	等效球镜度数	UCVA 为 0.5 或更好(%)	SE ± 1D(%)
Wilson 等 (2002)*	6 个月	137	+1.00~+3.00	94.74	90.53
		27	+3.25~+3.00	93.58	88.69
		21	+5.50~+8.50	87.80	71.40
Argento 等 (1998)[25]	6 个月	138	+1.25~+2.50	94.10	100.00
		153	+2.25~+4.75	100.00	95.30
		170	+5.50~+8.50	87.80	71.40
Arbelaez 等 (1999)[29]	12 个月	24	+1.00~+3.00	95.00	91.00
		20	+3.10~+5.00	93.00	85.00
		16	+5.10~+9.00	50.00	50.00
Zadok 等 (2000)[26]	6 个月	45	+1.00~+2.90	95.60	88.90
		27	+3.00~+5.00	77.80	51.80
Reinstein 等 (2009)[43]	12.5 个月	222	+0.25~+4.25	98.00	95.00

* 未发表的数据
UCVA,裸眼视力
SE,等效球镜度数

报道 LASIK 矫正超过 +4.00D 的远视丢失两行最佳矫正视力的概率也很高[18,24,25]。我们现在限制 LASIK 治疗远视的度数在 +4.00D 或以下,表 168.1 显示裸眼视力优于或等于 0.5,术后屈光度在 ±1D 以内的百分率。

LASIK 治疗原发性远视很少术后初期出现屈光回退,通常在术后 3 个月内出现,多数患者在术后 3~6 个月之间屈光状态稳定[26]。

尽管屈光回退往往在早期,但希望随访时间比表 168.1 所列的时间更长。

继发性远视患者矫正的精确性和最佳矫正视力丢失率整体效果更好[17]。这可能是这部分患者术前的等效球镜度数较原发性远视的更低所带来的结果。

LASIK 治疗继发性远视的结果较好。结果显示术后 6 个月 21%~67% 的术后裸眼视力为 1.0,83%~93% 的术后裸眼视力为 0.5[18,27]。在这些研究中,术后 6 个月 52%~69% 的术眼为 ±0.50D,74%~96% 的术眼为 ±1.00D[18,27]。

Francesconi 等[28]报道 LASIK 治疗 RK 术后的继发性远视在减少等效球镜方面具有良好的可预测性。80% 的术眼为 +1.00D 的正视眼。54% 术眼最佳矫正视力视力为 1.0,95.6% 的术眼最佳矫正视力为 0.5 或更好[28]。然而较长的随访显示这些术眼有较明显的屈光回退。

远视散光可通过使平坦的子午线变陡峭来矫正,相比于单纯远视,其效果的可预测性较差,最佳矫正视力丧失较多[29,30]。

并发症

术前认真筛选和准备是避免 LASIK 治疗远视手术并发症最重要的措施[31]。评估患者的手术动机和排除那些不切实际的期望十分重要[31]。然而还需考虑 LASIK 治疗远视的一些特殊情况。

远视 LASIK 手术的一个重要并发症是偏心切削。远视 LASIK 手术的有效光学区通常较小,因此应争取最佳的共轴性,即使是轻度的偏心也会导致症状出现,如单眼复视或视觉质量下降。

共聚焦显微镜的研究报道显示 LASIK 治疗远视后角膜上皮植入、弥漫性层间角膜炎发病率较高[32],这可能是由于较大的角膜瓣引起。有报道称,上皮植入的发生率往往在继发性远视 LASIK 增强术后增加[32]。但我们并没有发现 LASIK 和 LASIK 增强术治疗远视或近视在上皮植入率方面有差异。

干眼是远视 LASIK 术后最常见的症状。有几种假说来解释这些症状[33],部分患者术后泪液量减少[34]。我们的研究表明,这些症状是由于 LASIK 手术制作角膜瓣过程中切断角膜神经诱导神经营养性上皮病变(LINE),以及神经营养短暂缺失对角膜上皮细胞功能所带来的影响[35,36]。在某些病例中,是由于角膜中央陡峭使泪液分布不规则,导致泪膜稳定性较差。

最佳矫正视力丢失潜在原因包括切削偏心和角

膜中央屈光度大于51~52D。当超过这个矫正量时,视觉质量可能受到损害,这通常是由于不规则散光增加所致。LASIK治疗远视矫正度数大于+4.00~+5.00D时,有较高概率出现最佳矫正视力丢失以及和视觉质量相关的症状[27]。因此远视LASIK矫正度数应限制在+4.00D,并预计术后平均角膜曲率小于49D。

总结

准分子激光原位角膜磨镶术为矫正原发性或继发性远视提供了一个有效的和相对稳定的方法,特别是度数小于+4.00D的患者。中低度远视患者术后稳定性较好。远视度数大于+4.00~+5.00D的患者术后效果较差,有较高风险出现屈光回退及视觉质量相关症状。

（杜之渝 译）

参考文献

1. Warbling TP. Hexagonal keratotomy – should we still be trying? *J Refract Surg* 1996;**12**:613–17.
2. Lyle WA, Jin GJC. Hyperopic automated lamellar keratoplasty: complications and visual results. *Arch Ophthalmol* 1998;**116**:425–8.
3. Basuk WL, Zisman M, Waring GO III, et al. Complications of hexagonal keratotomy. *Am J Ophthalmol* 1994;**117**:37–49.
4. Strang NC, Schimid KL, Carney LG. Hyperopia is predominantly axial in nature. *Curr Eye Res* 1998;**17**:380–3.
5. Hosny M, Alio JL, Claramonte P, et al. Relationship between anterior chamber depth, refractive state, corneal diameter, and axial length. *J Refract Surg* 2000;**16**:336–40.
6. Ogawa A, Tanaka M. The relationship between refractive errors and retinal detachment – analysis of 1166 retinal detachment cases. *Jpn J Ophthalmol* 1988;**32**:310–15.
7. Sorsby A, Leary GA. A longitudinal study of refraction and its components during growth. *Spec Rep Ser Med Res Counc (G B)* 1969;**309**:1–41.
8. Wang Q, Klein BE, Klein R, et al. Refractive status in the Beaver Dam Eye Study. *Invest Ophthalmol Vis Sci* 1994;**35**:344–7.
9. Chen C, Izadshenas A, Asghar Rana M, et al. Corneal asphericity after hyperopic laser in situ keratomileusis. *J Cataract Refract Surg* 2002;**28**:1539–46.
10. Ambrosio R, Wilson SE. Wound healing after hyperopic corneal surgery: Why is regression greater in hyperopia? In: Tsubota K, editor. *Hyperopia and presbyopia*. New York: Marcel Dekker; 2003.
11. Maloney RK, Friedman M, Harmon T, et al. A prototype erodible mask delivery system for the excimer laser. *Ophthalmology* 1993;**100**:542–9.
12. Argento CJ, Cosentino MJ. Comparison of optical zones in hyperopic laser in situ keratomileusis: 5.9 mm versus smaller optical zones. *J Cataract Refract Surg* 2000;**26**:1137–46.
13. Davidorf JM, Eghbali F, Onclinx T, et al. Effect of varying the optical zone diameter on the results of hyperopic laser in situ keratomileusis. *Ophthalmology* 2001;**108**:1261–5.
14. Aron-Rosa DS, Febbraro JL. Laser in situ keratomileusis for hyperopia. *J Refract Surg* 1999;**15**(Suppl.):212–15.
15. O'Brart DP. The status of hyperopic laser-assisted in situ keratomileusis. *Curr Opin Ophthalmol* 1999;**10**:247–52.
16. Ismail MM. Management of post-Lasik overcorrections. In: Machat JJ, Slade SG, Prosbt LE, editors. *The art of LASIK*. 2nd ed. Thorofare, NJ: Slack; 1999. p. 451–7.
17. Choi RY, Wilson SE. Hyperopic laser in situ keratomileusis. *Cornea* 2001;**20**:388–93.
18. Lindstrom RL, Hardten DR, Houtman DM, et al. Six-month results of hyperopic and astigmatic LASIK in eyes with primary and secondary hyperopia. *Trans Am Ophthalmol Soc* 1999;**97**:241–55.
19. Waring GO 3rd, Lynn MJ, McDonnell PJ. Results of the prospective evaluation of radial keratotomy (PERK) study 10 years after surgery. *Arch Ophthalmol* 1994;**112**:1298–308.
20. Pallikaris IG, Papatzanaki ME, Stathi EZ, et al. Laser in situ keratomileusis. *Lasers Surg Med* 1990;**10**:463–8.
21. Buratto L, Ferrari M, Rama P. Excimer laser intrastromal keratomileusis. *Am J Ophthalmol* 1992;**113**:291–5.
22. Trokel SL, Srinivasan R, Braren B. Excimer laser surgery of the cornea. *Am J Ophthalmol* 1983;**96**:710–15.
23. Barraquer JI. Basis of refractive keratoplasty – 1967. *Refract Corneal Surg* 1989;**5**:179–93.
24. Lebow KA, Grohe RM. Differentiating contact lens induced warpage from true keratoconus using corneal topography. *CLAO J* 1999;**25**:114–22.
25. Argento CJ, Cosentino MJ. Laser in situ keratomileusis for hyperopia. *J Cataract Refract Surg* 1998;**24**:1050–8.
26. Zadok D, Maskaleris G, Montes M, et al. Hyperopic laser in situ keratomileusis with the Nidek EC-5000 excimer laser. *Ophthalmology* 2000;**107**:1132–7.
27. Buzard KA, Fundingsland BR. Excimer laser assisted in situ keratomileusis for hyperopia. *J Cataract Refract Surg* 1999;**25**:197–204.
28. Francesconi CM, Nose RA, Nose W. Hyperopic laser-assisted in situ keratomileusis for radial keratotomy induced hyperopia. *Ophthalmology* 2002;**109**:602–5.
29. Arbelaez MC, Knorz MC. Laser in situ keratomileusis for hyperopia and hyperopic astigmatism. *J Refract Surg* 1999;**15**:406–14.
30. Barraquer C, Gutierez AM. Results of laser in situ keratomileusis in hyperopic compound astigmatism. *J Cataract Refract Surg* 1999;**25**:197–204.
31. Ambrosio R Jr, Wilson ES. Complications of laser in situ keratomileusis: etiology, prevention, and treatment. *J Refract Surg* 2001;**17**:350–79.
32. Vesaluoma MH, Petroll WM, Perez-Santonja JJ. Laser in situ keratomileusis flap margin: wound healing and complications imaged by in vivo confocal microscopy. *Am J Ophthalmol* 2001;**130**:564–73.
33. Patel S, Perez-Santonja JJ, Alio JL. Corneal sensitivity and some properties of the tear film after laser in situ keratomileusis. *J Refract Surg* 2001;**17**:17–24.
34. Lee JB, Ryu CH, Kim J, et al. Comparison of tear secretion and tear film instability after photorefractive keratectomy and laser in situ keratomileusis. *J Cataract Refract Surg* 2000;**26**:1326–31.
35. Wilson SE, Ambrosio R Jr. Laser in situ keratomileusis-induced neurotrophic epitheliopathy. *Am J Ophthalmol* 2001;**132**:405–6.
36. Wilson SE. Laser in situ keratomileusis-induced (presumed) neurotrophic epitheliopathy. *Ophthalmology* 2001;**108**:1082–7.
37. Leccisotti A. Femtosecond laser-assisted hyperopic laser in situ keratomileusis with tissue-saving ablation: analysis of 800 eyes. *J Cataract Refract Surg* 2014 Jul;**40**(7):1122–30.
38. Farjo AA, Sugar A, Schallhorn SC, et al. Femtosecond lasers for LASIK flap creation: a report by the American Academy of Ophthalmology. *Ophthalmology* 2013;**120**(3):e5–e20.
39. Reinstein DZ, Gobbe M, Archer TJ. Coaxially sighted corneal light reflex versus entrance pupil center centration of moderate to high hyperopic corneal ablations in eyes with small and large angle kappa. *J Refract Surg* 2013;**29**(8):518–25.
40. Pasquali T, Krueger R. Topography-guided laser refractive surgery. *Curr Opin Ophthalmol* 2012;**23**(4):264–8.
41. Reinstein DZ, Archer TJ, Gobbe M, et al. Epithelial thickness after hyperopic LASIK: three-dimensional display with Artemis very high-frequency digital ultrasound. *J Refract Surg* 2010;**26**(8):555–64.
42. Kanellopoulos AJ, Pamel GJ. Review of current indications for combined very high fluence collagen cross-linking and laser in situ keratomileusis surgery. *Indian J Ophthalmol* 2013;**61**(8):430–2.
43. Reinstein DZ, Couch DG, Archer TJ. LASIK for hyperopic astigmatism and presbyopia using micro-monovision with the Carl Zeiss Meditec MEL80 platform. *J Refract Surg* 2009;**25**(1):37–58.

14

第 169 章

准分子激光原位角膜磨镶术的并发症

Mario J. Saldanha, Clara C. Chan, Louis E.Probst

关键概念

- 近十年来，准分子激光原位角膜磨镶术(laser in-situ keratomileusis,LASIK)安全性有明显提高。
- LASIK 术中并发症通常可以通过手术系统有效的保护措施加以预防。
- 飞秒激光制瓣更加平整可靠，厚度均匀，大大降低了角膜瓣皱褶的发生。
- 飞秒激光制瓣引起弥漫性层间角膜炎和感染的发生率较低。
- 使用二氟泼尼酯可以减少因弥漫性层间角膜炎而再掀瓣、冲洗的需要。

本章纲要

引言
术中并发症
术后早期并发症
术后晚期并发症
术后干眼和神经性疼痛
术后玻璃体视网膜并发症

引言

正确地了解 LASIK 患者和白内障手术患者的差异对于理解这两组患者的承受风险能力至关重要。白内障患者必须进行白内障手术，否则他们的视力将会更糟糕，所以他们愿意承受手术过程中的一些风险。LASIK 患者没有疾病或视力丢失，所以即便有术前教育，任何并发症都使他们惊讶和焦虑。考虑到 LASIK 患者的这一特点，并发症的风险必须非常低(因重大并发症需要额外手术的概率是 1/1000)。幸运的是，过去 20 年来 LASIK 技术和科技的改进使我们得以实现这种高安全性。

2008 年一个世界范围的文献回顾显示 LASIK 总满意度为 95.4%，患者不满的原因主要来自残余的屈光不正、眼睛干涩、高龄者、夜视症状[1]。LASIK 并发症可分为术中、术后早期和晚期并发症。大多数 LASIK 并发症都可以纠正，因此没有长期的问题存在。然而也有一些罕见的并发症可以产生永久的视觉影响。

术中并发症

LASIK 术中并发症通常可以通过手术系统的适当保护措施加以预防。如果设备有缺陷或安装不当，并发症便很难避免。因此减少 LASIK 并发症的关键是预防。对于医生和技术人员来说，适当的训练和注意力集中对于减少手术失误至关重要。

LASIK 术中制作角膜瓣，过去使用传统的角膜板层刀，现在越来越多地采用飞秒激光，这两种方法都有优点和不足(表 169.1)。

飞秒激光制瓣的并发症

飞秒激光通过光爆破效应，使高度集中、持续时间很短的激光脉冲通过空化气泡分裂基质层组织。这些空化气泡重叠时，通过许多不同的模式精确的制作出不同的组织平面。飞秒激光制瓣厚度均匀一致，使角膜生物力学的变化具有可预见性[2,3]。

失吸现象

据报道，尽管失吸现象在缺乏经验的医生中更为常见，但概率也低至 0.006%[4]。这在早期学习曲线中，做激光扫描前对接设备时经常遇到。各种原因如眼窝深、眉骨突出、睑裂窄、明显平坦的角膜曲率、过度的眼睑挤压、患者无法保持固视力或未执行指令时都会引起[5]。失吸现象最常见的原因是在连接飞秒激

表 169.1 飞秒激光和角膜板层刀制瓣的区别

		角膜板层刀	飞秒激光
角膜瓣	形状	弯月形	切面平行或平坦
	厚度	可能偏离预期目标	厚度更均匀
	瓣蒂	鼻侧	可以变化
	入切角	不能设计	可设计为垂直入切
并发症	角膜上皮植入	发生率高	发生率低
	上皮缺损	发生率高	发生率低
	角膜瓣游离	发生率高	发生率低
	角膜瓣粘连	强度低	强度高
	DLK	发生率低	发生率高
	TLSS	无	术后早期
	彩虹样眩光	无	术后早期

DLK:弥漫性层间角膜炎

TLSS:短暂性光敏感性综合征

（转载自 Marcony R,Santhiago,Newton Kara-Junior,George O. Waring IV.Microkeratome versus femtosecond flaps;accuracy and complications. Curr Opin Opthalmol 2014:25:270~274）

光机时,负压吸引环在压平锥周边过度扭动以及患者头部运动。

临床表现

在屏幕上会看到新月形液面丢失,医生可能会感觉到失去吸力。屏幕上会出现的弯月面更明显,可以观察到在负压中断时患者头部移动。如果继续发射激光,会出现气体垂直性穿破角膜。

治疗

当失吸现象发生时,板层扫描的阶段决定了术中失吸的处理。当失吸现象发生在激光侧切阶段之前时,可以用相同的制瓣直径再次扫描,囊袋就不用再制作了。用同一个压平锥行第二次激光扫描,以确保是在相同的深度,但最好使用一个新的负压吸引环,以便在第二次尝试中提高吸引力。再次扫描的时机很重要,如果在再次吸引之前时间太长,结膜形态会发生变化,虽然没有科学证明,一般建议在 10 分钟内再次激光扫描。

当失吸现象发生在开始侧切之前或正在制作时,层间扫描过程可以跳过,边切扫描直径可减少0.5mm。你可以观察到不规则板层阶梯状床面。当手术医生确认正确平面被找到时,将瓣从该处掀起。医生不希望在出现失吸的部位掀瓣,那样会导致角膜瓣不完整。另一个选择是等待 1~3 个月再行表面切削术。准分子激光屈光性角膜切削术（PRK）也可以在

飞秒激光制瓣不成功且未掀瓣时立即进行。

预防

在启动飞秒激光之前,通过确保足够的吸力可以减少失吸现象的发生。一般来说,使用 IntraLase 激光在注射器上吸力小于 4 表示吸力足够。在对接过程中,手术医生应该尽量保持负压吸引环平面垂直于压平锥以减小负压吸引环的扭动。应鼓励患者保持稳定,尽量减少头部运动。

气体垂直性穿破

临床表现

飞秒激光产生等离子体分离板层界面。如果在前基质有破口或瘢痕,那么气体可以从板层平面通过破口穿出,并积聚在角膜的前表面。之前的气泡会阻挡接下来的激光脉冲,导致在气泡区产生不完全瓣。气体穿破角膜瓣,并会在灰色板层瓣顶部形成清晰的圆形斑点(图 169.1A、B)。

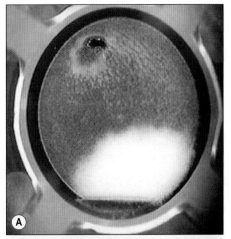

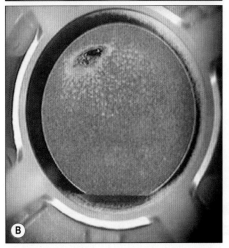

图 169.1 气体垂直性穿破。(A)扫描后立刻。(B)气泡吸收后

14

治疗

小气泡穿破（<1mm）通常可以在穿透区界面即刻分离，掀开角膜瓣。较大的气体穿透区（>1mm）不允许分瓣。只要角膜瓣未被掀起，医生和患者还可选择 PRK 手术。由于这种情况飞秒激光对角膜造成了额外的创伤，故术毕应考虑局部应用丝裂霉素。

预防

患者在接受飞秒 LASIK 前，应对其基质瘢痕进行筛查。如果有近期（2 年内）较大的（>1mm）或较深的（>20% 角膜厚度）瘢痕将更容易发生气体穿破。有瘢痕的患者应被告知有气体穿破的风险，应建议他们一开始就选择 PRK 或告知那些准备进行飞秒 LASIK 的患者，可能会在术中转为 PRK。同样增加制瓣深度 20μm，使板层分界面在瘢痕下面以减少气体穿破的风险。

前房气泡

临床表现

在用飞秒激光时气体很少能进入前房（图 169.2）[6]。所以对于前房气泡的形成，我们猜想的机制是空气偶尔可以通过 Schlemm 管进入前房，尽管这并没有光学相关断层成像影像学的支持。当角膜瓣边缘靠近角膜缘或周边角膜有血管时，前房气泡更常见。此前曾有报道称，与正常眼比较飞秒激光产生的前房气泡不会影响内皮细胞密度[7]。某些激光器应用时，气泡使得瞳孔变形、中心偏位而影响红外跟踪器在术中对眼球的追踪定位（图 169.3）（视频 169.1）。

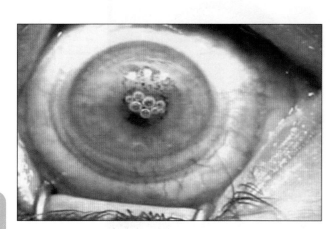

图 169.2 前房气泡可以干扰瞳孔追踪

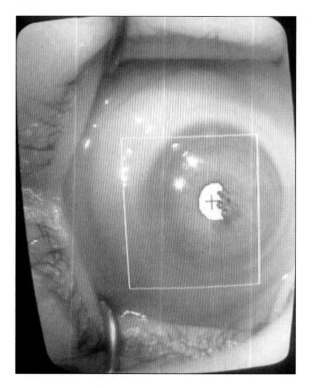

图 169.3 红外线瞳孔跟踪，可以看到气泡干扰跟踪。（视频 169.1）

治疗

医生可以等待气泡吸收后再做手术（不过这可能需要超过 4 小时）。要么关闭眼球追踪仪，以手动固定对中心的方式进行准分子矫正。而一些医生建议扩瞳实现跟踪，但由于扩瞳会造成失真，这仍然会导致中心偏移，所以不建议采取此种手术方案。

预防

角膜较小的患者可以将制瓣直径减小 0.5mm，以减少前房气泡的风险。具有周边角膜血管的患者建议其接受 PRK 而非飞秒 LASIK。

不透明气泡层

临床表现

如果气泡未通过层间界面进入囊袋而离开扫描区域，它们就会在角膜基质层累积而形成不透明气泡层（opaque bubble layers，OBL）。不透明的气泡层会导致层间界面粘连使掀瓣困难，也能妨碍红外跟踪器获得清晰的瞳孔图像而影响眼位追踪。周边角膜的不透明气泡层造成对角膜缘识别模糊，而减少虹膜定位的准确性。轻微的粘连可仔细分离，但试图分离更大或合并的粘连可能导致瓣的破裂[8]。不透明气泡层对准分子治疗本身的影响尚不清楚,但它似乎并没有改变其治疗效果[9]。

治疗

可以使用冲洗针头的颈部这样的光滑器械轻轻摩擦基质床以消除不透明气泡层(OBL)。由于三角海绵会导致角膜脱水并影响准分子激光的作用,所以不建议使用。红外追踪器(带有 AMO CustomVue 系统的组件)可提高手术医生追踪光学中心的准确性,只有当大量的 OBL 已被清除了,才能实现精确跟踪。要么手术医生可等待 10~30 分钟以使不透明气泡被角膜吸收后再行准分子切削。

预防

避免 OBL 的关键在于压平锥下压过程中创建良好的弯月面水印。一个好的水印(压平锥镜周边和角膜瓣周边之间形成的液面)源于良好的衔接和压平技术。有一个好的水印,OBL 形成的风险将会降低到最小。过度压平将导致水印面更小,应避免过度压平,这样可以防止 OBL 形成(图 169.4)。连接时上方水印面应接触到囊袋的边缘,这样可以使气体进入到囊袋中。"软衔接"是减少 OBL 的另一种技术。在这种技术中,一旦压平成功,可缓慢轻抬压平锥镜以增加水印面的大小,直至施加最小的压平量。

微型角膜刀相关并发症

在行 LASIK 之前,应检查所有设备,设备的任何故障都可能导致角膜瓣的并发症。据报道角膜瓣并发症发生率为 0.3%,负压丢失率为 0.034%,不全瓣发生率为 0.099%,纽孔瓣发生率为 0.07%,薄瓣或不规则瓣发生率为 0.087%,游离瓣发生率为 0.012%[10]。研究发现机械角膜板层刀(ACS)引起的角膜瓣并发症与 Hansatome 角膜板层刀[11]相比更常见,因为机械角膜板层刀更多地取决于手术医生的经验。

制造商提供的微型角膜刀刀片可能存在缺陷。刀锋有缺痕或不规则可导致切削角膜瓣时产生线状凹凸不平[12]。一旦将刀片安装于微型角膜刀中,由于显微镜的光不能良好地反射到刀片边缘,所以很难检查角膜刀片,如果微型角膜刀使用重复的刀片操作,则切削角膜时会产生很薄的不规则瓣。使用前必须检查微型角膜刀,以确保微型角膜刀头在轨道中平稳运行。Hansatome 仪表的阻力值应小于 20mmHg。如果测量值在 20~30mmHg 范围内,将丙美卡因滴在刀片和齿轮上通常可以使阻力值降至 20mmHg 以下。

纽孔瓣和不规则瓣

在没有足够吸力的情况下行角膜切削时,会发生纽孔瓣。然而角膜曲率较陡(>50D)时纽孔瓣发生概率也会增加,但这并不是这些作者或已出版文献所报道的经验[13]。

临床表现

当微型角膜刀切入角膜退刀后,纽孔瓣就即刻可见。角膜瓣中央的破孔也非常明显(图 169.5)。在基质床中央有一个稍微高起约 2~3mm 大小的区域,表明该区域角膜未被切到,上皮层还保留着。一个月后,在纽孔瓣的周边形成角膜上皮下雾状混浊(haze)(图 169.6)。

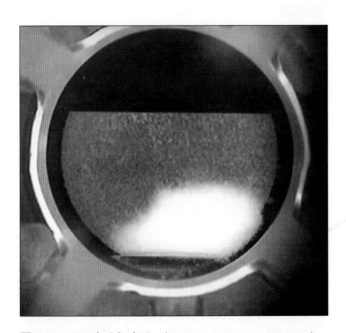

图 169.4　不透明气泡层。(Image courtesy Perry Binder.)

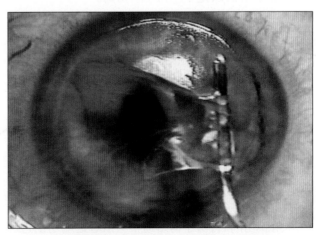

图 169.5　掀瓣器穿过孔眼中心的纽孔瓣手术视图

14

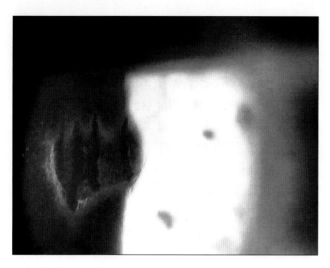

图 169.6　术后 1 月,纽孔瓣周边形成不规则角膜上皮下雾状混浊(haze)

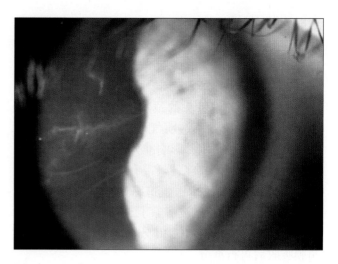

图 169.7　薄瓣所形成的角膜中央区混浊及不规则皱纹

有该特征。非常薄的角膜瓣愈合时,角膜中央区则会形成不规则细皱纹(图 169.7)。

治疗

激光切削将导致不规则散光伴中央角膜上皮下雾状混浊。如果确诊为纽孔瓣,则不应再分离角膜瓣。应轻微缓慢地冲洗层间使角膜瓣复位。如果角膜瓣被分离掀开,则应将其重新复位。由于瓣薄且非常不稳,因此准确贴附角膜瓣较为困难。纽孔瓣应至少修复 3 个月后才考虑再行角膜屈光手术。在治疗期间局部滴用糖皮质激素以减少角膜上皮下雾状混浊形成的风险。尽管有报道称角膜瓣并发症出现之后可立即采用激光去上皮的 PRK 手术[14],但是大多数屈光医生都不推荐使用这种方法。

预防

通过以上讨论的技术和预防措施可以防止"纽孔眼"状角膜瓣的发生[15,16]。如果没有良好的负压吸引和完美的刀片,绝不应行角膜切削。

薄角膜瓣

Hansatome 手术切削厚度通常比控制切削深度的挡板上所显示的厚度值薄约 $40\mu m$。其平均切削厚度的标准差,大约为 $25\mu m$[17,18]。Nidek MK-2000 微型角膜刀切削厚度也比控制切削深度的挡板显示的数据薄 $20\mu m$[19]。由于这种差值的变化,如果角膜瓣偏薄,屈光医生纠误的空间较小。

临床表现

角膜切削后,由于薄瓣通常会沿着远端切削边缘卷曲,以此即可辨别薄瓣。$100\mu m$ 以上的角膜瓣不具

治疗

不规则角膜瓣出现并伴有不规则基质床时,应复位角膜瓣,并让角膜愈合 3 个月。之后可用切更厚角膜瓣的刀头再行 LASIK 手术。愈合期间应使用糖皮质激素以降低角膜上皮下雾状混浊形成的风险。

预防

通过上面列出的保障措施可以防止薄角膜瓣。绝对不能在没有良好的负压吸引和完美的刀片的情况下行角膜切削。

游离瓣

游离瓣出现通常有两个原因。一是当术前测量的角膜曲率(Ks)较平,某些机械板层刀(ACS)当 K 值低于 41.0D 时会发生游离瓣。另一个是当负压不足而导致角膜瓣过薄时,也可能会发生游离瓣。

临床表现

游离瓣呈圆形,与基质床完全分离。如果游离瓣较薄则边缘可能不规则,并且在手术操作时游离瓣会折叠。如果游离瓣为正常厚度,分离时则能保持其完整性(图 169.8)。

治疗

如果是因术前角膜曲率偏低而发生的游离瓣,那么基质床则是光滑的且游离瓣厚度正常。在行激光切削时,细心地将游离瓣上皮面朝下放置于保湿器皿

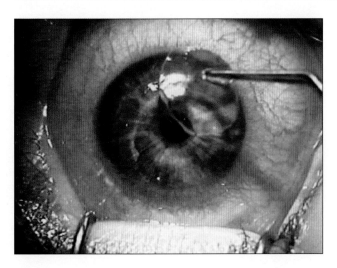

图 169.8　当游离瓣厚度正常时,表现为完整不折叠的形态

中,并滴入平衡盐溶液。一旦完成激光切削,可以通过术前已经标记好的位置复位和对齐。

预防

角膜曲率测量读数小于 42.0D 时,建议用 Hansatome 板层刀或者 Nidek MK-2000 板层刀更大的刀头(9.5mm 环)。作者对曲率小于 37D 的角膜用 Hansatome 角膜刀行准分子激光原位角膜磨镶术(laser in-situ keratomileusis,LASIK)后,没有发生游离瓣。

角膜穿孔

在行角膜切削术过程中,角膜穿孔是 LASIK 最严重和最罕见的并发症。首次报道是在使用 ACS 微型角膜刀时,由于微型角膜刀头安装有误,未装厚度挡板,因而无法限定切削厚度刀片直接切穿角膜,由于术中眼压升高(IOP)而导致眼内容物脱出进入前房。

治疗

保留尽可能多的眼内组织,缝合角膜切口以恢复前房,并立即转诊以进行进一步的评估或手术。

预防

配合 LASIK 手术的工作人员应该接受良好的培训,以便正确的安装手术器械,避免错误安装。手术医生应当检查微型角膜刀,以确保其已正确安装。

激光相关并发症

激光相关并发症通常可完全规避。最能有效预防的并发症是激光程序错误。程序问题通常是治疗参数输入转换错误。虹膜识别(IR)在很大程度上有助于避免患者错误和眼别错误。所有虹膜识别调整是基于瞳孔中心,由瞳孔跟踪器确定。如果瞳孔跟踪器发现偏移,那么虹膜识别会自动调整。准分子激光在中间环节出问题的情况非常罕见。

临床表现

当患者未达到好的裸眼视力(UCVA)时,错误的编程结果在术后将显现出来。如果治疗参数输入错误或散光轴输入错误,那么在新的散光轴向上散光度数会增大。

治疗

激光编程中的错误可以通过修改程序来纠正;然而最好的预防方法就是多次检查核对。如果激光系统出现故障,应复位角膜瓣,嘱患者离开手术室。如果所有数据丢失,则应记录矫正量完成的百分比。应该要求激光公司确定故障的原因。通常根据公司的指导,采取一些方法可以使激光功能完全恢复。大多数准分子激光仪具有记忆程序,因此患者被带回手术间后,程序会从故障前那一刻的步骤继续进行,对手术结果没有不良影响。在这一阶段,安稳患者对其保持信心至关重要。

预防

在行 LASIK 之前,仔细检查和双重检查所有程序不可少。技术人员可以口头报数据,而手术医生验证数据以确保双方确认数据准确无误。虹膜识别确保治疗正确患者的正确眼别。从正柱镜转换为负柱镜时,很容易产生转换错误;因此还应检查屈光数据的计算。将散光的轴向和符号与角膜地形图上的散光进行比较,以确保它们是一致的。任何不符,特别是 90° 轴位的差异,均可表明转换出现了错误。

角膜上皮缺损

LASIK 术中上皮缺损(IED)可导致许多不良的并发症,包括视力恢复时间延长、术后疼痛、弥漫性层间角膜炎(DLK)和上皮植入等。最近的一项研究评估了 LASIK 术中上皮缺损的危险因素[20]。在 247 只眼中上皮缺损发生率为 9.7%。上皮缺损发生率与年龄增加、术前角膜厚度及在角膜板层刀刀头回退过程中负压环内真空的维持程度均有关。术前减少滴眼液的使用次数可使上皮缺损发生率降低。在行双眼 LASIK 治疗的患者中,如果第一只眼睛发生了上皮缺损,那么第二只眼上皮缺损的发生率要高得多。

14

临床表现

上皮缺损在角膜切削术后即刻能观察到,角膜上皮表面呈现出不规则区域。有时可以看到上皮瓣黏附在角膜瓣上(图 169.9 和 169.10)。移位的上皮层常表现为水肿且呈灰色的外观。上皮缺损可以小于 1mm 也可以与整个角膜瓣一样大。上皮缺损下方的角膜瓣通常完好且健康。上皮缺损常发生在角膜瓣的上缘,该处上皮黏附力较差。

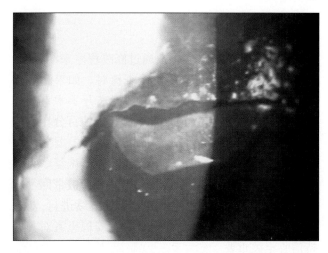

图 169.9 LASIK 术后疏松的上皮瓣

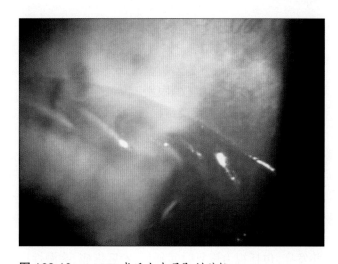

图 169.10 LASIK 术后上皮层即刻疏松

治疗

如果在第一只眼手术时发生上皮缺损,缺损略大于 3mm,医生可继续进行激光治疗,然后将 LASIK 瓣复位,术毕戴绷带性角膜接触镜。如果上皮缺损非常大,手术医生最好在第一只眼睛愈合后再行第二只眼的治疗。

必须每天观察患者有无感染情况,并且在术后使用预防性抗生素直到上皮损伤愈合。对于小的上皮损伤,局部使用润滑剂、非甾体抗炎药(NSAID)以减少异物感,局部使用糖皮质激素控制层间潜在的炎症。上皮损伤小,常在 1~3 天内愈合。对于较大的上皮损伤,应小心置入绷带镜,不要扰动角膜瓣。局部非甾体抗炎药(NSAID)可导致无菌性角膜浸润和基质溶解,因此仅能使用 3~4 天[21~23]。上皮损伤较大时,层间角膜炎的风险也随之增加,应每隔几个小时使用局部糖皮质激素。

预防

避免眼表干燥和减少局部用药的毒副作用会减少上皮缺损的发生。

以前就有上皮情况不好的患者,包括上皮基底膜变性或上皮疏松,容易发生上皮损伤。这些患者选择行飞秒激光制瓣或表层切削可能是更好的治疗方式。掀开飞秒激光制作的瓣后应防止瓣面基质层过度干燥,否则也可能导致上皮缺损。

LASIK 术中新生血管出血

LASIK 首次使用 ACS 微型角膜刀制作蒂位于鼻侧的角膜瓣时,角膜出血并不常见。8.5mm 的角膜瓣很少与角膜缘血管交叉,即使有交叉,也仅仅是涉及上方的角膜血管,这不难控制。

临床表现

随着较大角膜瓣的出现,特别是由 Hansatome 板层刀所制的角膜瓣,在 LASIK 术中出现角膜新生血管性出血就不罕见了。一般来说,角膜切削时可即刻发生沿着瓣上缘的新生血管出血,但这是自限性的,通常持续不到一分钟或数分钟,主要取决于被切断的血管的大小和患者的凝血功能。有时角膜周围出现一圈出血,这样会对术中激光削融带来困难,同时术毕瓣下渗血也较麻烦。

治疗

一旦制作角膜瓣,且有明显的新生血管出血,则应将负压环留在原处,负压环向下的压力可以压迫血管帮助止血。随后将角膜瓣掀开,用吸血海绵擦干出血部位。

如果继续出血会延伸到切削区域,则将吸血海绵剪成 2×4mm 的长方形并放置在出血区域(图 169.11)。该海绵不影响角膜切削。之后可以去除海绵,瓣复位并充分冲洗角膜瓣,以确保瓣下没有进一步的

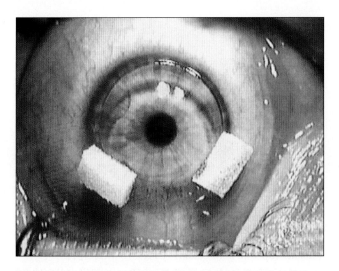

图 169.11　LASIK 术中吸血海绵用于控制角膜新生血管出血

出血。将浸泡了对氨基可乐定（盐酸安普乐定）的海绵放置在出血区上。使用对氨基可乐定是因为它是一种具有血管收缩作用的 α-2 激动剂，不会产生去氧肾上腺素导致瞳孔扩张的副作用。当角膜瓣黏附到基质床上时，将该海绵保留约 1 分钟。

预防

LASIK 术中可用几种方法预防出血。如先将 9.5mm 的负压环放置在眼睛上，发现伸入角膜暴露区的新生血管较多且将被切到，则可将负压环更换为 8.5mm，以使新生血管出血量最小化。作者不常使用 8.5mm 的负压环，因为这种负压环容易偏心，而同样度数用 9.5mm 的负压环不易偏心。有研究提出术前用阿法根（酒石酸溴莫尼定）进行预处理以降低术中出血的发生率；然而这种预处理的优势必须与术后增加瓣移位的风险进行权衡。这种并发症在使用飞秒激光时并不常见。

术后早期并发症

角膜瓣皱褶

使用飞秒激光，由于是平面切削，因此发生瓣皱褶较为少见。当角膜瓣折叠时可形成 LASIK 瓣皱褶。瓣皱褶通常有三个因素：角膜瓣复位时对位不好、术后第一天角膜瓣移位以及角膜瓣在基质床上的"帐篷效应"。很明显，一个不在位的瓣或者一个移位的瓣都与瓣皱褶密切相关。

临床表现

通常，角膜瓣蒂位于鼻侧者皱褶多呈水平走向，而蒂位于上方者皱褶多成垂直走向。移位的角膜瓣常常

会有斜行皱褶。裂隙灯后部及光照明法和瞳孔扩大后用直接光束均可以精确定位角膜瓣皱褶，如果出现无法解释的最佳矫正视力（BCVA）下降的情况，鉴别皱褶有助于原因分析（图 169.12）。角膜荧光素染色也有助于鉴别很微细的皱褶。如果 LASIK 术后角膜瓣移位而发生皱褶，那么可观察到瓣移动约 1~2mm 并暴露出一定面积的基质床。对皱褶进行分级有助于描述其严重程度（框 169.1）和制定治疗方案（图 169.13~169.15）。

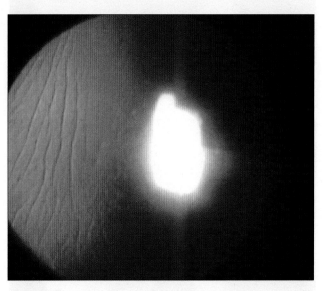

图 169.12　后部及光照明法展示的周边皱褶

框 169.1　角膜瓣皱褶的 Probst 分级
1 级
角膜瓣上细小平行线状
难以发现
不在视轴
无裸眼视力或最佳矫正视力降低
无需治疗
2 级
细小平行线状或"篮网样"图案
易辨认
贯穿视轴
最佳矫正视力降低至 0.5~0.8
散光小于 1D
患者可能抱怨有复视症状
由于最佳矫正视力下降或散光出现需要治疗
3 级
较粗大的平行线或"篮网样"图案
可明显辨认
贯穿视轴
最佳矫正视力低于 0.5
散光≥1D
患者主诉视物模糊、复视和眩光等症状
需要治疗以恢复最佳矫正视力，减少散光、复视和眩光

14

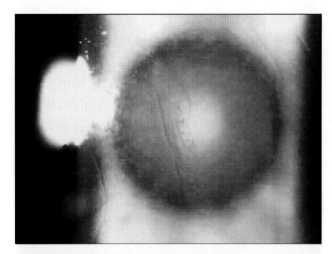

图169.13 1级垂直细小皱褶不会影响视力

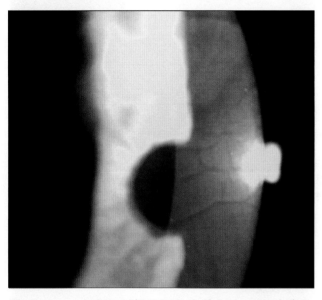

图169.14 2级"篮网样"皱褶图形,最佳矫正视力会降低

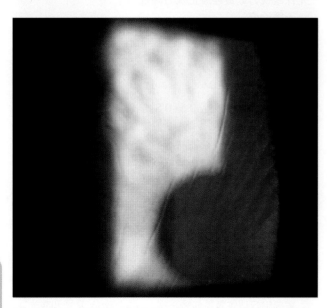

图169.15 严重的3级垂直皱褶伴随角膜瓣移位

治疗

大多数角膜瓣皱褶发生在 LASIK 后的第一个小时内。随着术后病程时间增加,瓣皱褶会变得更加难以去除。因此术后第一天识别瓣皱褶十分关键。虽然不是十分理想,但明显的瓣皱褶也可以在患者行 LASIK 术后数周或数月内进行处理。瓣皱褶治疗的指征包括:皱褶贯穿视轴、皱褶导致 BCVA 下降或复视、皱褶引起规则或不规则散光。已经有几种消除瓣皱褶的技术,其包括拉伸和展平技术[24]、瓣上皮刮除加低渗盐溶液水合作用法[25]、瓣压迫法、激光治疗性角膜切削术(phototherapeutic keratectomy,PTK)[26]和瓣缝合[27]。

拉伸展平技术是最被认可的。首先在裂隙灯下标记角膜瓣边缘,以便在显微镜下可轻松掀开角膜瓣。瓣的定位标记不是必需的,因为当复位时,角膜瓣将重新放置在更正确的位置上。掀开角膜瓣,角膜瓣的基质面用平衡盐溶液(BSS)浸泡 30~60 秒。一些医生建议使用 80%BSS 和 20% 蒸馏水混合后的低渗灌注液来浸泡角膜,使角膜瓣因水肿而展平。将角膜瓣复位到基质床面后,通过层间冲洗使其漂浮到正确位置。将瓣贴附于基质床保持 5 分钟并使上皮表面保持干燥。使用钝镊子侧面将角膜瓣沿垂直于皱褶的方向展压 5~10 分钟,或者展压到快要出现上皮损伤的时候。在所有步骤结束时,仍然会看到皱褶,但会在 24 小时内消失。这种技术在 90% 的皱褶中有效;必要时,可以在 2~4 周内重复操作。

预防

飞秒激光所制平坦的角膜瓣大大降低了瓣皱褶的发生率。椭圆形角膜瓣确保 LASIK 术后瓣的完美对合,同时可以减少瓣皱褶并发症。一旦将其放置到正确的位置,应减少再次操作,包括术中对角膜瓣的重新对位。术后嘱患者不要搓揉或挤压眼睛。患者在术后第一周 24 小时佩戴护目镜,以防止角膜瓣愈合过程中遇到任何外伤。

角膜瓣移位

当角膜瓣与基质床完全分离时,就会形成移位瓣(角膜瓣半移位或分开)。其通常发生在术后的前 24 小时,此时瓣还附着于基质床面。因角膜外伤导致角膜瓣晚期移位较为罕见[28,29]。虽有报道称移位瓣发生率超过 1%[30],但是如果运用适当的 LASIK 技术和术后护理,其发生率则小于 1/1000。动物研究表明,飞秒激光制瓣后角膜瓣的黏附性明显强于微型角膜刀所制的瓣,可以减少了移位瓣的发生率[31,32]。

临床表现

蒂在鼻侧的角膜瓣移位后向鼻侧结膜卷曲。角膜瓣移位数小时后,常出现水肿。患者出现视力非常模糊(<0.1)及眼痛的症状。瓣常移位至鼻侧结膜 4~5mm 处。暴露的基质床表面可见上皮生长(图 169.16)。角膜瓣会有明显的褶皱和折痕,但可能被瓣的水肿所掩盖。

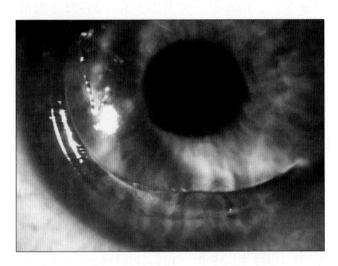

图 169.16　可见上方的移位瓣及下方暴露的基质床

治疗

瓣移位的患者应紧急治疗。治疗前可先用润滑眼液滴眼并遮眼以改善不适。术中将角膜瓣轻轻展开使其平整。彻底清除角膜瓣基质面以及基质床表面的所有碎屑和黏液。去除在暴露的基质面生长的上皮。由于水肿状态,应将角膜瓣复位至基质床后晾干至少 5 分钟。随后按照上述步骤处理角膜瓣皱褶。最后置入绷带镜以防角膜瓣再次移位。处理得当,术后结果不受瓣移位影响[30]。

预防

术后第一天,嘱患者回家休息 4 小时。这是术后排除干扰促使眼睛愈合恢复的关键步骤。术后第一周,嘱患者不要触摸或揉眼睛。患者应佩戴太阳镜或清洁眼罩被送回家,并嘱其只要可能都要戴,晚上也要佩戴防护眼罩。患者可以参加不涉及触摸、搓揉、刺激或挤压眼睛的活动。

感染

LASIK 术后很少发生感染,但感染却是一种潜在的破坏性极强的并发症[33]。文献综述研究估计其发生率从 0%~1.5%[34]。致病菌变化多样从革兰氏阳性菌到非典型分枝杆菌,真菌和病毒病原体。近来,耐甲氧西林金黄色葡萄球菌(MRSA)已被证明是 LASIK 术后感染性角膜炎的重要病原体,非典型分枝杆菌感染率下降[35,36]。感染通常在术中获得,但也有可能因为术后污染造成。感染性角膜炎通常单眼发生,但也有报道双侧 LASIK 术后的双眼感染[37]。

临床表现

大多数细菌性角膜炎患者在手术后 72 小时内出现急性发作症状[33]。无论何时在角膜瓣表面或内侧界面发现有局部浸润,都应怀疑细菌感染。在 LASIK 术后的第一周内发生的所有角膜浸润在菌种确诊之前应被暂定为由 MRSA 引起的感染。感染性浸润通常是单一的局灶性的大小约 1~2mm,白色或灰色,边界模糊。如果位于角膜表面,则可能会略微突起并伴随上皮缺损。如果不及时治疗,病灶则会慢慢扩大,之后发展为类似早期角膜溃疡。如果感染持续存在,层间角膜炎附近的角膜炎症、结膜充血以及前房炎症反应等都会出现。LASIK 术后也有单纯疱疹病毒[38]和带状疱疹病毒感染[39]的报道,术后出现角膜树枝样改变。LASIK 术后的真菌感染具有延迟发作的特征,并且与延长使用的糖皮质激素药物相关[40]。Donnenfeld 等提出将 LASIK 患者的感染性角膜炎分为两组:早发型(术后 2 周内)和迟发型(术后 2 周至 3 个月)。早发型组致病菌包括常见的细菌病原体,如葡萄球菌和链球菌。迟发型组包括机会病原体,如真菌、诺卡菌属和非典型分枝杆菌[36]。

治疗

任何怀疑为角膜感染的患者都应立即予以治疗。所有早期的角膜浸润在菌种未确诊之前均应被暂定为 MRSA 感染进行治疗。因为 LASIK 术后感染性角膜炎的致病菌种类广泛,作者建议在开始治疗前应先对可疑的局部浸润灶给予培养。如果浸润灶位于角膜瓣下,应掀开角膜瓣除出浸润灶物质,在角膜瓣复位前用适量的抗生素溶液行层间冲洗[36]。

推荐以下治疗方法[36]。对于早发型感染,局部使用第四代氟喹诺酮类药物,与强化的万古霉素 25mg/ml 每 30 分钟一次交替使用[35]。应减少或停止使用局部糖皮质激素药物。每天随诊患者。如果浸润灶大于 1mm,或浸润灶范围增加,或者有眼部炎症出现则建议请角膜病专家进行全面评估。在迟发型感染中,每30分钟交替局部使用第四代氟喹诺酮类药物及35mg/ml的阿米卡星。可加入口服药多西环素100mg,每日两次,停用局部糖皮质激素。得到培养结果后及时更改治疗方案。

角膜炎可导致角膜瘢痕形成和最佳矫视力下降。大多数患者最终有0.5的最佳矫正视力或者更好[33]。

任何LASIK术后患者角膜上皮出现树枝样病变,特别是有单纯疱疹病毒性角膜炎或带状疱疹病史的患者,应立即使用合适的局部和口服抗病毒药物进行治疗。

预防

Donnenfeld已经提出了MRSA预防和治疗的方案[36]。所有LASIK过程,术前和术后使用必妥碘(betadine)擦拭眼睑、硫酸多黏菌素B和甲氧苄啶混合的滴眼液(商品名Polytrim)滴眼。并用热敷和眼睑清洁等方式积极治疗睑缘炎。高风险的人群包括医护人员、医疗设备应用人员及严重的睑缘炎患者。这些患者应遵循标准治疗方案,并在术后一周内加用多黏菌素甲氧苄滴眼液和第四代氟喹诺酮滴液每日四次。对于已知的MRSA携带者,其处理同高风险人群一致,并在术前5天预防性使用莫匹罗星凝胶(Bactroban,商品名百多邦)擦眼睑,每日2次。

LASIK术中和术后预防上皮损伤可以有效降低或消除浅表细菌性角膜感染的风险。通过防止用于层间的器械污染来避免角膜瓣层间的感染。飞秒激光患者应使用一次性和预先消毒的器械制瓣,从而降低感染的风险。微型角膜刀头(金属的)在每个患者使用前都要进行消毒。每个患者应使用新的无菌刀片。相关器械也应灭菌消毒。一次性器械如微型角膜刀头(硬塑的)或套管应确保在术中无菌使用。无菌平衡液用于层间冲洗。虽然LASIK手术不是一个真正的"无菌"过程,上述指南提到的所有努力都是为了进一步降低感染的风险。

如果患者曾有单纯疱疹病史,则应与患者沟通LASIK术后有复发的风险。如果继续手术,在LASIK术前一周至术后4周内建议口服抗病毒药物作为预防治疗。角膜病专家建议口服200mg至800mg阿昔洛韦每日5次,或500mg的伐昔洛韦每日2次。(译者注:由于人种和体重等有差别,国人应用时请参照药典。)

弥漫性层间角膜炎

弥漫性层间角膜炎(DLK)与几个名词相关,包括撒哈拉沙漠、沙漠、非特异性弥漫性层间角膜炎和LASIK层间角膜炎。DLK的原因仍然未知。Holland等已经证明了DLK发生风险可能来自湿式高压消毒锅水箱中的细菌细胞壁内毒素[41]。上皮缺损与DLK病灶有相关性[42]。LASIK数月后的DLK没有明显的致病原[45],可能与眼部炎症[43]和眼外伤[44]有关。其他未被证实的诱因包括清洁溶液[46]、手套上的滑石粉、睑板腺分泌物、板层刀润滑油、器械上的金属锈、器具上的碎屑、皮肤碘剂消毒液和羧甲基纤维素润滑液等[47]。DLK是一种发生于术后24~72小时的层间炎症。也有关于不明病因的迟发型DLK的报道[45],发病率1/200~1/500,但可在特定位置反复发作。据报道DLK在飞秒激光中发生率比微型角膜刀更高[48]。

临床表现

DLK的严重程度不同,可以无自觉症状或轻度眼部疼痛,畏光和视力下降(通常为远视偏移)。DLK可以根据症状的严重程度进行分级(框169.2和图169.17~169.24)[49]。临床表现通常从周边开始,并且局限于角膜瓣层间而不侵入到周围的基质中。若不经治疗,可能导致中央炎症诱发远视或不规则散光从而影响视力。它可呈现多发病灶,较为分散,常聚集在层间碎屑的周围。早期很轻的DLK难以区分是术后浅表点状角膜炎(SPK)还是轻度层间碎屑。SPK通常在角膜表面,用荧光素染色阳性。DLK处于层间用荧光素染色阴性。除非较重病例,DLK多无前房炎症反应。

治疗

早期确诊和干预是成功治疗DLK的关键。第二次随访的理想时间为3~5天,因为这时DLK和感染仍然存在。当被确诊为1或2级DLK时,嘱患者应立即每1~2小时一次应用局部糖皮质激素,以及抗生素每日4次用于预防感染[50]。如果确诊为3级DLK,或者在治疗数天后2级DLK仍未好转,应掀开角膜瓣并冲洗层间,每2小时一次使用局部糖皮质激素Durezol(二氟泼尼酯眼用凝胶,爱尔康公司),使用飞秒激光基本上消除了层间冲洗的需要。

所有这些措施旨在防止病情进展到4级DLK,其可造成细胞向中央聚集导致角膜中央区混浊和皱褶、最佳矫正视力下降和远视偏移。4级DLK必需紧急瓣下冲洗、展平角膜瓣以及频繁的局部糖皮质激素

框 169.2 弥漫性层间角膜炎（DLK）分级

1. 1 级 DLK

临床表现：

LASIK 术后 1~7 天，呈局灶性、白灰色、颗粒样物位于角膜瓣下层间

无其他眼部炎症或前房炎症反应

视力正常

处理：

局部糖皮质激素每小时点眼一次，每 2~3 天随访一次，以确保完全消退

预后：

局部使用糖皮质激素后预后良好，一周后趋于稳定

2. 2 级 DLK

临床表现：

LASIK 术后 1~7 天，呈弥漫性、白灰色、颗粒样物位于角膜瓣下层间

无眼部炎症或前房炎症反应

视力正常

处理：

层间冲洗立即有效

冲洗后局部滴糖皮质激素每小时点眼一次

每日随访至确定已吸收

预后：

层间冲洗、局部滴糖皮质激素滴眼液后预后良好，1~2 周后趋于稳定

3. 3 级 DLK

临床表现：

LASIK 术后 1~7 天，弥漫性、融合状、白灰色颗粒样物位于角膜瓣下层间

轻度结膜充血

无前房炎症反应

视力下降

处理：

层间冲洗即时有效

冲洗后局部糖皮质激素每小时点眼一次

每日随访至确定炎症吸收

炎症没有消除则 1~2 天后重复冲洗

基质床使用局部糖皮质激素和抗生素有利于炎症消除

预后：

层间冲洗、局部类固醇用药后预后良好，数周后趋于稳定

4. 4 级 DLK

临床表现：

LASIK 术后 1~7 天，弥漫性、融合状、白灰色、颗粒样物位于角膜瓣下层间

炎症局限于中央区 2~4mm

炎症区可见中央层间皱褶

轻度结膜充血

无前房炎症反应

视力明显下降

处理：

层间冲洗即时有效

用吸血海绵擦拭基质床

基质床使用局部糖皮质激素和抗生素以有利于消除炎症

冲洗后局部糖皮质激素每小时点眼一次

每日随诊至确定炎症吸收

炎症没有消除则 1~2 天后重复冲洗

预后：

由于残留的层间雾浊和基质变薄，炎症吸收后最佳矫正视力下降以及伴有残余远视的不规则散光将持续存在

持续性层间皱褶也可降低最终的最佳矫正视力

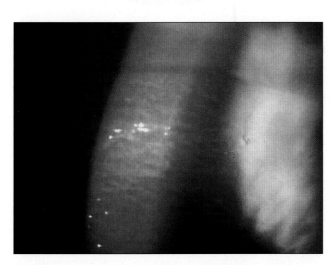

图 169.17 LASIK 术后 1 天上皮缺损下的 1 级 DLK

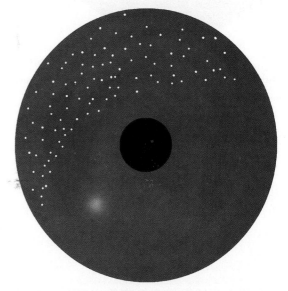

图 169.18 1 级 DLK。（From Linebarger EJ, Hardten DR, Lindstrom RL: Diffuse lamellar keratitis: diagnosis and management. J Cataract Refract Surg 2000; 26: 1072~1077.）

14

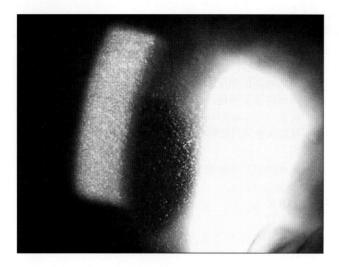

图 169.19　LASIK 术后 3 天 2 级 DLK

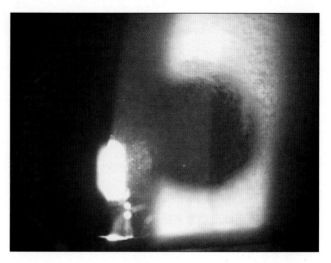

图 169.21　3 级 DLK 伴角膜层间明显的炎症弥散物质

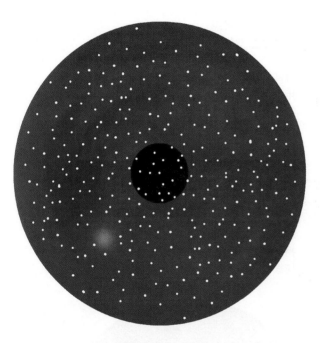

图 169.20　2 级 DLK。(From Linebarger EJ, Hardten DR, Lindstrom RL. Diffuse lamellar keratitis: diagnosis and management. J Cataract Refract Surg 2000; 26: 1072~1077.)

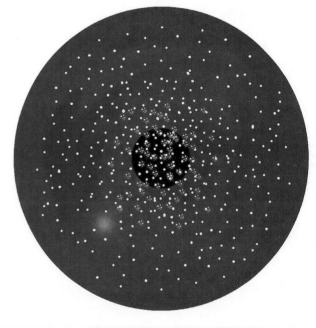

图 169.22　3 级 DLK。(From Linebarqer EJ, Hardten DR, Lindstrom RL. Diffuse lamellar keratitis: diagnosis and management. J Cataract Refract Surg 2000, 26: 1072~1077.)

滴眼。飞秒激光制瓣时使用一次性器械有助于降低 DLK 发生的风险。

有建议准分子激光治疗性角膜切削术(PTK)作为 DLK 的另一种治疗方法[51]，但其会导致医源性远视。

预防

因为角膜上皮缺损与 DLK 有关，LASIK 手术应尽可能避免角膜上皮的缺损。湿式高压灭菌锅的水箱和器械应每天下班前给予清洁和干燥。这些方法旨在消除能使革兰氏阴性菌增殖的潮湿环境。革兰氏阴性菌产生的细菌内毒素被认为是 DLK 的致病原，如果 DLK 复发，干式高压灭菌锅是一种更为安全的灭菌方式。LASIK 术中使用一次性器械是另一个避免毒素物质污染的途径。所有 LASIK 患者均应在术后头几天局部使用糖皮质激素以抑制任何的亚临床炎症。

暂时性光敏感综合征

短暂性光敏感综合征(transient light sensitivity

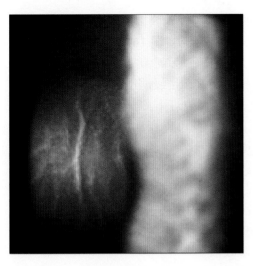

图 169.23　4 级 DLK 伴角膜瓣中央雾状混浊及皱褶

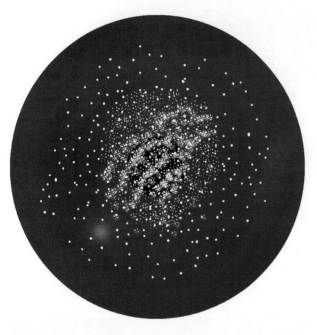

图 169.24　4 级 DLK。(From Linebarqer EJ, Hardten DR, Lindstrom RL. Diffuse lamellar keratitis: diagnosis and management. J Cataract Refract Surg 2000, 26:1072~1077.)

syndrome, TLSS) 指飞秒激光 LASIK 术后 2~6 周出现的对光异常敏感的状态。这一并发症与激光制瓣时脉冲能量有关[52], 视力通常不受影响, 裂隙灯检查没有异常发现, 糖皮质激素治疗通常可以缓解症状。有研究表明其发生率为 1%~1.3%。为了减少暂时性光敏感综合征的发生率, 建议制瓣时将所需能量设置尽可能小, 并且一旦诊断后立即治疗。成功治疗的关键包括 1% 醋酸泼尼松龙每 1~6 小时一次, 1~4 周内逐渐减量。局部运用环孢素 A 也对改善症状有重要作用[52,53]。

彩虹样眩光

临床表现

彩虹样眩光是飞秒制瓣产生的另一种并发症, 由飞秒激光制瓣的背面产生的光栅样切削面导致光衍射引起。Bamba[54] 等在回顾分析了 260 名患者后发现, 其中有 5.8% 的患者伴有轻微的彩虹样眩光症状, 尽管这些作者发现这一问题还是相当少。大多数报道说看到 4~12 种色带, 该症状出现在 LASIK 术后前 3 个月, 且与年龄、性别、术前屈光不正无关, 但与激光能量的增加呈正相关 (1.0~1.1μJ vs 0.8μJ)。

治疗

术后可局部使用糖皮质激素以减轻彩虹样眩光, 然而其效果并不确切。这种症状通常几个月后得到改善和消失, 有的患者可持续一年以上。这些患者可能在这段时期内经历着某种程度的视觉适应, 从而使他们更好地应对彩虹样眩光。

预防

更高频率 (60kHz 或者更高) 的激光具有更短的脉冲间隙, 所需能量更少可能会减少彩虹样眩光的发生, 合理维护激光光学部件可保证聚焦光束的质量和聚焦光学镜的数值孔径, 从而减少该问题的发生。

术后晚期并发症

上皮植入

Carr 和他的同事在随访了 1246 名 LASIK 术后的患者, 评估了上皮植入的危险因素和发生率[55]。LASIK 术后角膜瓣下上皮植入的发生率为 14.7%。其中大多数病例只有少量植入且具有自限性、无临床影响, 1.7% 的病例需要掀瓣清除明显的上皮植入。在另一项对 3786 只眼的研究中, 在初次 LASIK 手术的病例中, 有临床意义的上皮植入发生率为 0.9%, 而在加强手术患者中这一比例占到了 1.7%[56]。

术前任何导致角膜上皮细胞缺损的原因均可增加上皮植入的风险, 包括前基底膜营养不良和复发性糜烂病史。Helena 和他的同事发现一些病例中上皮植入与术后炎症有关[57]。Carr 与其同事[55] 发现术后角膜上皮细胞缺损、再次 LASIK 手术、术后 24 小时内角膜瓣移位、激光扫描过程中角膜瓣微穿孔均是 LASIK 术后上皮植入的重要危险因素。丰富的临床

14

手术经验可有效预防上皮植入的发生。上述因素都与LASIK术中上皮层的破坏有关,一旦上皮细胞在刺激下增殖和迁移以修复上皮缺损,上皮植入的发生率就会增加。飞秒激光采用垂直边切可大大减少上皮细胞内生的发生。

临床表现

通常,患者都没有自觉症状,上皮细胞植入多在术后随访时发现,其表现为角膜瓣边缘向内延伸的灰白色细丝,范围小于2mm。因其不太连续在快速检查角膜时很容易被忽略。上皮植入眼部有轻微异物感,通常提示因上皮植入导致角膜瓣边缘上皮的不规则排列。视力多不受影响或者最佳矫正视力下降一排[57],但上皮植入进展到视轴的严重病例除外。

上皮植入能够通过裂隙灯显微镜的直接聚焦斜照法很好地识别。颜色通常是灰白色,在斜向裂隙光线照射时,可看到其位于角膜瓣之下。在陈旧的植入灶内或者活跃的植入灶周边可见到灰白色的基质混浊。角膜瓣周边不规则的荧光素着染通常意味着有角膜上皮植入。与其相关的角膜不规则表面可用角膜地形图观察到[57]。已经延展接近视轴的大片角膜上皮植入的边界,在瞳孔散大时用后部照明法也能很好的观察到。

LASIK术后角膜上皮植入有许多不同的形式,可以分为不同的等级以帮助诊断和治疗(框169.3)。

框169.3 Probst/Machat 对上皮细胞内生的分级

- 1级:薄植入,1~2个细胞厚,局限于角膜瓣边缘2mm内,透明,难以发现,为瓣下边缘内侧的白线,不伴有角膜瓣的改变,一般不进展(图169.25)。无需治疗。
- 2级:厚植入,散在的细胞在巢中很明显,距角膜缘至少2mm,个别细胞团呈半透明,在裂隙灯下很容易识别,沿着巢之间没有明确的边线,角膜瓣边缘卷曲或发白,角膜瓣边缘没有溶解或糜烂,通常进展。在2~3周内需要治疗。
- 3级:明显的植入,数个细胞厚,距角膜缘大于2mm,植入区不透明,在裂隙灯下明显,坏死的上皮细胞形成的白色地图样区域没有明确的界限,角膜瓣边缘卷起增厚呈灰白色。随着病变进展,坏死细胞释放的胶原酶会导致大范围的角膜瓣溶解。当角膜瓣掀开,瓣缘周边可见融合性混浊,留下表面附着有上皮细胞的暴露的基质床。
  急需治疗并且密切随访。因为角膜瓣缘的改变常常引起复发。

1级是常见的形式,是在角膜瓣边缘里2mm的白线,超过10%患者属于此类(图169.25),这种类型的上皮植入通常进展很慢,无需治疗就能在几周内得到控制。2级和3级植入是浸润型,其多可能进展,常常需要治疗,应在裂隙灯下测量从角膜瓣边缘向内延展的受累区域。其可以表现为角膜上皮珠状、巢状、线状和片状的形态。(图169.26和图169.27),4级植入是最具侵袭性的形式。它的特点是上皮细胞线在角膜瓣下朝视轴方向延伸,通常早在LASIK术后的头三周发生。这与角膜瓣边缘溶解有关(图169.28)。显然这类角膜上皮植入急需治疗以防止进一步发展。

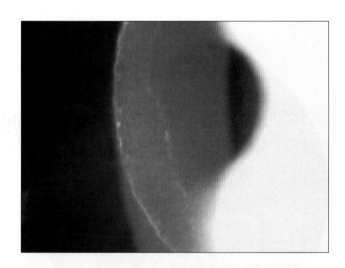

图169.25 1级角膜上皮植入,在角膜瓣边缘里面有一灰白的边界

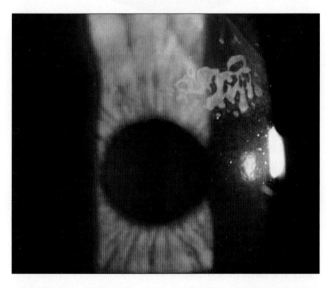

图169.26 2级角膜上皮植入,角膜瓣下"葡萄样"簇状上皮细胞

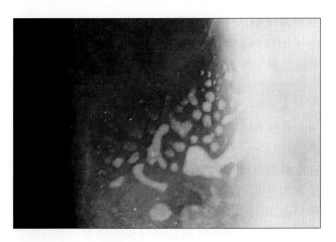

图 169.27　3 级角膜上皮细胞植入,弥漫簇状上皮细胞内生距离角膜瓣边缘超 2mm

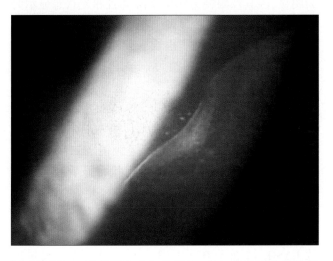

图 169.28　4 级角膜上皮细胞植入,多与角膜瓣边缘溶解有关

治疗

治疗 LASIK 术后角膜上皮植入的指征包括:超过角膜瓣边缘 2mm 的上皮植入、明确是浸润性的、与角膜瓣溶解相关的、因上皮植入而导致最佳矫正视力下降等。

角膜上皮植入的去除可有多种方式,通常掀开角膜瓣,从基质床和角膜瓣的基质面刮除植入组织(图 169.29),因为植入组织几乎是透明的,在刮除时应特别注意。出现时间较短的上皮植入(<4 周＝一般用吸血海绵轻微施力下就可以从基质上分开。当上皮植入的时间较长将会黏附更牢固,可用钝的刀片刮除基质床的上皮植入物。角膜瓣复位,并充分冲洗层间交界面以除去任何残余的上皮细胞。通常这两步是完成角膜上皮植入清除而很少复发的关键。

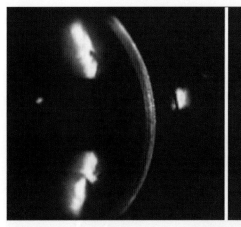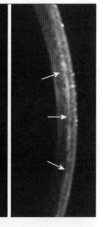

图 169.29　角膜上皮植入的透明薄层可用镊子从基质床撕下

有医生建议用酒精处理上皮植入的基质面以确保破坏所有的上皮细胞[58]。由于酒精对角膜基质有毒性,这种方法很少应用。一些医生在刮除上皮植入后,成功运用 PTK 方式在基质床切削约 10μm 确保基质床的上皮细胞被清理干净[59]。由于 PTK 可以导致屈光效应,这项技术最好用于上皮植入复发的病例。有报道将角膜瓣缝合于基质床也可成功治疗角膜上皮植入复发的病例[60]。纤维蛋白胶可能也是预防植入的另一选择[61,62]。需要去除角膜上皮瓣或角膜移植的情况极少[59]。也有报道称 YAG 激光对治疗上皮植入有效[63]。

预防

术前角膜上皮基底膜变性、有反复发作的角膜溃疡史、高龄或另一眼有上皮植入的病史均可增加 LASIK 术后角膜上皮植入的风险。当术前发现一种或多种危险因素时,屈光医生必需仔细考虑是否选择其他屈光手术方式如 PRK 会更加安全,潜在的术后并发症更少。

眼压相关性角膜基质炎

在 LASIK 手术中,眼压相关性角膜基质炎(presssure-induced stromal keratitis,PISK)是一种 LASIK 术后激素反应,其主要表现为眼压迅速增高和液体积聚在交界面。然而称之为角膜炎实际上并不准确,因为在共聚焦显微镜下显示角膜细胞实际上并没有发生炎症[64]。

临床表现

当液体积聚量相对较少时可导致交界面弥散样

14

混浊,基质床未形成明显的液体层(图 169.30);当液体积聚较多时,可使角膜瓣与基质床分离[65,66]。因此将这种情况与 DLK 3 期进行鉴别,并制定一种合适的治疗方案非常重要。当使用多种标准方式测量眼压时,交界面不同程度的液体量可影响真实的眼压值,因此为了测得相对更准确的眼压,最好测量周边角膜。当液体量较少时,眼压可能升高但测量值可能偏低;当层间形成大量液体时,由于交界面液体的缓冲效应,眼压测量值可能更是极低[67]。

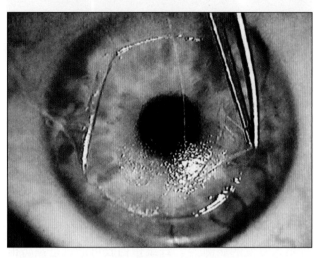

图 169.30 眼压相关性角膜基质炎(PISK)的交界面有弥散性雾状混浊,但没有明显的液体层。(图片由 Theofilos Tourtasy 博士提供)

治疗

在上述情况下,可通过测量周边角膜得到真实眼压[68]。动态轮廓眼压计同样能协助测出真实眼压。一般来说,停止使用激素类药物并使用抗青光眼药物治疗有效。因此治疗方案应该包括 LASIK 术后一周改用较弱的激素类药物。

预防

LASIK 术后对长时间、频繁使用激素类药物患者(大于 2 周)的眼压进行随访非常重要。通常 LASIk 术后眼压测量值会偏低,因此眼压稍有升高就应认真评估。及时测量眼压以确保发现眼压缓慢升高的情况,从而不会导致严重视神经病变及视野缺损[69]。

术后屈光不正

LASIK 术后角膜愈合的多变性导致 LASIK 增强手术不可避免。就现代 LASIK 技术和准分子激光设备而言,LASIK 近视手术后二次增强术概率大致为:矫正 1D 球镜度数有 1% 的发生率,矫正 1D 散光有 10% 的发生率。

临床表现

近视 LASIK 手术欠矫在术后即可被发现,因为患者术后第一天裸眼视力较差。屈光回退则通常发生在术后数月,但很少有发生在首次 LASIK 术后数年。如果欠矫或屈光回退严重,或两种情况都有,无论哪种情况,若不佩戴眼镜或角膜接触镜,患者都很难恢复正常活动。患者可能会抱怨夜间眩光。老视患者的裸眼近视力可能减退。

医源性远视在老视患者 LASIK 术后第一天会较为明显,因其裸眼视力轻度下降并且屈光状态显示为远视。年轻患者可通过调节抵消轻微远视。然而接近老视和老视患者可能很快受到阅读能力下降和近距离模糊增加等问题困扰。

治疗

残余屈光不正患者应在术后第一周末佩戴临时眼镜或术后 1~2 周佩戴角膜接触镜。二次手术前给予某种临时矫正措施,患者症状将显著减轻。在 LASIK 增强手术前必须屈光状态稳定。为了保证屈光状态稳定,据估算 LASIK 手术每矫正 1D 需要休息接近 1 个月时间。然而实际情况是,大多数 LASIK 增强术在术后 3~4 月内未进行,大量的 LASIK 增强术在术后 6~7 个月后进行,且能取得很好的效果。

某些角膜地形图设备可能会低估需 LASIK 增强手术的角膜厚度。因此为获得最准确的角膜的厚度,需要使用超声测量。在首次 LASIK 术后,至少要保留 250μm 的基质床厚度或 410μm 的总角膜厚度。LASIK 增强手术需确保其术后发生远期角膜膨隆的风险被控制在最小。初次 LASIK 手术后,早期角膜膨隆可能是其屈光回退发生的重要因素。不规则地形图同样是 LASIK 增强手术的禁忌证。为了设定合适的切削区域应该测量瞳孔大小。

为了再次获得既能看远又能看近的效果,超过 40 岁的患者可能会选择单眼做 LASIK 增强手术。评估年长患者可能因白内障导致的晚期"屈光回退"非常重要,因为 LASIK 增强手术仅仅只能暂时解决问题,一旦晶状体核硬度加重,患者通常需要进行白内障手术。

LASIK 增强术治疗医源性远视的手术难度较大,

且较难取得很好的疗效,因为要让已经非常平坦的角膜变得陡峭是件困难的事。激光切削应该聚焦在视轴上,这非常重要,否则可能导致术后复视和矫正视力下降。不要全矫远视度数,否则可能导致近视。因此矫正远视过矫的 50%~75% 通常能减轻远视症状并达到满意的效果。

LASIK 增强手术通常采用表层切削或原位角膜瓣掀开两种方式,如果再次切削原有角膜瓣偶尔会出现游离的楔状角膜组织,处理起来较困难[70]。小于 8.5mm 的角膜瓣,应用掀瓣方法仍然有效,因为远视增强手术是使中央视区变陡,而过渡区域并没有屈光效应。

预防

所有患者术前都需睫状肌麻痹检影,以排除调节因素的影响。手术室环境的严格控制有助于术后结果的稳定。手术室湿度应该保持在 30%~40%,温度应该控制在 18.5℃(65℉)至 24℃(75℉)之间。湿度降低和温度偏高都有可能导致过矫。LASIK 的预矫目标应设置为轻度近视,以将过矫的数量控制在最小。

LASIK 术后角膜扩张

LASIK 术后角膜扩张不是 LASIK 术后常见的并发症。曾有研究表明,在 2873 只术眼中,19 只眼(0.66%)发生了术后角膜扩张[71]。这些眼中没有一只术前近视低于 8.0D,或残余角膜基质床厚度超过

325μm。此后陆续有术前无任何危险因素的情况下 LASIK 术后出现角膜扩张的案例报道[72]。

临床特点

角膜扩张通常发生在首次 LASIK 手术后 1~12 个月[73-75]。这些患者常接受超过 8D 以上的矫正。大多数其最终角膜厚度小于 400μm,术后角膜基质床厚度小于 250μm,也有部分例外病例的报道[76,77]。角膜扩张通常伴有屈光回退、裸眼视力及矫正视力下降以及不规则散光。角膜地形图表现为伴有下方角膜陡峭的不规则散光。Orbscan 角膜地形图显示:角膜后膨隆在角膜后表面地形图上表现为从深橙色到红色的区域,且该区域的角膜厚度最薄(图 169.31)。而且这种角膜扩张可能导致屈光回退。

为了解 LASIK 术后角膜扩张的危险因素,我们选取 171 名被诊断为 LASIK 术后角膜扩张的患者为样本进行研究。异常角膜地形图证明,残留角膜基质床厚度、年龄和术前角膜厚度是区别角膜扩张组与对照组最为明显的因素。并提出一套"角膜扩张风险评估系统"以识别那些高风险因素。这套系统包含了之前的关于角膜扩张相关风险的变量[78]。

治疗

任何角膜前表面或后表面扩张的迹象都提示不能行 LASIK 手术,否则可能导致角膜扩张恶化。为了预防其进一步发展,最好实施角膜交联治疗。然而少数患者需要行角膜移植以恢复功能性视力。

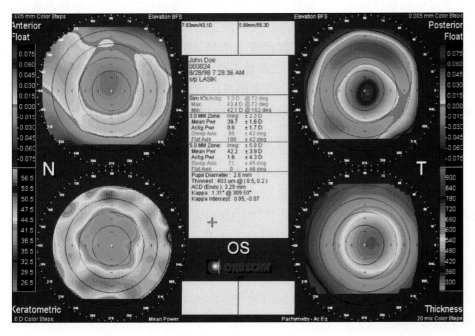

图 169.31　LASIK 术后 Orbscan 扫描结果提示:角膜后表面地形图有角膜后膨隆

14

预防

角膜地形图提示有圆锥角膜或其他角膜变薄的疾病的患者,不能进行 LASIK 手术,因为 LASIK 手术会加速角膜扩张的发作[79~81]。为了使远期发生角膜扩张的风险降至最低,在 LASIK 手术中应该保留至少 250μm 的基质床厚度。为了减少角膜扩张的发生率,很多 LASIK 医生将这个下限提高到了 300μm。假定原有角膜瓣厚度约 160μm,这就意味着 LASIK 增强术后应保留的全角膜的最小厚度约为 410μm[82]。

手术医生需要仔细算出每 1D 屈光度准分子激光的切削深度,以确定在保证术后角膜厚度安全的情况下能矫正多少度。通常来说大多数采用 6mm 光学区的准分子激光手术每矫正 1D 需要切削 13μm,但随着光学区和过渡区扩大,每矫正 1D 至少需要 15μm,甚至 20μm[82]。

中央岛

中央岛目前是 LASIK 术后罕见现象,易发生于大光斑激光[83]。当周围角膜比中央角膜接受更多准分子脉冲时,可能发生中央岛。目前所有准分子激光采用飞点扫描或旋转照射激光传输系统,从而有效消除了中央岛的发生危险。

临床特点

中央岛过去被定义为屈光率超过 1.5D 且直径在 2.5mm 以上的一个区域[84]或屈光率超过 3.0D 且直径为 1.5mm 的区域[84]。其主要表现为术后单眼复视、视觉扭曲和近视。中央岛的患眼也可引起最佳矫正视力下降,且通常在 0.6 或 0.8 视力范围。与 PRK 术后出现的中央岛不同,LASIK 术后的角膜地形图异常随着时间的推移并不能改善[85]。从角膜形态学来讲,中央岛表现为中央陡峭,直径约 2~3mm 的红色或蓝绿色亮影区域,而周边区域则为明显的深绿或典型的蓝色(图 169.32)。中央岛和周围角膜的屈光度差异可达 3~8D。

治疗

个体化像差引导的激光矫治技术可用于诊断及治疗中央岛。角膜地形图同样可用于诊断中央岛。在这个案例中,用 Munnerlyn 公式(切削深度 = 直径² × 矫正度数[中央岛高度]/3)[86]治疗中央岛。角膜地形图用以测量中央岛直径,然后通过观察中央岛周边与峰之间的度数颜色的变化计算中央岛高度。

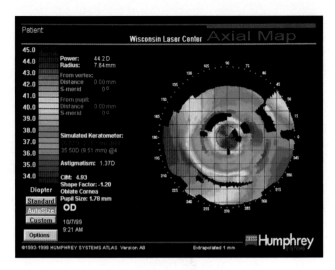

图 169.32　LASIK 术后 1 年,地形图示中央岛

预防

新一代准分子激光扫描的标准屈光矫正模式可以有效地消除中央岛的风险。然而在很少的情况下,我们也注意到在准分子激光切削中,有角膜基质水合效应向中心聚积的情况,在激光切削过程中可用吸血海绵擦拭基质床将其去除。当实施较深的 PTK(>50μm)治疗角膜瘢痕或雾状混浊时,可能会出现中央岛。在这种治疗方式中,加上一个 1D~2D 的近视矫正设计将会消除术后中央岛发生的风险。

夜间视觉干扰:光晕和眩光

LASIK 术后产生的夜间视觉问题在媒体中常有报道,但是严重的夜间视觉症状的发生率却不常见。自从采用飞秒激光和波前像差引导切削术后,夜间视觉干扰的发生率显著降低。Schalhorn 等的一项研究发现,波前像差引导下的 LASIK 手术只有 0%~3% 的眼睛出现影响夜间行车能力的临床症状,而常规治疗的眼睛却有 32%~38% 的发生率[87]。

临床表现

LASIK 术后会发生两种潜在的夜间视觉问题。光晕是指点光源周围出现同心模糊光圈,例如晚上看车头灯时。激光切削的光学区直径比暗光下瞳孔直径小时会发生光晕。眩光是指夜晚由光源发出的光扭曲变形。眩光的产生是由于夜间瞳孔扩大,光学系统的光学像差被放大。角膜地形图能清晰地鉴定有效光学区偏小与光晕之间存在的关联性。(图 169.33)。

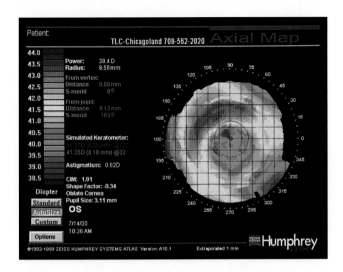

图169.33 偏中心和小光区切削常与夜间眩光有关

治疗

夜间行车能力丧失是一件很严重的事情,有术后夜间眩光经历的患者应立即就诊。患者往往因为这些症状过了3~6个月后通常会减轻而不重视。在恢复期,干眼和残留屈光不正以及单眼视的治疗通常能改善这些症状。若这些患者仍然有困难,驾车时可戴上夜间驾驶眼镜,打开车顶灯,甚至极少人在夜间行车之前滴0.125%的匹罗卡品滴眼液来帮助他们在恢复期解决问题。最近发现阿法根(溴莫尼定)用于夜间减少瞳孔直径,其副作用比匹罗卡品少得多[88]。

预防

所有患者LASIK术前都应用瞳孔测量仪确定其在暗光下瞳孔直径是否大于7mm。虽然夜间眩光是多因素风险,目前大多数认可的处理方式是通过调整切削的过渡区去覆盖所测瞳孔大小的区域。

光学区偏中心

准分子激光的光学区偏中心现在很少,如今的准分子激光仪装有眼球追踪系统,它能使激光切削的中心被锁定在瞳孔的中心。PRK术后切削偏心≥0.5mm的发生率是20.8%[89]。

临床表现

患者可能会注意到存在欠矫或散光。患者可能会抱怨有复视[90]和夜间光晕。由于最大切削区域没有与视轴区域对齐,光学区偏中心可能会造成因不规则散光带来的最佳矫正视力下降,以及欠矫带来的裸眼视力下降。角膜地形图可以诊断光学区

偏中心(图169.34)。使用缩瞳剂后常出现鼻侧偏心,为了避免激光扫描到鼻侧的角膜蒂上,通常易出现颞侧偏心。大瞳孔使中心定位变得更困难。当使用眼球追踪系统时,大部分的困难都能得到解决。然而当眼睛的视轴偏离瞳孔中心几毫米时仍然会出现偏心切削。这种情况多数见于kappa角过大的患者。

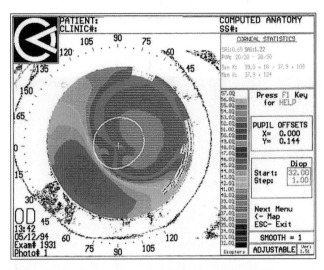

图169.34 LASIK术后数月角膜地形图上显示严重偏心切削

治疗

治疗光学区偏心有多种技术方法被报道,包括扩大切削区的技术,在偏心区对侧的经上皮切削技术[91],或者通过扩大切削区矫正残余屈光度的方法。

框架眼镜可以矫正任何原因带来的散光,但角膜接触镜可以使视觉质量得到更好的改善。最好的改善方法是使用硬性透气性角膜接触镜(Contact lenses,CTL)。阿法根滴眼液可以帮助夜间瞳孔缩小,从而减少夜间视觉症状。

预防

良好中心对位的激光切削可避免光学区偏心。通常情况下,除患者固视外,激光的切削中心应在瞳孔中心,术前测量或通过手术显微镜测量时,必须注意瞳孔中心偏移。大多数医生建议激光切削位置应在瞳孔中心到视轴之间距离的1/2和1/3处。

不规则散光

不规则散光是指角膜地形图显示角膜表面不规则,它没有规则散光的"蝴蝶领结"图案。

临床表现

不规则散光可以单独发生,但它通常与角膜瓣并发症、4 级 DLK、角膜瓣皱褶或偏心切削等其他 LASIK 并发症有关。单独发生的不规则散光常由 LASIK 术后角膜非对称的愈合反应所致。

患者会抱怨裸眼视力(UCVA)下降,视力模糊、复视和夜间眩光。不规则散光常与最佳矫正视力下降有关。角膜地形图可以显示不对称的高度图或视轴处的角膜地形图凹陷(图 169.35)。

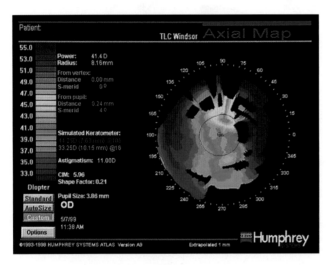

图 169.35　4 级 DLK 一年后角膜地形图上的不规则散光

如果 LASIK 术后最佳矫正视力丢失的原因不清楚,几个补充检查可以确定原因。硬性角膜接触镜可以发现细微的角膜病况。如果佩戴硬性角膜接触镜视力达到 1.0,那就是角膜不规则散光的问题。如果最佳矫正视力仍下降,则可能是晶状体或视网膜的问题。潜在视功能检测仪(potential acuity meter,PAM)检查可以确定视网膜的病况问题。如果 PAM 检查正常,则视网膜功能正常,出现的问题则与角膜或晶状体有关。如果潜视力仪检查最佳矫正视力下降,则是视网膜问题。使用这两种检查,可以鉴别最佳矫正视力丢失是否与角膜不规则散光有关。

治疗

如果 LASIK 其他并发症被解决的话,那么与这些并发症有关的不规则散光通常可以改善或消除。持续的不规则散光或者单独发生的不规则散光用现在的激光系统很难治疗。尽管说可使用大光斑激光这一技术[92],但是仍然不推荐使用。

角膜接触镜为矫正不规则散光提供了最好的方法。软性角膜接触镜在改善视力上可提高 50%,而如果患者同意使用硬性角膜接触镜,则可以完全改善视力。

预防

如果在激光矫正术前发现不规则散光,通常认为是手术的禁忌证,如同标准的激光切削模式不能矫正不规则模式一样,因此在治疗之后它还会继续存在。有使用硬性角膜接触镜史的不规则散光患者在角膜接触镜佩戴几周至数月后可能得到解决。不规则散光也可能因顿挫型圆锥角膜引起。

在使用准分子激光之前,必须检查激光束的质量以确保没有不规则的激光束。LASIK 技术应该在有避免不规则散光的激光治疗应用程序方式下进行。

术后干眼和神经性疼痛

LASIK 术后干眼是由于制作角膜瓣时切断了角膜神经,导致了暂时性的神经营养性角膜病变[93,94]。干眼的发生是由于角膜知觉迟钝,反射性泪腺刺激减少导致泪液分泌减少[95]。共聚焦显微镜已经证实了 LASIK 术后角膜基质内神经纤维束即刻减少 90%[96]。LASIK 术后角膜知觉减退可能是源于长时间的持续性疼痛。这与去神经敏感原理一致。传入近端轴突化和沿着轴突再生发展产生的微神经瘤将会引起自发性疼痛[97]。LASIK 术后一年内,神经纤维束会逐渐恢复,尽管一年内剩余的神经纤维束数量低于 LASIK 术前的一半。患者会表现出严重的使人虚弱的痛苦,角膜染色几乎没有任何迹象。从 1988 年到 2008 年的关于 LASIK 术后干眼的世界性文献综述表明 LASIK 术后干眼的发生率在同行评审的文献里差异很大。然而,报道的 LASIK 术后干眼的发生率与报道的 LASIK 术前干眼的发生率相似(通常 <50%)[98]。

治疗

LASIK 术后的干眼须用与传统干眼一样的评估方法来评估。泪液分泌的减少可能是由于 LASIK 术后神经营养性角膜病变,以及先前就已存在的泪腺疾病加重所造成。睑裂过大以及睑板腺功能障碍会增加泪液的蒸发流失。必须评估 LASIK 术后干眼患者的所有这些情况来指导进行最有效的治疗和进行患者教育。

LASIK 术后即使一切正常的患者,为了确保角膜愈合良好,建议频繁滴用不含防腐剂的人工泪液,可每小时一次。如果症状持续就要考虑行下泪点栓塞。如果干眼问题持续超过1个月，则加行上泪点栓塞。每天必须连续使用润滑剂至少4~6次。极少的情况每晚睡前使用眼膏。糖皮质激素可能对干眼的炎性成分及眼睛过敏情况治疗有帮助。0.5%的氯替泼诺特别有用，同时使用它不会有增加白内障或升高眼压的风险。极少的情况可能须用绷带型接触镜。对于这些患者改善泪膜情况是关键。当上述所有的方法都失败时，再考虑使用巩膜接触镜，如波士顿眼表生态系统假体装置（Boston Proselens）。干眼的环境控制包括卧室增湿和防护性太阳镜可能对慢性干眼的患者有帮助。对于那些角膜症状、体征恢复较慢的患者，持续地诊治干眼并给予其鼓励和心理安慰十分重要。

预防

在术前确定患者有无干眼很重要。如果患者有干眼病史或有明显的干眼的证据，包括泪河窄小或SPK，那么在术前用润滑滴眼液对上皮修复很有帮助。有严重干眼的患者手术必须推迟，直到眼表情况得到充分的改善。在LASIK术前已经使用局部润滑剂或不能耐受角膜接触镜的干眼患者必须特别重视，其他的如绝经前妇女的干眼也必须特别重视，因为他们对于LASIK术后发生干眼会有更多的抱怨。水液缺乏型干眼患者可以考虑环孢素滴眼。为了使术后干眼发生减少到最低程度，应该尽量考虑行泪小点栓塞。作者更喜欢使用硅胶泪小点栓塞，因为他们在术后1~12个月很有效。而胶原栓塞仅仅1~2周有效，需要频繁更换。

在LASIK手术中，必须尽一切努力保护上皮，因为上皮损伤将延长愈合和加剧LASIK术后干眼症状。其他手术方式也可考虑，例如PRK或者准分子激光上皮下角膜磨镶术（Laser-assisted subepithelial keratomileusis，LASEK），它们可保留更多的角膜知觉，因此减少发生神经营养性角膜病变。这两种方式涉及角膜表面切削，因此施行的屈光矫正度数不能超过 −6.00D，否则角膜雾状混浊发生率会很高。

术后玻璃体视网膜并发症

理论上由于术中负压环吸引扰动前部视网膜有增加LASIK术后视网膜脱离的风险。然而近视人群已经增加了视网膜脱离的风险，其直接的因果关系尚未得到证实[99]。最近一项大样本LASIK手术（共38 823例）的回顾性调查发现视网膜脱离的发生率

为0.08%[100]。LASIK术后其他的并发症发生率也较低，包括视网膜格子样变性（0.3%），玻璃体后脱离（0.1%），黄斑出血（0.1%），不伴视网膜脱离的视网膜裂孔（0.1%）[98]以及脉络膜新生血管（0.1%）[101]。虽然近视眼LASIK术后玻璃体视网膜病变的发生率低，但对于LASIK手术候选人的筛选还是必需的。对于视网膜格子样变性和其他视网膜病变的患者，无论术前还是术后都必须进行长时间随访[99]。

（杜之渝　译）

参考文献

1. Solomon KD, Fernández de Castro LE, Sandoval HP, et al. LASIK world literature review: quality of life and patient satisfaction. *Ophthalmology* 2009;**116**(4):691–701.
2. Krueger RR, Dupps WJ Jr. Biomechanical effects of femtosecond and microkeratome-based flap creation: prospective contralateral examination of two patients. *J Refract Surg* 2007;**23**(8):800–7.
3. Hamilton DR, Johnson RD, Lee N, et al. Differences in the corneal bio-mechanical effects of surface ablation compared with laser in situ keratomileusis using a microkeratome or femtosecond laser. *J Cataract Refract Surg* 2008;**34**:2049–56.
4. Haft P, Yoo SH, Kymionis GD, et al. Complications of LASIK flaps made by the IntraLase 15- and 30-kHz femtosecond lasers. *J Refract Surg* 2009;**25**:979–84.
5. Tomita M, Watabe M, Nakamura T, et al. Management and outcomes of suction loss during LASIK flap creation with a femtosecond laser. *J Refract Surg* 2012;**8**:32–6.
6. Lifshitz T, Levy J, Klemperer I, et al. Anterior chamber gas bubbles after corneal flap creation with a femtosecond laser. *J Cataract Refract Surg* 2005;**31**:2227–9.
7. Tomita M, Watabe M, Waring GO 4th, et al. Corneal endothelial cell density after myopic intra-LASIK and the effect of AC gas bubbles on the corneal endothelium. *Eur J Ophthalmol* 2011;**21**:363–7.
8. Shah SA, Stark WJ. Mechanical penetration of a femtosecond laser-created laser-assisted in situ keratomileusis flap. *Cornea* 2010;**29**:336–8.
9. Hurmeric V, Yoo SH, Fishler J, et al. In vivo structural characteristics of the femtosecond LASIK-induced opaque bubble layers with ultrahigh-resolution SD-OCT. *Ophthalmic Surg Lasers Imaging* 2010;**41**(Suppl.):S109–13.
10. Jacobs JM, Taravella MJ. Incidence of intraoperative flap complications in laser in situ keratomileusis. *J Cataract Refract Surg* 2002;**28**(1):23–8.
11. Knorz MC. Flap and interface complications in LASIK. *Curr Opin Ophthalmol* 2002;**13**(4):242–5.
12. Ellies P, Binisti P, Dighiero P, et al. Blade defect responsible for a severe laser-assisted in situ keratomileusis complication. *Arch Ophthalmol* 2002;**120**(11):1592–3.
13. Leung AT, Rao SK, Cheng AC, et al. Pathogenesis and management of laser in situ keratomileusis flap buttonhole. *J Cataract Refract Surg* 2000;**26**(3):358–62.
14. Jain VK, Abell TG, Bond WI, et al. Immediate transepithelial photorefractive keratectomy for treatment of laser in situ keratomileusis flap complications. *J Refract Surg* 2002;**18**(2):109–12.
15. Lichter H, Stulting RD, Waring GO 3rd, et al. Buttonholes during LASIK: eitiology and outcomes. *J Refract Surg* 2007;**23**(5):472–6.
16. Al-Mezaine HS, Al-Amro SA, Al-Obeidan S. Incidence, management and visual outcomes of buttonholed LASIK flaps. *J Cataract Refract Surg* 2009;**35**(5):839–45.
17. Shemesh G, Dotan G, Lipshitz I. Predictability of corneal flap thickness in laser in situ keratomileusis using three different microkeratomes. *J Refract Surg* 2002;**18**(3 Suppl.):S347–51.
18. Gokmen F, Jester JV, Petroll WM, et al. In vivo confocal microscopy through-focusing to measure corneal flap thickness after laser in situ keratomileusis. *J Cataract Refract Surg* 2002;**28**(6):962–70.
19. Arbelaez MC. Nidek MK 2000 microkeratome clinical evaluation. *J Refract Surg* 2002;**18**(3 Suppl.):S357–60.
20. Tekwani NH, Huang D. Risk factors for intraoperative epithelial defect in laser in-situ keratomileusis. *Am J Ophthalmol* 2002;**134**(3):311–16.
21. Teal P, Breslin C, Arshinoff S, et al. Corneal subepithelial infiltrates following excimer laser photorefractive keratectomy. *J Cataract Refract Surg* 1995;**21**(5):516–18.
22. Probst LE 5th, Machat JJ. Corneal subepithelial infiltrates following photorefractive keratectomy. *J Cataract Refract Surg* 1996;**22**(3):281.
23. Probst LE. *One drop LASIK. LASIK II Course.* San Diego, California: ASCRS;

14

April 29, 2001.

24. Probst LE, Machat JJ. Removal of flap striae following laser in situ keratomileusis. *J Cataract Refract Surg* 1998;**24**(2):153–5.

25. Kuo IC, Ou R, Hwang DG. Flap haze after epithelial debridement and flap hydration for treatment of post-laser in situ keratomileusis striae. *Cornea* 2001;**20**(3):339–41.

26. Carpel EF, Carlson KH, Shannon S. Folds and striae in laser in situ keratomileusis flaps. *J Refract Surg* 1999;**15**(6):687–90.

27. Lam DS, Leung AT, Wu JT, et al. Management of severe flap wrinkling or dislodgment after laser in situ keratomileusis. *J Cataract Refract Surg* 1999;**25**(11):1441–7.

28. Aldave AJ, Hollander DA, Abbott RL. Late-onset traumatic flap dislocation and diffuse lamellar inflammation after laser in situ keratomileusis. *Cornea* 2002;**21**(6):604–7.

29. Sakurai E, Okuda M, Nozaki M, et al. Late-onset laser in situ keratomileusis (LASIK) flap dehiscence during retinal detachment surgery. *Am J Ophthalmol* 2002;**134**(2):265–6.

30. Recep OF, Cagil N, Hasiripi H. Outcome of flap subluxation after laser in situ keratomileusis: results of 6 month follow-up. *J Cataract Refract Surg* 2000;**26**(8):1158–62.

31. Kim JY, Kim MJ, Kim TI, et al. A femtosecond laser creates a stronger flap than a mechanical microkeratome. *Invest Ophthalmol Vis Sci* 2006; **47**(2):599–602.

32. Knorz MC, Vossmerbaeumer U. Comparison of flap adhesion strength using the Amadeus microkeratome and the IntraLase iFS femtosecond laser in rabbits. *J Refract Surg* 2008;**24**(9):875–8.

33. Pushker N, Dada T, Sony P, et al. Microbial keratitis after laser in situ keratomileusis. *J Refract Surg* 2002;**18**(3):280–6.

34. Chang MA, Jain S, Azar DT. Infections following laser in situ keratomileusis: an integration of the published literature. *Surv Ophthalmol* 2004; **49**(3):269–80.

35. Solomon R, Donnenfeld ED, Perry HD, et al. Methicillin-resistant *Staphylococcus aureus* infectious keratitis following refractive surgery. *Am J Ophthalmol* 2007;**143**(4):629–34.

36. Donnenfeld ED, Kim T, Holland EJ, et al. Management of infectious keratitis following laser in situ keratomileusis. *J Cataract Refract Surg* 2005;**31**(10):2008–11.

37. Suresh PS, Rootman DS. Bilateral infectious keratitis after a laser in situ keratomileusis enhancement procedure. *J Cataract Refract Surg* 2002; **28**(4):720–1.

38. Perry HD, Doshi SJ, Donnenfeld ED, et al. Herpes simplex reactivation following laser in situ keratomileusis and subsequent corneal perforation. *CLAO J* 2002;**28**(2):69–71.

39. Jarade EF, Tabbara KF. Presumed reactivation of herpes zoster ophthalmicus following laser in situ keratomileusis. *J Refract Surg* 2002;**18**(1): 79–80.

40. Peng Q, Holzer MP, Kaufer PH, et al. Interface fungal infection after laser in situ keratomileusis presenting as diffuse lamellar keratitis. A clinicopathological report. *J Cataract Refract Surg* 2002;**28**(8):1400.

41. Holland SP, Mathias RG, Morck DW, et al. Diffuse lamellar keratitis related to endotoxins released from sterilizer reservoir biofilms. *Ophthalmology* 2000;**107**(7):1227–33, discussion 1233–4.

42. Haw WW, Manche EE. Late onset diffuse lamellar keratitis associated with an epithelial defect in six eyes. *J Refract Surg* 2000;**16**(6):744–8.

43. Keszei VA. Diffuse lamellar keratitis associated with iritis 10 months after laser in situ keratomileusis. *J Cataract Refract Surg* 2001;**27**(7): 1126–7.

44. Weisenthal RW. Diffuse lamellar keratitis induced by trauma 6 months after laser in situ keratomileusis. *J Refract Surg* 2000;**16**(6):749–51.

45. Probst LE, Foley L. Late-onset interface keratitis after uneventful laser in situ keratomileusis. *J Cataract Refract Surg* 2001;**27**(7):1124–5.

46. Nakano EM, Nakano K, Oliveira MC, et al. Cleaning solutions as a cause of diffuse lamellar keratitis. *J Refract Surg* 2002;**18**(3 Suppl.):S361–3.

47. Samuel MA, Kaufman SC, Ahee JA, et al. Diffuse lamellar keratitis associated with carboxymethylcellulose sodium 1% after laser in situ keratomileusis. *J Cataract Refract Surg* 2002;**28**(8):1409–11.

48. Gil-Cazorla R, Teus MA, De Benito-Llopis L, et al. Incidence of diffuse lamellar keratitis after laser in situ keratomileusis associated with IntraLase 15 kHz femtosecond laser and Moria M2 microkeratome. *J Cataract Refract Surg* 2008;**34**:28–31.

49. Linebarger EJ, Hardten DR, Lindstrom RL. Diffuse lamellar keratitis: identification and management. *Int Ophthalmol Clin* 2000;**40**(3): 77–86.

50. Linebarger EJ, Hardten DR, Lindstrom RL. Diffuse lamellar keratitis: diagnosis and management. *J Cataract Refract Surg* 2000;**26**(7):1072–7.

51. Leu G, Hersh PS. Phototherapeutic keratectomy for the treatment of diffuse lamellar keratitis. *J Cataract Refract Surg* 2002;**28**(8):1471–4.

52. Stonecipher KG, Dishler JG, Ignacio TS, et al. Transient light sensitivity after femtosecond laser flap creation: clinical findings and management. *J Cataract Refract Surg* 2006;**32**(1):91–4.

53. Munoz G, Albarran-Diego C, Sakla HF, et al. Transient light-sensitivity syndrome after laser in situ keratomileusis with the femtosecond laser: incidence and prevention. *J Cataract Refract Surg* 2006;**32**(12):2075–9.

54. Bamba S, Rocha KM, Ramos-Esteban JC, et al. Incidence of rainbow glare after laser in situ keratomileusis flap creation with a 60 kHz femtosecond laser. *J Cataract Refract Surg* 2009;**35**:1082–6.

55. Carr JD, Nardone R Jr, Sulting RD, et al. Risk factors for epithelial ingrowth after LASIK. *Invest Ophthalmol Vis Sci* 1997;**38**(4):S232.

56. Wang MY, Maloney RK. Epithelial ingrowth after laser in situ keratomileusis. *Am J Ophthalmol* 2000;**129**(6):746–51.

57. Helena MC, Meisler D, Wilson SE. Epithelial growth within the lamellar interface after laser in situ keratomileusis (LASIK). *Cornea* 1997;**16**(3): 300–5.

58. Haw WW, Manche EE. Treatment of progressive or recurrent epithelial ingrowth with ethanol following laser in situ keratomileusis. *J Refract Surg* 2001;**17**(1):63–8.

59. Domniz Y, Comaish IF, Lawless MA, et al. Epithelial ingrowth: causes, prevention, and treatment in 5 cases. *J Cataract Refract Surg* 2001;**27**(11): 1803–11.

60. Rowsey J. Suture laser-assisted in situ keratomileusis flaps after epithelial ingrowth removal. *Arch Ophthalmol* 2002;**120**(11):1601.

61. Anderson NJ, Hardten DR. Fibrin glue for prevention of epithelial ingrowth after laser in situ keratomileusis. *J Cataract Refract Surg* 2003; **29**(7):1425–9.

62. Yeh DL, Bushley DM, Kim T. Treatment of traumatic LASIK flap dislocation and epithelial ingrowth with fibrin glue. *Am J Ophthalmol* 2006; **141**(5):960–2.

63. Ayala MJ, Alio JL, Mulet ME, et al. Treatment of laser in situ keratomileusis interface epithelial ingrowth with neodymium:yytrium-aluminum-garnet laser. *Am J Ophthalmol* 2008;**145**:630–4.

64. Cheng AC, Law RW, Young AL, et al. In vivo confocal microscopic findings in patients with steroid-induced glaucoma after LASIK. *Ophthalmology* 2004;**111**:768–74.

65. Tourtas T, Cursiefen C. "PISK-itis" or "PISK-opathy"? *Cornea* 2012; **31**(2):107.

66. Davidson RS, Brandt JD, Mannis MJ. Intraocular pressure-induced interlamellar keratitis after LASIK surgery. *J Glaucoma* 2003;**12**:23–6.

67. Chang DH, Stulting RD. Change in intraocular pressure measurements after LASIK the effect of the refractive correction and the lamellar flap. *Ophthalmology* 2005;**112**:1009–16.

68. Pepose JS, Feigenbaum SK, Qazi MA, et al. Changes in corneal biomechanics and intraocular pressure following LASIK using static, dynamic, and noncontact tonometry. *Am J Ophthalmol* 2007;**143**:39–47.

69. Randleman JB, Lesser GR. Glaucomatous damage from pressure-induced stromal keratopathy after LASIK. *J Refract Surg* 2012;**28**:378–9.

70. Domniz Y, Comaish IF, Lawless MA, et al. Recutting the cornea versus lifting the flap: comparison of two enhancement techniques following laser in situ keratomileusis. *J Refract Surg* 2001;**17**(5):505–10.

71. Pallikaris IG, Kymionis GD, Astyrakakis NI. Corneal ectasia induced by laser in situ keratomileusis. *J Cataract Refract Surg* 2001;**27**(11): 1796–802.

72. Klein SR, Epstein RJ, Randleman JB, et al. Corneal ectasia after laser in situ keratomileusis in patients without apparent preoperative risk factors. *Cornea* 2006;**25**:388–403.

73. Seiler T, Koufala K, Richter G. Iatrogenic keratectasia after laser in situ keratomileusis. *J Refract Surg* 1998;**14**(3):312–17.

74. Geggel HS, Talley AR. Delayed onset keratectasia following laser in situ keratomileusis. *J Cataract Refract Surg* 1999;**25**(4):582–6.

75. Argento C, Cosentino MJ, Tytiun A, et al. Corneal ectasia after laser in situ keratomileusis. *J Cataract Refract Surg* 2001;**27**(9):1440–8.

76. Ou RJ, Shaw EL, Glasgow BJ. Keratectasia after laser in situ keratomileusis (LASIK): evaluation of the calculated residual stromal bed thickness. *Am J Ophthalmol* 2002;**134**(5):771–3.

77. Spadea L, Palmieri G, Mosca L, et al. Iatrogenic keratectasia following laser in situ keratomileusis. *J Refract Surg* 2002;**18**(4):475–80.

78. Randleman JB, Woodward M, Lynn MJ, et al. Risk assessment for ectasia after corneal refractive surgery. *Ophthalmology* 2008;**115**(1):37–50.

79. Rao SN, Raviv T, Majmudar PA, et al. Role of Orbscan II in screening keratoconus suspects before refractive corneal surgery. *Ophthalmology* 2002;**109**(9):1642–6.

80. Schmitt-Bernard CF, Lesage C, Arnaud B. Keratectasia induced by laser in situ keratomileusis in keratoconus. *J Refract Surg* 2000;**16**(3):368–70.

81. Holland SP, Srivannaboon S, Reinstein DZ. Avoiding serious corneal complications of laser assisted in situ keratomileusis and photorefractive keratectomy. *Ophthalmology* 2000;**107**(4):640–52.

82. Probst LE, Machat JJ. Mathematics of laser in situ keratomileusis for high myopia. *J Cataract Refract Surg* 1998;**24**(2):190–5.

83. Kang SW, Chung ES, Kim WJ. Clinical analysis of central islands after laser in situ keratomileusis. *J Cataract Refract Surg* 2000;**26**(4):536–42.

84. Manche EE, Maloney RK, Smith RJ. Treatment of topographic central islands following refractive surgery. *J Cataract Refract Surg* 1998;**24**(4): 464–70.

85. Tsai YY, Lin JM. Natural history of central islands after laser in situ keratomileusis. *J Cataract Refract Surg* 2000;**26**(6):853–8.

86. Munnerlyn CR, Koons SJ, Marshall J. Photorefractive keratectomy: a technique for laser refractive surgery. *J Refract Surg* 1988;**14**:46–52.

87. Schalhorn SC, Tanzer DC, Kaupp SE, et al. Comparison of night driving performance after wavefront-guided and conventional LASIK for moderate myopia. *Ophthalmology* 2009;**116**(4):702–9.

88. McDonald JE 2nd, El-Moatassem Kotb AM, Decker BB. Effect of brimonidine tartrate ophthalmic solution 0.2% on pupil size in normal eyes under different luminance conditions. *J Cataract Refract Surg* 2001;

27(4):560–4.

89. Azar DT, Yeh PC. Corneal topographic evaluation of decentration in photorefractive keratectomy: treatment displacement vs. intraoperative drift. *Am J Ophthalmol* 1997;**124**(3):312–20.

90. Yap EY, Kowal L. Diplopia as a complication of laser in situ keratomileusis surgery. *Clin Experiment Ophthalmol* 2001;**29**(4):268–71.

91. Alkara N, Genth U, Seiler T. Diametral ablation – a technique to manage decentered photorefractive keratectomy for myopia. *J Refract Surg* 1999;**15**(4):436–40.

92. Buzard KA, Fundingsland BR. Treatment of irregular astigmatism with a broad beam excimer laser. *J Refract Surg* 1997;**13**(7):624–36.

93. Toda I, Asano-Kato N, Komai-Hori Y, et al. Dry eye after laser in situ keratomileusis. *Am J Ophthalmol* 2001;**132**(1):1–7.

94. Wilson SE, Ambrosio R. Laser in situ keratomileusis-induced neurotrophic epitheliopathy. *Am J Ophthalmol* 2001;**132**(3):405–6.

95. Ang RT, Dartt DA, Tsubota K. Dry eye after refractive surgery. *Curr Opin Ophthalmol* 2001;**12**(4):318–22.

96. Lee BH, McLaren JW, Erie JC, et al. Reinnervation in the cornea after LASIK. *Invest Ophthalmol Vis Sci* 2002;**43**(12):3660–4.

97. Rosenthal P, Baran I, Jacobs DS. Corneal pain without stain; is it real? *Ocul Surf* 2009;**7**(1):28–40.

98. Donnenfeld E, Solomon K, et al. LASIK world literature review: post-LASIK dry eye. Refractive Surgery Day. *AAO* 2008.

99. Lin J, Xie X, Du X, et al. Incidence of vitreoretinal pathologic conditions in myopic eyes after laser in situ keratomileusis. *Zhonghua Yan Ke Za Zhi* 2002;**38**(9):546–9.

100. Arevalo JF, Ramirez E, Suarez E, et al. Retinal detachment in myopic eyes after laser in situ keratomileusis. *J Refract Surg* 2002;**18**(6):708–14.

101. Ruiz-Moreno JM, Perez-Santonja JJ, Alio JL. Choroidal neovascularization in myopic eyes after laser-assisted in situ keratomileusis. *Retina* 2001;**21**(2):115–20.

14

第 170 章

角膜扩张：预防、检查和治疗

Sumit Garg, Jacqueline Ng, Matthew Wade, Marjan Farid, Roger F. Steinert

关键概念

- 角膜扩张是屈光手术一种不常见但潜在的并发症，会导致视力下降，并引入视觉像差。
- 对于预防角膜扩张虽缺乏完整的指南，但通过询问病史、详尽检查可找出可能的危险因素，尽可能减少潜在的并发症。
- 临床上，许多成像方法如地形图、断层成像和波前像差能够发现一些可能预示着屈光手术后角膜扩张相关的细微变化。
- 角膜扩张的治疗有许多可行的方案，包括新型角膜接触镜、角膜基质环植入术、角膜胶原交联以及角膜移植手术，可能需联合方案进行治疗。
- 对于屈光手术后角膜扩张的病因、预防和治疗仍需进一步的探索。

本章纲要

预防
检查
治疗

　　角膜扩张是屈光手术后的一种罕见但严重的并发症，需要进一步了解其发病的危险因素并完善其治疗方案。术后角膜扩张诊断困难，世界上仍未有统一的共识，难以预防角膜扩张的发生。术后角膜扩张一旦发生即会引起许多症状，如近视加深、散光加深（规则和不规则）、裸眼视力和最佳矫正视力均下降，以及地形图和断层成像发生相应改变。术后角膜扩张的实际发病率并无准确统计，而且随着人们对角膜扩张发生危险因素认识的增加和筛查手段的完善，其发病率可能会随之降低。尽管已经确定了许多角膜扩张发展的危险因素，但一些没有明显危险因素的患者也在术后出现了角膜扩张。幸运的是对于角膜扩张

的治疗方面已取得了进展，包括保守性治疗的框架眼镜和角膜接触镜、角膜基质环植入术（intracorneal ring segments, ICRS）、角膜胶原交联（corneal collagen crosslinking, CXL）、前部深板层角膜移植（deep anterior lamellar keratoplasty, DALK）和全层穿透性角膜移植（penetrating keratoplasty, PK）。综合治疗方案可能取得更好的效果。

预防

　　虽然已知的危险因素不能明确地预测激光原位角膜磨镶术（laser assisted in-situ keratomi leusis, LASIK）术后的角膜扩张，但彻底而详细的术前筛查仍具有指导意义，包括完整的病史和各种检查，确保屈光状态稳定，角膜厚度测量以及角膜地形图／断层成像检查。此外所有筛查应在患者停止佩戴角膜接触镜足够长的时间后进行，以使角膜恢复其自然（未变形）形态。对于角膜扩张有许多潜在危险因素，如年轻人、矫正屈光度数高、需要二次手术者、中央角膜厚度（central corneal thickness, CCT）偏薄、残余基质床（residual stromal bed, RSB）少以及角膜扩张症的早期症状（圆锥角膜和透明角膜边缘变性）[1]。其他可能的危险因素有：垂直彗差偏高、角膜地形图示后表面高度异常、角膜不规则指数异常、角膜厚度变化异常、角膜滞后量低及过度揉眼和妊娠[2]。由 Randleman 等发明的扩张危险评分系统（ectasia risk score system, ERSS）是一项基于循证观察的危险因素筛查工具，列出了危险因素（表 170.1），所有的危险评估均包括在内（表 170.2）[3]。ERSS 仅为评估患者病情提供指导原则但并不绝对。Chan 回顾性地研究了术后角膜扩张的病例，发现 ERSS 低估了扩张发生的风险[4]。最近提出了一个新的指标来帮助区分术后扩张的危

表 170.1　扩张危险评分系统。每个参数根据患者特征赋予不同分值。计算结果及相关性见表 170.2

参数	分值				
	4	3	2	1	0
地形图	顿挫性圆锥角膜(FFKC) 圆锥角膜(KCN) 透明角膜边缘变性(PMD)	下方陡峭 径向轴偏斜		非对称 领结形	正常 对称 领结
残余基质床厚度	<240μm	240~259μm	260~279μm	280~299μm	>300μm
年龄		18~21 岁	22~25 岁	26~29 岁	>30 岁
术前厚度	<450μm	451~480μm	481~510μm		>510μm
显然验光(等效球镜)	>−14D	>−12~−14D	>−10~−12D	>−8~−10D	−8D 或更小

(表格引自 Randleman JB, Woodward M, Lynn MJ, Stulting RD. Risk assessment for ectasia after corneal refractive surgery. *Ophthalmol 2008* *(115);1:37.*)

表 170.2　扩张危险评分系统。累计分数与术后潜在扩张危险相关性

累计分数	危险分级	建议
0~2	低	可行 LASIK 或 PRK
3	中	警告;特殊知情同意
4 或更高	高	不应行 LASIK;PRK 安全性未知

(表格引自 Randleman JB, Woodward M, Lynn MJ, Stulting RD. Risk assessment for ectasia after corneal refractive surgery. *Ophthalmol 2008* *(115)1:115:37.*)

险病例:组织改变百分比(percent tissue altered, PTA)(瓣厚度 + 切削深度)/中央角膜厚度。作者发现 PTA≥40 是术后角膜扩张危险最重要的预测因子,较残余基质床、年龄及 ERSS 具有明显更高的敏感性[5]。尽管这些标准帮助建立了屈光手术的安全参数,但仍需意识到有些病例没有以上危险因素,同样可能发生角膜扩张,正如角膜扩张也会发生在未做过 LASIK 手术的患者身上[6]。因此仍需要对患者进行详尽的术前谈话,使他们理解尽管进行了全面的术前评估,角膜仍可能不稳定并有发生术后角膜扩张的风险。

临床联系

曾于 2005 年行 LASIK 术的患者,近 2 年内视物模糊并逐渐加重,被诊断为 LASIK 术后角膜扩张(图 170.1, 170.2)。

检查

对屈光手术有许多检查方法,但任何单一检查方法都不足以完整评价患者的术前状态。同样每种方法都有许多筛查准则,用以辅助筛查有角膜扩张危险的患者。

角膜地形图

基于 Placido 盘原理的角膜地形图是最常见的地形图检查[7]。已有大量研究报道了术后可疑角膜扩张的形态图[8,9],包括非对称形、领结形、下方陡峭、径向轴偏斜和顿挫性圆锥角膜和圆锥角膜。来自美国眼科学会(American Academy of Ophthalmology)和美国白内障和屈光手术学会(American Society of Cataract and Refractive Surgery)的联合工作组已经提出具有以下角膜地形图特征的患者应避免行 LASIK 手术:非对称性角膜下方变陡、非对称领结形伴水平子午线以上或以下的径向轴偏斜(图 170.3, 170.4)[4,5]。

断层成像

裂隙光束扫描成像如 Orbscan II(Bausch and Lomb, Rochester, NY),结合 Placido 盘和裂隙光束扫描技术以提供前、后表面高度及厚度值。基于这项技术已经研究多条准则(后表面地形图最高点分离[10],前表面中央最高点较高、厚度最薄点位于鼻侧、后表面高度最高和最低点差异较大[11]),但是没有一个指标被确证。

Scheimpflug 成像(Pentacam, OCULUS GmbH, Wetzlar, Germany)相较于传统的 Placido 地形图和裂隙光束扫描成像技术具有潜在的优势。已有报道表明此种成像方法可提高角膜前、后表面测量的准确性,并能够检测角膜后表面和厚度的早期改变,而这些变化相较于前表面曲率和超声测厚更能揭示早期扩张的

14

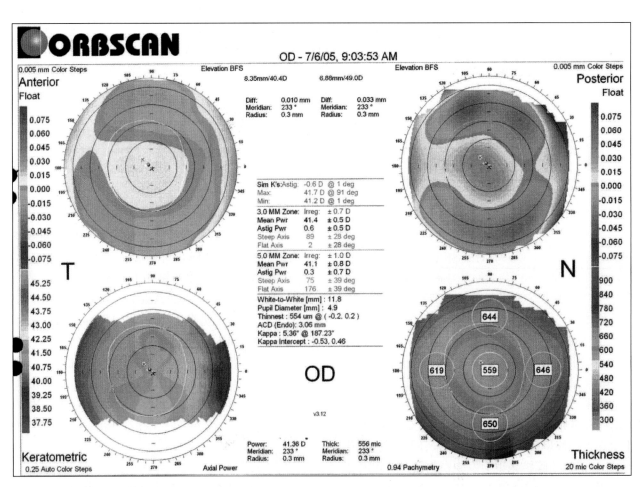

图 170.1 LASIK 术前 Orbscan 示轻度不对称散光,其他指标均在正常范围内。27 岁男性,角膜机械刀制作的瓣为 160μm, −2.50(SE),总消融深度为 59μm

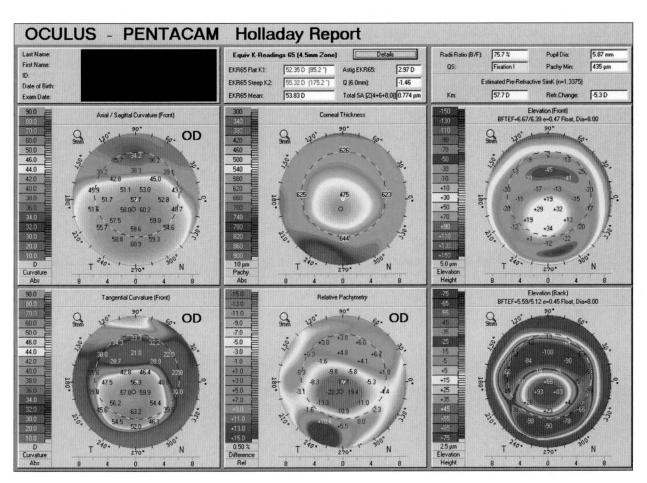

图 170.2 同一患者术后角膜扩张的 Pentacam 地形图。示后表面岛升高,前表面变陡,角膜中央变薄。幸运的是此患者目前可使用巩膜接触镜治疗,矫正视力达 1.0

14

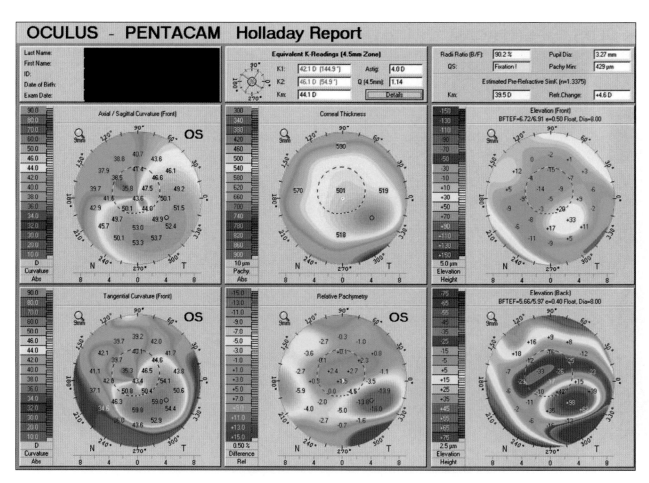

图 170.3　Pentacam 表现为偏斜散光,伴与角膜扩张一致的旁中心角膜变薄和前、后表面高度增加

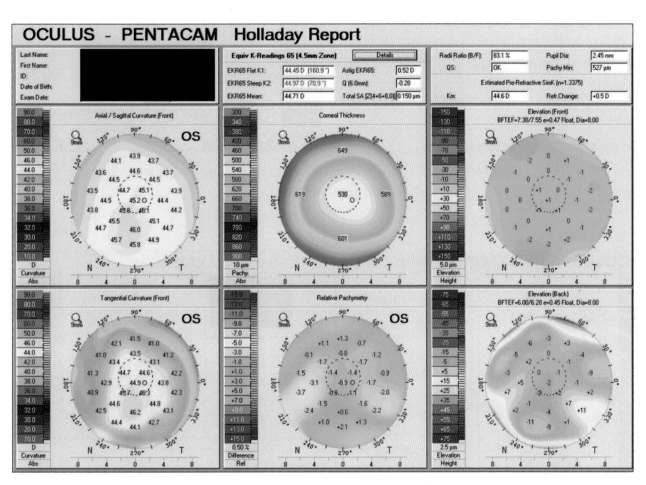

图 170.4　Pentacam 示不对称散光,除此之外地形图 / 断层成像正常

变化[12,13]。Pentacam 软件中提供了一个筛查软件，即 Belin/Ambrósio 增强扩张展示（Enhanced Ectasia Display），其综合了 9 个不同的参数（最薄点前表面高度、最薄点后表面高度、前表面高度变化、后表面高度变化、最薄点厚度、最薄点位置、厚度变化率、Ambrósio 相关厚度和最大曲率值 Kmax），通过回归分析以帮助识别高危患者（图 170.5，170.6）[14]。

　　Galilei（Zeimer Ophthalmic Systems AG，Port，Switzerland）是基于旋转 Scheimpflug 地形图原理的设备，结合了双通道 Scheimpflug 相机和一个 Placido 盘。这一设备相对较新尚未得到验证，但一些早期研究已经发现其在筛查角膜扩张方面的潜在优势（图 170.7）[15]。

光学相干断层扫描

　　眼前节光学相干断层扫描（ocular coherence tomography，OCT）可以通过测量厚度和角膜上皮区分正常与异常角膜[14,16]。除此之外 OCT 还可用于测量

LASIK 术后角膜瓣厚度，以判断角膜扩张是否与瓣厚度或 RSB 相关（图 170.8）。

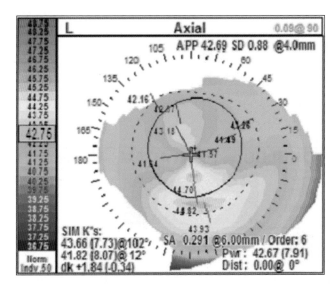

图 170.5　基于 Placido 原理地形图示非对称的下方曲率增加

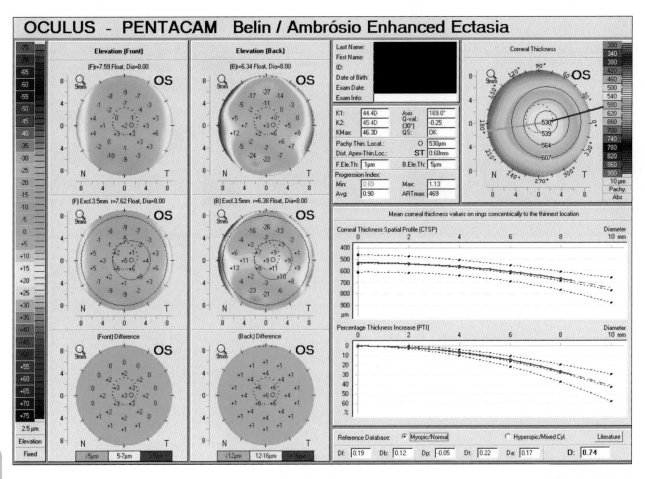

图 170.6　Pentacam Belin/Ambrósio 图示 D 值低，表示术后角膜扩张风险低。与图 170.5 为同一不对称散光患者，提示屈光手术医生在筛查时需要综合多项检查方法

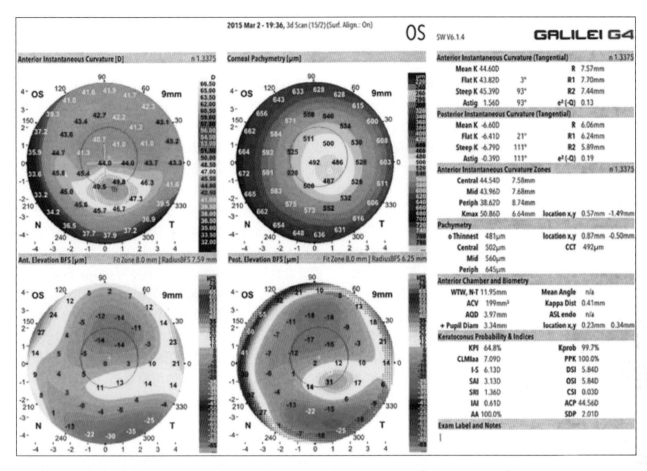

图170.7 Galilei G4 图像代表图。示圆锥角膜概率指数。(感谢 Doug Koch 博士和 Wang Li 博士提供图片)

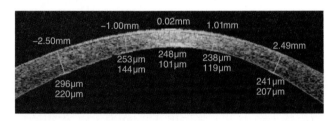

图170.8 前节 OCT 示一微型角膜机械刀所制作的厚的角膜瓣

波前像差测量

波前像差测量可作为术前筛查项目,但目前未有共识说明某个单一像差对角膜扩张具有敏感性和特异性[4,14,17]。彗差/垂直彗差增高具有一定意义,彗差预示了角膜的不对称性,与地形图/断层成像结合能更有效地筛查角膜扩张。

角膜滞后量

角膜滞后量测量装置用于在体测量眼生物力学,目的在于测量角膜形变指数,以区分正常和异常角膜。如今这项技术已成为一项可靠的角膜扩张疾病

初级筛查工具[4]。

治疗

角膜接触镜

框架眼镜仅适用于轻度角膜扩张的病例,但对于许多由于扩张进展引起不规则散光的病例效果不佳。角膜接触镜技术的进步为角膜扩张的治疗提供了更多选择,包括软性角膜接触镜,硬性透气性接触镜(rigid gas permeable,RGP),软-硬组合型接触镜,软-硬结合镜,巩膜接触镜和眼表生态系统的人工假体置换术(prosthetic replacement of ocular surface ecosystem,PROSE)。

软性角膜接触镜用于矫正屈光参差,复曲面接触镜可主要用于矫正不规则散光[18]。此外,波前引导个性化定制的软性接触镜已应用于圆锥角膜患者,其矫正视力与能够有效降低角膜像差的 RGP 具有可比性[19,20]。一项研究显示,80% 的屈光手术后角膜扩张病例使用 RGP 矫正成功[21]。RGP 在角膜和镜片之间塑造了一层泪膜界面,弥补了下方角膜表面的不规

14

则,但有些患者难以耐受。也可选择软 - 硬组合型(软镜片置于 RGP 下方)和软 - 硬结合镜,在矫正视力的同时也较为舒适。巩膜接触镜直径更大,且具有更大的拱顶(矢高)与具有较少神经支配的巩膜附着,可获得更好的适应和舒适度[22,23]。PROSE 更适用于尝试使用其他接触镜失败的病例,每一枚镜片在波前引导下定制以矫正高阶像差,能够改善适应性,提高视觉质量[23,24]。

角膜基质内环植入术

角膜基质内环植入术(ICRS)常由飞秒激光辅助将基质环植入于角膜旁中央区域环形基质通道内,以此引起周边部角膜变陡和中央部变平且不损害中轴区视力。手术效果可由植入物的厚度、直径、部位以及数量决定,且手术可逆[25]。

研究证实 ICRS 通过降低屈光术后角膜扩张引起的屈光不正、角膜曲率变化、角膜像差从而提高视力[26,27]。Pinero 等对 LASIK 手术后出现角膜扩张的 34 只患眼植入 ICRS 并随访 2 年发现:60% 患眼最佳矫正视力显著改善,改善程度可达 2 行及以上,且主觉验光柱镜度数及彗差显著降低[28]。Brenner 对 LASIK 术后出现角膜扩张的 50 只患眼随访发现:因术后角膜扩张引起的视力下降达 2 行及以上,或是视力降至 0.5 或出现视觉限制的患者更易从 ICRS 受益[29]。

ICRS 也可联合其他治疗方法而达到最佳视力康复。ICRS 通过重塑角膜使角膜接触镜可早期佩戴且更为舒适,从而增加角膜接触镜耐受性。在一些报告中提到,ICRS 也可与眼内植入晶体方法结合以补偿部分屈光不正。此外如后文中提到,在进展性角膜扩张病例中应用 ICRS 联合 CXL 与 PRK 可获得更多收益。

ICRS 并发症包括患者不耐受(虹视、眩光和不适)、前房穿孔、感染、接受过 LASIK 手术患者最关心的植入物排出、移位等[30]。此外,进展期角膜扩张的患者(角膜变薄、瘢痕化和角膜膨出)可能不适合进行基质环植入手术[31]。

角膜胶原交联

角膜胶原交联(corneal collagen crosslinking,CXL)运用光介质核黄素和紫外线 A 产生额外的共价键从而增强角膜生物力学硬度。研究表明角膜交联对于角膜扩张患者有益,因其能阻止病程进展并通过改善角膜曲率等指标促进角膜扩张的恢复[32~35]。

近来 Poli 等进行的一项前瞻性研究将 55 只患有圆锥角膜与角膜扩张的患眼进行 CXL 治疗,随访了 3 年并与对照组比较。在 LASIK 术后角膜扩张亚组,患者视力显著改善,Snellen 视力表平均增加 1 行,在 6 个月达到最佳。该研究也发现 CXL 可以阻止角膜曲率值的进展,与未经过 CXL 的对照组相比结果相反,说明只有经过 CXL 处理后才能稳定角膜变形的进展[36]。此外,Chang 等进行了相似的研究,对 104 只患有圆锥角膜与角膜扩张的患眼进行 CXL 治疗后发现视力和角膜曲率值得以改善。该研究指出对于术前角膜最大 K 值≥55D、最佳矫正视力≤0.5 的患者术后 1 年视力更好,这或许说明具有高进展风险的患者更容易从 CXL 中受益[37]。Poli 与 Chang 等均指出:角膜胶原交联在术后第 1 个月时效果出现恶化,这可能是由于 CXL 的角膜重塑作用,而在术后 3~6 个月得到改善[36,37]。

CXL 主要用于稳定扩张角膜的生物力学进展以及避免使用侵入性操作如角膜移植,但对视力恢复作用较小。Greenstein 等发现:71 只患有圆锥角膜与角膜扩张的患眼进行 CXL 治疗 1 年后,在表面变异指数、垂直不对称性指数、圆锥角膜指数及最小曲率半径等地形图指标中有所改善,但并未改变视力[38]。该研究团队通过对 96 只患有圆锥角膜和角膜扩张的患眼 CXL 后 1 年随访研究发现高阶像差降低,而与视力无显著相关性[39]。

随着 CXL 在圆锥角膜的治疗中研究更为广泛,有研究指出尽管 CXL 对角膜扩张也有益,但效果不及圆锥角膜。这可能是由于 LASIK 制作角膜瓣,使得前基质的生物力学稳定性降低,而前基质在维持角膜生物力学中占主要作用,同时也是 CXL 作用的位置。角膜的超微结构并非恒定而是可随时间而变化。普遍接受的观点是角膜前部(有更多分支纤维)相比角膜后部更坚固[40]。屈光手术,特别是 LASIK 手术改变了角膜生物力学并可能导致角膜失去稳定性,最终导致角膜扩张。幸运的是,随着人年龄的增长角膜逐渐变硬,这类似于交联的过程[41],可以降低术后角膜扩张的风险。研究发现角膜胶原交联作用深度仅在角膜 200μm 厚度内[42]。此外核黄素扩散在 LASIK 术后有差异以及手术后角膜扩张与圆锥角膜二者的疾病病因学在病理上存在本质差异[43]。

在潜在进展性角膜扩张的病例中,CXL 联合 ICRS 可改善预后,但不同文献中的治疗方案不同,且主要针对圆锥角膜患者,未来更多的研究需要关注屈光术后角膜扩张领域[44]。基于圆锥角膜的研究,Ertan 等人指出 ICRS 后行 CXL 相比单独行 ICRS 在视力、屈光度、角膜曲率方面均有更好的改善[45]。Coskunseven 等人将 ICRS 与 CXL 联合治疗的先后顺序改变,在进展性圆锥角膜中进行对比,发现 ICRS 术后平均 7 个月行 CXL 比 CXL 术后行 ICRS 具有更好的视力改善[46]。但 El-Raggal 指出 ICRS 与 CXL 同时进行比序贯治疗更有效[47]。Kilic 等人提出了一种的治疗方法,该方法将核黄素直接注入 ICRS 角膜内通道,行 CXL 联合治疗 131 只圆锥角膜患眼,并取得预期效果[48]。而 Renesto 等人发现 CXL 术后行 ICRS 在视力改善上并未比单独行 ICRS 更好[49]。Legare 等人指出单独行 ICRS 较同时行 CXL 和 ICRS 具有更好的视力改善效果[50]。该团队指出 CXL 的角膜硬化作用在围术期立刻出现,而这会限制 ICRS 的附加效果,使得在 CXL 之前或者同时进行 ICRS 会削弱其疗效。

此外从圆锥角膜文献外推可知,应用 ICRS 与 CXL 的准分子激光屈光性角膜切削术(photorefractive keratectomy,PRK)其治疗效果增强,但是应用 PRK 需谨慎且需要更多的研究调查[43,51-55]。另一些热点领域聚焦于屈光手术同时行 CXL 可能会减少术后角膜扩张的发生,但仍需研究证实[56]。

CXL 虽具有一定安全性,但仍可能出现并发症如治疗后一段时间出现术后角膜雾状混浊、感染、周边基质浸润、内皮损伤(特别是角膜较薄者)、疱疹病毒再活化以及治疗失败等[57]。

临床联系

见图 170.9,170.10。

角膜移植

随着上述众多可行性治疗方案的出现,角膜移植常作为屈光手术后角膜扩张治疗的后备选择。一项由 Woodward 等人完成的回顾性研究发现,屈光手术后角膜扩张患者中仅有 8% 需要进行角膜移植,在一定程度上改善视觉质量[21]。尽管角膜移植常与角膜扩张较高的发病率有关,其手术技术与仪器也在不断革新。飞秒激光辅助穿透性角膜移植(PK)由于精确的激光切割个性化匹配的供体 - 受体结合技术,使得更早期选择性拆线、更快的视力恢复成为可能[58]。Farid 等人将飞秒激光辅助的之字形切口与传统环钻

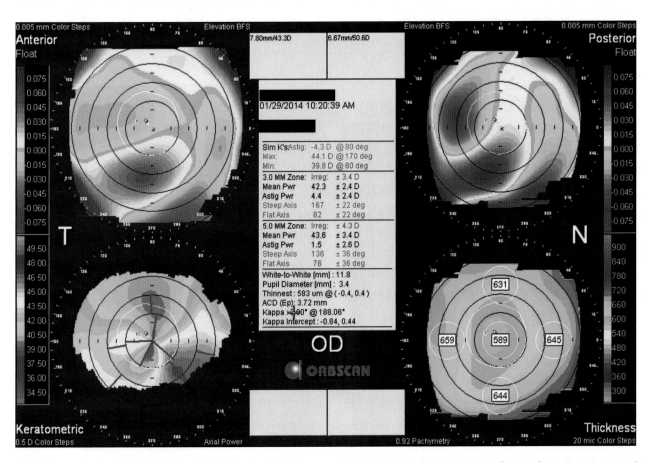

图 170.9 LASIK 术后角膜扩张,未行 CXL 之前的 Orbscan 地形图,示不规则偏斜散光及后表面抬高,但矫正视力达到 1.0 (感谢 Thomas Harvey 博士和 Chad Vieth 博士提供图片)

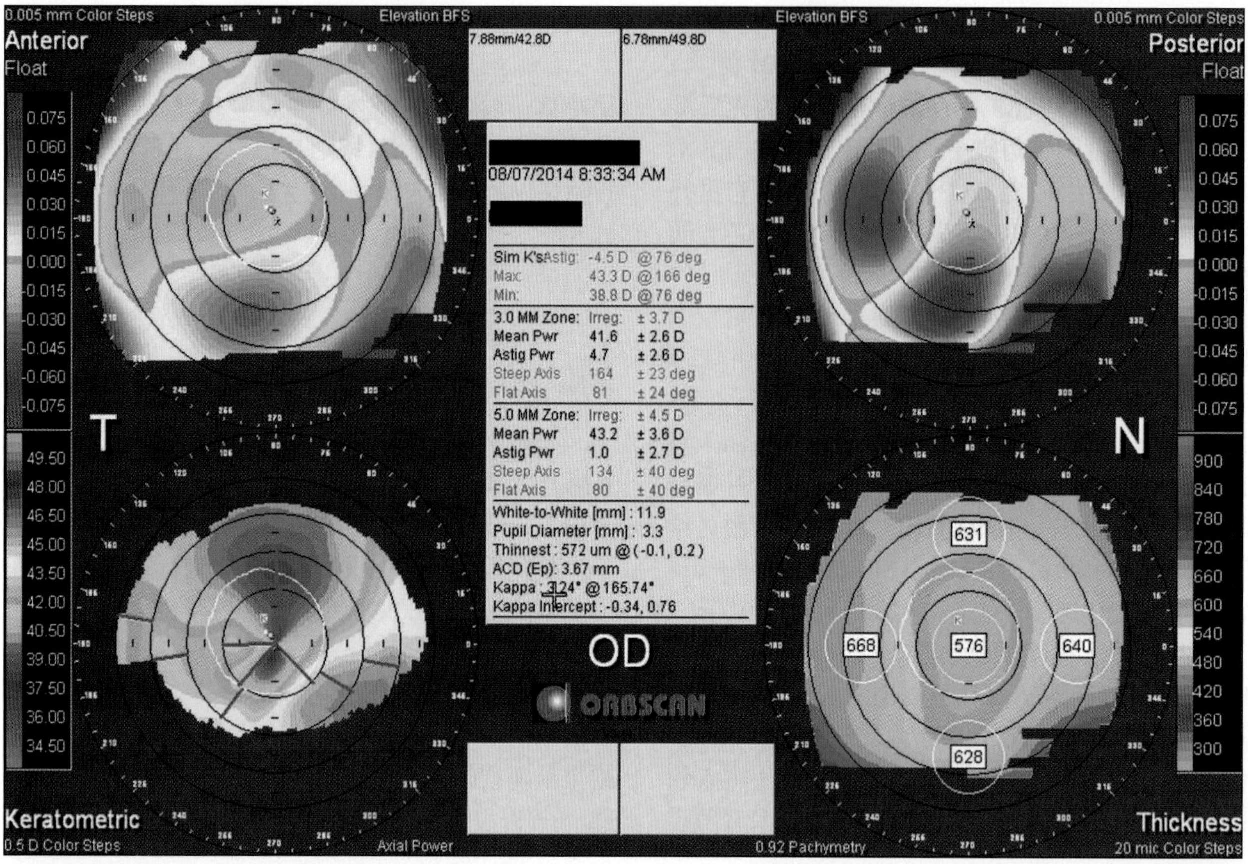

图 170.10 LASIK 术后角膜扩张后行 CXL 术后 6 个月的 Orbscan 地形图,示持续性的不规则偏斜散光、后表面抬高。交联后出现典型轻度角膜雾状混浊,但矫正视力可达 0.6(感谢 Thomas Harvey 博士和 Chad Vieth 博士提供图片)

进行的 PK 进行对比,发现 3 个月时飞秒激光辅助组有 81% 患者视力可达到 0.5 或更高,而传统组患者仅占 45%[59]。此外,DALK 也对治疗屈光术后角膜扩张有效,对手术指征要求更严格。DALK 替换了受损基质而保留患者自身内皮,这样可使视力恢复更快、无内皮排斥风险、供体可能具有更长的存活时间且对受体内皮细胞破坏最小、减少因开窗手术引起的风险以及对供体组织有更多选择[60-62]。Farid 等比较了飞秒激光辅助的 DALK 与传统的大气泡辅助技术,发现该技术能显著减少后弹力层损伤的并发症,这项技术可在 70μm 处进行更精确切削的同时使供体-受体界面更紧密,进一步避免了传统性角膜移植的风险[59]。

综上所述,尽管屈光手术日趋安全,但角膜扩张仍是一种不常见但备受关注的并发症。虽然在手术技术和筛查方法上有所改进,但缺乏安全保护措施的方案并未阻止术后角膜扩张的发生。术者在评估屈光手术患者时需综合多项因素,并确保交代潜在的治疗风险。许多措施及治疗方法,包括传统方法及微创手术,如角膜接触镜和 ICRS,均致力于提高视功能。

CXL 能够阻止角膜扩张的病程进展及疾病的发生,但对视功能的改善作用有限。在屈光手术时行 CXL 也能减少未来出现角膜扩张的风险。以上这些治疗方案使得避免行角膜移植成为可能,因为角膜移植在带来视觉改善的同时也具有显著的弊端。考虑到屈光手术后角膜扩张性质特殊,未来对于病理生理以及不同治疗模式的研究亟待进行,以期阐明屈光手术,特别是进行联合治疗病例的长期预后与最佳治疗方案。

(王雁 译)

参考文献

1. Randleman BJ. Post-laser in-situ keratomileusis ectasia: current understanding and future directions. *Curr Opin Ophthalmol* 2006;**17**:406–12.
2. Randleman JB, Perez-Straziota CE. Risk Factors for Post-LASIK ectasia. *Focal Points: Clinical Modules for Ophthalmologists*. 2015;**33**:3.
3. Randleman JB, Trattler WB, Stulting RD. Validation of the Ectasia Risk Score System for preoperative laser in situ keratomileusis screening. *Am J Ophthalmol* 2008;**145**(5):813–18.
4. Chan CC, Hodge C, Sutton G. External analysis of the Randleman Ectasia Risk Factor Score System: a review of 36 cases of post LASIK ectasia. *Clin Experiment Ophthalmol* 2010;**38**(4):335–40.
5. Santhiago MR, Smadja D, Gomes BF, et al. Association between the percent tissue altered and postscore system: a review of 36 cases of post LASIK ectasia. Preoperative topography. *Am J Ophthalmol* 2014;**158**(1):87.
6. Rabinowitz YS. Ectasia after laser in situ keratomileusis. *Curr Opin Ophthalmol* 2006;**17**:421–6.
7. Rabinowitz YS. Corneal topography. *Curr Opin Ophthalmol* 1995;**6**:

57–62.

8. Randleman JB, Woodward M, Lynn MJ, et al. Risk assessment for ectasia after corneal refractive surgery. *Ophthalmology* 2008;**115**(1):37–50.

9. Moshirfar M, Smedley JG, Muthappan V. Rate of ectasia and incidence of irregular topography in patients with unidentified preoperative risk factors undergoing femtosecond laser-assisted LASIK. *Clin Ophthalmol* 2014;**8**:35–42.

10. Rao SN, Raviv T, Majumadar P, et al. Role of Orbscan II in screening keratoconus suspects before refractive corneal surgery. *Ophthalmology* 2002; **109**(9):1642.

11. Nilforoushan M, Speaker M, Marmor M, et al. Comparative evaluation of refractive surgery candidates with Placido topography, Orbscan II, Pentacam, and wavefront analysis. *J Cataract Refract Surg* 2008;**34**: 623–31.

12. Belin M, Ambrosio R. Scheimpflug imaging for keratoconus and ectatic disease. *Indian J Ophthalmol* 2013;**61**(8):401–6.

13. Ambrosio R, Caiado AL, Guerra FP, et al. Novel pachymetric parameters based on corneal tomography for diagnosing keratoconus. *J Refract Surg* 2011;**27**:753–8.

14. Qin B, Chen S, Brass R, et al. Keratoconus diagnosis with an optical coherence tomography- based pachymetric scoring system. *J Cataract Refract Surg* 2013;**39**(12):1864–71.

15. Smadja D, Touboul D, Cohen A. Detection of subclinical keratoconus using an automated decision tree classification. *Am J Ophthalmol* 2013; **156**:237–46.

16. Li Y, Tan O, Brass R, et al. Corneal epithelial thickness mapping by Fourier-domain optical coherence tomography in normal and keratoconic eyes. *Ophthalmology* 2012;**119**(12):2425–33.

17. Jafri B, Li X, Yang H, et al. Higher order wavefront aberrations and topography in early and suspected keratoconus. *J Refract Surg* 2007;**23**(8): 774–81.

18. Roncone DP. Toric soft contact lens fit in a postoperative LASIK keratoectasia patient with high and irregular astigmatism. *Optometry* 2011;**82**: 751–6.

19. Marsack JD, Parker KE, Applegate RA. Performance of wavefront-guided soft lenses in three keratoconus subjects. *Optom Vis Sci* 2008;**85**: E1172–8.

20. Marsack JD, Parker KE, Niu Y, et al. On-eye performance of custom wavefront guided soft contact lenses in a habitual soft lens-wearing keratoconic patient. *J Refract Surg* 2007;**23**:960–4.

21. Woodward MA, Randleman JB, Russell B, et al. Visual rehabilitation and outcomes for ectasia after corneal refractive surgery. *J Cataract Refract Surg* 2008;**34**:383–8.

22. Barnett M, Mannis MJ. Contact lenses in the management of keratoconus. *Cornea* 2011;**30**:1510–16.

23. Baran I, Bradley JA, Alipour F, et al. PROSE treatment of corneal ectasia. *Cont Lens Anterior Eye* 2012;**35**:222–7.

24. DeLoss KS, Fatteh NH, Hood CT. Prosthetic Replacement of the Ocular Surface Ecosystem (PROSE) scleral device compared to keratoplasty for the treatment of corneal ectasia. *Am J Ophthalmol* 2014;**158**:974–82.

25. Park J, Gritz DC. Evolution in the use of intrastromal corneal ring segments for corneal ectasia. *Curr Opin Ophthalmol* 2013;**24**:296–301.

26. Ertan A, Colin J. Intracorneal rings for keratoconus and keratectasia. *J Cataract Refract Surg* 2007;**33**:1303–14.

27. Torquetti L, Ferrara P. Intrastromal corneal ring segment implantation for ectasia after refractive surgery. *J Cataract Refract Surg* 2010;**36**: 986–90.

28. Piñero DP, Alio JL, Uceda-Montanes A, et al. Intracorneal ring segment implantation in corneas with post-laser in situ keratomileusis keratectasia. *Ophthalmology* 2009;**116**:1665–74.

29. Brenner LF, Alió JL, Vega-Estrada A, et al. Indications for intrastromal corneal ring segments in ectasia after laser in situ keratomileusis. *J Cataract Refract Surg* 2012;**38**:2117–24.

30. Moshirfar M, Fenzl CR, Meyer JJ, et al. Simultaneous and sequential implantation of intacs and verisyse phakic intraocular lens for refractive improvement in keratectasia. *Cornea* 2011;**30**:158–63.

31. Rabinowitz YS. INTACS for keratoconus and ectasia after LASIK. *Int Ophthalmol Clin* 2013;**53**:27–39.

32. Cheema AS, Mozayan A, Channa P. Corneal collagen crosslinking in refractive surgery. *Curr Opin Ophthalmol* 2012;**23**:251–6.

33. Vinciguerra P, Camesasca FI, Albè E, et al. Corneal collagen cross-linking for ectasia after excimer laser refractive surgery: 1-year results. *J Refract Surg* 2010;**26**:486–97.

34. Hafezi F, Kanellopoulos J, Wiltfang R, et al. Corneal collagen crosslinking with riboflavin and ultraviolet A to treat induced keratectasia after laser in situ keratomileusis. *J Cataract Refract Surg* 2007;**33**:2035–40.

35. Salgado JP, Khoramnia R, Lohmann CP, et al. Corneal collagen crosslinking in post-LASIK keratectasia. *Br J Ophthalmol* 2011;**95**:493–7.

36. Poli M, Cornut P, Balmitgere T, et al. Prospective study of corneal collagen cross-linking efficacy and tolerance in the treatment of keratoconus and corneal ectasia: 3-year results. *Cornea* 2013;**32**:583–90.

37. Chang CY, Hersh PS. Corneal collagen cross-linking: a review of 1-year

outcomes. *Eye Contact Lens* 2014;**40**:345–52.

38. Greenstein SA, Fry KL, Hersh PS. Corneal topography indices after corneal collagen crosslinking for keratoconus and corneal ectasia: one-year results. *J Cataract Refract Surg* 2011;**37**:1282–90.

39. Greenstein SA, Fry KL, Hersh MJ, et al. Higher-order aberrations after corneal collagen crosslinking for keratoconus and corneal ectasia. *J Cataract Refract Surg* 2012;**38**:292–302.

40. Winkler M, Shoa G, Xie Y, et al. Three-dimensional distribution of transverse collagen fibers in the anterior human corneal stroma invest. *Invest Ophthalmol Vis Sci* 2013;**54**(12):7293–301.

41. Elsheikh A, Wang D, Brown M, et al. Assessment of corneal biomechanical properties and their variation with age. *Curr Eye Res* 2007;**32**: 11–19.

42. Kohlhaas M, Spoerl E, Schilde T, et al. Biomechanical evidence of the distribution of cross-links in corneas treated with riboflavin and ultraviolet A light. *J Cataract Refract Surg* 2006;**32**:279–83.

43. Hersh PS, Greenstein SA, Fry KL. Corneal collagen crosslinking for keratoconus and corneal ectasia: One-year results. *J Cataract Refract Surg* 2011; **37**:149–60.

44. Kymionis GD, Grentzelos MA, Portaliou DM, et al. Corneal collagen cross-linking (CXL) combined with refractive procedures for the treatment of corneal ectatic disorders: CXL plus. *J Refract Surg* 2014;**30**(8): 566–76.

45. Ertan A, Karacal H, Kamburoğlu G. Refractive and topographic results of transepithelial cross-linking treatment in eyes with Intacs. *Cornea* 2009; **28**(7):719–23.

46. Coskunseven E, Jankov MR, Hafezi F, et al. Effect of treatment sequence in combined intrastromal corneal rings and corneal collagen crosslinking for keratoconus. *J Cataract Refract Surg* 2009;**35**:2084–91.

47. El-Raggal TM. Sequential versus concurrent KERARINGS insertion and corneal collagen cross-linking for keratoconus. *Br J Ophthalmol* 2011;**95**: 37–41.

48. Kılıç A, Kamburoglu G, Akıncı A. Riboflavin injection into the corneal channel for combined collagen crosslinking and intrastromal corneal ring segment implantation. *J Cataract Refract Surg* 2012;**38**:878–83.

49. Renesto AC, Melo LA, Sartori MF, et al. Sequential topical riboflavin with or without ultraviolet a radiation with delayed intracorneal ring segment insertion for keratoconus. *Am J Ophthalmol* 2012;**153**:982–93.

50. Legare ME, Iovieno A, Yeung SN, et al. Intacs with or without same-day corneal collagen cross-linking to treat corneal ectasia. *Can J Ophthalmol* 2013;**48**:173–8.

51. Kremer I, Aizenman I, Lichter H, et al. Simultaneous wavefront-guided photorefractive keratectomy and corneal collagen crosslinking after intrastromal corneal ring segment implantation for keratoconus. *J Cataract Refract Surg* 2012;**38**:1802–7.

52. Yeung SN, Low SA, Ku JY, et al. Transepithelial phototherapeutic keratectomy combined with implantation of a single inferior intrastromal corneal ring segment and collagen crosslinking in keratoconus. *J Cataract Refract Surg* 2013;**39**:1152–6.

53. Zeraid FM, Jawkhab AA, Al-Tuwairqi WS, et al. Visual rehabilitation in low-moderate keratoconus: intracorneal ring segment implantation followed by same-day topography-guided photorefractive keratectomy and collagen cross linking. *Int J Ophthalmol* 2014;**7**:800–6.

54. Dirani A, Fadlallah A, Syed ZA, et al. Non-topography- guided photorefractive keratectomy for the correction of residual mild refractive errors after ICRS implantation and CXL in keratoconus. *J Refract Surg* 2014;**30**: 266–71.

55. Coskunseven E, Jankov MR, Grentzelos MA, et al. Topography-guided transepithelial PRK after intracorneal ring segments implantation and corneal collagen CXL in a three-step procedure for keratoconus. *J Refract Surg* 2013;**23**:54–8.

56. Nguyen MK, Chuck RS. Corneal collagen cross-linking in the stabilization of PRK, LASIK, thermal keratoplasty, and orthokeratology. *Curr Opin Ophthalmol* 2013;**24**:291–5.

57. Dhawan S, Rao K, Natrajan S. Complications of corneal collagen crosslinking. *J Ophthalmol* 2011;**2011**:869015.

58. Chamberlain WD, Rush SW, Mathers WD, et al. Comparison of femtosecond laser-assisted keratoplasty versus conventional penetrating keratoplasty. *Ophthalmology* 2011;**118**:486–91.

59. Farid M, Steinert RF. Deep anterior lamellar keratoplasty performed with the femtosecond laser zigzag incision for the treatment of stromal corneal pathology and ectatic disease. *J Cataract Refract Surg* 2009;**35**: 809–13.

60. Villarrubia A, Pérez-Santonja JJ, Palacín E, et al. Deep anterior lamellar keratoplasty in post-laser in situ keratomileusis keratectasia. *J Cataract Refract Surg* 2007;**33**:773–8.

61. Javadi MA, Feizi S. Deep anterior lamellar keratoplasty using the big-bubble technique for keratectasia after laser in situ keratomileusis. *J Cataract Refract Surg* 2010;**36**:1156–60.

62. McAllum PJ, Segev F, Herzig S, et al. Deep anterior lamellar keratoplasty for post-LASIK Ectasia. *Cornea* 2007;**26**:507–11.

第171章

小切口角膜透镜取出术

Yu-Chi Liu, Andri K. Riau, Jodhbir Mehta

关键概念

- 小切口角膜透镜取出术(small incision lenticule extraction, SMILE)是一种由单一飞秒激光辅助完成微切口性屈光手术,用于矫正近视及散光。
- 不同于准分子激光原位角膜磨镶术(laser assisted in-situ keratomileusis, LASIK),SMILE 不需要制作带蒂的角膜瓣以及通过准分子激光磨镶角膜基质,而是根据预矫正屈光度,在角膜基质内制作一个透镜,然后通过一个小切口将其取出。
- 研究表明 SMILE 与 LASIK 相比具有以下优势:角膜伤口愈合较快及炎症反应较轻,生物力学稳定性较好,基底下神经损伤较少,角膜感觉恢复较快。
- 临床研究表明 SMILE 具有良好的安全性、有效性、可预测性及稳定性,其术后屈光结果与 LASIK 具有可比性。
- 屈光性角膜透镜的保存与再植入使得 SMILE 具有可逆性,也为未来的屈光手术提供了新的机遇。

本章纲要

引言
基本知识
临床评价和结果
再处理方案
展望和总结

引言

　　准分子激光原位角膜磨镶术为最常见的用于矫正近视及散光的角膜屈光手术。随着飞秒激光引入眼科,其代替机械刀制作角膜瓣,提高了屈光手术的安全性及可预测性。然而干眼、视觉障碍、瓣相关等并发症依然无法避免[1]。

　　飞秒激光技术的最新进展是应用飞秒激光完成屈光性透镜取出术(refractive lenticule extraction, ReLEx),这项专利性技术即 VisuMax 飞秒激光系统,由卡尔蔡司公司提供。此手术不需要使用准分子激光,而是完全依赖飞秒激光。早期 ReLEx 手术设计为飞秒激光角膜基质透镜取出术(femtosecond lenticule extraction, FLEx)(图 171.1A),即单一的飞秒激光系统先制作与 LASIK 相似的角膜瓣,然后根据预矫正的近视及散光度数,制作一个非球面或球柱镜凸面透镜,进而将透镜从瓣下取出。简而言之,该手术首先切割透镜后表面,然后切割透镜前表面,其前表面直径大于后表面直径。最后进行透镜边缘切割,在上方保留一个角膜蒂,从而形成了角膜瓣,然后将其掀起取出透镜。近来 ReLEx 不断优化,形成 SMILE 手术(图 171.1B),即在透镜前表面的上方边缘制作一个 2~4mm 的小切口,将透镜从此小切口中取出(视频 171.1)。

　　SMILE 手术由于不需制作 LASIK 手术中的角膜瓣,从而获得较好的生物力学稳定性,降低了术后干眼的发生率及角膜瓣相关的并发症。此外由于不再使用高能量准分子激光,ReLEx 改善了术后伤口愈合反应及整体视力的恢复[2]。在此章节中,主要就目前基础与临床研究介绍 SMILE 手术,并讨论其相对于 LASIK 的优势。此外,对 SMILE 的再处理方案、透镜低温保存的可能性、透镜作为再植入研究做以简要介绍。

基本知识

生物力学稳定性

　　由于 SMILE 无角膜瓣,与 LASIK 相比其潜在的优势在于提高了生物力学稳定性。Reinstein 等[3]通

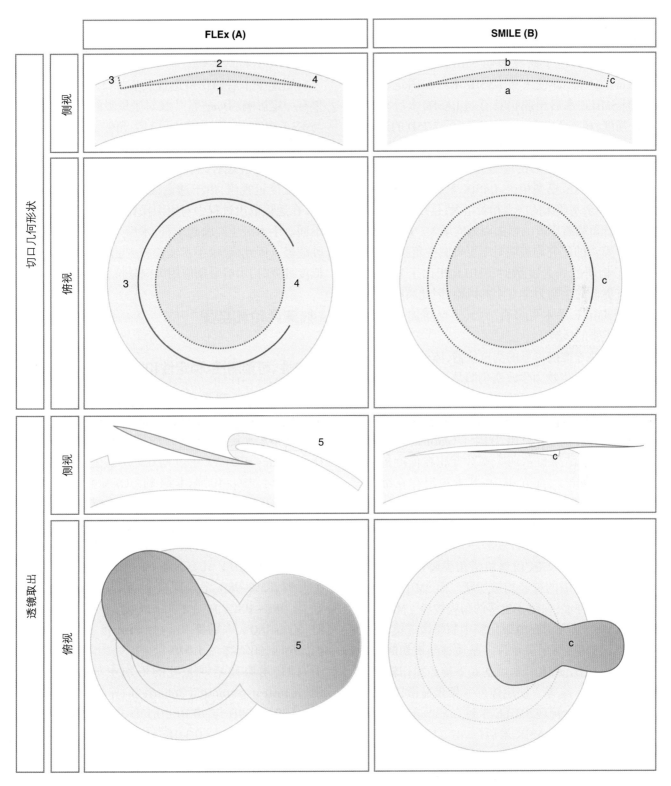

图 171.1　屈光性透镜取出术(ReLEx)的两种方式。(**A**)早期 ReLEx。飞秒激光基质透镜取出术(FLEx),制作与 LASIK 相似的角膜瓣,随之取出透镜(蓝色)。1= 切割透镜后表面。2= 角膜帽切割(同时切割形成透镜前表面)。3= 角膜帽侧切。4= 角膜瓣的蒂部。5= 掀起角膜瓣。(**B**)后期的另一种不同的 ReLEx。小切口角膜透镜取出术(SMILE),完成透镜前后表面切割后,将透镜(蓝色)从小切口取出。a= 透镜后表面切割。B= 角膜帽切割(同时完成透镜前表面切割)

14

过建立数学模型计算得出 SMILE 及 LASIK 术后的角膜总抗拉强度。此模型显示在厚度为 550μm 的角膜中去除厚 100μm 的组织，SMILE（130μm 角膜帽）术后角膜总抗拉强度为 75%，而 LASIK（110μm 角膜瓣）术后为 54%。这个研究表明 SMILE 术中去除厚度100μm 的透镜，即使大于 LASIK 术中的固定切削深度，但 SMILE 术后角膜仍具有与 LASIK 术后相等的抗拉强度，相当于 SMILE 手术矫正了 7.75D 的近视。

由 Roy 等[4]独立完成的一项研究使用有限元模型展示了 SMILE 术后的应力分布与几何模拟模型相似。与几何模拟模型相比，LASIK 术后角膜瓣的应力减小，而残余基质床的应力相对增大，且残余基质床的应力随着角膜瓣厚度的增加而相应增大。Reinstein[3]与 Roy 等[4]的研究均表明对于可疑圆锥角膜的患者，在矫正相同的屈光度数时，SMILE 相比于 LASIK 手术具有更低的生物力学变小的风险，因此高度近视人群选择 SMILE 手术更可行，因其不会增加术后进展性角膜扩张的风险。

由于缺乏准确可靠的测量仪器，体外测量 SMILE 及 LASIK 术后生物力学改变仍旧是一个很大的挑战。一些研究中使用眼反应分析仪（Reichert Inc，Depew，NY）测量 SMILE 及 LASIK 术后角膜滞后量（corneal hysteresis，CH）和角膜阻力因子（corneal resistance factor，CRF），结果显示两个参数变化在低度近视组无统计学差异[5]，而在中、高度近视组存在统计学差异[6]。

角膜感觉与神经再支配

众所周知，LASIK 仅保留了角膜瓣蒂部的神经，而沿角膜瓣周围的神经均被切断。而 SMILE 仅切断了切口处的神经，保留了更多的角膜神经。Mohamed-Noriega 等[7]研究了在兔眼角膜中制作微透镜后进行免疫组化染色，结果显示许多基质神经被切断，但是与 LASIK 相比，SMILE 术后基底下神经损伤较少，神经再生较快。Li 等[8]使用体外共聚焦显微镜观察基底下神经密度，发现 SMILE 术后（n=32）前三个月基底下神经密度较 LASIK 术后（n=42）下降显著减少，但是六个月后无显著差异。这一发现随后被临床研究进一步证实，该研究使用 Cochet-Bonnet 触觉测量器比较了 SMILE 及 LASIK 术后的角膜感觉。Wei 等人研究发现 SMILE（n=61）与 LASIK（n=54）术后一周中央角膜感觉均有显著下降[9]。然而 SMILE 术后角膜感觉在三个月时可恢复至术前状态，而此时 LASIK 术后角膜感觉恢复并不明显。有综述中比较了七个

研究中的平均角膜感觉，表明 SMILE 术后早期感觉下降，但仍可恢复至术前状态，且恢复速率快于 LASIK[10]。

伤口愈合与炎症反应

屈光手术后的伤口愈合及炎症反应会对术后效果有一定影响。Dong 等[12]在对于兔眼的研究中报道：与 FS-LASIK 相比，SMILE 引起的角膜细胞凋亡及炎症反应较少。相似地，我们发现 SMILE 术后炎症及伤口愈合反应较轻，且在术后一周逐渐消退[11]。然而在低度近视组，由于透镜极薄，手术医生的经验不同，在透镜取出过程中对组织操作引起的炎症反应也不同。手术医生经验越丰富，术后角膜炎症反应及水肿越轻。因此，建议手术经验较少的手术医生在治疗低度近视时，术后早期应用大剂量抗炎药物。

临床评价和结果

有效性、可预测性、稳定性和安全性

表 171.1 中列举了关于 SMILE 术后结果的详细报道。SMILE 术后结果有效且令人满意。大约 90%~100% 术眼术后一天的裸眼视力（uncorrected visual acuity，UCVA）可达到 0.5 或以上[13,14]。术后三个月时，95%~100% 术眼的 UCVA 可达到 0.5 以上，60%~100% 术眼的 UCVA 可达到 1.0 或以上。术后六个月时，93%~100% 术眼的 UCVA 可达到 0.5 或以上，50%~96% 术眼的 UCVA 可达到 1.0 或以上[13,15-21]。SMILE 具有良好的可预测性，在术后三个月时，85%~98% 术眼距离目标屈光度在 ±0.50D 以内，96%~100% 在 ±1.00D 以内；在术后六个月时，80%~100% 术眼距离目标屈光度在 ±0.50D 以内，96%~100% 在 ±1.00D 以内[16,17,22,23]。术后三个月时，术眼残余屈光度的平均主觉验光等效球镜（manifest refraction spherical equivalent，MRSE）在 −0.20±0.39D 与 −0.10±0.37D 之间，术后六个月时，MRSE 在 −0.17±0.34D[19,21,24]与 0.03±0.30D 之间[14,16,23,25]。SMILE 手术具有良好的稳定性，其屈光度在术后一周时趋于稳定，术后三个月平均等效球镜回退度在 −0.11 至 −0.14D 之间，术后六个月在 −0.17D 至 −0.10D 之间[13,16,17]。在安全性方面，大部分（70%~100%）术眼的最佳矫正远视力（corrected distance visual acuity，CDVA）可维持或提高至术前水平[13,16,17,23]。在一项 1500 例 SMILE 术后安全性的大

表171.1 已发表的关于SMILE效果的研究综述

参考文献	Shah 等 2011	Sekundo 等 2011	Vestergaard 等 2012	Ivarsen 等 2014	Kamiya 等 2014	Sekundo 等 2014	Ganesh 等 2014	Vestergaard 等 2014	Reinstein 等 2014	Ang 等 2014
眼数	51	91	127	1574	52	54	50	34	110	35
随访时间(月)	6	6	3	3	6	12	3	6	12	3
术前平均MRSE	−4.87±2.16D	−4.75±1.56D	−7.18±1.57D(中度至高度近视患者)	−7.25±1.84D	−4.21±1.63D	−4.68±1.29D	−4.95±2.09D	−7.56±1.11D	−2.61±0.54D(低度近视患者)	−5.84±2.12D
有效性										
UCVA≥20/20	62%	84%	–	–	96%	88%	96%	60%	96%	66%
UCVA≥20/25	79%	92%	73%	–	100%	100%	100%	83%	100%	–
UCVA≥20/32	95%	–	–	–	100%	100%	100%	100%	100%	–
UCVA≥20/40	95%	99%	95%	–	100%	100%	100%	100%	100%	100%
可预测性										
术后平均MRSE	0.03±0.30D	−0.01±0.49D	−0.20±0.39D	–	0.01D	−0.19±0.19D	−0.14±0.34D	−0.17±0.34D	−0.05±0.36D	–
预矫正与实际屈光度差值在±0.50D	91%	80%	77%	–	100%	92%	–	88%	84%	86%
预矫正与实际屈光度差值在±1.00D之内	100%	96%	95%	–	100%	100%	–	97%	99%	97%
稳定性:最终随访时 SE回退	−0.06D	0.05D	−0.18D	–	0.03D	−0.08D	0	−0.04D	−0.15D	−0.14D
安全性										
CDVA降低≥2行	0	2%	0	2%	v	0	0	0	0	安全指数(术后UDVA/术前CDVA)=1.05±0.18
CDVA降低1行	4%	9%	5%	13%	15%	11%	0	3%	9%	
CDVA无变化	70%	53%	76%	35%	77%	47%	88%	76%	66%	
CDVA提高1行	21%	32%	19%	47%	8%	38%	12%	21%	23%	
CDVA提高≥2行	4%	3%	0.8%	3%	–	4%	0	0	2%	
高阶像差(HOA)	高阶彗差,球差,4阶散光变化显著。三叶草无显著变化	平均总HOA引入量0.04±0.07μm	–	–	–	HOA从0.17±0.08μm提高至0.27±0.1μm	–	–	术后5mm测量范围内HOA增加	除全眼三叶草外,大多数3阶,4阶和其他HOA均增加

14

样本研究中,报道了 86% 术眼术后三个月 CDVA 未改变或提高,而仅有 1.5% 术眼 CDVA 下降了两行甚至更多[26]。

对比敏感度

明视觉及暗视觉对比敏感度在 SMILE 术前术后测量无显著差异[19]。研究报道 SMILE 术后患者对比敏感度较 LASIK 好[19]。

高阶像差

研究表明 SMILE 术后高阶像差(high order abberations,HOA)增加,主要是彗差和球差[14,23,25]。然而 SMILE 术后高阶像差显著低于 LASIK 术后[19,20]。

地形图变化

SMILE 术后治疗区呈现轻度长椭圆面,并居中良好[17]。

并发症

Ivarsen 等人[26]的一项大数据研究表明最常见的围术期并发症为切口处轻度上皮损伤(7%)、透镜取出困难(2%)、切口处小撕裂(2%)、有时三者并存。其他研究报道的围术期并发症还包括脱负压、中央擦伤、角膜帽穿孔、自切口处较大撕裂、透镜无法取出。脱负压的发生率为 0.9%~4.4%[18,24,26]。脱负压的处理方案取决于其发生在手术哪一步。目前发生脱负压推荐处理措施如下:第 1 阶段(小于 10% 激光透镜后表面切割),重新扫描;第 2 阶段(大于 10% 激光透镜后表面切割),改为 LASIK 手术;第 3 阶段(透镜侧切),从侧切重新开始扫描,将透镜侧切直径缩小 0.2~0.4mm;第 4 阶段(激光透镜前表面切割),重新扫描透镜前表面;第 5 阶段(激光透镜前表面侧切),从透镜前表面侧切重新开始扫描,将透镜直径缩小 0.2~0.4mm[18]。(译者注:此处第 5 阶段与第 3 阶段重复,应为角膜帽的侧切,而非透镜的侧切,应改做相应处理)。

术后一周最常见的并发症为短暂的角膜雾状混浊和干眼[26]。一般为轻度角膜雾状混浊(0.5~1 级),且与围术期并发症显著相关[26],但常在术后三个月内消失且不伴有后续的视觉症状[16,26]。尽管术后干眼症状较为常见,但绝大多数病例在使用润滑剂后,三个月内均可得以缓解[17,23,25]。其他术后并发症包括切口处上皮岛、层间纤维、浸润/角膜炎、单眼重影,以及层间炎症[26]。

再处理方案

关于 SMILE 的再次手术率还没有报道,但预计很低。一般而言,只有当屈光状态稳定后才能被认为是考虑做加强,稳定的定义为术后三个月时 SE 变化为 ±0.25D。以下再处理方案可供选择,例如,使用 VisuMax Circle 软件,将原本的角膜帽直径扩大从而改为制作角膜瓣。VisuMax Circle 软件可以在原始 SMILE 的板层处向外,分别制作一个切口、侧切以及角膜蒂(图 171.2)[27]。另一个方案即在原先的 SMILE 前方/后方行第二次 SMILE 手术。临床上报道 SMILE 术后唯一的加强选择即为激光屈光性角膜切削术(photorefractive keratectomy,PRK)。研究者认

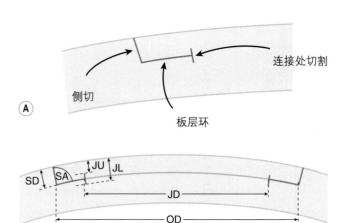

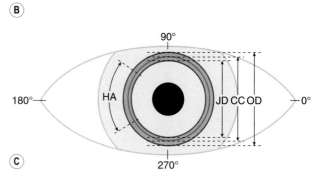

图 171.2 通过 VisuMax Circle 计算图说明 SMILE 加强术的切口几何学。(A)使用环形计算图制作 3 处切割:带蒂侧切、板层环切割、连接处切割。(B)参考文献 27 报道了切口几何学的最佳环形计算图侧视图。简而言之,当连接处切割完成后,角膜帽切口与角膜帽在过渡区吻合,根据计算图在与角膜帽相同深度进行板层环切。(C)切口几何学的横断面研究。切口参数:周边直径(outer diameter,OD)、连接处直径(junction diameter,JD)、侧切深度(depth of side cut,SD)、侧切角(angle of side cut,SA)、角膜瓣蒂部角度(angle of hinge,HA)、连接处上方深度(junction upper depth,JU)与连接处下方深度(junction of lower depth,JL),这些参数可根据使用者的要求调整。JD 与 OD 间的红色阴影区为板层环。CC:角膜帽切割(cap cut)

14

为复杂的 SMILE 手术后行 PRK，并联合使用丝裂霉素 C 可改善视觉症状[28]。

展望和总结

取出的透镜可以安全的低温保存，不会对角膜细胞及胶原结构造成严重的影响[29]。低温保存的透镜可以用于日后重新植入患者，例如将透镜作为远视眼植入物或恢复角膜体积以保持远视状态，这些使得 SMILE 不仅仅是一种可逆的屈光手术，而且使患者行进一步行屈光手术成为可能。目前的临床研究报道已经在证实这一理念[30]。

尽管有一些 SMILE 加强方法可供选择，但在确定哪一种技术能获得最佳的效果之前，我们仍需收集更多的临床数据。SMILE 对于矫正远视的有效性也需要进一步的研究证实。尽管如此，许多临床研究报道了 SMILE 术后早期较好的效果，使其成为一种具有较好发展前景矫正近视和 / 或散光的一类新型屈光手术。为了证实 SMILE 可以作为 LASIK 的长期替代手术，还需要进行大量的随机临床观察以及长期随访研究。

（王雁　译）

参考文献

1. Sutton G, Lawless M, Hodge C. Laser in situ keratomileusis in 2012: a review. *Clin Exp Optom* 2014;**97**(1):18–29.
2. Riau AK, Angunawela RI, Chaurasia SS, et al. Early corneal wound healing and inflammatory responses after refractive lenticule extraction (ReLEx). *Invest Ophthalmol Vis Sci* 2011;**52**(9):6213–21.
3. Reinstein DZ, Archer TJ, Randleman JB. Mathematical model to compare the relative tensile strength of the cornea after PRK, LASIK, and small incision lenticule extraction. *J Refract Surg* 2013;**29**(7):454–60.
4. Roy AS, Dupps WJ Jr, Roberts CJ. Comparison of biomechanical effects of small-incision lenticule extraction and laser in situ keratomileusis: Finite-element analysis. *J Cataract Refract Surg* 2014;**40**(6):971–80.
5. Agca A, Ozgurhan EB, Demirok A, et al. Comparison of corneal hysteresis and corneal resistance factor after small incision lenticule extraction and femtosecond laser-assisted LASIK: a prospective fellow eye study. *Cont Lens Anterior Eye* 2014;**37**(2):77–80.
6. Wu D, Wang Y, Zhang L, et al. Corneal biomechanical effects: Small-incision lenticule extraction versus femtosecond laser-assisted laser in situ keratomileusis. *J Cataract Refract Surg* 2014;**40**(6):954–62.
7. Mohamed-Noriega K, Riau AK, Lwin NC, et al. Early corneal nerve damage and recovery following small incision lenticule extraction (SMILE) and laser in situ keratomileusis (LASIK). *Invest Ophthalmol Vis Sci* 2014;**55**(3):1823–34.
8. Li M, Niu L, Qin B, et al. Confocal comparison of cornea reinnervation after small incision lenticule extraction (SMILE) and femtosecond laser in situ keratomileusis (FS-LASIK). *PLoS ONE* 2013;**8**:e81435.
9. Wei S, Wang Y. Comparison of corneal sensitivity between FS-LASIK and femtosecond lenticule extraction (ReLEx flex) or small-incision lenticule extraction (ReLEx smile) for myopic eyes. *Graefes Arch Clin Exp Ophthalmol* 2013;**251**(6):1645–54.
10. Reinstein DZ, Archer TJ, Gobbe M. Small incision lenticule extraction (SMILE) history; fundamentals of a new refractive surgery technique and clinical outcomes. *Eye Vis* 2014;**1**:3.
11. Liu YC, Teo EP, Lwin NC, et al. Early corneal wound healing and inflammation response after small incision lenticule extraction (SMILE); comparison of the effects of different refractive correction and surgical experiences. *J Refract Surg* 2016;**32**(5):346–53.
12. Dong Z, Zhou X, Wu J, et al. Small incision lenticule extraction (SMILE) and femtosecond laser LASIK: comparison of corneal wound healing and inflammation. *Br J Ophthalmol* 2014;**98**(2):263–9.
13. Reinstein DZ, Carp GI, Archer TJ, et al. Outcomes of small incision lenticule extraction (SMILE) in low myopia. *J Refract Surg* 2014;**30**(12):812–18.
14. Vestergaard AH, Grauslund J, Ivarsen AR, et al. Efficacy, safety, predictability, contrast sensitivity, and aberrations after femtosecond laser lenticule extraction. *J Cataract Refract Surg* 2014;**40**(3):403–11.
15. Lazaridis A, Droutsas K, Sekundo W. Topographic analysis of the centration of the treatment zone after SMILE for myopia and comparison to FS-LASIK: subjective versus objective alignment. *J Refract Surg* 2014;**30**(10):680–6.
16. Kamiya K, Shimizu K, Igarashi A, et al. Visual and refractive outcomes of femtosecond lenticule extraction and small-incision lenticule extraction for myopia. *Am J Ophthalmol* 2014;**157**(1):128–134.e2.
17. Sekundo W, Kunert KS, Blum M. Small incision corneal refractive surgery using the small incision lenticule extraction (SMILE) procedure for the correction of myopia and myopic astigmatism: results of a 6 months prospective study. *Br J Ophthalmol* 2011;**95**(3):335–9.
18. Wong CW, Chan C, Tan D, et al. Incidence and management of suction loss in refractive lenticule extraction. *J Cataract Refract Surg* 2014;**40**(12):2002–10.
19. Ganesh S, Gupta R. Comparison of visual and refractive outcomes following femtosecond laser-assisted lasik with smile in patients with myopia or myopic astigmatism. *J Refract Surg* 2014;**30**(9):590–6.
20. Lin F, Xu Y, Yang Y. Comparison of the visual results after SMILE and femtosecond laser-assisted LASIK for myopia. *J Refract Surg* 2014;**30**(4):248–54.
21. Vestergaard A, Ivarsen AR, Asp S, et al. Small-incision lenticule extraction for moderate to high myopia: Predictability, safety, and patient satisfaction. *J Cataract Refract Surg* 2012;**38**(11):2003–10.
22. Denoyer A, Landman E, Trinh L, et al. Dry eye disease after refractive surgery: Comparative outcomes of Small Incision Lenticule Extraction versus LASIK. *Ophthalmology* 2015;**122**(4):669–76.
23. Sekundo W, Gertnere J, Bertelmann T, et al. One-year refractive results, contrast sensitivity, high-order aberrations and complications after myopic small-incision lenticule extraction (ReLEx SMILE). *Graefes Arch Clin Exp Ophthalmol* 2014;**252**(5):837–43.
24. Ang M, Mehta JS, Chan C, et al. Refractive lenticule extraction: transition and comparison of 3 surgical techniques. Incidence and management of suction loss in refractive lenticule extraction. *J Cataract Refract Surg* 2014;**40**(9):1415–24.
25. Shah R, Shah S, Sengupta S. Results of small incision lenticule extraction: All-in-one femtosecond laser refractive surgery. *J Cataract Refract Surg* 2011;**37**(1):127–1237.
26. Ivarsen A, Asp S, Hjortdal J. Safety and complications of more than 1500 small-incision lenticule extraction procedures. *Ophthalmology* 2014;**121**(4):822–8.
27. Riau AK, Ang HP, Lwin NC, et al. Comparison of four different VisuMax Circle patterns for flap creation after small incision lenticule extraction. *J Refract Surg* 2013;**29**(4):236–44.
28. Ivarsen A, Hjortdal JO. Topography-guided photorefractive keratectomy for irregular astigmatism after small incision lenticule extraction. *J Refract Surg* 2014;**30**(6):429–32.
29. Mohamed-Noriega K, Toh K-P, Poh R, et al. Cornea lenticule viability and structural integrity after refractive lenticule extraction (ReLEx) and cryopreservation. *Mol Vis* 2011;**17**:3437–49.
30. Ganesh S, Brar S, Rao PA. Cryopreservation of extracted corneal lenticules after small incision lenticule extraction for potential use in human subjects. *Cornea* 2014;**33**:1355–62.

第172章

角膜基质环

Adimara da Candelaria Renesto，Mauro Campos

关键概念

- 角膜基质环植入周边角膜，使中央角膜扁平。
- 角膜基质环在角膜板层产生弧形缩短作用，使角膜中央变扁平。

本章纲要

发展简史

1949年Barraquer提出了在角膜外周增加组织以重塑前表面曲率的概念[1,2]。

在1987年，Fleming等[3,4]描述了一种由聚甲基丙烯酸甲酯（PMMA）制成的植入物，称为"角膜基质环"（intrastromal corneal ring，ICR），是基于Reynolds[3]最初概念研发而成的。在巴西和美国应用ICR矫正低度近视的第一例手术分别由Nose[5,6]和Assil等[7,8]在无视功能眼完成。

1995年，由美国食品药品管理局（Food and Drug Administration，FDA）批准由Keravision公司生产的角膜基质环片段（intrastromal corneal ring segments，ICRS）进入Ⅱ期临床试验研究。随后Addition Technology公司生产以INTACS为商标的ICRS。1999年，ICRS被美国FDA正式批准用于矫正-1.00至-3.00D的近视患者。

1986年Ferrara等[9~10]在巴西开始将角膜基质环用于轻度到高度近视的矫正。1996年进一步用于矫正圆锥角膜，1999年用于矫正屈光手术后的不规则散光。

作用机制

根据Barraquer等的观点[2]，当从角膜中央区域移除或在角膜外周添加组织，都可以起到中央角膜扁平化的作用。相反地，当增加中央角膜组织或移除外周角膜组织时，中央角膜表面则变陡。矫正结果与植入物的厚度成正比，而与其直径成反比[4]。植入物越厚越小，屈光矫正效果越高。

角膜基质环在角膜板层形成弧形缩短的效果，使角膜中央变扁平。为了矫正散光，每个环节段的末端可以在角膜表面产生牵引力，使得该散光轴的曲率变得更平。此外，角膜基质环的存在还可以为眼部组织提供生物力学的支持。

角膜基质环植入术后角膜地形图显示总体角膜曲率变平，角膜顶点偏离中心，角膜仍保留非球面的形状，表面不规则性下降。

市场供应

临床上最常应用的PMMA模型及其相关文献报道：

- Addition Technology公司（弗里蒙特，加利福利亚，美国）生产的INTACS角膜基质环
  INTACS角膜基质环是由一对半环形PMMA片段组成，每个片段的周长为150°，横向为六边行结构，纵切面为圆锥形。每个环的内径6.77mm，外径8.10mm。根据屈光度选择合适厚度的环（以

0.25~0.45mm 递增),适用于矫正 –1.00~–4.10D 的近视度。

- Ferrara Ophthalmics 公司(贝洛奥里藏特,巴西)生产的 Ferrara 角膜基质环

  Ferrara 角膜基质环由黄色 PMMA 制成,平均直径 5mm,有不同的厚度(150~300μm)。环的内径 4.4mm,外径 5.6mm,并有 600μm 平底。目前有 4 种弧度的环(90°、120°、160° 和 210°)可用,其中 210° 弧度为最新型号。

- Mediphacos 公司(贝洛奥里藏特,巴西)生产 Keraring 角膜基质环

  Keraring 角膜基质环是三角形横截面,由 PMMA 制成。它的光学区分别有 5.0mm、5.5mm 和 6.0mm 三种型号,平均基底宽度为 0.6mm,厚度范围为 0.15~0.30mm,且以 0.5mm 递增。目前有 6 种弧度的环(90°、120°、160°、150°、210° 和 355°)可用,其中最新的 355° 型号仅用于圆锥角膜,可用的厚度为 0.20mm 和 0.30mm。

- DIOPTEX GmBh 公司(林茨,奥地利)生产 MyoRing 角膜基质环

  MyoRing 角膜基质环是一种 360° 连续全环形植入物,适用于治疗近视和圆锥角膜。其直径范围为 5~8mm,厚度范围为 200~320μm。查看更多信息请访问 www.dioptex.com。

　　图 172.1 术后前节 OCT 显示 Keraring(图 172.1A)和 Intacs(图 172.1B)两种角膜基质环嵌入角膜基质的结构差别。

适应证和禁忌证

适应证

　　角膜基质环的手术适应证逐年扩宽,最初用于矫正低度近视[5~7]。目前更常应用于圆锥角膜、穿透性角膜移植术后不规则散光、准分子激光原位角膜磨镶术后角膜扩张、放射状角膜切开术后不规则散光、边缘性角膜变性以及外伤后角膜表面不规则散光[9]。

禁忌证

　　角膜基质环禁用于重度圆锥角膜(平均角膜曲率 >70.0D)、角膜混浊或水肿、偏中心角膜移植、严重变应性疾病且伴有揉眼、活动性炎症、局部或全身自身免疫疾病、复发性角膜上皮糜烂、范围较大的角膜瘢痕及角膜营养不良。

手术方案

　　为了选择角膜基质环植入的型号和位置,眼科医生必须考虑屈光度、角膜曲率和角膜厚度。一般采用各厂商提供的手术设计计算图表进行选择。

　　我们根据角膜最陡峭轴位、扩张区域的范围以及屈光度大小来确定手术方案。通过角膜地形图确定角膜陡峭轴并制作切口并植入基质环。如果角膜锥形区域沿最陡轴均匀分布,则在该位置植入 ICRS 对称段(图 172.2)。在非对称情况下可使用单个角膜

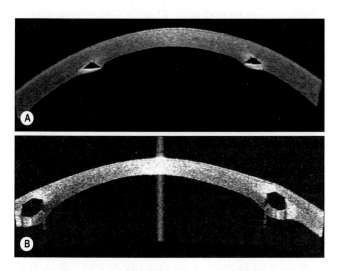

图 172.1　OCT 显示 Keraring(A)和 Intacs(B)两种角膜基质环嵌入角膜基质的结构差别

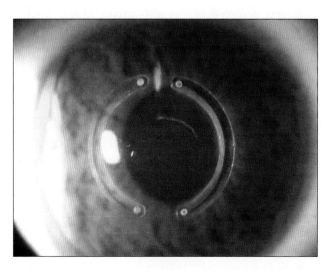

图 172.2　角膜植入 ICRS 对称段

基质环,可有在线计算图表供参考 www.mediphacos.com,www.ferrararing.com.br,www.additiontechgology.com and www.dioptex.com.

　　不同的手术医生在选择角膜基质环植入深度时有所不同。Etan 和 Kamburoglu 等[10-11]在 70% 的角膜深度植入角膜基质环,仅 3 只眼重度圆锥角膜患者发生角膜基质环部分挤出。Alio 等[12]也在 70% 的深度做隧道植入角膜基质环,无并发症发生。另一项研究,Wachler 等[13]在 66% 的角膜深度植入,术中 1 只眼在前部板层分离过程中发生前弹力层穿孔,2 只眼术后发生浅表炎症反应并于 1 周内消退,1 只眼于术后第 1 天出现角膜基质环移位。此外还有 Koskunseven、Wijdh 以及 Rij 等[14-15]在 75% 的角膜深度植入角膜基质环的报道,亦有医生选择 80% 的深度[10,16]。

手术方法

　　手术在无菌环境和麻醉下进行。

手法分离

　　手术中以手术显微镜在角膜的反光点为中心,并用中心定位器轻压在角膜上做两个同心圆标记。使用已经调好深度的钻石刀,在已标记的两个同心圆之间最陡峭的轴上做放射状切口(有些医生倾向沿着水平轴做放射切口)。然后用两个金属弧形隧道分离器插入角膜基质,旋转退出在视区形成两个基质内囊袋。可使用负压制作角膜隧道。隧道直径取决于所选角膜基质环的类型。将两个 PMMA 材料的角膜基质环片段分别顺时针和逆时针植入。在大多数情况下,术后佩戴治疗性角膜绷带镜,手术切口无需缝线缝合。术后 2 周给予抗生素 / 糖皮质激素和人工泪液滴眼液点眼。

　　Kymionis 等[17-18]研究显示机械方法植入 INTACS 角膜基质环术后裸眼视力、等效球镜度数和散光均得到显著改善。Paranhos 等[19]应用 NEI-RQL 量表评估圆锥角膜患者 ICRS 植入术后生活质量的改变,结果发现术后生活质量满意度明显提高。Torquetti 等[20]评估 Ferrara ring 角膜基质环片段在圆锥角膜患者远期疗效和安全性,发现植入术后 10 年可以有效改善裸眼视力。

飞秒激光辅助分离

　　飞秒激光具有超快的特性,在高精度显微手术中

有潜力而受到人们的广泛关注。飞秒激光联合角膜基质环植入通常在局部麻醉、无菌条件下进行。以手术显微镜在角膜的反光点为中心,根据角膜隧道和切口内径、外径、切口长度和深度来制定参数。随后应用 1053nm[21-24]红外掺钕玻璃飞秒激光束(超快 10^{-15} 秒)制作角膜隧道。直径 $3\mu m$ 的激光束聚焦在电脑扫描仪预定基质内特定的深度,聚焦(切削)深度距离角膜前表面 90~400μm。该激光束形成以水和二氧化碳为成分的基质内空化气泡,随后微气泡相互融合形成切割平面[25-29]。激光束入射到计算机控制的反射镜上,精确度在 1μm[30]。一次性的负压吸力环用于固定眼位。利用飞秒激光制作角膜隧道时间多在 15 秒内完成[30-31]。

　　2003 年 Ratkay-traub 等[32]首次发表了飞秒激光的临床应用报道。Rabinowitz 等[33]比较飞秒激光辅助与手工植入角膜基质环 30 例患者的视觉结果,结果发现两组之间差异无统计学意义。随后,一些研究[34-36]报告飞秒激光辅助植入角膜基质环疗效确切,术后视力恢复快,角膜地形图参数及角膜生物力学改善、引起像差及并发症少。

角膜基质环联合手术

　　随着飞秒激光[33]和角膜胶原交联技术(CXL)[37]手术技术发展,一些研究报道了 ICRS 植入联合相关手术。以下是关于这些联合手术的最新研究:

- Keraring 角膜基质环植入联合 CXL 手术
  Coskunseveh 等人[38]比较了两种治疗方法(第 1 组为 CXL+Keraring 角膜基质环植入;第 2 组为 Keraring 角膜基质环植入 +CXL),结果发现先植入 Keraring 角膜基质环后再行 CXL 对圆锥角膜的治疗效果更佳(矫正视力和剩余散光)。而 Renesto 等[39]随访 24 个月发现 CXL 联合 Keraring 角膜基质环植入孰先孰后在屈光度、角膜地形图、角膜厚度、眼压和角膜生物力学等方面差异无统计学意义。
- INTACS 角膜基质环植入联合跨上皮 CXL
- Ertan 及其同事[40]评估了 25 只眼经 INTACS 角膜基质环植入术后行跨上皮 CXL 的圆锥角膜患者,结果发现该术式可改善视力,降低近视、散光和角膜曲率。ICRS / PRK / PTK / CXL
  一些临床研究报道[41,42]ICRS 植入术联合准分子激光屈光性角膜切削术(PRK)联合 CXL,或经上皮的准分子激光屈光性角膜切削术(t-PTK)联合 CXL 等均能够提高圆锥角膜患者的术后视力。
- INTACS 联合 MyoRing 角膜基质环植入

Behrouz 等[43]报道 1 例重度圆锥角膜植入 INTACS 术后再行 MyoRing 角膜基质环植入,术后矫正视力从 0.1 提高到 0.6。

- ICRS 植入联合其他手术

一些临床研究报道了 ICRS 植入治疗 LASIK[44]术后角膜扩张和边缘性角膜变性(PMCD)[45]。Kymionis 及其同事[44]报道 INTACS 植入术后 5 年的疗效稳定[44]。Ertan 和 Bahadir 等[45]应用飞秒激光辅助下行 INTACS 植入术治疗 9 只眼边缘性角膜变性,所有患眼裸眼视力均有所改善。在队列研究中[46],Lisa 等评估穿透性角膜移植术后行 Ferrara 角膜基质环植入的视力和屈光变化,所得结论是该方法矫正角膜移植术后高度的不规则散光,这可能是一种良好的替代治疗方法。

- 其他

在最近的关于 ICRS 和 CXL 的文献综述中,Avni-Zauberman 和 Rootman 等[47]报道 CXL 是角膜扩张的良好治疗选择,可根据需要与 ICRS 植入术联合使用,但目前尚不清楚哪种联合方案最理想。 (视频 172.1)。

并发症

传统的手法制作角膜隧道技术可导致以下并发症[39,48~49]:手术切口位置的角膜上皮缺损、角膜隧道前或后表面穿孔、切口向中央视轴中心或角膜缘过度延伸、角膜基质环植入位置浅、感染性角膜炎、切口持续不闭合、偏中心、角膜基质变薄、切口和隧道周围角膜基质水肿、角膜基质环被挤出、移位、欠矫、过矫、基质内沉积物和眩光。Kanellopoulos 等[50]报道角膜基质环植入术后并发症发生率为 35%。Ruckhofer 等[51]随访 24 个月 359 只近视眼发现 213 只眼(74%)INTACS 植入术后发生基质内沉积,且与角膜基质环厚度有关。Galvis 等[52]和 Hofling-Lima 等[53]陆续报道了圆锥角膜角膜基质环植入术后发生细菌性角膜炎(细菌培养确诊)的病例。为了治疗这些继发感染性角膜炎,需要局部和静脉注射抗生素治疗。

值得注意的是,飞秒激光在制作角膜隧道的位置、深度、宽度和直径大小等方面更精确更具有优势,减少了手术相关并发症,然而仍有一些并发症的报道。Ertan 和 Kamburogly[54]报道了飞秒激光辅助 INTACS 植入术存在偏心问题。Coskunseven 等[55]回顾 531 例(850 只眼)Keraring 角膜基质环植入术的临床研究,发现最常见并发症是术中角膜隧道不完全形成(2.7%)和术后角膜基质环移位(1.3%)。

Yeung 等[56]报道 2008~2011 年行飞秒激光辅助角膜基质环植入与同期 CXL 术治疗圆锥角膜的一项序列研究,无 1 例发生术中并发症,3 只眼角膜基质环术后 1 年内取出上段。

图 172.3 裂隙灯照片显示了角膜基质环植入术后典型的局部水肿,而前节 OCT 则显示在前房中发现角膜基质环的末端。

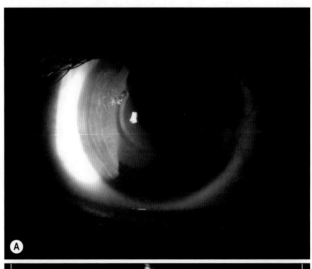

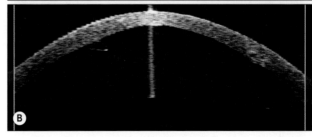

图 172.3 (A)裂隙灯照片显示了角膜基质环植入术后典型的局部水肿。(B)OCT 显示在前房中发现角膜基质环的末端

表 172.1 总结了几项角膜基质环的研究结果,包括眼数、角膜基质环类型、随访时间、视力变化、平均屈光度变化和并发症。

14

表172.1　角膜基质环植入术的研究结果

研究作者	眼数	角膜基质环类型	随访时间	视力变化（最佳矫正视力 BCVA；裸眼视力 UCVA）	平均屈光力变化 MRSE	并发症
Siganos[9]	26	Ferrara	6个月	BCVA 从 0.37 提高到 0.60	MRSE 从 −6.91D 升高到 −1.11D	2 眼因植入位置表浅和植入不对称，术后 ICRS 被取出
Moreira[10]	10	Ferrara	3个月	50% 眼 BCVA 提高到≥0.5LogMAR	BCVA 从 0.7 提高到 0.4LogMAR	2 例患者发生角膜穿孔。1 只眼发生 ICRS 外露，3 例患者发生 ICRS 移位
Ertan[11]	306	INTACS	4个月	15% 眼 UCVA 和 10.7% 眼 BCVA 分别都增加了数行	MRSE 从 −7.81D 升高到 −4.72D，平均 K-reading 从 50.70D 降低到 47.91D	Intac 植入术后 6 个月后 3 只眼发生 ICRS 挤出
ALio[12]	26	INTACS	1年	2 组 BCVA 从 0.3 提高到 0.6	组 1MRSE 从 −5.00D 升高到 −1.73D；组 2MRSE 从 −5.50D 到 −3.25D	3 只眼出现少量角膜表层新生血管。7 只眼发生轻微基质环移位（1~3mm）。4 只眼发展为严重移位和部分暴露
Wachler[13]	74	INTACS	1个月	74 只眼中 33 只眼（45%）BCVA 增加≥2 行，38 只眼（51%）BCVA 无变化，3 只眼（4%）下降＞2 行	MRSE 从 −3.89D 升高到 −1.46D	1 只眼出现前弹力层芽孔。1 只眼角膜环移位和外露
Coskunseven[14]	50	Keraring	1年	BCVA 增加了 1.3 行	MRSE 从 −5.62D 升高到 −2.49D	术后第 1 天 3 只眼发现角膜基质环移位到切口位置
Renesto[39]	39	Keraring 和 CXL	2年	BCVA 从 0.68 提高到 0.52LogMAR	最大 K 值从 53.26D 降低到 49.62D	术后 1 天 1 只眼，术后 7 天 1 只眼各发生角膜后表面芽孔
Coskunseven[41]	16	Keraring 和 CXL 和 PRK	6个月	BCVA 从 0.75 提高到 0.13LogMAR	MRSE 从 −5.66D 降低到 −0.98D	无
Torquetti[20]	38	Ferrara	10年	BCVA 从 0.45 提高到 0.29LogMAR；66.7% 患者在随访 10 年 BCVA 增加 2 行或更多	陡峭轴 K 值从 54.99D 降低到 50.65D	2 只眼重新更换 ICRS，2 只眼行角膜移植术
Bibaz[42]	32	INTACS SK 和 t-PTK 和 CXL	12个月	随访 12 月研究组 BCVA 提高	研究组 MRSE 从 −4.44D 和 −6.02D 分别升高到 −2.24D 和 −3.93D	无
Behrouz[43]	1	INTACS 和 MyoRing	1年	BCVA 从 0.1 提高到 0.67	平均角膜散光力从 50.3D 降低到 43.6D	无
Pedro Navarro**	9	INTACS	2年	术前 BCVA≥0.4（100%）；术后 BCVA≥0.5（88.8%）	MRSE 术前从 17D 到 10D，术后 2 年从 8.5D 到 0.5D	无
Miranda[49]	36	Ferrara	1年	29 只眼（80.56%）BCVA 提高	MRSE 从 −7.29D 升高到 −4.80D	1（2.7%）只眼偏中心，2（5%）只眼发生不对称，2（5%）眼发生位移，5（13.8%）只眼被挤出，1（2.7%）只眼发生细菌性角膜炎

（王蓉 董诺 译）

参考文献

1. Barraquer JI. Queratoplastia Refractiva. *Est e Inf Oftal* 1949;**2**:10–30.
2. Barraquer JI. Modification of refraction by means of intracorneal inclusions. *Int Ophthalmol Clin* 1966;**6**:53–78.
3. Fleming JF, Reynolds AE, Kilmer L, et al. The intrastromal corneal ring: two cases in rabbits. *J Refract Surg* 1987;**3**:227–32.
4. Fleming JF, Wan WL, Schanzlin DJ. The theory of corneal curvature change with the intrastromal corneal ring. *CLAO J* 1989;**15**:146–50.
5. Nosé W, Neves RA, Burris TE, et al. Intrastromal corneal ring: 12-month sighted myopic eyes. *J Refract Surg* 1996;**12**:20–8.
6. Nosé W, Neves RA, Schanzlin DJ, et al. Intrastromal corneal ring – one-year results of first implants in humans: a preliminary nonfunctional eye study. *Refract Corneal Surg* 1993;**9**:452–8.
7. Assil KK, Barrett AM, Fouraker BD, et al. One-year results of the intrastromal corneal ring in nonfunctional human eyes. Intrastromal Corneal Ring Study Group. *Arch Ophthalmol* 1995;**113**:159–67.
8. Assil KK, Quantock AJ, Barrett AM, et al. Corneal iron lines associated with the intrastromal corneal ring. *Am J Ophthalmol* 1993;**116**:350–6.
9. Siganos D, Ferrara P, Chatzinikolas K, et al. Ferrara intrastromal corneal rings for the correction of keratoconus. *J Cataract Refract Surg* 2002;**28**:1947–51.
10. Moreira H, Oliveira CS, Godoy G, et al. Anel Intracorneano de Ferrara em ceratocone [Ferrara's intracorneal ring in keratoconus]. *Arq Bras Oftalmol* 2002;**65**:59–63.
11. Ertan A, Kamburoglu G. Intacs implantation using a femtosecond laser for management of keratoconus: comparison of 306 cases in different stages. *J Cataract Refract Surg* 2008;**34**:1521–6.
12. Alió JL, Artola A, Hassanein A, et al. One or 2 intacs segments for the correction of keratoconus. *J Cataract Refract Surg* 2005;**31**:943–53.
13. Wachler BSB, Chandra NS, Chou B, et al. Intacs for keratoconus. *Ophthalmology* 2003;**110**:1031–40.
14. Coskunseven E, Kymionics GD, Tsiklis NS, et al. One-year results of intrastromal corneal ring segment implantation (Keraring) using femtosecond laser in patients with keratoconus. *Am J Ophthalmol* 2008;**145**:775–9.
15. Wijdh RH, van Rij GV. Intrastromal corneal ring segments (ICRs): three- and six months results. *Doc Ophthalmol* 2000;**100**:27–37.
16. Cunha PFA, Alves EAF, Silva FBD, et al. Estudo das modificações oculares induzidas pelo implante estromal do anel de Ferrara em portadores de ceratocone. *Arq Bras Oftalmol* 2003;**66**:417–22.
17. Kymionis GD, Grentzelos MA, Diakonis VF, et al. Nine-year follow-up of Intacs implantation for keratoconus. *Open Ophthalmol J* 2009;**8**:77–81.
18. Kymionis GD, Bouzoukis DI, Portaliou DM, et al. New Intacs SK implantation in patients with post-laser in situ keratomileusis corneal ectasia. *Cornea* 2010;**29**:214–16.
19. de Freitas Santos Paranhos J, Avila MP, Paranhos A Jr, et al. Evaluation of the impact of intracorneal ring segments implantation on the quality of life of patients with keratoconus using the NEI-RQL (National Eye Institute Refractive Error Quality of life) instrument. *Br J Ophthalmol* 2010;**94**:101–5.
20. Torquetti L, Ferrara G, Almeida F, et al. Intrastromal corneal ring segments implantation in patients with keratoconus: 10-year follow-up. *J Refract Surg* 2014;**30**:22–6.
21. Puliafito CA, Steinert RF. Short-pulsed Nd: YAG laser microsurgery of the eye: biophysical considerations. *IEEE J Quant Electron* 1984;**20**:1442–8.
22. Stern D, Schoenlein RW, Puliafito CA. Corneal ablation by nanosecond, picosecond, and femtosecond lasers at 532 and 625 nm. *Arch Ophthalmol* 1989;**107**:587–92.
23. Niemz MH, Hoppeler T, Juhasz T, et al. Intrastromal ablations for refractive corneal surgery using picoseconds infrared laser pulses. *Lasers Light Ophthalmol* 1993;**5**:149–55.
24. Juhasz T, Loesel FH, Kurtz RM. Corneal refractive surgery with femtosecond lasers. *IEEE J Selected Topics Quant Electron* 1999;**5**:902–10.
25. Docchio F, Sacchi CA, Marshall J. Experimental investigation of optical breakdown thresholds in ocular media under single pulse irradiation with different pulse durations. *Laser Light Ophthalmol* 1986;**1**:83–93.
26. Loesel FH, Niemz MH, Bille JF, et al. Laser-induced optical breakdown on hard and soft tissues and its dependence on the pulse duration: experiment and model. *IEEE J Quant Electron* 1996;**32**:1717–22.
27. Kennedy PK. A first-order model for computation of laser-induced breakdown thresholds in ocular and aqueous media. I. *Theory*. *IEEE J Quant Electron* 1996;**32**:2241–9.
28. Kennedy PK, Boppart SA, Hammer DX. A first-order model for computation of laser-induced breakdown thresholds in ocular and aqueous media. II. Comparison to experiment. *IEEE J Quant Electron* 1996;**32**:2250–7.
29. Vogel A, Hentschel W, Holzfuss J, et al. Cavitation bubble dynamics and acoustic transient generation in ocular surgery with pulsed neodymium: YAG laser. *Ophthalmology* 1986;**93**:1259–69.
30. Sugar A. Ultrafast (femtosecond) laser refractive surgery. *Curr Opin Ophthalmol* 2002;**13**:246–9.
31. Ertan A, Kamburoglu G, Bahadir M. Intacs insertion with the femtosecond laser for the management of keratoconus; one-year results. *J Cataract Refract Surg* 2006;**32**:2039–42.
32. Ratkay-Traub I, Ferincz IE, Juhasz T. First clinical results with the femtosecond neodymium-glass laser in refractive surgery. *J Refract Surg* 2003;**19**:94–103.
33. Rabinowitz YS, Li X, Ignacio TS, et al. INTACS inserts using the femtosecond laser compared to the mechanical spreader in the treatment of keratoconus. *J Refract Surg* 2006;**22**:764–71.
34. Alio JL, Vega-Estrada A, Esperanza S, et al. Intrastromal corneal ring segments: how successful is the surgical treatment of keratoconus? *Middle East Afr J Ophthalmol* 2014;**21**:3–9.
35. Peña-García P, Alió JL, Vega-Estrada A, et al. Internal, corneal, and refractive astigmatism as prognostic factors for intrastromal corneal ring segment implantation in mild to moderate keratoconus. *J Cataract Refract Surg* 2014;**40**:1633–44.
36. Vega-Estrada A, Alió JL, Brenner LF, et al. Outcomes of intrastromal corneal ring segments for treatment of keratoconus: five-year follow-up analysis. *J Cataract Refract Surg* 2013;**39**:1234–40.
37. Wollensak G, Spoerl E, Seiler T. Riboflavin/Ultraviolet-A-induced collagen crosslinking for the treatment of keratoconus. *Am J Ophthalmol* 2003;**135**:620–7.
38. Coskunseven E, Jankov MR 2nd, Hafezi F, et al. Effect of treatment sequence in combined intrastromal corneal rings and corneal collagen crosslinking for keratoconus. *J Cataract Refract Surg* 2009;**35**:2084–91.
39. Renesto AC, Melo LAS Jr, Sartori MF, et al. Sequential topical riboflavin with or without ultraviolet a radiation with delayed intracorneal ring segment insertion for keratoconus. *Am J Ophthalmol* 2012;**153**:982–93.
40. Ertan A, Karacal H, Kamburoğlu G. Refractive and topographic results of transepithelial cross-linking treatment in eyes with Intacs. *Cornea* 2009;**28**:719–23.
41. Coskunseven E, Jankov MR 2nd, Grentzelos MA, et al. Topography-guided transepithelial PRK after intracorneal ring segments implantation and corneal collagen CXL in a three-step procedure for keratoconus. *J Refract Surg* 2013;**29**:54–8.
42. Elbaz U, Shen C, Lichtinger A, et al. Accelerated versus standard corneal collagen crosslinking combined with same day phototherapeutic keratectomy and single intrastromal ring segment implantation for keratoconus. *Br J Ophthalmol* 2015;**99**(2):155–9.
43. Behrouz MJ, Hashernian H, Khodaparast M, et al. Intacs followed by MyoRing implantation in severe keratoconus. *J Refract Surg* 2013;**29**:364–6.
44. Kymionis GD, Tsiklis NS, Pallikaris AI. Long-term follow-up of Intacs for post-LASIK corneal ectasia. *Ophthalmology* 2006;**113**:1909–17.
45. Ertan A, Bahadir M. Intrastromal ring segment insertion using a femtosecond laser to correct pellucid marginal corneal degeneration. *J Cataract Refract Surg* 2006;**32**:1710–16.
46. Lisa C, García-Fernández M, Madrid-Costa D, et al. Femtosecond laser-assisted intrastromal corneal ring segment implantation for high astigmatism correction after penetrating keratoplasty. *J Cataract Refract Surg* 2013;**39**:1660–7.
47. Avni-Zauberman N, Rootman DS. Cross-linking and intracorneal ring segments-review of the literature. *Eye Contact Lens* 2014;**40**:365–70.
48. Ertan A, Colin J. Intracorneal rings for keratoconus and keratectasia. *J Cataract Refract Surg* 2007;**33**:1303–14.
49. Miranda D, Sartori M, Francesconi C, et al. Ferrara intrastromal corneal ring segments for severe keratoconus. *J Refract Surg* 2003;**19**:645–53.
50. Kanellopoulos AJ, Pe LH, Perry HD, et al. Modified intracorneal ring segment implantations (Intacs) for the management of moderate to advanced keratoconus: efficacy and complications. *Cornea* 2006;**25**:29–33.
51. Ruckhofer J, Twa MD, Schanzlin DJ. Clinical characteristics of lamellar channel deposits after implantation of intacs. *J Cataract Refract Surg* 2000;**26**:1473–9.
52. Galvis V, Tello A, Delgado J, et al. Late bacterial keratitis after intracorneal ring segments (Ferrara ring) insertion for keratoconus. *Cornea* 2007;**26**:1282–4.
53. Hofling-Lima AL, Castelo B, Romano A. Corneal infections after implantation of intrastromal corneal ring segments. *Cornea* 2004;**23**:547–9.
54. Ertan A, Kamburoglu G. Analysis of centration of Intacs segments implanted with a femtosecond laser. *J Cataract Refract Surg* 2007;**33**:484–7.
55. Coskunseven E, Kymionis GD, Tsiklis NS, et al. Complications of intrastromal corneal ring segment implantation using a femtosecond laser for channel creation: a survey of 850 eyes with keratoconus. *Acta Ophthalmol* 2011;**89**:54–7.
56. Yeung SN, Ku JY, Lichtinger A, et al. Efficacy of single or paired intrastromal corneal ring segment implantation combined with collagen cross-linking in keratoconus. *J Cataract Refract Surg* 2013;**39**:1146–51.

14

第 173 章

角膜松解切开术

Zaina Al-Mohtaseb,Leela V. Raju,Li Wang,Mitchell P. Weikert,Douglas D. Koch

关键概念

- 手法方式或飞秒激光辅助散光性角膜切开术和周边角膜松解切口术可矫正角膜散光。
- 系统术前评估包括术前裂隙灯和详细角膜地形图检查,这对于排除眼部病变和预防术后并发症十分重要。
- 在选择治疗方案时,利用多种地形图检查仪器来评估角膜前、后表面的散光值和轴位非常重要。
- 手术中可保留轻度的顺规散光来补偿随着年龄增长出现的正常逆规散光。
- 为了尽可能减少陡峭子午线的调准误差,可在术前用记号笔标记患者角膜,或者利用新的术前定位系统。
- 飞秒激光辅助的基质内和穿透性角膜切开术可矫正自然发生的角膜散光和术后残余散光。
- 在角膜移植术后的植床 - 植片交界线的内侧或中心做散光性角膜切开,切开位置充当新的角膜缘的角色,以改善最佳矫正视力和减少散光。
- 散光性角膜切开和周边角膜松解切口可补充治疗 PRK 或 LASIK 术后残余散光。
- 手法方式或飞秒激光辅助穿透性和基质内角膜切开术和周边角膜松解切口能够降低术前散光,最大限度地提高裸眼视力和最佳矫正视力。

本章纲要

引言

尽管 Lans 等[1]最先提出角膜切开术的概念,但目前的放射性角膜切开术(refrative keratotomy, RK)来源于 20 世纪中叶苏联的 Fyodorov 等的改进工作。随后 1980 年代早期的许多眼外科医生,其中包括 Fenzl、Lindstrom、Martin、Neumann、Nordan、Tate、Terry 和 Thornton 等,陆续研究角膜切开术矫正散光的手术技术。1983 年 Osher 等开始了通过横向松解性角膜切口矫正白内障术前存在的散光的研究[2]。

Osher 的最初技术包括在白内障手术结束时,在直径 7~10.5mm 角膜光学区的陡峭子午线上制作一对松解角膜切口[2]。其他眼科医生则通过改变角膜切口的长度、数量、切割深度和光学区大小等来更好地矫正角膜散光。Merlin 等首先提出弧形切口的概念,而 Thornton 和 Lindstrom 等则是改良的钻石刀技术的主要倡导者。

Lindstrom 等[3]发现在光学区 5~7mm 上做 3mm 的角膜切开或 45°~90° 的弧形角膜切口,耦合比(coupling ratio)(手术径线曲率变平的量和与之垂直径线曲率变陡的量之比值)接近 1。在 5~7mm 直径的光学区域内做切口,则发挥直线或弧形角膜切口的最大效果。

Thornton 等[4]描述目前最常用的弧形切口的几何优势。他认为在角膜周长不变时做短而同心的弧形角膜切口才能实现耦合比 1:1。一个直的横向切口增加了整个角膜的周长,形成更平坦的角膜,并且需要对人工晶体术后残余散光补偿矫正。此外较短的弧形切口与较长横向切口相比矫正散光效果相当。

尽管用于治疗近视的放射状角膜切开术已被准

分子激光角膜屈光手术所取代,但是散光性角膜切开(astigmatic keratotomy,AK)和周边角膜松解切口(peripheral corneal relaxing incisions,PCRIs)仍然是术前术后矫正角膜散光的主流术式。它们是屈光性白内障手术的固有组成部分,眼科医师可为角膜散光患者提供术后最佳裸眼视力。一般来说,散光性角膜切开是在 8mm 或更小的光学区上做切口,而周边角膜松解切口则做 9mm 或更大的光学区做切口。弧形散光性角膜切开的切口的越长、越深、越靠近中央则可以矫正较高的散光。此外,在年龄大和角膜移植术后的患者中矫正效果更明显。考虑到耦合比,两种术式通常减少散光而不改变等效球镜度数。散光性角膜切开可应用手法方式操作、机械角膜刀,也可应用最新的飞秒激光技术[5]。

白内障手术联合角膜切开术

患者选择

如果存在 1~2D 的散光,裸眼视力可能会降低至 0.6 或 0.4,而 2~3D 的散光则可能导致裸眼视力在 0.3 和 0.2 之间。多达 95% 的眼睛合并一定程度的可测量的角膜散光[6]。

对于术前没有或存在极少量散光的患者,白内障手术设计应尽量减少手术源性散光。对于合并有临床意义散光的白内障患者,可采用两种主要方法矫正散光。考虑到手术切口会引起散光的变化,术中可以应用 Toric 人工晶状体或者周边角膜松解切口矫正散光,也可以在白内障术后行散光性角膜切开或角膜屈光手术以进一步矫正散光。

仔细选择术前患者对于减少白内障手术意外及提高患者满意度非常重要。完整而全面的病史,包括眼表及泪膜破裂时间的仔细检查及术前评估,将有助于排除如干燥综合征或角膜上皮基底膜变性等周边角膜松解切口的禁忌证。临床经验显示,对于术前合并中、重度干眼症患者,周边角膜松解切口术可加剧其眼部干燥和不适感,可能与手术切断角膜神经引起知觉减退有关。基于 Placido 盘的角膜地形图和 Scheimpflug 照相评估系统检查有助于排除进行性角膜膨隆、角膜变薄和角膜接触镜诱发的角膜变形或不规则散光。对于术前有扩张性角膜病变如圆锥角膜或角膜边缘变性,散光性角膜切开或周边角膜松解切口可导致严重的进行性不规则散光。

常规白内障手术会导致 0.50D 或更多的手术源性散光,当患者尤其合并逆规散光希望术后减少眼镜依赖时,术中可以考虑散光矫正手术[7]。眼科医生术前应与患者讨论手术原理、获益和风险,并需考虑对侧眼的屈光状态。

眼科医师在白内障患者角膜散光切口的首选位置有所不同。一些眼科医师喜欢在 8mm 光学区做散光性角膜切开,而另一些则主要在 9mm 以外的区域做周边角膜松解切口。

手术方案

对于术前检查,我们至少使用两种设备来检测散光度和轴位,并且我们也考虑屈光度,因为这可能是评估后角膜散光的一个指标(见下文)。我们使用 Scheimpflug 照相系统来评估角膜厚度。在制定手术方案时,一些作者认为大多数白内障患者随年龄增长向逆规散光漂移,所以在白内障术后保留轻度的顺规散光(至少在单焦点晶体植入术中),而这种残留的顺规散光可通过扩大 Sturm 光锥来增加焦深[8]。因此,与逆规散光相比,多数眼科医生更倾向治疗顺规散光。

传统上角膜曲率计仅用于测量眼球角膜前表面,因为角膜和房水之间折射率相差很小,角膜后表面散光在临床上往往忽略不计。随着 Scheimpflug 照相系统的应用,Koch 等研究角膜后表面散光占总散光的比例时指出,超过 80% 的角膜后表面垂直子午线比水平子午线更加陡峭。由于角膜后表面是负透镜,这会产生逆规散光。他们发现,当角膜前表面有顺规散光时,角膜后表面散光平均值约 0.5D,且随着角膜前表面散光的增加而增加。当角膜前表面有逆规散光时,角膜后表面散光平均值约 0.3D,则随着前表面变化而改变不明显。因此基于角膜前表面测量的散光矫正,顺规散光的患者应过矫,而对逆规散光则欠矫[9]。

周边角膜松解切口或散光性角膜切开术的切口长度和数量计算公式基于患者年龄和术前角膜散光测量。现在就周边角膜松解切口而言,我们基于角膜后表面的数据来更改公式。表 173.1 中新的计算量表设计为颞侧 2.2~2.7mm 透明角膜切口白内障术中做周边角膜松解切口。为了减少过矫的风险,该公式相对较为保守。

为周边角膜松解切口术的 Nichamin 计算量表。周边角膜松解切口术可能造成约 0.2D 的轻度远视漂移[10],在选择人工晶状体度数时应该考虑在内。切口位置至关重要,因为已有报道在水平子午线做周边角膜松解切口效果更明显。

表 173.3 是在光学区 7mm 做 T 字角膜散光切开术的计算量表。

14

表 173.1　白内障术中矫正角膜散光的周边角膜松解切口术的计算量表

术前散光（D）	年龄（年）	切口数目	切口长度（度）
顺规散光			
1.25~1.75	<65	2	35*
	≥65	1	35
>1.75	<65	2	60
	≥65	2	45
逆规/斜轴散光			
0.4~0.8	–	1	35~40**
0.81~1.2	–	1	45
		2	40
≥1.2	–	2	45

联合颞侧 2.4mm 透明角膜切口

* 周边角膜松解切口矫正 50° 不规则散光

** 周边角膜松解切口矫正 30° 规则散光

对逆规散光而言，透明角膜切口的中心不在陡峭的子午线上

表 173.2　周边角膜松解切口术的 Nichamin 计算量表

角膜松解切口

现代白内障超声乳化术

角膜切口深度在 600μm

Louis D，"skip" Nichamin，M.D.-Laurel Eye Clinic，Broolville，PA

周边部

高达 +0.75 × 90 或者 +0.50 × 180

角膜切口设计　中心颞侧透明角膜切口（如小于或等于 3.5mm，单一平面的进刀口位于角膜缘血管环）

逆规散光

陡峭轴向 0°~44°/136°~180°

术前散光	成对角膜切口						
	30~40 岁	41~50 岁	51~60 岁	61~70 岁	71~80 岁	81~90 岁	≥91 岁
仅鼻侧角膜缘切口					35°		
0.75~1.25	55°	50°	45°	40°	35°		
+1.50~+2.00	70°	65°	60°	55°	45°	40°	35°
+2.25~+2.75	90°	80°	70°	60°	50°	45°	40°
+3.00~+3.75	90° O.Z.=8mm	90° O.Z.=9mm	85°	70°	60°	50°	45°

角膜切口设计　颞侧透明角膜切口（如大于 40°，成对、深达 600μm）

顺规散光

轴向 45°~135°

术前散光	成对角膜切口						
	30~40 岁	41~50 岁	51~60 岁	61~70 岁	71~80 岁	81~90 岁	≥91 岁
+1.00~+1.50	50°	45°	40°	35°	30°		
+1.75~+2.25	60°	55°	50°	45°	40°	35°	30°
+2.50~+3.00	70°	65°	60°	55°	50°	45°	40°
+3.25~+3.75	80°	75°	70°	65°	60°	55°	45°

角膜切口设计　颞侧透明角膜切口（弧形板层切开）

周边角膜松解切口术或联合放射状角膜切开，弧长可减少 50%

14

表 173.3 角膜散光切口手术计算量表

年龄	2×30°			2×45°			年龄	2×30°			2×45°		
	1×30°	1×45°	1×60°	1×90°	2×60°	1×90°		1×30°	1×45°	1×60°	1×90°	2×60°	1×90°
20	0.40	0.80	1.20	1.60	2.40	3.20	48	0.68	1.36	2.04	2.72	4.08	5.44
21	0.41	0.82	1.23	1.64	2.46	3.28	49	0.69	1.38	2.07	2.76	4.14	5.52
22	0.42	0.84	1.26	1.68	2.52	3.36	50	0.70	1.40	2.10	2.80	4.20	5.60
23	0.43	0.86	1.29	1.72	2.58	3.44	51	0.71	1.42	2.13	2.84	4.26	5.68
24	0.44	0.88	1.32	1.76	2.64	3.52	52	0.72	1.44	2.16	2.88	4.32	5.76
25	0.45	0.90	1.35	1.80	2.70	3.60	53	0.73	1.46	2.19	2.92	4.38	5.84
26	0.46	0.92	1.38	1.84	2.76	3.68	54	0.74	1.48	2.22	2.96	4.44	5.92
27	0.47	0.94	1.41	1.88	2.82	3.76	55	0.75	1.50	2.25	3.00	4.50	6.00
28	0.48	0.96	1.44	1.92	2.88	3.84	56	0.76	1.52	2.28	3.04	4.56	6.08
29	0.49	0.98	1.47	1.96	2.94	3.92	57	0.77	1.54	2.31	3.08	4.62	6.16
30	0.50	1.00	1.50	2.00	3.00	4.00	58	0.78	1.56	2.34	3.12	4.68	6.24
31	0.51	1.02	1.53	2.04	3.06	4.08	59	0.79	1.58	2.37	3.16	4.74	6.32
32	0.52	1.04	1.56	2.08	3.12	4.16	60	0.80	1.60	2.40	3.20	4.80	6.40
33	0.53	1.06	1.59	2.12	3.18	4.24	61	0.81	1.62	2.43	3.24	4.86	6.48
34	0.54	1.08	1.62	2.16	3.24	4.32	62	0.82	1.64	2.46	3.28	4.92	6.56
35	0.55	1.10	1.65	2.20	3.30	4.40	63	0.83	1.66	2.49	3.32	4.98	6.64
36	0.56	1.12	1.68	2.24	3.36	4.48	64	0.84	1.68	2.52	3.36	5.04	6.72
37	0.57	1.14	1.71	2.28	3.42	4.56	65	0.85	1.70	2.55	3.40	5.10	6.80
38	0.58	1.16	1.74	2.32	3.48	4.64	66	0.86	1.72	2.58	3.44	5.16	6.88
39	0.59	1.18	1.77	2.36	3.54	4.72	67	0.87	1.74	2.61	3.48	5.22	6.96
40	0.60	1.20	1.80	2.40	3.60	4.80	68	0.88	1.76	2.64	3.52	5.28	7.04
41	0.61	1.22	1.83	2.44	3.66	4.88	69	0.89	1.78	2.67	3.56	5.34	7.12
42	0.62	1.24	1.86	2.48	3.72	4.96	70	0.90	1.80	2.70	3.60	5.40	7.20
43	0.63	1.26	1.89	2.52	3.78	5.04	71	0.91	1.82	2.73	3.64	5.46	7.28
44	0.64	1.28	1.92	2.56	3.84	5.12	72	0.92	1.84	2.76	3.68	5.52	7.36
45	0.65	1.30	1.95	2.60	3.90	5.20	73	0.93	1.86	2.79	3.72	5.58	7.44
46	0.66	1.32	1.98	2.64	3.96	5.28	74	0.94	1.88	2.82	3.76	5.64	7.52
47	0.67	1.34	2.01	2.68	4.02	5.36	75	0.95	1.90	2.85	3.80	5.70	7.60

找到患者年龄,然后向右移动而不超过,以找到最接近屈光度的结果

当采用某种公式的时候,建议严格遵循该公式使用的手术技巧,以后再根据手术结果来修正公式。

飞秒激光辅助散光性角膜切开术

手法方式进行散光性角膜切开可能会引起角膜切口裂开、感染、瘢痕、上皮植入以及角膜穿孔等难以预测的并发症。近年来飞秒激光技术已应用在角膜切开术(视频 173.1)。飞秒激光辅助散光性角膜切开术提高了角膜切口深度、长度和居中性等方面的精确性,从而降低术后角膜穿孔等风险。

目前激光辅助散光性角膜切开已成功应用于矫正角膜散光及穿透性角膜移植、后弹力层角膜内皮移植术、深板层角膜移植和白内障等术后的残余散光。飞秒激光能够在实时光学相干断层成像(OCT)可视下优化手术操作,使术前测量角膜厚度变得不十分重要。

最初的穿透性散光性角膜切开术最近被越来越流行的保留角膜上皮的散光性角膜基质内切开术所取代(图 173.1~ 图 173.3)。从理论上讲,与穿透性散光性角膜切开术相比,散光性角膜基质内切开术后炎症反应、切口扩张、角膜穿孔等并发症的发生率较低,且患者不适感更少[11]。

穿透性角膜移植术后残余散光

穿透性角膜移植术后残余散光度数平均为4.00~6.00D,其中患者不能耐受散光而需手术干预的比例高达 20%。在角膜植片与植床交界处的陡峭子午线方向作成对的弧形角膜切口,形成新的功能性角膜边缘[5]。一般来说,角膜切口必须避开小于 6mm

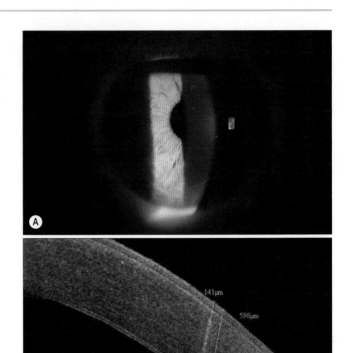

图 173.2　飞秒激光辅助散光性角膜基质内切开术后裂隙灯照片和前节 OCT 照片显示非穿透角膜基质内切开

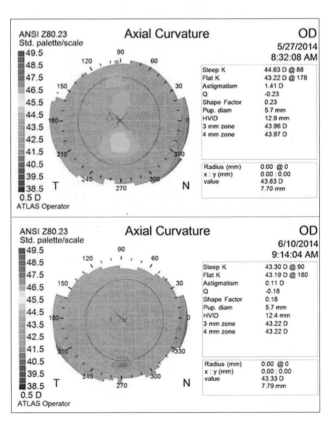

图 173.3　飞秒激光辅助散光性角膜基质内切开术前后角膜地形图

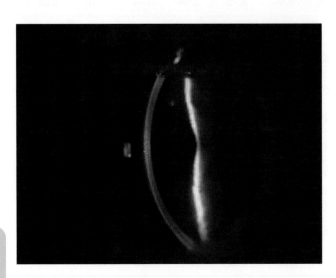

图 173.1　飞秒激光辅助散光性角膜切开术后裂隙灯照片

光学区,以免增加不规则散光。切口长度范围一般在45°~90°之间,并且切口设计至少可以通过三种方法:①遵循计算量表;②术中在角膜镜、像差仪或其他测量方法辅助下逐渐延长手术切口,直到稍微过矫[13];③对所有角膜使用固定的长度和位置,并认识到散光量越大角膜切开越大[12]。由于角膜植片-植床交界处的瘢痕反应可能导致散光性角膜切开术后不可预测,操作时尽量采用保守的方法以避免角膜切口扩张和过矫。美国 Harissi-Dagher 和 Azar 等最早报道飞秒激光辅助散光性角膜切开术治疗两例角膜移植术后残余散光,并显示出其在矫正散光和提高最佳矫正视力等方面有效[14]。在散光性角膜切开治疗穿透性角膜移植术后散光患者可观察到排斥反应,所以我们建议在手术后增加糖皮质激素的次数。

PRK 或 LASIK 术后残余散光

散光性角膜切开和周边角膜松解切口均可用于 PRK 或 LASIK 术后残余散光的辅助治疗。Kapadia 等[15]对 PRK 术前及术后施行弧形角膜切开术的治疗效果进行了分组研究并随访 6 个月,其中第一组患者(37 只眼,平均 1.5D 的散光)于 PRK 术前行散光性角膜切开,散光度数由术前 +2.4±0.6D 显著降低到术后的 +0.6±0.6D 且有统计学意义;而第二组患者(86 只眼)于 PRK 术后行散光性角膜切开,散光度数由术前的 +1.5±0.6D 降低到术后的 +0.4±0.4D 且有统计学意义。Wang 等[16]通过周边角膜松解切口术矫正 33 只眼 PRK 及 LASIK 术后的残余散光,术后最佳裸眼视力 1.0 的比例由术前 6% 提高到 60%,且随访 1 年疗效稳定。较高的散光量其耦合反应可能难以预测。当联合切开时,第二次切开必须确保第一次切开切口的稳定性。

定位

精确的角膜散光矫正手术对手术切口定位非常敏感。矢量分析显示只有 15° 的偏移误差将导致散光量矫正减少 50%,而 30° 偏差则无矫正效果且引起散光轴位大的偏移[17]。大于 30° 的偏差导致散光量大幅度增加。

计算机辅助的角膜地形图有助于识别子午线和散光量。可用于测量角膜曲率的仪器较多,不同的设备测量结果不尽相同。通过比较不同设备的测量结果以找到最一致的角膜子午线曲率是有帮助的。如果在角膜地形图上散光量稍微不对称,成对切口的长度可以

相应改变。如果白内障术前不同技术测量结果差异相当大,最好等待术后稳定后再行松解切口矫正散光。

术前可以采取各种方法来减少眼位引起的误差。可以对患眼进行标记以确保裂隙灯下眼位垂直定位。我们的方法是在手术中寻找标记物(如突出的结膜、角膜或虹膜特征)作为标记点,这种标记点即使散瞳也不会变化。其中 90° 或 180° 两个方位的标记特别有帮助。患者在手术台时不建议标记,因为当仰卧位时一小部分患者眼球会旋转。Swami 等[18]研究发现当患者由直立到仰卧位,8% 的患者可出现大于 10° 的偏差。

在术前可以对术眼做参考标记。表面麻醉后,让患者坐直并前视,随后用甲紫标记笔来标记 3、6 和 9 点或 3、6 和 12 点钟位置(图 173.4)。

近年来,在术前应用的定位导航系统(如 Zeiss 公司的 Callisto Eye、Alcon 公司的 Verion 和 TrueVision 公司的 TrueVision 3D 等)引导陡峭的子午线与手术标记对齐。图像引导系统可根据术前的数据和图像在手术显微镜整合显示,有助于评估陡峭的角膜子午线(图 173.5)。

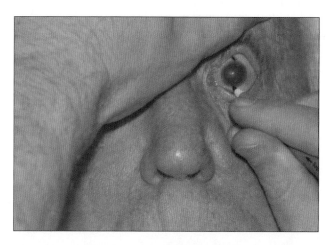

图 173.4 飞秒激光辅助散光性角膜基质内切开手术前标记轴向

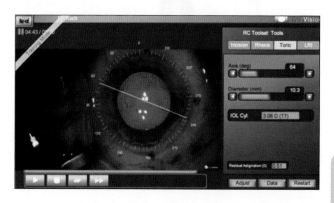

图 173.5 实景 3D 手术系统设置界面

14

手术器械

手法角膜松解切开术所需的设备及器械包括手术显微镜、切口子午线标记工具（如 Sinskey 勾）、显微镊或固定环、标度计、角膜标记器、无菌标记笔以及用于术中测量的超声角膜测厚仪等。临床上有包括 Katena 公司的 Lindstrom 弓形标记器（图 173.6），ASICO 公司的 Koch 标记和 Mastel 公司的 Mastel 弧形标记器（图 173.7）等标记器。一些标记器被设计用来辅助引导钻石刀进行切割。

临床上有许多不同类型和设计的刀片，包括可重复使用的钻石刀、宝石刀及一次性钢刀。对于中央角膜切口尤为重要。周边角膜松解切口多使用三角或梯形刀，在制作切口的过程中可以提供良好的可见度。对于角膜 9mm 光学区，用这种类型刀片制作 600μm 深度切口可以提高一致性并避免角膜穿孔。微小角膜穿孔多发生于宽底梯形刀，且多见于刀片移动或倾斜导致切口超过预期深度。为了确保切口的安全有效，在刀片选择、校准、维护等方面应该格外小心。如前文所述，飞秒激光同样可应用于散光性角膜切开。

手术方法

手法方式的散光性角膜切开术前作对准角膜缘的定位标记，可用标记笔或 Sinskey 勾沾墨标记陡峭

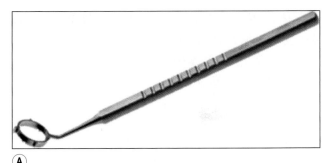

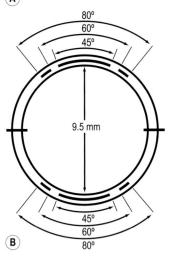

图 173.7 切口方向和弧长标记器

子午线的位置及切口大小。切口的范围可通过标记器、Sinskey 勾或固定眼球的巩膜环进行标记。用显微镊抓取角膜边缘组织或另一手固定有刻度的巩膜环，另一手用刀片切开设计的角膜切口，稍停顿一秒钟，然后将手术刀缓慢而稳定通过所需的切口长度。即便角膜切口稍微不规则，仍可以起到矫正散光的效果（图 173.8）。

具体角膜切口的设计取决于眼科医生对于治疗区域的选择。

如果角膜弧形切口在光学区 8mm 或更小的区域内进行时，许多眼科医师在切口部位进行术中的角膜厚度测量，并调准钻石刀设置所需深度，通常为角膜最薄厚度测量值的 90%。多个手术计算量表取决于眼科医生首选的光学区。

对于飞秒激光辅助散光性角膜切开术，术前在裂隙灯下或采用前述方法标记角膜缘。患者表面麻醉后平卧于手术床，负压吸引环和压平吸引固定眼位，启动激光发射完成手术。飞秒激光角膜切口可进行穿透性角膜外切口或角膜基质内切口。穿透性角膜切开术中基于波前像差仪通过 sinsky 勾做角膜切口分离而矫正散光。

术后常规使用抗生素滴眼液点眼预防感染，一般

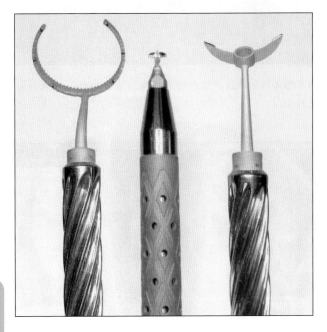

图 173.6 切口弧长圆周度 45°、60° 和 80° 标记器

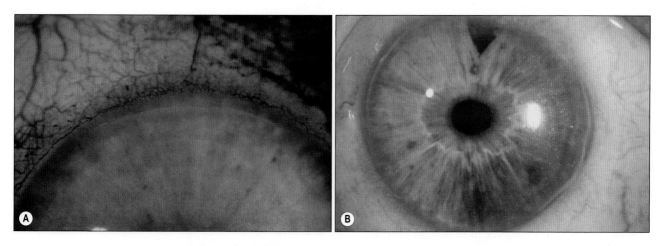

图 173.8　（A）周边角膜松解切口位于角膜缘。（B）角膜松解切口不规则，术后视力 1.0 且患者满意

不常规遮盖眼睛和散瞳。如果在制作角膜切口时有损伤角膜上皮，可佩戴角膜绷带镜过夜以增加患者舒适感。

结果

手法方式的周边角膜松解切口

Wang、Misra 和 Koch 等报道透明角膜切口白内障超声乳化吸除术联合周边角膜松解切口矫正 93 只眼白内障合并角膜散光的患者，术后散光显著减少[10]。术后随访 4 个月小于 1D 散光比率由术前 6% 提高到 51%。2 例年龄超过 80 岁的患者的过矫大于 1D。其中 1 只眼角膜直径是 10.5mm，这可能导致过矫，因为周边角膜松解切口和中心角膜距离变短、弧长变长。出于这个原因，一般推荐用毫米代替度数测量周边角膜松解切口的长度。在这系列研究中无 1 例角膜穿孔，表明在白内障手术结束时施行周边角膜松解切口，使用 600μm 厚度的钻石刀具有良好的安全性。

Poole 和 Ficker 等的一项研究表明，成对弧形角膜切开术矫正 50 例角膜移植术后残余角膜散光患者，60% 的患者最佳矫正视力提高 1 行[13]。Wilkins 等在前文提及的角膜移植术后在角膜光学区 6mm 区域实施弧长 60°、600μm 深的成对弧形角膜切开，术后平均散光从 −10.99 ± 4.26 减少到 −3.33 ± 2.18，作者指出术前散光与散光变化大小密切相关。这项研究中散光减少幅度比其他研究更大，很可能与光学区较小有关[14]。

飞秒激光辅助散光性角膜切开

Kumar 等报道飞秒激光辅助穿透性散光性角膜切开术治疗角膜移植术后残余大于 5 屈光度规则散光 37 只眼，随访至少 6 个月发现裸眼视力（Log MAR 1.08 ± 0.34~0.80 ± 0.42）和最佳矫正视力（Log MAR 0.45 ± 0.27~0.37 ± 0.27）均改善，散光从 7.46 ± 2.40 减少到 4.77 ± 3.29。欠矫发生在斜轴散光患者。术后 3 个月屈光状态稳定且高阶像差有所增加[19]。

在一项前瞻性随机试验中，Hoffart 等应用手法（Hanna Arcitome；Moria 公司）和飞秒激光辅助散光性角膜切开术（Femtrc；Technolas Perfect Vision 公司）治疗 20 只眼，结果发现尽管两组均欠矫，但飞秒激光组术后散光明显减少。在手法组有较大的轴向不准、1 只眼角膜微小穿孔和 1 只眼角膜切口偏中心等并发症，而飞秒激光组无 1 例并发症发生[20]。

飞秒激光辅助散光性角膜基质内切开

Rückl 等报道 Intralase iFS 飞秒激光辅助在上皮下方和内皮上方 100μm 处做成对对称弧形切口矫正 16 例角膜散光患者，随访发现所有患者散光从术前 1.41 ± 0.66D 显著降低降到术后 6 个月时 0.33 ± 0.42D（76.6%），而角膜地形图显示散光从术前 1.50 ± 0.47 显著降到 0.63 ± 0.34D（58%）。所有患者平均裸眼远视力显著提高，未见术后炎症、切口裂开和上皮植入等并发症[21]。

Venter 等报道利用 IntraLase iFS 飞秒激光（Abbott 公司）施行非穿透 ISAK 治疗 112 例角膜屈光手术后残余散光。手术部位在光学区 7mm 最薄点角膜厚度的 80% 深度，术后随访平均 7.6 个月，所有患者最佳裸眼远视力显著提高 2 行，其中视力为 1.0 或更高的患者从术前 13.4% 增加到术后的 67.7%。术后屈光度平均值从术前的 1.20 ± 0.47D 降低到术后平均 7.6 个月的 0.55 ± 0.40D（54%）[22]。

14

Wetterstrand 等对 16 例角膜移植术后大散光患者实施飞秒激光辅助散光性角膜基质内切开术,其中切口部位在角膜植片 - 植床交界处内部,在上皮下方 90μm 做深度约 90% 角膜基质切开,切口弧长 90°。术后角膜散光 3.10 ± 2.10D(46%)和角膜地形图显示散光 5.10 ± 4.70D(54%)显著下降有统计学意义。术后 1 个月随访所有患者角膜地形图散光稳定。1 只眼术后 2 周在颞侧切口形成膨起,予以切口缝合及包扎。2 只眼欠矫、3 只眼过矫[23]。

我们使用 Catalys 激光在 42 只眼白内障患者术中实施飞秒激光辅助散光性角膜基质内切开术,在距离角膜前、后表面的 20% 角膜厚度之间制作基质内长约 8mm 的单个或成对弧形切口,术后所有患者角膜散光减少且有统计学意义,其中术前散光在 0.25D 以内占 4.8%、0.50D 以内占 19.0%、0.75D 以内占 47.6% 而在 1.0D 以内则占 61.9%;术后散光在 0.25D 以内占 47.6%、0.50D 以内占 88.1%、0.75D 以内占 97.6% 而散光在 1.0D 以内则为 100%。

并发症

角膜松解切口的可能并发症包括欠矫或过矫、感染、上皮擦伤、穿孔或不规则散光。本文列出的手术计算量表具有良好的可靠性,但每位眼科医生可能需要根据技术及仪器设备上的不同变化制定个人的改良手术计算量表,并注意适当调整需要矫正的散光量以达到最佳效果。

最令人关注的术后并发症之一是角膜穿孔。尽管我们用上述技术进行手法手术未发生角膜穿孔。为避免任何可能引起角膜穿孔的风险,除了术前仔细筛查以排除周边角膜过薄的患者,相关仪器定期计量校准与检查也非常重要。由于角膜切口多为垂直形状,微小穿孔难以自行闭合,通常需要缝合,尽管极少数情况下可能用角膜绷带镜或加压包扎治疗。

更长的角膜切口容易伤口裂开,尤其是沿着水平子午线的切口。正如我们在 Fuchs 角膜内皮营养不良患者中观察到的情况一样,在穿透性角膜移植术后角膜切口承受额外压力也会导致切口裂开。(图 173.9)

一些临床证据也表明,水平子午线方向更长的周边角膜松解切口可能由于角膜知觉下降而导致中央角膜上皮病变的发生(图 173.10)。术后予以泪小点栓塞和密切随访可能有助于预防角膜表面的损

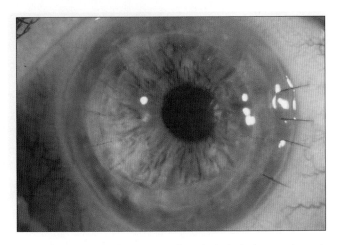

图 173.9　Fuchs 角膜内皮营养不良患者在穿透性角膜移植术后原周边角膜松解切口裂开后缝线缝合

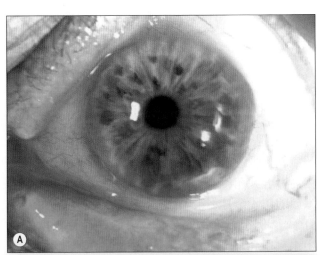

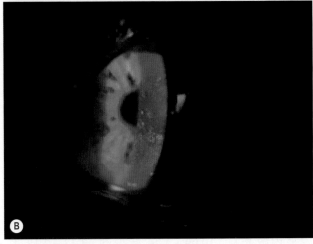

图 173.10　(A)大的水平的周边角膜松解切口。(B)图 A 患者角膜松解术后发生角膜上皮点状着染

伤。因此对于在水平方向做较长周边角膜松解切口的患者,术前需稳定泪膜,并应与患者沟通可能的并发症。

总结

虽然激光角膜屈光手术已经取代角膜松解切开术作为治疗近视的主流方法,但角膜松解切开术仍然是矫正白内障、LASIK/PRK 和角膜移植术后合并散光安全有效的方法。近年来,飞秒激光技术已被用于制作更为精确的角膜松解切口。缜密的手术设计和技术对于确保更佳疗效是必不可少的。随着患者期望值的提高,无需戴镜即达到良好的裸眼视力已成为任何手术的首要目标。随着经验的积累,每位眼科医生将通过不断优化手术计算量表来指导设备和技术并满足患者的视觉需求。

(王骞 董诺 译)

参考文献

1. Lans LJ. Experimentelle Untersuchungen uber Entstehung von Astigmatismus durch nichtperforirende Corneawunden. *Albrecht Von Graefe's Arch Ophthalmol* 1898;**45**:117.
2. Osher RH. Paired transverse relaxing keratotomy: a combined technique for reducing astigmatism. *J Cataract Refrac Surg* 1989;**15**:32–7.
3. Lindstrom RL. The surgical correction of astigmatism: a clinician's perspective. *J Cataract Corneal Surg* 1990;**6**:441–54.
4. Thornton SP. Theory behind corneal relaxing incision/Thornton nomogram. In: Gills JP, Martin RG, Sanders DR, editors. *Sutureless cataract surgery*. Thorofare, NJ: Slack; 1992. p. 123–44.
5. Wu E. Femtosecond-assisted astigmatic keratotomy. *Int Ophthalmol Clin* 2011;**51**(2):77–85.
6. Duke-Elder SS, Abrams D. *Ophthalmic optics and refraction. System of ophthalmology*. St.Louis: Mosby; 1970. p. 274–95.
7. Villegas EL, Alcón E, Artal P. Minimum amount of astigmatism that should be corrected. *J Cataract Refract Surg* 2014;**40**:13–19.
8. Novis C. Astigmatism and toric intraocular lenses. *Curr Opin Ophthalmol* 2000;**11**(1):47–50.
9. Al-Mohtaseb Zaina, Ventura B, Wang L, et al. Impact of Posterior Corneal Astigmatism on Astigmatism Management during Cataract Surgery. Curbside Consultation in Refractive and Lens-Based Surgery: 49 Clinical Questions. 2014.
10. Wang L, Misra M, Koch DD. Peripheral corneal relaxing incisions combined with cataract surgery. *J Cataract Refract Surg* 2003;**29**(4):712–22.
11. Al-Mohtaseb Zaina, Culbertson W. Intrastromal Astigmatic keratotomy with the Femtosecond laser: a nonpenetrating approach for the correction of keratometric and refractive astigmatism. *Cataract and Refractive Surgery Today* 03/2014. Available at: <http://crstoday.com/pdfs/crst0314_refsurg.pdf>.
12. Wilkins MR, Mehta JS, Larkin DF. Standardized arcuate keratotomy for postkeratoplasty astigmatism. *J Cataract Refrac Surg* 2005;**31**(2):297–301.
13. Poole TR, Ficker LA. Astigmatic keratotomy for post-keratoplasty astigmatism. *J Cataract Refract Surg* 2006;**32**(7):1175–9.
14. Harissi-Dagher M, Azar D. Femtosecond laser astigmatic keratotomy for postkeratoplasty astigmatism. *Can J Ophthalmol* 2008;**43**:367–9.
15. Kapadia MS, Krishna R, Shah S, Wilson SE. Arcuate transverse keratotomy remains a useful adjunct to correct astigmatism in conjunction with photorefractive keratectomy. *J Refract Surg* 2000;**16**(1):60–8.
16. Wang L, Swami A, Koch DD. Peripheral corneal relaxing incisions after excimer laser refractive surgery. *J Cataract Refract Surg* 2004;**30**(5):1038–44.
17. Stevens JD. Astigmatic excimer laser treatment: theoretical effects of axis misalignment. *Eur J Implant Ref Surg* 1994;**6**:310–18.
18. Swami AU, Steinert RF, Osborne WE, et al. Rotational malposition during laser in situ keratomileusis. *Am J Ophthalmol* 2002;**133**:561–2.
19. Kumar NL, Kaiserman I, Shehadeh-Mashor R, et al. IntraLase-enabled astigmatic keratotomy for post-keratoplasty astigmatism: on-axis vector analysis. *Ophthalmology* 2010;**117**:1228–35.
20. Hoffart L, Proust H, Matonti F, et al. Correction of postkeratoplasty astigmatism by femtosecond laser compared with mechanized astigmatic keratotomy. *Am J Ophthalmol* 2009;**147**:779–87.
21. Rückl T, Dexl AK, Bachernegg A, et al. Femtosecond laser-assisted intrastromal arcuate keratotomy to reduce corneal astigmatism. *J Cataract Refract Surg* 2013;**39**(4):528–38.
22. Venter J, Blumenfeld R, Schallhorn S, et al. Non-penetrating femtosecond laser intrastromal astigmatic keratotomy in patients with mixed astigmatism after previous refractive surgery. *J Refract Surg* 2013;**29**:180–6.
23. Wetterstrand O, Holopainen JM, Krootila K. Treatment of postoperative keratoplasty astigmatism using femtosecond laser-assisted intrastromal relaxing incisions. *J Refract Surg* 2013;**29**(6):378–82.

14

第 174 章

有晶状体眼人工晶状体植入术

Thomas Kohnen，Mehdi Shajari，Jose L. Güell，Daniel kook，Rudy M.M.A. Nuijts

关键概念

- 有晶状体眼人工晶状体有房角支撑、虹膜夹持和后房型三种类型。
- 不同类型的有晶状体眼人工晶状体植入术都有其手术技术特点、预后和并发症。
- 双光学法是指有晶状体眼人工晶状体植入联合激光原位角膜磨镶术治疗高度近视。

本章纲要

引言

房角支撑型人工晶状体

虹膜夹持型人工晶状体

有晶状体眼后房型人工晶状体

双光学法

引言

角膜屈光手术已被证实是矫正各种屈光不正安全有效的治疗方法[1,2]。然而由于存在角膜厚度、角膜曲率和组织重塑的物理局限性，以及患者现有的眼部疾病如严重干眼、圆锥角膜和角膜扩张性病变等，限制了角膜屈光手术的适应范围[3]。有晶状体眼人工晶状体（phakic intraocular lenses，PIOLs）植入术相对准分子激光角膜屈光手术而言属于加法屈光手术，而准分子激光角膜屈光手术切削角膜组织属于减法屈光手术。由于概念的不同，两种手术方法各有利弊。以眼内屈光手术为例，一方面，将异物（如有晶状体眼人工晶状体）放置于眼内会相互接触和引起阻塞，可能损伤脆弱的眼组织并导致瞳孔阻滞型青光眼等并发症[4]；另一方面

该手术不受角膜厚度的限制，能够满足高标准的光学质量，也可用于矫正非常高度数屈光不正[5-6]。

在本章节，我们将介绍房角支撑、虹膜夹持和后房型三种类型的有晶状体眼人工晶状体（PIOL）。在表 174.1 中，列出了每种类型的人工晶状体的模型。每种类型的人工晶状体设计都有其各自的手术特点和并发症，手术医生可以根据患者的特点来选择最合适的晶状体。对于所有类型的人工晶状体，一般来说，纳入和排除标准是相似的。

适用标准

- 年龄 >21 岁
- 屈光度至少稳定 1 年
- 准分子激光手术无法矫正的屈光不正
- 前房角≥30°
- 角膜内皮细胞计数在正常范围（取决于 PIOLS 的类型、患者年龄、前房深度）
- 虹膜和瞳孔功能无异常
- 暗光线下瞳孔直径 <5~6mm
- 前房深度（ACD）（内皮到晶状体前表面的距离）：Acrysoft/Artisan≥2.7mm；ICL≥3mm

排除标准

- 活动性眼前节疾病
- 复发性或慢性葡萄膜炎
- 临床上可见的晶状体明显混浊
- 角膜或内眼手术史（需要评估）
- 青光眼
- 黄斑变性或黄斑病变
- 视网膜异常
- 全身性疾病（如自身免疫性疾病、结缔组织疾病、特应性疾病和糖尿病）

表 174.1　有晶状体眼人工晶状体符合美国 FDA 要求或通过 CE 认证

	商标	FDA/ CE	材质	度数(屈光度 D)	视盘直径(mm)	晶状体最大直径(mm)
房角支撑型	Kelman Duet	−/+	硬襻为聚甲基丙烯酸甲酯、光学区为硅树脂	−8~−20	5.5	12.5~13.5
	AcrySof	−/+	疏水性丙烯酸树脂	−6~−16.5	6	12.5~14
虹膜夹持型	Verisyse/Artisan	+/+	单片一体式聚甲基丙烯酸甲酯	近视 −3~−15.5 近视 −16~−23.5 远视 +1~+12 Toric+12~−23.5 TORUS+1~+7	6 5 5 5	8.5
	Veriflex/Artiflex	−/+	光学部为硅树脂、虹膜夹部分为聚甲基丙烯酸甲酯	近视 −2~−14.5 Toric−2~−14.5 TORUS+1~+6	6	8.5
有晶状体眼后房型	ICL	+/+	多聚亲水性羟甲丙烯酸酯和胶原的共聚物	近视 −3~−18 TORUS+1~+6 远视 +3~+10	4.65~5.5* 5.5	11.5~13.0 11.0~12.5 10.8 和 11.3
	PRL	−/+	单片一体式硅树脂	近视 −3~−20 远视 +3~+15	4.5~5.5* 4.5	10.6

* 取决于屈光度

房角支撑型人工晶状体

1953 年 Srampelli 等首次植入前房型人工晶状体矫正近视。随后又出现了许多改进后房角支撑型聚甲基丙烯酸甲酯(PMMA)人工晶状体。但由于手术所需角膜切口相对较大而导致显著的医源性角膜散光,因而已被可折叠式 Kelman Duet 和 AcrySof Cache 人工晶状体取代。这两种晶状体都可以通过小于 3mm 的透明角膜切口植入,并且在前房处于一个稳定的位置。这两种人工晶状体在设计上的主要区别在于,Kelman Duet 晶状体主要由三襻式 PMMA 硬襻和硅树脂光学部两部分组成,而 AcrySof 晶状体是由丙烯酸树脂制作成单片一体式结构。

房角支撑型人工晶状体(angle-supported anterior chamber phakic intraocular lenses,AC PIOLs)度数计算的理论基础与虹膜虹膜夹持型人工晶状体相似,计算公式由 van der Heijde 和 Fechner 等提出[7]。需要测定屈光度、角膜最高点的屈光力、中央前房深度以及前房直径。

Kelman Duet 和 AcrySof 人工晶状体的植入方

式不同。Kelman Duet 人工晶状体在 3 或 9 点位行 1mm 的透明角膜切口,植入眼内后光学面通过硬襻固定。术前或术中应进行虹膜周切以减少瞳孔阻滞性青光眼发生的风险。AcrySof 人工晶状体植入前需先在前房注入黏弹剂,利用 MONARCH™ Ⅱ 或 Ⅲ 推注系统(Alcon 公司,德克萨斯州,美国)将人工晶状体通过 2.6~3.2mm 的角膜切口顺利植入,虽然没有虹膜切开术的必要,但一些临床医生倾向于在术前或术中行虹膜周切来降低阻滞性青光眼的风险。

房角支撑型人工晶状体植入术具有良好的可预测性、有效性和安全性。回顾以往文献数据,我们注意到房角支撑型人工晶状体有欠矫的倾向[8]。Alio 等分析发现 Kelman Duet 晶状体植入术后 1 年的疗效指数为 1.58,安全指数为 1.37[9]。Kohnen 和 Knorz 等报道 AcrySof 人工晶状体植入术后第 1 年和第 3 年,结果发现 80.8%(104 例)术后患者达到了 1.0 甚至更好的视力,中央角膜内皮细胞年丢失率为 0.41%,且未出现瞳孔阻滞或视网膜脱离等严重并发症[10,11]。这与房角支撑型人工晶状体在前房内处于相对稳定的位置,与角膜内皮细胞保持安全距离以及患者本身

14

晶状体透明度有关[12]。然而,角膜内皮细胞数量下降或内皮细胞形态完整仍然是对 AC PIOL 术后主要关注点。全面的术前检查应排除内皮细胞数量少或浅前房的患者,因为人工晶状体与角膜内皮细胞间距离变短会增加角膜内皮细胞数量下降的风险。此外,对每一位房角支撑型人工晶状体植入的患者都有必要进行长期随访,监测人工晶状体远期对角膜内皮细胞的影响及在需要时取出人工晶状体。Alio 等研究发现约 24% 的患者由于明显的角膜内皮细胞数量下降而必须行人工晶状体取出术[13]。瞳孔椭圆化是前房型人工晶状体的一种特有并发症,主要由于人工晶状体的襻对虹膜根部造成挤压所致。房角支撑型人工晶状体植入术后有约 5.9% 严重的瞳孔椭圆化[14]。对于 190 只眼植入 AcrySof 人工晶状体,术后则无瞳孔椭圆化的病例报告[11]。此外,在 AcrySof 人工晶状体植入术后进一步并发瞳孔阻滞型青光眼的病例未见报道。据报道眩光和光晕的发生率在 10%~80% 之间[14,15]。几乎所有类型的有晶状体眼人工晶状体植入术后都会出现夜间视力下降[16]。

由于房角支撑型人工晶状体直接位于虹膜前方,瞳孔活动可诱发活动性炎症和虹膜色素脱落。如果房角支撑型人工晶状体尺寸过小,还可能会发生旋转。但在一项多中心研究发现术后出现晶状体旋转 >15° 的 29% 的患者,没有明显的临床并发症[11]。与后房型人工晶状体相比,房角支撑型人工晶状体与晶状体保持一定的距离,术后形成白内障的可能性小。一项 Meta 分析发现房角支撑型人工晶状体术后发生白内障约 1.3%[17]。一项随访 225 只眼房角支撑型人工晶状体植入术的研究中,报道了术后视网膜脱离发生率为 4.8%[11]。但对于新型房角支撑型人工晶状体而言,视网膜脱离是较为罕见的并发症,尽管 AcrySof 人工晶状体现已停用,但近年来关于 AcrySof 人工晶状体的文献中并无相关报道[11,18]。值得注意的是,许多文献报道的房角支撑型人工晶状体植入术后视网膜脱离的发生率低于 Perkins 报道的未手术高度近视患者,这也可能是阳性选择偏倚[19]。

虹膜夹持型人工晶状体

最初,虹膜夹持型人工晶状体(iris-fixated phakic intraocular lenses,IF PIOLs)被放置于无晶状体眼中[20]。1986 年,Fechner 等首次将该晶状体用于有晶状体眼的近视患者,并取得了较好的预测性,但角膜内皮细胞数却进行性减少。目前,通常虹膜夹持型人工晶状

体的光学面镶嵌在坚固的 PMMA 基盘上,临床上有 Artisan 人工晶状体(荷兰 Ophtec 公司)、Verisyse 人工晶状体(美国 Abbott 公司)和折叠型 Artiflex 人工晶状体(荷兰 Ophtec 公司)三种类型。与房角支撑型和睫状沟型人工晶状体(sulcus-fixated phakic intraocular lenses,SF PIOLs)相比,虹膜夹持型人工晶状体的优点在于总是可以准确居中在瞳孔上。虹膜夹持型人工晶状体度数是根据 Van der Heijde 公式计算的。对于所有的虹膜夹持型人工晶状体,8.5mm 标准直径均适用,不会发生在房角支撑型和睫状沟型人工晶状体的夹持错误的问题。

如视频(视频 174.1、174.2 和 174.3)所示,Verisyse 晶状体通过 5.2 或 6.2mm 的主切口植入已缩瞳的眼内。此外制作两个垂直的辅助角膜切口,固定晶状体两边的蟹脚形襻在虹膜上,且位居瞳孔中央。术中进行周边虹膜切除术或术前采用 Nd:YAG 激光周边虹膜切除术。术后用 10-0 尼龙线间断缝合主切口。而折叠型虹膜夹持型人工晶状体则需要一个约 3mm 的角膜切口,植入过程与 PMMA 晶状体大致相同,术后通常无需缝线缝合。无论散光型还是非散光型,虹膜夹持型人工晶状体都被证明具有良好的可预测性、有效性和安全性。对于非散光型虹膜夹持型人工晶状体,有效性和安全性指数平均值分别为 0.86(0.6~1.71)和 1.13(1.04~1.39)(图 174.1)。对于散光型,有效性和安全性指数平均值分别为 1.0(0.93~1.2)和 1.3(1.15~1.6)[8]。欧洲一项多中心研究报告显示散光型 Artiflex 人工晶状体植入术后 6 个月,99% 的患者的裸眼视力≥0.5,而 81.8% 实际残留屈光度数在 ±0.5D 内[21]。类似于房角支撑型人工晶状体,虹膜夹持型人工晶状体术后角膜内皮细胞丢失仍是主要问题之一。这主要取决于手术创伤、术后人工晶状体位置变化或亚临床炎症对角膜内皮的直接毒性损伤等。Menero 等随访 4 年发现术后 6 个月角膜内皮细胞减少最多,并认为主要原因是手术创伤[22]。Benedetti 等和 Silva 等在 Artisan 人工晶状体植入术后随访 5 年发现角膜内皮细胞持续丢失率分别为 9.0% 和 14.1%[23,24]。角膜内皮细胞减少与中央前房深度和角膜内皮到人工晶状体距离变窄有相关性[25,26]。因此在植入虹膜夹持型人工晶状体之前,必须严格检查中央前房深度、角膜内皮到人工晶状体的距离及角膜内皮细胞计数。Doos 等建立了预测角膜内皮细胞丢失情况的模型,该模型预测在角膜内皮到人工晶状体距离为 1.43mm 时角膜内皮细胞计数每年丢失 1%,因此 1.5mm 以上被认为是安全距离[25]。

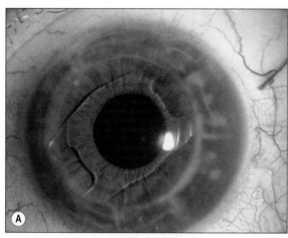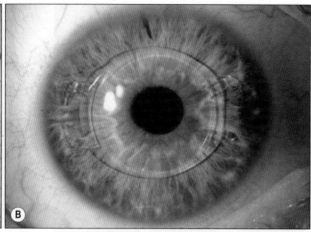

图 174.1　（A）Verisyse 散光型晶状体植入矫正穿透性角膜移植术后残留近视散光。（B）Veriflex 虹膜夹持型人工晶状体植入术后两年，可观察到虹膜周切口，未发生瞳孔椭圆化

虹膜夹持型人工晶状体植入的患者年龄较年轻且在夜间瞳孔散大，术后常伴有眩光。Marocoos 等发现植入虹膜夹持型人工晶状体，特别是 6mm 光学面，眩光发生率显著减少[16]。

虹膜夹持型人工晶状体固定是通过蟹爪襻夹持中周部虹膜来实现的，当眼球运动或患者揉眼时会形成剪切力，易发生虹膜色素播散和慢性炎症。Menezo 等在 Artisan 人工晶状体植入术后随访 10 年发现，长期虹膜色素播散发生率为 6.6%[27]。多项虹膜夹持型人工晶状体植入术的临床研究发现，临床相关炎症反应只在个别患者出现[27~29]。Moshirfa 等研究发现 Artisan/Verisyse 术后瞳孔椭圆化发生率为 2.4%[30]。而人工晶状体移位发生率为 2.4%，多不伴远期并发症[31]。

虹膜夹持型人工晶状体置放在缩小的瞳孔之上，并不接触晶状体，术后形成白内障可能性不大。一项 Meta 分析显示虹膜夹持型人工晶状体术后白内障的发生率为 1.1%[17]。

虹膜夹持型人工晶状体通常植入中高度近视的患者，而高度近视眼底可能存在潜在视网膜脱离的可能性。因此很难推断虹膜夹持型人工晶状体是导致术后视网膜脱离的主要原因。例如，欧洲多中心临床研究显示 Artisan 人工晶状体植入 249 只眼，仅 2 只眼发生视网膜脱离[32]。

有晶状体眼后房型人工晶状体

Fyodorov 是最先将人工晶状体置入有晶状体眼的后房的医生之一。瞳孔阻滞型青光眼、虹膜睫状体

炎、白内障等术后并发症的出现，促进了该类型人工晶状体及手术技术作出了许多必要的改良。目前临床上有晶状体眼后房型人工晶状体（posterior chamber phakic intraocular lenses，PC PIOLs）主要有两种类型：美国 STAAR 公司生产的可植入式接触镜（implantable contact lens，ICL）以及德国蔡司公司生产的有晶状体眼屈光性晶状体（the phakic refractive lens，PRL）。

有晶状体眼后房型人工晶状体多数采用 Feingold 和 Olsen 提出的公式计算度数。ICL 和 PRL 植入手术过程几乎是一样的。术前充分散瞳必不可少（视频 174.4），大部分在最陡峭的角膜子午线上做 3.2mm 透明角膜切口，与主切口相隔 90° 做 1mm 角膜侧切口（一些医生倾向做两个侧切口）。将 ICL 植入前房后用调位勾将晶状体襻部推入虹膜下方，随后乙酰胆碱缩瞳。为避免术后出现高眼压，需要进行虹膜周切并彻底清除前房内的黏弹剂。

两款人工晶状体在视力矫正方面均显示良好的可预测、有效性和安全性[8]。一项配对比较 LASIK 和 ICL 植入术治疗中高度近视（−3.00~7.88D）的前瞻性研究发现，ICL 植入比 LASIK 更具安全性、有效性、可预测性和稳定性[33]。

由于有晶状体眼后房型人工晶状体置放在晶状体和虹膜之间，ICL 和 PRL 两种人工晶状体的术后并发症相似（图 174.2）。术后易发生虹膜色素播散并在前房角持续堆积，然而迄今还没有观察到继发性青光眼的发生[8]。瞳孔阻滞在有晶状体眼后房型人工晶状体中更易发生，所以术前或术中时做周边虹膜切除术来预防瞳孔阻滞型青光眼[34]。最新的 ICL v4c 晶状体设计中央孔。在最近的一项研究中，即使未行虹

14

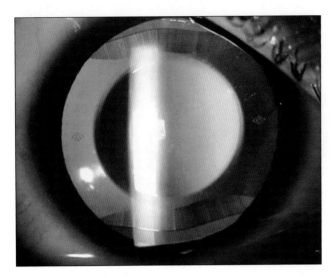

图 174.2　散光型人工晶状体有两个标记,人工晶状体植入后,这两个标记要与散光轴相对应

膜周切,术后眼压也在正常范围[35]。尽管中心孔引起光学质量下降令人担忧,但 Shimizu 等对比 ICL v4c 和传统 ICL 晶状体,发现两者高阶像差和对比敏感度差异无统计学意义[36]。

一项 Meta 分析显示,1210 只眼植入有晶状体眼后房型人工晶状体术后新发白内障 223 只眼,主要为前囊膜下混浊[17]。可能的原因有手术创伤、人工晶状体与透明晶状体相接触、晶状体前表面的房水循环营养不足和术后血 - 房屏障受损引起的慢性炎症反应。然而,ICL 和 PRL 两款人工晶状体植入术后白内障常在很长一段时间内保持稳定,很少引起视力下降[37]。

相对患者瞳孔而言人工晶状体光学面偏小或人工晶状体偏中心都可引起眩光和光晕。Menezo 等报道 ICL 植入术后早期眩光和光晕发生率高[38]。PRL 植入术后有 26% 的患者夜间抱怨有眩光和光晕[39]。

据报道,术后前 12 个月角膜内皮细胞数即下降 5.2%~5.5%。在第一年后并未观察到角膜内皮细胞数量的大量损失,所以大多数研究人员认为手术操作是术后角膜内皮细胞丢失的主要原因[40]。另一项研究显示术后 3 年角膜内皮细胞累计丢失率为 8.5%,而术后 4 年为 8.4%[41]。

此外,有晶状体眼后房型人工晶状体植入的大多数患者都是高度近视,因此易发生视网膜脱离。很难判断视网膜脱离与手术直接相关。在一项 526 眼规模最大的有晶状体眼后房型人工晶状体植入术临床研究发现术后仅 3 只眼出现视网膜脱离[42]。

双光学法

Zaldivar 等首次提出双光学法(bioptics)这个术语,用来描述有晶状体眼人工晶状体植入联合准分子激光原位角膜磨镶术(laser in-situ keratomileusis,LASIK)治疗高度近视患者[43]。为了提高视觉质量、减少高度近视最常抱怨的眩光和光晕等夜间并发症。Guell 等提出的"可调节屈光手术"概念,手术方式为虹膜夹持型人工晶状体植入联合 LASIK 手术[44]。此后出现了许多不同类型的有晶状体眼人工晶状体植入联合角膜屈光手术,且总体有效[45,46]。多项研究发现有晶状体眼人工晶状体植入后再行 LASIK 手术安全,既不会进一步损伤角膜内皮细胞,又不会引起人工晶状体移位(视频 174.5)[47,48]。

（王骞　董诺　译）

参考文献

1. Malecaze FJ, Hulin H, Bierer P, et al. A randomized paired eye comparison of two techniques for treating moderately high myopia: LASIK and artisan phakic lens. *Ophthalmology* 2002;**109**:1622–30.
2. Kohnen T, Bühren J, Cichocki M, et al. Optical quality after refractive corneal surgery. *Ophthalmol Z Dtsch Ophthalmol Ges* 2006;**103**:184–91.
3. Pepose JS, Feigenbaum SK, Qazi MA, et al. Changes in corneal biomechanics and intraocular pressure following LASIK using static, dynamic, and noncontact tonometry. *Am J Ophthalmol* 2007;**143**:39–47.
4. Ardjomand N, Kölli H, Vidic B, et al. Pupillary block after phakic anterior chamber intraocular lens implantation. *J Cataract Refract Surg* 2002;**28**:1080–1.
5. Huang D, Schallhorn SC, Sugar A, et al. Phakic intraocular lens implantation for the correction of myopia: a report by the American Academy of Ophthalmology. *Ophthalmology* 2009;**116**:2244–58.
6. Kohnen T, Baumeister M, Magdowski G. Scanning electron microscopic characteristics of phakic intraocular lenses. *Ophthalmology* 2000;**107**:934–9.
7. Fechner PU, van der Heijde GL, Worst JG. The correction of myopia by lens implantation into phakic eyes. *Am J Ophthalmol* 1989;**107**:659–63.
8. Kohnen T, Kook D, Morral M, et al. Phakic intraocular lenses: part 2: results and complications. *J Cataract Refract Surg* 2010;**36**:2168–94.
9. Alió JL, Piñero D, Bernabeu G, et al. The Kelman Duet phakic intraocular lens: 1-year results. *J Refract Surg Thorofare NJ 1995* 2007;**23**:868–79.
10. Knorz MC, Lane SS, Holland SP. Angle-supported phakic intraocular lens for correction of moderate to high myopia: Three-year interim results in international multicenter studies. *J Cataract Refract Surg* 2011;**37**:469–80.
11. Kohnen T, Knorz MC, Cochener B, et al. AcrySof phakic angle-supported intraocular lens for the correction of moderate-to-high myopia: one-year results of a multicenter European study. *Ophthalmology* 2009;**116**:1314–21.e1–3.
12. Kohnen T, Klaproth OK. Three-year stability of an angle-supported foldable hydrophobic acrylic phakic intraocular lens evaluated by Scheimpflug photography. *J Cataract Refract Surg* 2010;**36**:1120–6.
13. Alió JL, Abdelrahman AM, Javaloy J, et al. Angle-supported anterior chamber phakic intraocular lens explantation causes and outcome. *Ophthalmology* 2006;**113**:2213–20.
14. Alió JL, de la Hoz F, Pérez-Santonja JJ, et al. Phakic anterior chamber lenses for the correction of myopia: a 7-year cumulative analysis of complications in 263 cases. *Ophthalmology* 1999;**106**:458–66.
15. Allemann N, Chamon W, Tanaka HM, et al. Myopic angle-supported intraocular lenses: two-year follow-up. *Ophthalmology* 2000;**107**:1549–54.
16. Maroccos R, Vaz F, Marinho A, et al. Glare and halos after "phakic IOL". Surgery for the correction of high myopia. *Ophthalmol Z Dtsch Ophthalmol Ges* 2001;**98**:1055–9.
17. Chen L-J, Chang Y-J, Kuo JC, et al. Metaanalysis of cataract development after phakic intraocular lens surgery. *J Cataract Refract Surg* 2008;**34**:1181–200.
18. Javaloy J, Alió JL, Iradier MT, et al. Outcomes of ZB5M angle-supported

anterior chamber phakic intraocular lenses at 12 years. *J Refract Surg Thorofare NJ 1995* 2007;**23**:147–58.

19. Perkins ES. Morbidity from myopia. *Sight Sav Rev* 1979;**49**:11–19.

20. Los LI, Worst JG. Implant surgery. Something old and something new. *Doc Ophthalmol Adv Ophthalmol* 1990;**75**:377–90.

21. Doors M, Budo CJ, Christiaans BJ, et al. Artiflex Toric foldable phakic intraocular lens: short-term results of a prospective European multicenter study. *Am J Ophthalmol* 2012;**154**:730–739.e2.

22. Menezo JL, Cisneros AL, Rodriguez-Salvador V. Endothelial study of iris-claw phakic lens: four year follow-up. *J Cataract Refract Surg* 1998;**24**:1039–49.

23. Silva RA, Jain A, Manche EE. Prospective long-term evaluation of the efficacy, safety, and stability of the phakic intraocular lens for high myopia. *Arch Ophthalmol* 2008;**126**:775–81.

24. Benedetti S, Casamenti V, Benedetti M. Long-term endothelial changes in phakic eyes after Artisan intraocular lens implantation to correct myopia: five-year study. *J Cataract Refract Surg* 2007;**33**:784–90.

25. Doors M, Berendschot TTJM, Webers CAB, et al. Model to predict endothelial cell loss after iris-fixated phakic intraocular lens implantation. *Invest Ophthalmol Vis Sci* 2010;**51**:811–15.

26. Doors M, Cals DWJK, Berendschot TTJM, et al. Influence of anterior chamber morphometrics on endothelial cell changes after phakic intraocular lens implantation. *J Cataract Refract Surg* 2008;**34**:2110–18.

27. Menezo JL, Peris-Martínez C, Cisneros AL, et al. Phakic intraocular lenses to correct high myopia: Adatomed, Staar, and Artisan. *J Cataract Refract Surg* 2004;**30**:33–44.

28. Koss MJ, Cichocki M, Kohnen T. Posterior synechias following implantation of a foldable silicone iris-fixated phakic intraocular lens for the correction of myopia. *J Cataract Refract Surg* 2007;**33**:905–9.

29. Pérez-Santonja JJ, Iradier MT, Benítez del Castillo JM, et al. Chronic subclinical inflammation in phakic eyes with intraocular lenses to correct myopia. *J Cataract Refract Surg* 1996;**22**:183–7.

30. Moshirfar M, Holz HA, Davis DK. Two-year follow-up of the Artisan/Verisyse iris-supported phakic intraocular lens for the correction of high myopia. *J Cataract Refract Surg* 2007;**33**:1392–7.

31. Doors M, Eggink FA, Webers CAB, et al. Late-onset decentration of iris-fixated phakic intraocular lenses: a case series. *Am J Ophthalmol* 2009;**147**:997–1003.e1–2.

32. Budo C, Hessloehl JC, Izak M, et al. Multicenter study of the Artisan phakic intraocular lens. *J Cataract Refract Surg* 2000;**26**:1163–71.

33. Sanders DR. Matched population comparison of the Visian Implantable Collamer Lens and standard LASIK for myopia of –3.00 to –7.88 diopters. *J Refract Surg Thorofare NJ 1995* 2007;**23**:537–53.

34. Smallman DS, Probst L, Rafuse PE. Pupillary block glaucoma secondary to posterior chamber phakic intraocular lens implantation for high myopia. *J Cataract Refract Surg* 2004;**30**:905–7.

35. Higueras-Esteban A, Ortiz-Gomariz A, Gutiérrez-Ortega R, et al. Intraocular pressure after implantation of the Visian Implantable Collamer Lens With CentraFLOW without iridotomy. *Am J Ophthalmol* 2013;**156**:800–5.

36. Shimizu K, Kamiya K, Igarashi A, et al. Intraindividual comparison of visual performance after posterior chamber phakic intraocular lens with and without a central hole implantation for moderate to high myopia. *Am J Ophthalmol* 2012;**154**:486–494.e1.

37. Sánchez-Galeana CA, Smith RJ, Sanders DR, et al. Lens opacities after posterior chamber phakic intraocular lens implantation. *Ophthalmology* 2003;**110**:781–5.

38. Menezo JL, Peris-Martínez C, Cisneros A, et al. Posterior chamber phakic intraocular lenses to correct high myopia: a comparative study between Staar and Adatomed models. *J Refract Surg Thorofare NJ 1995* 2001;**17**:32–42.

39. Hoyos JE, Dementiev DD, Cigales M, et al. Phakic refractive lens experience in Spain. *J Cataract Refract Surg* 2002;**28**:1939–46.

40. Dejaco-Ruhswurm I, Scholz U, Pieh S, et al. Long-term endothelial changes in phakic eyes with posterior chamber intraocular lenses. *J Cataract Refract Surg* 2002;**28**:1589–93.

41. Edelhauser HF, Sanders DR, Azar R, et al. Corneal endothelial assessment after ICL implantation. *J Cataract Refract Surg* 2004;**30**:576–83.

42. Sanders DR, Doney K, Poco M, ICL in Treatment of Myopia Study Group. United States Food and Drug Administration clinical trial of the Implantable Collamer Lens (ICL) for moderate to high myopia: three-year follow-up. *Ophthalmology* 2004;**111**:1683–92.

43. Zaldivar R, Davidorf JM, Oscherow S, et al. Combined posterior chamber phakic intraocular lens and laser in situ keratomileusis: bioptics for extreme myopia. *J Refract Surg Thorofare NJ 1995* 1999;**15**:299–308.

44. Güell JL, Vázquez M, Gris O. Adjustable refractive surgery: 6 mm Artisan lens plus laser in situ keratomileusis for the correction of high myopia. *Ophthalmology* 2001;**108**:945–52.

45. Meltendorf C, Cichocki M, Kohnen T. Laser in situ keratomileusis following the implantation of iris-fixated phakic intraocular lenses. *Ophthalmol J Int Ophthalmol Int J Ophthalmol Z Für Augenheilkd* 2008;**222**:69–73.

46. Leccisotti A. Bioptics: where do things stand? *Curr Opin Ophthalmol* 2006;**17**:399–405.

47. Sánchez-Galeana CA, Smith RJ, Rodriguez X, et al. Laser in situ keratomileusis and photorefractive keratectomy for residual refractive error after phakic intraocular lens implantation. *J Refract Surg Thorofare NJ 1995* 2001;**17**:299–304.

48. Arne JL, Lesueur LC, Hulin HH. Photorefractive keratectomy or laser in situ keratomileusis for residual refractive error after phakic intraocular lens implantation. *J Cataract Refract Surg* 2003;**29**:1167–73.

14

第 175 章

角膜嵌入环矫正老视:手术技巧和并发症

Richard L. Lindstrom,Jay S. Pepose,John A. Vukich

关键概念

- 已在美国和欧洲研发或销售的四种角膜嵌入环,包括小孔角膜嵌入环、两种角膜屈光嵌入环和角膜重塑嵌入环。
- 白内障患者不适合植入角膜嵌入环。
- 术前诊断和治疗眼表疾病至关重要。
- 强烈建议小孔和屈光两种类型角膜嵌入环的植入深度≥200μm。
- 囊袋内植入 Kamra 角膜嵌入环容易确定中心轴,提高屈光度稳定性和视觉恢复速度,并减少并发症。
- 角膜嵌入环手术可以分两步进行,首先准分子激光原位角膜磨镶术(laser in-situ keratomileusis,LASIK)制作薄角膜瓣,随后制作囊袋并植入角膜嵌入环。
- 与 LASIK 术相比,角膜嵌入环植入术后应用抗炎活性更强的糖皮质激素控制角膜创伤愈合反应。
- 角膜嵌入环植入术后可进行大多数常规眼科检查。再次手术干预的经验有限,但正在逐渐积累。
- 角膜嵌入环植入术是老视患者改善近视力和减少镜片依赖的极佳选择。

本章纲要

引言

老视患者数量庞大且越来越多,预计 2020 年全球将有 21 亿老视人群。老视的非手术矫正可通过佩戴传统的单焦点眼镜、渐进多焦点镜和双 / 三焦点眼镜,也可佩戴单眼或多焦角膜接触镜矫正。而治疗老视的手术方法则包括老视矫正型人工晶状体植入、单眼视手术和角膜嵌入环植入术。

与单眼视和多焦矫正老视相比,角膜嵌入环植入术不用过多考虑立体视觉、对比敏感度和 / 或远视力。与内眼手术相比,角膜嵌入环植入术更微创,且更容易取出。可根据患者植入单焦或老视矫正型人工晶状体来选择保留还是取出嵌入环。

目前,有 3 种角膜嵌入环正在进行或已完成美国Ⅲ期临床试验,第 4 种则在欧洲已经上市。虽然这 4 种角膜嵌入环都是为单眼植入非主视眼而设计的,但它们应用的光学原理完全不同。图 175.1[1] 提供了四种嵌入环的光学原理图。

以 AcuFocus 公司(尔湾,加利福尼亚,美国) KAMRA 角膜嵌入环最具应用和推广前景,目前已获得美国 FDA 批准(图 175.2)。KAMRA 角膜嵌入环已在美国以外的地区广泛销售。KAMRA 角膜嵌入环基于小孔光学原理增加景深(图 175.3)。它是一种内径约 1.6mm 的中央微孔和外径为 3.8mm 的薄层不透明嵌入环,可被植入飞秒激光制作的囊袋中。在美国随访 3 年的临床试验研究发现,KAMRA 植入眼的平均裸眼近视力稳定在 J2、中间视力 0.8,远视力 1.0,双眼裸眼远视力 1.2[2-5]。在已发表的文献中详细描述了 KAMRA 角膜嵌入环客观的临床研究结果,并证实了其安全性。在长达 3~4 年的随访研究中,没有 1 例发生炎症反应、角膜溃疡、基质瘢痕化及长期内皮细胞密度降低等并发症[5,6]。

第二类角膜嵌入物旨在通过重塑前表面角膜曲率来改善近视力。美国 ReVision Optics 公司(莱克福里斯特,加利福尼亚,美国)生产的 RAINDROP 角

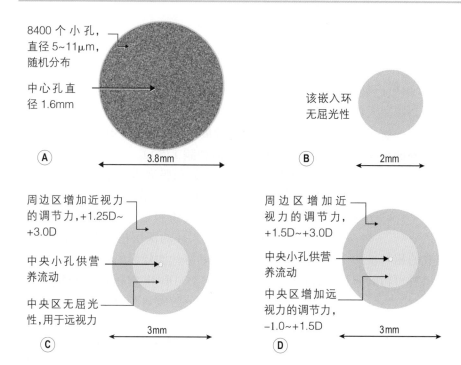

图175.1 由美国和欧洲多家公司研发和临床应用的四种角膜嵌入环的原理图,包括它们的设计和尺寸。(A)KAMRA。(B)RAINDROP。(C)FLE XI VUE。(D)ICOLEN

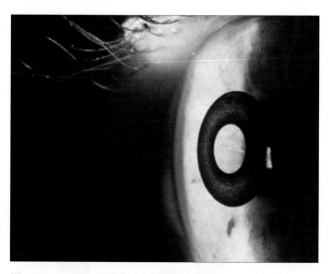

图175.2 小孔角膜嵌入环在位

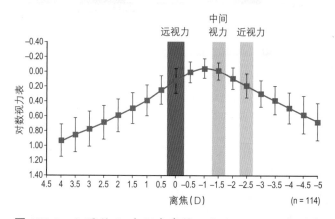

图175.3 如图所示,老视患者植入小孔 KAMRA 角膜嵌入环通过增加景深,有效提高近视力和中间视力。存在轻度近视的患者这种效果会加强

膜嵌入环已获得欧洲 CE 认证,并在美国进行Ⅲ期临床试验。它是一种直径 2mm 无屈光度的透明水凝胶镜片,通常被植入飞秒激光制作的 130~150μm 角膜薄瓣以下,使中央角膜更扁平。3 项小样本临床研究报道 LASIK 联合 RAINDROP 角膜嵌入环植入正视眼(n=20)、近视(n=30)和远视(n=16)三组人群,随访 1 年后发现正视眼组所有患者的裸眼近视力 0.5 或更佳视力,平均近视力为 0.8[7-9]。

几种屈光性角膜嵌入物包括美国 Presbia 公司(洛杉矶,加利福尼亚,美国)FLE XI VUE 和瑞士 Neoptics AG 公司(huenenberg,瑞士)ICOLEN 为代表的折射透镜,均在在欧洲通过 CE 认证。Presbia 公司于 2014 年在美国开始招募患者进行Ⅲ期临床试验。这两种产品均是厚度约 3.0mm 的透明嵌入物,中央有小孔可供营养循环,中央区可增加远视力(FLE XI VUE 为 0D,ICOLEN 为 -1+1.5D),周边区则用于增加近视力(+1.25D[FLE XI VUE]或 +1.5D[ICOLEN]至 +3.0D),通常被植入到角膜深基质层的囊袋中。

据报道,一项植入 FLE XI VUE 角膜嵌入环治疗 47 只眼老视的临床研究,随访 1 年后发现 75% 的患者裸眼近视力达到 0.6 或更好(平均值 0.8),37% 患者最佳矫正远视力减少一行,但双眼远视力不受影响[10]。另一项植入 ICOLEN 角膜嵌入环治疗 52 只眼老视的临床研究,随访 1 年发现平均裸眼近视力由术前 0.18 提高至术后 0.44,其中 21% 的角膜嵌入环被取出[11]。

14

在最近发表的几篇综述中详细总结了每种角膜嵌入环的安全性和有效性[1,2,12]。

与 RAINDROP 角膜嵌入环植入囊袋相比,三种类型的角膜嵌入环的手术操作都有一些相似之处。限于篇幅,本章节无法全面比较所有三种角膜嵌入环植入的风险、优势和手术方式,但我们将着重描述迄今为止已知的技术,尤其是我们有亲身体验的小孔角膜嵌入环植入术。

患者选择和术前筛查

在老视症状开始出现到白内障形成的相当长的一段时间内,角膜嵌入环是治疗老视的一种可行的解决方案。

白内障发病率随年龄增长而明显增高,但对于43~54 岁的老年人而言,10 年累积白内障患病率仅为 6.2%,15 年累积患病率为 12.4%。55~64 岁的老年人,10 年及 15 年的白内障累积患病率则分别上升到24.6% 和 36.0%[13,14]。有白内障症状的患者不适合植入角膜嵌入环,因此术前务必应用先进的诊断设备确定光学系统的质量和鉴别晶状体的早期变化。

术前诊断和治疗眼表疾病对于保障屈光手术成功至关重要。KAMRA 角膜嵌入环因为小孔成像的原理,在植入时需要良好的眼表折射面来增强作用。因此在植入术前应治疗有干眼症状或任何角膜着染的老视患者。如果干眼症状严重到无法控制,则应考虑非手术治疗。屈光状态是一个重要考虑因素。KAMRA 角膜嵌入环治疗老视最理想的手术眼是有轻微近视,而对侧眼为正视眼。RAINDROP 和增加屈光度的角膜嵌入环通过改变屈光指数或使角膜陡直会造成轻微的近视偏移,在治疗后手术眼应该有轻微远视。如果在角膜嵌入环植入术前需要激光屈光手术以达到目标视力,则必须保留足够的角膜厚度以便激光切削;如果后续需要制作囊袋来植入角膜嵌入环,则另需在适当深度定位激光切口。激光屈光手术不应该存在禁忌证。

曾做过手术的老视患者可考虑植入角膜嵌入环。KAMRA 角膜嵌入环植入目前在 LASIK 术后老视[15,16]、无晶状体眼[17]、少数放射状角膜切开术后、人工晶状体植入[19]等术后老视均有临床应用研究报道。

尽管瞳孔大小可能与某些角膜嵌入环的成功设计有关,但最近的研究表明 KAMRA 角膜嵌入环植入术前术后瞳孔大小与术后视力无相关性[20]。

手术方法

虽然需要进一步学习,但角膜嵌入环植入术没有陡峭的学习曲线,眼科医生完全可以掌握相关手术操作方法。附带视频展示了小孔 KAMRA 角膜嵌入环植入术的整个过程(视频 175.1)。

早期小孔和屈光性角膜嵌入环植入术积累了重要的经验教训,我们强烈建议在基质 200μm 或更深处植入,而 FLE XI VUE 角膜嵌入环植入深度应为280~300μm。角膜嵌入环的深层植入能保留更多角膜神经,且位于角膜新陈代谢较慢的区域。为达到预期的角膜曲率变化,RAINDROP 角膜嵌入环则需靠近角膜表面植入,因此植入位置(130~150μm)比其他角膜嵌入环更浅。

KAMRA 角膜嵌入环最初植入在厚的角膜瓣下,但经验丰富的眼科医生现在普遍认为飞秒激光制作角膜囊袋再植入角膜嵌入环是一种更好的方法(图175.4)。囊袋内植入角膜嵌入环容易确定中心轴,提高屈光度稳定性和视觉恢复速度,并减少并发症。随着近年来飞秒激光技术的不断发展,现在可以在狭窄的扫描光栅间隔下制作囊袋。飞秒激光的点线距离设置为 6×6 或更密集时制作囊袋更平滑,术后屈光效果更佳(图 175.4)。

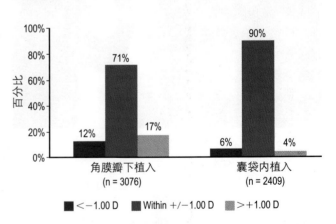

图 175.4　术后随访 1 年,在预期 ±1.00D 的矫正度数之间,囊袋内植入 KAMRA 角膜嵌入环患者占 90%,角膜瓣下植入术患者占 71%

对于所有嵌入环植入手术而言,保证居中准确不偏移非常重要。RAINDROP 嵌入环植入要求双球面中心通过视轴,更应精确居中。

我们发现,应用 AcuTarget HD(acufocus)装置识别视轴和瞳孔,可提高 Kamra 角膜嵌入环植入手术的居中性。对于 kappa 角小的患者(第一个 Purkinje 图像[角膜前表面的反光位置]到瞳孔中心的距离),角膜嵌入环应居中在第一个 Purkinje 图像处;对于 kappa 角大的患者,角膜嵌入环应居中在第一个 Purkinje 图像与瞳孔中心(收缩的瞳孔中心)之间。对于大多数患者来说,KAMRA 角膜嵌入环居中在视轴 400μm 以内有良好的耐受性,且对术后视力影响不大[21]。

初始手术期间如果没有做到精确居中定位,则可以重新调整角膜嵌入环位置来改善视力[22]。

向囊袋中植入角膜嵌入环,应避免在切口过度操作或造成囊袋内水分过多。囊袋内水分过多不仅引起基质水肿,还可能通过侧切口将泪膜残留物带入囊袋。

植入 KAMRA 角膜嵌入环常见的错误操作是将角膜嵌入环紧压切口后唇。最恰当是沿着切口前唇进入,这样镊子可平稳地植入角膜嵌入环且为向下方操作提供足够空间。

RAINDROP、FLE Ⅺ VUE 和 ICOLEN 等与 KAMRA 角膜嵌入环的植入过程相比较存在类似的细微差别,随着临床应用越来越多,这方面操作经验将会越来越丰富。

联合手术

如前文所述,激光屈光手术在单眼或双眼优化屈光度,是角膜嵌入环植入术获得最佳效果的必要条件。以 KAMRA 角膜嵌入环为例,国际经验表明了术眼最佳屈光度为 -0.75D 和对侧眼为正视眼,将提供大约 2.50D 的景深,而术眼为正视眼或轻度远视眼则达不到同样的景深。

联合手术有多种手术方法。至少对于 KAMRA 角膜嵌入环植入术而言,目前建议分为两步,首先在薄的飞秒激光瓣下做激光屈光手术,然后至少在一个月后距薄瓣下方至少 100μm 制作囊袋并植入角膜嵌入环。

目前还没有关于 Flexivue 或 Icolens 的双重程序的公开信息,尽管我们期望得到与上述相似的建议。由于 RAINDROP 角膜嵌入环植入瓣下,因此可以在 LASIK 手术同时放置 RAINDROP 角膜嵌入环。报道了同时进行近视或远视 LASIK 的患者的一年结果。目前还没有关于 FLEXIVUE 和 ICOLEN 角膜嵌入环联合手术的临床报道,但我们认为手术步骤与 KAMRA 角膜嵌入环植入术相似。RAINDROP 角膜嵌入环植入在角膜瓣下,因此可以在 LASIK 手术过程中植入。有随访 1 年近视或远视 LASIK 联合手术的临床研究报道[8,9]。

术后处理

从角膜嵌入环植入术早期病例得出的重要经验是,充分控制术后角膜创伤愈合反应对于取得手术远期成功至关重要。与 LASIK 术相比,角膜嵌入环植入术后应用抗炎活性更强的糖皮质激素。我们推荐术后第 1 周开始选用局部糖皮质激素如 1% 醋酸泼尼松龙滴眼液,每天 4 次,随后 3 周应选择对眼压影响小的糖皮质激素如氯替泼诺或氟米龙,每天四次,然后逐渐减量持续点眼 3~4 个月。

KAMRA 角膜嵌入环植入囊袋技术术后角膜创伤愈合反应的发病率已显著下降,联合飞秒激光囊袋技术则降至 4%。角膜轻微变陡峭是角膜嵌入环植入后的正常现象,与植入深度呈正相关。上皮下雾状混浊(Haze)一旦发生,一般围绕在角膜嵌入环,经过治疗后可以消退。Haze 如果伴随远视,则表明应增加局部糖皮质激素的用药频率和 / 或更换抗炎活性更强的糖皮质激素,如醋酸泼尼松龙或二氟泼尼酯。

在极少数情况下,糖皮质激素治疗对角膜创伤愈合反应无效,一旦发生可能需要取出角膜嵌入环。在这种情况下,建议早期摘除(第一年内)以便更快恢复视力。随着 KAMRA 角膜嵌入环囊袋植入技术的广泛应用,任何原因的角膜嵌入环取出率已降至 1.5% 以下,与老视型人工晶状体更换率相当。在取出角膜嵌入环 6 个月后,97% 的术眼恢复到术前最佳矫正视力[23]。

KAMRA 嵌入环植入后取出最常见的原因,不是威胁视力的并发症,而是老视患者对术后屈光结果不满意。与任何屈光手术一样,我们不能期望不满意率为零。但与其他治疗老视的方法相比,KAMRA 嵌入环在不满意时直接取出相对简单。

其他潜在的并发症包括囊袋内上皮植入、嵌入环偏心和屈光状态不稳定。感染或其他严重影响视力的并发症可能发生,但尚未见报道。如果制作 LASIK 角膜瓣,与 LASIK 相关的并发症也可能会出现。与飞秒激光相关的并发症如脱负压,虽罕见但也有可能发生。

角膜嵌入环植入术后会发生轻度至中度的光晕和眩光、干眼症(有时伴随角膜地形图显示植入后角膜变扁平)、夜间视力下降等并发症。这些并发症发生的可能性会随着术后积极治疗干眼症而显著减少。推荐术后局部人工泪液至少使用一日 4 次。如果术前已局部使用环孢素,术后则应继续使用。许多眼科医生还经常使用临时性泪小点栓塞。

14

角膜嵌入环植入眼的诊断和手术方法

应该注意的是，角膜嵌入环植入术后电脑验光结果可能是不可靠的。例如，KAMRA 角膜嵌入环增加景深，中点或红 - 绿测试或加正镜片直到视力下降为止更准确，然后再退回 0.25D。

角膜嵌入环植入术后，可进行大多数常规眼科检查。即使是周边混浊的 KAMRA 嵌入环，也可以观察到晶状体、房角、眼底、视神经和所有视网膜（包括后极部和周边部）。高分辨率视网膜成像，如光学相干断层扫描和激光扫描仪进行检查时受到角膜嵌入环的影响非常小[24]。据报道 KAMRA 角膜嵌入环植入术后视野敏感度整体略有下降，但是测量结果仍在正常范围内[25]。

二次手术治疗的临床经验较为有限。已有报道了几例在嵌入环植入眼行白内障手术的病例[25-26]。Nd：YAG 晶状体后囊切开也是可行的。早期的动物研究和个案报告表明，飞秒激光辅助白内障手术后植入角膜嵌入环具有可行性，但仍需进一步临床研究验证[27]。角膜嵌入环植入眼不可再行飞秒激光角膜制瓣，但可进行表层激光手术。

据报道，在 KAMRA 嵌入环植入眼中成功完成经睫状体平坦部的玻璃体切割术、巩膜外冷冻和气 - 液交换的病例[28]。此外，抗 VEGF 玻璃体腔注射、眼内气体填充和巩膜扣带术等都可在嵌入环植入眼进行。然而，视网膜激光可能会对角膜嵌入环和周围组织造成热损伤，我们建议在进行视网膜激光光凝术前先取出角膜嵌入环。角膜嵌入环在眼内继续停留会影响手术操作及手术可能对角膜嵌入环造成损坏等情形下也可以考虑取出。

总结

角膜嵌入环植入术是老视患者改善近视力和减少镜片依赖的极佳选择。角膜嵌入环在手术设计上会适度减少远视力和 / 或对比敏感度，但至少对小孔角膜嵌入环而言，单侧植入对双眼视觉的影响可忽略不计。在出现并发症或不满意时，可以直接取出角膜嵌入环，而对术前视力影响很小。

角膜嵌入环植入术完全可由眼前节手术医生独立完成。随着手术技巧和术后处理等方面的不断发展，大量的临床研究和国际商业经验为我们临床应用这些角膜嵌入环提供坚实的理论及实践基础。

（王骞　董诺　译）

参考文献

1. Konstantopoulos A, Mehta JS. Surgical compensation of presbyopia with corneal inlays. *Expert Rev Med Devices* 2015;**12**(3):341–52.
2. Lindstrom RL, Macrae SM, Pepose JS, et al. Corneal inlays for presbyopia correction. *Curr Opin Ophthalmol* 2013;**24**(4):281–7.
3. Seyeddain O, Bachernegg A, Riha W, et al. Femtosecond laser-assisted small-aperture corneal inlay implantation for corneal compensation of presbyopia: two-year follow-up. *J Cataract Refract Surg* 2013;**39**(2):234–41.
4. Tomita M, Kanamori T, Waring GO 4th, et al. Simultaneous corneal inlay implantation and laser in situ keratomileusis for presbyopia in patients with hyperopia, myopia, or emmetropia: six-month results. *J Cataract Refract Surg* 2012;**38**(3):495–506.
5. Seyeddain O, Hohensinn M, Riha W, et al. Small-aperture corneal inlay for the correction of presbyopia: 3-year follow-up. *J Cataract Refract Surg* 2012;**38**(1):35–45.
6. Yilmaz OF, Alagoz N, Pekel G, et al. Intracorneal inlay to correct presbyopia: Long-term results. *J Cataract Refract Surg* 2011;**37**:1275–81.
7. Garza EB, Gomez S, Chayet A, et al. One-year safety and efficacy results of a hydrogel inlay to improve near vision in patients with emmetropic presbyopia. *J Refract Surg* 2013;**29**(3):166–72.
8. Barragan Garza E, Chayet A. Safety and efficacy of a hydrogel inlay with laser in situ keratomileusis to improve vision in myopic presbyopic patients: One-year results. *J Cataract Refract Surg* 2015;**41**:306–12.
9. Chayet A, Barragan Garza E. Combined hydrogel inlay and laser in situ keratomileusis to compensate for presbyopia in hyperopic patients: one-year safety and efficacy. *J Cataract Refract Surg* 2013;**39**(11):1713–21.
10. Limnopoulou AN, Bouzoukis DI, Kymionis GD, et al. Visual outcomes and safety of a refractive corneal inlay for presbyopia using femtosecond laser. *J Refract Surg* 2013;**29**(1):12–18.
11. Baily C, Kohnen T, O'Keefe M. Preloaded refractive-addition corneal inlay to compensate for presbyopia implanted using a femtosecond laser: one-year visual outcomes and safety. *J Cataract Refract Surg* 2014;**40**(8):1341–8.
12. Arlt E, Krall E, Moussa S, et al. Implantable inlay devices for presbyopia: the evidence to date. *Clin Ophthalmol* 2015;**9**:129–37.
13. Klein BEK, Klein R, Lee KE. Incidence of age-related cataract over a 10-year interval: The Beaver Dam Eye Study. *Ophthalmol* 2002;**109**:2052–7.
14. Klein BEK, Klein R, Lee KE, et al. Incidence of age-related cataract over a 15-year interval: The Beaver Dam Eye Study. *Ophthalmol* 2008;**115**:477–82.
15. Tomita M, Kanamori T, Waring GO 4th, et al. Small-aperture corneal inlay implantation to treat presbyopia after laser in situ keratomileusis. *J Cataract Refract Surg* 2013;**39**(6):898–905.
16. Tomita M, Huseynova T. Evaluating the short-term results of KAMRA inlay implantation using real-time optical coherence tomography-guided femtosecond laser technology. *J Refract Surg* 2014;**30**(5):326–9.
17. Huseynova T, Kanamori T, Waring GO 4th, et al. Outcomes of small aperture corneal inlay implantation in patients with pseudophakia. *J Refract Surg* 2014;**30**(2):110–16.
18. Huseynova T, Kanamori T, Waring GO 4th, et al. Small-aperture corneal inlay in patients with prior radial keratotomy surgeries. *Clin Ophthalmol* 2013;**7**:1937–40.
19. Huseynova T, Kanamori T, Waring GO 4th, et al. Small-aperture corneal inlay in presbyopic patients with prior phakic intraocular lens implantation surgery: 3-month results. *Clin Ophthalmol* 2013;**7**:1683–6.
20. Tomita M, Kanamori T, Waring GO 4th, et al. Retrospective evaluation of the influence of pupil size on visual acuity after KAMRA inlay implantation. *J Refract Surg* 2014;**30**(7):448–53.
21. Corpuz CC, Kanamori T, Huseynova T, et al. Two target locations for corneal inlay implantation combined with laser in situ keratomileusis. *J Cataract Refract Surg* 2015;**41**(1):162–70.
22. Gatinel D, El Danasoury A, Rajchles S, et al. Recentration of a small-aperture corneal inlay. *J Cataract Refract Surg* 2012;**38**:2186–91.
23. Vilupuru SH, Tomita M. Visual recovery following removal of small aperture intra-corneal inlay. *Invest Opthalmol Vis Sci* 2014;**55**(13):1547 [Abstract].
24. Grabner G. Effect of an opaque annular corneal inlay on the ability to use retinal and glaucoma diagnostic devices. Presented at American Society of Cataract and Refractive Surgery meeting, 2011.
25. Brooker E, Vilupuru A, Waring G. Effect of small aperture intra-corneal inlay on visual fields. *Invest Ophthalmol Vis Sci* 2012;**53**(12):1391 [Abstract].
26. Tan TE, Mehta JS. Cataract surgery following KAMRA presbyopic implant. *Clin Ophthalmol* 2013;**7**:1899–903.
27. Rivera R, Linn S, Mitchell Y. Effects of a femtosecond laser used during a cataract procedure on a corneal inlay. *Invest Opthalmol Vis Sci* 2014;**55**(13):1544 [Abstract].
28. Jabbur N. Sequential retinal detachment and cataract surgery in a patient implanted with a small-aperture corneal inlay. Presented at European Society of Cataract & Refractive Surgeons meeting, 2014.

14

索引